医学影像“十三五”规划互联网+创新教材出版工程
国家项目“中国医学影像资源服务平台”配套丛书

结核病影像诊断学教程

丛书总主编　郭佑民
主编　王秋萍　哈晓吾　郭佑民

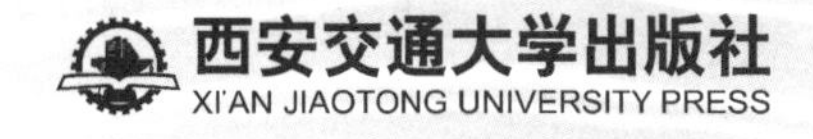

内容提要

结核病是全球范围内的重要传染病之一。结核病防控的关键是需要解决结核病的诊断问题。尽管近代各类检验类技术手段得到了飞速发展，但是医学影像学作为结核病的主要诊断技术之一，始终伴随着结核病的防治过程，为结核病的诊断和鉴别诊断，发挥了重要的作用。

《结核病影像诊断学教程》一书从结核病总论、医学影像学检查技术、各种类型的肺结核、全身各个部位的肺外结核和特殊类型结核等几个方面对结核病进行了系统的论述，旨在提高对结核病的识别、诊断和鉴别诊断能力与水平，期望从影像学角度为结核病的诊断提供一本适宜于乡镇卫生院、县级医院、地(市)级医院、结核病防治机构和三级甲等医院等不同年资放射科医师、结核病防控医师、呼吸科医师以及相关专业的研究生、规培生和相关专业人员的教学用书和参考书。

图书在版编目(CIP)数据

结核病影像诊断学教程/王秋萍，哈晓吾，郭佑民主编．—西安：西安交通大学出版社，2018.4

ISBN 978-7-5693-0543-2

Ⅰ.①结… Ⅱ.①王… ②哈… ③郭… Ⅲ.①结核病-影象诊断-医学院校-教材 Ⅳ.①R520.4

中国版本图书馆CIP数据核字(2018)第070079号

书　　名 结核病影像诊断学教程
主　　编 王秋萍　哈晓吾　郭佑民
责任编辑 问媛媛　宋伟丽　黄　璐

出版发行 西安交通大学出版社
(西安市兴庆南路10号　邮政编码710049)
网　　址 http://www.xjtupress.com
电　　话 (029)82668357　82667874(发行中心)
(029)82668315(总编办)
传　　真 (029)82668280
印　　刷 陕西思维印务有限公司

开　　本 787mm×1092mm　1/16　**印张** 33.25　**字数** 816千字
版次印次 2018年5月第1版　2018年5月第1次印刷
书　　号 ISBN 978-7-5693-0543-2
定　　价 188.00元

读者购书、书店添货、如发现印装质量问题，请与本社发行中心联系、调换。
订购热线：(029)82665248　(029)82665249
投稿热线：(029)82668803
读者信箱：med_xjup@163.com

《结核病影像诊断学教程》编写委员会

主　任

易　星　马尔当·阿不都热合曼

副主任

蒲新明　玉山·斯德克　辛克福　毕洪波　郭佑民

主　编

王秋萍　哈晓吾　郭佑民

副主编

朱朝辉　杨军乐　强永乾　蔡曙波　于　楠　叶小军

编　者(按姓氏笔画排序)

于　勇　　陕西中医药大学附属医院
于　楠　　陕西中医药大学附属医院
马鸣岳　　西安交通大学附属西安市中心医院
王　君　　西安交通大学第一附属医院
王秋萍　　西安交通大学第一附属医院
木卡达斯·阿布拉　新疆维吾尔自治区胸科医院
火　忠　　新疆维吾尔自治区人民医院
孔延亮　　陕西省铜川市人民医院
叶小军　　新疆维吾尔自治区胸科医院
曲长君　　西安交通大学附属西安市中心医院
朱朝辉　　新疆维吾尔自治区胸科医院
邬小平　　西安交通大学附属西安市中心医院
刘　润　　西安交通大学附属西安市中心医院
刘红生　　西安交通大学附属西安市中心医院
孙东海　　西安交通大学附属西安市中心医院

买热帕提·艾尔凯西　新疆维吾尔自治区胸科医院
李　彤　　新疆维吾尔自治区胸科医院
李君莲　　新疆维吾尔自治区胸科医院
杨军乐　　西安交通大学附属西安市中心医院
杨创勃　　陕西中医药大学附属医院
杨想春　　西安交通大学附属西安市中心医院
沈　聪　　西安交通大学第一附属医院
张　静　　西北妇女儿童医院
张毅力　　西安交通大学第一附属医院
陈忠元龙　新疆维吾尔自治区胸科医院
周　婕　　西安市胸科医院
赵芸芸　　西安交通大学附属西安市中心医院
哈晓吾　　新疆维吾尔自治区胸科医院
袁　晨　　新疆维吾尔自治区胸科医院
贾永军　　陕西中医药大学附属医院
徐　阳　　西安市胸科医院
郭佑民　　西安交通大学第一附属医院
曹　欢　　西安市胸科医院
银　楠　　西安交通大学第一附属医院
麻少辉　　西安交通大学第一附属医院
董宝明　　西安交通大学第一附属医院
焦　薇　　新疆维吾尔自治区胸科医院
强永乾　　西安交通大学第一附属医院
蔡曙波　　西安市胸科医院
戴国朝　　新疆维吾尔自治区喀什地区第一人民医院

序

在新疆维吾尔自治区卫生和计划生育委员会领导下，由新疆医学会结核病专业委员会、新疆维吾尔自治区胸科医院、西安市胸科医院、西安交通大学第一附属医院组织的数十名专家、教授精心组织撰写的《结核病影像诊断学教程》即将出版，作为长期奋斗在医疗卫生战线上的医务工作者，我对此书即将与读者见面由衷高兴，并希望《结核病影像诊断学教程》能给从事结核病领域中的医务工作者提供良好的借鉴。

众所周知，结核病是严重危害人类身体健康的传染病，是我国政府一直重点控制的主要传染病。新疆胸科医院60余年来，一直致力于结核病的预防、诊治、科研、教学，并积累了丰富、大量的临床资料和影像学资料，为结核病的防治做出了富有成效的工作。我们组织数十名专家撰写《结核病影像诊断学教程》，对从事结核病防治的医务工作者具有很好的参考价值。《结核病影像诊断学教程》的出版必将推动结核病影像学诊断规范化的进程，为更多的患者提供更高质量的医疗服务。

《结核病影像诊断学教程》涉及了人体各系统典型及不典型结核病病例590余例，1660余幅影像学图片。本书撰写得益于新疆内外数十名专家、学者辛勤的劳动，得益于西安交通大学第一附属医院郭佑民教授、王秋萍教授在本书的策划、构思、撰写和统稿方面所给予的大力支持。感谢新疆医科大学第四附属医院陈嘉麟教授和新疆维吾尔自治区胸科医院胡蓉主任医师、艾尼瓦尔·艾力主任医师在提供资料方面所给予的帮助。在此，向为本书付出艰辛工作的作者们和西安交通大学出版社一并表示感谢！

新疆维吾尔自治区胸科医院院长

易　星

2017岁末于乌鲁木齐

目　录

第一单元
总　论

第一章　结核病基础

【课程目标】

掌握：结核病的分类及易感人群。

熟悉：结核病的发病机制、病理演变和结核菌的生物学特点。

了解：结核菌的致病性、耐药性和持留性。

【概述】

1.结核分枝杆菌复合群分类

◇对人类致病的有三类：人型结核菌、牛型结核菌和非洲分枝杆菌。

◇对人类不致病的有一类：田鼠分枝杆菌。

2.结核病特征

◇结核病是一种慢性传染病，它是由单一致病菌引起死亡最多的疾病。

◇传染病治疗的原则是控制传染源、切断传播途径、保护易感人群。

◇结核病的传染源是痰涂片或痰培养阳性的肺结核患者，尤其是涂阳肺结核的传染性最强。

3.结核病的传播

◇结核病的传播途径主要是经空气传播(包括飞沫传播、飞沫核传播及尘埃传播)。

◇极少数经食物和直接接触传播。

4.结核病的易感人群

◇营养不良人群：越来越多的证据表明，除病原体、环境和社会经济等因素外，生活贫困、居住条件差、低蛋白血症、营养不良是经济落后社会中人群结核病高发的原因。

◇免疫缺陷及免疫缺失人群：如糖尿病、尘肺、肿瘤、器官移植、长期使用免疫抑制药物或者皮质激素者、艾滋病患者。

◇遗传因素：现已筛选出多种人的结核病相关候选基因，如三类 HLA 基因区多态性，以Ⅱ类基因为多；以及人类 SLC11A1 基因多态性。

【分类】

1.按临床表现分类

◇结核分枝杆菌潜伏感染者：机体内感染了结核分枝杆菌，但没有发生临床结核病，没有临床细菌学，或者没有影像学上活动结核的证据。

◇活动性结核病：具有结核病相关的临床症状和体征，结核分枝杆菌病原学、病理学、影像学等检查有活动性结核的证据。活动性结核按照病变部位、病原学检查结果、耐药状况、治疗史分类。

◇非活动性结核病：无活动性结核相关临床症状和体征，细菌学检查阴性，影像学检查符合以下一项或多项表现，并排除其他原因所致的类似影像改变者，可诊断为非活动性结核。

√钙化病灶（孤立性或多发性）

√索条状病灶（边缘清晰）

√硬结性病灶

√净化空洞

√胸膜增厚、粘连或伴钙化

2.按病变部位分类

◇肺结核是指发生在肺组织、气管、支气管和胸膜的结核病变，分为以下五种。

√原发性肺结核

√血行播散性肺结核

√继发性肺结核

√支气管结核

√结核性胸膜炎

◇肺外结核：是指结核病发生于肺以外的器官和部位。肺外结核按照病变器官及部位命名常包括以下几个方面。

√淋巴结结核（除外胸内淋巴结）

√中枢神经系统

√骨与关节结核

√泌尿生殖系统结核

√消化系统结核

3.按病原学检查结果

◇涂片阳性肺结核：涂片抗酸染色阳性。

◇涂片阴性肺结核：涂片抗酸染色阴性。

◇培养阳性肺结核：分枝杆菌培养阳性。

◇培养阴性肺结核：分枝杆菌培养阴性。

◇分子生物学阳性肺结核：结核分枝杆菌核酸检测阳性。

◇未痰检肺结核：患者未接受痰抗酸染色涂片、痰分枝杆菌培养、分子生物学检查，但是临床疑似的结核病患者。

√注：肺外结核的病原学分类参照执行。

4.按耐药状况

◇非耐药结核病：结核患者感染的结核分枝杆菌在体外未发现对检测所使用的抗结核药物耐药。

◇耐药结核病:结核患者感染的结核分枝杆菌在体外被证实在一种或多种抗结核药物存在时仍能生长。耐药结核病分为以下几种类型:

√单耐药结核病:指结核分枝杆菌对一种一线抗结核药物耐药。

√多耐药结核病:结核分枝杆菌对一种以上的一线抗结核药物耐药,但不包括对异烟肼、利福平同时耐药。

√耐多药结核病(MDR-TB):结核分枝杆菌对包括异烟肼、利福平同时耐药在内的至少两种以上的一线抗结核药物耐药。

√广泛耐药结核病(XDR-TB):结核分枝杆菌除对一线抗结核药物异烟肼、利福平同时耐药外,还对二线抗结核药物氟喹诺酮类抗生素中至少一种产生耐药,以及三种注射药物(如卷曲霉素、卡那霉素、丁胺卡那霉素等)中的至少一种耐药。

√利福平耐药结核病:结核分枝杆菌对利福平耐药,无论对其他抗结核药物是否耐药。

5.按治疗史分类

◇初治结核病:指符合下列情况之一。

√从未因结核病应用过抗结核药治疗的患者。

√正进行标准化疗方案规则用药而未满疗程的患者。

√不规则化疗未满一个月的患者。

◇复治结核病:复治患者指符合下列情况之一。

√因结核不合理或不规则用药治疗大于一个月的患者。

√初治失败和复发患者。

【发病机制】

1.人体免疫力

人体感染结核菌后是否发病,与结核分枝杆菌的致病能力、机体的抵抗力(自然免疫力)及细胞介导的变态反应(获得性免疫力)密切相关。

2.结核分枝杆菌的致病能力

◇结核分枝杆菌在巨噬细胞内,有能力进行对数式繁殖。

◇结核分枝杆菌在液化的干酪组织内,有细胞外繁殖的能力,且数量巨大。

◇干酪样物质液化、排出,空洞形成,空气进入使空洞表面成为碱性环境,在此环境中,结核分枝杆菌繁殖能力进一步加剧,细菌及液化物质经支气管排出并沿支气管播散。

3.机体的防御机制

◇气道黏液捕捉,纤毛运动将菌体向外运输,通过打喷嚏、咳嗽、咳痰将其排出体外。

◇胃酸及其消化酶消灭细菌,经肠道排出。

4.机体的自然免疫及获得性免疫机制

◇自然免疫是指结核分枝杆菌进入人体后,被巨噬细胞(此时的巨噬细胞为自然巨噬细胞、反应巨噬细胞)吞噬、抑制、杀灭、降解的过程。在此过程中,巨噬细胞还加工、提呈结核分枝杆菌抗原,并在死亡后形成固体的干酪组织,结核分枝杆菌在干酪组织内不能繁殖。

◇T细胞识别经巨噬细胞提呈的抗原被激活,通过结构变化,形成活化性T细胞(这一过程耗时 2～3 周)，获得性免疫开始建立。

◇活化的 T 细胞激活巨噬细胞，将其变为活化巨噬细胞，该细胞抗菌活性显著提高，并合成分泌多种急性反应期蛋白，血管活性肠肽等因子。

◇获得性免疫力包括两个作用，一个是细胞介导的保护性免疫反应(CMI)，以抗菌为核心；另一个是变态反应(DTH)，以组织坏死为核心，并使干酪组织液化。

【结核分枝杆菌的形态与染色特性】

结核性分枝杆菌形态特点包括：①抗酸染色后在 100 倍的生物显微镜下，典型的结核分枝杆菌的形态为细长稍弯曲或直的、两端圆钝，长 1～4μm，宽 0.3～0.6μm，单个散在，有时呈 X、Y 形或条索状。细菌无菌毛和鞭毛，不形成芽孢，呈单在、成双，间或成丛排列。②在电镜下观察结核分枝杆菌具有复杂结构：由微荚膜、细胞外膜的 3 层结构、胞质膜、胞质、间体、核糖体及中间核质构成。

细菌为保持自身功能、生存以及适应环境，发生诸多形态学的改变。

◇在人工培养基上，可出现多种形态，如近似球形、棒状或丝状。

◇结核分枝杆菌在体内外经青霉素、环丝氨酸或溶菌酶诱导，可影响细胞壁中肽聚糖的合成，异烟肼影响分枝菌酸的合成，巨噬细胞吞噬结核分枝杆菌后溶菌酶的作用可破坏肽聚糖，均可导致其变为 L 型，呈颗粒状或丝状。

◇结核分枝杆菌细长略弯曲，聚集呈分枝状排列增殖。因其细胞壁含有大量脂质，不易着色，经齐尔-尼尔森(Ziehl-Neelsen)染色抗酸染色呈红色。

【结核分枝杆菌的培养特性】

结核分枝杆菌为专性需氧菌，营养要求高，最适 pH 在 6.8 左右，生长缓慢，初次分离需要营养丰富的培养基。根据接种菌多少，一般 2～4 周可见菌落生长。

√注：孔雀绿可抑制杂菌生长，便于分离和长期培养。蛋黄含脂质生长因子，能刺激生长。

在固体培养基上，菌落呈灰黄白色，干燥颗粒状，显著隆起，表面粗糙皱缩，呈菜花状。

在液体培养基内，菌落在液面形成粗纹皱膜，培养基保持透明。若加入表面活化剂吐温-80，可明显加快细菌的生长，一般 1～2 周即可见结核杆菌，它们呈均匀散在分布。

临床标本检查中，液体培养比固体培养的阳性率高数倍。

【结核分枝杆菌的生化特性】

结核杆菌不发酵糖类，能产生过氧化氢酶。

人型和牛型的毒株，中性红试验均阳性，无毒株，则中性红阴性且失去索状生长现象。其中，人型结核杆菌能合成烟酸，还原硝酸盐，耐受噻吩-2-羧酸酰肼。牛型结核分枝杆菌可经饮用未消毒的带菌牛乳引起肠道结核感染。

热触酶试验对区别结核分枝杆菌与非结核分枝杆菌有重要意义。结核分枝杆菌大多数触酶试验阳性，而热触酶试验阴性，非结核分枝杆菌则大多数两种试验均阳性。

【结核分枝杆菌的抵抗力】

结核分枝杆菌对酸、碱、自然环境和干燥有抵抗力，但对湿热、酒精和紫外线敏感，对抗结核药物易产生耐药性。

◇75%酒精作用5～30min死亡。

◇液体中加热62～63℃，30min死亡。

◇直接日光照射2～7h可被杀死。

◇结核分枝杆菌在干燥痰内可存活6～8个月。

痰液可增强结核分枝杆菌的抵抗力。因大多数消毒剂可使痰中的蛋白质凝固，包在细菌周围，使细菌不易被杀死。

◇石炭酸在无痰时30min可杀死结核分枝杆菌，有痰时需要24h。

◇5%来苏儿无痰时5min杀死结核分枝杆菌，有痰时需要1～2h。

结核分枝杆菌对酸（3% HCl或6% H_2SO_4）或碱（4% NaOH）有抵抗力，15min不受影响。可在分离培养时用于处理有杂菌污染的标本和消化标本中的黏稠物质。

结核分枝杆菌对1∶13 000孔雀绿有抵抗力，加在培养基中可抑制杂菌生长。

结核分枝杆菌对链霉素、异烟肼、利福平、环丝氨酸、乙胺丁醇、卡那霉素、对氨基水杨酸等敏感，但长期用药容易出现耐药性。

【结核分枝杆菌的变异性】

结核分枝杆菌变异性包括以下几种。

◇耐药性变异：结核分枝杆菌对抗结核药物较易产生耐药性，给治疗造成困难。

◇毒力变异：将有毒力的牛分枝杆菌培养于含甘油、胆汁、马铃薯的培养基中，经230次移种传代，历时13年而获得了减毒活菌株，即卡介苗，目前广泛用于人类结核病的预防。

【结核分枝杆菌的致病性】

结核分枝杆菌本身不产生内毒素和外毒素。结核分枝杆的菌致病性可能与细菌在组织细胞内大量繁殖引起的炎症、菌体成分、代谢物质的毒性以及机体对菌体成分产生的免疫损伤有关。具体表现如下。

◇结核分枝杆菌可以进入机体细胞，并在细胞内生活、繁殖，引起细胞损伤。

◇结核分枝杆菌可引起细胞间的传染，杀死宿主细胞并引起宿主过敏及变态反应，引发相应的临床症状。

◇结核分枝杆菌可引起人与人之间的传染。

结核分枝杆菌的致病物质与细菌的荚膜、脂质和蛋白质有关。其作用的具体机制如下：

◇荚膜能与吞噬细胞表面的补体受体3（CR3）结合，有助于结核分枝杆菌在宿主细胞上的黏附与入侵。

◇荚膜中有多种酶可降解宿主组织中的大分子物质，供入侵的结核分枝杆菌繁殖所需的营养。

◇荚膜能防止宿主的有害物质进入结核分枝杆菌，甚至如小分子NaOH也不易进入。

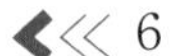

◇结核分枝杆菌入侵后荚膜还可抑制吞噬体与溶酶体的融合。

◇脂质中的索状因子能破坏细胞线粒体膜，影响细胞呼吸，抑制白细胞游走和引起慢性肉芽肿。若将其从细菌中提出，则细菌丧失毒力。

◇磷脂：能促使单核细胞增生，并使炎症灶中的巨噬细胞转变为类上皮细胞，从而形成结核结节。

◇硫酸脑苷脂（sulfatide）：可抑制吞噬细胞中吞噬体与溶酶体的结合，使结核分枝杆菌能在吞噬细胞中长期存活。

◇蜡质 D 可激发机体产生迟发型超敏反应。

◇蛋白质和蜡质 D 结合后能使机体发生超敏反应，引起组织坏死和全身中毒症状，并在形成结核结节中发挥一定作用。

【结核分枝杆菌的免疫反应】

结核分枝杆菌是胞内感染菌，其免疫主要是以 T 细胞为主的细胞免疫。T 细胞不能直接和胞内菌作用，先与感染细胞反应，导致细胞崩溃，释放出结核分枝杆菌。机体对结核分枝杆菌虽能产生抗体，但抗体只能与释出的细菌接触起辅助作用。

1.中性粒细胞

中性粒细胞是最早被征集到炎症部位，通过氧依赖的杀菌物质和胞外捕获机制来杀病原微生物。中性粒细胞内的防御素有抑制分枝杆菌生长的作用。然而，有些报道显示中性粒细胞的病理损伤作用会超过其保护作用，导致机体损伤。

2.巨噬细胞

在天然免疫中，巨噬细胞是结核感染的主要的靶细胞，也是机体抗结核感染的最早起作用和最具有代表性的细胞群。未被激活的巨噬细胞虽有吞噬结核分枝杆菌的作用，但常常不能将其毁灭。巨噬细胞通过抗原加工和提呈，使抗结核的 T 细胞活化，并在活化 T 细胞的作用下被激活，形成活化的巨噬细胞，加速吞噬和杀灭结核杆菌，显现其抗菌性保护性免疫的作用。与此同时，活化的巨噬细胞还合成很多急反应期蛋白、血管活性肠肽、细胞因子等，促使组织坏死。

3.$CD4^+$ T 细胞和 $CD8^+$ T 细胞

参与结核免疫的主要细胞是 $CD4^+$ T 细胞和 $CD8^+$ T 细胞（CD：白细胞分化抗原）。$CD4^+$ T 细胞能够产生大量的 IFN－γ 等细胞因子，提高巨噬细胞吞噬和杀灭结核杆菌的能力，并参与被感染的细胞的凋亡。但是还应该看到，抗原特异的溶细胞性 $CD4^+$ T 细胞在杀灭吞噬了结核杆菌的巨噬细胞的同时，还会因为溶解细胞，导致细胞内的细菌被释放，导致疾病扩散。巨噬细胞和溶细胞性 T 细胞活化之间平衡是控制感染的关键。$CD8^+$ T 细胞产生颗粒溶素（granulysin）和穿孔素，用来直接杀灭结核杆菌。

4.结核分枝杆菌的免疫应答

结核分枝杆菌所致免疫应答的特点，是机体对结核分枝杆菌产生特异性免疫的同时，也产生了迟发型超敏反应。迟发型超敏反应是 T 细胞及其淋巴因子介导的免疫反应，它杀死巨噬细胞，促使组织发生干酪样坏死。

【结核分枝杆菌的耐药机制】

细胞壁结构与组成发生变化，使细胞壁通透性发生改变，药物通透性降低；细胞产生降解或灭活酶类，改变了药物作用靶位。

结核杆菌中存在活跃的药物外排泵系统，外排泵将菌体内药物泵出，使得胞内药物浓度不能有效抑制或杀死结核杆菌，从而产生耐药性。

结核杆菌基因组上编码药物靶标的基因或药物活性有关的酶基因突变，使药物失效从而产生耐药性，这是结核杆菌产生耐药性的主要分子机制。

【结核菌的持留现象】

在潜伏感染或临床感染的整个过程中，结核分枝杆菌在不利的环境下保持其在组织内稳定和对环境的无反应性，包括对药物的作用。

持留菌具有形态和抗酸性染色异质性，生长缓慢，厌氧代谢，初代培养困难，初代无致病力，对抗结核药物无反应的特点。

持留菌又称休眠菌，长期存在于纤维化、干酪化病变内。

【结核病的病理演变及转归】

结核性渗出时，开始的炎细胞为中性粒细胞，继之为巨噬细胞、淋巴细胞，此时，小血管充血，浆液及纤维蛋白渗出。当机体抵抗力强时，渗出物全部吸收。当机体抵抗力差时，病变易发展成干酪样坏死。

结核分枝杆菌被巨噬细胞吞噬后，有两种结局，一种是被巨噬细胞消灭，病灶消退或稳定；另一种状况是结核分枝杆菌在巨噬细胞内呈对数生长，将其摧毁，放出细菌，巨噬细胞在被摧毁的时候发生干酪坏死。被释放出来的结核分枝杆菌被更多被激活或未被激活的巨噬细胞吞噬，如此往复发展，结节中心干酪增多，病变增大，最终形成结核结节。此时，如果机体抵抗力强，并能进行及时的治疗，病灶内出现异物型巨噬细胞及嗜银纤维，发生胶原纤维化，将病灶包裹，或形成纤维化。如果此时机体抵抗力差，病变进一步干酪化，形成干酪性肺炎。

干酪样物质崩解产物有渗透活性，可以从周围组织中吸收水分，导致干酪物质液化。在液化的干酪组织中，结核分枝杆菌开始发生细胞外繁殖，且繁殖迅速，结核杆菌随液化组织经管道排出（此时患者为传染源），空洞形成，同时结核杆菌在体内播散。

干酪样物质可以被巨噬细胞吞噬、消除，也可以被纤维组织包裹、隔离，病灶被封闭。当机体抵抗力低下或干酪坏死继续液化，病变重新活动；当机体抵抗力增强时，其内细菌代谢下降，繁殖力丧失，病灶失水，最终可钙化。

【结核病病理学特征】

病理学改变表现为上皮细胞样肉芽肿性炎，光学显微镜下可见大小不等和数量不同的坏死性和非坏死性的肉芽肿。

结核肉芽肿是由上皮样细胞结节融合而成。典型的结核病变由融合的上皮样细胞结节组成,中心为干酪样坏死,周边可见郎格汉斯多核巨细胞,外层为淋巴细胞浸润和增生的纤维结缔组织。

要证明肉芽肿为结核性病变,需要在病变区找到病原菌。

◇抗酸染色方法:对病理组织切片染色后,显微镜下查见红染的两端钝圆并稍弯曲的短棒状杆菌。这些细菌常常分布在坏死区中心,或在坏死区与上皮样肉芽肿交界处。

◇金胺罗达明荧光染色:对病理组织切片染色后,在荧光显微镜下也可查见着色的杆菌。

◇聚合酶链反应(PCR)技术能对石蜡包埋组织进行检测。它是应用 PCR 对结核杆菌的 DNA(脱氧核糖核酸)进行检测,可用于抗酸杆菌的鉴别。其诊断敏感性和特异性均较高,对于确定诊断有较好帮助。

【现代结核病的控制策略】

1.我国对国家控制结核病规划的政治承诺

◇确定国家结核病防治目标、措施方案和行动方针。

◇确保足够的组织保障和资金保障。

◇建立健全全国结核病防治网。

2.发现传染源的主要手段

通过痰涂片发现具有传染性的患者,此为发现传染源的主要手段。

◇涂片阳性患者是主要传染源。

◇对于临床疑似患者进行三次痰涂片,痰检结核分枝杆菌阳性者为传染性肺结核。

3.结核病治疗

在直接观察指导下,给予结核病患者免费、标准的短程化疗方案。

◇确保服药质量,预防耐药、多耐药病例的发生。

◇规范化疗,治愈患者,防止复发。

建立不间断地供应抗结核药物的供应系统,是确保全球结核病控制策略(DOTS)顺利进行的重要措施。

◇药物统一管理、统一发放。

◇应对药物的发放量、库存量、需求量进行登记,确保药物不间断供应。

4.建立和维持统一的结核病控制、规划的检测和评价系统

◇及时发现结核病患者,并追访治疗效果。

◇及时登记、认真填写各类报表,逐级上报。

◇上级单位应及时检查各种报表,检查其质量,反馈给下级。

(王秋萍 李君莲 郭佑民)

第二章　结核病的影像学检查技术

【课程目标】

掌握：X线、CT、MRI检查技术的特点及适应证。

熟悉：X线、CT、MRI检查技术的缺点及应用限制。

了解：DSA、PET-CT在结核病诊断中的作用。

【肺结核】

1. X线检查

肺部是结核分枝杆菌最易攻击的部位，肺结核占全身结核病的85%左右。目前我国肺结核患者的痰检抗酸杆菌阳性率约占40%，大部分活动性肺结核病得不到病原学诊断。对于以X线为成像机制的X线片及各种CT（计算机层析成像）检查技术来讲，胸部自然对比好，有助于病变的显示。

X线胸片是直接成像技术。检查方法简单方便，设备相比CT、MRI（磁共振成像）来讲价格便宜，设备在各级医院的普及率极高。

肺结核引起的渗出、实变、结节、空洞、纤维化索条、钙化、胸膜肥厚粘连、胸腔积液等改变多能在X线胸片上较清楚地显示，适合肺结核的筛查、疗效观察。对于典型的原发综合征、血行播散性肺结核及浸润型肺结核可以做出明确的诊断。对于非典型结核可以根据病变的特点提出可能的诊断，缩小鉴别诊断范围。

X线胸片是一种重叠影像，对于一些隐蔽部位的病变容易漏诊。X线胸片的密度分辨率较CT低，对于较小的病变、磨玻璃密度病变易漏诊。此外，对于胸壁及纵隔内的病变，除了巨大的病变及钙化性病变，X线胸片多不能直接显示病变。

DSA（数字减影血管造影）属于X线的特殊摄影方法，它对血管的分辨率高，是血管疾病诊断的金标准，是肺出血治疗的重要手段。肺结核咯血90%以上的原因是支气管动脉破裂。DSA不仅能对出血类型进行判定，还可进行止血治疗。

2. CT检查

CT也是一种X线成像技术，与X线胸片不同，它是一种模拟图像。因此，它是一种定量化的图像，每一个像素的密度可以用CT值直接反映。CT将人体组织的CT值划分为2000HU，分布范围-1000～1000HU，因此其密度分辨率远高于X线平片。CT是肺结核诊断的重要检查手段，用于肺结核的诊断、分型和疗效评估。

与X线相比，CT除能显示X线胸片所显示的异常外，还具有以下优势。

◇可清晰显示磨玻璃密度病变、小叶性肺气肿等轻微的密度异常。

◇可显示粟粒样病变的分布特点及与次级肺小叶的关系。对小空洞、小钙化的辨识率高。

◇能多方位成像，能进行三维显像，肺结节分析技术显示肿块的内部结构特点、边缘的细微改变及与血管、支气管的关系。

◇经过多平面重建、曲面重建，直接显示支气管管腔、管壁的形态，确定扩张及狭窄的程度、范围及有无移位。通过仿真内窥镜、最小密度投影显示管腔内壁的形状。

◇能分辨纵隔、胸壁、胸膜、膈肌、心包、心脏等结构，对其内的气体、脂肪、水、新鲜出血、钙化的辨识率高。能确定肿大淋巴结的部位、数量及与周围结构的关系。结合强化特点提示淋巴结结核的病理学进展。

◇运用MIP(微波诱导等离子体)等技术显示肺动脉、肺静脉、支气管动脉的起始位置、走行、形态等血管解剖异常，显示病灶与血管的关系，为介入治疗和临床医生制订手术路线图提供依据。

CT的辐射明显高于胸片，且仍然存在同征异病、同病异征的情况，诊断仍需要结合临床及实验室检查。

肺结核主要是累积肺部的实质结构、支气管结构和血管结构。因此，基于CT数据构建的“数字肺平台”，可以定量测量和评价肺实质渗出性病变的容积，肺叶缩小的容积，肺内病变与全肺、各个肺叶之间的容积比，肺空洞性病变的容积，支气管狭窄的程度，血管与支气管在病变中的分布特点，等，为定量三维评估肺结核病提供一种新的测量工具。

3.MRI检查

MRI是利用体内氢质子(^1H)在磁场中的共振现象进行成像的一种技术。它参数众多，有助于病变的病理组织学分析。它可以多方位成像，且无X线辐射损伤的特性。

MRI对软组织的分辨率高于CT，它对于肿块的囊性与实性、血管性与非血管性判断较CT敏感、准确，对脂肪、血肿、脓肿的判断准确性高于CT。MRI无须增强可区分血管及淋巴结，对鉴别肺内外病变、纵隔及膈肌病变的起源有很大帮助。

由于肺组织^1H含量少，其信号较弱。此外，由于MRI成像时间长，呼吸和心脏大血管波动会导致运动伪影，这些干扰导致MRI对肺部微细结构的显示效果不佳，不作为肺部疾病的常规检查手段。此外，磁共振对钙化也不敏感。

【骨关节结核】

1.X线检查

骨与周围软组织有良好的对比，骨本身的骨皮质、骨松质和骨髓腔之间，骨与关节间隙之间，椎体与椎间盘之间的密度差别也较大，适用于X线检查。此外X线平片操作简单，检查费用较低，是骨骼疾病，尤其是对四肢骨及关节、椎体疾病的首选影像学检查方法。

X线片直接能显示骨质破坏、死骨、钙化及软组织肿块，对结核晚期出现关节畸形显示佳，可通过关节间隙、椎间隙的变化推断病变的性质及分期。因此X线平片可以用于骨关节结核的筛选方法，用于发现病变，明确病变的位置特点、累及范围和严重程度，对典型病变能做出定性诊断。

由于重叠原因，X线片对诸如腕关节、骶髂关节、椎体小关节等复杂关节的显示不佳。

构成骨关节系统的组织成分多而复杂，包括骨膜、骨皮质、骨松质、软骨、韧带、滑膜、液体、纤维、肌肉、椎间盘等。研究显示，当X线片上出现明确的骨质破坏时，骨质的破坏程度一般都达到50%以上，故X线片对骨与关节结核早期诊断存在困难。X线片对软组织及死骨、钙化的判断普遍存在低估的情况。

2.CT检查

CT与X线平片成像机制一样，是依据组织对X线吸收衰减值大小作为鉴别组织类别的基础，是骨组织的最佳成像方法。其软组织分辨率虽不及MRI，但明显高于X线片，它能分辨液体、脂肪与肌肉。

CT对骨的分辨率远高于X线片，它不仅能显示骨质破坏，还能显示骨质破坏周围的硬化缘，对破坏区内的死骨及沙粒样钙化显示率明显高于X线片。由于无重叠，CT对复杂关节的显示优良，可以明确骨关节及椎体周围的软组织肿块、脓肿和钙化的诊断，展示硬膜囊的受压情况。尤其是CT的三维重建，可以从各个方向显示关节的形态，是骨关节结核诊断的重要检测手段。

CT不能直接显示椎间盘、软骨、韧带、滑膜，也不能区分硬膜囊与脊髓。

结核病的CT定量测量：

基于CT扫描运用图像后处理软件对肺部疾病进行定量测量是近年来发展的新技术。CT定量技术是基于CT扫描，运用图像后处理技术对扫描野内的各不同密度、不同形态、不同位置关系的组织编码、识别、勾勒边界，而达到不同组织分割、提取的目的，最后对所提取的组织的大小及性质进行定量测量，以提高病变检出率及诊断准确性。对于肺部来说，通过计算机辅助分割，可以将肺实质、肺血管、支气管分开，并将其可视化显示如图1-2-1。

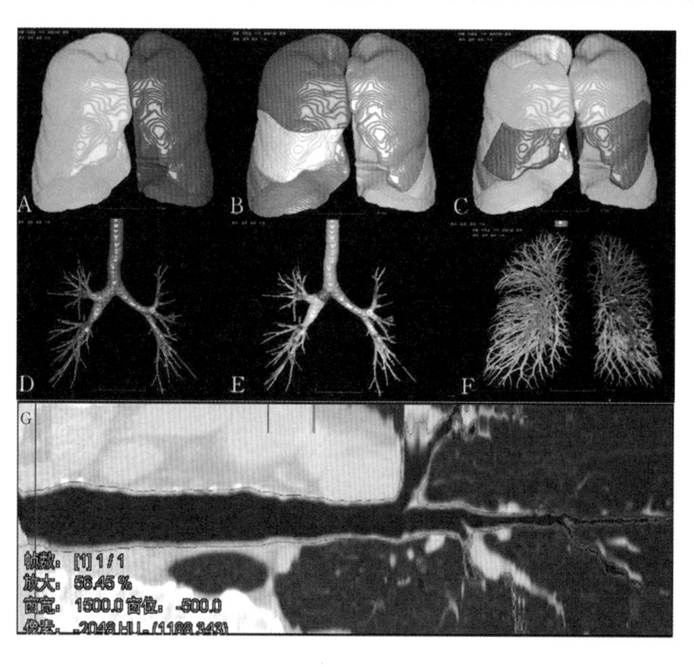

图1-2-1　全肺肺叶、支气管、肺血管的图像分割提取

图A为各肺叶，图B为各肺段，图C为支气管，图D为支气管分级，图E为肺内血管，图F为支气管内腔及管壁的分割

◇通过对肺裂的自动分割，可以自动划分各个肺叶，显示病变肺及病变肺叶的体积，平均密度，肺内含气体积，肺内小血管体积，支气管体积，肺的左右径、前后径及上下径情况。

◇通过对结节样高密度病变的自动分割，斑点状病变（磨玻璃密度结节、软组织密度结节和硬结灶，如图 1－2－2）、肿块样肺病变（结核球或结节样肺不张，如图 1－2－3），可以采用肺结节自动检测，得到病变位置、体积、平均直径、最大直径、平均密度、最大密度和结节密度直方图。将识别的结节汇总后通过三维可视化，医生可以直接观察到每一位患者的结节数目、结节大小及其分布情况，辅助诊断结节样病变的性质。

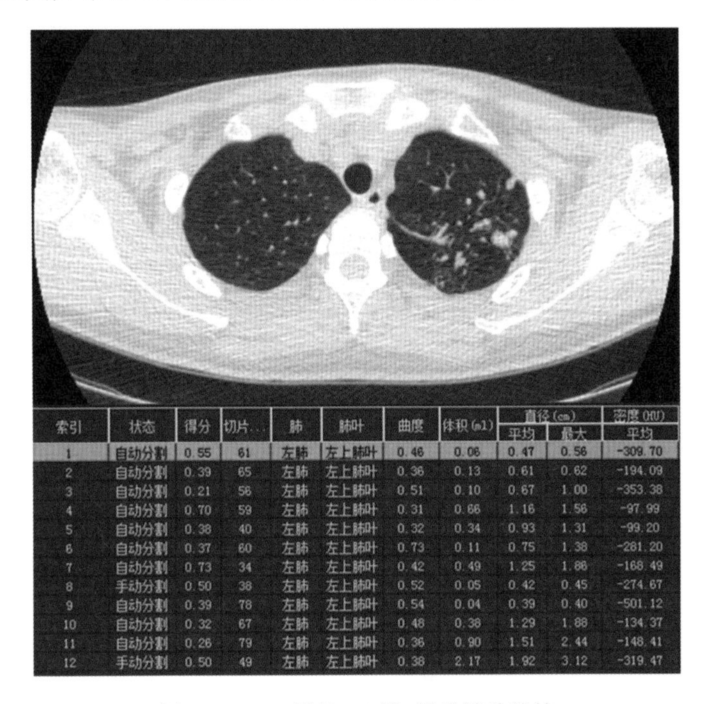

索引	状态	得分	切片...	肺	肺叶	曲度	体积(ml)	直径(cm)		密度(HU)
								平均	最大	平均
1	自动分割	0.55	61	左肺	左上肺叶	0.46	0.06	0.47	0.56	-309.70
2	自动分割	0.39	65	左肺	左上肺叶	0.36	0.13	0.61	0.62	-194.09
3	自动分割	0.21	56	左肺	左上肺叶	0.51	0.10	0.67	1.00	-353.38
4	自动分割	0.70	59	左肺	左上肺叶	0.31	0.66	1.16	1.56	-97.99
5	自动分割	0.38	40	左肺	左上肺叶	0.32	0.34	0.93	1.31	-99.20
6	自动分割	0.37	60	左肺	左上肺叶	0.73	0.11	0.75	1.38	-281.20
7	自动分割	0.73	34	左肺	左上肺叶	0.42	0.49	1.25	1.88	-168.49
8	手动分割	0.50	38	左肺	左上肺叶	0.52	0.05	0.42	0.45	-274.67
9	自动分割	0.39	78	左肺	左上肺叶	0.54	0.04	0.39	0.40	-501.12
10	自动分割	0.32	67	左肺	左上肺叶	0.48	0.38	1.29	1.88	-134.37
11	自动分割	0.26	79	左肺	左上肺叶	0.36	0.90	1.51	2.44	-148.41
12	手动分割	0.50	49	左肺	左上肺叶	0.38	2.17	1.92	3.12	-319.47

图 1－2－2　男性，34 岁，继发性肺结核

左肺上叶可见多发结节样病变。可以采用自动分割，得到每个结节的体积、最大直径、平均直径、平均密度、最大密度等参数

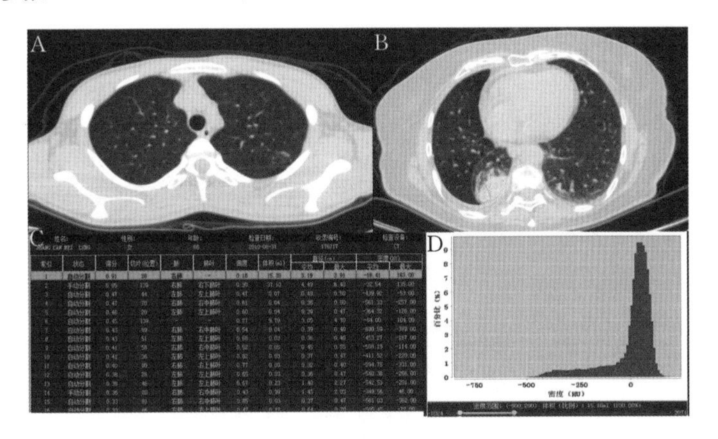

图 1－2－3　女性，46 岁，继发性肺结核

左肺上叶可见多发磨玻璃密度结节，右肺下叶可见一肿块样肺不张。可以采用自动分割，得到每个结节的体积、最大直径、平均直径、平均密度、最大密度等参数，并可以得到每个结节的密度直方图（图 D）

◇通过对支气管的自动分割，可自动识别患者的各级支气管，自动测量各级支气管的壁厚、壁面积、壁面积比、长度、体积、内周长、外周长、内直径、外直径及壁体积，定量测量结核病变时支气管的变化情况。

3. MRI 检查

磁共振是一种可以在活体上无创性了解人体解剖细节，甚至病理改变的方法，并且无电离辐射。

与 X 线片及 CT 不同，MRI 对软组织的分辨率高，参数众多，其优势具体体现在以下数个方面：

◇MRI 能够区分肌腱、韧带、肌肉，对骨关节及椎体软组织肿块内的病变特点、范围及与周围组织的关系显示清晰，对寒性脓疡的周围组织侵犯深度及范围的判断较 CT 更准确，有助于治疗方案的决定。

◇直接显示滑膜、纤维、软骨、骨骺、骨髓、椎间盘、终板等结构，可以在关节间隙及椎间隙发生异常前发现病变。

◇对骨髓病变敏感，容易显示骨髓水肿等结核病的早起改变，有助于骨关节结核的早期诊断及鉴别诊断。

◇MRI 清晰，能显示椎管内的结构，对脊髓损伤的部位、范围、程度判断准确，有助于对治疗效果进行预判。

◇DWI（弥散加权成像）、MRS（磁共振血流量扫描）等功能成像可以从分子水平对病变内的水分子弥散、物质成分的浓度进行分析，有助于病变的鉴别诊断。

MRI 对骨结构及钙化、骨化的辨别能力不及 CT，对骨髓腔内的细小死骨、骨硬化边的显示也不如 CT。在骨骼系统疾病的诊断中，MRI 与 CT 是一种互补的关系，CT 用于骨的分析，MRI 用于非骨结构的观察。

【腹部结核】

1. X 线检查

X 线检查包括普通检查、特殊检查和造影检查。其中，普通检查包括 X 线平片和透视，造影检查包括钡剂造影和碘对比剂造影。钡剂造影是在透视下对食管、胃及肠道进行观察，并选择性点片。碘对比剂造影中的肾盂造影、逆行肾盂造影用于肾、输尿管、膀胱的检查。腹部结核包括空腔脏器结核、实质脏器结核、腹膜结核及淋巴结结核。

空腔脏器结核 90% 的发病部位在回盲部，其次见于十二指肠，其他部位少见。钡剂造影具有成像清晰的特点，并可灵活地利用转动体位，从多个方位动态观察脏器的局部或者全貌，通过施加压力确定胃肠道的活动度确定肠粘连。它能显示胃肠道的蠕动功能，展现肠黏膜破坏、溃疡、充盈缺损、肠管短缩、变形及肠瘘等形态学改变，确定肠腔的狭窄程度、范围，是胃肠道结核病的首选影像学检查技术。

泌尿系结核占腹部结核的 31%，是肺外结核最常见的类型之一。常起源于肾皮质，经肾盏向下蔓延至膀胱。排泄性尿路造影可以显示肾盂输尿管和膀胱的解剖形态，显示肾结核造成的肾盏、肾盂、输尿管、膀胱的形态异常。根据对比剂排泄的时间和浓度判断肾的分泌及浓缩功能。逆行肾盂造影对肾盂肾盏、输尿管的形态学显示优于或等于排泄性尿路造影。

X 线平片除显示较致密和较大的钙化、部分脏器的轮廓外，对腹膜、淋巴结及腹腔脏器内部的结构无法显示。造影检查虽能显示中空脏器内部的结构，如肠腔、肾盂肾盏、输尿管等，但不能显示腔外的情况，如肠壁、肾实质。对于诸如肝、胰腺等实质脏器的结核病，X线检查对其病变的显示及诊断罕有帮助。

2.CT检查

CT对软组织的分辨率虽不及MRI，但却明显高于X线，其在腹部结核的诊断方面具有以下优势。

CT可检测明显增厚的胃肠道管壁，展示肠管增厚的部位、分布特点，有助于克罗恩病与肠结核的鉴别诊断；还可显示脏器的破裂、肠套叠等改变。

CT能够对肝、胰腺、脾、肾、肾上腺的大小、形态、边缘、密度及强化等影像特点进行展示，确定实质脏器内是否存在病变，通过对病变的数量、部位、大小、形状、密度及血供特点的了解，有助于病变的定性诊断。此外，多平面重组还能清楚显示病变与邻近结构的关系，为临床医生制订治疗方案及预后提供依据。因此，CT是腹部实质脏器常用的重要影像学检查手段。

CT能清晰分辨脂肪、水、软组织。因此它对肠系膜、网膜、腹膜等富含脂肪组织的炎性渗出、软组织密度的结核结节、腹水形成等改变敏感，能够准确判断这些异常改变发生的部位、范围及严重程度，对判断腹腔内病变的性质具有重要临床应用价值。

CT能够比较准确地对腹部淋巴结进行分组，确定肿大淋巴结的分布特点，对其内的钙化和干酪化检出有很高价值，有助于淋巴结结核的诊断、分期、疗效观察及鉴别诊断。

CT对胃肠黏膜小病灶、肠壁异常的检出率明显低于X线钡剂造影。CTU(泌尿系统造影)虽然可以清楚显示肾盂肾盏的形态异常，但是由于疾病时，肾盂肾盏清晰显影的时间窗很难确定，输尿管跨越范围大，由于CT辐射剂量大不能反复试验性扫描，故CTU在肾疾病的临床应用难以全面开展。

3.MRI检查

MRI成像参数众多，可提供的信息量远比CT多，加之没有硬射线束伪影，特别适合软组织疾病及实质脏器小病灶的检出。磁共振无辐射，适用于灌注成像及多期动态检查，更有助于对病灶血供特点的判断。

MRU(磁共振尿道造影)是一种水成像序列，无须注射对比剂，即能对胆道、肾盂输尿管、耳蜗等含液体的气管进行成像。MRU能清晰显示肾盂、肾盏和输尿管的变形、积水、狭窄及膀胱挛缩的全貌，可反映肾结核时尿路不同部位破坏、溃疡、形成空洞和纤维化修复的病理特点，是诊断肾结核的良好方法。

MRI对肝、胰腺等实质脏器病变的检出，无论平扫还是增强，均较CT更敏感，对淋巴结与血管的辨识率更高，适用于病变的筛查。MRI检查序列众多，有助于组织病理的分析，如结核的增殖期T_2呈稍高T_2信号，其内的干酪期病变的T_2信号复杂，固态干酪的T_2信号轻度下降，随着液化，寒性脓肿形成，其内的T_2信号明显增高；纤维化期病变呈低T_2信号，寒性脓肿形成的淋巴结与肿瘤液化坏死的T_2信号虽然类似，但二者在DWI上表现截然不同，因此，MRI有助于结核病的诊断及鉴别诊断、确立结核病的分期，并可对结核病的疗效及转归做出评估。

MRI对少量腹水的检出率明显高于CT，抑脂序列有助于肠系膜、网膜、腹膜水肿、增厚的检出。

MRI成像时间长，由于呼吸运动、肠道蠕动的影响，不适用于胃肠道结核病的检查。有铁磁性植入、心脏起搏器、早期妊娠、幽闭综合征者不宜进行此检查。MRI对体内钙化病灶显示不够敏感。此外，钆对比剂有诱发肾纤维化的危险。

【生殖系统结核】

1. X线检查

生殖系统X线检查技术通常包括乳腺X线摄影、子宫输卵管造影术和输精管造影术、DSA检查。生殖系统结核中，女性生殖系统结核发病率最高，其中又以输卵管结核最多见。乳腺X线摄影包括传统钼靶摄影和数字乳腺断层。

乳腺X线摄影具有操作简单、设备及检查价格相对便宜、诊断准确率较高的优点，因此成为乳腺疾病最常使用的检查手段，它能检出乳腺及腋窝淋巴结的钙化，并根据钙化特点对疾病性质进行提示性诊断。

乳腺结核的X线表现酷似乳腺癌，二者的鉴别存在困难，常需要穿刺活检或行MRI进一步检查。子宫输卵管碘油造影无法直接显示子宫及输卵管内膜外的结构，对腹腔及子宫病灶展示不足。

女性生殖系统结核常与腹腔结核相伴行，子宫输卵管碘油造影可清晰显示子宫内膜结核、输卵管结核造成的管腔轮廓毛糙、粗细不均、梗阻及瘘管征象，可通过造影剂在盆腔涂布情况评估盆腔是否存在粘连。

男性生殖系统结核中附睾结核最常见，X线平片对其诊断几乎无助。此外，由于X线具有潜在的放射性损害，对孕妇、哺乳期妇女及年轻患者尚不能作为首选方法。

2. CT检查

CT的密度分辨率较高，它对致密型乳腺病变的检出率高于乳腺X线摄影，对内乳区及腋窝淋巴结的展示更为全面。

除致密型乳腺外，CT对乳腺提供的信息量并不比乳腺X线摄影多，且对针尖状钙化的检出率不及乳腺X线摄影多，而辐射剂量远远高于乳腺X线摄影，故不宜作为乳腺疾病的首选检查方法。

对于盆腔的钙化检出率高且定位准确，对于扩张积水的输卵管可精确显示，不仅如此，它还可显示增厚的腹膜、网膜及肠系膜，确定淋巴结的位置及淋巴结内部密度特点及融合状况。CT可以显示附睾-睾丸融合体的大小、密度、外形，以及阴囊内脂肪密度的改变，确定积液及皮肤凹陷等改变。由于结核属于慢性感染性疾病，故精索常受累，CT能观察精索的密度及形态，显示盆腔内输精管的粗细、密度及走行，对前列腺钙化的检出率高。

当输卵管及卵巢无异常增大时，CT对其准确辨识存在困难，此外，它也不能分辨附睾和睾丸，加之X线辐射的原因，一般不作为生殖系统疾病筛选的检查方法。

3. MRI检查

由于MRI软组织分辨率高，对发现病变具有较高的灵敏性，无X线辐射，特别适用于生殖系统疾病的诊断、分期及疗效观察。由于其成像参数众多，对疾病提供的信息量大，有助于对病变的组织成分特点进行分析，从而有助于疾病的鉴别诊断。三维成像有助于病灶的准确定位，为手术治疗、活检穿刺提供信息。

MRI较乳腺X线摄影的视野大，无须加压，特别适合特殊部位病变、多中心多灶性病变，不适宜于加压乳腺病变的检查。除平扫和增强扫描外，它还可提供DWI、MRS等多种功能成像，有助于疾病的鉴别诊断。

正常情况下，无须注射对比剂，MRI平扫即可清晰辨认子宫各层、卵巢及积水的输卵管，能对前列腺进行精细分区,轻松识别精囊腺、附睾与睾丸,对病变可以做到精确定位。显示增厚的输卵管、输精管管壁及窦道,展示盆腔粘连带。在平扫的基础上,辅以动态增强扫描、DWI、MRS 等多种技术,能够区分结核病灶的增殖、干酪坏死和脓肿,有助于疾病的诊断和疗效评价。

MRI 设备及检查费用高,检查时间相对较长,部分体弱或有幽闭恐惧症的患者不能耐受。由于其强大的磁场效应,有金属植入物的患者受到限制。

此外,MRI 对钙化的显示能力远不及 CT 及 X 线片。

【中枢神经系统结核】

1. X 线检查

X 线平片对颅内和椎管内中枢神经系统的正常解剖及异常表现几乎不能显示,故罕见用于中枢神经系统结核病的诊断。

血管造影虽然是确定结核性血管炎所致颅内血管狭窄和动脉瘤的部位、范围、类型、程度的可靠方法,但是由于它是有创性检查,并不作为中枢神经系统血管疾病检查的首选方法,只有在高度怀疑或确定存在异常,并准备进行栓堵或扩张等介入治疗时才应用。

2. CT 检查

CT 检查能分辨大脑、小脑、脑干等解剖,也能分辨脑的皮质、髓质、脑沟裂和脑室等结构。根据密度可确定脂肪、水、新鲜出血、气体和钙化成分。CT 平扫还可以评估脑积水的程度,协助判断是否需要外科介入治疗。

CT 能检出结核钙化灶,显示脑膜强化的部位、范围,对缩小疾病鉴别诊断范围有重要价值。CT 灌注还能确定是否存在可逆性脑梗死。因此,CT 对颅内神经系统疾病的诊断具有较高的价值,可作为颅内疾病筛查的首选检查方法。

与 DSA 相比,CTA(CT 血管造影)操作简单,并发症少,价格便宜,患者易于接受。CTA 对动脉瘤、动脉狭窄和血管畸形有很好的诊断作用,它可以显示大部分的血管病变,确定其发生部位、大小、数量及支配血管的属支及起源,为血管造影术提供准确的插管位置,配备合适的治疗器具,预估疗效。因此,CTA 是脑血管病变筛选的首选检查技术。

CT 无法分辨脊膜与脊髓,平扫对髓内的结核病灶无法显示,对脊膜的轻度水肿也难以精确显示。

3. MRI 检查

MRI 在中枢神经系统应用最为成熟,其对颅内脑组织的分辨率远高于 CT,尤其是不受骨性结构的影响,对幕下脑干、小脑的显示优良。在椎管内,MRI 还能清晰分辨蛛网膜和脊髓,因此它对病变的定位更准确,是小脑、脑干及椎管内结核的首先检查方法。

MRI 成像的种类远远高于 CT,它不仅包括常规平扫描及对比增强,还包括弥散加权成像、波谱成像、弥散张量成像、磁敏感成像等众多功能成像,为病变分析提供的信息量丰富、庞大,有助于疾病的诊断与鉴别诊断。它在显示病灶周围的水肿、小结核结节的敏感性明显优于 CT;对脑梗死诊断的时间更早、更精确;对脑积水部位的判断更精确;即使不用对比剂,也可以借助血流效应观察病变与邻近血管的关系,为临床治疗方案的选择提供依据。通过对病灶内成分的判定,MRI 能分辨结核的炎性水肿、结核结节、结核球、结核性脓肿,有助于结核的分期和疗效评估。增强 FLAIR(磁共振成像液体衰减反转恢复序列)技术还能清晰显示结核化疗过程中的矛盾反应。

√注：矛盾反应是指抗结核治疗后，原有病情加重或出现新病灶的短暂性进展改变。

MRA（磁共振血管成像）具有操作简单、安全、快捷的特点，检查费用明显低于CTA，能从多方位、多角度观察，做到观察血管无死角。对于脑血管的主干及主要分支异常能清晰显示，可作为颅内大血管疾病筛查的首选检查技术。

MRI对病变内的钙化常无法显示，对骨破坏的类型及特点不及CT。MRI参数众多，其中一些参数稍做变动，就会造成图像信号的显著变化；此外，容易产生不同类型的伪影，给图像解释带来了困难。MRI检查对患者的适用范围低于CT，对于体内有铁磁性植入物，或早期妊娠，或幽闭综合征者，不能完成MRI检查。钆对比剂有发生肾源性纤维化的危险。

【全身结核病评估】

全身结核病评估主要使用PET－CT（正电子发射计算机断层显像）检查。PET－CT是一种全身成像技术，属于无创性分子成像，融合了CT解剖影像和PET功能影像的优势。^{18}F－氟脱氧葡萄糖（^{18}F－FDG）为葡萄糖类似物，是一种最常用的代谢类PET示踪剂，用于确定葡萄糖利用率增加的组织。由于恶性肿瘤细胞葡萄糖利用率增加，对^{18}F－FDG的摄取亦相应增加，从而使肿瘤部位呈现核素异常浓聚，故常用于恶性肿瘤诊断、分期、再分期、预后评估、疗效等评价。

在^{18}F－FDG PET－CT检查中，结核表现形式多样，可表现为无核素摄取、摄取轻度增高、环形摄取、弥漫高摄取等。研究显示，显像阳性的结核灶往往是增殖性或以增殖性改变为主的结核，灶内含类上皮细胞、朗格汉斯巨细胞、淋巴细胞等葡萄糖代谢旺盛的细胞。静止期及陈旧性结核病灶无FDG摄取的现象。结核活性受到药物抑制时，病灶不摄取或轻度摄取核素。因此，^{18}F－FDG PET－CT检查可用于活动性结核灶在全身分布的评价，为活检部位的确定提供依据。动态观察结核灶内FDG的摄取程度，可以为抗结核治疗效果进行全面评估，特别适合耐药结核病患者及病灶成分复杂患者的评价，全面了解、评价疾病的发展、转归。

PET－CT设备及检查费用昂贵，图像空间分辨率较低，具有一定的辐射性，加之恶性肿瘤与结核的PET－CT表现有很多重叠，因此它并不适用于肺结核的筛查和初次诊断。

【拓展阅读】

[1]中华人民共和国国家卫生和计划生育委员会. 中华人民共和国卫生行业标准，ICS11.020 C59 结核病分类（WS196－2017）.

[2]中华人民共和国国家卫生和计划生育委员会. 中华人民共和国卫生行业标准，ICS11.020 C59 肺结核诊断（WS288－2017）.

[3]綦迎成，李君莲，陈美娟. 实用结核病实验室诊断[M]. 北京：人民军医出版社，2012.

[4]郭佑民，陈起航，王玮. 呼吸系统影像学[M]. 2版. 上海：上海科学技术出版社，2016.

[5]冯晓源. 现代医学影像学[M]. 上海：复旦大学出版社有限公司，2016.

[6]马屿，朱莉贞，潘毓萱. 结核病[M]. 北京：人民卫生出版社，2006.

[7]中华医学会结核病学分会. 中国结核病病理学诊断专家共识[J]. 中华结核和呼吸杂志，2017，40(6)：419－425.

[8]Horsburgh CR Jr. Tuberculosis [J]. Eur Respir Rev，2014，23(131)：36－39.

（王秋萍　于　楠　哈晓吾）

第二单元
肺 结 核

第一章　肺结核总论

【课程目标】

掌握:肺结核治疗疗效的影像学评估。

熟悉:肺结核的分类及诊断流程,熟悉疑似肺结核人群的划分。

了解:肺结核常见并发症。

【肺结核筛查】

1.具备以下条件之一者,划定为肺结核疑似的筛查人群

◇具有结核中毒症状(低热、乏力、盗汗)。

◇有类似结核的呼吸道症状(咳嗽、咳痰≥2周,或咯血),伴有与涂阳肺结核患者密切接触史。

◇有类似结核的呼吸道症状(咳嗽、咳痰≥2周,或咯血),伴有PPD(结核菌素试验)强阳性。

◇胸部影像学检查发现与活动性肺结核相符的病变。

2.对于筛查人群可进行如下检查

◇痰抗酸结核杆菌涂片镜检三次。

◇痰分枝杆菌培养基菌种鉴定。

◇胸部X线片,必要时胸部CT检查。

【肺结核患者的分类】

根据病史、检查可将肺结核患者分为疑似病例、临床诊断病例及确诊病例三类。

1.疑似病例

符合下列条件之一者,即为疑似病例。

◇有结核病可疑症状的五岁以下儿童,同时伴有与涂阳肺结核患者密切接触史,或结核菌素试验中度以上阳性或γ-干扰素释放试验阳性者。

◇仅胸部影像学检查显示与活动性肺结核相符的病变

√注:密切接触者是指与有传染性的肺结核患者居住在一起,或在同一密闭空间生活、工作的人。

2.临床诊断病例

所谓临床诊断结核病例是指对于疑似患者临床诊断为活动性肺结核，但没有获得组织病理学确认，也没有获得细菌学证实的病例。这一类患者均属于涂阴肺结核患者。

涂阴肺结核诊断主要依据患者的临床表现、胸部影像学表现、实验室检查及试验性治疗等多个方面综合判断确立。

(1)临床特点

◇全身低度中毒症状：发热(多为午后低热)、盗汗、乏力、纳差、消瘦。

◇呼吸道症状：咳嗽、咳痰、咯血或血痰、胸痛、胸闷、呼吸困难。

◇体征：可出现呼吸频率增快、呼吸音减低或粗糙、肺部啰音等。轻者可无体征。

(2)活动性肺结核的胸部影像学特点

◇肺部表现：原发综合征、肺门淋巴结肿大、粟粒状肺结节(包括腺泡结节、树芽征、弥漫性结节)、浸润性病灶、干酪样病灶、多发性空洞、毁损肺伴多发纤维厚壁空洞或支气管扩张。

◇胸膜腔改变：胸腔积液、胸膜肥厚粘连、胸廓塌陷，肺门纵隔向患侧移位。

◇气管及支气管改变：气管及支气管壁不规则增厚、管腔狭窄或阻塞，伴远端肺组织不张或实变，实变或不张肺组织内支气管扩张、空洞形成。

◇上述病变形式表现多样、复杂，多部位分布。

(3)实验室检查

◇痰结核分枝杆菌聚合酶联反应(PCR)：阳性有辅助诊断价值。

◇结核菌素试验：旧结核菌素(OT)或纯化蛋白衍生物(PPD)皮试，中度阳性或强阳性者有助结核病的诊断。

◇γ-干扰素释放试验：阳性有辅助诊断价值。

◇血清结核分枝杆菌抗体：阳性对诊断有参考价值。

◇胸腔积液的腺苷脱氨酶(ADA)含量：增高，尤其是 ADA_2 升高助于结核病的诊断。

(4)临床诊断肺结核的诊断依据

在痰涂片及痰培养阴性或病理学检查阴性的疑似肺结核患者中，经鉴别诊断排出其他肺部疾病，同时具备下述1)和2)～4)的任意一项者，临床可诊断为肺结核。

1)活动性肺结核的胸部影像学表现。

2)伴有咳嗽、咳痰、咯血等肺结核可疑临床症状。

3)结核菌素(PPD 5TU)皮肤试验中度以上，或γ-干扰素释放试验阳性，或血清结核分枝杆菌抗体阳性。

4)肺外组织病理证实结核病变。

◇在痰涂片及痰培养阴性或病理学检查阴性的疑似肺结核患者中，胸部影像学检查显示支气管壁不规则状、管腔狭窄等异常时，经鉴别诊断排出其他肺部疾病，支气管镜检查镜下改变符合结核病改变者可诊断为气管、支气管结核。

◇在痰涂片及痰培养阴性或病理学检查阴性的疑似肺结核患者中，胸部影像学检查显示胸腔积液、胸膜增厚、粘连等异常时，经鉴别诊断排出其他肺部疾病，胸水为渗出液并伴腺苷脱氨酶升高，同时具备结核菌素试验中度以上阳性或γ-干扰素释放试验阳性或结核分枝杆菌抗体检查阳性任一条者，可诊断为结核性胸膜炎。

◇儿童肺结核临床诊断病例须同时具备以下两条：胸部影像学检查显示与活动性肺结

核相符的病变且伴有咳嗽、咳痰、咯血、消瘦、发育迟缓等儿童肺结核可疑症状；具备结核菌素试验中度以上阳性或γ-干扰素释放试验阳性任一项。

3. 确诊病例

(1)痰涂片阳性肺结核诊断

凡符合下列项目之一者可诊断。

◇痰标本涂片两份或三份抗酸杆菌检查阳性。

◇一份痰标本涂片抗酸杆菌检查阳性，同时胸部影像学检查显示与活动性肺结核相符的病变者。

◇一份痰标本涂片抗酸杆菌检查阳性，并且一份痰标本分枝杆菌培养阳性者。

(2)仅分枝杆菌分离培养阳性肺结核诊断

同时符合下列项目者方可诊断。

◇胸部影像学检查显示与活动性肺结核相符的病变。

◇大于两份痰标本涂片阴性。

◇分枝杆菌培养阳性者。

(3)分子生物学检查阳性肺结核诊断

胸部影像学检查显示与活动性肺结核相符的病变，且仅分枝杆菌核酸检测阳性者。

(4)肺组织病理学检查阳性肺结核诊断

肺组织病理学检查符合结核病病理改变者。

(5)气管、支气管结核诊断

凡符合下列项目之一者可诊断。

◇支气管镜检查镜下改变符合结核病改变及气管、支气管组织病理学检查符合结核病病理改变者。

◇支气管镜检查镜下改变符合结核病改变及气管、支气管分泌物病原学检查阳性者。

(6)结核性胸膜炎诊断

凡符合下列项目之一者可诊断。

◇胸部影像学检查显示与结核性胸膜炎相符，胸水或胸膜病理学检查符合结核病病理改变者。

◇胸部影像学检查显示与结核性胸膜炎相符的病变及胸水病原学检查阳性者。

【肺结核的分类】

1. 原发性肺结核

原发性肺结核包括原发综合征、胸内淋巴结结核、儿童的干酪性肺炎、儿童的气管及支气管结核。

2. 血行播散性肺结核

血行播散性肺结核包括急性、亚急性和慢性血行播散性肺结核。

3. 继发性肺结核

继发性肺结核包括浸润型肺结核、结核球、干酪性肺炎、慢性纤维空洞性肺结核、毁损肺等。

4.气管、支气管结核

气管、支气管结核包括气管、支气管黏膜及黏膜下层的结核病。

5.结核性胸膜炎

结核性胸膜炎包括干性、渗出性胸膜炎和结核性脓胸。

【肺结核疗效的影像学评估】

1.进展、恶化

凡具备以下一项者为影像学进展：

◇病灶较前增多，肺内或肺外出现新发的活动性病变。

◇病灶较前增大、融合。

◇新出现空洞或空洞增大。

2.好转

肺内或肺外无新发的活动性病变，且凡具备以下一项者为影像学进展：

◇肺内结节、渗出实变影缩小或消失。

◇肺内结节、渗出实变影密度逐渐增高、边界逐渐清楚，形成增殖性病变或纤维化、钙化影。

◇原有空洞缩小，洞壁变薄或空洞闭合，空洞内干酪样组织减少，空洞周围炎性渗出减少吸收。

◇增厚的支气管内壁逐渐变薄，逐渐光滑，或因纤维牵拉而产生聚拢迂曲，边缘锐利。

◇淋巴结变小，密度增高，均匀强化，离散分布，周围脂肪层清晰。

3.稳定

◇肺内存在边缘锐利的结节、肿块，其大小、形态、密度连续半年无变化。

4.愈合

凡具备以下一项者认为愈合：

◇双肺及纵隔、肺门无可见病灶。

◇肺内虽有病灶，但为纤维索条、钙化影。

5.类赫反应

◇类赫反应(similar Hexheimer reaction)又称矛盾现象、矛盾反应、假性恶化，是指进行抗结核治疗过程中，患者出现的暂时性、可逆良性“恶化”反应。其特点是临床症状轻微或缓解、减轻，而影像学检查出现病变进展的征象。

◇产生类赫反应的机制是抗结核治疗后，大量结核分枝杆菌菌体裂解，导致菌体蛋白、磷脂、肽糖及代谢毒素的产生过多，刺激机体产生一种超敏反应，局部毛细血管扩张、渗出所致。

◇应与耐药所致的真正恶化鉴别。当出现结节状、分支线状影，或空洞扩大、壁增厚，或新发病变内出现空洞时，应考虑结核的真正恶化。如果发现肺内空洞缩小，肺内渗出实变影增大或者其他肺叶出现渗出实变影；淋巴结部分增大、模糊的同时，部分淋巴结缩小；胸腔积液消失的同时，同层胸膜下出现小结节时，应考虑类赫反应可能。

6.肺结核影像学观察注意事项

◇提示活动性肺结核的CT征象主要包括：磨玻璃密度影、沿支气管束分布的小叶样实变阴影、节段性分布的边缘模糊的小叶中心结节影、树芽征、厚壁空洞、较大范围不均匀支气管壁增厚伴管腔狭窄或闭塞、淋巴结不均匀强化、淋巴结簇状分布及其周围脂肪层模糊。

◇提示非活动性的CT征象主要包括：不规则线状影、纤维索条影、钙化、支气管扩张、瘢痕周围肺气肿。

◇结核病灶吸收缓慢，通常需要以月为观察单位确定其治疗是否有效。

◇即使经过正规治疗，已达到临床痊愈，其肺部病灶也可能不会完全消失，可以残留纤维索条影、支气管聚拢迂曲和纤维结节。

◇对于特殊人群，即便影像表现不典型，当发现其什么都不像时，应想到结核病的可能。

【肺结核常见合并症】

1.支气管扩张

病变内的纤维组织增生及挛缩引起牵拉型支扩；多见于斑片状、条索状、结节状病灶内或其周围，故其多发生于较小的支气管，范围短，分散存在。

支气管壁受累增厚或肺门淋巴结压迫导致支气管管腔狭窄，远端肺组织通气不良，反复感染使肺泡弹性下降，肺萎陷时，胸膜腔负压牵引导致支气管壁被动性牵拉，致支气管扩张这种扩张多见于支气管近2/3段，支气管扩张范围长，扩张程度重，多支受累，这类支扩多见于肺不张或干酪性肺炎。

胸膜增厚，使胸廓缩小，肺组织变形，致其内支气管扭曲导致扩张。

2.咯血

每日咯血量在100ml以内为少量，100～500ml为中等量，500ml以上（或一次咯血>100ml）为大量。

结核病变使毛细血管通透性增高，血液渗出，常表现为痰中带血或小量咯血；病变侵蚀小血管使其破裂，则引起中等量咯血；肺动脉分支形成的小动脉瘤破裂，支气管扩张形成的动静脉瘘破裂，则引起大量咯血，甚至危及生命。

常规CT可以显示肺出血造成的磨玻璃密度影，但不能显示出血血管的形态、范围。CTA对支气管动脉的判断也很粗泛，DSA是诊断支气管动脉异常的金标准，是判断出血点并同时进行止血治疗的重要手段。

经肺门入肺，紧贴支气管及肺动脉壁走行的肺组织供血血管为支气管动脉；未经肺门入肺，不沿支气管壁走行而参与肺组织供血的血管为非支气管性体动脉。

肺结核引起的出血90%以上为支气管动脉破裂，在DSA上常见表现为：

◇支气管动脉主干和（或）分支迂曲、增宽、粗细不均。

◇支气管动脉分支增多，迂曲成团，相互交通，或扭曲紊乱呈团索状、丛状。

◇支气管动脉显影的同时，肺动脉和（或）肺静脉显影。

◇造影剂外溢形成的对比剂团或对比剂湖，远端支气管动脉显示不佳。

√注：当右侧支气管动脉主干直径＞2.0mm，左支气管动脉主干直径＞1.5mm，支气管远端管径大于近端时，诊断为支气管动脉增宽/扩张。

3.肺气肿与气胸

结核灶使局部支气管狭窄或纤维组织萎陷导致肺气肿，肺质地变硬变脆，弹性及顺应性下降，易导致破裂引起气胸。

4.呼吸衰竭

各种原因引起的肺通气和（或）换气功能严重障碍，影响有效的气体交换，导致缺氧，并引起一系列生理功能和代谢功能紊乱的临床综合征，称为呼吸衰竭。动脉血气分析无CO_2蓄积时，为Ⅰ型呼吸衰竭；缺氧伴CO_2蓄积时，为Ⅱ型呼吸衰竭。

诊断标准：在海平面大气压下，静息状态呼吸室内空气，并排除心内解剖分流和原发于心排血量降低等情况后，动脉血氧分压（PaO_2）低于8kPa（60mmHg），或伴有动脉二氧化碳分压（$PaCO_2$）高于6.65kPa（50mmHg）。

肺结核病时，易发生如下改变，导致肺通气和换气功能障碍的原因如下：

◇导致肺泡和肺间质增厚、肺纤维化，使肺的有效弥散面积减少。

◇气管-支气管炎症、纤维化，使气道扭曲、阻塞，病变致支气管-肺动脉瘘，使得通气-血流比例失调。

◇胸膜肥厚粘连，或大量气胸、胸腔积液使胸廓活动受限，限制通气。

5.肺源性心脏病与心力衰竭

由肺组织、肺血管、胸廓等疾病引起肺血管阻力增加，诱导肺动脉压增高，右心扩张、肥厚等损害，并排除先天性心脏病和左心病变引起的相似改变者称为肺源性心脏病。

慢性肺心病的主要病理变化为肺动脉高压，心脏改变。在影像学上表现如下：

◇右肺下动脉干横径≥15mm，或右肺下动脉横径与气管横径比值≥1.07，或经动态观察，较原右肺下动脉干增宽2mm以上。

◇肺动脉段中度凸出或其高度≥3mm。

◇肺动脉截断征或残枝征，即肺动脉主干扩张（肺动脉主干直径：降主动脉直径≥1），外周分支骤然变细、扭曲。

◇圆锥部凸出≥7mm。

◇右心流出道、流入道肥厚，右心室增大、肥厚。

心力衰竭指心脏收缩或舒张功能障碍，导致心脏搏出血量不能满足身体需要，从而产生一系列生理功能和代谢功能紊乱的临床综合征。

左心衰竭时，左心血液不能有效排出，肺静脉回流阻力增大，导致肺静脉淤血。

右心衰竭时，右心血液不能有效排出，体静脉回流受阻，导致颈静脉怒张、肝大、体位性水肿等。

【拓展阅读】

[1]中华人民共和国国家卫生和计划生育委员会.中华人民共和国卫生行业标准，ICS11.020 C59 结核病分类（WS196－2017）.

[2]中华人民共和国国家卫生和计划生育委员会.中华人民共和国卫生行业标准，

ICS11.020 C59 肺结核诊断(WS288-2017).

[3]郭佑民，陈起航，王玮. 呼吸系统影像学[M]. 2版. 上海：上海科学技术出版社，2016.

[4]俞新华，黎惠如，汪福康，等. 低剂量CT在继发性肺结核治疗后随访中的应用价值[J]. 中国防痨杂志，2014,36(11):953-957.

[5]刘士远，陈起航，吴宁. 实用胸部影像诊断学[M]. 北京：人民军医出版社，2012.

[6] Hanson C, Osberg M, Brown J, et al. Finding the Missing Patients With Tuberculosis: Lessons Learned From Patient-Pathway Analyses in 5 Countries. J Infect Dis,2017,216(7):S686-S695.

[7]Musa BM, Adamu AL, Galadanci NA, et al. Trends in prevalence of multi drug resistant tuberculosis in sub-Saharan Africa: A systematic review and meta-analysis. PLoS One,2017,12(9):e0185105.

（蔡曙波　朱朝辉　王秋萍）

第二章 原发性肺结核

【课程目标】

掌握：原发性肺结核的影像学表现及其鉴别诊断。

熟悉：原发性肺结核的临床特点和诊断依据。

了解：原发性肺结核的相关影像解剖与其病理改变。

【相关解剖】

1.肺叶

肺被纵隔分隔成左右两个孤立的不太对称的肺，右肺由水平裂胸膜(简称水平裂)和斜裂胸膜(简称斜裂)分为上、中、下三叶，左肺由斜裂胸膜分为上、下两叶(图 2-2-1)。

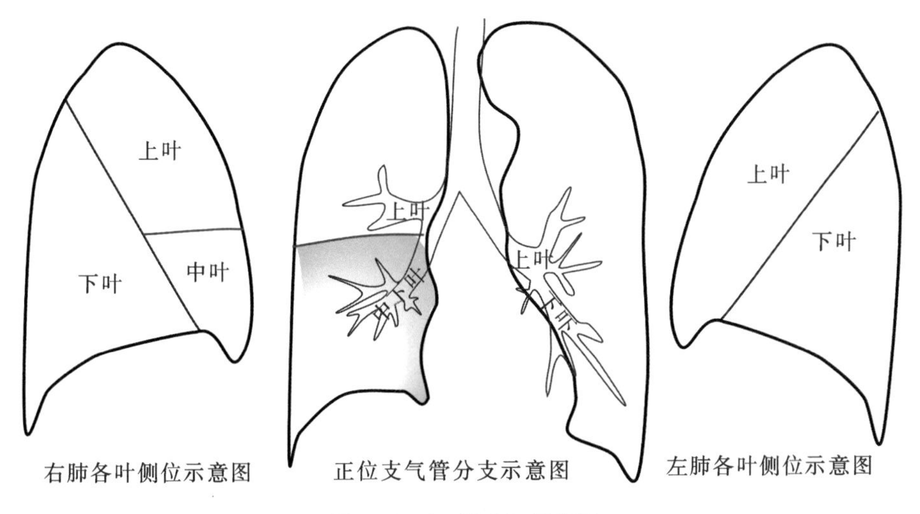

图 2-2-1　肺分叶示意图

2.肺门

◇肺门影主要由肺动脉、肺叶动脉、肺段动脉、伴行支气管及肺静脉构成。后前位上，肺门位于两肺中野内带第 2～4 前肋间处，左侧比右侧高 1～2cm(图 2-2-2)。

◇右肺门分上、下两部。上部由上肺静脉、上肺动脉及下肺动脉干后回归支组成，其外缘由上肺静脉的下后静脉干形成；下部由右下肺动脉干构成，正常成人宽度不超过 15mm。上、下部相交形成一较钝的夹角，称肺门角(图 2-2-3)。

◇左肺门主要由左肺动脉及上肺静脉的分支构成。上部由左肺动脉弓形成，为边缘光滑的半圆形影，易被误认为肿块；下部由左下肺动脉及其分支构成，由于左心影的掩盖，只能见到一部分。

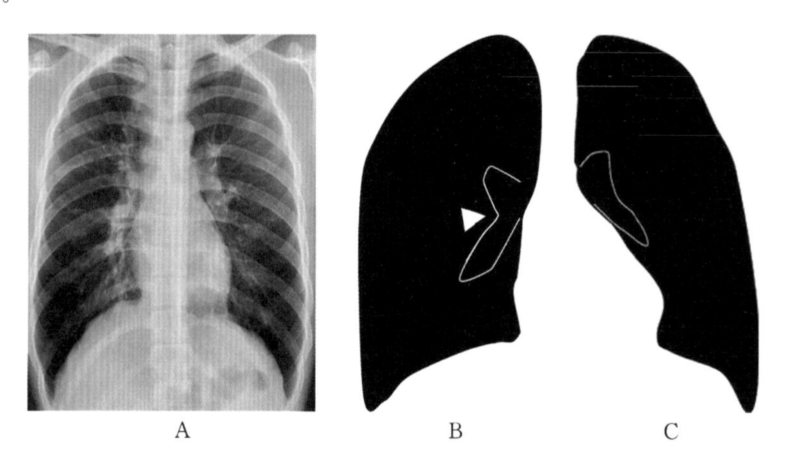

图 2-2-2 正常肺门

胸部前后位片(图 A)显示双侧正常肺门位于 2～4 前肋间。图 B 为该胸片右肺门示意图，右肺门角(箭头)为锐角，其上方为右肺门上部，以下为右肺门下部。图 C 为该胸片左肺门示意图，左肺门位置较右肺门略高

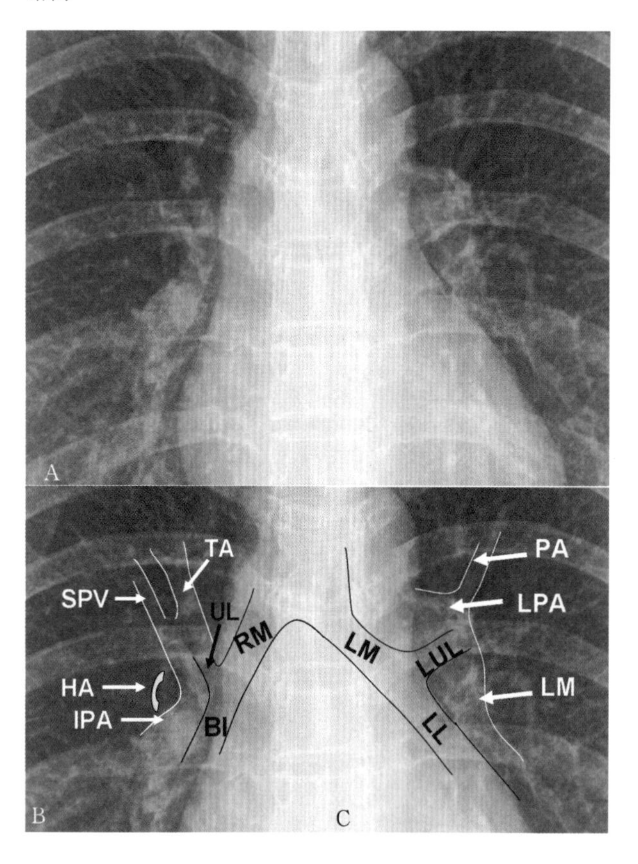

图 2-2-3 正常肺门

图 A 胸部前后位片显示双侧肺门的位置及形态。图 B 为该胸片右肺门示意图，肺门内侧为支气管分支影(RM：右主支气管；UL：右肺上叶支气管；BI：中间段支气管)，右肺门上部内缘为尖段肺动脉(TA)，其外侧为上肺静脉(SPV)，右下肺动脉(IPA)位于右肺门下部的外缘，二者之间的夹角为肺门角(HA)。图 C 为该胸片左肺门示意图，肺门内侧为支气管分支影(LM：左主支气管；LUL：左肺上叶支气管；LL：左肺下叶支气管)，左肺门上部为左肺动脉(LPA)，向上发出尖段肺动脉(PA)，其外侧的上肺静脉显示不清，左下肺动脉(IPA)位于左肺门下部的外缘

3. 肺泡

◇肺泡是肺实质组织的最末一级分支，是肺部气体交换的主要部位，也是肺的功能单位。

◇肺泡内中空，为含气的囊腔，肺泡壁为单层扁平上皮细胞。肺泡上可有1～6 个小孔（称为肺泡间小孔），此孔连接相邻肺泡，为沟通相邻肺泡内气体的孔道（图 2－2－4）。

◇相邻两肺泡间的薄层结缔组织称为肺泡隔，由结缔组织（弹性纤维、网状纤维）和丰富的毛细血管组成，具有输送营养物质的作用。

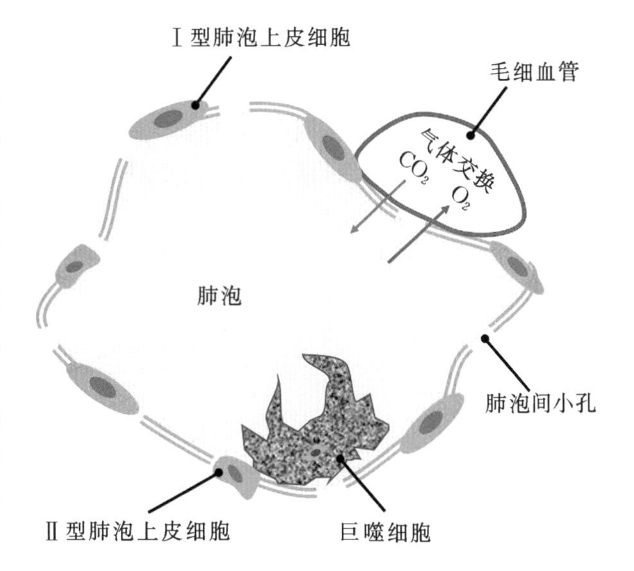

图 2－2－4　肺泡示意图

肺泡壁由单层细胞组成，壁上有孔，壁周围有丰富的毛细血管

4. 肺腺泡

◇肺腺泡（acinus）又称初级肺小叶，大小为 6～10mm，它是最大的气体交换单位，它的所有结构均参与气体交换。其内的支气管及其伴行支气管动脉直径约 0.5mm。

◇肺腺泡由Ⅰ级呼吸细支气管及其分支组成，包含数支肺泡管及其远端的肺泡囊（图2－2－5）。

◇肺泡囊是由相邻的多个肺泡共同开口围成的不规则结构，它是连接肺泡与肺泡管的结构。

◇肺泡管直径为 6～10mm，是从肺泡囊到呼吸性细支气管的通道。肺泡管的壁上有小团状的平滑肌断面和单层扁平上皮，故在病理切片中，其末端结节状膨大。

√注：肺泡也可以直接开口于肺泡管，而不经过肺泡囊。

◇由于初级肺小叶的间隔很薄，正常情况下在 HRCT（高分辨率 CT）上不能显示，但是其内的小动脉偶可显示。

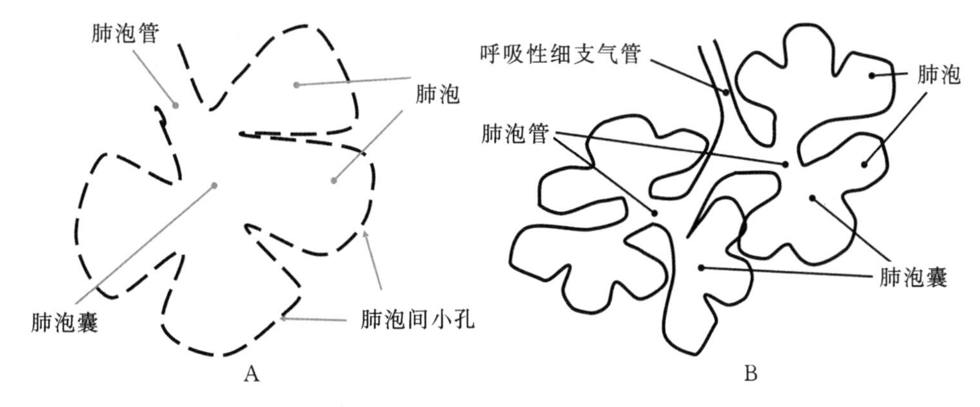

图 2－2－5　肺腺泡及其组成示意图

图 A 为肺泡管及其附属结构示意图，图 B 为一个肺腺泡的示意图

5.淋巴管

◇肺内毛细淋巴管和淋巴管起始于呼吸性细支气管区，呈网状围绕于支气管树、肺动脉及肺静脉周围的结缔组织内。淋巴管不延伸至肺泡区，肺泡壁及肺泡间隔内无淋巴管分布。

◇肺组织产生的淋巴液先回流至段支气管周围淋巴结，后沿段间回流至叶门淋巴结，再经叶间回流到肺门淋巴结。

◇右肺上叶淋巴液主要经气管旁及上腔静脉间隙内的淋巴管上行，注入右侧颈静脉角，一部分回流到隆突下淋巴结。

◇左上叶淋巴液主要经胸主动脉间隙和气管旁的淋巴管上行，注入左侧颈静脉角，一部分回流到隆突下淋巴结。

◇左肺上叶舌段淋巴液回流到食管旁淋巴结和下肺韧带淋巴结。

◇右肺中叶及双下叶淋巴液回流至隆突下淋巴结。

◇隆突下淋巴结沿右侧的气管旁及上腔静脉间隙及左侧的胸主动脉间隙和气管旁的淋巴管上行，注入颈静脉角(图 2-2-6)。

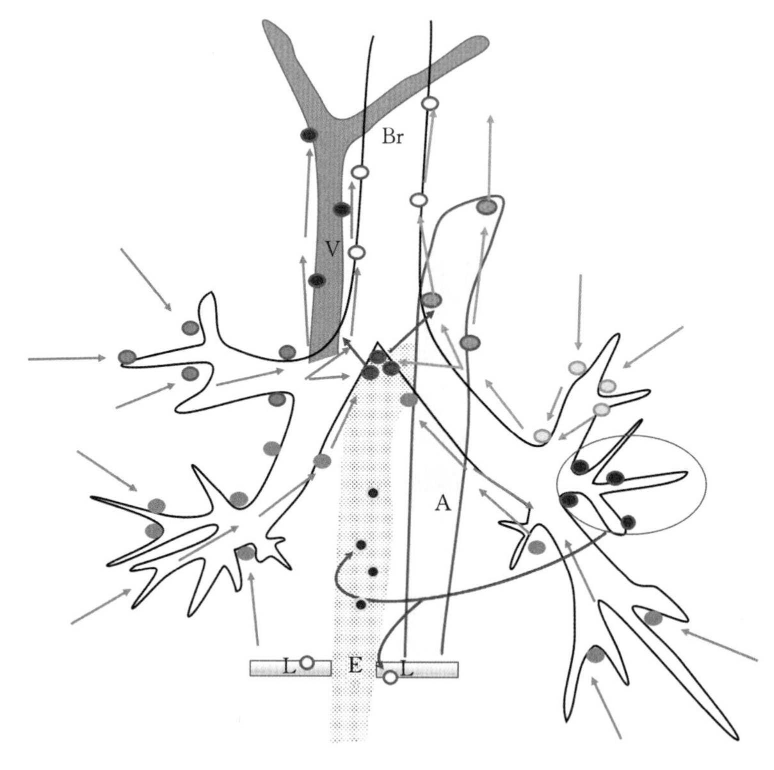

图 2-2-6　肺淋巴回流示意图

A=胸主动脉；Br=气管；E=食管；L=下肺韧带；V=上腔静脉

【定义】

原发性肺结核是指结核杆菌第一次进入人体，着床之后开始自由繁殖，这种感染称为第一次感染，又称为结核菌原发感染、初染结核。

【诊断依据】

◇易患人群有结核病密切接触史。

◇经肺结核筛查列为疑似或确诊的肺结核的患者(详见本单元第一章)。

◇有典型原发性肺结核临床症状和胸部影像学表现。

【分类】

原发性肺结核包括原发综合征、胸内淋巴结结核(儿童尚包括干酪性肺炎和气管、支气管结核)。

【病理改变】

◇在2周内结核分枝杆菌进入肺内，机体产生非特异性异物反应，出现浆液性渗出，中性粒细胞、单核细胞、单核上皮样细胞向种植部位聚集，并逐渐增多，出现炎性反应。

◇结核杆菌进入体内后是否发病，由结核分枝杆菌与巨噬细胞的相互斗争所决定。

◇当结核分枝杆菌的数量少，毒性低时，结核分枝杆菌被巨噬细胞杀灭、消化，同时加工并提呈结核抗原。

◇当结核分枝杆菌的数量大、毒性高时，结核分枝杆菌可启动自身机制，对抗巨噬细胞的抗菌作用，并在巨噬细胞内发生对数增殖，最后杀死巨噬细胞，并被释放出细胞外(图2-2-7)。

◇巨噬细胞死亡时释放趋化因子并导致干酪性坏死，趋化因子吸引更多的巨噬细胞聚集；结核杆菌在干酪坏死物内不能繁殖。

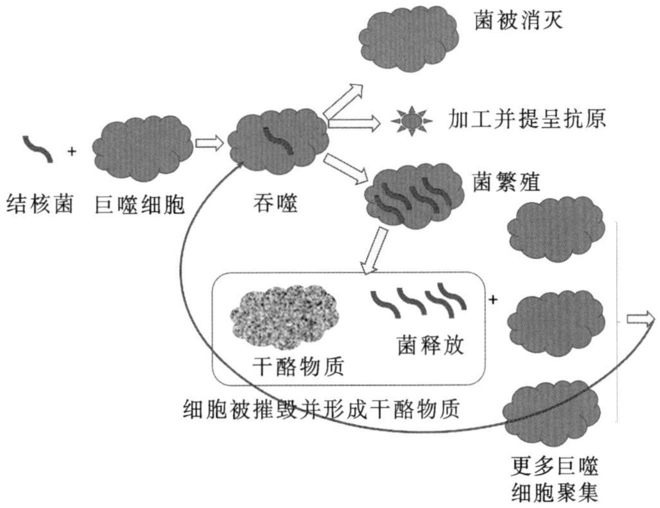

图2-2-7　结核分枝杆菌自由繁殖示意图

结核菌＝结核分枝杆菌；吞噬＝结核分枝杆菌被吞入巨噬细胞内；菌繁殖＝结核分枝杆菌指数生长；菌释放＝结核杆菌摧毁巨噬细胞，被释放到肺泡内

◇被释放的结核分枝杆菌被其他巨噬细胞再吞噬，又在巨噬细胞内自由繁殖，如此反复，结核灶逐渐增大，形成非活化的原发肉芽肿。

◇3～7周，由于细菌的繁殖和死亡，机体开始产生过敏反应，过敏反应使结核结节坏死并增大，但尚未包膜化，其大小在影像学上得以显示。

◇8周后，获得性免疫建立，使吞噬细胞活化，并可融合成巨大细胞和朗格汉斯细胞，结核分枝杆菌在这些细胞内活性丧失，停止繁殖。

◇如果病变衰退，结核分枝杆菌被吞噬、摧毁，干酪物渐渐干涸，结核分枝杆菌的蜡质使纤维细胞增殖，细菌的脂质导致局部组织增殖，逐渐出现钙盐沉积。

◇如果细菌量大，迟发型过敏反应（DTH）过于强烈，大量巨噬细胞被 DTH 反应杀死，干酪样病变扩大。

◇在 DTH 及水解酶的作用下，干酪物质液化，结核分枝杆菌在液化的组织内进行细胞外繁殖，数量巨大。大量的结核分枝杆菌抗原对组织产生毒性作用，使其坏死破裂，空洞形成。

◇空洞内的结核分枝杆菌随着液化组织经管道排出体外，并向其他肺野播散。

【临床特点】

1. 易患人群

◇儿童。

◇接受过卡介苗的易患成人（如糖尿病、肾上腺皮质功能低下、免疫缺陷患者）。

◇非疫区人群首次进入疫区者。

2. 症状

◇原发感染初期，结核分枝杆菌在巨噬细胞内自由繁殖，此时不产生症状，结核菌素试验阴性。

◇约 6 周后，机体对结核蛋白产生变态反应，种植部位淋巴细胞急剧增多，此时可出现一过性流感样症状（称为 primary illness，即原发不适），如发热、干咳，结核菌素试验转为阳性。

◇慢性中毒症状，如低热、盗汗、食欲不振、发育不良、消瘦、反复感冒样症状及慢性咳嗽等。

◇儿童原发性肺结核可因气管或支气管旁淋巴结肿大压迫气管或支气管，或发生淋巴结-支气管瘘，常出现喘息症状。

◇当原发灶恶化并发干酪性肺炎或血行播散性结核时，出现急性中毒症状，如高热、咳嗽、咳痰、呼吸困难、胸痛。

◇并发症症状，部分小儿合并疱疹性结膜炎、皮肤结节性红斑、多发性一过性关节炎，在临床诊断上有一定意义。合并胸膜炎时可出现胸痛。

◇儿童肺结核还可表现发育迟缓。

【影像学表现】

◇原发性肺结核主要表现为肺内原发病灶及胸内淋巴结肿大，或单纯胸内淋巴结肿大。每一例原发性肺结核都会在肺实质内引起原发感染灶（简称原发灶），并在原发病灶形成的同时，结核分枝杆菌会沿肺泡间小孔及肺内淋巴管播散，引起周围肺泡感染和同侧肺门、纵隔淋巴结感染。由于原发灶多位于胸膜下，它常诱发过敏性胸膜炎——即原发性胸膜炎，导致胸腔积液。

◇由于原发灶、淋巴管炎、淋巴结炎、胸膜炎及原发灶周围播散灶的严重程度、吸收速度不同，它们在影像学上可单独出现，也可以联合出现。通常人们将原发病灶、引流淋巴管炎、淋巴结炎三者同时显示的情况称为原发综合征（即 Ranke 复合征）。将单独出现的淋巴结炎的情况称为胸内淋巴结结核。

1. 原发病灶

原发病灶又称 Ghon 灶，位于肺实质内，为肺内原发性肺结核的典型表现。病变好发于上肺的下部，下肺的上部。在肺内呈圆形、椭圆形、云絮状、斑片状或不规则形（图 2－2－8、9）。

根据其病理学改变分为四期：

◇渗出前期：主要为肺泡毛细血管扩张，肺泡上皮脱落肿胀，在X线片上不能显示，在HRCT上不能显示或呈磨玻璃密度影。

◇渗出期：以浆液性渗出，中性粒细胞、巨噬细胞聚集为主的肺泡炎；在X线片上不能显示或呈淡薄的磨玻璃密度影，在HRCT上呈磨玻璃密度影或边缘模糊的渗出影。

◇干酪样变期：干酪样坏死形成，包膜形成，在X线片上不能显示或呈渗出实变，边缘模糊或清晰，中心密度略高于周边，在HRCT上呈渗出实变影，边缘清楚，内部偶见细小空洞，增强扫描中心不强化。

◇增殖期：干酪物渐渐干涸，结核分枝杆菌的蜡质使纤维细胞增殖，细菌的脂质导致局部组织增殖，在X线片及HRCT上呈边缘清楚、锐利的致密软组织密度影，增强扫描延迟强化。

2.淋巴管炎

原发灶与肺门之间的一条或多条线状或粗条索状阴影，边缘模糊（图2-2-8、9）。常发

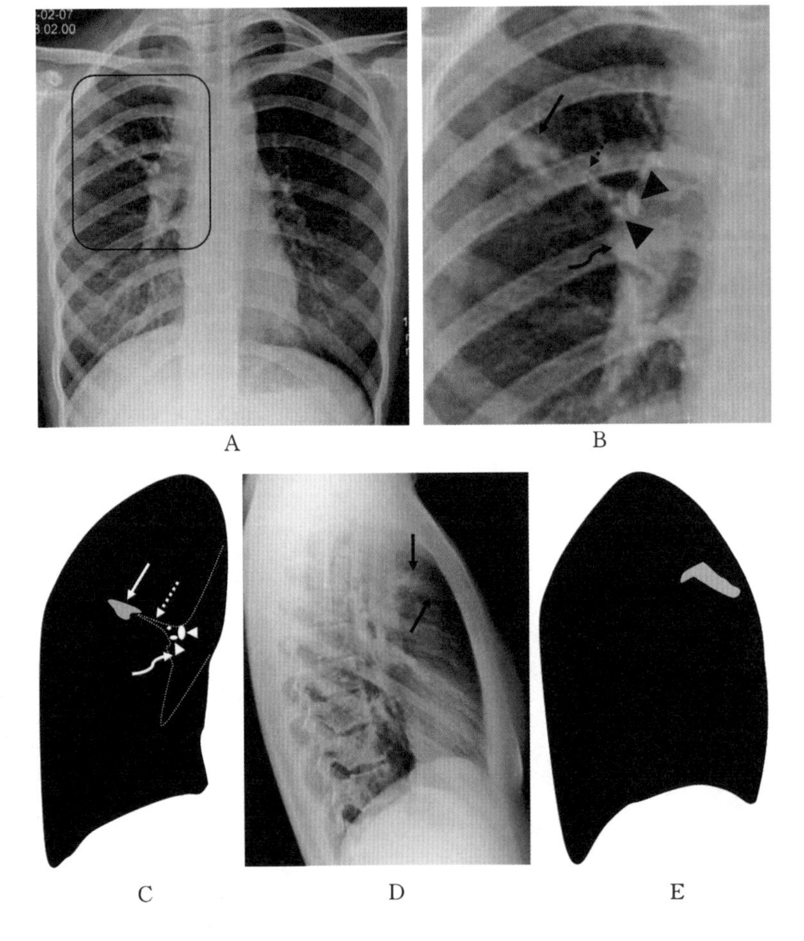

图2-2-8　女性，21岁，原发综合征

胸部正位片（图A）局部放大片（图B）及示意图（图C）显示右肺上叶类三角形高密度影（实箭），边缘清楚，其肺门侧可见线状影（虚箭）伸向肺门，右肺门角（弯箭）消失，肺门阴影内可见斑点状高密度淋巴结（箭头）。侧位片（图D）及示意图（图E）显示肺内病变（实箭）位于右肺上叶前段

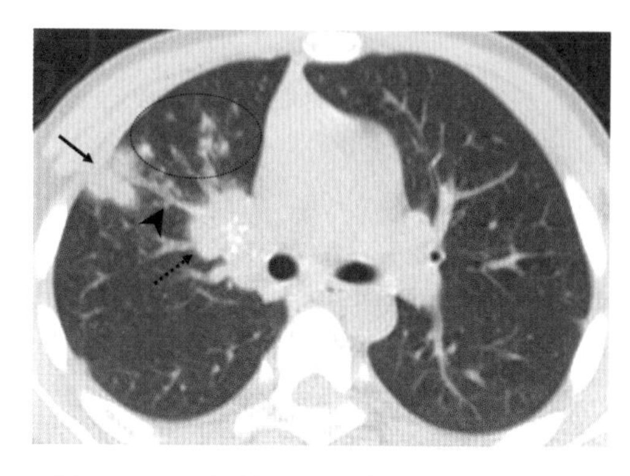

图 2-2-9 男性，13 岁，右肺原发性肺结核

CT 肺窗显示右肺上叶前段胸膜下斑片状影(实箭)，右肺门淋巴结肿大伴钙化(虚箭)，斑片状影与右肺门增大淋巴结之间的条索状的淋巴管(箭头)，这三种病灶合成一个哑铃状阴影(原发综合征)。在肺内病灶的内侧可见多发斑片状播散灶(圆圈内)

生于淋巴管引流不畅时，多数情况下可自行愈合，故常呈一过性显示。当原发病灶较大，或位置靠近纵隔时，在 X 线片上常被遮盖，此时 CT 有助于其显示。

3. 胸内淋巴结肿大

原发性肺结核肺内病灶多为一过性的，吸收较快，持续时间短，且常出现在无症状期。淋巴结内病变发生于肺内病变之后，一旦发病，吸收较慢，在因患病检查的患者中检出率较高。

肺门、纵隔及气管旁淋巴结均可受累，且以多部位同时受累较为多见。

(1)直接征象

◇肺门淋巴结受累时，表现为肺门局部或整体肿大、增浓，突向肺野(图 2-2-10～12)，正常肺门阴影消失或隐匿其中。当肿块致密，边缘清楚时，称肿块型，或肿瘤型淋巴结结核(图 2-2-10)；当肿块边缘模糊不清时，称炎症型，又称浸润型淋巴结结核(图 2-2-11)。

◇段支气管或叶支气管淋巴结单独受累时，表现为肺门局部增大，根据其所在部位，可为右肺门角消失或肺门结构扭曲，肺门局部结节状隆起(图 2-2-12)。

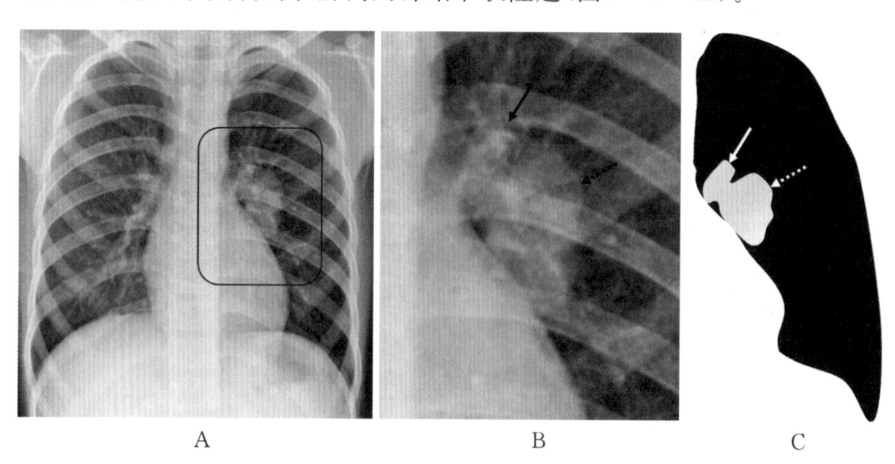

图 2-2-10 女性，10 岁，胸内淋巴结结核，肿块型

胸部正位片(图 A)局部放大片(图 B)及示意图(图 C)显示左肺门结节状增大，正常肺门(实箭)位于肺门肿块(虚箭)上缘，二者分界不清，易误认为一个分叶状肿块。肿块边缘清楚，突向肺野

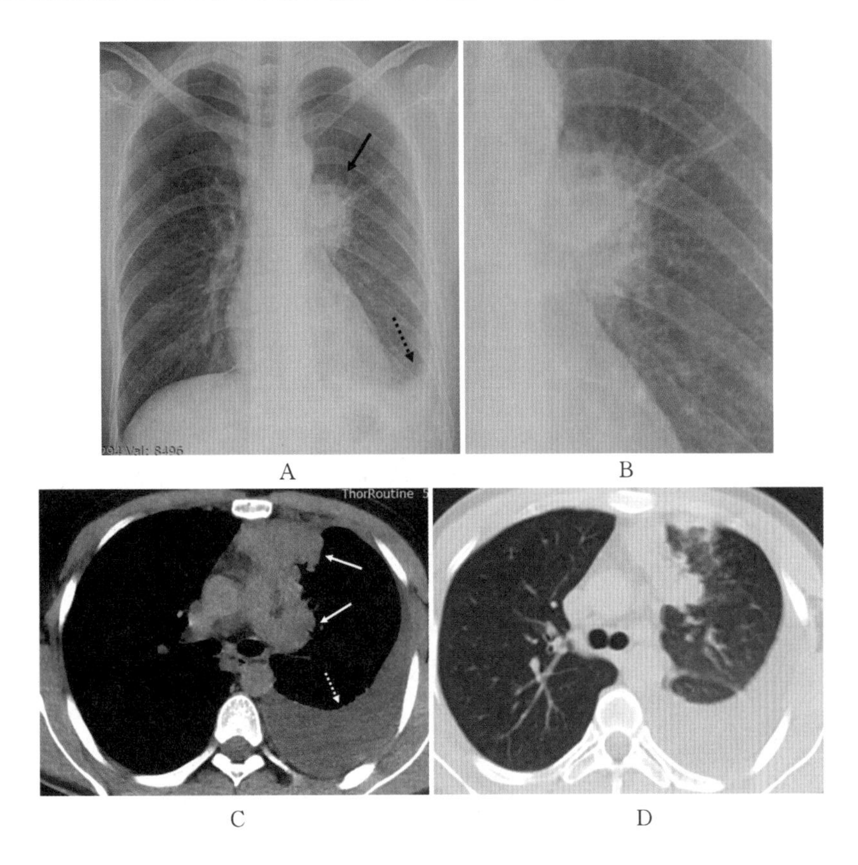

图 2-2-11　男性,20 岁,胸内淋巴结结核,炎症型

胸部正位片(图 A)显示左肺透光度下降,左肋膈角消失(黑虚箭),左肺门肿块(黑实箭),肿块边缘模糊,正常肺门结构消失。局部放大片(图 B)显示肿块内部密度更高,周围肺叶可见索条影及微结节灶。CT 纵隔窗(图 C)显示左肺门及纵隔不规则肿块(白实箭),及背侧新月状胸腔积液(白虚箭)。CT 肺窗(图 D)示左肺磨玻璃样密度增高,纵隔肿块斑片絮状及粟粒状高密度影

◇当纵隔淋巴结受累时,表现为纵隔增宽或局限性外突,边缘光滑整齐或呈分叶状(图 2-2-13、14),密度均匀或密度不均。

◇当肺门与纵隔淋巴结均增大时,二者相互重叠,连成一串。

(2)间接征象

◇淋巴结压迫支气管,引起阻塞性肺炎、阻塞性肺气肿及阻塞性肺不张。

◇过敏反应导致胸腔积液,早期通常是游离性胸腔积液,慢性期常引起包裹性积液。游离性胸腔积液在站立位胸片上表现为肋膈角变钝或消失,上缘呈反抛物线状,内部密度均匀(图 2-2-11)。包裹性胸腔积液表现为胸壁半圆形肿块。

◇原发灶邻近胸膜增厚、粘连,在胸片上表现为局限性胸膜增厚显影,呈线状(图 2-2-12)或带状致密影,与胸壁平行,有粘连时,该线影凹凸不平呈锯齿状。膈肌胸膜粘连,可见膈肌平直或三角形幕状阴影。

◇胸膜腔有广泛的纤维蛋白渗出物沉着时,则表现为患侧肺野透亮度普遍减低,此时肋间隙无明显缩小。

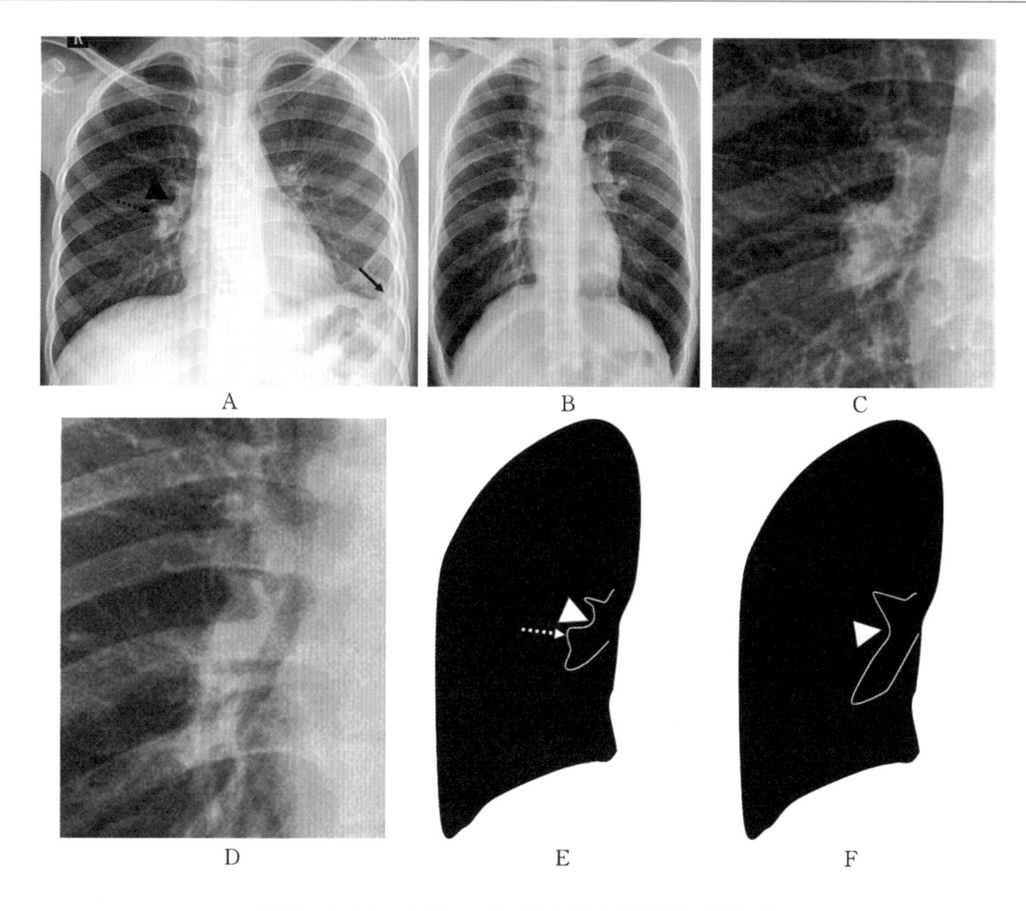

图 2-2-12　女性，11 岁，胸内淋巴结结核，肿块型

胸部正位片（图 A）显示左肺透光度下降，左侧下胸部胸膜增厚呈线状，左肋膈角变钝（黑实箭），与正常胸片（图 B）相比，右肺门下部局部隆起，呈结节状凸向肺内（黑虚箭），边缘清楚，肺门角（箭头）存在，略变形。图 A 局部放大片（图 C）与图 B 局部放大片（图 D）相比，右肺门下部隆起周围肺纹理增多。图 E 和图 F 分别为图 A 和图 B 右肺门示意图，对比显示右肺门角因肺门肿块变浅

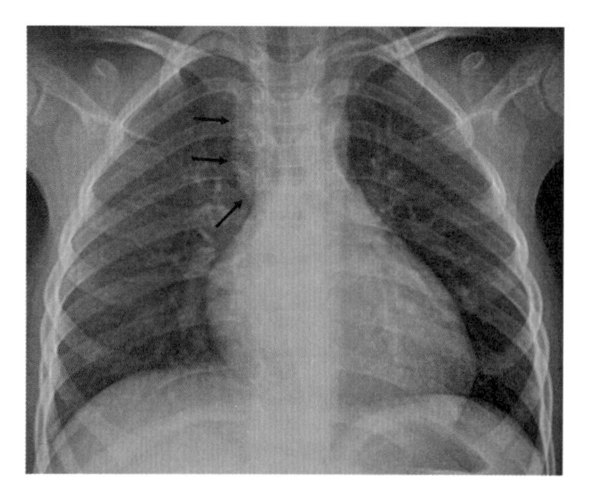

图 2-2-13　女性，5 岁，胸内淋巴结结核，纵隔型

胸部正位片显示右肺透光度下降，右纵隔轻度局限性增宽，上缘模糊不清，下缘及右侧缘（箭）边缘光滑锐利

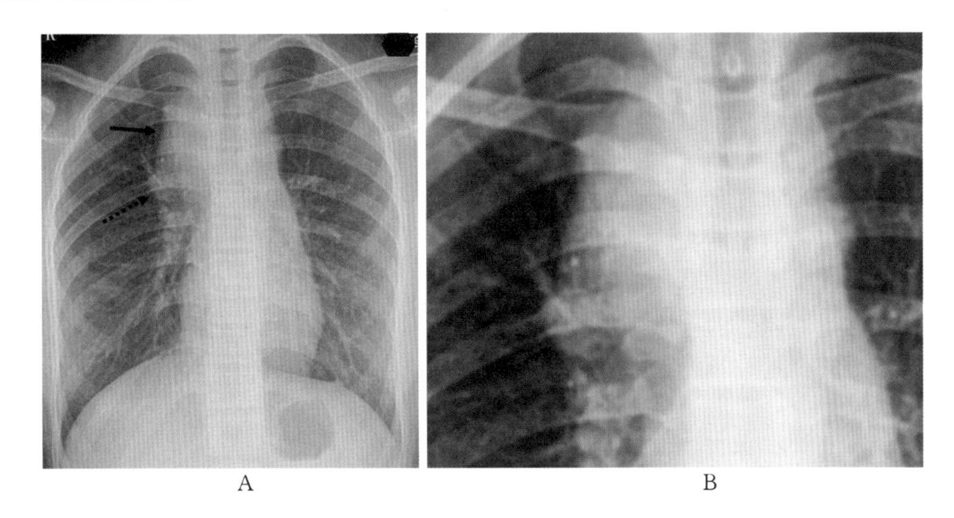

A B

图 2-2-14 女性,14 岁,胸内淋巴结结核

胸部正位片(图 A)显示右纵隔增宽呈肿块状(实箭),边缘光滑锐利,局部放大片(图 B)显示肿块外下缘可见一类圆形结节(虚箭),此为肺门淋巴结

√与 X 线片相比,CT 对胸内淋巴结受累的检出率明显提高,且可对淋巴结进行准确分组。在此基础上,结合增强扫描表现,可以对淋巴结结核进行病理学分期。

√与 X 线片相比,CT 对肺内病灶的显示率高,对肺内病变的活动性辨识准确,对淋巴结结核引起的并发症,如肺不张、肺炎、肺气肿等判断准确(图 2-2-15)。

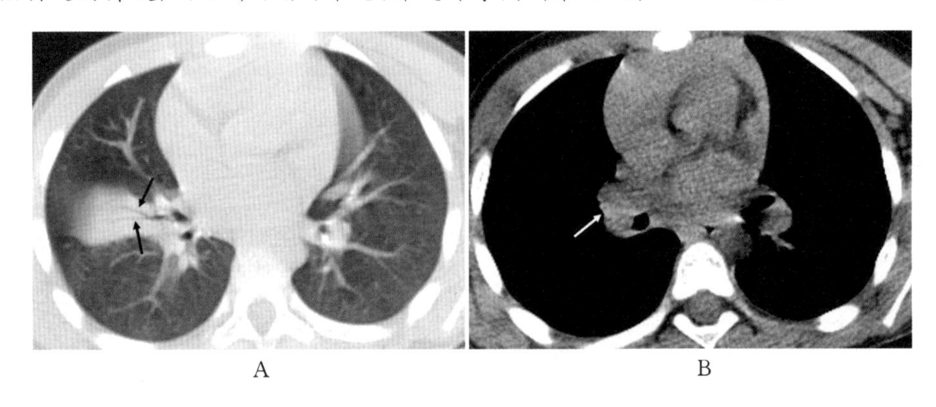

A B

图 2-2-15 男性,5 岁,胸内淋巴结结核并右肺中叶外侧段炎症

CT 平扫肺窗(图 A)显示右肺中叶楔形实变影,内可见分支状的支气管气像(黑箭)。其上方中间段支气管层面纵隔窗(图 B)显示气管前淋巴结增大(白箭),压迫气管前缘,致气管管腔不圆

(3)淋巴结结核分期

根据病理学特点将淋巴结结核分为淋巴组织样增生期、干酪样坏死期、淋巴结融合期、瘘管及窦道形成期、钙化期。

◇淋巴组织样增生期

√形成结节或肉芽肿,平扫呈软组织密度,肿大淋巴结边缘较模糊,密度较均匀,增强扫描呈均匀强化。此种强化淋巴结直径一般在 2.0cm 以下(图 2-2-16),淋巴结独立存在,呈卵圆形或圆形,不发生融合。

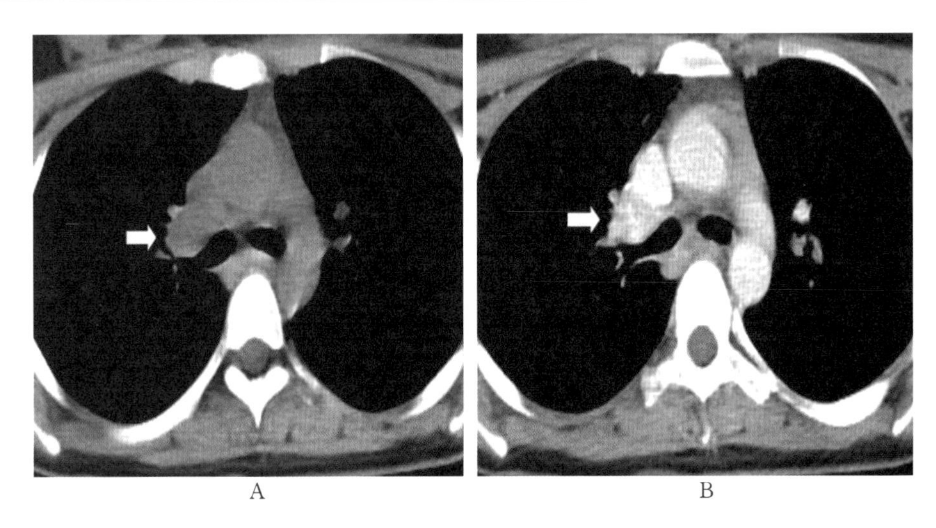

图 2-2-16 女性,22 岁,胸内淋巴结结核

CT 平扫纵隔窗(图 A)显示右肺门淋巴结增大(箭),呈均匀等密度,同层增强(图 B)扫描显示结节呈较均匀显著强化

◇干酪样坏死期

√坏死初期,坏死灶呈多发散在的细点状,平扫呈均匀软组织密度,边缘清晰。增强扫描淋巴结强化不均匀,内可见多个细点状低密度影。干酪样坏死进一步发展,坏死灶逐渐增大、融合,平扫呈均匀或不甚均匀软组织密度,边缘大多清晰。增强扫描由于干酪坏死区不强化,淋巴结呈不均质强化,随干酪区的大小和多少不同,强化表现多样,可以呈环形(图 2-2-17)、分隔样或不规则环形强化。最后形成结核球时,平扫呈均匀的稍低或等密度结节,增强呈薄壁环形强化甚至无强化,中央局限性密度减低区,此为淋巴结结核特征性表现。

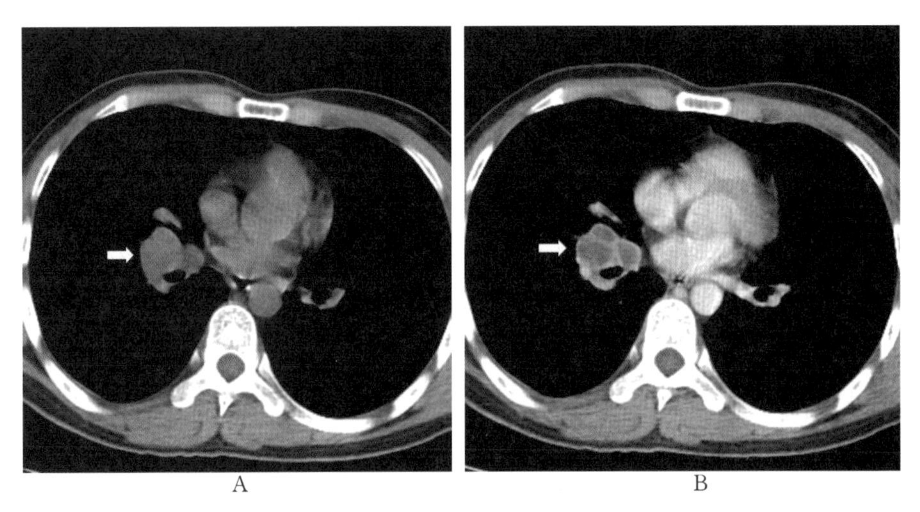

图 2-2-17 男性,31 岁,胸内淋巴结结核

CT 平扫纵隔窗(图 A)显示右肺门等密度分叶状肿块(箭),同层增强(图 B)扫描显示肿块由多个环形强化结节组成,环内密度均匀,环壁厚薄均匀

◇淋巴结融合期

√干酪样坏死突破淋巴包膜，造成多个淋巴结粘连，平扫淋巴结呈分叶状肿块，内部密度不均，可见液化坏死区，边缘清晰或模糊。由于融合的淋巴结并非齐步走，所以肿块的各个部分强化程度及形态并非完全一致，可呈分隔样环形强化、环形强化，或均匀强化、不均匀强化等多种强化形式并存的情况。肿大淋巴结直径一般在3～5cm。此种表现也为淋巴结结核的特征性表现(图2-2-18)。

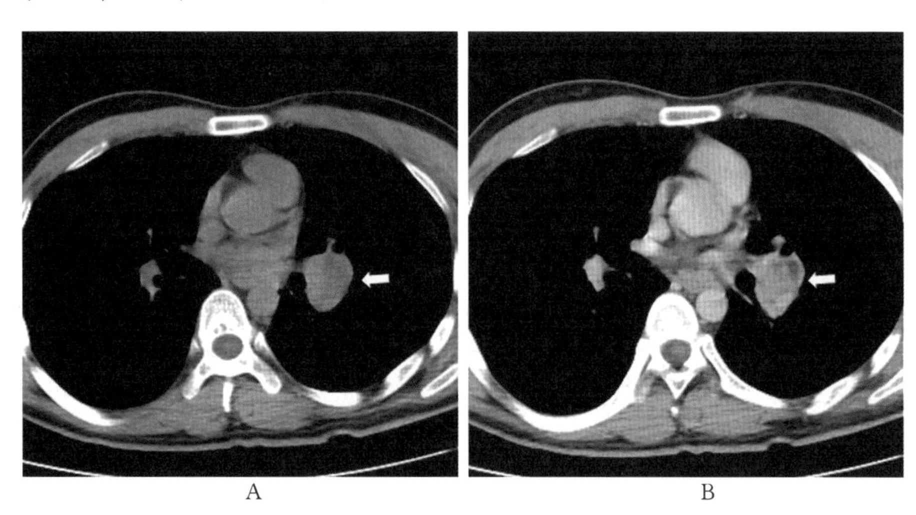

A　　B

图2-2-18　男性，31岁，胸内淋巴结结核

CT平扫纵隔窗(图A)显示左肺门密度不均匀结节(箭)，结节前缘边缘模糊稍低密度影，同层增强(图B)扫描显示结节强化不均匀，平扫低密度区无强化，边界虽较平扫清晰，但部分边缘仍模糊不清

◇瘘管及窦道形成期

√干酪样物质突破邻近器官，如食管、气管、血管等，将坏死物经这些器官排出，使淋巴结与相邻器官相通，导致受累脏器管壁增厚、狭窄，甚至闭塞。此期较少见，肿大淋巴结直径可达5cm以上。

◇钙化期

√淋巴结周边弧形或整个淋巴结的结节状钙化。

【转归】

1.好转及痊愈

◇肺内原发灶边缘逐渐清晰，密度增高，甚至钙化。

◇肺内原发灶缩小，消失。

◇淋巴管炎条索影吸收，消失。

◇淋巴结边缘逐渐清晰，外形缩小，密度增高，出现钙化。

2.恶化及进展

◇肺内原发灶边缘变模糊，或增大，或出现空洞。

◇肺内或肺外出现新的结核病灶。

◇肺门、纵隔淋巴结内的病变侵蚀支气管、血管,引起支气管播散、血行播散。

【鉴别诊断】

1. 大叶性肺炎

◇肺内原发病灶较大,并靠近纵隔时,常掩盖引流淋巴管、肺门淋巴结易与大叶性肺炎混淆,大叶性肺炎起病急,高热明显,白细胞升高明显,抗生素治疗有效。

◇影像学上,除分支状的支气管外,大叶性肺炎密度较均匀,支气管走行自然,一般不发生支扩及空洞。

2. 中央型肺癌

◇发病以40岁以上中老年多见。

◇临床表现患者早期有刺激性干咳、血痰、胸痛、气短等,多无结核中毒症状。

◇实验室检查、血肿瘤标记物可阳性。

◇影像学上,肺门肿块的形态不整,常有分叶、毛刺征,棘状突起。支气管壁的增厚、管腔狭窄的范围较局限,管腔呈截断状或鼠尾状,主要见于管径较大的主支气管和叶支气管,狭窄形状呈偏心性。增强后肿块有轻到中度强化,其内液化坏死区无明显强化。

3. 结节病

◇原因不明的全身性肉芽肿性疾病。临床表现症状较轻微,可有低热、乏力及浅表淋巴结肿大。

◇结核菌素试验多为阴性,Kveim试验阳性,血管紧张素转化酶升高。

◇影像学表现双侧肺门淋巴结对称性肿大或纵隔淋巴结肿大。

◇肿大淋巴结,其内无钙化,很少融合,增强扫描肿大淋巴结强化明显。

◇浅表淋巴结活检、纤维支气管镜检查可明确诊断。

4. 淋巴瘤

◇淋巴系统的恶性肿瘤,临床表现不规则或周期性发热(Pel - Ebstein热)、皮肤瘙痒、出汗、消瘦、贫血等。

◇浅表部位淋巴结肿大,肿大淋巴结质韧,无压痛,常伴肝、脾大及淋巴结外表现(如胃肠道、骨骼、肾、皮肤等)。影像学上,单侧或双侧淋巴结肿大,肿大淋巴结密度均匀,无钙化,很少有坏死,增强扫描轻中度强化。

◇淋巴结活检及骨髓活检有助于鉴别诊断。

5. 巨淋巴结增生症

◇一般无明显临床症状或仅因肿块较大压迫邻近器官出现相应压迫症状。

◇CT表现为纵隔内孤立软组织肿块影,病变边缘清楚,病变内密度常不均匀,部分中央可见裂隙状低密度影,增强扫描呈明显重度强化,其内及边缘可见较多增粗迂曲血管影。

6. 胸腺肥大

◇多见于年幼儿童。

◇上纵隔一侧或两侧增宽,边缘整齐锐利,呈弧形或直线形,下界与心缘相交呈直角,称

"帆状"阴影。

【拓展阅读】

[1]中华人民共和国国家卫生和计划生育委员会. 中华人民共和国卫生行业标准, ICS11.020 C59 肺结核诊断(WS288-2017).

[2]郭佑民,陈起航,王玮. 呼吸系统影像学[M]. 2 版. 上海:上海科学技术出版社,2016.

[3]冯晓源. 现代医学影像学[M]. 上海:复旦大学出版社有限公司,2016.

[4]刘士远,陈起航,吴宁. 实用胸部影像诊断学[M]. 北京:人民军医出版社,2012.

[5]罗明月,陈世林,赖丽莎,等. 成人胸内淋巴结结核的多层 CT 表现及与病理临床的关系[J]. 临床放射学杂志,2009,28(3):338-342.

[6]谢汝明,周新华,马大庆,等. 成人纵隔淋巴结结核 CT 增强表现及其病理对照观察[J]. 中华放射学杂志,2005,39(6):641-645.

(王秋萍 于 勇 戴国朝)

第三章　血行播散性肺结核

【课程目标】

掌握：血行播散性肺结核的影像学表现及其鉴别诊断。

熟悉：血行播散性肺结核的临床特点和诊断依据。

了解：相关影像解剖与其病理改变。

【相关解剖】

肺的血管根据功能和来源分为组成肺循环的肺动、静脉以及体循环的支气管动、静脉。前者为肺的功能血管，后者为肺的营养血管。

1. 肺动脉与肺静脉

肺动脉主干由右心室发出，在左侧支气管前分为左肺动脉、右肺动脉两支（图 2-3-1）。

◇左肺动脉跨越左主支气管向后，行于上叶支气管的后方，该段称为左肺动脉弓。左肺动脉弓分出尖后支和前支，而后垂直下降，移行为舌段动脉和下叶动脉，并与同名支气管伴行、分支，直至肺泡。

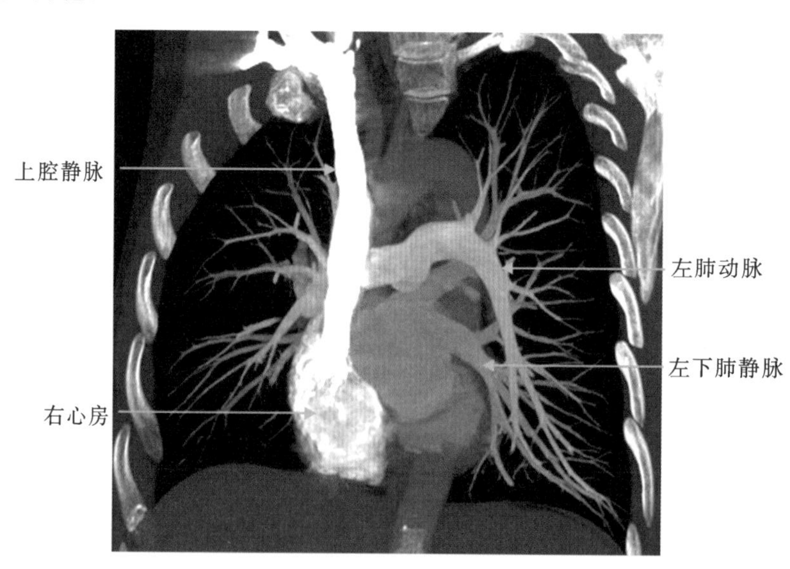

图 2-3-1　CTPA（计算机断层摄影肺血管造影术）显示的正常肺动脉

CT 的 MIP 图显示由右心室发出的肺动脉主干向上走行，而后向左右分成两个支，分别为左肺动脉、右肺动脉两支，左、右肺动脉进入肺门后再进行分支

◇右肺动脉在主支气管前方水平向右行走，行至肺门后分为右上肺动脉和右下肺动脉，与同名支气管伴行，并逐级分支，直至肺泡。

两肺各有一对静脉（即上肺静脉干、下静脉干）肺根部从两侧穿过心包引流入左心房（图2-3-2）。

◇右肺上叶和中叶的血液回流汇聚形成右上肺静脉干，右肺下叶的血液回流汇聚形成右下静脉干。

◇左上肺静脉干由左肺上叶各段的回流静脉汇合而成，左肺下叶的血液回流汇聚形成左下肺静脉干。

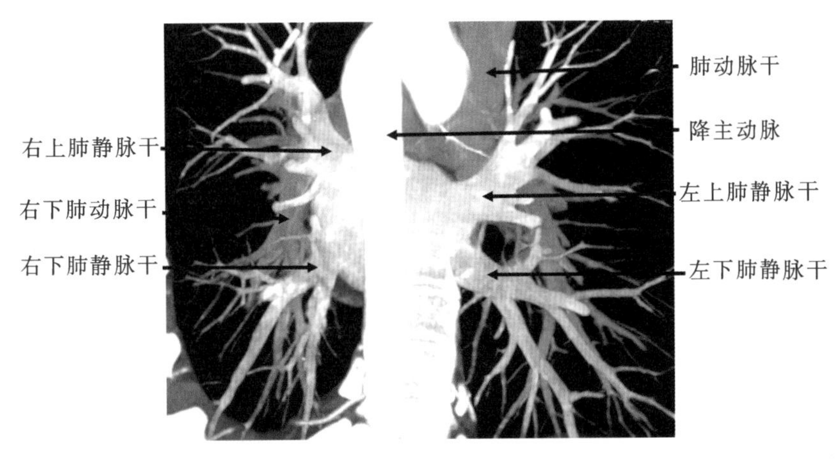

图 2-3-2 CTA **显示的正常肺静脉**

CT的MIP图显示双侧的上肺静脉干与下肺静脉干分别从心脏两侧汇入左心房

2.支气管动脉与支气管静脉

支气管动脉是肺支架组织的营养血管，主要供应各级支气管，也供应部分气管和食管、纵隔淋巴结、肺动脉和主动脉弓动脉壁等。在毛细血管前和毛细血管水平与肺动脉小分支有潜在交通，此交通在局部炎症、缺氧等多种原因的诱导下可以重新开放。

◇右侧支气管动脉多为一支，直径≤2mm，常呈直角开口于降主动脉右侧壁，且多与右侧第3或第4肋间动脉共干（图2-3-3A、B）。

◇左侧支气管动脉多为两支，直径小于右支气管动脉，直径≤1.5mm，常呈锐角开口于降主动脉前壁或左前壁（图2-3-3A、C）。

◇支气管动脉的起始部位变异很大，被分为九个类型，最常见的三类类型分别为右侧一支左侧两支、左右各一支、左右各两支（图2-3-3、4）。绝大多数支气管动脉发自降主动脉，开口通常位于左主支气管和气管隆突水平，第5胸椎体上缘到第6胸椎体下缘范围内。

◇5%左右的人脊髓动脉与肋间动脉、肋间-支气管动脉干或支气管动脉存在交通，甚至直接开口于肋间动脉。

◇正常支气管动脉常规CT较难显示，CTA可显示肺动脉的主干及1～2级分支，远端血管难以显示。DSA是目前显示支气管动脉的最佳方法，是诊断支气管动脉疾病的金标准。DSA可以超选择对目标支气管动脉进行造影，其显示的肺动脉至少在5级分支以上（图2-3-5、6）。

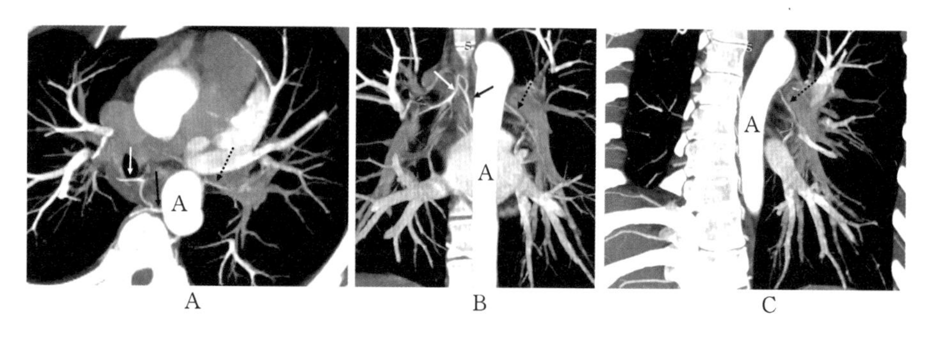

图 2-3-3 CTA 显示的正常支气管动脉

CT 轴位(图 A)、冠状位(图 A)、斜矢状位(图 C)MIP 图显示右侧支气管动脉(白实箭)与肋间动脉共干(黑实箭),开口于降主动脉右侧壁,支气管动脉从右主支气管后缘进入肺内;左侧单支支气管动脉(黑虚箭)开口于降主动脉左前壁,向左行走进入肺门。注:A=降主动脉

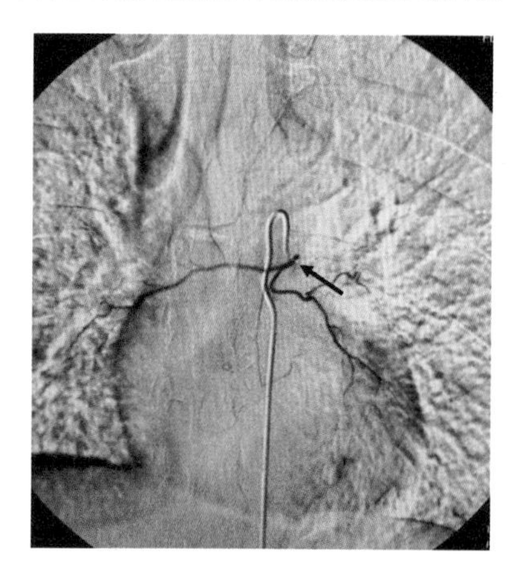

图 2-3-4 DSA 显示的正常支气管动脉

DSA 显示左、右支气管动脉各有一支,二者共干

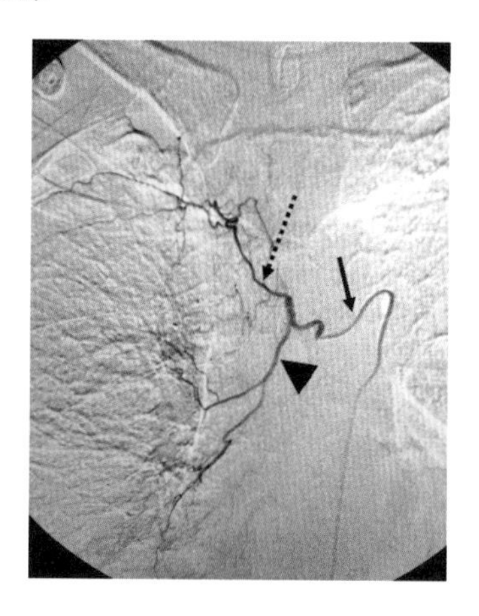

图 2-3-5 正常右支气管动脉

选择性右支气管动脉 DSA 造影显示右支气管动脉主干(实箭)扭曲,在肺门分为上叶(虚箭)及中间段支气管动脉(箭头),所有血管走行自然,轮廓光滑

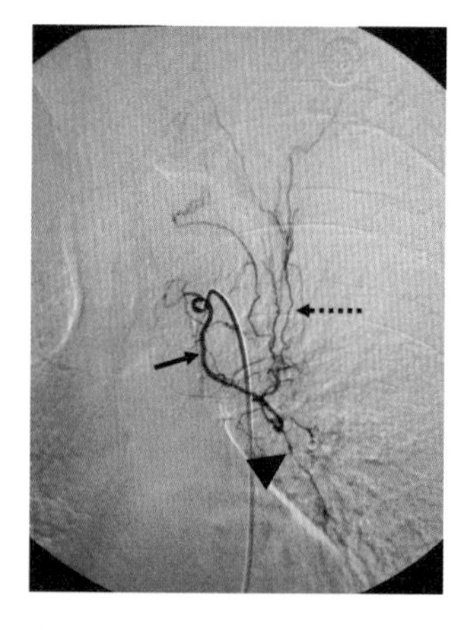

图 2-3-6 正常左支气管动脉

选择性左支气管动脉 DSA 造影显示左支气管动脉主干(实箭)向外下走行,在肺门处发出多条上叶(虚箭)及下叶支气管动脉(箭头)

3.支气管动脉分布区域的静脉血主要经两个途径回流

◇肺外围的支气管壁内的静脉丛收集血液汇集成较大的静脉干，再进入肺静脉或直接回流入左心房。

◇肺内侧中央部分的少量血液经较细小的支气管静脉回流到奇静脉、上腔静脉或半奇静脉、最上肋间静脉等部位。

4.肺小叶

肺小叶又称次级肺小叶、二级肺小叶，是由3～25个终末细支气管及其附属结构（即初级肺小叶）构成（图2-3-7），是目前肉眼可见的最小解剖学单位，也是由结缔组织分隔围绕的最小肺单位。

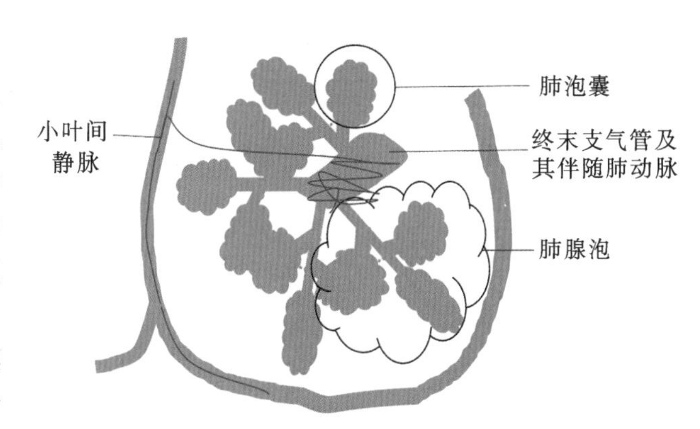

图2-3-7 肺小叶结构示意图（矢状位）

◇肺小叶在上、中（舌）叶胸膜下区和纵隔面发育较好，在肺下叶和各叶中心区发育较差。正常情况下，发育较好的肺小叶在HRCT上可以观察到。

◇在HRCT上，肺小叶呈不规则多边形或截头锥体形，底朝向胸膜，尖指向肺门的多边形结构，直径在1.0～2.5cm，大小迥异（图2-3-8）。

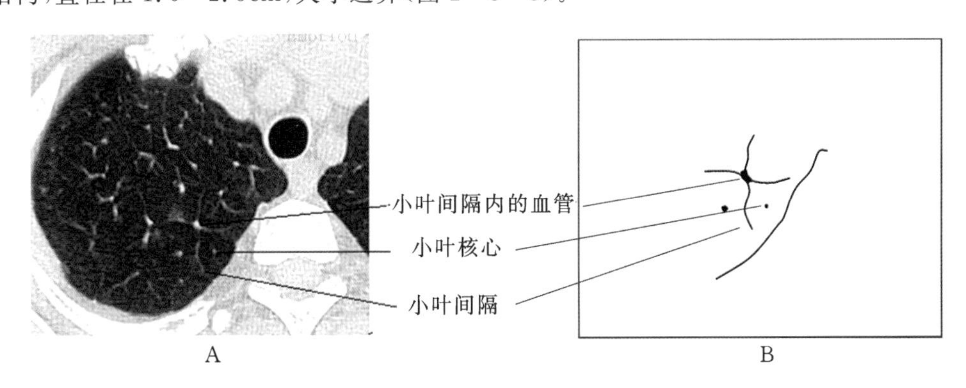

图2-3-8 正常肺小叶

HRCT（图A）及其示意图（图B）示右肺尖胸膜下多边形的肺小叶，中央细点状高密度影为肺动脉，周围的细线状高密度影为小叶间隔，小叶间隔的密度略低于间隔内的血管

◇肺小叶由小叶核心、小叶间隔和小叶实质构成。

√小叶核心为小叶的中央结构，由细支气管、伴行的肺小动脉及其周围的结缔组织形成。距小叶间隔3～5mm，距胸膜面5～10mm，呈圆点状或星芒状或分支状高密度（图2-3-9），直径约1mm，系小动脉构成，伴行的小叶内细支气管通常不能显示。

√小叶间隔由来自胸膜的结缔组织构成，构成了肺小叶的边，它内含小静脉和淋巴管。在HRCT上呈厚约0.1mm、长10～25mm的均匀细线状或弧线状致密影，在肺外周，该线多垂直于胸膜，并与胸膜相连或有伸向胸膜的倾向（图2-3-8），密度略低于血管。

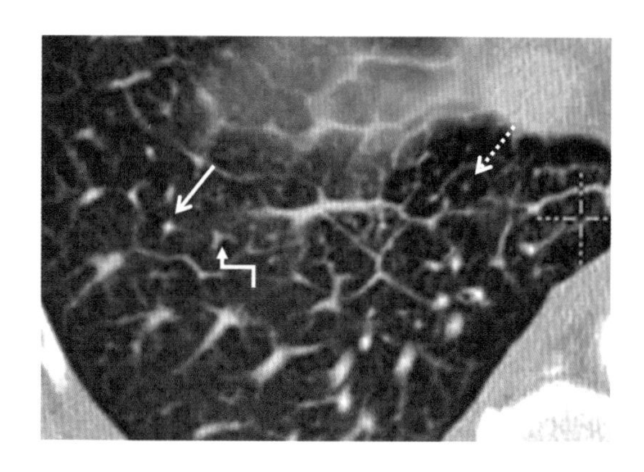

图 2-3-9 小叶核心形态

CT 显示肺底层面可见多个较完整的肺小叶结构，小叶核心的形状多样，可呈圆点状（虚箭）、星芒状（实箭）、分支状（弯箭）

√小叶间隔内的小静脉和淋巴管呈点状或线状高密度，直径约 0.5mm。这些间隔也可以通过小叶中央结构来辨认，正常肺的小叶间隔在 X 线片及常规 CT 上通常显示不清，增厚时，可清晰辨认。

√小叶实质，是位于小叶间隔与小叶核心之间的结构，主要包括肺泡管、肺泡囊、肺泡及其毛细血管床等结构。在 HRCT 上呈均匀低密度区，其内偶见小点状高密度影（初级肺小叶内的血管），小叶实质密度略高于气管腔内空气的密度（图 2-3-8）。

【定义】

◇血行播散性肺结核是指结核杆菌一次或反复多次进入血液循环，广泛播散到肺部各处，造成肺部弥漫性病变以及相应的病理生理改变和临床表现。

◇如若血行播散性肺结核同时伴有全身多脏器病变时，称为血行播散性结核病。

◇血行播散性肺结核的预后在各型肺结核中最差，是继发性肺结核死亡率的 2.8 倍。

【诊断依据】

1. 菌血症表现

根据结核杆菌进入血液的多少和持续时间分为两类。

◇一次或短时间内多次大量结核分枝杆菌侵入血流时，患者有明显的中毒症状，如高热呈弛张热或稽留热，可伴有寒战。患者呈急性病容，可有浅表淋巴结肿大，肝、脾大。其特点是发热症状持续时间长，常伴有乏力、纳差、消瘦等全身症状。

◇在较长时间内多次小量结核分枝杆菌侵入血流时，患者常表现为长期低热或阶段性低热。

2. 呼吸系统症状

咳嗽、气急、胸闷。

3. 肺外结核症状

由于结核病累及的部位不同而有相应的如下症状：

◇腹部症状包括：腹胀、腹痛、腹泻等胃肠道症状。
◇神经系统症状包括：头痛、呕吐等。
◇泌尿系症状包括：尿急、尿频、血尿等。
◇妇科症状包括：下腹不适、不孕等。
◇血液系统症状包括：贫血、类白血病反应、粒细胞减少等骨髓受侵改变。
◇眼科症状包括：眼睛红肿、视力下降等。

4. 影像表现

影像表现分为两类：
◇典型的“三均匀”性粟粒状结节，非典型的则表现为“三不均匀”。
◇另一类表现为大小不等和密度不均，病灶新旧不一的粟粒状结节，病灶多见于两上中肺野。

5. 实验室检查

◇痰，或支气管镜下刷片，或支气管肺泡灌洗液（BALF），或脑脊液、眼内液内检出抗酸杆菌或结核分枝杆菌培养阳性；肺部组织、肿大淋巴结、骨髓等穿刺活检，病理证实为结核病变，均可确诊。
◇结核菌素试验：阳性或假阴性。
◇血象：白细胞可降低或升高，伴粒细胞增多及核左移，少数患儿有类白血病反应。其他检查同“原发性肺结核”。
◇眼底检查：脉络膜炎、脉络膜结节等改变。

【分类】

根据结核分枝杆菌侵入血流中的数量、毒力、次数、间隔时间和机体免疫状态的不同，分为急性、亚急性及慢性血行播散性肺结核三种类型。

【病理改变】

◇属于原发后结核病。既可以发生于原发性肺结核的早期，也可以在数十年后发病。
◇结核分枝杆菌随血液循环进入肺动脉，在肺内分布于肺泡间隔、小叶间隔、血管与支气管周围，很少进入肺泡内。
◇为渗出性、增生性、坏死性结节，其中坏死性结节是以干酪坏死为主，巨噬细胞很少或缺如，是一种无反应性结核病。
从结核分枝杆菌着床发展到肉眼可见的大小，大概耗时 3 周。

【临床特点】

1. 好发人群——免疫力低下人群

◇小儿患病期间，如百日咳、麻疹等感染后。
◇糖尿病长期控制不佳。
◇药物源性：激素、免疫抑制剂长期服用者，抗肿瘤药物服用者。
◇妊娠、分娩、人工流产、白血病。

2.全身症状

◇大量结核分枝杆菌进入血液循环时，引起菌血症，表现为急性全身中毒症状，如高热，呈稽留热或弛张热（39～40℃），常伴有寒战、盗汗、全身不适等。

◇少量结核分枝杆菌多次进入血液循环时，呈规律或不规律低热，以午后为主，持续数周或数月，常伴有纳差、消瘦、乏力、失眠、全身不适等表现。

◇微量结核分枝杆菌进入血液循环时，只有轻度或无任何症状，偶在体格检查时被发现。

◇血行播散性肺结核可伴肝、脾大，眼底脉络膜结节。

3.呼吸道症状

呼吸道症状常有咳嗽、咳少量痰或痰中带血、气短、呼吸困难、发绀、胸痛等。

4.体征

急性病容，呼吸频率快，呼吸音低、粗糙。

【影像学表现】

◇早期发生于肺间质，表现为肺泡间隔增厚，充血，此时 X 线表现阴性，HRCT 仅表现为肺透光度下降。

◇当肺泡间隔、小叶间隔、脏层胸膜及支气管血管束周围形成肉眼不可见的结节时，X 线表现为肺透光度下降。HRCT 多表现为肺纹理增多、模糊或形成网状影。

◇在肺泡间隔、小叶间隔、脏层胸膜及支气管血管束周围形成肉眼可见结节的初期，X 线表现为肺纹理增多、紊乱（图 2－3－10）。

◇HRCT 多表现为两肺弥漫分布的粟粒状结节，结节呈圆形或椭圆形，沿血管支气管鞘、小叶间隔、叶间裂及脏层胸膜随机分布，早期病变首先停留并在血管末梢繁殖，形成小叶中心结核结节（图 2－3－11），此时病变与支气管分支无关，也不合并小气道损坏。

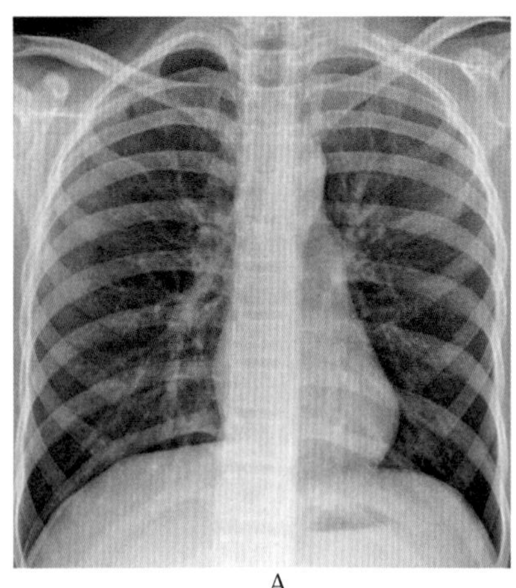
A

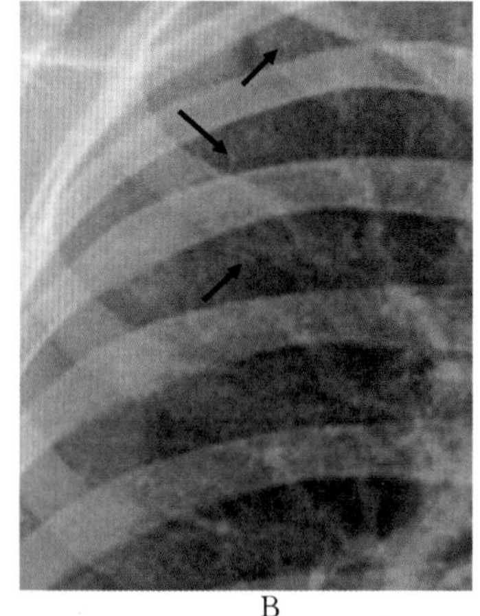
B

图 2－3－10　女性，12 岁，急性血行播散性肺结核

胸部正位片（图 A）显示双肺纹理增多，局部放大图（图 B）显示肺纹理边缘略显模糊，夹杂粟粒状结节（箭）；右肺尖气胸形成

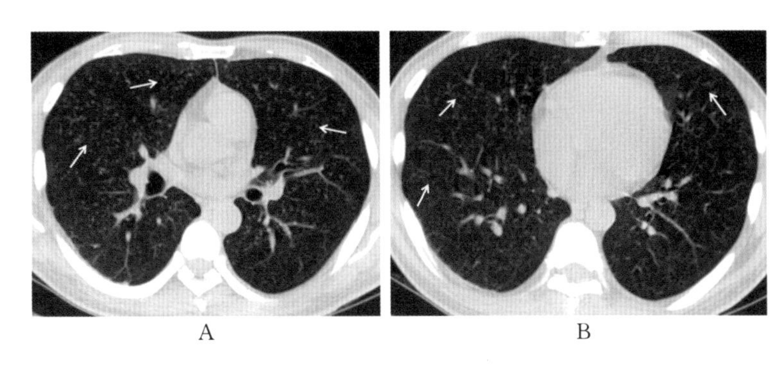

图 2-3-11　男性,37 岁,急性血行播散性肺结核

胸部 CT 平扫显示双肺可见弥漫分布粟粒结节影(白箭),大小、密度、分布尚均匀,双肺纹理可见

◇当肺内结节继续增大,X 线及 CT 均显示两肺弥漫分布的粟粒状结节,由于密集的粟粒样病灶的遮盖,正常肺纹理不易辨认。若病变以结核性肉芽组织为主,则结节边界清楚(图 2-3-12);若病变以渗出性改变为主,则结节边缘模糊;上述两种病灶可混合出现。与 X 线片相比,CT,尤其是 HRCT 对病变的密度、范围判断更准确(图 2-3-13),有助于病变的分类、分型和疗效观察。

◇急性血行播散性肺结核的影像学特点是"三个均匀",即粟粒状病灶大小均匀,各病灶密度相仿,病灶在肺内分布均匀(图 2-3-14)。非典型的急性血行播散性肺结核可以表现为"三个不均匀"。

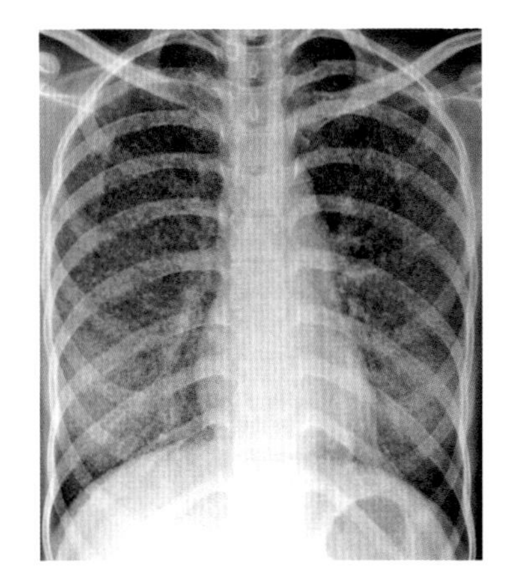

图 2-3-12　女性,20 岁,急性血行播散性肺结核

胸部正位片显示双肺弥漫分布大小、密度一致的粟粒型病变,病变上、中、下肺野病灶数量相仿,除肺门外,肺野内正常肺纹理显示不清

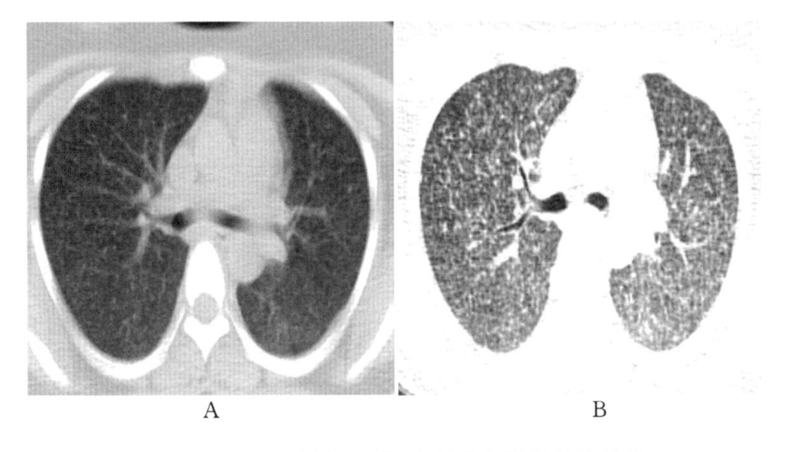

图 2-3-13　女性,17 岁,急性血行播散性肺结核

普通胸部 CT 平扫(图 A)与 HRCT(图 B)同层对比,HRCT 对粟粒状结节的形状、大小、数量显示更清晰

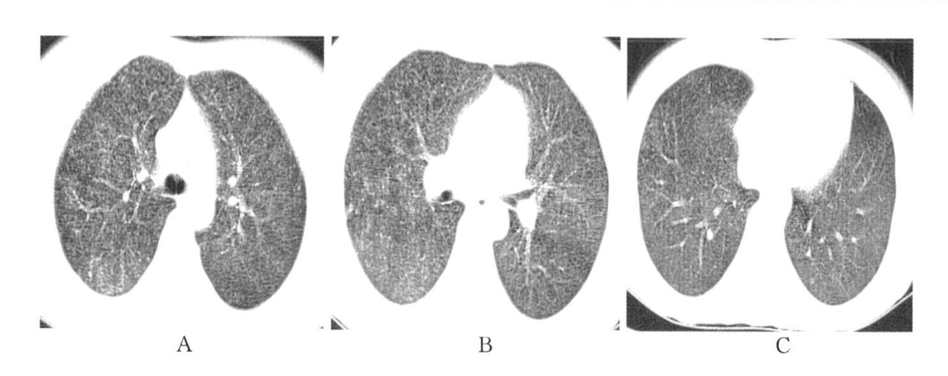

图 2-3-14 女性，26 岁，急性血行播散性肺结核

CT 肺窗上(图 A)中(图 B)下(图 C)层面显示双肺均匀对称分布大小、密度一致的粟粒型病变，肺透光度下降，纹理边缘欠清晰

◇亚急性及慢性血行播散性肺结核的影像学特点是“三个不均匀”，即粟粒状病灶大小差异悬殊，两肺上中肺野病灶数量明显多于下肺野，病灶密度不尽相同，存在新老病灶并存现象。病变大小、数量及陈旧状态自上向下逐渐递减(图 2-3-15～17)，通过图像分割自动测量含气的肺体积及其分布特点，客观评价肺结核的严重程度(图 2-3-18A～D)。

◇所谓新老病灶并存，是指肺内同时存在以下病变中的两种及两种以上的情况：

√肺实变。

√边界清楚的增殖病灶。

√边缘模糊的渗出性病灶。

√空洞性病变。

√致密的纤维化条索病灶。

√钙化。

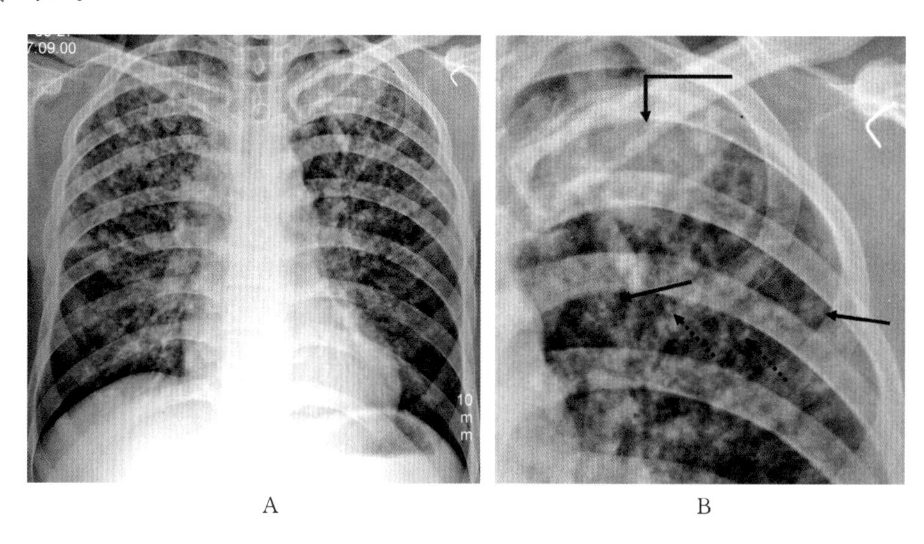

图 2-3-15 女性，24 岁，亚急性血行播散性肺结核

胸部正位片(图 A)及左上肺局部放大片(图 B)显示双肺弥漫性病变，上肺野分布较下肺密集，病变包括大片状阴影(弯箭)、边缘模糊的结节(实箭)，边缘锐利的粟粒状结节(虚箭)，病变大小差异悬殊

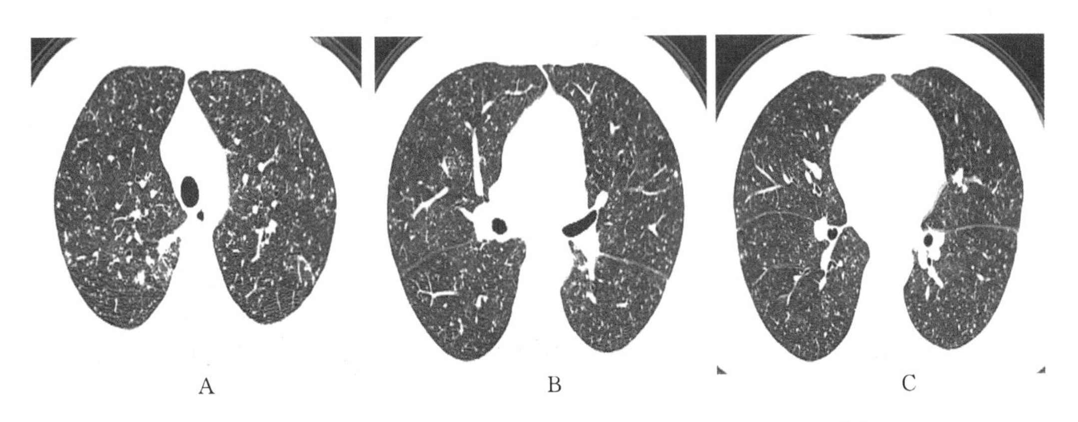

图 2-3-16　女性,27 岁,亚急性血行播散性肺结核,结核性脑膜炎

CT 肺窗上(图 A)、中(图 B)、下(图 C)肺野层面显示两肺分布粟粒结节影,大小不等,密度不均

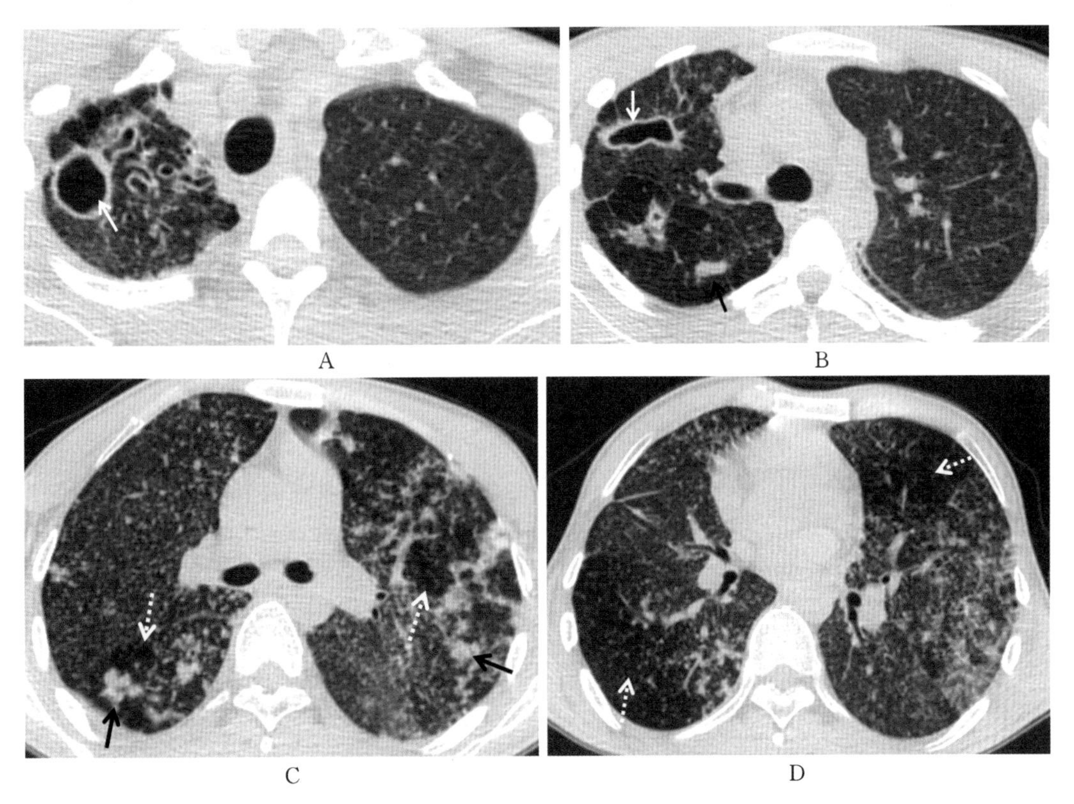

图 2-3-17　男性,25 岁,亚急性血行播散性肺结核

胸部 CT 平扫肺尖平面(图 A)及主动脉窗平面(图 B)显示右肺上叶见多发空洞影,空洞形态不一(白实箭),气管分叉平面(图 C)及下叶支气管分叉平面(图 D)示双肺弥漫分布的粟粒结节影、大结节影(黑实箭),局部肺透光度增强(白虚箭)

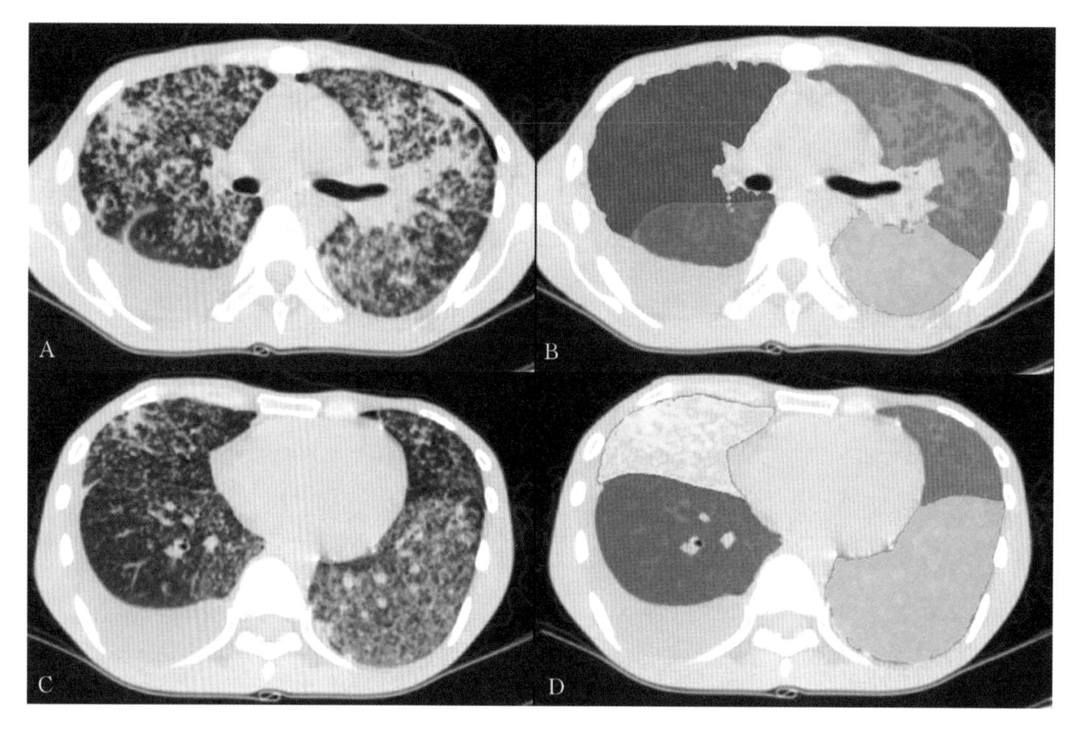

图 2-3-18 男性，44 岁，亚急性血行播散性肺结核

胸部 CT 平扫(图 A 和 C)见粟粒状病灶的大小于肺靠上层面较不均匀，靠下层面较均匀，上、中肺野病灶范围明显大于下肺野，病灶密度不尽相同，存在新老病灶并存现象，右侧胸腔积液少量导致右下肺膨胀不良。相对应计算机自动检测(图 B 和图 D)显示的肺边缘，自动识别肺裂，分割肺叶，计算全肺及各肺叶的体积、平均肺密度，测得右下肺体积明显缩小，全肺及各肺叶的平均肺密度明显升高，由此可判定病变的严重程度

【转归】

1. 好转及痊愈

◇病灶边缘逐渐清晰、密度逐渐增高，甚至出现钙化。

◇病灶缩小，数量减少。

2. 恶化及进展

◇肺内病灶边缘逐渐模糊，多个病灶融合、增大，可形成浸润型肺结核。

◇病变内出现空洞，可引起支气管播散。

◇肺外出现新病灶。

【鉴别诊断】

1. 浸润性黏液腺癌

◇临床表现多无结核中毒症状，以咳嗽、咳痰、胸闷、进行性加重的呼吸困难为主要症状。

◇胸片及胸 CT 显示肺部结节大小不一，分布不均，双肺中下肺野显著，有从下向上，从肺门向外围逐渐递减的趋势，结节密度较高，境界较清晰，结节间可有网状结构，有时Kerley'B线(+)。

◇实验室检查血CEA(癌胚抗原)等肿瘤标记物水平增高，PPD(-)或一般阳性，痰癌细胞阳性率高，经皮肺活检、经支气管肺活检常能确诊。

2.转移性肺癌

◇患者有恶性肿瘤病史。

◇临床表现早期可无明显症状，继而出现进行性加重的咳嗽、咳痰、呼吸困难，发病早期缺乏发热等全身中毒症状。

◇影像学表现为肺部转移灶大小不一，病变在中下肺野分布有自下而上发展的趋势(血行播散)，或自肺门放射状向外延伸的索条、网状伴串株样的小结节影(淋巴管转移)。

◇短期(几周)内复查，转移灶可进行性增多、增大。

3.卡氏肺孢子虫肺炎

◇多发生于原发或继发免疫缺陷患者。

◇临床症状有不规则发热、干咳、气短乃至严重呼吸困难、呼吸衰竭。

◇胸部X线表现可呈粟粒状或网状、小结节状间质性炎症，病变分布以肺门周围为主向肺外周播散，肺尖和肺底较少累及，继而可出现肺实质浸润。

◇实验室检查痰、气管内分泌物或BAL(支气管肺泡灌洗术)肺活检可找到卡氏肺孢子虫包囊或滋养体。PCR可(+)(卡氏肺孢子虫的线粒体5s rDNA和16s rDNA)。肺功能为限制性通气障碍。

4.尘肺

◇患者有硅尘接触史。

◇临床表现为咳嗽、咳痰及渐进性呼吸困难，但缺乏全身中毒症状。

◇双肺小结节属于淋巴管周围结节，更趋于沿支气管走行区分布，肺门及肺中、下野分布较多，肺尖及肋膈角分布较少，病变密度较高，常并有胸膜增厚，可合并肺间质纤维化。

5.特发性肺含铁血黄素沉着症

◇有长期肺淤血基础病，如风湿性二尖瓣膜病、肺出血-肾炎综合征等病史。

◇临床上有反复咯血、呼吸困难和不明原因的缺铁性贫血，无明显中毒症状。

◇影像学表现为两肺弥漫性小结节、小片状实变影及磨玻璃影，以肺门区及中下肺野分布为主。结节直径多在2～3mm，边缘模糊；病灶可融合成大片状实变影，内可见支气管充气征，无钙化；同时肺内可出现细线状、网格状影等提示肺间质纤维化。

◇痰和肺泡灌洗液可查见含铁血黄素巨噬细胞。

◇确诊通常依靠经皮肺组织活检或经支气管肺活检病理检查。

6.肺内结节病

◇症状与体征不符为其特点，临床症状轻微，影像学表现严重。

◇起病缓慢，呼吸道症状较轻，干咳多见，通常缺乏体征。

◇影像学上，两肺散在粟粒状结节，以中、下肺野和肺门处密集，直径约1mm，如果此时发现肺门及纵隔淋巴结的对称性肿大，对结节病的诊断有帮助，另外，肺内病灶趋于多种形式，如磨玻璃样变、小结节、不规则线和增厚的小叶间隔。其中叶间裂增厚较小叶间隔增厚明显。

7. 弥漫性泛细支气管炎

◇多合并慢性鼻窦炎或有既往史。

◇通常缓慢起病，主要表现为慢性咳嗽、咳痰及活动时气短。

◇影像学表现为弥漫性播散性小结节影，边缘不清，主要分布于双肺底部，以支气管走行区分布为主。

【拓展阅读】

[1]中华人民共和国国家卫生和计划生育委员会. 中华人民共和国卫生行业标准，ICS11.020 C59 肺结核诊断(WS288-2017).

[2]郭佑民，陈起航，王玮. 呼吸系统影像学[M]. 2版. 上海：上海科学技术出版社，2016.

[3]冯晓源. 现代医学影像学[M]. 上海：复旦大学出版社有限公司，2016.

[4]刘士远，陈起航，吴宁. 实用胸部影像诊断学[M]. 北京：人民军医出版社，2012.

[5]韩喜琴，高微微，黄学锐，等. 成人血行播散性肺结核 202 例临床及影像分析[J]. 中国防痨杂志，2009，31(7)：425-429.

(火　忠　沈　聪　王秋萍)

第四章　继发性肺结核

【课程目标】

掌握：继发性肺结核的影像学表现及其鉴别诊断。

熟悉：继发性肺结核的临床特点和诊断依据。

了解：继发性肺结核病理变化的相关影像解剖与其病理改变。

第一节　概　述

【相关解剖】

肺组织分为肺实质和肺间质两部分。

1.肺实质

肺实质是指承担气体交换功能组织，即肺内支气管的各级分支的气腔及肺泡结构，包括肺泡上皮细胞、血管内皮细胞；换句话说，肺实质就是指肺内结构中气腔＋肺泡上皮细胞＋血管内皮细胞。

2.肺间质

肺间质是支撑肺实质，完成其功能的组织，即肺泡间、终末气道上皮以外的支持组织，包括结缔组织及血管、淋巴管、神经等，即肺内除了气腔，肺泡上皮和血管内皮外，所有结构均属于肺间质。根据其解剖位置将肺间质分为中轴间质、间隔间质和胸膜下间质三大类(图 2－4－1)。

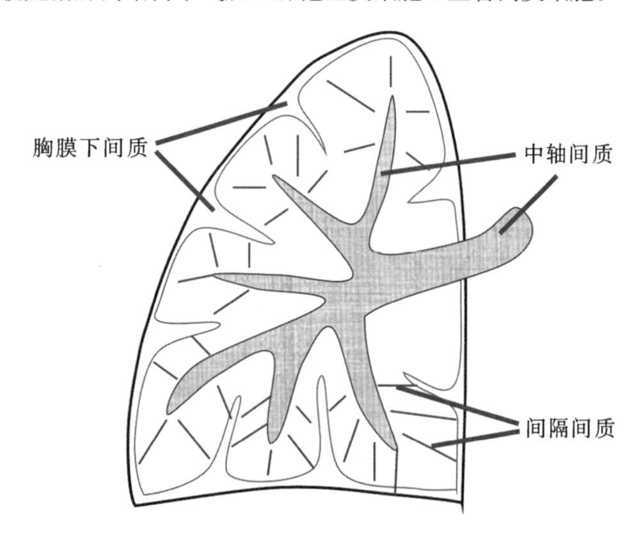

图 2－4－1　Weible 肺间质纤维网示意图

3.中轴间质

中轴间质又称轴心间质，是指从肺门开始到终末细支气管的结缔组织，它们包绕气道、血管和淋巴管树，支撑支气管动、静脉和淋巴管系统，并随其不断分成各级分支，直至呼吸性细支气管的分支-小叶中心核。

◇在 X 线片上中轴间质表现为自肺门向外周的放射状分布的肺纹理。

◇CT 的分辨率远高于 X 线平片，它能清晰分辨肺门周围的支气管及血管，且能分辨次级肺小叶的小叶间隔、中心核和二者之间的肺实质，故在 CT 上肺间质有两种表现，一是肺门周围的中轴间质，是指除外气腔外的肺纹理树，包括支气管壁、血管及其附属结构(图 2-4-2)。二是肺外带的中轴性间质——即小叶核(图 2-4-3、4)。

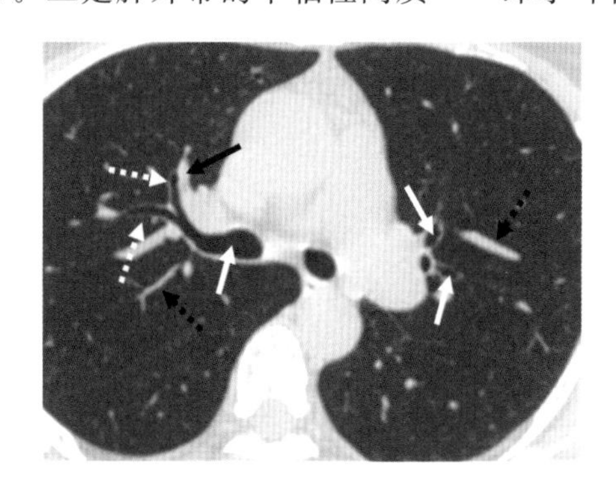

图 2-4-2 女性，51 岁，肺门周围的中轴性间质

CT 肺窗轴位显示气管及血管自肺门向周围放射状分布，这些结构中，除气腔(白实箭)低密度影外，气管壁(白虚箭)及其伴随肺动脉(黑实箭)、独立走行的肺静脉(黑虚箭)均为中轴性间质，呈中等密度影

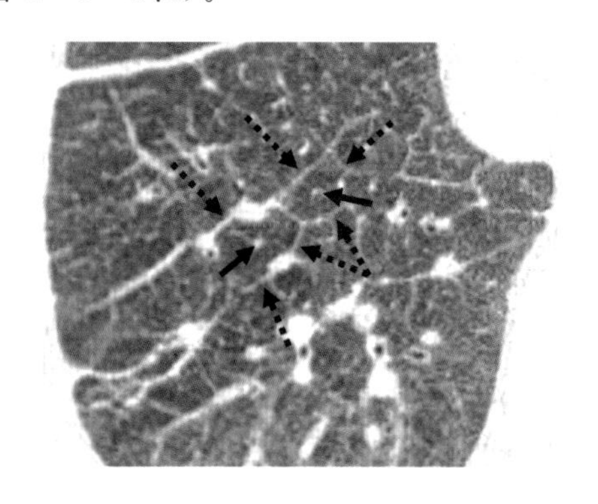

图 2-4-3 肺外带中轴性间质

CT 肺窗轴位显示两个连续的次级肺小叶，中央点状高密度影(实箭)为小叶核，属于中轴性间质。其周围多角形线状高密度影(虚箭)为小叶间隔，属于胸膜下间质

4. 胸膜下间质

胸膜下间质又称外围间质，是指胸膜下的结缔组织，与脏层胸膜有关，自胸膜向肺内延伸构成小叶间隔及叶间裂。它包括小叶间隔，叶间裂(包括水平裂、斜裂)和脏层胸膜。

◇小叶间隔正常厚约 0.1mm，在肺外周与胸膜相连或有伸向胸膜的倾向，正常情况下在 HRCT 上偶可显示。当其增厚时，CT 可清晰显示，表现为胸膜下 1～2.5cm 长的细线，伸向胸膜面，勾画出全部或部分肺小叶的多边形轮廓。间隔的形态可表现为光滑整齐(图 2-4-3、4)、结节状(图 2-4-5)及不规则形(图 2-4-6)。

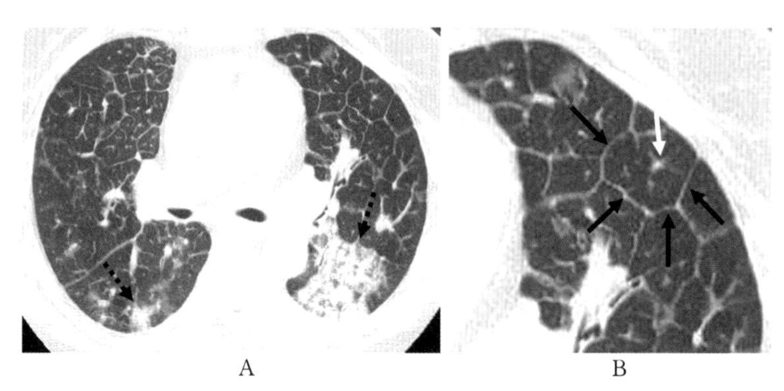

图 2-4-4 男性，55 岁，肺水肿致肺小叶间隔增厚

CT 肺窗(图 A)及局部放大片(图 B)示右肺中叶、左肺舌叶的肺小叶间隔(黑实箭)增厚，其中心的小叶核(白实箭)为中轴性间质，两下肺可见渗出性病变(虚箭)

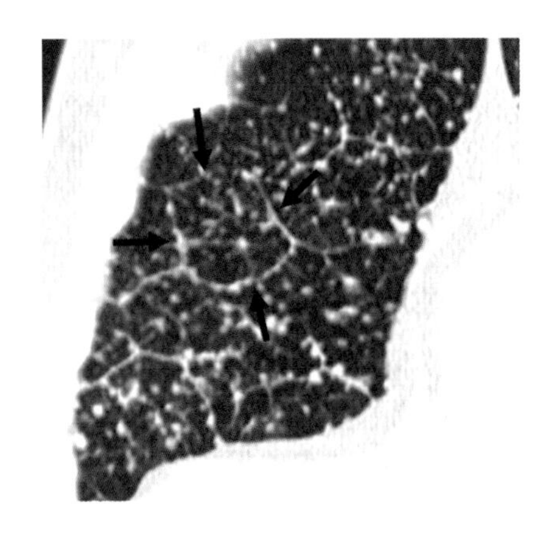

图 2－4－5　男性，42 岁，肺腺癌肺转移

右肺弥漫分布大小不等粟粒状结节，肺小叶间隔（箭）不均匀增厚，可见串珠状改变

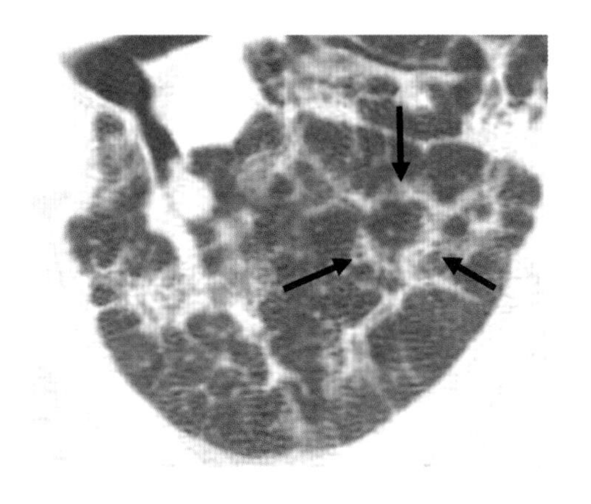

图 2－4－6　男性，35 岁，非特异性间质性肺炎

CT 肺窗示左肺下叶肺小叶间隔（箭）不规则增厚，厚薄不均，边缘不整，所围成的肺小叶变形

◇正常情况下，叶间裂在优质 X 线片上可以显示，在 X 线片上表现为粗细均匀的细线状致密影，边缘光滑锐利（图 2－4－7）。水平裂在正位胸片上始于右肺门的中点，水平走行至侧胸壁，侧位则始于斜裂的中间部，向前稍向下达前胸壁。在侧位胸片上斜裂后部始于主动脉弓下方水平，约第 4、5 胸椎平面，斜向前下，几乎平行于第 6 肋，止于前肋膈角后 2～3cm 的膈面。在 CT 肺窗中无论水平裂还是斜裂均表现为无血管透明区或边缘光滑锐利的细线状影（图 2－4－8）。

◇正常情况下，脏层胸膜在胸片及 CT 图像上不显示。如果肉眼观察到胸膜就表示胸膜有增厚，增厚的胸膜在影像上表现为沿胸壁内缘的带状软组织影，或与肺的交界面多可见小的幕状掀起（图 2－4－9）。

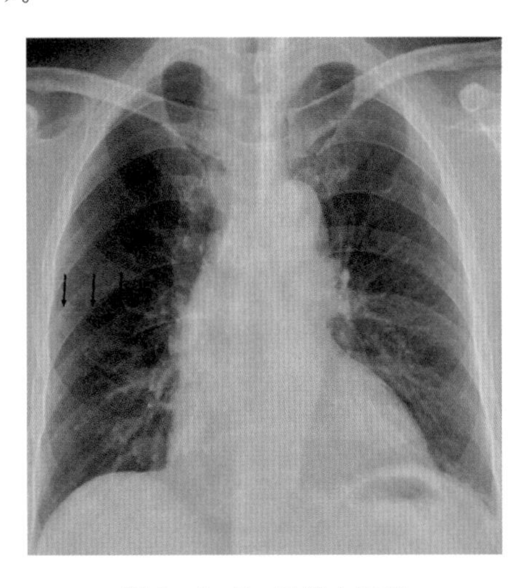

图 2－4－7　正常水平裂

胸部后前位片示水平裂为自肺门右肺门中点水平向外走行至侧胸壁的细线状致密影（箭），粗细均匀，边缘光滑锐利

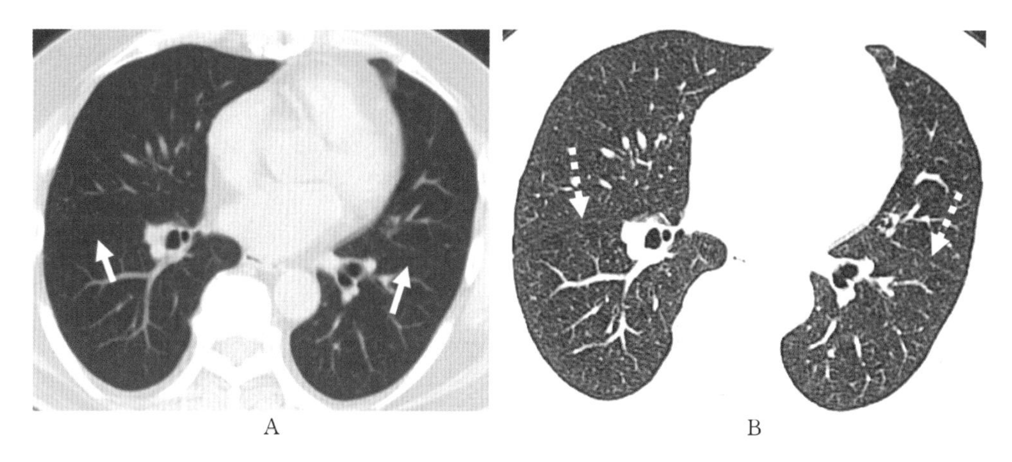

图 2-4-8　正常斜裂

5mm 层厚的 CT 显示双侧斜裂为无血管透明区(实箭),同一患者同一层面的 2mm 层厚 CT 显示双侧斜裂为细线状影(虚箭)

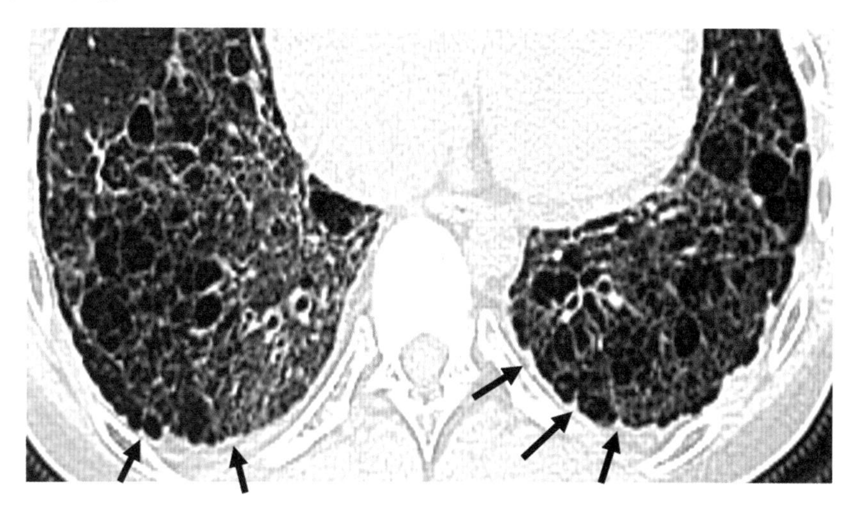

图 2-4-9　女性,28 岁,皮肌炎致胸膜增厚

CT 肺窗示双肺背侧胸膜面凹凸不平,有锯齿状突起

5.间隔间质

间隔间质又称肺泡间质,位于肺泡和毛细血管基底膜之间,包括小叶内实质间隔及肺泡隔。正常情况下无论 HRCT 还是 X 线胸片都不能显示间隔间质。增厚时表现为小叶间隔内间隔线,在 HRCT 上表现为位于小叶间隔与小叶核心之间的细线状致密影,呈细网状、席纹状、铺路石状改变(图 2-4-10)。当其数目众多时,小叶间隔常常被掩盖。

凡是能引起血管、淋巴、结缔组织异常的病变都可导致肺间质异常。引起肺间质改变的常见病理改变:肺间质水肿、纤维组织增生、纤维化。

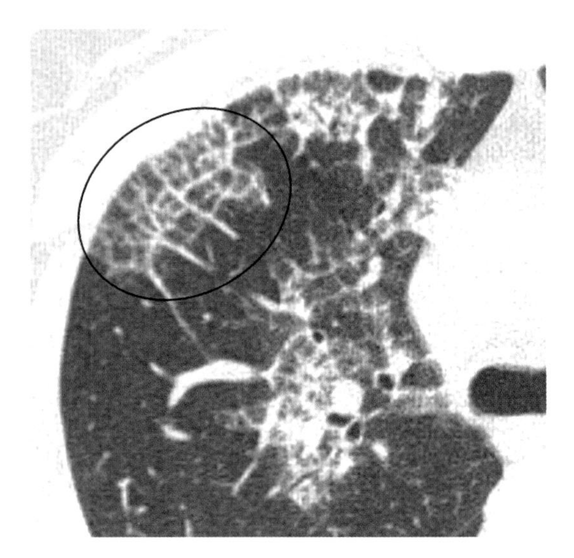

图 2－4－10　肺泡蛋白沉积症致小叶内间隔线

CT 肺窗显示呈席纹状改变的小叶内间隔线(圆圈内)

【定义】

◇曾经有过结核分枝杆菌的侵入,病变已静止,或痊愈一个时期后,结核分枝杆菌再次袭击肺组织而发病,称为继发性肺结核。

◇继发性肺结核与原发性肺结核的根本不同点:在结核分枝杆菌侵袭之前,机体对其抗原已有标记,因此当细菌一旦开始出现,机体的获得性免疫立即发挥作用。

◇引起继发性肺结核的细菌来源有两类:一是结核分枝杆菌初次感染机体后,潜伏在机体内的细菌,当人体抵抗力及免疫功能降低时,这些潜伏下来的结核分枝杆菌重新活跃、繁殖、生长引起疾病,称为复燃,或称内源性复发;第二类是首次接触结核后完全康复,患者再次吸入结核分枝杆菌,在肺内形成新的感染灶,称为外源性再感染。

【诊断依据】

肺结核的诊断是以病原学检查为主,结合流行病史、临床表现、胸部影像、相关的辅助检查及鉴别诊断等,进行综合分析做出诊断。

◇痰检找到结核菌或痰培养阳性及纤维支气管发现结核性病变是诊断肺结核的可靠根据。其他实验室检查方法可作为肺结核诊断的参考指标。

◇患者的病史和临床表现仍然是结核病诊断的基础。胸部影像学检查是肺结核诊断的必要手段。

◇继发性肺结核的影像特征与渗出、干酪坏死、纤维化和钙化的病理基础有关。影像检查可以帮助临床分期,动态观察,判定疗效。

【分类】

继发性肺结核包括浸润型肺结核、结核球、干酪性肺炎、慢性纤维空洞性肺结核和损毁肺等。

【病理改变】

结核分枝杆菌在机体内引起的病理改变取决于机体细胞免疫状态（Ⅳ型变态反应）的强度、局部组织特性和病菌毒力大小。受侵犯组织的病理改变分为渗出性病变、增生性病变和干酪样坏死，此三种病理改变不能截然分割，只是在某一阶段以某种病理改变为主。

病变通常先从渗出开始，逐渐发展为炎症浸润和纤维结节的混合性病灶。这时，如果患者抵抗力强，侵犯的结核分枝杆菌数量少、毒力低，病变就会向好的方面转化，出现渗出性病灶吸收、炎症消退，也可发生纤维化、钙化等。

如患者抵抗力低，侵入的菌量多、毒力强，病变就会出现干酪坏死、液化，形成空洞。有的患者也常常是病变好转与发展同时存在，在炎症渗出吸收的同时，出现新的炎症渗出病灶。

1.渗出性病变

◇主要表现为在结核病变的早期，病变组织呈炎性水肿，组织血管通透性增加，组织间液体增多，炎性细胞及蛋白质向血管外渗出。

◇当病变组织内的细菌量多、毒力大，或机体变态反应强烈时，病灶内就不仅仅有中性粒细胞浸润，而是由大量的巨噬细胞、淋巴细胞、单核细胞、少量类上皮细胞和纤维蛋白等混合构成所取代，如果病变不能得到有效控制，就会有更多的炎性细胞聚集和死亡，导致病灶扩大，病变内出现坏死。

2.增殖性病变

增殖性病变是一种慢性炎性病变，出现在组织内的细菌量少，而致敏的T淋巴细胞增多。

◇结核结节，是一种慢性肉芽肿病变，属于增殖性病灶。病变的中央由1～2个朗格汉斯巨细胞构成，周围由放射状排列的类上皮细胞包绕。最外层由淋巴细胞、浆细胞以及成纤维细胞构成。

◇单个结核结节的直径约为0.1mm，肉眼无法辨识。当多发的结核结节发生融合，病灶被胶原、结缔组织包裹时，就可形成肉眼可见的结节，由于病灶边缘的纤维化成分，导致增殖性病灶边界清晰。

◇增殖性病灶的中心可以发生干酪样变，也可以无干酪样变。

3.干酪样坏死

干酪样坏死归属于一种凝固性坏死，是结核病组织坏死的特征表现形式，它属于组织变性性病变。

◇干酪样坏死内含大量的脂质、乳酸，呈黄色的半固体或固体。镜下组织混浊肿胀，胞质发生脂肪样变，细胞核破碎溶解，呈嗜酸性染色的特点。

◇在结核分枝杆菌量多、毒力强、机体免疫力低下或变态反应强烈的情况下，渗出性和增殖性病变均可继发干酪样坏死。

◇坏死组织大都含有一定数量的结核分枝杆菌。其中，未完全坏死的外围区细菌量更多，而完全坏死的区域里细菌反而减少，甚至消失。这与坏死区内缺氧和由于组织的自溶释放出脂肪酸、乳酸等物质而不利于细菌繁殖有关。

◇当干酪样坏死组织发生软化或液化后，结核杆菌会迅速繁殖，干酪物质可经支气管、气管排出，空气进入而形成空洞，结核杆菌接触氧气后再次继发繁殖能力，因此空洞的形成，意味着患者成为一个传染源。结核杆菌还可沿气道在体内形成气管播散。

◇当干酪样坏死组织多年不吸收、不发生液化时，就会被纤维组织包裹，形成结核球。

第二节　以浸润为主的继发性肺结核

【临床特点】

◇常见于青年人及部分免疫力低下的老年人。

◇起病缓慢。

◇早期，无症状或有轻咳，少量黏痰。

◇随着病变进展，可出现轻重不一的发热（一般为午后低热）、盗汗、乏力、食欲不振、消瘦、失眠、心悸、月经不调等全身症状，或咳嗽、咳痰、咯血、胸痛等呼吸道症状。

【影像学表现】

继发性肺结核中是最常见的一种类型，好发于两肺上叶尖段、后段，两肺下叶背段。其中病灶位于两肺锁骨上、下区是继发性肺结核的典型表现。以病变表现形式多样、多种性质病灶及多部位病灶同时存在为特征（“三多”征象），其中渗出实变性病灶占主导地位。

1.浸润性病变

◇X线胸片及CT上表现为磨玻璃密度影、渗出影和实变影。

◇其形态多呈斑点状、斑片状、云絮状及小结节状阴影。病灶常为多发，散在分布（图2－4－11）或沿肺段、肺叶分布（图2－4－12）。

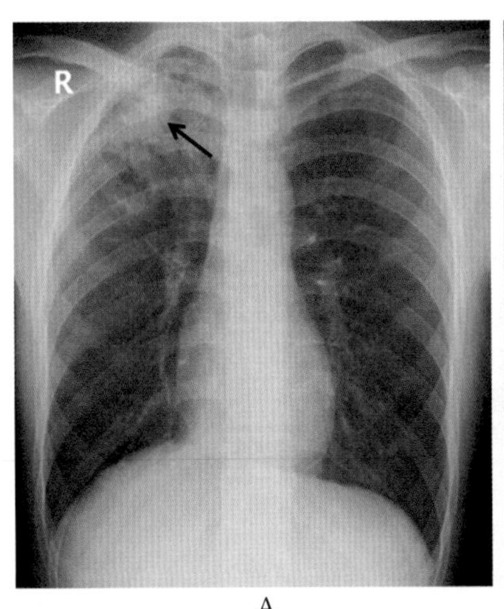

A

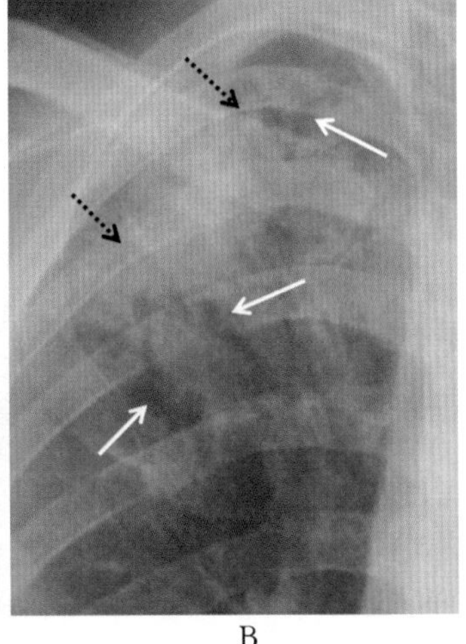

B

图2－4－11　男性，21岁，继发性肺结核（浸润型）

胸部正位片（图A）显示右肺锁骨下区片絮状高密度影（黑实箭），病灶中心密度略高，边缘模糊不清，无法确定病灶的边界。局部放大图（图B）显示大片状影周围有多发小斑片状高密度影（黑虚箭）及不规则低密度影（白实箭）

◇病灶中心密度偏高，边缘密度略低，境界模糊不清，常难以确定边界，病灶内常有空气支气管征或不规则低密度影(图 2-4-11)，提示肺通气不均匀。当病程迁延时，病灶边缘趋向清晰(图 2-4-13)，常伴有肺容积的缩小(图 2-4-14)，其内支气管形态不自然，走行扭曲，粗细不均(图 2-4-15)。

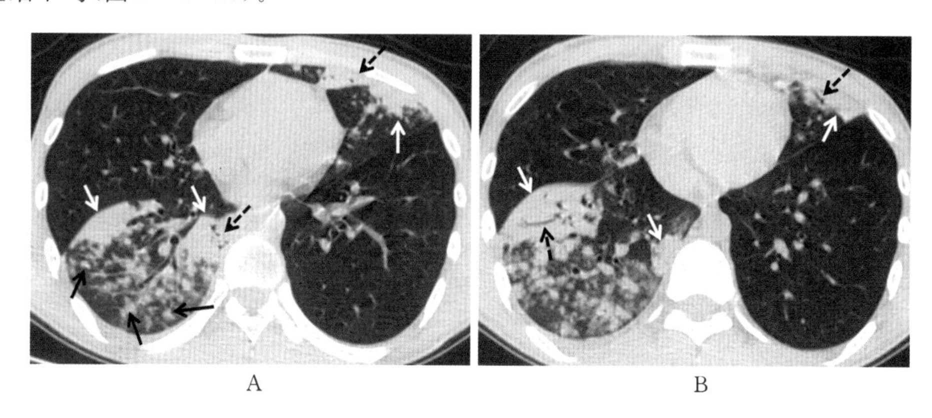

图 2-4-12　男性，30 岁，继发性肺结核(浸润型)

胸部 CT 连续断面(图 A、B)平扫显示右肺下叶及左肺上叶下舌段透光度下降，其内可见多发片状(白实箭)、斑片状及结节状密度增高影(黑实箭)，非胸膜缘边缘不清，病灶内可见低密度类圆形、长条形含气支气管影(黑虚箭)

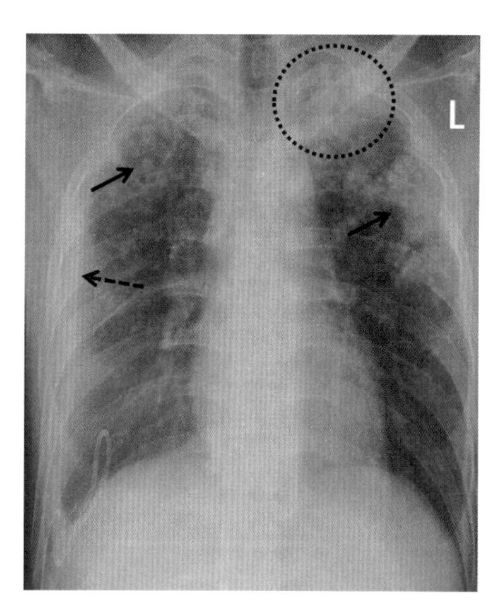

图 2-4-13　男性，23 岁，继发性肺结核(浸润型)

胸部正位片显示左肺尖云雾状高密度影(黑圈内)，形状不整，边缘不清。双肺锁骨上、下区多发大小不等结节，部分边缘较清晰(黑实箭)，部分边界模糊不清，右侧侧胸膜细带状增厚(虚箭)，右肋膈角变钝

◇树芽征是肺结核处于活动期的一种 CT 征象，是干酪样物质充填细支气管后，细支气管及其附属结构(肺腺泡)被结核菌、代谢产物、机体分泌物充填的一种表现，CT 表现为距胸膜或小叶间隔 3～5mm 的小叶中心分支状结节影(图 2-4-16～17)，结节平均大小为 2～4mm，个别也可达 1cm 左右。该征象在 X 线胸片上不能显示。

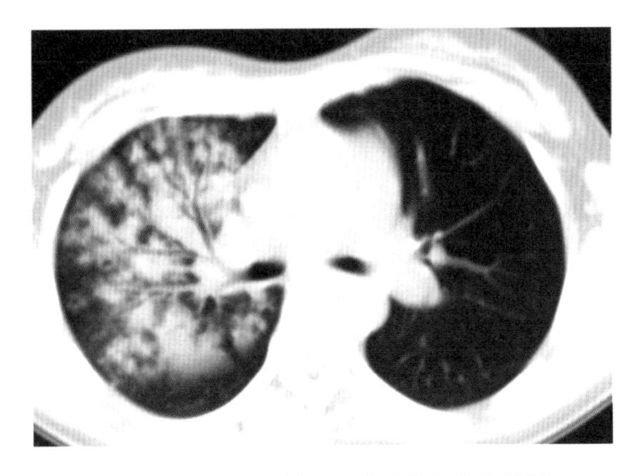

图 2-4-14 女性，14 岁，继发性肺结核

CT 平扫显示右侧胸廓稍塌陷，右肺上叶可见沿肺纹理走行分布的小片状密度增高阴影，边缘大部分较清晰

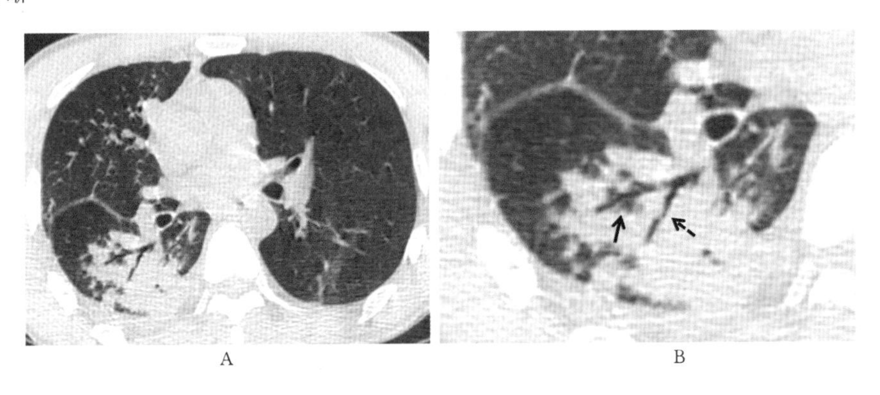

A　　B

图 2-4-15 男性，40 岁，继发性肺结核(浸润型)

胸部 CT 平扫显示右肺下叶背段可见大片状致密影，内见含气支气管影。放大图像(图 B)显示支气管(虚箭)走行扭曲、粗细不一，支气管旁多发小囊状含气影(实箭)，与正常支气管分支不同

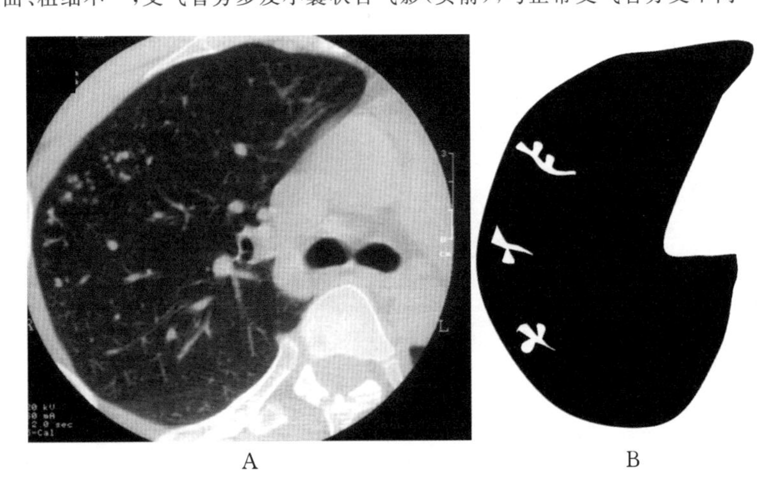

A　　B

图 2-4-16 肺结核，树芽征

CT 肺窗(图 A)显示右侧胸膜下结节状分支结构，形如树芽，图 B 为各种形态的树芽征示意图

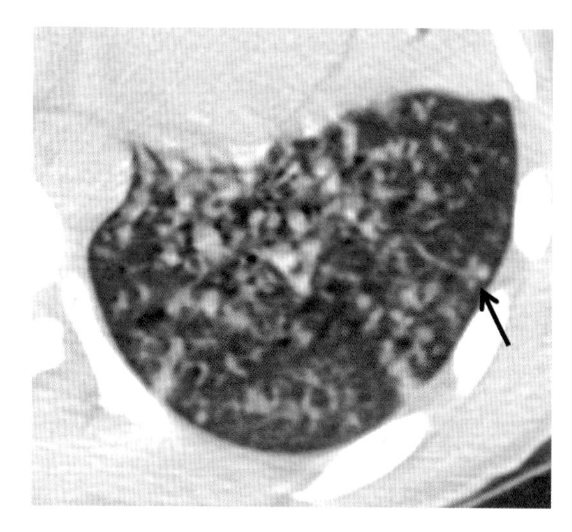

图 2-4-17　男性，20 岁，继发性肺结核（浸润型），树芽征

胸部 CT 平扫显示左肺下叶可见多发斑点状、小结节状密度增高影，在胸膜下可见一分支状结构，远端膨大（黑实箭）

2. 其他性质病变

在渗出性病灶的周围或其他部位，常可见单发或多发结节（图 2-4-18～19），结节边缘模糊或清晰。

小叶中心结节影是肺结核处于活动期的又一种 CT 征象，在 CT 上表现为位于小叶中心小动脉或其分支周围的小结节或微结节，可以单发，也可以多发，多分布于肺周围部，距胸膜面 5～10mm，不累及小叶间隔和胸膜面（图 2-4-20）。它是病变位于肺泡囊或肺腺泡的一种 CT 征象，该征象在 X 线胸片上通常不能显示。

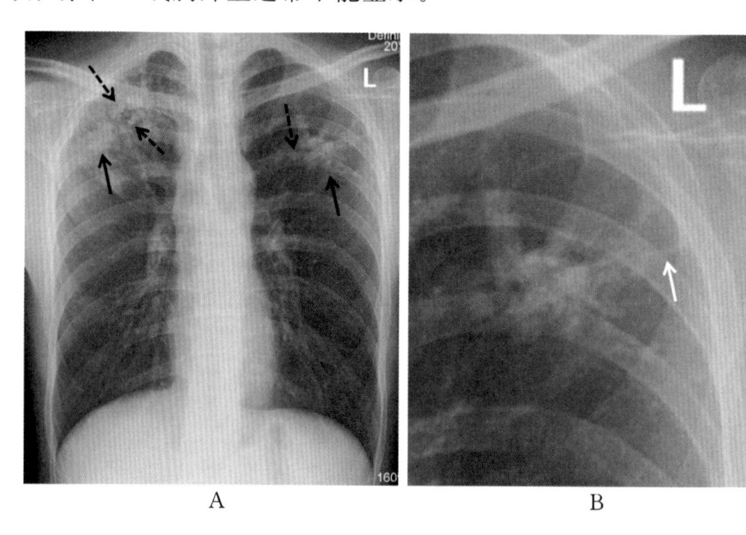

A　　B

图 2-4-18　男性，28 岁，继发性肺结核（浸润型）

胸部正位片（图 A）显示双肺上野可见边缘模糊斑片状影（黑实箭），病灶中心密度略高，周围有大小不一、浓淡不同结节（黑虚箭）。左肺上叶病灶外缘与胸膜之间有线状条索状阴影（白实箭）

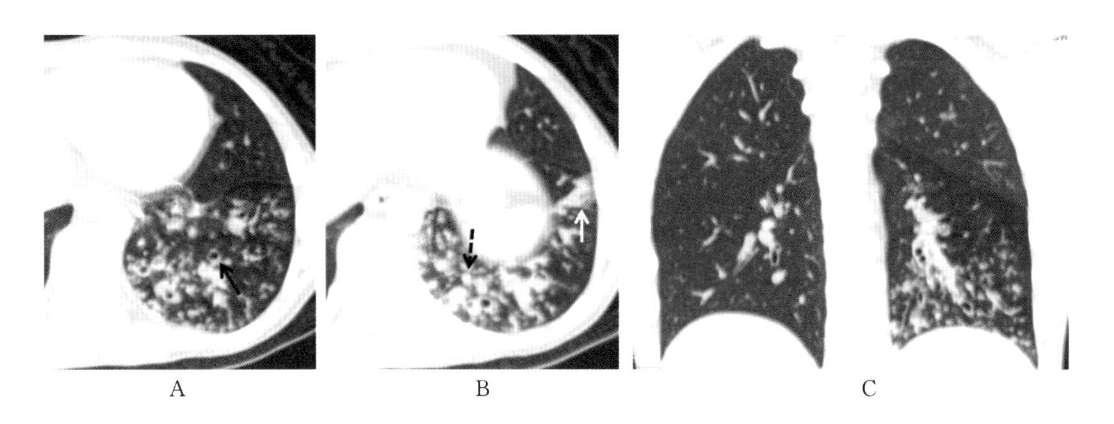

图 2-4-19　男性，13 岁，继发性肺结核(浸润型)

胸部 CT 平扫(图 A、B)显示左肺下叶多发大小不等，浓淡不一小片状(白实箭)及小结节状阴影(黑虚箭)，片内多发类圆形支气管影增粗，管壁增厚(黑实箭)，冠状位重建(图 C)显示病变沿支气管走行分布

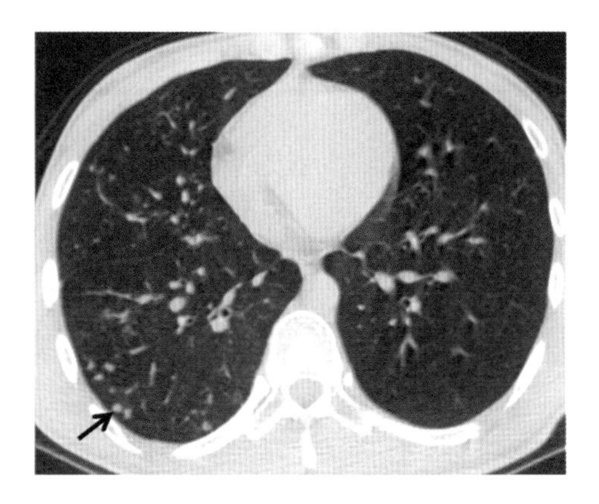

图 2-4-20　男性，20 岁，继发性肺结核(浸润型)

胸部 CT 平扫显示右肺下叶后基底段可见腺泡结节影(黑实箭)，边缘清晰

小叶中心分支线影是肺结核沿支气管播散的一种 CT 征象，它是干酪样物质充填细支气管的征象，在 CT 上表现为粗细不均、边缘模糊的分支线状影。该线状影并不直达小叶间隔(图 2-4-21)。

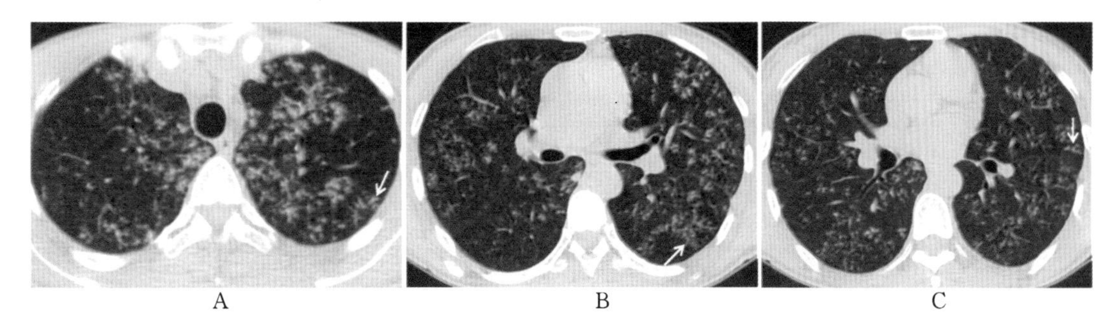

图 2-4-21　女性，39 岁，继发性肺结核(浸润型)

胸部 CT 上肺野(图 A)、中肺野(图 B)及下肺野(图 C)显示双肺弥漫分布多发分支线影(白实箭)沿支气管分布，边缘较模糊，线状影未达小叶间隔

病灶内密度减低区为病灶溶解的表现。溶解物经支气管排出，气体进入后形成空洞（图2-4-22、23）。病灶内支气管受累后表现为管腔扩张或粗细不均（图2-4-15），管壁增厚（图2-4-19），走行迂曲或僵硬（图2-4-23）。浸润病灶还可与血行播散的肺内结节状病灶并存。通过数字肺测量软件可以直观地显示病变的平均肺密度、肺体积、气肿定量、病变多少等定量指标，共同评价结核病变的严重程度（图2-4-24、25）。

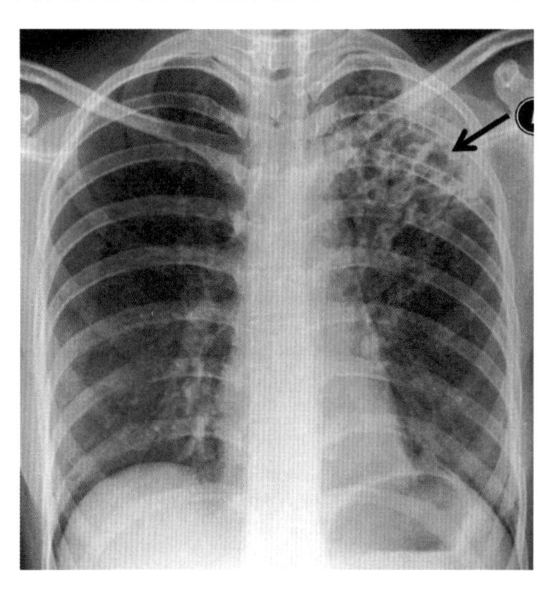

图2-4-22 女性，14岁，继发性肺结核（浸润型）

胸部正位片显示左侧锁骨下区可见大片状密度增高阴影，形态不规则，边缘欠清晰，内可见不规则虫蚀样空洞（黑实箭）

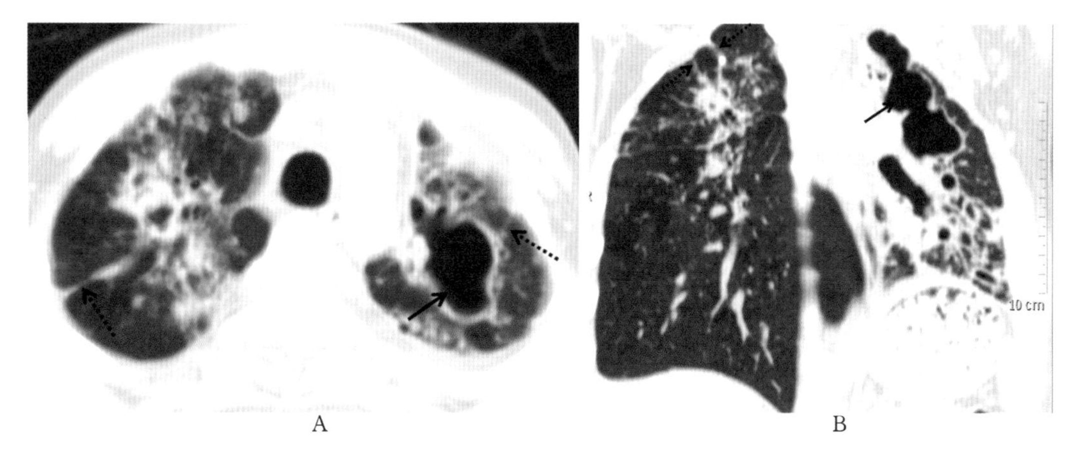

图2-4-23 男性，13岁，继发性肺结核（浸润型）

CT肺窗示左肺上叶尖后段纵隔旁见大片状密度增高阴影，前缘模糊不清，其内见内壁光整、形态不规则空洞（黑实箭）及病灶与胸壁之间的条索影（黑虚箭）

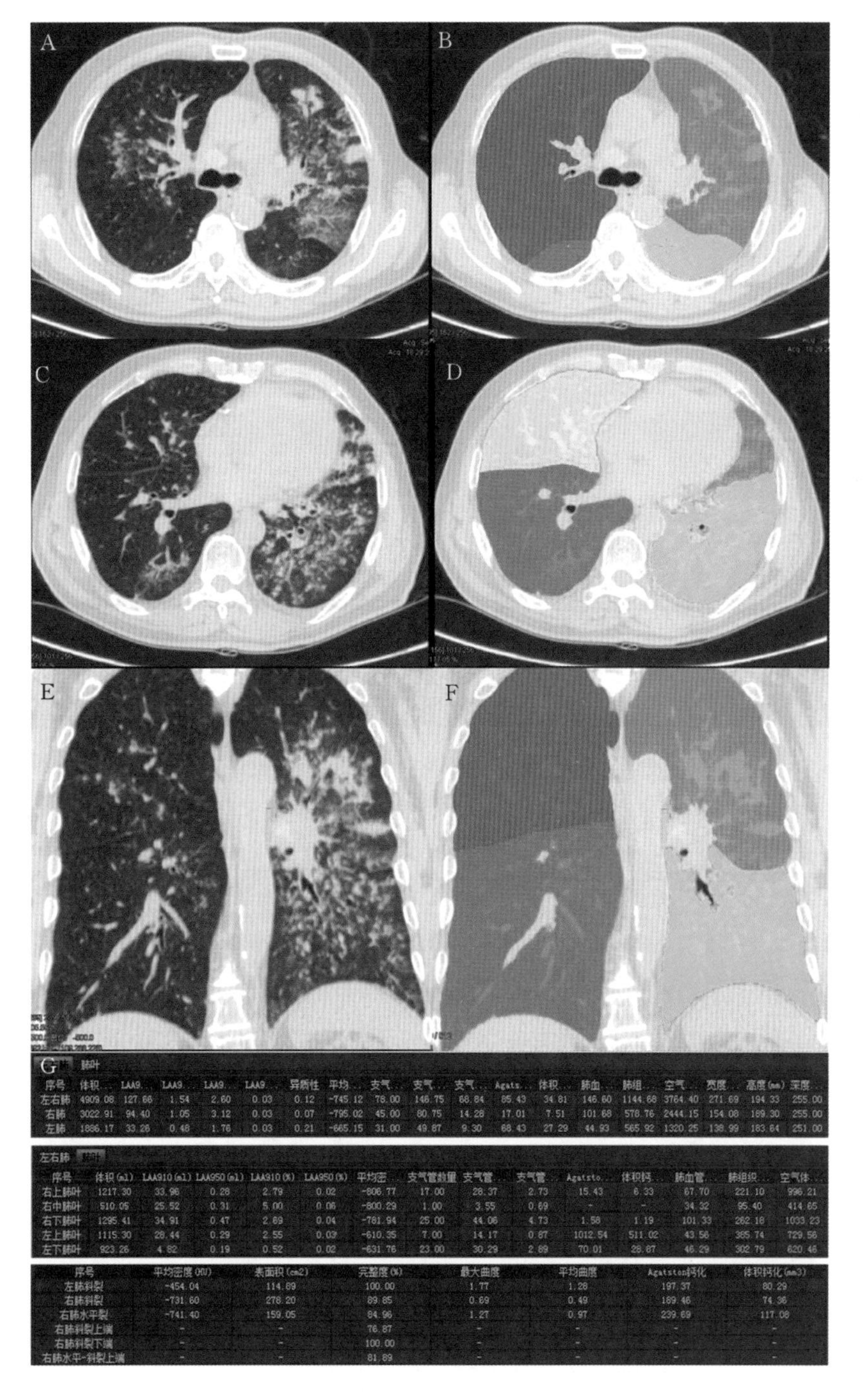

序号	体积...	LAA9...	LAA9...	LAA9...	LAA9...	异质性	平均...	支气...	支气...	支气...	Agats...	体积...	肺血...	肺组...	空气...	宽度...	高度(mm)	深度...
左右肺	4909.08	127.66	1.54	2.60	0.03	0.12	-745.12	78.00	146.75	68.84	85.43	34.81	146.60	1144.68	3764.40	271.69	194.33	255.00
右肺	3022.91	94.40	1.05	3.12	0.03	0.07	-795.02	45.00	80.75	14.28	17.01	7.51	101.68	578.76	2444.15	154.08	189.30	255.00
左肺	1886.17	33.26	0.48	1.76	0.03	0.21	-665.15	31.00	49.87	9.30	68.43	27.29	44.93	565.92	1320.25	138.99	183.64	251.00

序号	体积(ml)	LAA910(ml)	LAA950(ml)	LAA910(%)	LAA950(%)	平均密...	支气管数量	支气管...	支气管...	Agatsto...	体积钙...	肺血管...	肺组织...	空气体...
右上肺叶	1217.30	33.96	0.28	2.79	0.02	-806.77	17.00	28.37	2.73	15.43	6.33	67.70	221.10	996.21
右中肺叶	510.05	25.52	0.31	5.00	0.06	-800.29	1.00	3.55	0.69	-	-	34.32	95.40	414.65
右下肺叶	1295.41	34.91	0.47	2.69	0.04	-781.94	25.00	44.06	4.73	1.58	1.19	101.33	262.18	1033.23
左上肺叶	1115.30	28.44	0.29	2.55	0.03	-610.35	7.00	14.17	0.87	1012.54	511.02	43.56	385.74	729.56
左下肺叶	923.26	4.82	0.19	0.52	0.02	-631.76	23.00	30.29	2.89	70.01	28.87	46.29	302.79	620.46

序号	平均密度(HU)	表面积(cm2)	完整度(%)	最大曲度	平均曲度	Agatston钙化	体积钙化(mm3)
左肺斜裂	-454.04	114.89	100.00	1.77	1.28	197.37	80.29
右肺斜裂	-731.60	278.20	89.85	0.69	0.49	169.46	74.36
右肺水平裂	-741.40	159.05	84.96	1.27	0.97	239.69	117.08
右肺斜裂上端	-	-	76.87	-	-	-	-
右肺斜裂下端	-	-	100.00	-	-	-	-
右肺水平-斜裂上端	-	-	81.89	-	-	-	-

图 2-4-24　男性，54 岁，继发性肺结核(浸润型)

胸部 CT 平扫轴位(图 A、C)和冠状位(图 E)见两肺散在斑片状、斑点状异常密度影，左肺为著，相对应层面计算机自动检测(图 B、D 和 F)显示计算机自动识别的肺边缘，识别肺裂，分割肺叶，并给出全肺及各肺叶的体积、平均肺密度(图 G)

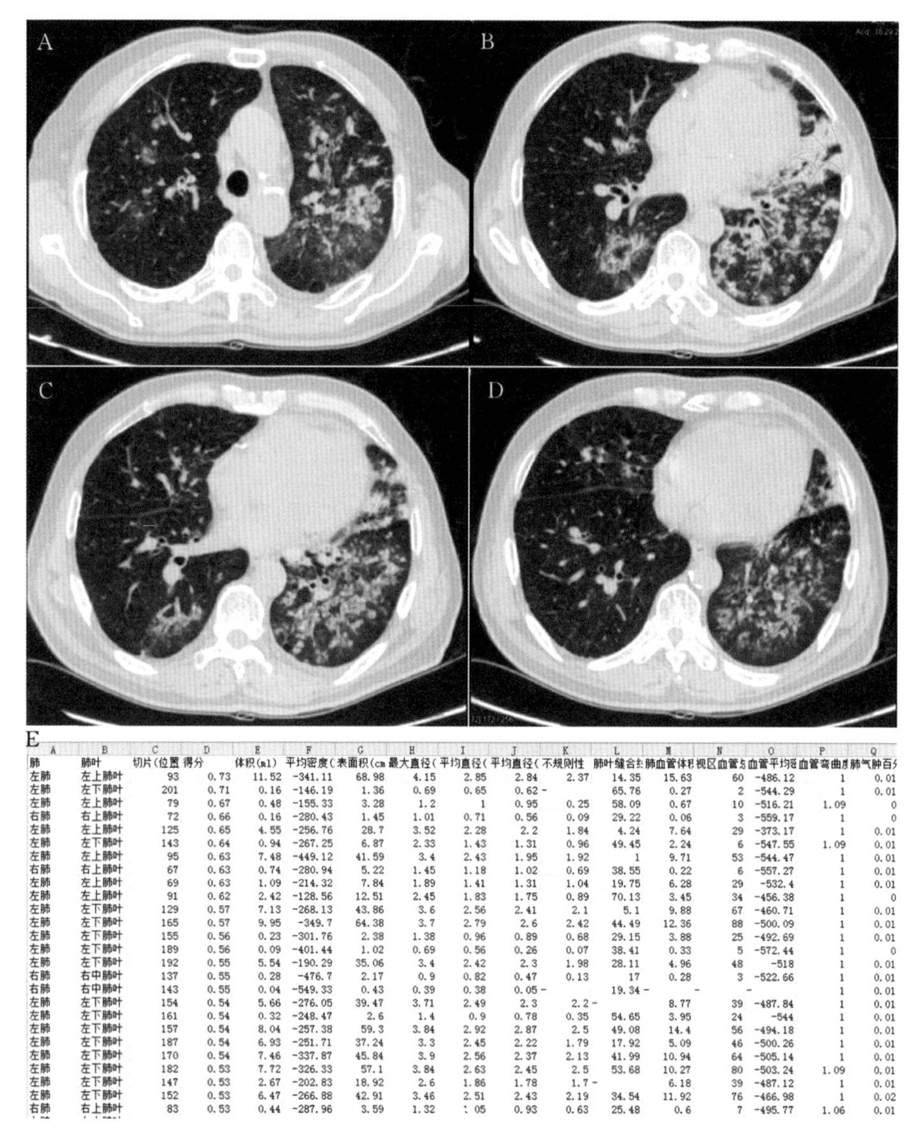

E

A	B	C	D	E	F	G	H	I	J	K	L	M	N	O	P	Q
肺	肺叶	切片(位置	得分	体积(ml)	平均密度(	表面积(cm	最大直径(	平均直径(	平均直径(	不规则性	肺叶缝合纟	肺血管体积	视区血管纟	血管平均密	血管弯曲度	肺气肿百分
左肺	左上肺叶	93	0.73	11.52	-341.11	68.98	4.15	2.85	2.84	2.37	14.35	15.63	60	-486.12	1	0.01
左肺	左下肺叶	201	0.71	0.16	-146.19	1.36	0.69	0.65	0.62	-	65.76	0.27	2	-544.29	1	0.01
左肺	左上肺叶	79	0.67	0.48	-155.33	3.28	1.2	1	0.95	0.25	58.09	0.67	10	-516.21	1.09	0
右肺	右上肺叶	72	0.66	0.16	-280.43	1.45	1.01	0.71	0.56	0.09	29.22	0.06	3	-559.17	1	0
左肺	左上肺叶	125	0.65	4.55	-256.76	28.7	3.52	2.28	2.2	1.84	4.24	7.64	29	-373.17	1	0.01
左肺	左下肺叶	143	0.64	0.94	-267.25	6.87	2.33	1.43	1.31	0.96	49.45	2.24	6	-547.55	1.09	0.01
左肺	左上肺叶	95	0.63	7.48	-449.12	41.59	3.4	2.43	1.95	1.92	1	9.71	53	-544.47	1	0.01
右肺	右上肺叶	67	0.63	0.74	-280.94	5.22	1.45	1.18	1.02	0.69	38.55	0.22	6	-557.27	1	0.01
左肺	左上肺叶	69	0.63	1.09	-214.32	7.84	1.89	1.41	1.31	1.04	19.75	6.28	29	-532.4	1	0.01
左肺	左上肺叶	91	0.62	2.42	-128.56	12.51	2.45	1.83	1.75	0.89	70.13	3.45	34	-456.38	1	0
左肺	左下肺叶	129	0.57	7.13	-268.13	43.86	3.6	2.56	2.41	2.1	5.1	9.88	67	-460.71	1	0.01
左肺	左下肺叶	165	0.57	9.95	-349.7	64.38	3.7	2.79	2.6	2.42	44.49	12.36	88	-500.09	1	0.01
左肺	左下肺叶	155	0.56	0.23	-301.76	2.38	1.38	0.96	0.89	0.68	29.15	3.88	25	-492.69	1	0.01
左肺	左下肺叶	189	0.56	0.09	-401.44	1.02	0.69	0.56	0.26	0.07	38.41	0.33	5	-572.44	1	0
左肺	左下肺叶	192	0.55	5.54	-190.29	35.06	3.4	2.42	2.3	1.98	28.11	4.96	48	-518	1	0.01
右肺	右中肺叶	137	0.55	0.28	-476.7	2.17	0.9	0.82	0.47	0.13	17	0.28	3	-522.66	1	0.01
右肺	右中肺叶	143	0.55	0.04	-549.33	0.43	0.39	0.38	0.05	-	19.34	-	-	-	1	0.01
左肺	左下肺叶	154	0.54	5.66	-276.05	39.47	3.71	2.49	2.3	2.2	-	8.77	39	-487.84	1	0.01
左肺	左下肺叶	161	0.54	0.32	-248.47	2.6	1.4	0.9	0.78	0.35	54.65	3.95	24	-544	1	0.01
左肺	左下肺叶	157	0.54	8.04	-257.38	59.3	3.84	2.92	2.87	2.5	49.08	14.4	56	-494.18	1	0.01
左肺	左下肺叶	187	0.54	6.93	-251.71	37.24	3.3	2.45	2.22	1.79	17.92	5.09	46	-500.26	1	0.01
左肺	左下肺叶	170	0.54	7.46	-337.87	45.84	3.9	2.56	2.37	2.13	41.99	10.94	64	-505.14	1	0.01
左肺	左下肺叶	182	0.53	7.72	-326.33	57.1	3.84	2.63	2.45	2.5	53.68	10.27	80	-503.24	1.09	0.01
左肺	左下肺叶	147	0.53	2.67	-202.83	18.92	2.6	1.86	1.78	1.7	-	6.18	39	-487.12	1	0.01
左肺	左下肺叶	152	0.53	6.47	-266.88	42.91	3.46	2.51	2.43	2.19	34.54	11.92	76	-466.98	1	0.02
右肺	右上肺叶	83	0.53	0.44	-287.96	3.59	1.32	1.05	0.93	0.63	25.48	0.6	7	-495.77	1.06	0.01

图 2-4-25　**男性,54 岁,继发性肺结核(浸润型)**

计算机自动识别肺内高密度病变(图 A～D),自动测量并标记肺内高密度病变,并给出病变的范围、平均密度等定量指标,评价结核病变的累及的范围与严重程度(图 E)

【转归】

1.好转

◇肺内结核病灶缩小、减少,甚至完全吸收。

◇渗出性病灶边缘逐渐清晰,密度逐渐升高,甚至钙化。

◇片状影消失,残留边缘锐利条索状纤维化灶。

◇空洞壁逐渐变薄,空洞腔内容物逐渐减少、消失,洞腔缩小甚至闭合。

2.恶化及进展

◇肺内结核病灶逐渐增大、融合，甚至形成大叶性实变。

◇病灶内出现新发空洞，空洞扩大，壁逐渐增厚。

◇肺内其他部位出现新病灶。

◇肺外出现新病灶。

【鉴别诊断】

1.大叶性肺炎

◇大叶性肺炎起病急，高热、寒战、气急、胸痛等症状较结核明显。咳铁锈色痰为典型表现。

◇白细胞计数可高达(15～20)×10^9/L 以上，中性粒细胞升高，而结核多数血象正常或稍高。

◇X线表现为整个肺叶、大部分肺叶或肺段呈高密度阴影，阴影密度均匀，内可见走行、形态自然的支气管充气征，肺叶实变以叶间裂为界，边缘清楚。

2.肺部真菌性感染

◇常见于糖尿病、血液病等免疫力低下的患者，应用抗生素和激素等是主要诱因。具有支气管肺炎的各种症状和体征。

◇起病缓慢，可有发热、咳嗽剧烈。

◇血常规白细胞减少。痰涂片或痰真菌培养可获得诊断。

◇真菌感染的影像表现多种多样，常为多发病灶，表现为结节、团块、实变、磨玻璃样改变、晕征、胸腔积液或多种表现的结合。

◇使用抗生素病变恶化，用抗真菌药物治疗显效。

3.肺脓肿

◇急性发病，高热，咳大量脓臭痰。

◇脓肿急性期白细胞总数及中性粒细胞明显增高，痰中可找到致病菌。

◇肺脓肿早期影像表现为密度增高阴影，边缘模糊，病灶的一边常紧贴胸膜、纵隔或叶间裂；坏死物排出形成脓肿空洞周围常有浓密的炎性渗出，腔内常有液平面，脓腔扩大时可穿透叶间。

◇肺脓肿应用敏感抗生素治疗有效。

4.过敏性肺炎

◇临床症状轻，偶有咳嗽、低热或哮喘。

◇实验室检查外周血嗜酸细胞增高。

◇X线片及CT上，病变密度较淡，呈一过性，1～2周可自行消失而不留痕迹，部位不定，呈游走性。

(周 婕 银 楠 于 楠)

第三节　以干酪性肺炎为主的继发性肺结核

【临床特点】

◇干酪性肺炎又称结核性大叶性肺炎，是继发性肺结核中最为急重的一型结核，多见于机体抵抗力差，对结核菌高度过敏的患者。

◇干酪性肺炎发病急剧，表现为寒战、高热(体温可达 39～40℃)，剧烈咳嗽，咳大量脓痰，有时咳出干酪样物质，也可有咯血、发绀、呼吸困难等。

【影像学表现】

当组织发生凝固性坏死时，可导致肺内出现干酪性肺炎，坏死物被纤维包裹后形成结核球。干酪型肺炎可分为大叶性和小叶性两种，以其内常伴有空洞，其他部位肺野常见支气管播散为特点。

1. 大叶性干酪性肺炎

(1)渗出期

X 线片及 CT 片表现为大片状致密的实变影，常累及 1～2 个肺段，或整个肺叶，轮廓较为模糊，由于叶间裂的阻挡，其边缘可光滑锐利。其内密度均匀或不均匀(图 2-4-26～28)，表现与大叶性肺炎非常相似，不同之处在于，渗出灶内支气管形态、走行常发生改变，状如枯树枝。

(2)干酪样坏死期

干酪样坏死的密度高于渗出性病变，在肺窗及纵隔窗上，干酪样坏死的形态、大小变化不大(图 2-4-27、28)。

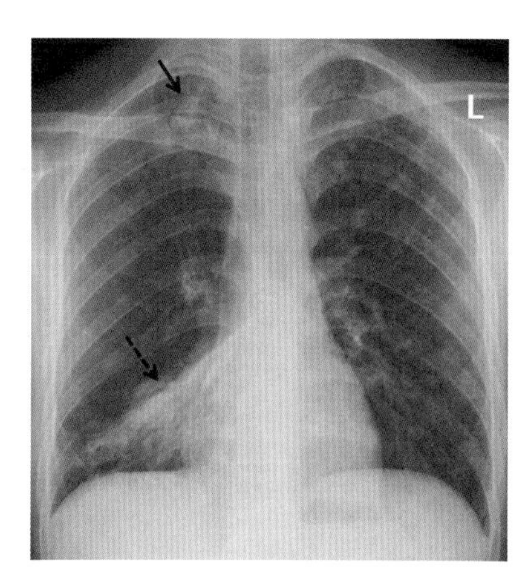

图 2-4-26　男性，21 岁，继发性肺结核(干酪性肺炎)

胸部正位片显示双肺上野可见斑片状模糊影(黑实箭)，右肺下野内中带可见大片状实变影(黑虚箭)，密度较高，其上缘清晰，周围伴斑片状密度增高影

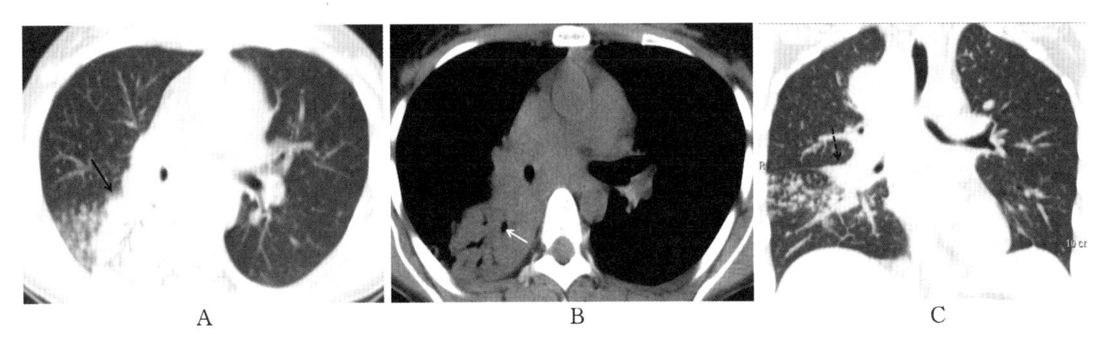

图 2-4-27　女性，24 岁，继发性肺结核(干酪性肺炎)

CT 轴位肺窗(图 A)显示右脊柱旁大片状密度增高影(黑实箭)，右侧边缘模糊不清，病灶右旁可见磨玻璃密度影及斑点状渗出实变影。同层纵隔窗(图 B)显示大病灶的大小、形态与肺窗相似，其旁渗出实变影绝大部分消失，病灶内可见含气支气管影(白实箭)，右肺门见多发肿大淋巴结，并相互融合。冠状位重建(图 C)显示片状影上缘紧贴水平裂，边缘锐利光滑(黑虚箭)

(3)病情进展期

◇干酪样病变很快发生溶解而形成单个或多个散在或蜂窝状的无壁空洞(图 2-4-28、29)。空洞形状可以规则，可以奇形怪状，内缘通常光滑，肺门端有时可看到引流支气管(图 2-4-30)。空洞一旦形成，常在干酪性病变的周围和(或)其他肺野见到播散病灶(图2-4-31)。

◇干酪性肺炎常伴有肺实变病灶的机化，导致病灶内的含气支气管扭曲、管腔粗细不均(图 2-4-32、33)，患侧肺体积缩小，严重时，肺叶变形，胸廓有不同程度的塌陷(图 2-4-29～31)。

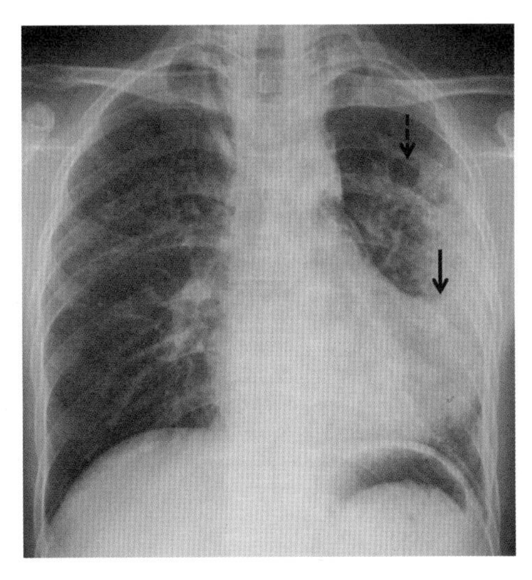

图 2-4-28　男性，29 岁，继发性肺结核(干酪性肺炎)

胸部正位片显示左肺中、下野大片状致密影(黑实箭)，病灶上部可见类圆形囊状透光区(黑虚箭)

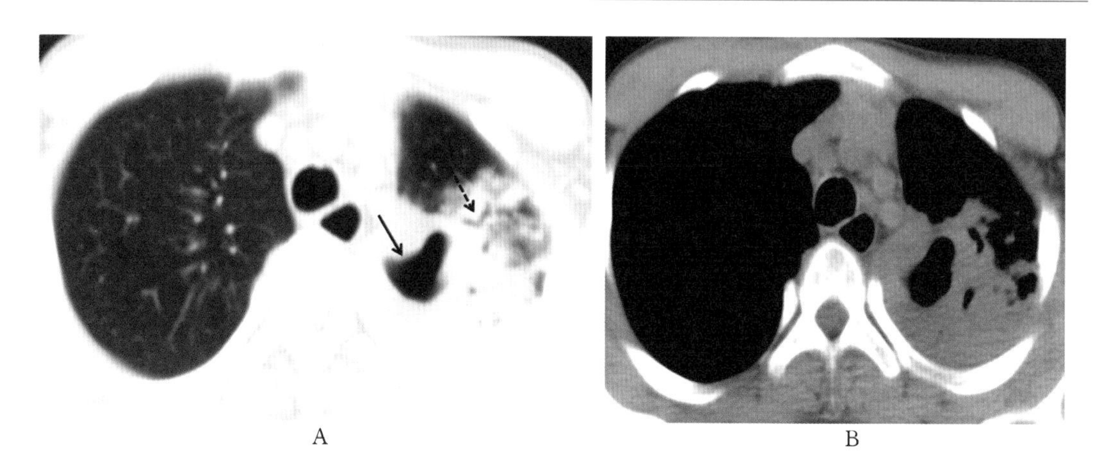

图 2-4-29 男性，13 岁，继发性肺结核(浸润型)

CT 肺窗(图 A)示左肺上叶尖后段纵隔旁见大片状密度增高阴影，前缘模糊不清，其内见内壁光整、形态不规则空洞(黑实箭)及扭曲的支气管影(黑虚箭)。纵隔窗(图 B)示前联合左移，左侧胸廓略缩小，左肺病变大小、形态与肺窗相似

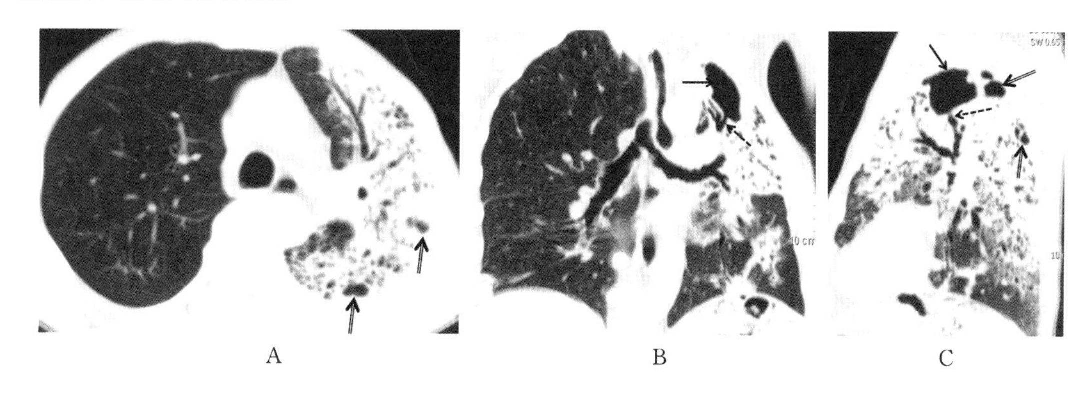

图 2-4-30 男性，65 岁，干酪性肺炎

CT 肺窗轴位(图 A)、冠状位(图 B)及矢状位(图 C)示左肺上叶大片状渗出实变影，其内可见蜂房样泡状影及支气管充气征，在肺尖的实变影中可见形状不规则的无壁空洞(黑实箭)，空洞内下可见一支气管(黑虚箭)与之相通(引流支气管)，此外还可见多个大小不等、形状各异的小空洞(空箭头)

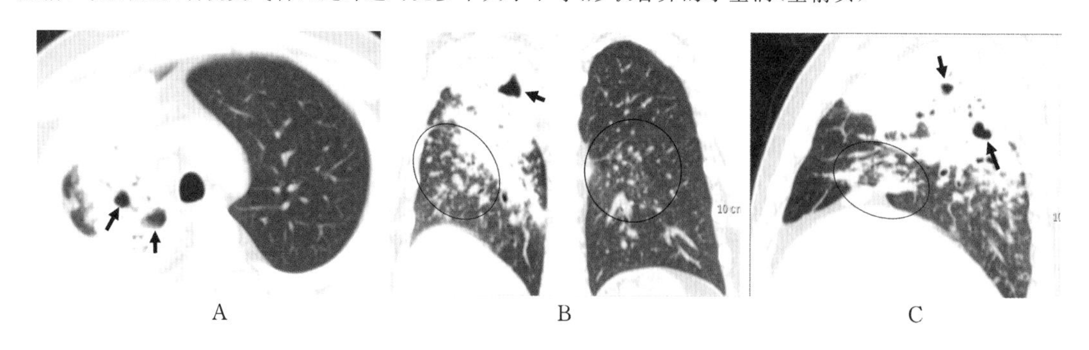

图 2-4-31 男性，37 岁，继发性肺结核(干酪性肺炎)

CT 肺窗的轴位(图 A)、冠状位(图 B)及矢状位(图 C)示纵隔右移，右肺大片状密度增高影，其内可见不规则无壁空洞(箭)及支气管充气征。病变边缘不整，病灶周围及对侧肺野可见多发、形态不一的斑片状播散灶(圆圈内)

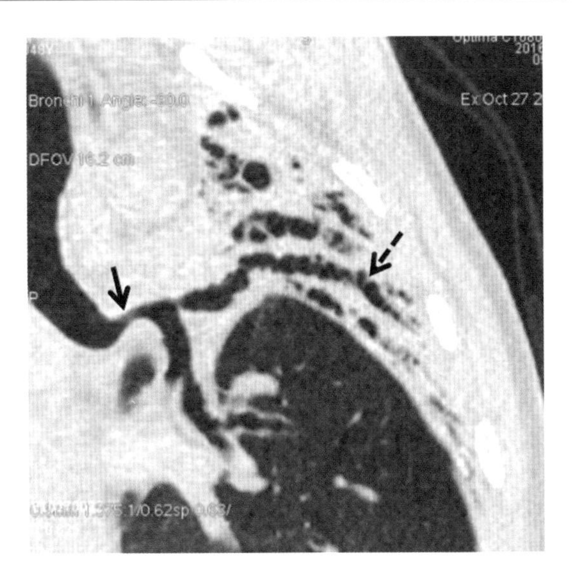

图 2-4-32 **男性**,48 **岁,继发性肺结核(干酪性肺炎)**

CT 曲面重建图显示大片状实变影,内可见含气支气管影,支气管起始段狭窄(黑实箭);支气管远端管腔粗细不均,呈串珠状扩张改变(黑虚箭)

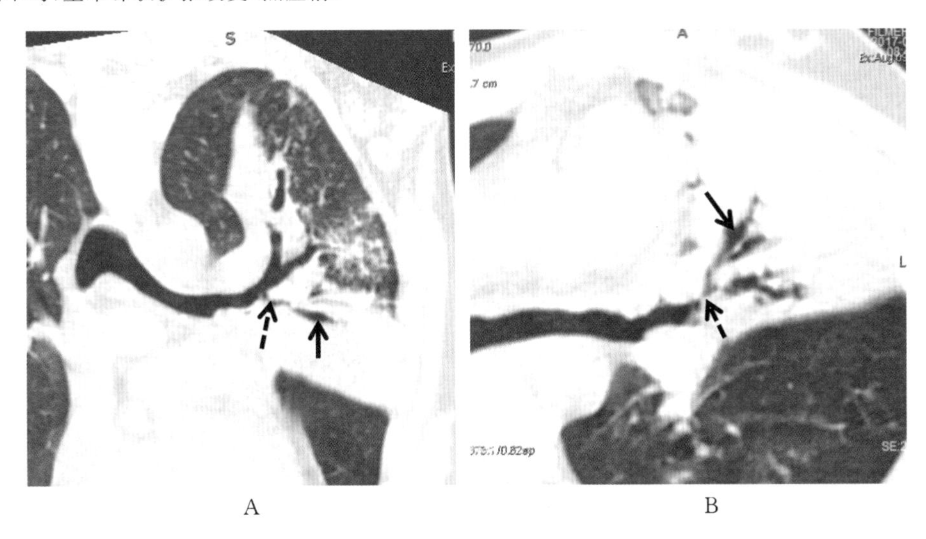

图 2-4-33 **女性**,23 **岁,继发性肺结核(干酪性肺炎)**

CT 曲面重建图显示大片状密度增高实变影,内可见扩张的含气支气管影(黑实箭),支气管近端管腔狭窄、扭曲(黑虚箭)

2.小叶性干酪性肺炎

◇两肺多发、散在的片状高密度影,边缘较模糊(图 2-4-34),其密度较浸润性病变密度高,在 X 线胸片上阴影内常出现蜂窝状,或不规则形透亮区(图 2-4-34);在 CT 上则表现为小的无壁空洞(图 2-4-35),系干酪物溶解所致。小叶性干酪性肺炎内可见含气的支气管影,支气管走行僵硬、扭曲或扩张(图 2-4-36),这一征象仅在 CT 上显示。

◇干酪性肺炎虽可以与增殖性病灶一样表现为密度较高的结节,但其边缘多不光整,中央常有透亮影是较为特征的表现(图 2－4－37)。

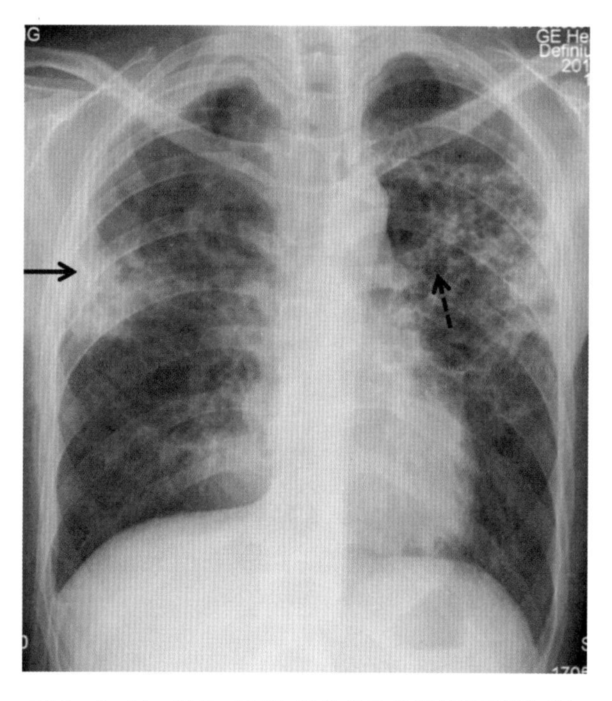

图 2－4－34　男性，31 岁，继发性肺结核(干酪性肺炎)

胸部正位片显示两肺上、中野可见散在分布较高密度斑片影(黑实箭)，边缘迷糊，部分融合呈片状，两肺中野外带片状影内见多发小囊状透光区(黑虚箭)

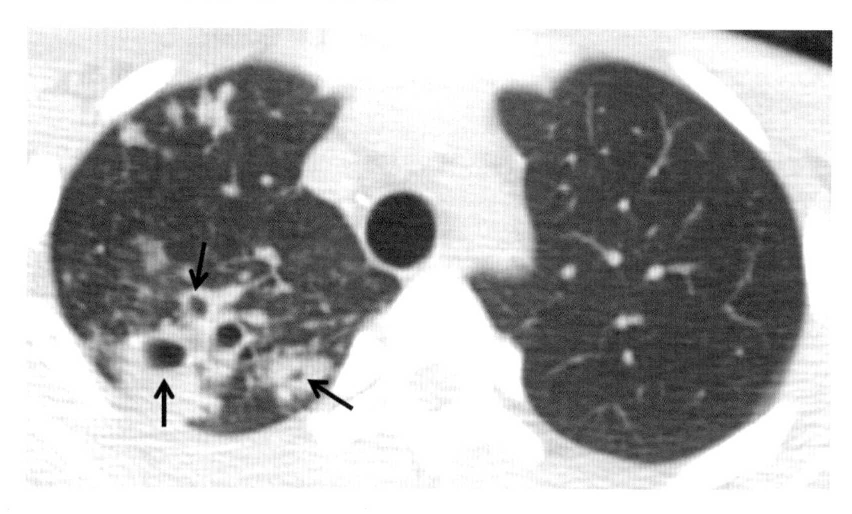

图 2－4－35　男性，17 岁，继发性肺结核(干酪性肺炎)

CT 肺窗显示右肺上叶前段及后段多发斑片状密度增高影，边缘欠锐利，后段病灶内可见大小不一透亮区——无壁空洞(箭)，内缘光滑锐利

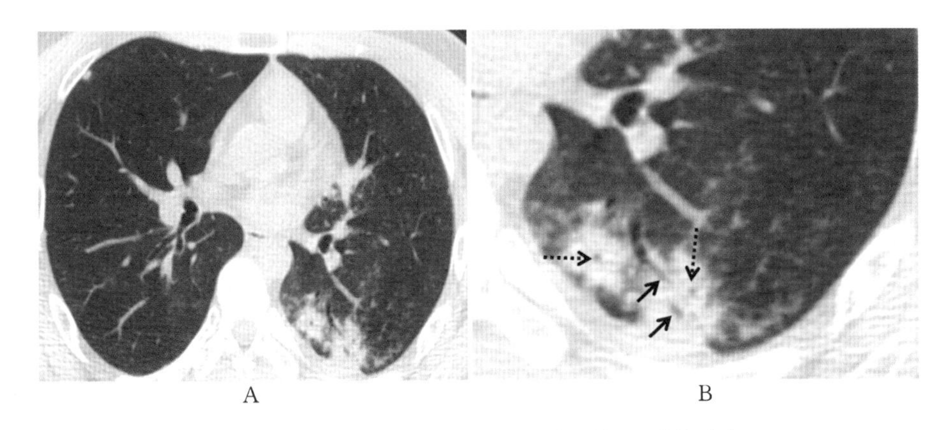

图 2-4-36　男性，17 岁，继发性肺结核（干酪性肺炎）

CT 肺窗（图 A）显示左肺下叶背段多发斑片状密度增高影，边缘模糊，局部放大片（图 B）示病灶内可见线状（黑实箭）及圆点状透亮区（黑虚箭）——含气支气管，管径略宽

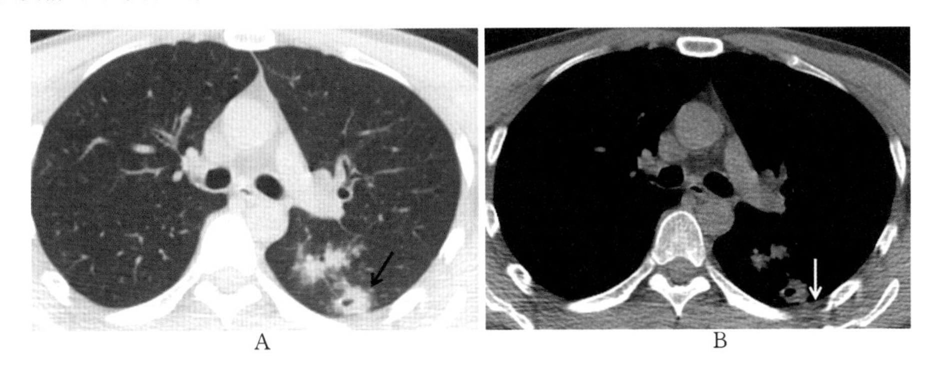

图 2-4-37　男性，39 岁，继发性肺结核（干酪性肺炎）

CT 肺窗（图 A）显示左肺下叶背段多发斑片状密度增高影，边缘不光整，内可见类圆形透亮区——无壁空洞（黑箭），纵隔窗（图 B）示病灶大小、形状与肺窗相似（提示病灶密度较高），病灶相邻胸膜略增厚（白箭）

【转归】

1. 好转

◇肺内结核病灶逐渐吸收，病变范围缩小。

◇病灶内空洞逐渐缩小、减少，洞壁逐渐光滑。

◇增厚的支气管壁变薄，边缘逐渐锐利。

2. 恶化及进展

◇肺内结核病灶融合，病灶增大，边缘模糊。

◇空洞增多、增大。

◇肺内、肺外出现新发结核病灶。

【鉴别诊断】

1. 大叶性肺炎

◇大叶性肺炎高热、寒战、气急、胸痛等症状较结核明显，咳铁锈色痰，起病更急。

◇大叶性肺炎白细胞计数可高达(15～20)×10^9/L 以上，中性粒细胞升高，而结核多数血象正常或稍高。

◇大叶性肺炎影像表现为整个肺叶、大部分肺叶或肺段呈高密度阴影，阴影密度均匀，内可见支气管充气征，肺叶实变以叶间裂为界，边缘清楚。干酪性肺炎中心密度高，内有不规则透亮浓密阴影，且早期易出现浸润空洞及支气管播散。

2. 浸润性黏液腺癌

◇浸润性黏液腺癌又称肺炎型肺癌，主要好发于老年男性群体，多数患者有吸烟史，主要表现为咳嗽、咳痰，伴发热。

◇在疾病早期实验室多无特征性表现。

◇影像学表现为肺周边局限性分布的斑片状或大片状斑片状模糊阴影，多为淡薄片状磨玻璃影，伴结节灶或实变区的支气管僵直等特点，但很少出现牵拉性支气管扩张、无壁空洞等改变，当抗炎治疗无效或病变持续性恶化进展时，应高度怀疑浸润性黏液腺癌。

3. 肺癌引起的阻塞性肺炎

◇患者有肿瘤相应症状，病变迅速恶化，恶液质明显。

◇纤维支气管镜活检及痰细胞学检查可确诊。

◇CT 见支气管或支气管旁肿块，支气管受累范围局限，阻塞性肺炎的肺实变内常缺乏含气的支气管。

（曹 欢 陈忠元龙 于 楠）

第四节 以球形结节为主的继发性肺结核

在影像上表现为类圆形或近似球形的结核病灶，根据其病理组成分为球形干酪性肺炎——即传统意义上的结核球、结核结节(又称结核性肉芽肿)、纤维干酪结节、球形空洞四类。结核球是一种特殊形态的继发性结核。它具有典型的病理学特征，即核心为干酪样坏死物质，周围是由上皮组织细胞、多核巨细胞和不等量的胶原组成的纤维组织包膜。

结核性肉芽肿是结核的增殖性病灶，其内以慢性肉芽肿病变为主。

纤维干酪结节的病灶中心也为干酪组织，周围包绕较多的纤维及肉芽组织。

球形空洞，为结核球与支气管相通，球内干酪组织全部或部分经支气管引流，气体进入形成。

【临床特点】

◇好发于青壮年，20～30 岁多见。

◇起病缓慢，病程长。临床上结核中毒症状少见，多为体检发现。

◇当患者肺部有其他性质结核病灶时，可伴或不伴有咳嗽、咯血。

【影像学表现】

病变好发于上叶尖后段及下叶背段。多数为单发，少数为多发的圆形或卵圆形结节。

病灶以圆形及椭圆形多见(图 2-4-38～39)，少数可呈切迹样，或很浅的分叶状(图2-4-40)。

病灶邻近的肺野可见散在的结节、条索、钙化性病灶，称之为卫星病灶(图 2-4-41、42)。如果病灶贴近胸膜时，在病灶与胸膜间有时可见线状粘连带(图 2-4-38、39，图 2-4-41、42)，相邻胸膜增厚，但无胸膜凹陷(图 2-4-39)。

其他肺野内存在的结核病灶对球形结核结节的诊断很有帮助(图 2-4-41)。

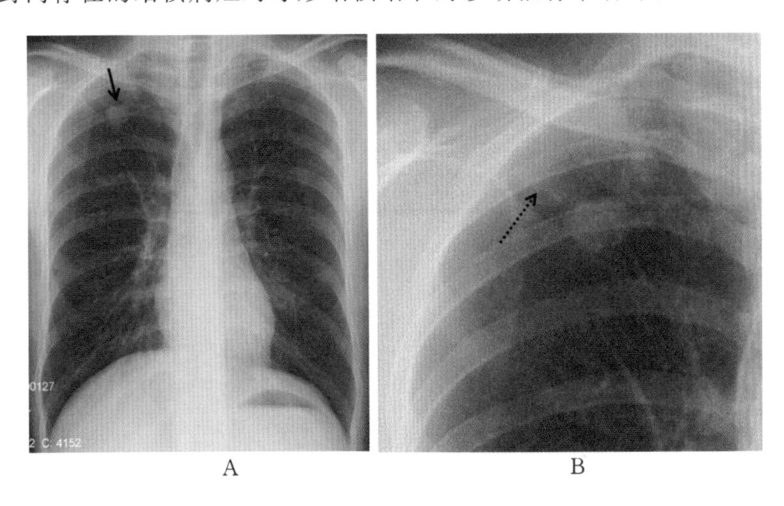

A　　B

图 2-4-38　**男性，**34 **岁，继发性肺结核(结核球)**

胸部正位片(图 A)显示右肺上野中带一类圆形结节影(黑实箭)，密度较高，边缘光整，局部放大图(图 B)显示病灶与胸壁间有一细线状影(黑虚箭)

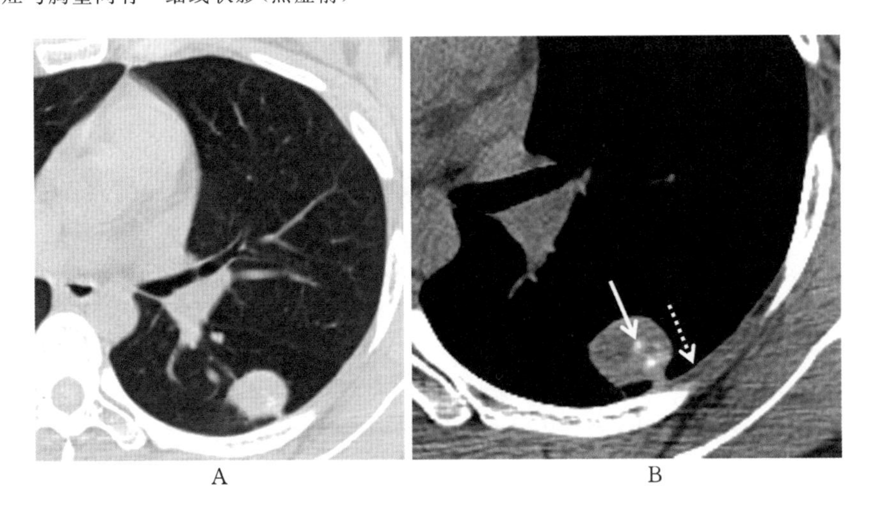

A　　B

图 2-4-39　**女性，**31 **岁，继发性肺结核(结核球)**

胸膜下结节，边缘光滑锐利，内部多发点状钙化(实箭)，与邻近之间可见线状影相连，胸膜广泛轻度增厚，未见内陷(虚箭)

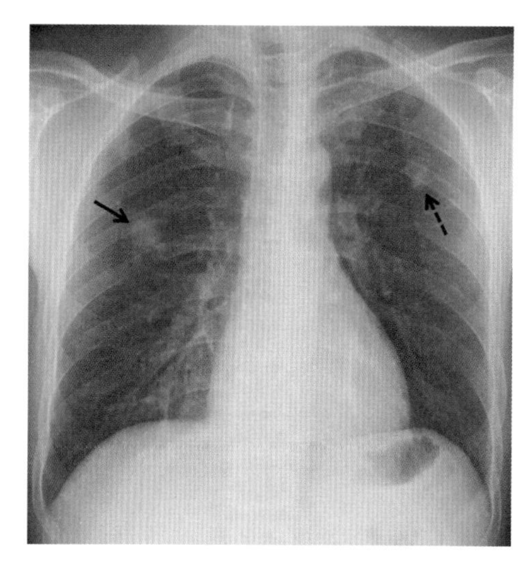

图 2-4-40 男性,37 岁,继发性肺结核(结核球)

胸部正位片显示右肺中野中带、左肺上野结节,右侧结节(实箭)外缘可见一浅分叶,左侧结节(虚箭)形状不规则

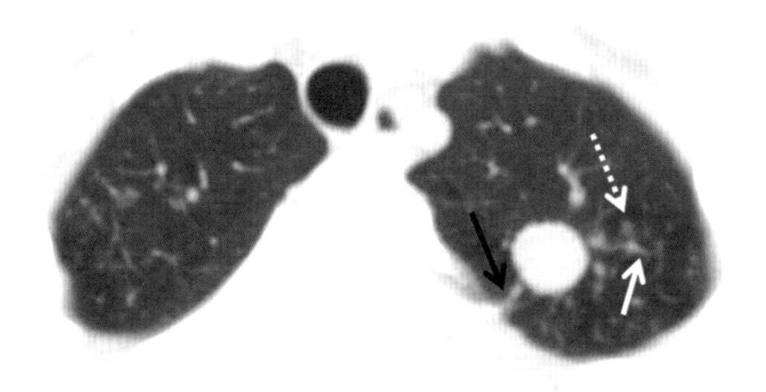

图 2-4-41 男性,22 岁,继发性肺结核(结核球)

CT 肺窗轴位显示左肺上叶尖后段有一圆形稍高密度阴影,密度均匀,境界清楚,边缘光整,与胸膜之间有线状影(黑箭),病灶周围见少许结节(白虚箭)及不规则纤维条索(白实箭)。右肺尖也可见小结节及线状影

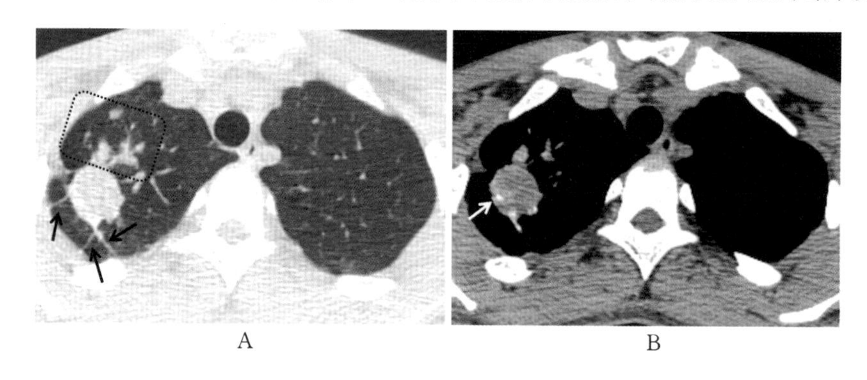

图 2-4-42 男性,19 岁,继发性肺结核(结核球)

胸部 CT 平扫肺窗(图 A)显示右肺上叶尖段可见球形病灶与胸壁间有多条细线影(黑箭),病灶前方肺野内多发斑片状卫星灶(方框内),同层纵隔窗(图 B)见病灶边缘点状钙化影(白箭)

病灶内部密度特点因结节类型不同各异。

◇结核瘤呈中等密度，密度均匀或内有钙化，增强扫描无强化（图 2-4-43）。其中，大量钙化、层状钙化或结节状钙化属于良性钙化模式，它的出现对结核球的诊断有重要价值（图 2-4-44、45）。

◇结核性肉芽肿，密度均匀，边缘锐利，增强扫描呈均匀或略不均匀的轻度至中度强化（图 2-4-46）。

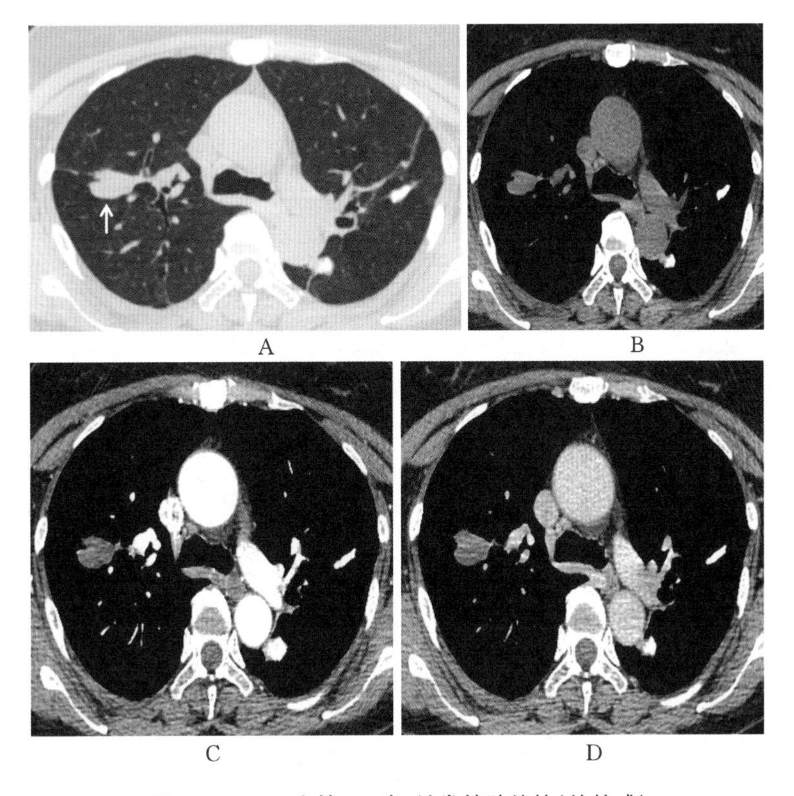

图 2-4-43　女性，48 岁，继发性肺结核（结核球）

胸部 CT 肺窗（图 A）示右肺上叶后段有一不规则结节（箭），边缘清晰，同层纵隔窗平扫（图 B）、增强扫描动脉期（图 C）、静脉期（图 D）显示结节未见明显强化（平均 CT 值分别为 38HU、39HU、36HU）

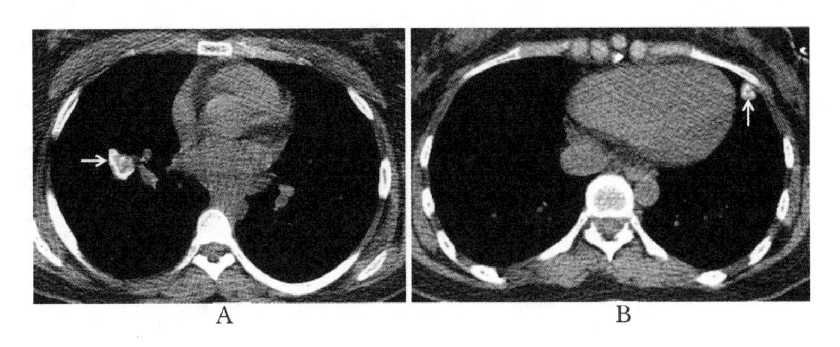

图 2-4-44　女性，19 岁，继发性肺结核（结核球）

胸部 CT 平扫（纵隔窗）显示右肺中叶近肺门旁及左肺上叶舌段不规则结节（白实箭），密度高，周边见环状钙化影

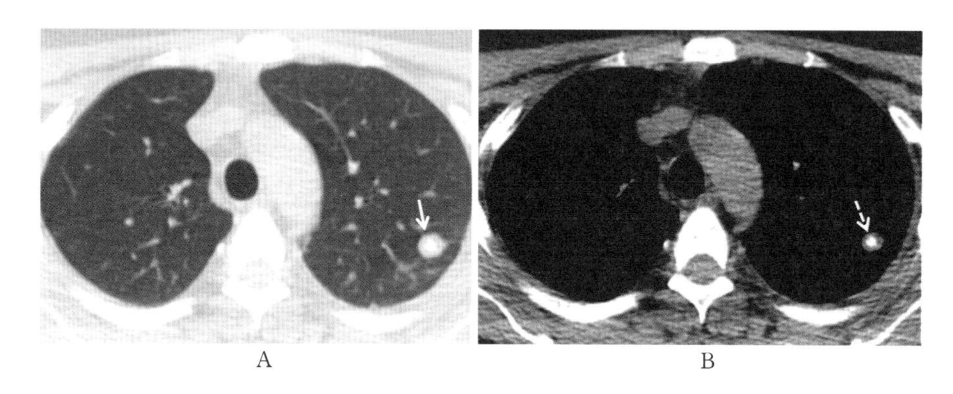

图 2-4-45　男性，32 岁，继发性肺结核（结核球）

胸部 CT 平扫肺窗（图 A）示左肺上叶尖后段圆形高密度结节（白实箭），边缘光整，中心可见结节状钙化（白虚箭）

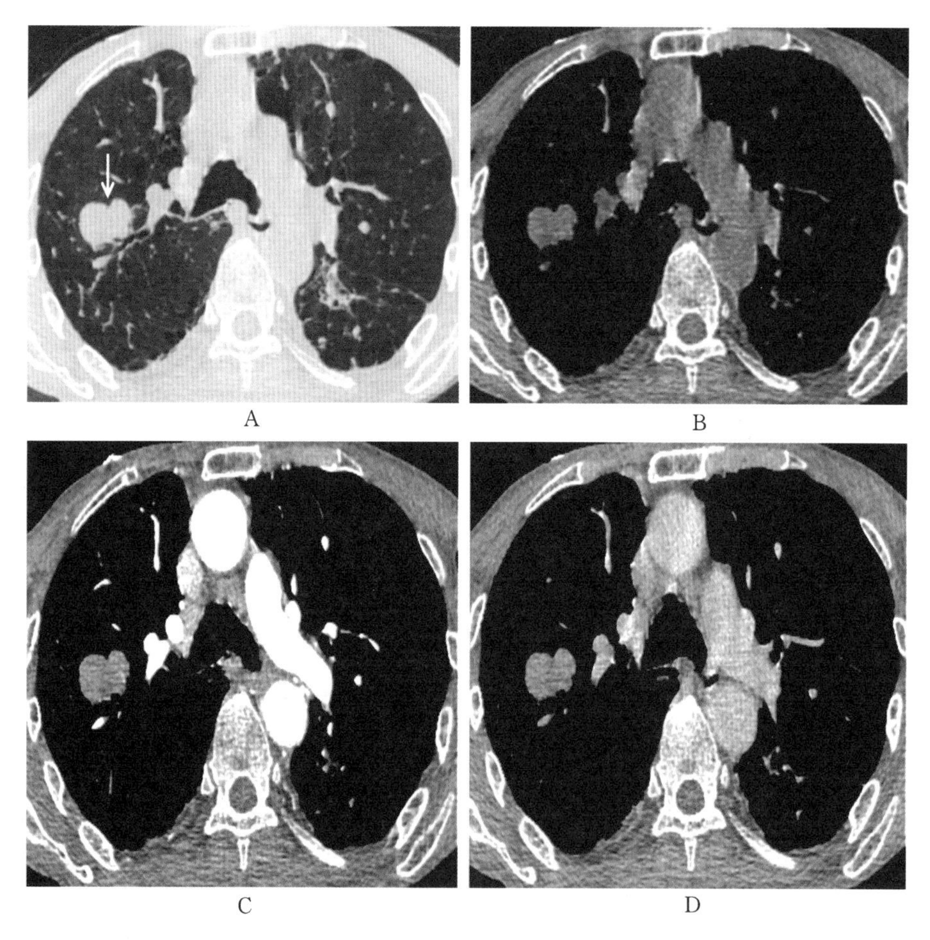

图 2-4-46　男性，78 岁，继发性肺结核（结核肉芽肿）

胸部 CT 肺窗（图 A）示右肺上叶后段有一不规则结节（箭），呈分叶状，边缘清晰，同层纵隔窗平扫（图 B）、增强扫描动脉期（图 C）、静脉期（图 D）显示结节均匀强化（平均 CT 值分别为 33HU、61HU、53HU）

◇纤维干酪结节，平扫密度均匀或不均匀，内可有钙化，增强扫描呈环形延迟性强化（图 2-4-47）。由于纤维成分的皱缩，病灶形状可不规则或导致胸膜凹陷。

◇球形空洞结节的空洞多偏向于肺门侧(图 2-4-48、49),形态不一,可以呈月牙形、裂隙状、球形,也可呈不规则形。形成初期,洞壁较厚(图 2-4-50),空洞偏在,内壁不规则(图 2-4-51、52),容易与癌性空洞混淆,如果能看到引流支气管,则对结核诊断很有帮助(图2-4-48、53)。

◇当合并感染时,空洞边缘模糊,洞内呈现液平时,容易与肺脓肿混淆(图 2-4-54)。这一类型的病灶周围多伴有形状各异的卫星灶。

◇对于结核球的容积大小,则通过数字肺自动测量软件可以对病变的体积进行计算(图 2-4-55)。

√注 1:CT 对钙化、空洞的检出率明显高于 X 线片,且 CT 还可观察病变的强化特点,为病变的诊断和鉴别诊断提供更多的信息。

√注 2:所谓引流支气管,在影像学上表现为与空洞相通,管壁不规则增厚,和(或)管腔扩张的支气管。

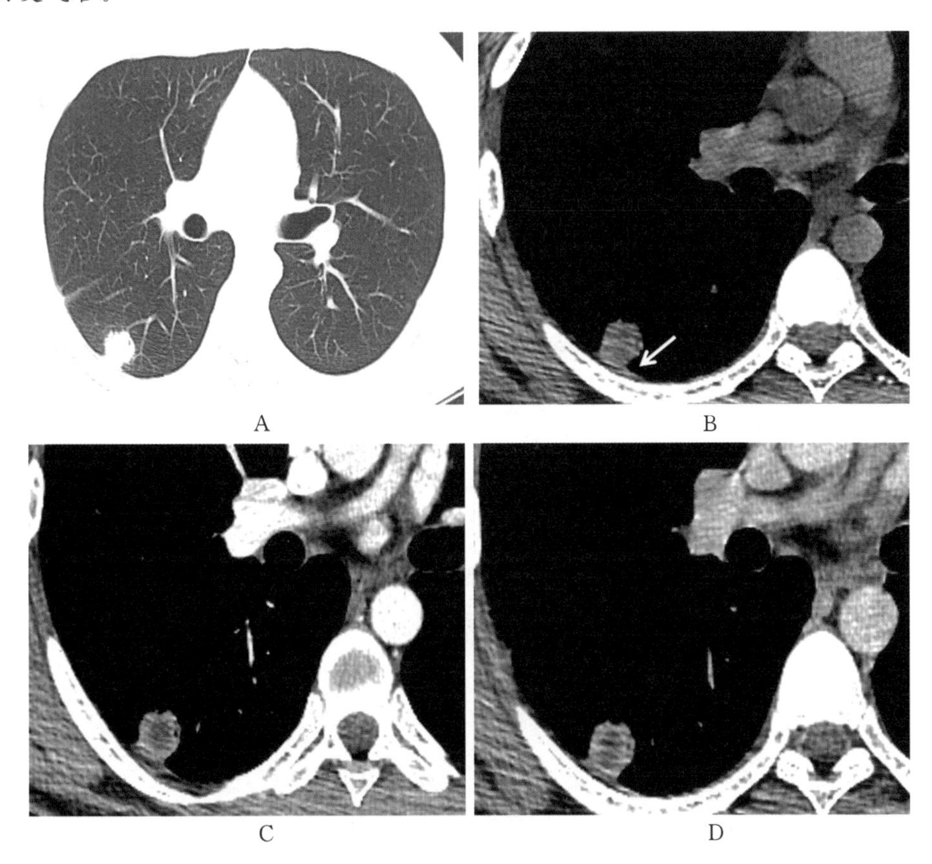

图 2-4-47　男性,22 岁,继发性肺结核(球形结节)

CT 肺窗(图 A)示右肺下叶背段类圆形结节(黑实箭),周围肺野未见异常,纵隔窗(图 B)示结节密度均匀,相邻胸膜增厚(实箭)。增强扫描动脉期(图 C)及静脉期(图 D)显示结节呈环形持续强化

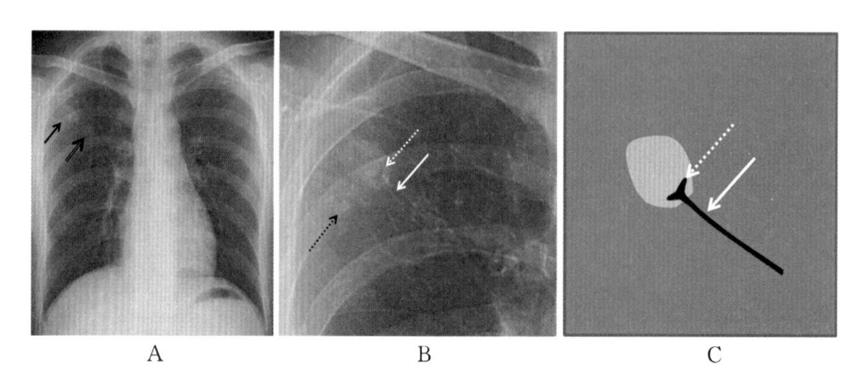

图 2-4-48　男性，25 岁，继发性肺结核（球形空洞）

胸部正位片（图 A）示右肺上野外带椭圆形结节影（黑实箭），密度欠均匀，结节近肺门侧肺野内见一斑片状淡薄密度增高影（空心箭）。局部放大图（图 B）及示意图（图 C）显示结节肺门缘内呈现一新月形低密度影（白虚箭）。结节与肺门之间可见数条透亮的管壁增厚的支气管影（白实箭，即引流支气管），局部肺密度增高呈磨玻璃样，结节外下缘肺野内隐约可见斑点状卫星灶（黑虚箭）

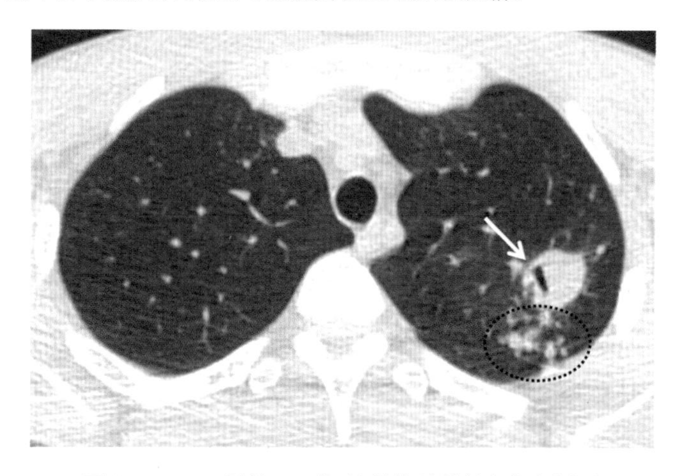

图 2-4-49　男性，22 岁，继发性肺结核（球形空洞）

胸部 CT 肺窗显示左肺上叶尖后段类圆形结节内缘见裂隙状空洞（箭），周围多发斑点状播散灶（圆圈内）

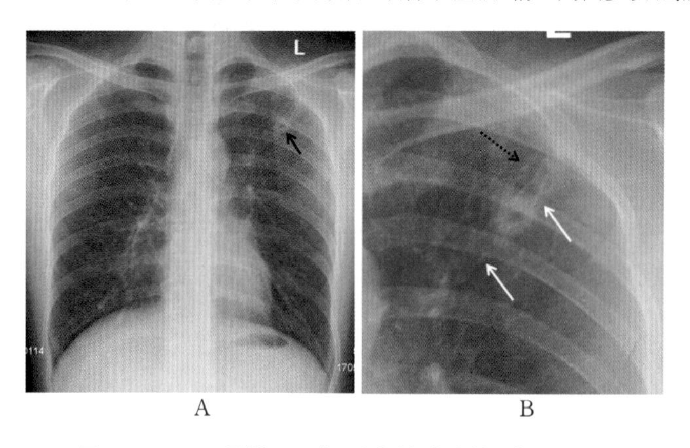

图 2-4-50　男性，27 岁，继发性肺结核（球形空洞）

胸部正位片（图 A）显示左肺锁骨下区厚壁空洞结节（黑实箭），边缘略模糊，局部放大片（图 B）显示空洞内壁尚光滑，结节周围可见多发线条状（白实箭）、微结节（黑虚箭）播散病灶

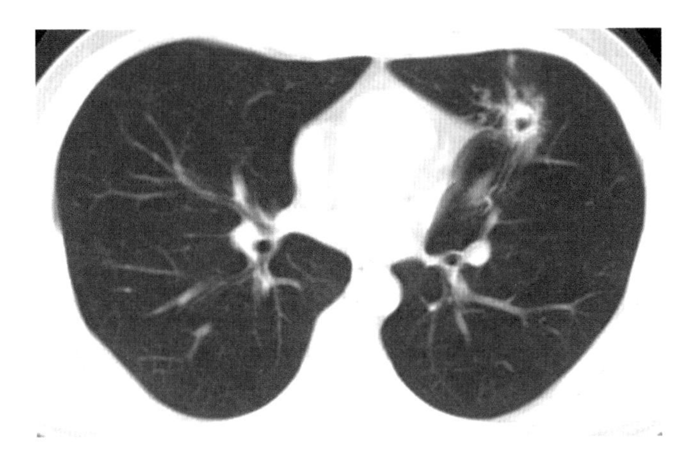

图 2-4-51 男性,25 岁,继发性肺结核(球形空洞)

CT 肺窗显示左肺上叶空洞性结节,厚壁,内壁不光整,结节轮廓模糊,与肺门之间有条索影,周围可见火焰状卫星灶

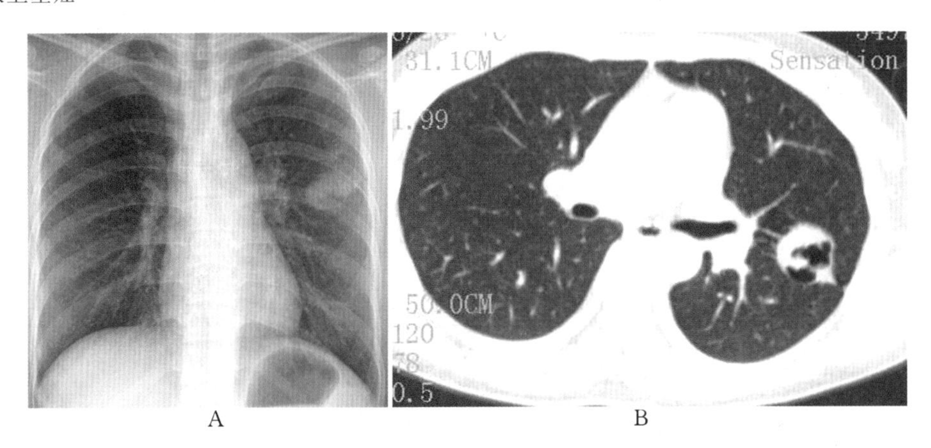

图 2-4-52 女性,27 岁,继发性肺结核(球形空洞)

胸片(图 A)示左肺外带结节灶,内部密度不均匀,下缘可见不规则透亮影,CT 肺窗(图 B)示结节内空洞形成,壁厚薄不均,结节边缘清楚,结节与胸膜及肺门之间可见条索影相连(图 B)

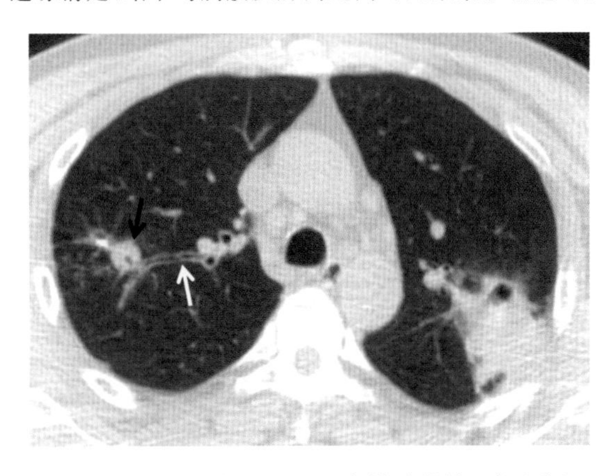

图 2-4-53 男性,50 岁,继发性肺结核(球形空洞)

CT 肺窗显示右肺上叶后段类圆形结节(黑实箭),内见小圆形空洞,空洞偏于肺门侧,结节与肺门之间可见管壁厚、粗细略不均匀的引流支气管影(白实箭),周围伴斑点状播散灶,左肺可见楔形实变灶

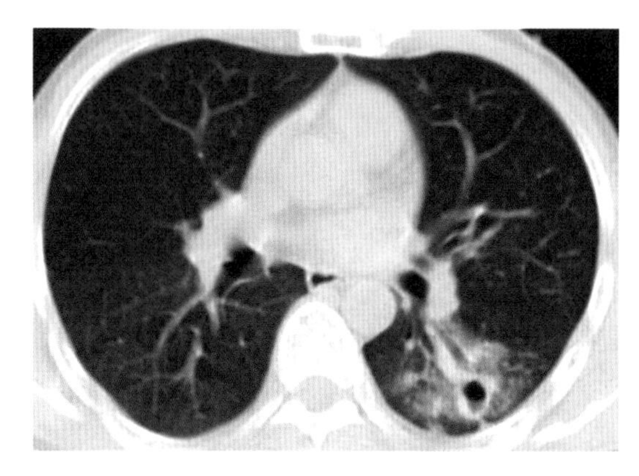

图 2-4-54　男性，53 岁，继发性肺结核（球形空洞）

CT 肺窗显示左下肺空洞，洞壁厚薄不均匀，洞内可见液平，病灶周围可见磨玻璃样改变，夹杂点状、短条状阴影，病灶与肺门之间可见血管及支气管增宽呈“轨道征”

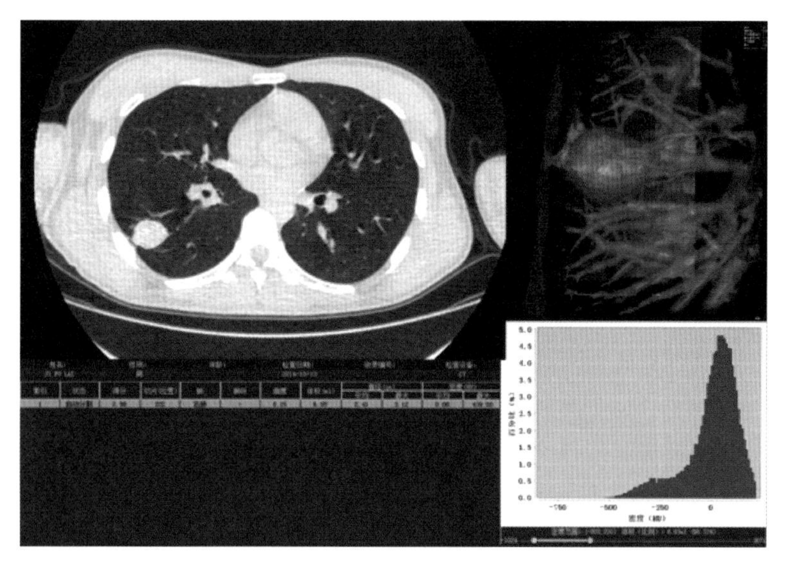

图 2-4-55　肺结核球

计算机自动测量可以得到肺结核球的体积为 6.95ml

【转归】

1. 好转

◇病灶边缘逐渐清晰，周围卫星灶减少。

◇病灶密度增高，逐渐出现钙化，钙化面积增大。

◇空洞缩小，壁变薄，空洞腔逐渐光滑，干净。

◇引流支气管壁逐渐变薄，管腔逐渐恢复光滑。

2. 恶化及进展

◇病灶增大，边缘逐渐模糊。

◇出现空洞，或原有空洞增大。

◇病灶周围出现新发卫星灶。

◇肺内外出现新病灶。

【鉴别诊断】

1.周围型肺癌

◇肺癌的球形病灶多发生于40岁以上患者,常有咳嗽、胸痛等。而结核发病年龄较轻,可仅有轻度结核中毒症状。

◇肺癌发生于各个肺叶或肺段,特别是上叶前段、下叶前基底段、外基底段及中叶、舌叶。结核好发于上叶尖段、后段或下叶背段。

◇肺癌形态多不规则,肿瘤阴影密度较高,边缘多有毛刺、切迹征。肿瘤超过2cm后可有小泡征,与肿瘤接近的血管及支气管可被肿瘤侵犯形成血管包埋或血管、支气管聚拢征。邻近胸膜常见三角形胸膜皱缩征,周围肺野可见斑片状炎症阴影,肿块短期内进行性增大,肺癌病灶一般无钙化。

◇结核边缘清晰,多数密度不均匀,可见点状或环状钙化点,并有卫星病灶,部分病灶积极抗结核治疗后可缩小。

2.错构瘤

◇球形结核与错构瘤均可含有钙化,但前者多发生于上叶尖后段和下叶背段,而错构瘤以上叶前段、舌叶和中叶多见。

◇80%以上肺错构瘤单发,位于肺周边脏层胸膜下,直径2~3cm,呈类圆形或卵圆形,边缘光滑无毛刺,可浅分叶,无胸膜凹陷征及卫星灶。球形结核,尤其是伴发空洞的球形结核周围可有散在卫星病灶。

◇肿块内脂肪及爆米花样钙化为本病影像特征,通常无空洞。球形结核内无脂肪成分,可见细小空洞。

3.硬化性血管瘤

◇肺硬化性血管瘤好发于中青年女性,是一种罕见的肺神经内分泌瘤。

◇为周围肺组织内孤立性圆形或类圆形肿块或结节,直径1.5~7.0cm不等,密度尚均匀致密 ,边缘光整锐利。

◇硬化型血管瘤呈明显均一强化或明显花斑状强化是与肺结核球鉴别的重要特征。

4.肺炎性假瘤

◇好发于30~40岁。

◇病变可发生于肺野任何部位,大部分在肺叶边缘不靠近斜裂或横裂。

◇病灶部分边缘平坦如刀切——称为“刀切征”,或略呈两侧缘平行垂直于胸膜——称为“方形征”。

◇其他肺野少有多种性质病灶并存的现象。

◇炎性假瘤CT增强扫描多呈中度至显著强化,非钙化及空洞部分为均匀强化,而球形结核的强化为轻度至中度强化,干酪坏死部分不强化。

(王秋萍 买热帕提·艾尔凯西 哈晓吾)

第五节　以空洞为主的继发性肺结核

以空洞为主的继发性肺结核指以单发或多发的各种形态的空洞性病变为主要表现形式的继发性肺结核。空洞即可出现于急性期，也可出现在慢性期。

肺内多种性质的病变同时存在，如渗出、增殖、干酪样坏死、厚壁空洞、胸膜增厚、纤维化、支气管播散病灶等。

【临床特点】

◇临床症状随病变范围、病程长短及代偿功能等情况不同而异。

◇病变静止时，可无明显症状。

◇病情的进展时，可反复出现咳嗽、咳痰、咯血、胸痛、发热、盗汗、消瘦等。其中咯血既是本型结核的一个常见症状，也是引起病灶播散、病情恶化，甚至致死的一个重要原因。

◇当并发感染时，上述症状可明显加重，且出现痰量增加，咳黄脓痰。

【影像学表现】

◇与其他类型的继发性结核相似，本病的肺内也常与渗出、干酪、纤维化、空洞、钙化、胸膜增厚等多种病理改变多同时存在，因此影像表现复杂多样。

◇病变也好发于双肺上叶锁骨上、下区（图 2-4-56～57）。与干酪性肺炎内的空洞相比，本型空洞较大，占病变的比例大，在 X 线平片上容易显示。由于空洞内的干酪样物质为固体样的物质，液化是逐步形成并不断经支气管排出的，故空洞内部少见液平。但当合并感染时，空洞内可出现液平（图 2-4-58）。

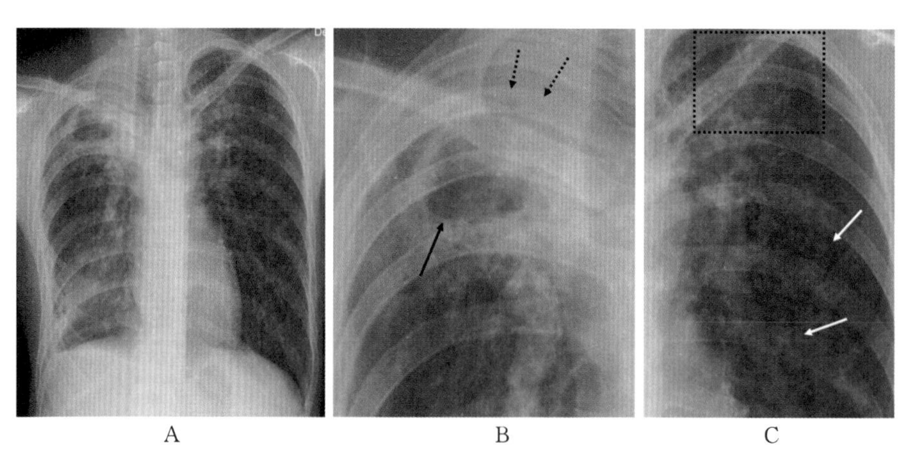

图 2-4-56　男性，27 岁，继发性肺结核（空洞性）

胸部正位片（图 A）显示右侧胸膜普遍增厚，右肺透光度下降，右侧胸廓略塌陷，气管右移，肺门影上提，膈肌平直。右肺上野局部放大图（图 B）示右肺上野可见厚壁囊状透光区（黑实箭），内壁尚光整，壁外缘不清，大空洞上缘还可见数个淡薄透亮影（黑虚箭），左肺上野局部放大图（图 B）示左肺尖磨玻璃样密度增高（方框内），边缘模糊，中野见多发粟粒状结节（白箭）

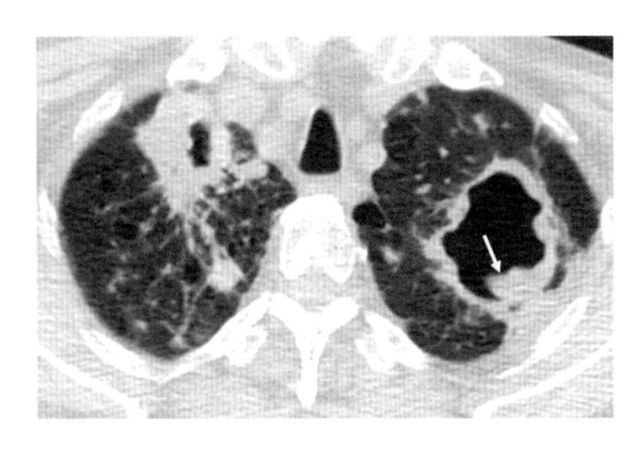

图 2-4-57　男性，75 岁，继发性肺结核(空洞性)

胸部 CT 平扫显示双肺上叶可见厚壁空洞影，内壁欠光整，左肺上叶空洞内见不规则壁结节(箭)，相邻胸膜增厚。双肺内散在点状及斑片状、细条索状密度增高影

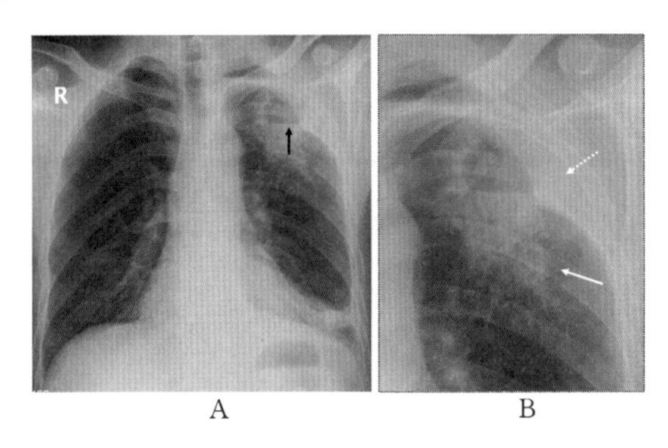

图 2-4-58　男性，46 岁，继发性肺结核(空洞性)

胸部正位片(图 A)显示左肺上野一囊状透光区，壁厚，其内可见液气平(黑实箭)，局部放大图(图 B)示洞壁外缘模糊不清，下部见斑片状渗出影(白实箭)，相邻胸膜呈三角状向病灶靠拢(白虚箭)

1. 根据空洞壁的厚度将空洞分为无壁、薄壁和厚壁空洞

◇无壁空洞存在于干酪性肺炎内，呈虫蚀样，无论是否增强扫描，均无法显示洞壁(图2-4-59～61)。

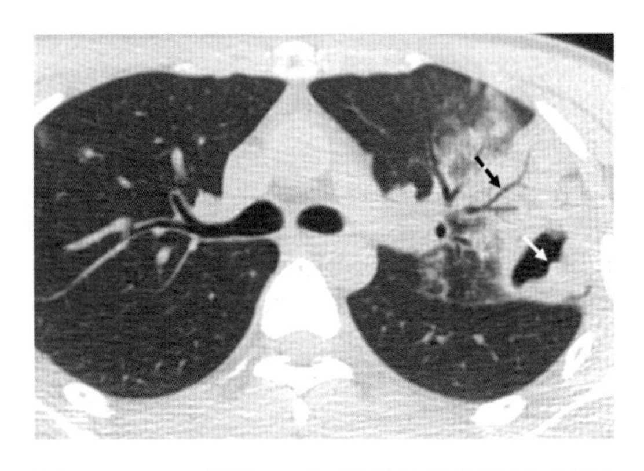

图 2-4-59　男性，22 岁，继发性肺结核(空洞性)

胸部 CT 平扫显示左肺上叶大片状实变影，内见含气支气管影(黑虚箭)及不规则无壁空洞，内壁不光整，可见结节状凸起(白实箭)

◇薄壁空洞是指洞壁的最大厚度小于 3mm 的空洞(图 2-4-62)。

◇厚壁空洞是指洞壁的最大厚度大于 3mm 的空洞(图 2-4-63)。

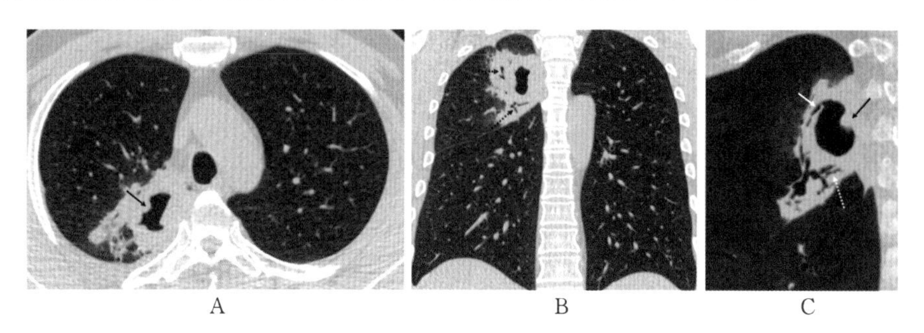

图 2-4-60　男性,45 岁,继发性肺结核(空洞性)

CT 轴位(图 A)及冠状位(图 B)示右肺上叶尖后段不规则囊状透光区,内壁可见小突起(黑实箭),周围可见多发含气支气管影(黑虚箭),多平面重建最小密度投影图(图 C)显示洞的外上壁有一引流支气管(白实箭)与空洞相通,实变内支气管扭曲,粗细不均(白虚箭)

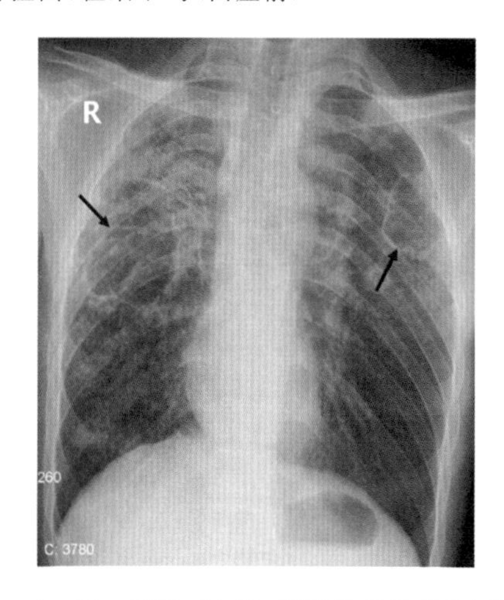

图 2-4-61　男性,26 岁,继发性肺结核(空洞性)

胸部正位片显示两肺上中野可见多发形态不规则囊状透光区(黑实箭),壁薄,内外壁较清晰、光整,空洞形状不规则

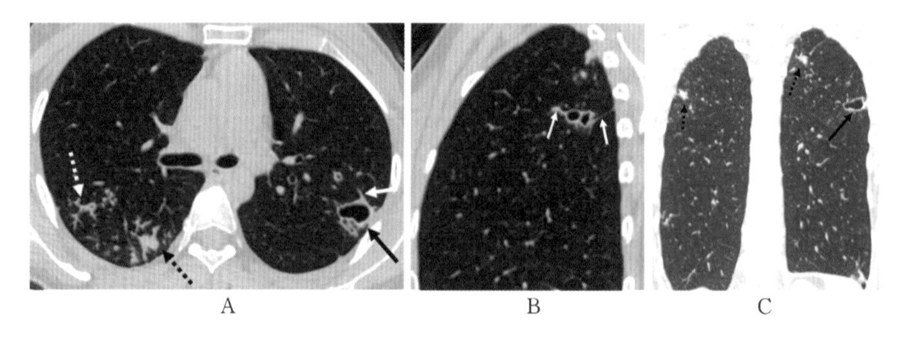

图 2-4-62　女性,29 岁,继发性肺结核(空洞性)

胸部 CT 轴位(图 A)、矢状位(图 B)及冠状位(图 C)显示左上叶尖后段不规则囊状透光区(黑实箭),壁薄,内壁光整,外壁可见索条影(白实箭);右肺上叶后段,左肺上叶尖后段可见形态不规则斑片状密度增高影(黑虚箭),及分支状的支气管播散灶(白虚箭)

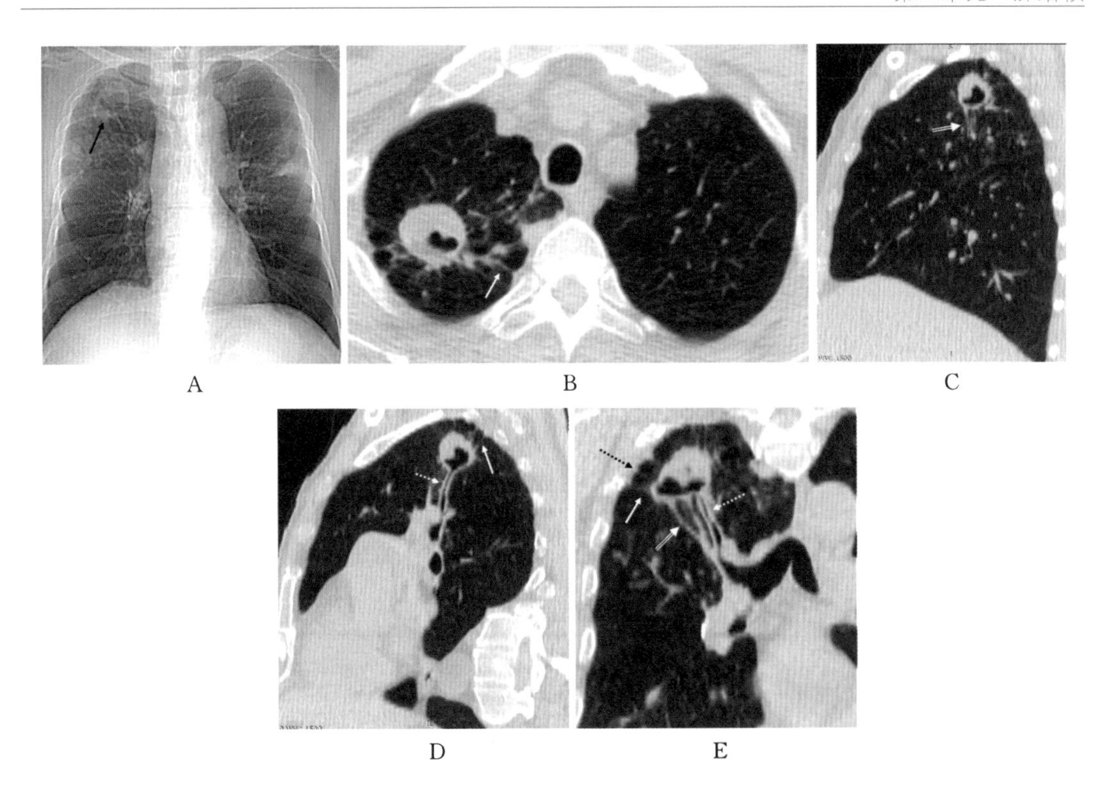

图 2-4-63 男性，55 岁，继发性肺结核（空洞性）

胸部 CT 定位像（图 A）示右肺上叶厚壁空洞影（黑实箭），CT 轴位（图 B）及矢状位（图 C）显示洞壁厚薄不均匀，壁呈结节状向腔内突起，病灶与胸膜之间可见多发索条影相连（白实箭），病灶肺门缘可见多发索条影（空心箭）。多平面重建斜矢状位（图 D）及斜冠状位（图 D）示引流支气管（白虚箭）管壁厚而僵硬，其周围的索条影（空心箭）为淋巴管炎

2. 空洞外壁的情况

根据空洞外壁的情况，人为地将空洞分为两类：急性渗出性空洞和慢性纤维化空洞。急性渗出性空洞是指空洞性病变的外周组织以渗出、实变为主，在影像上表现为空洞外壁模糊（图 2-4-64）。此类病变还常伴有以下特点。

◇空洞偏在，致壁厚薄不均，厚壁处内壁多不平整，常见结节样或丘状突起突向空洞内（图 2-4-63～65）；空洞在干酪性肺炎中多呈类圆形（图 2-4-66）；在包裹性或结核结节内，空洞初始为肺门侧的裂隙状（图 2-4-67），而后逐渐呈类圆形（图 2-4-68）或不规则状（图 2-4-69）。

◇空洞近心端常见引流支气管影，引流支气管走行不自然，分支减少，管壁增厚（图 2-4-68、69）。X 线胸片及常规 CT 对引流支气管的全面展示有限，多平面重建、曲面重建有助于引流支气管的整体显示（图 2-4-63）。

病灶周围的卫星灶多为渗出、干酪及增殖性病变（图 2-4-64～68），肺内常有沿支气管分布的播散灶（图 2-4-68）。常伴有邻近胸膜的增厚，严重时合并胸腔积液。

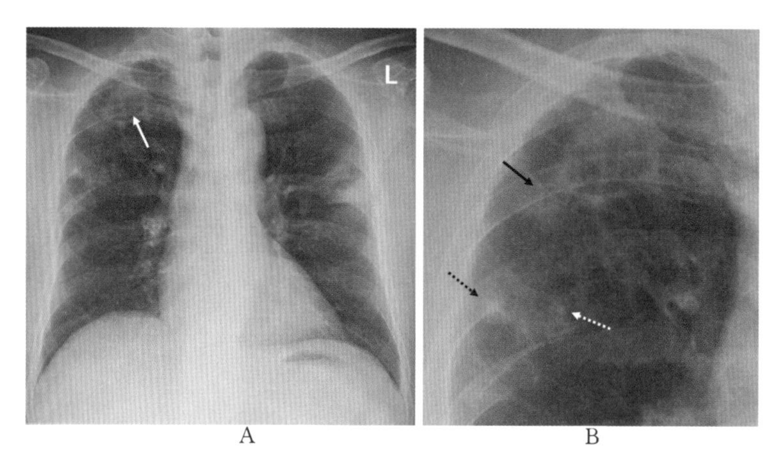

图 2-4-64　男性,56 岁,继发性肺结核(空洞性)

胸部正位片显示右肺上野中带可见圆形空洞影(白实箭),局部放大片(图 B)示空洞外上方壁厚,并向腔内突,周围见云絮状淡薄渗出影(黑实箭);右肺中野中、外带可见边缘模糊的斑片状实变影(黑虚箭)及粟粒状结节(白虚箭)

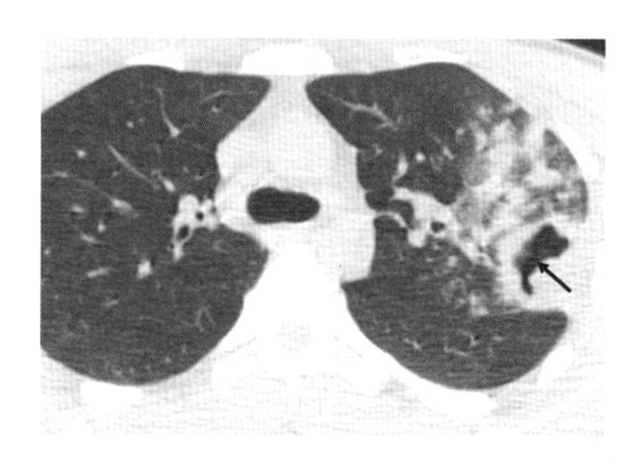

图 2-4-65　男性,22 岁,继发性肺结核(空洞性)

胸部 CT 平扫显示左肺上叶厚壁空洞,胸壁缘洞壁较厚,并向洞内呈丘状突起(黑实箭),洞外壁模糊,周围有边缘模糊斑片状及絮状渗出

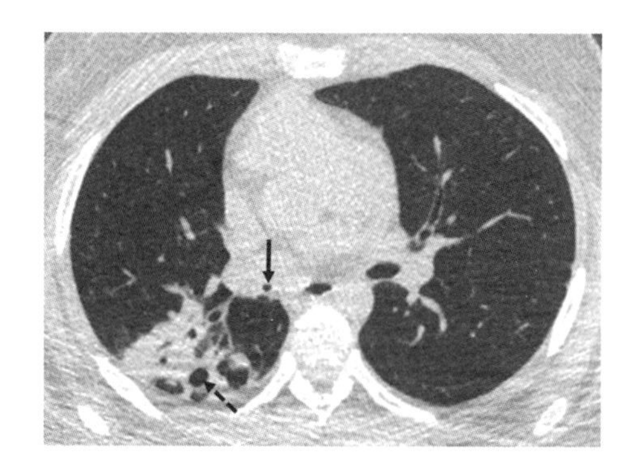

图 2-4-66　女性,30 岁,继发性肺结核(空洞性)

胸部 CT 平扫显示右肺下叶背段见大片状实变影,内见多发类圆形囊状透光区(黑虚箭),囊壁显示不清;右侧中间段支气管影狭窄(黑实箭)

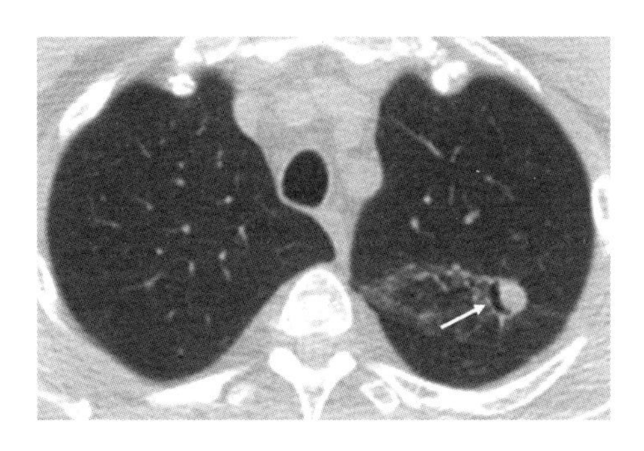

图 2-4-67　**男性,**53 **岁,继发性肺结核(空洞性)**

胸部CT平扫显示左肺上叶尖后段结节状影,肺门侧见偏心裂隙状空洞影(白实箭),肺门缘多发粟粒性及渗出性病变

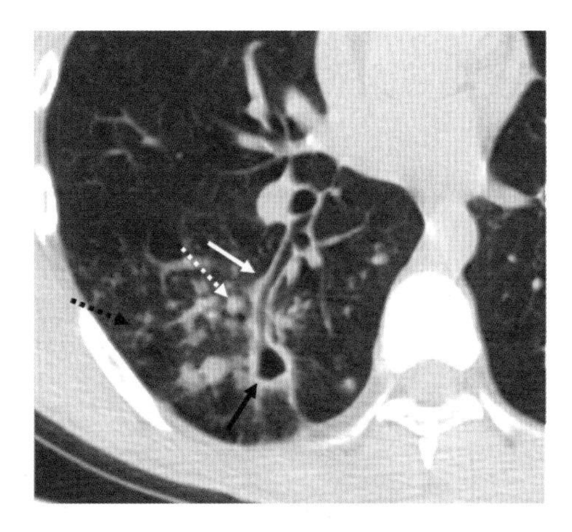

图 2-4-68　**男性,**24 **岁,继发性肺结核(空洞性)**

胸部CT平扫显示右肺下叶类圆形厚壁空洞(黑实箭),外壁边缘模糊,内缘光滑,呈类圆形,病灶肺门侧有一支管壁较厚的引流支气管通向肺门支气管(白实箭),周围可见多发分支状(黑虚箭)及腺泡结节状改变(白虚箭)

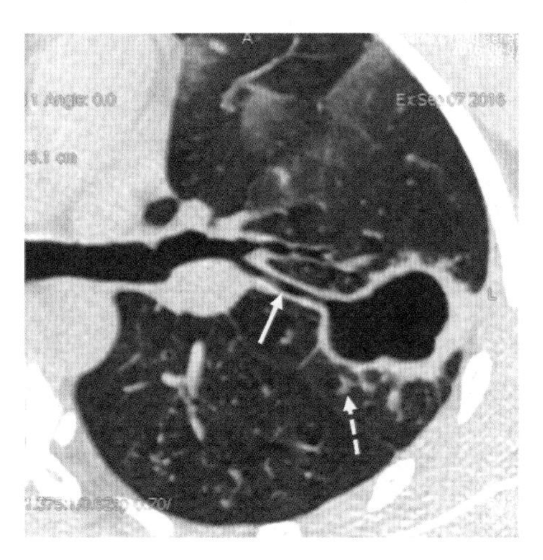

图 2-4-69　**男性,**26 **岁,继发性肺结核(空洞性)**

胸部CT多平面重建斜轴位显示左肺上叶尖后段略不规则囊状透光区,囊壁薄厚略不均匀,洞外壁边缘略模糊,周围可见树芽征(白虚箭),内侧可见与引流支气管相通,引流支气管僵直、壁厚(白实箭)

3. 慢性纤维化空洞

慢性纤维化空洞是指空洞性病变外周以增殖、纤维化为主要表现，在影像上表现为空洞外壁清楚，锐利（图 2－4－70）。此类病变还常伴有以下特点。

◇空洞的形状怪异，可见三角形、方形、多角状（图 2－4－70～72）。空洞内壁较光滑，外壁可见结节状突起（图 2－4－71）。

◇病灶周围的卫星灶多为增殖、索条、钙化性病变，常伴有牵拉性支气管扩张（图 2－4－70、72）。

◇病变周围伴有较广泛纤维化时，导致肺叶变形，即病变部肺体积缩小，引起肺门、纵隔、膈肌向患侧移位，病变范围广泛时，可导致胸廓塌陷（图 2－4－73）。

◇肺结核的大小可以通过数字肺测量软件来判定肺内密度分布，病变总体积和空洞体积（图 2－4－74）。

◇除了胸膜肥厚，常呈现胸膜的粘连、钙化，导致肋膈角变钝或消失，膈面平直或见幕状粘连。

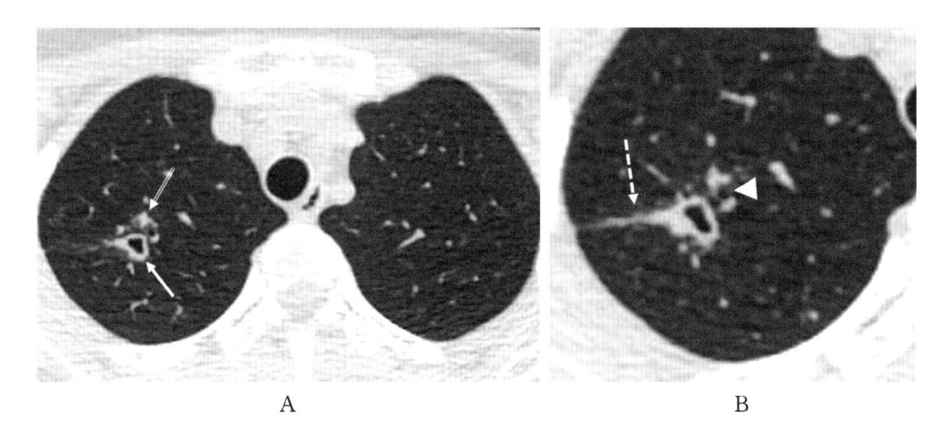

图 2－4－70　男性，22 岁，继发性肺结核（空洞性）

胸部 CT 肺窗连续断面（图 A、B）显示右上叶尖段不规则形空洞（白实箭），壁内外缘锐利，与胸膜之间见粗细不均长索条影（白虚箭），其周围可见边界清楚的卫星灶（空心箭），相邻支气管管径增宽（箭头）

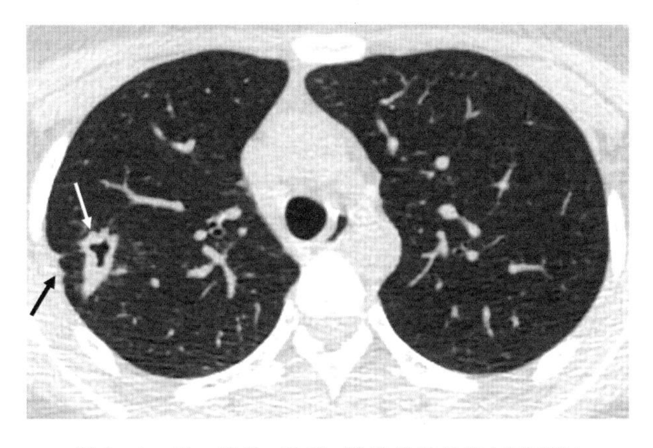

图 2－4－71　男性，22 岁，继发性肺结核（空洞性）

胸部 CT 平扫显示右肺上叶后段不规则空洞（白实箭），壁厚，洞外壁可见结节状突起（白箭），邻近胸膜增厚（黑箭），与病灶之间可见细线连接

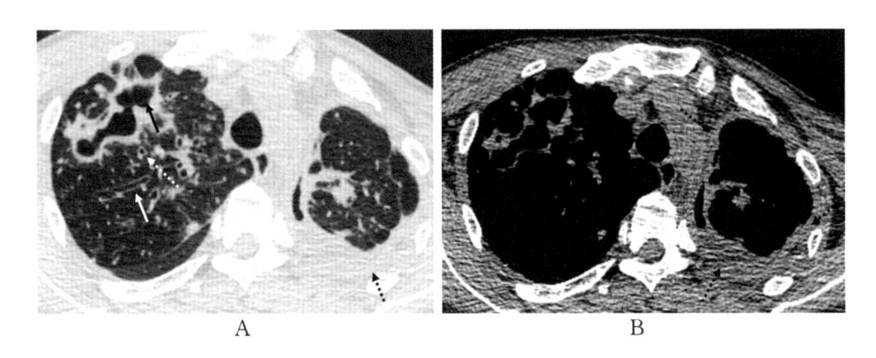

图 2-4-72　男性，42 岁，继发性肺结核(空洞性)

胸部 CT 平扫显示右肺上叶极不规则厚壁空洞影(黑实箭)，壁厚，周围可见多发支气管扩张，部分呈典型的“轨道征”(白实箭)和“印戒征”(白虚箭)。纵隔窗(图 B)示左侧胸膜增厚(黑虚箭)，胸廓塌陷

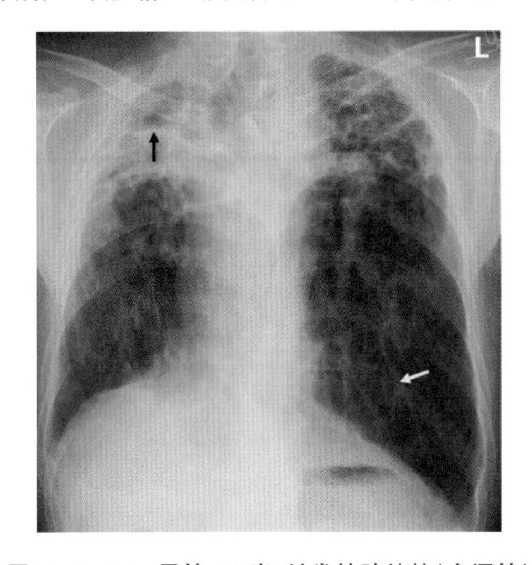

图 2-4-73　男性，58 岁，继发性肺结核(空洞性)

胸部正位片显示两肺上野外带可见片状实变影，内见多发不规则囊状透光区(黑实箭)，右肺上野空洞洞壁显示不清，双肺门上提，双肺下野可见垂柳征(白实箭)

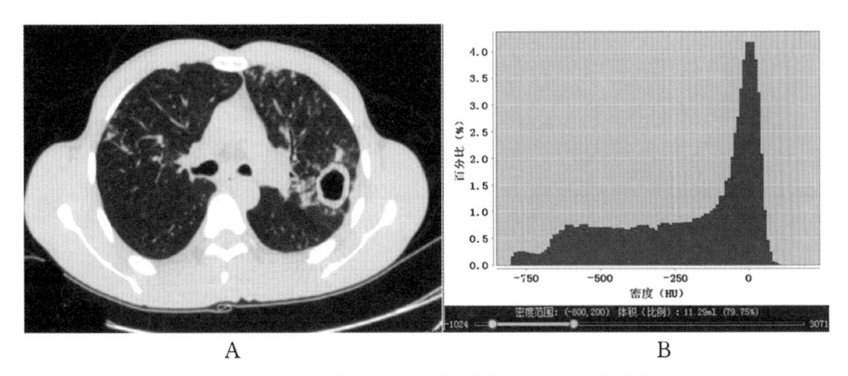

图 2-4-74　男性，继发性肺结核(干酪性肺炎)

CT 肺窗(图 A)显示左肺下叶前段空洞性肺结核，边缘不光整，内可见类圆形透亮区，计算机定量结果(图 B)示病灶内密度分布，LAA-950%为 17%，病变总体积为 17.79ml，提示空洞体积为 3.02ml

【转归】

1.好转

◇空洞缩小、闭合。

◇空洞壁变薄，变光滑。

◇洞腔内容物排空、消失。

◇肺内病变减小。

2.恶化及进展

◇空洞增大、数量增多。

◇肺内、肺外出现新发病灶。

【鉴别诊断】

1.薄壁空洞

(1)韦格纳肉芽肿病

◇韦格纳肉芽肿病(Wegner granulomatosis，WG)是一种具有三联征的血管炎病，包括上呼吸道和(或)下呼吸道坏死性肉芽肿、肾小球局灶或弥漫性肾炎、广泛性坏死性血管炎。

◇任何年龄均可发病，平均诊断年龄一般为40岁。发现多系统多器官损害时，应考虑到本病。

◇抗中性粒细胞胞浆抗体(ANCA)具有较高的特异性和敏感性。由于出血是WG常见的临床表现，故实验室检查常有贫血改变。

◇WG患者的肺部影像学表现多样，也表现为多种形态病灶共存。其中肺部结节、肿块及空洞最常见，空洞多为不规则的厚壁空洞，内壁不规则，洞内有结节状或花瓣样或“丝瓜瓤”样阴影。

◇抗感染及抗结核治疗无效且病变进展较快。

(2)肺脓肿

◇本病发病比继发性肺结核急，发热等中毒症状更严重，咳大量脓臭痰。结核多为慢性疾病，患者有长期结核中毒症状。

◇脓肿急性期白细胞总数及中性粒细胞明显增高，痰中可找到致病菌。

◇脓肿空洞周围常有浓密的炎性渗出，腔内常有液平面，脓腔扩大时可穿透叶间裂。

◇肺脓肿应用敏感抗生素治疗有效。

(3)肺曲菌球病

◇一种炎性肉芽肿性损害，是肺曲菌病的一种特殊形态。

◇好发于两上肺，曲菌球多数为圆形或椭圆形，密度均匀，发现“新月形透亮”“环形透亮”及可移动的洞内结节有助于曲菌球的诊断。

(4)肺包虫病

◇有疫区生活史，有进食未煮熟的狗、羊等病史。

◇有咳嗽、胸痛等非特异症状，如有咳出大量液体、粉皮样囊壁等病史有助于本病诊断，患者可伴过敏反应。

◇影像学发现空气新月征、液气平面、双弓征、水上浮莲征、水落石出征等表现时，应想到肺包虫病。

(5)肺囊肿

◇肺囊肿为肺组织先天性异常。

◇多发生在肺上野，并发感染时，空腔内可见液平，周围无卫星灶。

◇未并发感染时可多年无症状，病灶多年无变化。

(6)囊性支气管扩张

◇多发生在双肺中下肺野。

◇患者常有咳大量脓痰、咯血病史。

◇薄层 CT 扫描或碘油支气管造影可协助诊断。

2. 厚壁空洞

(1)癌性空洞

◇癌性空洞的三大特点：厚壁，壁厚薄不均匀，空洞偏在。

◇与结核空洞位于近肺门端不同，癌性空洞常位于远肺门端。

◇空洞内壁不规则，常形成壁结节。

◇空洞边缘常有分叶征、细短毛刺和棘状突起，周围无卫星病灶。结核空洞外形多数比较规整，呈类圆形，偶尔会有毛刺，呈粗长型，为纤维化改变。

(2)肺脓肿

◇常有高热、畏寒，咳大量脓痰等症状。

◇两下肺多见。

◇空洞多为类圆形，居中，内壁光滑，洞内常有气液平。急性期洞外有渗出病灶，慢性期洞壁外缘较光整。

(朱朝辉　木卡达斯·阿布拉　蔡曙波)

第六节　毁损肺

【定义】

毁损肺主要是由于初治肺结核久治未愈，且反复复治，造成一叶或一侧肺有广泛的纤维干酪样病变、结核空洞、结核性支气管扩张或支气管狭窄，反复结核性及混合感染、排菌，导致肺组织破坏严重、胸膜增厚，使该叶或该侧肺基本上失去呼吸功能。

结核性损毁肺可继发于各型肺结核的反复复治，病程长。

【诊断依据】

◇有肺结核病反复复治病史。

◇痰检结核分枝杆菌间断、反复阳性。

◇影像学有毁损肺的表现。

【病理改变】

结核病变使肺组织严重破坏，治疗、修复使肺组织内大量结缔组织增生，纤维修复、瘢痕化导致肺体积缩小，组织纤维化挛缩导致肺组织扭曲变形、肺泡塌陷、气体交换功能消失。破坏和修复反复交替进行，使无功能肺组织逐渐增大，造成肉眼可见的肺毁损。病理学特点如下：

◇肺叶极度缩小，十分坚硬，大多数肺泡消失，仅剩少数残余的萎缩肺泡。

◇肺毛细血管减少，支气管周围和血管周围纤维组织增生，汇合在一起，使肺容积缩小，密度增高。

◇损毁肺内可有结核性肉芽组织，多发生在一侧，常伴有胸膜肥厚、粘连及纤维化。

【临床特点】

(1)长期慢性肺结核患者，有反复复治的病史。

(2)常年反复发作的咳嗽、咳脓性痰、间断咯血、反复发热、呼吸困难等症状。

(3)体格检查可见患侧胸廓塌陷，呼吸运动减弱，气管向患侧移位，肺泡呼吸音消失，可闻及干、湿啰音及管状呼吸音。

【影像学表现】

◇肺体积缩小在X线片和CT上表现为相邻结构，如肺门、纵隔、叶间裂、膈肌向患侧移位，胸廓塌陷，肋间隙缩小，胸膜增厚粘连(图2-4-75)。在X线片上有时还可见到患侧膈肌平直，肋膈角消失或心脏、膈肌被病变掩埋“消失”(图2-4-75A、76)。

◇肺密度增高，内可见不规则实变影，其中可夹杂有密度更高的条状影(图2-4-76)，以及多发大小不一、形状各异的钙化(图2-4-77)。

◇患侧肺内常伴发牵拉性支气管扩张和囊状支气管扩张(图2-4-78、79)，导致肺内出现多发囊状密度减低区(图2-4-78)。病变组织内常并发形态各异的空洞、多发，空洞壁可有钙化(图2-4-78D)，如果出现多发纤维厚壁空洞对诊断有意义(图2-4-79)。

√注：纤维厚壁空洞的影像学特点为空洞形态极不规则，有时多个空洞贯通形成“隧道”样改变(图2-4-79A～C)，洞壁比较清晰，空洞壁较厚，密度较高，可伴发钙化(图2-4-79B、C)。空洞周围可见多发纤维索条影及播散灶，增强扫描洞壁在动脉期即出现不均匀强化，延迟期这种密度差别更为明显，界限更为清楚。

◇在其他肺组织内，常出现代偿性肺气肿(图2-4-78B)和新旧不一的支气管播散病灶等(图2-4-77C,78A、B)。

◇肺毁损常会导致肺循环阻力增加，引起肺动脉高压，形成肺源性心脏病。在X线及CT上表现为肺动脉干增宽(图2-4-75E)，右心室肥大(图2-4-75G)。肺组织内与支气管伴随的肺动脉直径大于伴随支气管的直径(图2-4-75F)。

◇数字肺测量软件可以测量肺损毁容积的多少，为判断病变的严重程度提供依据(图2-4-80)。

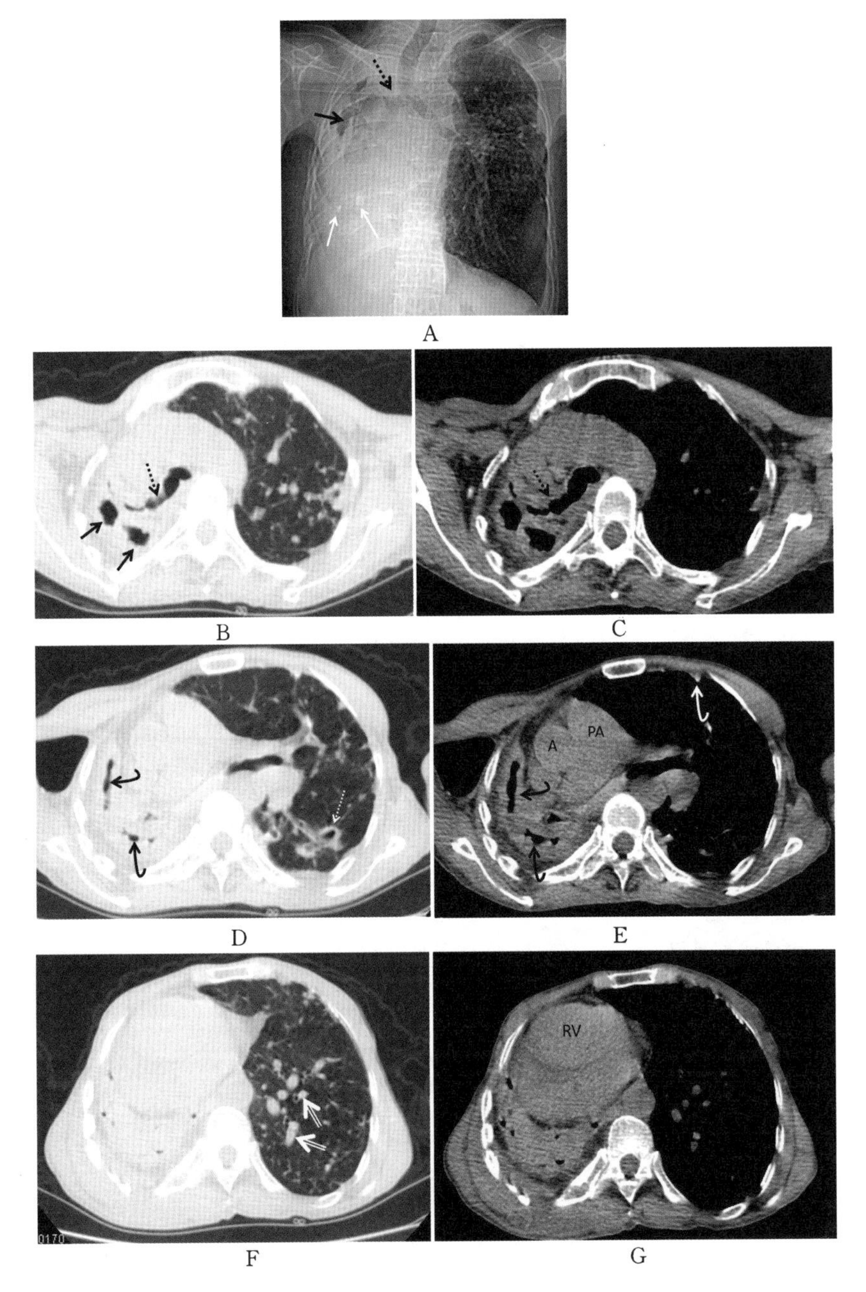

图 2-4-75　**女性，**51 **岁，继发性肺结核、右肺毁损**

胸部定位片(图 A)显示右侧肺透光度减低，呈片状致密影，内可见囊状密度减低区(黑实箭)及钙化灶(白实箭)，气管右移，右肺门影上提(黑虚箭)，心脏及横膈掩于右肺病变内。左肺内见多发小结节、条索状影，左肺下野还可见蜂窝状影，左侧胸膜增厚粘连。主动脉弓平面 CT 肺窗(图 B)及纵隔窗(图 C)显示左肺前缘已经到达右侧胸锁关节平面，右主支气管及其分支(黑虚箭)粗细不均，周围未见明确肿块，其后方可见多发不规则空洞(白实箭)。右肺动脉平面肺窗(图 D)显示右肺密实，内可见不规则长条形、小囊状透亮影(黑弯箭)，左肺见多发结节及空洞(白虚箭)病变，同层纵隔窗(图 E)示右侧肋骨聚拢，胸膜下脂肪密度增高，左侧前胸壁及后胸壁胸膜增厚伴点状钙化(白弯箭)，肺动脉干直径宽于相邻主动脉。右心室平面肺窗(图 F)显示左下肺动脉较伴行支气管管径粗大，同层纵隔窗(图 G)示右心室外形增大。注：A=升主动脉；PA=肺动脉主干；RV=右心室

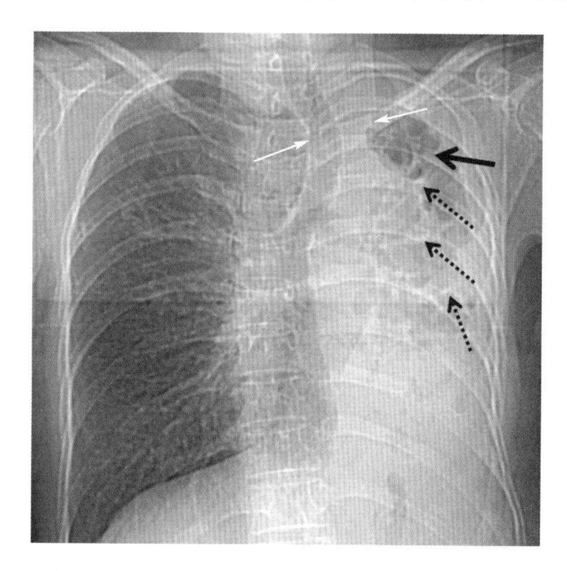

图 2-4-76　女性，47 岁，继发性肺结核、左肺毁损

胸部正位片显示双侧胸廓欠对称，左侧肋间隙稍狭窄。左侧肺透光度减低，呈混杂密度增高影，内可见囊状密度形状各异的减低区（黑实箭），夹杂短线状致密影（黑虚箭），气管、纵隔左移（白实箭），心脏及左侧横膈被左肺病变所掩盖

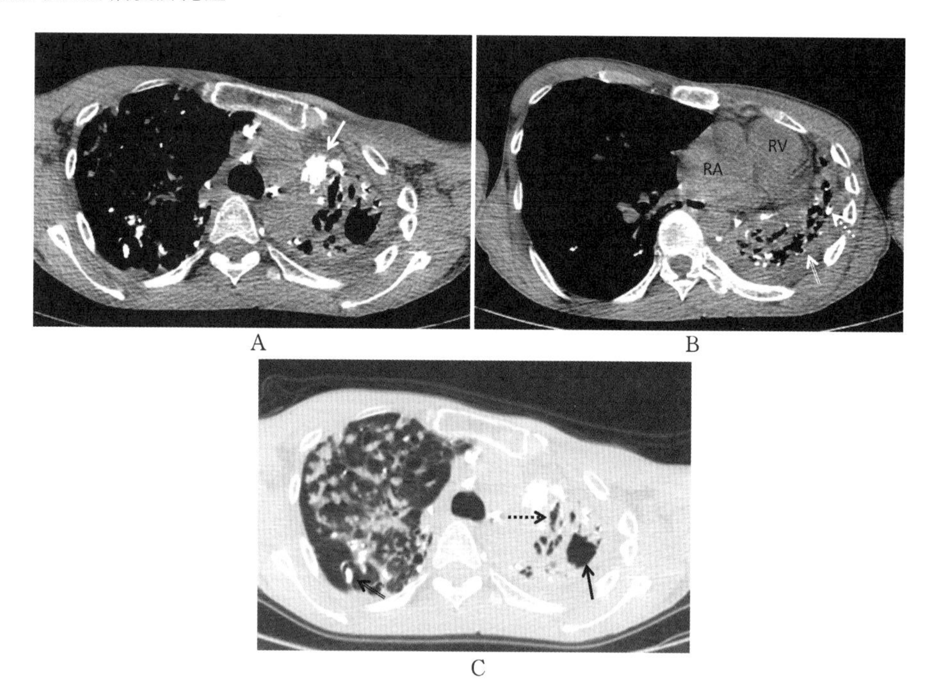

图 2-4-77　男性，32 岁，继发性肺结核、左肺毁损

CT 纵隔窗主动脉弓平面（图 A）及右心房平面（图 B）显示左侧胸廓塌陷，肋间隙变窄，气管心脏左移，肺组织区密度不均匀，可见较多的钙化，其形状大小差异较大，呈不规则结节状（白实箭）、沙泣状（白虚箭）、细点状（空心箭）钙化，右心房及右心室增大。图 A 同层肺窗（图 C）显示左肺密实，内见不规则空洞（黑实箭）及支气管扩张影（黑虚箭），右肺多发结节状、小斑片高密度影及钙化影（黑空心箭）。注：RA＝右心房；RV＝右心室

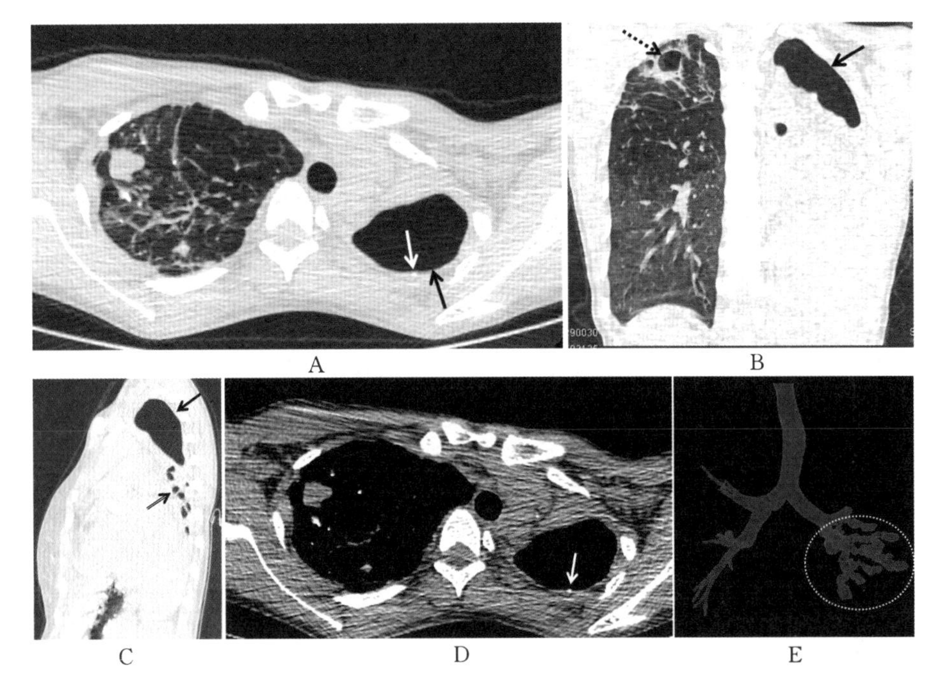

图 2-4-78　女性,25 岁,继发性肺结核、左肺毁损

胸部 CT 肺窗轴位(图 A)、冠状位(图 B)及矢状位(图 C)显示左肺密度普遍增高,肺尖可见巨大不规则空洞(黑实箭),空洞下方可见多发泡状气腔(空心箭)。右肺尖可见薄壁空洞(黑虚箭)、结节、钙化灶及索条影,下叶背段透光度增强。图 A 同层纵隔窗(图 D)示左肺尖空洞后壁可见一点状钙化(白实箭)。支气管最小密度投影(图 E)显示左肺内泡状气腔为串珠状扩张的支气管影(圆圈内)

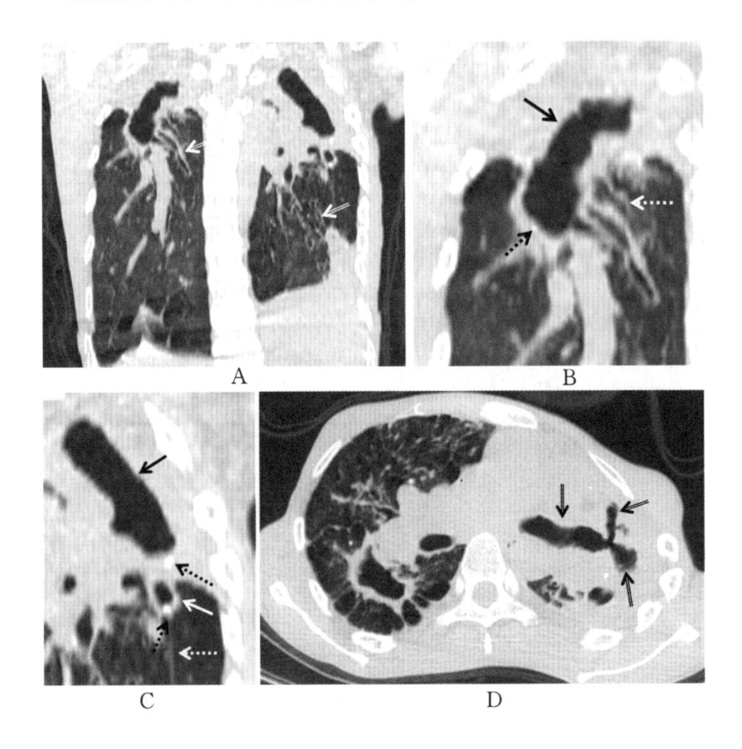

图 2-4-79　男性,27 岁,继发性肺结核、左肺上叶毁损

CT 三维重建冠状位(图 A)及其右肺尖(图 B)、左肺尖(图 C)局部放大图显示双肺尖"隧道"样空洞(黑实箭)及其下方的小厚壁空洞(白实箭),空洞形态不规则,边缘锐利,空洞壁可见点状钙化(黑虚箭),空洞周围可见索条影(白虚箭),相邻肺组织内可见支气管扩张(白空心箭),左侧膈肌明显升高且不光整。隆突平面 CT 轴位(图 D)示左肺病灶内含气支气管显著不规则扩张(黑空心箭),左侧胸廓塌陷,肋间隙变窄

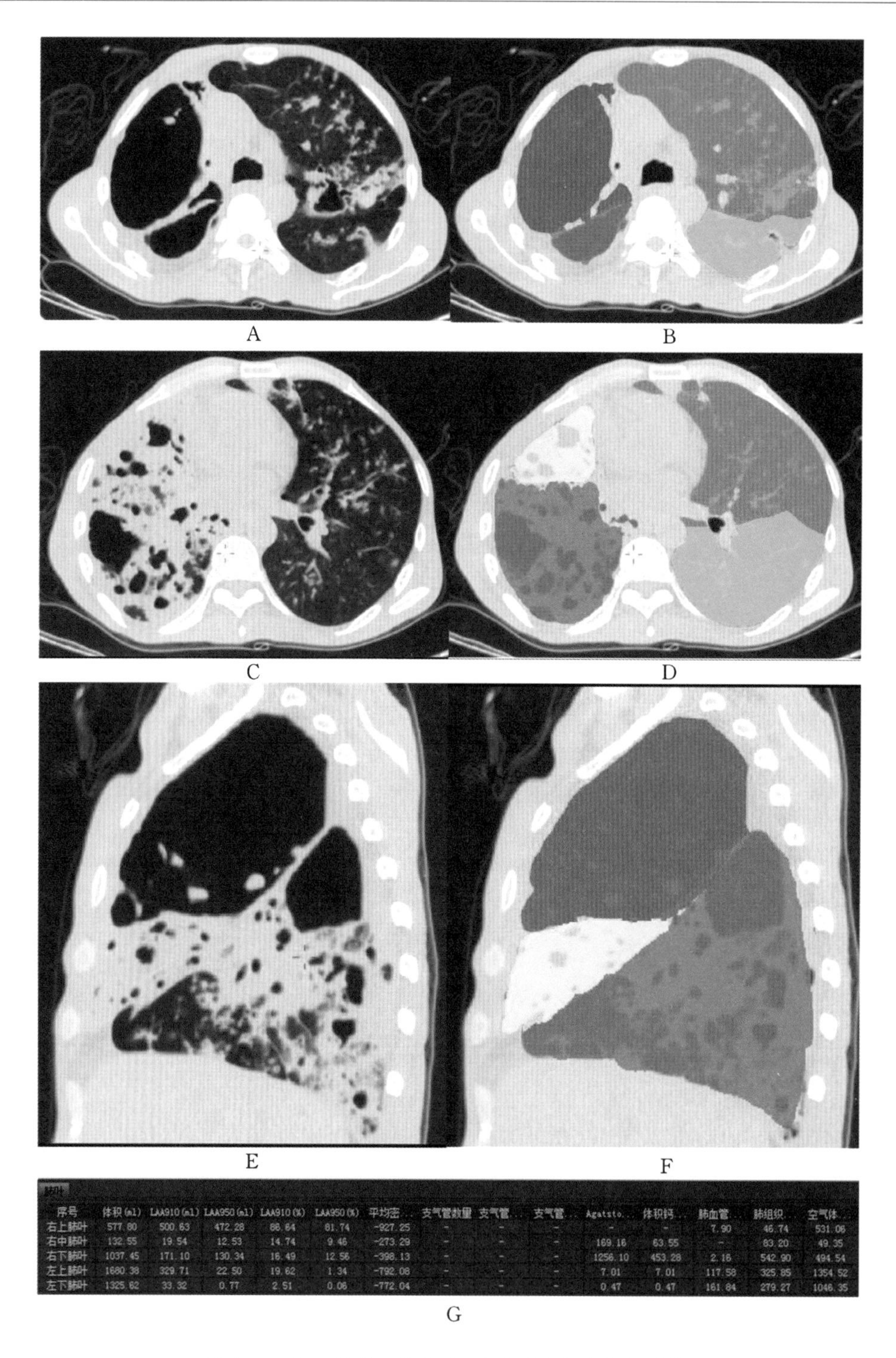

序号	体积(ml)	LAA910(ml)	LAA950(ml)	LAA910(%)	LAA950(%)	平均密...	支气管数量	支气管...	支气管...	Agatsto...	体积钙...	肺血管...	肺组织...	空气体...
右上肺叶	577.80	500.63	472.28	86.64	81.74	-927.25	-	-	-	-	-	7.90	46.74	531.06
右中肺叶	132.55	19.54	12.53	14.74	9.46	-273.29	-	-	-	169.16	63.55	-	83.20	49.35
右下肺叶	1037.45	171.10	130.34	16.49	12.56	-398.13	-	-	-	1256.10	453.28	2.16	542.90	494.54
左上肺叶	1680.38	329.71	22.50	19.62	1.34	-792.08	-	-	-	7.01	7.01	117.58	325.85	1354.52
左下肺叶	1325.62	33.32	0.77	2.51	0.06	-772.04	-	-	-	0.47	0.47	161.84	279.27	1046.35

图 2-4-80　男性,35 岁,肺结核并右肺上叶毁损肺

胸部 CT 平扫轴位(图 A 和 C)和矢状位(图 E)示右上肺呈大片空气密度,其内散在点片状软组织密度影,相应轴位(图 B 和 D)和矢状位(图 F)为层面计算机辅助检测的肺边缘,自动识别肺裂及分割肺叶,并给出各肺叶体积及低衰减区,计算机输出该患者肺损害各叶的总容积为 1054.30ml(图 G)

【鉴别诊断】

1. 一侧肺不张

◇系一侧主支气管完全阻塞引起，故受累支气管壁增厚、管腔狭窄、中断，多数伴有肺门肿块。

◇肺组织体积缩小，密度增高，但缺乏支气管充气征及空洞。

◇其他肺组织无结核病灶。

2. 一侧肺实变

◇实变的肺组织除外含气的支气管外，其他部分密度很均匀。

◇实变内的支气管走行及形态自然。

◇心脏、纵隔、气管无移位。

3. 一侧大量胸腔积液

◇绝大多数密度均匀。

◇患侧胸廓扩大，导致肋间隙增宽，心脏纵隔、气管向对侧移位，横膈下降。

【拓展阅读】

[1]中华人民共和国国家卫生和计划生育委员会. 中华人民共和国卫生行业标准，ICS11.020 C59 肺结核诊断(WS288-2017).

[2]郭佑民，陈起航，王玮. 呼吸系统影像学[M]. 2 版. 上海：上海科学技术出版社，2016.

[3]冯晓源. 现代医学影像学[M]. 上海：复旦大学出版社有限公司，2016.

[4]刘士远，陈起航，吴宁. 实用胸部影像诊断学[M]. 北京：人民军医出版社，2012.

[5]俞新华，黎惠如，汪福康，等. 低剂量 CT 在继发性肺结核治疗后随访中的应用价值[J]. 中国防痨杂志，2014，36(11)：953-957.

[6]袁小记，马祥兴. 螺旋 CT 低剂量扫描在成人活动性继发性肺结核随访中的价值[J]. 实用放射学杂志，2014(8)：1302-1305.

(周 婕 于 勇 蔡曙波)

第五章　气管、支气管结核

【课程目标】

掌握：气管、支气管结核的影像学表现及其鉴别诊断。

熟悉：气管、支气管结核的临床特点和诊断依据。

了解：气管、支气管结核的相关影像解剖与其病理改变。

【相关解剖】

◇气管起于环状软骨下缘，约平第6颈椎水平，长11～13cm，宽1.5～2cm。

◇以胸骨柄水平为界分为胸外气管和胸内气管两部分；胸腔外部分长2～4cm，胸腔内部分长6～9cm。

◇气管的前壁和侧壁由16～22个马蹄形的透明软骨环支撑，后壁则由平滑肌和纤维组织构成的气管后纤维膜围成。

√胸部正位片上，气管为管状低密度影，边缘光滑，随年龄增加，气管软骨钙化，可呈锯齿状。气管居中，有时在主动脉弓层面，气管左侧壁可见到轻微狭窄，气管轻度右偏，系主动脉压迹所致(图2-5-1)。

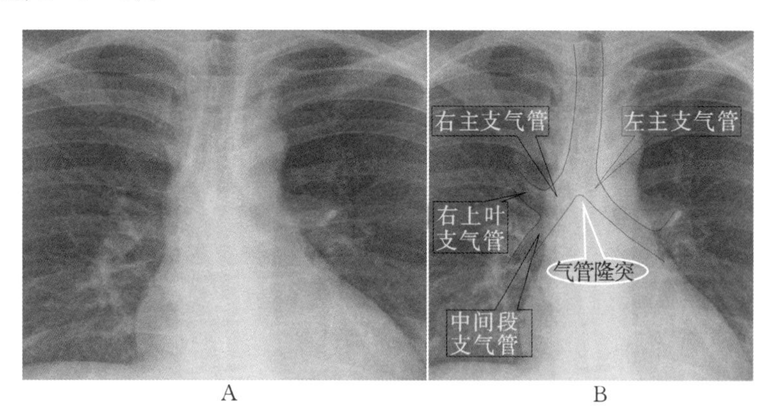

图2-5-1　正常气管树在X线胸片上的表现

图A为高千伏摄影，图B为其线条示意图

√CT层面上气管常呈圆形或椭圆形或马蹄形，甚至有些患者呈三角形或者倒置的梨形。气管腔内充填的空气和管腔外包绕的纵隔脂肪衬托出气管壁，其通常显示为厚度1～2mm的条形软组织影。气管后壁的纤维薄膜较气管前壁及侧壁薄，因为缺乏软骨而形态各异，可以表现为凹、凸或平坦。气管软骨表现为稍高于邻近软组织密度或高密度的钙化影。气管软骨的钙化最常见于老年人，其中又以女性居多。软骨钙化的患者，其气管壁几乎看不到软组织影（图 2－5－2）。

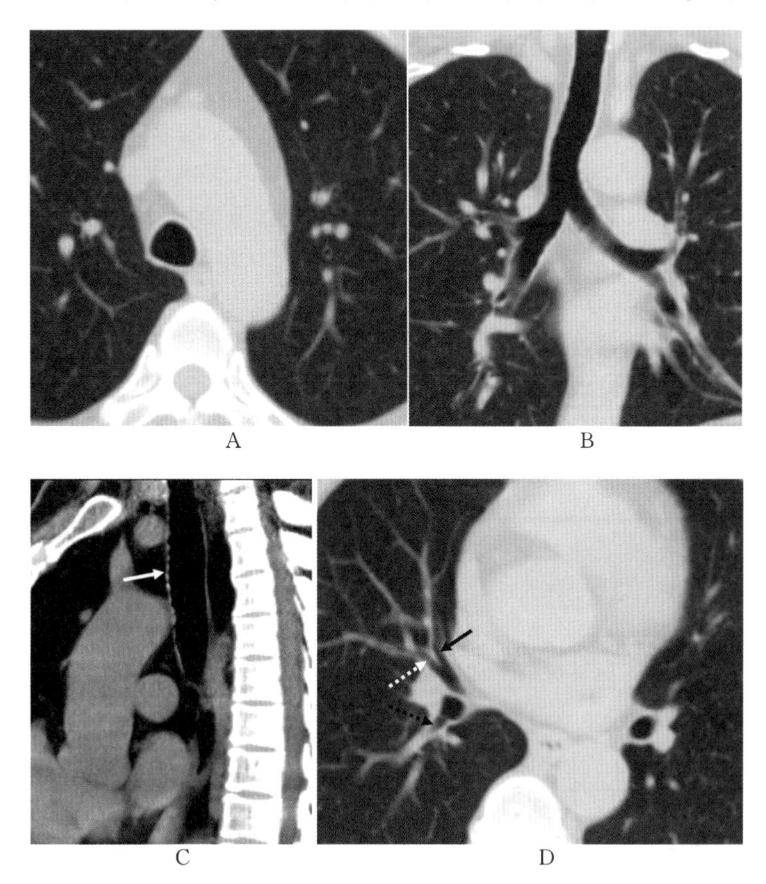

图 2－5－2　正常气管树在 CT 上的表现

CT 肺窗轴位（图 A）显示气管呈类圆形，内缘光滑，CT 肺窗冠状位（图 B）显示气管及左右主支气管呈长管状，两边的气管软骨密度略高，呈点状。CT 纵隔窗矢状位（图 C）显示气管前壁（白实箭）呈轻度锯齿状，而后壁由于无软骨覆盖，呈光滑的软组织密度影。下肺叶 CT 肺窗（图 D）显示右肺中叶外侧段（白虚箭）、内侧段（黑实箭）及下叶背段（黑虚箭）支气管呈细管状，内缘光滑

◇气管于胸部中段大约主动脉弓下水平分为左右两支，分别称为左主支气管、右主支气管（一级支气管）。二者分叉夹角为 60°～85°。右侧主支气管比左侧更加陡直，两侧主支气管与气管长轴的角度不同，右侧为 20°～30°，左侧为 30°～45°。

√左、右侧主支气管在高电压摄影的胸部正位片上常都可见到，在 CT 除了可以显示叶支气管、段支气管外，还可以显示亚段支气管（图 2－5－3）。两侧主支气管再逐级分叉，形成 5 个肺叶支气管（二级支气管）、18 个肺段支气管（三级支气管），而后又分为亚段支气管……经多级分支后，最终与肺泡相连。

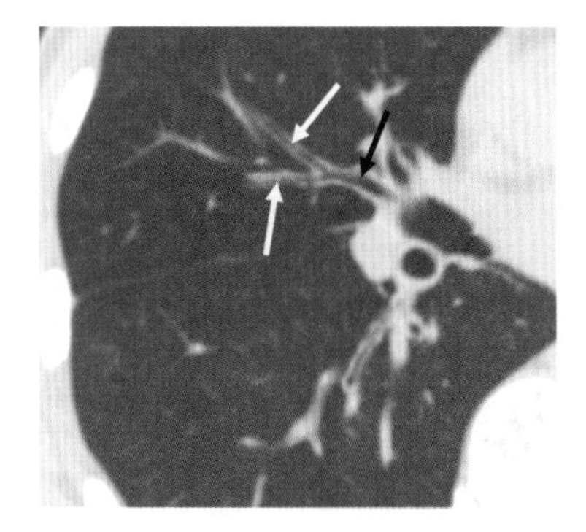

图 2－5－3　亚段支气管

CT 肺窗显示右肺中叶外侧段支气管（黑箭）分为两支亚段支气管（白箭）

【定义】

◇气管、支气管结核(tracheobronchial tuberculosis,TBTB)曾经被称为支气管黏膜结核,是指发生在气管、支气管的黏膜、黏膜下层的结核病,是肺结核的一种特殊类型,属于下呼吸道结核。

◇支气管结核常与肺结核或支气管旁淋巴结结核并发,多数继发于肺结核,少数继发于支气管淋巴结结核,经淋巴和血型播散引起支气管结核者极少见。

◇支气管结核患者的涂菌阳性率高,为60%～70%。涂菌阴性患者中有部分为单纯性TBTB,占全部TBTB患者的5%～10%。

◇对于支气管结核患者,如果早期处理不当,会遗留严重的气道狭窄,易引起通气障碍,此外,会导致相应肺段肺的反复感染,甚至肺不张、肺损毁等,严重危害患者的健康。如果早期给予合理的治疗,可能预防上述并发症的发生,达到治愈的效果,因此,TBTB重在早期诊断和早期治疗。

【诊断依据】

1.确诊依据

支气管镜检查可直接观察气管和支气管病变,也可以抽吸分泌物、刷检及活检。气管镜检查发现气管和支气管病变,同时满足以下任何一条,即可确诊。

◇病理检查支持结核。

◇气管、支气管分泌物抗酸杆菌阳性两次。

◇气管、支气管分泌物抗酸杆菌阳性一次,结核分枝杆菌培养阳性一次。

◇气管、支气管分泌物结核分枝杆菌抗酸检测阳性。

√注:除获得金标准证据可以作为确诊标准外,上述其他各项仅作为支气管结核的疑似诊断,多项并存时,为高度疑诊标准。

2.临床诊断

支气管镜检查镜下改变符合结核病改变的患者,痰涂片及痰培养阴性,病理学检查阴性,胸部影像学检查显示支气管结核特点,经鉴别诊断排出其他肺部疾病,临床上可诊断为气管、支气管结核。

【分类】

气管、支气管结核包括气管、支气管黏膜及黏膜下层的结核病。

【病理改变】

1.炎症浸润

支气管黏膜充血、水肿伴黏膜淋巴细胞、中性粒细胞、巨噬细胞浸润。此型刷检涂片抗酸杆菌检出率较高,属早期组织学改变。

2.溃疡坏死

溃疡坏死常为单发。黏膜表面溃疡、糜烂。溃疡面覆盖一层灰白色干酪样坏死物，周围充血、水肿。轻者病变仅局限于黏膜层，重者溃疡可达黏膜下层，并可导致气管、支气管软骨的破坏，病变区域触之易出血。这期大部分患者排菌较多。

3.肉芽组织增生

肉芽组织从溃疡的基底层长出，肉芽组织内有较典型的类上皮细胞、多核巨细胞及朗格汉斯巨细胞。支气管管腔可被部分阻塞，引起肺不张。此期，活检阳性率高。

4.纤维瘢痕挛缩

支气管壁的组织被纤维组织所代替，纤维组织收缩，管腔不同程度狭窄或阻塞，甚至完全闭锁。这一表现是支气管结核稳定或愈合表现，此型刷检涂片抗酸杆菌检出率很低，组织活检也多无异常发现。

5.管壁软化

气管、支气管软骨环因破坏而缺失或断裂，导致气管、支气管管腔塌陷，导致气道不同程度的阻塞，尤以呼气相及胸内压增高时明显。此时病变多已稳定或痊愈。抗酸杆菌检出率、活检阳性率很低。

6.淋巴管瘘形成

支气管管腔与纵隔内干酪性病灶相通。

√注：支气管结核的上述病理表现很少单独存在，在一个病历上常同时存在上述诸种表现的两种及两种以上的病理改变。

【临床特点】

1.症状与体征

◇青年女性为本病的易患人群。女性与男性的患病率通常为2∶1～3∶1。

◇常伴有结核中毒症状，如发热、乏力、消瘦、盗汗等。

◇常伴有支气管黏膜炎症导致的刺激症状，如咳嗽、咳痰、咯血等。痰液多呈白色黏液泡沫状，黏稠不易咳出。

◇部分患者有变态反应性关节炎、结膜炎等变态反应表现。

2.支气管阻塞症状的主要表现

◇刺激性咳嗽：气管及中心气道狭窄时咳嗽声如犬吠，痰少。

◇胸闷、喘鸣：喘鸣音位置固定，应用支气管扩张剂无效。

◇当痰液阻塞气道时，引起呼吸困难，排痰后可缓解。当支气管-淋巴瘘形成时，干酪坏死物突然破溃进入支气管内，可造成肺不张，甚至可致窒息。

【影像学表现】

主支气管，两肺上叶、中叶、舌叶支气管是支气管结核的好发部位。气管、支气管结核的影像学表现包括直接征象和间接征象。

1. 直接征象

直接征象包括支气管结核病变、肺实质结核病变及纵隔结核病变。

(1)支气管结核病变

支气管的结核病变主要包括炎性渗出、炎性增殖、纤维化及钙化。这些改变的综合作用导致支气管的管壁增厚,管腔狭窄、阻塞。支气管的这些表现在X线胸片上很难显示,目前主要采用CT,尤其是CT的后处理技术进行展示。

(2)支气管结核病变分型

根据管腔的狭窄形态和梗阻程度将其分为管腔浸润型狭窄、管腔不规则狭窄、腔内结节型狭窄、管腔梗阻型、混合型五型。

◇管腔浸润型狭窄是指狭窄段的气管内壁光滑整齐,管腔呈向心性狭窄,软骨环以内的软组织影明显增厚(图2-5-4)。此型多见于病变初期的炎性水肿,在CT上表现为支气管内缘光滑整齐,无显著的异常凸起或凹陷。以纤维化为主的气管结核、治愈有效的气管结核也可表现为内壁光滑的气管狭窄,但其特点是黏膜增厚不明显,原肺内的阻塞性改变有缓解。

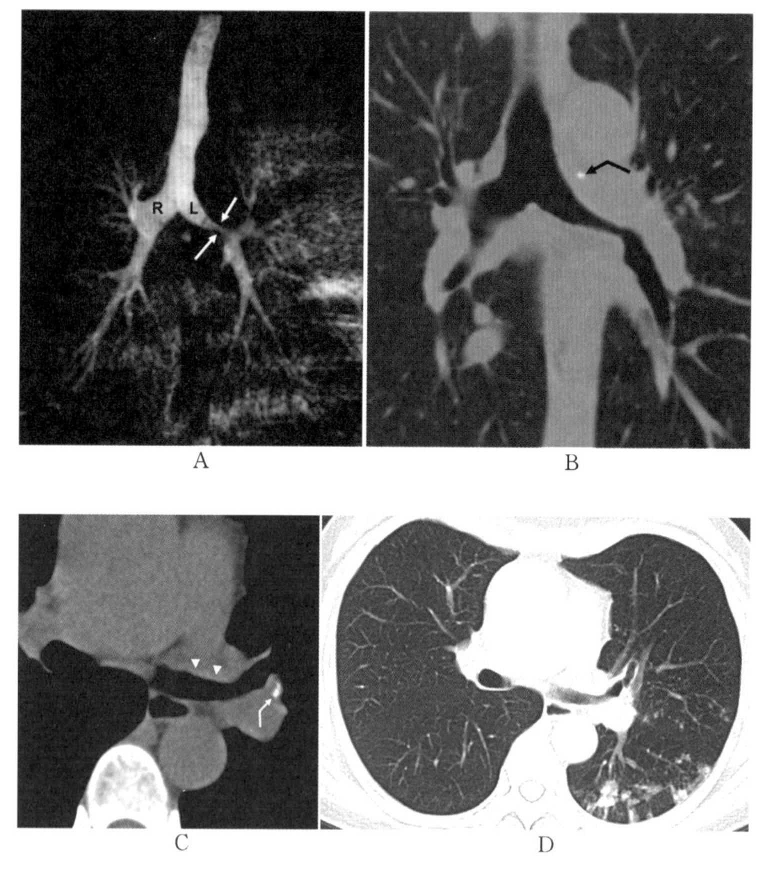

图2-5-4 女性,51岁,支气管结核

表面重建(图A)示左主支气管(L)起始部管径较右主支气管(R)细,左主支气管呈锥状狭窄,最窄部位于左主支气管分叉前(直箭),冠状面重建(图B)及轴位(图C)示气管内壁光滑,管壁轻度增厚(箭头),肺门区无肿块,有斑点状钙化(弯箭),CT肺窗(图D)示左肺斑片状、粟粒状结节

◇管腔不规则狭窄是指狭窄段的气管内壁凹凸不平，呈锯齿状或浅波浪状，管腔扭曲变形(图 2－5－5)，是由黏膜溃疡糜烂、肉芽组织增生及纤维组织挛缩等多种病理改变共同作用的结果。这种类型的支气管黏膜厚度不均，密度增高，可伴有钙化。这一类型常见于病变的活动期，是支气管结核最常见的类型。

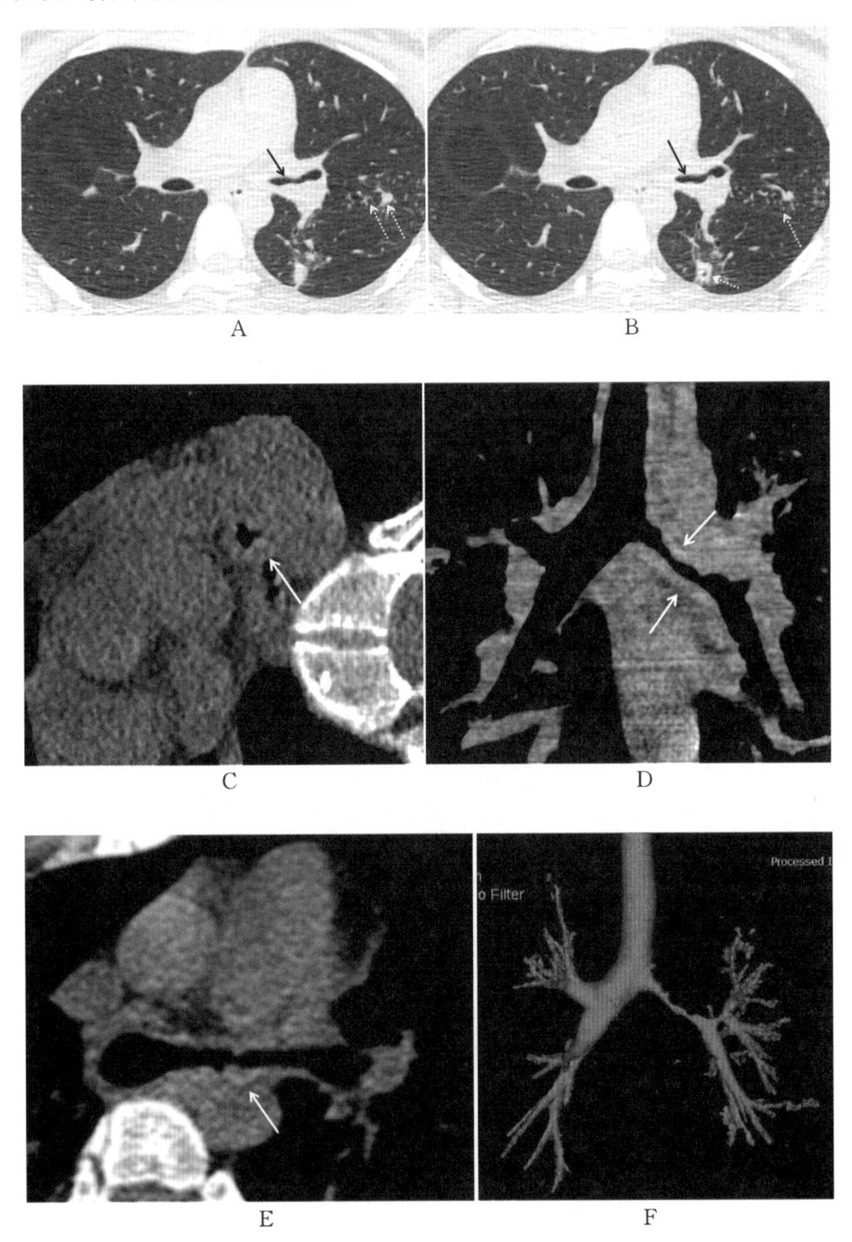

图 2－5－5　女性，24 岁，支气管结核

CT 肺窗连续断面(图 A、B)显示左主支气管轻度扭曲，管腔不均匀狭窄(黑实箭)，左肺上叶尖后段、下叶背段可见形状各异卫星灶(白虚箭)。多平面重建支气管轴位(图 C)显示支气管腔呈不规则状，管壁厚薄不均(白实箭)。多平面重建支气管冠状位(图 D)及矢状位(图 E)纵隔窗显示左主支气管明显狭窄，内壁不规则，腔内见小结节样凸起，增厚的管壁密度略不均匀(白实箭)。表面重建(图 F)显示管腔狭长，管壁凹凸不平，未被完全阻塞

◇腔内结节型狭窄是指支气管的管腔内存在单发或多发软组织密度结节，结节呈宽基底连于气管壁，形态规则或不规则，轮廓光滑，邻近管壁增厚，气管偏在性狭窄(图 2-5-6)。增强扫描，结节呈渐进型持续性轻至中度增强，结节非坏死部分均匀强化，坏死部分不强化。此型常见于增殖型气管结核。

◇多发性腔内结节造成的支气管内腔凹凸不平，与管腔不规则狭窄造成的管腔内壁不平整的区别在于下面两项。

√结节型狭窄的突起较大，连续多个结节造成支气管内壁大波浪状改变；而管腔不规则狭窄的突起及凹陷较小，呈锯齿状或浅波浪状。

√结节型狭窄的支气管壁增厚程度更明显，常表现为增厚的管壁由多发结节组成，各结节的密度及强化更趋于不一致。管腔不规则型狭窄的管壁也表现为厚薄不一，但缺乏大结节。

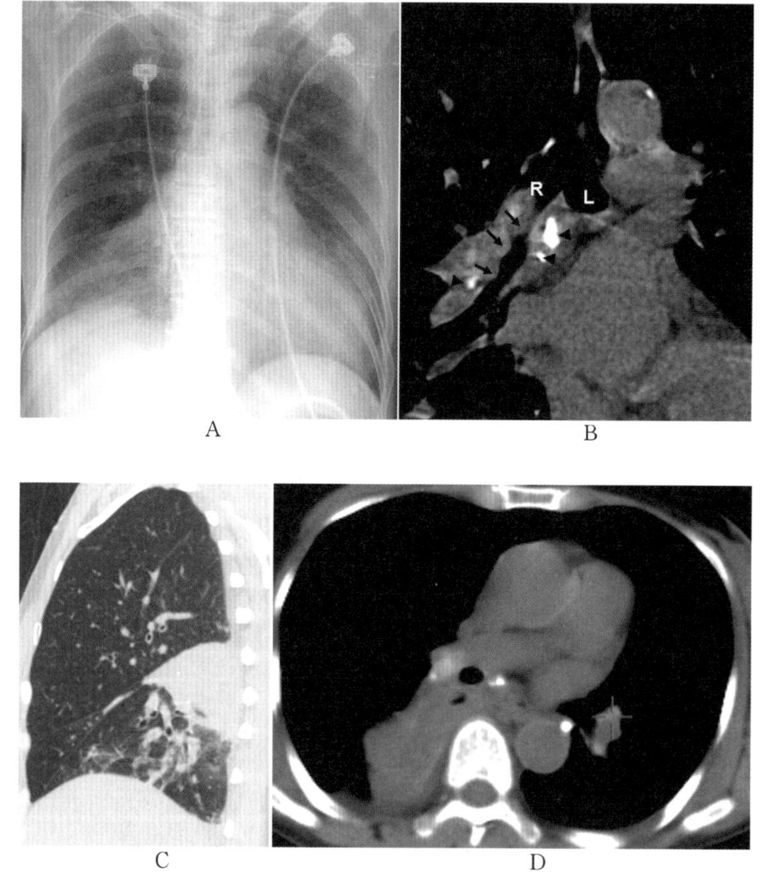

图 2-5-6　女性，66 岁，支气管结核、继发性肺结核

胸片示右肺下叶心缘旁三角形密度增高影，CT 冠状位纵隔窗(B)示右肺中间段支气管壁明显不规则增厚，呈结节状向气管腔内突出(箭)，致气管狭窄，增厚的软组织内多发大小不等钙化(箭头)，矢状位(C)示下叶背段不张，背段支气管开口纤细(D)

◇管腔梗阻是指气管、支气管管腔完全闭塞，其特点为气道闭塞尖端呈尖角状或平直状，外形僵硬。管壁显著增厚，软骨可增厚、变形、破坏(图 2-5-7、8)，常伴有气管缩短、扭曲变形(图 2-5-9)。此型可见于肉芽增生到纤维挛缩的各个时段。

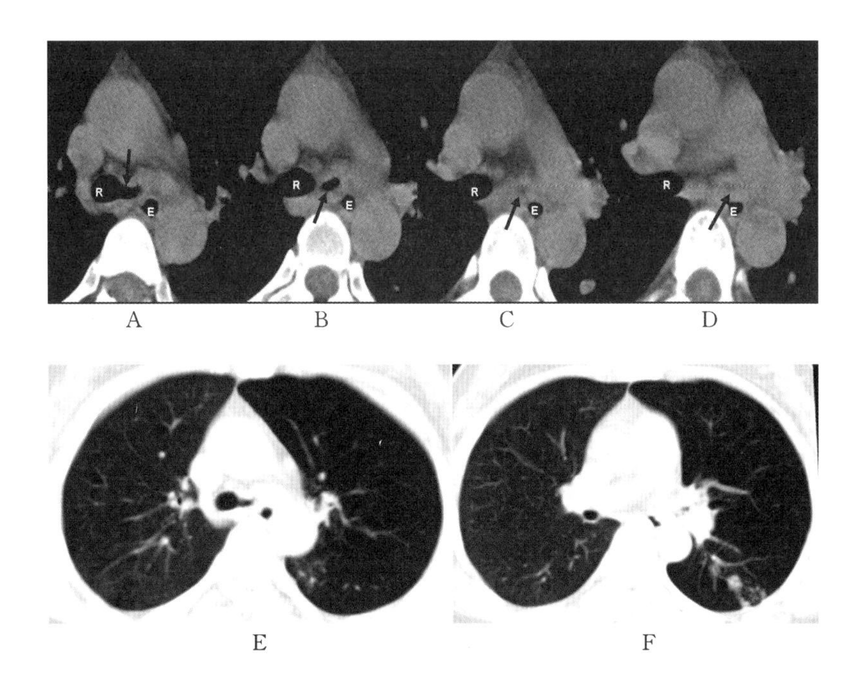

图 2-5-7 女性,16 岁,支气管结核、继发性肺结核

CT 连续横断位扫描(图 A～D)示左主支气管管腔开口狭窄,并逐渐变细、消失(箭),管壁全周增厚;CT 肺窗示左肺透光度增加,纵隔前联合轻度右移(图 E),左肺下叶散在小结节状影,病灶沿支气管树分布(图 F)

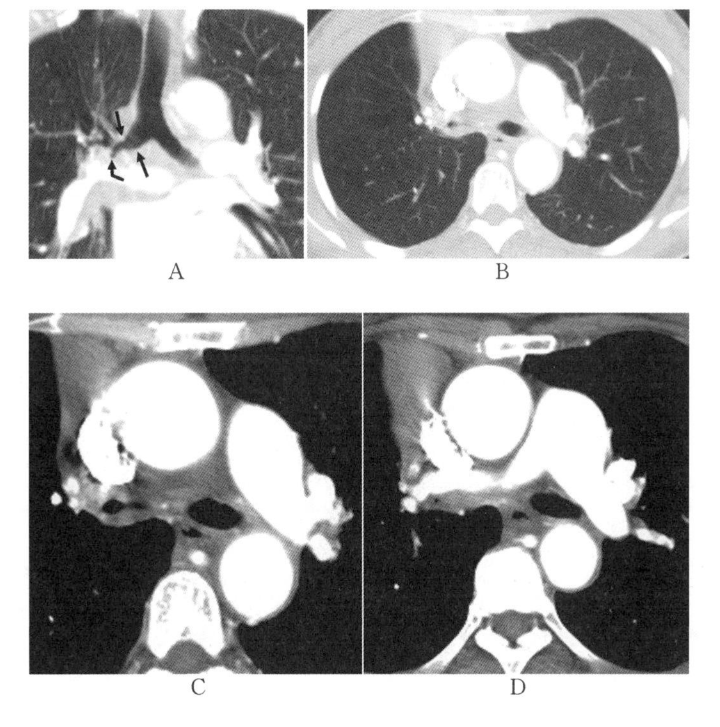

图 2-5-8 女性,43 岁,支气管结核

CT 冠状面(图 A)示右主支气管远端扭曲狭窄(直箭),中间段支气管截断(弯箭),轴位肺窗(图 B)示右纵隔旁致密影,增强扫描(图 C)示右肺中间段支气管壁明显增厚,管腔明显缩窄(图 D),中叶不张

◇混合型是指多段受累支气管,其表现不尽相同,出现两种或两种以上形态学改变。

增厚的气管、支气管壁钙化多见。有学者认为,较长线状钙化是气管、支气管结核的特征性改变,具有重要的诊断价值。

2. 肺内结核病变

◇肺内结核灶最常出现在病变支气管远端的肺组织,也可出现在双肺的任何部位。

◇肺内结核灶的影像学表现与继发性肺结核表现相似,具有"三多"征象,即病灶多发散在、形式多样、新老程度多样(图 2-5-5、9)。这是因为支气管内膜病灶呈长期持续排菌的状态。

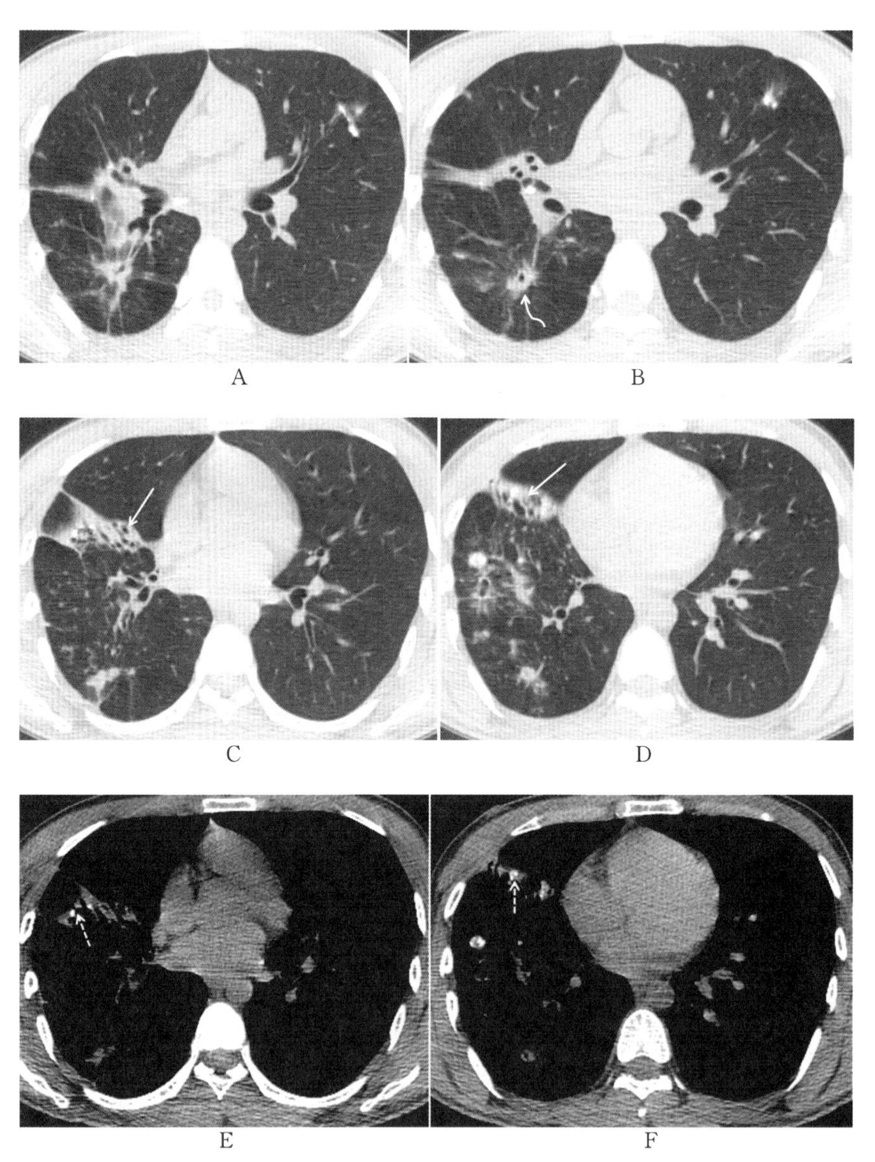

图 2-5-9 男性,24 岁,支气管结核

CT 肺窗连续断面(图 A～D)平扫显示右肺中叶外侧段大片状影内见扩张聚拢支气管影(白实箭),右肺下叶见斑片状影及厚壁空洞(图 B 白弯箭),纵隔窗(图 E、F)示部分病变内有钙化影(白虚箭)

◇肺内结核的支气管播散灶具有以下影像学特点。

√肺内结核灶常沿支气管树、肺段分布，形成多发病灶(图 2-5-10、11)。

√段性分布的小叶中心结节(即位于次级肺小叶内的结节，不累及小叶间隔和胸膜面)(图 2-5-10)、小叶中心磨玻璃影或小叶中心实变影，有时小片状渗出灶内还可形成空洞(图 2-5-5)。

√沿支气管树分布的小叶中心分支线影，即位于次级肺小叶内的分支状细线状影(图2-5-10C，11B)。

√树芽征(即位于次级肺小叶内的线状影+结节影)(图 2-5-11A)。

√支气管扩张，管壁增厚的支气管炎征象(图 2-5-12)。

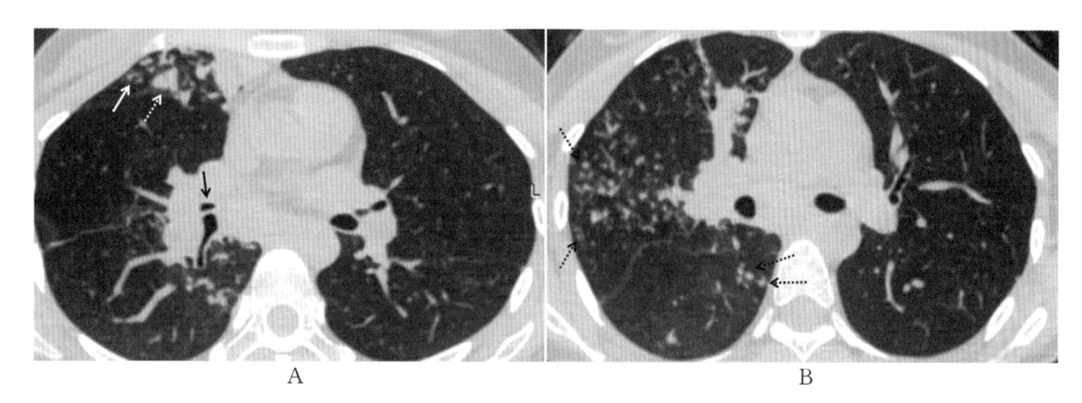

A　　　　B

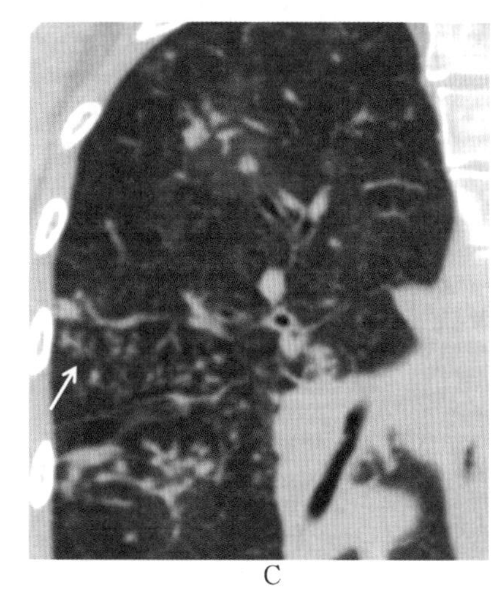

C

图 2-5-10　**女性，**24 **岁，支气管结核**

CT 肺窗轴位(图 A)示右中间段支气管狭窄呈扁圆形(黑实箭)，右肺上叶前段胸膜下可见多发分支状线状结构(白实箭)及斑片状实变影(白虚箭)。中间段支气管层面(图 B)示右肺门肿大，右肺上叶前段及后段支气管血管束显著增粗，上叶后段楔形分布线状、粟粒状结节，胸膜下可见典型类圆形小叶中心结节(黑虚箭)。冠状位(图 C)显示胸膜下多分支线状影呈鱼骨样(白实箭)

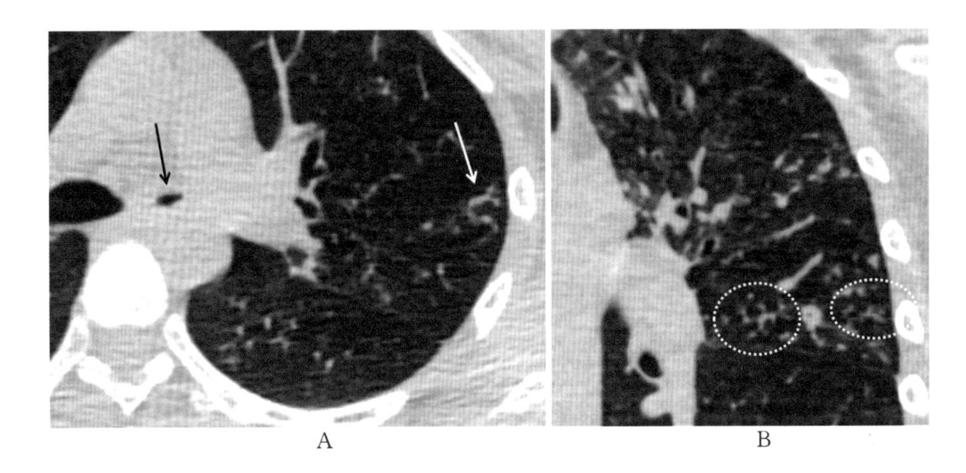

图 2-5-11　女性,24 岁,支气管结核

CT 肺窗轴位(图 A)显示左主支气管管腔明显狭窄(黑箭),左肺上叶尖后段胸膜下可见树芽征(白箭),冠状位(图 B)示斜裂胸膜下及侧胸膜下多发分支状线影(圆圈内)

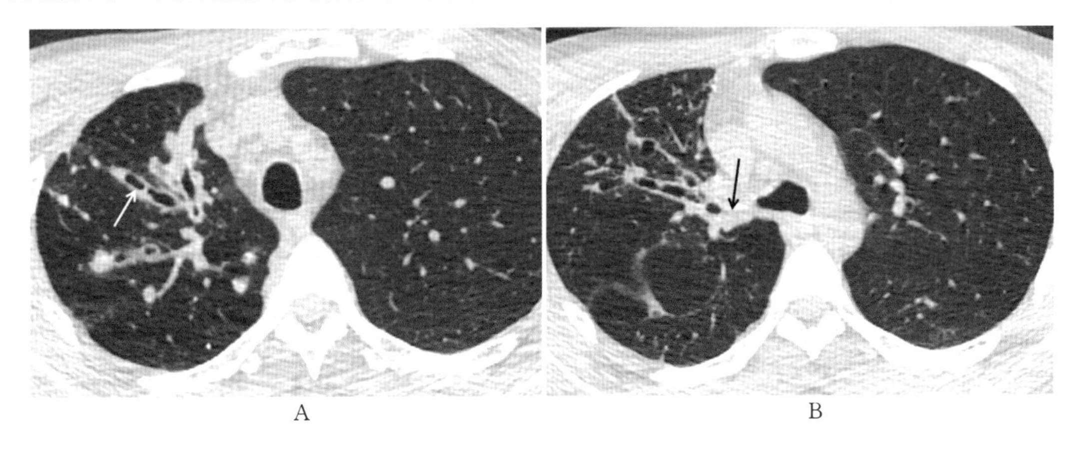

图 2-5-12　男性,34 岁,支气管结核

支气管镜示:右肺上叶后段支气管黏膜红肿充血、增生,管腔明显狭窄,可见大量白色黏稠分泌物。CT 肺窗轴位主动脉弓上平面(图 A)及肺动脉窗平面(图 B)示右肺上叶开口处支气管狭窄闭塞(黑箭),其远端管腔不规则扩张,管壁增厚(白箭)

3.纵隔结核

◇主要表现为纵隔、肺门淋巴结肿大、钙化。

◇CT 平扫,肿大的淋巴结多呈软组织密度,多数密度较均匀,边缘可清晰,可模糊(图 2-5-13A),少数密度不均。

◇增强扫描后,增大淋巴结有多种强化方式,包括不强化、均匀强化、环形强化或多环状强化等。其中以渐进性环形强化最为有特色,环壁厚薄均匀(图 2-5-13)。

4.间接征象

间接征象为支气管狭窄与并发症。支气管管腔狭窄早期常表现为阻塞性肺气肿,继而随病变加重而出现阻塞性肺炎,一旦发生病变支气管闭塞,或因分泌物、干酪物质阻塞气道时,则引起阻塞性肺不张。

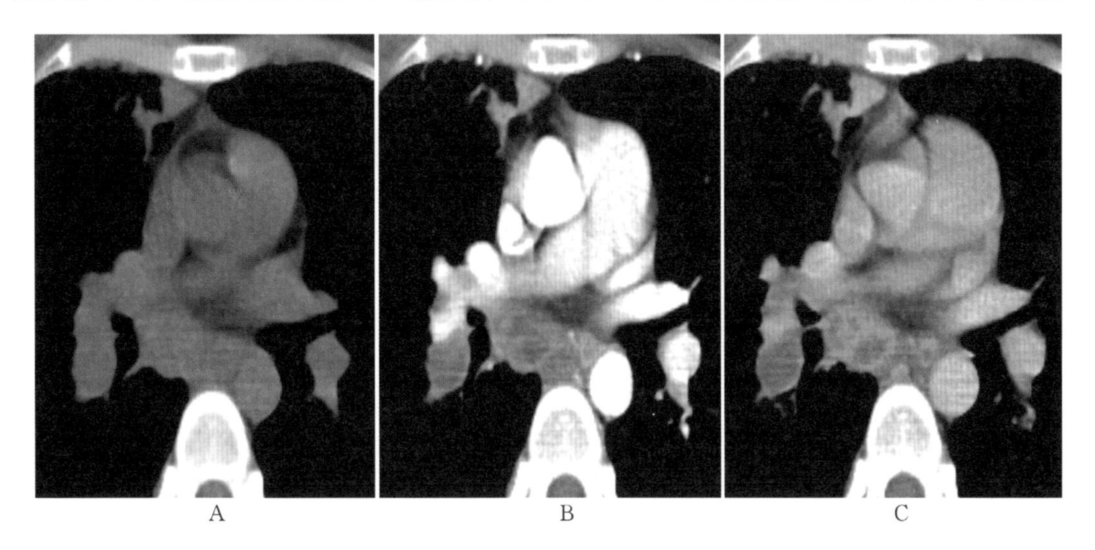

图 2－5－13　与图 2－5－10 为同一患者

CT 平扫(图 A)示右肺门、隆突下多发结节，边缘模糊，密度均匀。同层增强扫描动脉期(图 B)及静脉期(图 C)显示多发大小不等环形强化结节，静脉期强化较动脉期明显

支气管结核导致相应肺组织通气障碍时，在狭窄支气管周围及肺不张近端无明显软组织肿块，但可伴有多发肿大淋巴结(图 2－5－13)。

◇支气管结核导致的肺气肿。结核导致的阻塞性肺气肿常具有如下特点：气肿区肺纹理增粗、紊乱，常伴有分支条状，或指套样高密度灶，系阻塞远端支气管黏液与干酪性物质嵌塞所改，此类患者多为大支气管结核与其远方小支气管结核同时存在(图 2－5－14)。

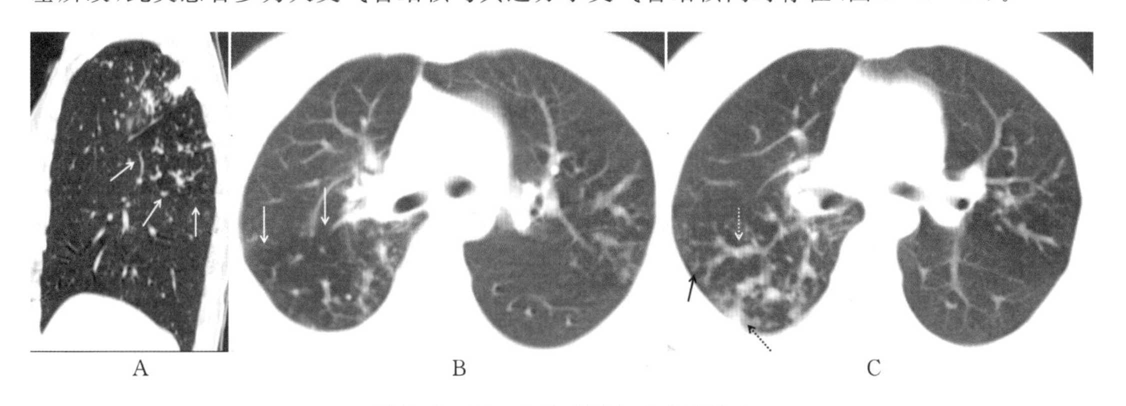

图 2－5－14　女性，17 岁，支气管结核

CT 矢状位(图 A)及轴位(图 B)肺窗示右肺下叶背段透光度增强(白实箭)，图 B 下层(图 C)显示该段肺野内肺纹理增粗，呈分支状(白虚箭)，边缘不整、扭曲，胸膜下可见小叶中心分支线影(黑实箭)及小片状实变影(黑虚箭)。左肺上叶上舌段可见类似改变

◇支气管结核导致的阻塞性炎症。肺内渗出实变影密度不均，渗出实变影内伴多发无壁空洞(图 2－5－15)及支气管扩张(图 2－5－16)，甚至可见钙化(图 2－5－15C)。多发空洞可形成蜂窝状改变。

◇支气管结核导致的阻塞性肺不张。不张肺组织内密度不均，常可见钙化、干酪性肺炎、支气管扩张(图 2－5－17)。增强扫描对诊断有帮助，单纯肺不张，肺实质强化均匀，而结核性肺不张强化不均匀，其内散在的干酪性肺炎不强化，呈低密度区(图 2-5-18)。

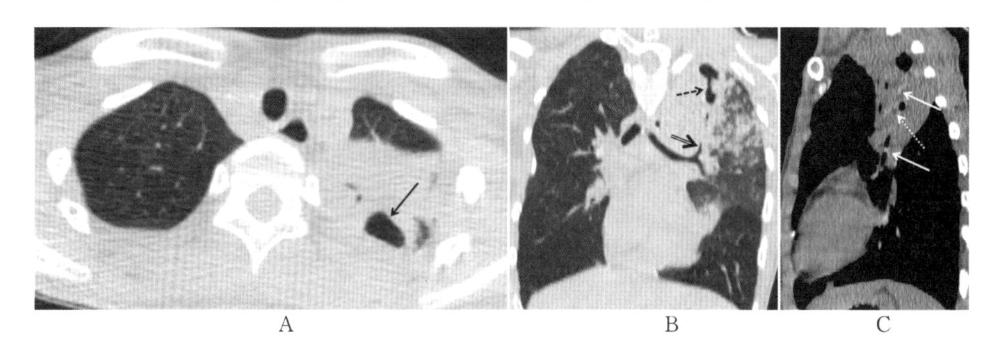

图 2-5-15 男性，19 岁，支气管结核并左上肺阻塞性炎症、继发性肺结核

CT 轴位(图 A)及斜冠状位(图 B)示左肺上叶尖后段斑点状及大片状渗出实变影，大片状实变影内见无壁空洞(黑实箭)，空洞下缘见一粗细不均匀的引流支气管(黑虚箭)，支气管近端狭长(空心箭)，纵隔窗矢状位(图 C)示气管壁及实变肺组织内斑点状钙化(白实箭)及小片状液化区(白虚箭)

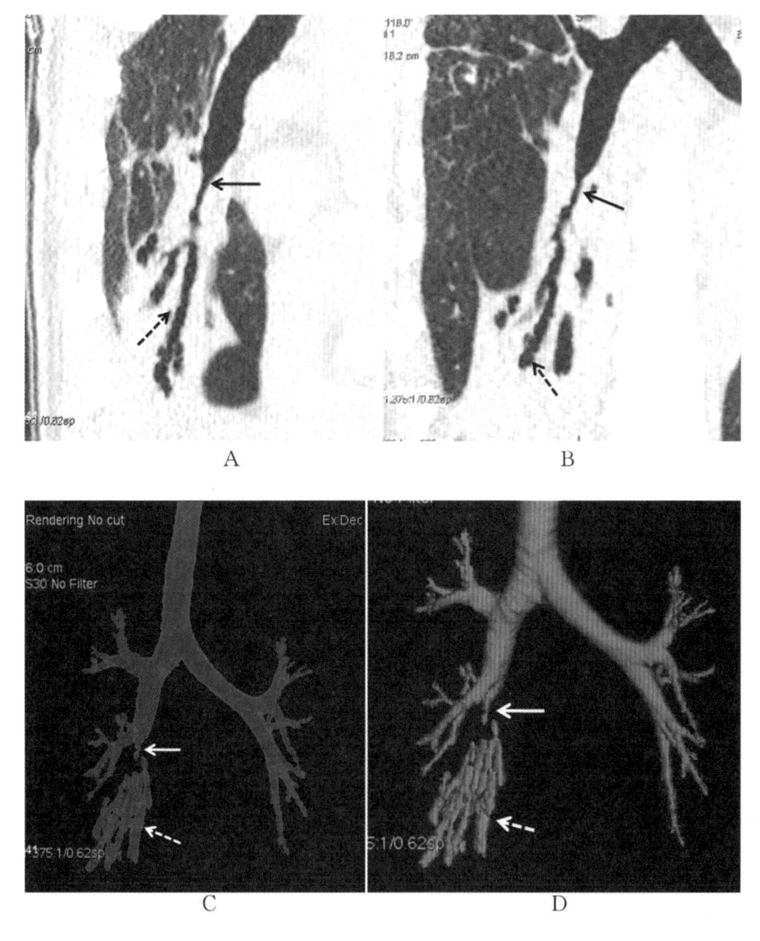

图 2-5-16 女性，30 岁，支气管结核、双肺继发性肺结核

曲面重建气管矢状位(图 A)及冠状位(图 B)示右肺下叶实变影，实变影内充气支气管串珠状扩张(黑虚箭)，右肺下叶基底段支气管开口处管腔狭窄、内壁欠光整(黑实箭)；最小密度投影(图 C)、VR 图(图 D)可见右肺下叶基底段支气管开口处狭窄(白实箭)，右肺下叶基底段远端支气管束明显增多、扩张(白虚箭)

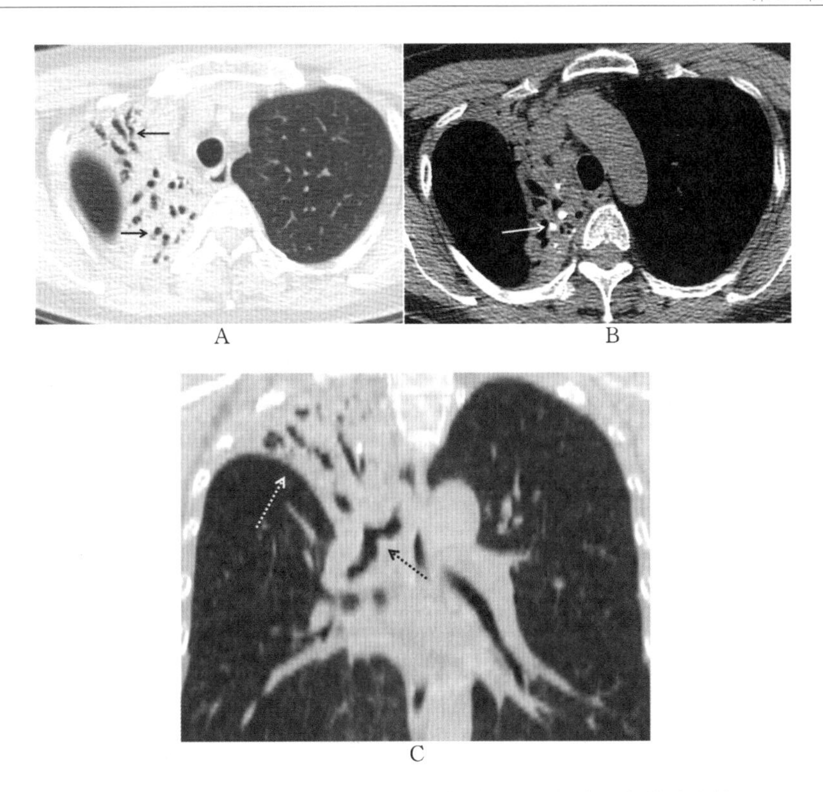

图 2-5-17　女性，52 岁，气管、支气管结核，右肺继发性肺结核

CT 肺窗(图 A)显示右肺上叶大片状实变影，其内充气支气管普遍扭曲扩张(黑实箭)，纵隔窗(图 B)示病灶内见多发钙化灶形成(白实箭)。冠状位重建(图 C)显示右主支气管扭曲(黑虚箭)，上叶支气管管口呈尖嘴状闭塞，水平裂(白虚箭)明显上移

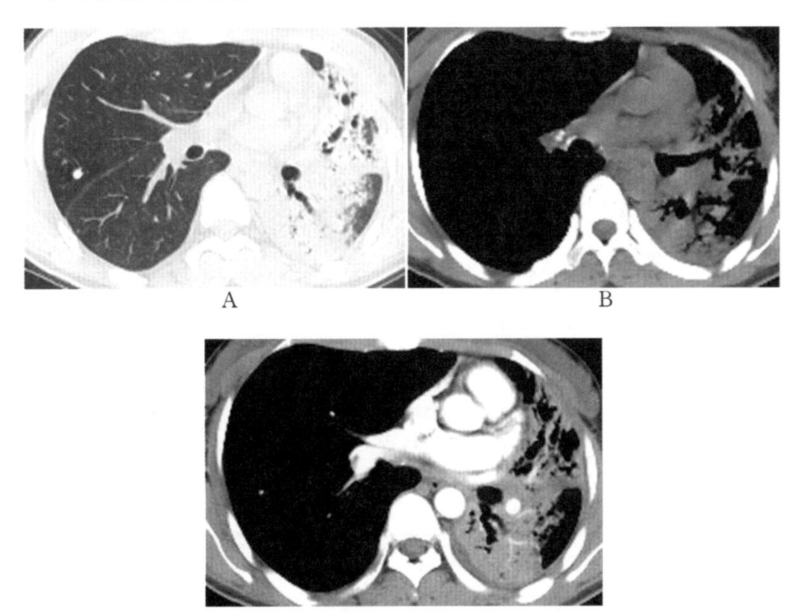

图 2-5-18　女性，16 岁，支气管结核、肺继发性肺结核

CT 肺窗(A)示左胸廓缩小，左肺内片状渗出实变影，内支气管扩张，纵隔窗(B)示高密度影内有充气的支气管，增强扫描(C)示实变影内血管走行自然，实变肺组织内斑点状低强化区，胸膜肥厚粘连

附:支气管显示的后处理技术

多层螺旋 CT(MSCT)具备快速扫描、薄层扫描和强大的图像后处理功能,可对气道及其周围组织进行多平面、多角度、多方式的观察。

MSCT 后处理技术不会增加患者的辐射剂量,无痛、操作简单,不仅能观察支气管狭窄远端的情况及支气管壁和管外的表现,还能观察到支气管狭窄的全长、远端的再狭窄及伴发的支气管扩张、管壁增厚等表现(图 2-5-16、19~22),它可以与纤维支气管镜互为补充,并为纤维支气管镜的操作提供准确的导航。

多层螺旋 CT 的后处理技术用于气道显影的主要有:多平面重建技术(MPR)、曲面重建(CPR)、最小密度投影(Min-IP)、CT 仿真内镜(CTVE)、容积重建(VR)等。

◇MPR 图像是以支气管病变为中心逐层进行横轴面、冠状面、矢状面和斜面重建组成的二维图像,其密度分辨率高,能够清晰的显示气管、支气管的腔内、外软组织的毗邻关系,对病变段支气管壁的增厚、管腔狭窄的程度和累及范围显示良好,且可准确测量气道受累的范围及管壁侵犯的深度(图 2-5-19)。

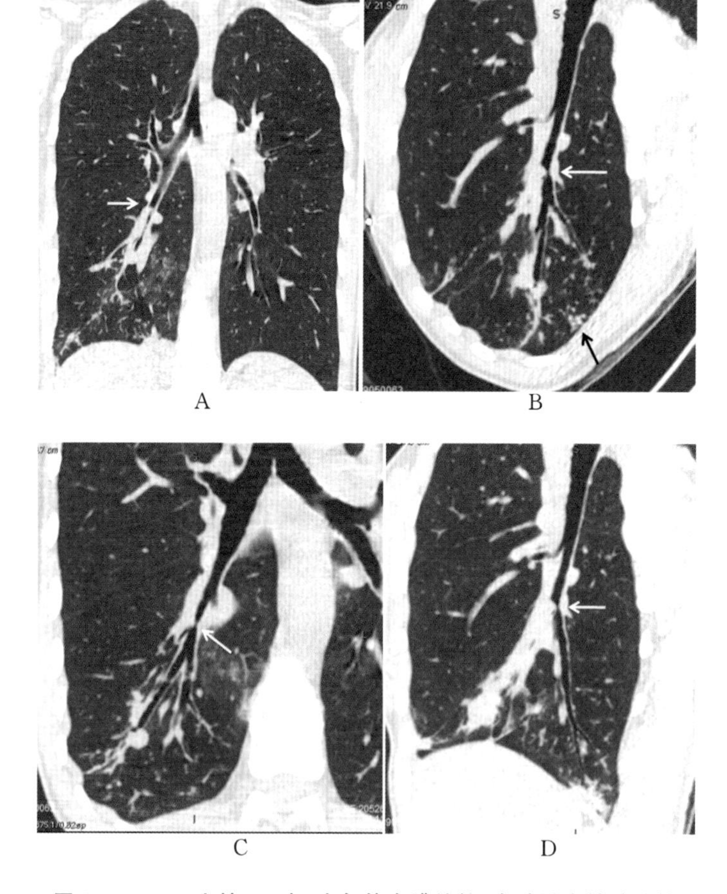

图 2-5-19　女性,31 岁,支气管内膜结核、右肺继发性肺结核

支气管镜示:右肺下叶基底段支气管见大量脓性分泌物,管腔狭窄,可见白色伪膜附着。MPR 冠状位(图 A),CPR(图 B、C、D)技术重建的轴位、冠状位及矢状位,从多角度显示右肺下叶支气管狭窄(白箭),右肺下叶见沿支气管走行簇状分布的小叶中心结节及树芽征(图 B 黑箭)

◇CPR 是将不在一个层面内的结构经过变形构建在一个平面内，用于展现弯曲结构的全貌，在肺结核的应用中，主要用于观察走行路径长而扭曲的支气管管腔结构，这种图像可以准确显示管腔狭窄、扩张的程度、管壁的厚度，也可以观察管状结构与周围组织的关系（图2-5-20～23）。但应该强调的是，这种重建图像的组织结构变形，与正常解剖图像可以相去甚远。

◇Min-IP 主要显示低密度结构，特别适用于显示支气管的连续性好，也可以显示肺气肿的范围及程度。与上述两种技术相比，本技术获得的图像可多角度旋转观察，避免重叠，但它不能显示支气管周围的情况（图 2-5-24、25）。

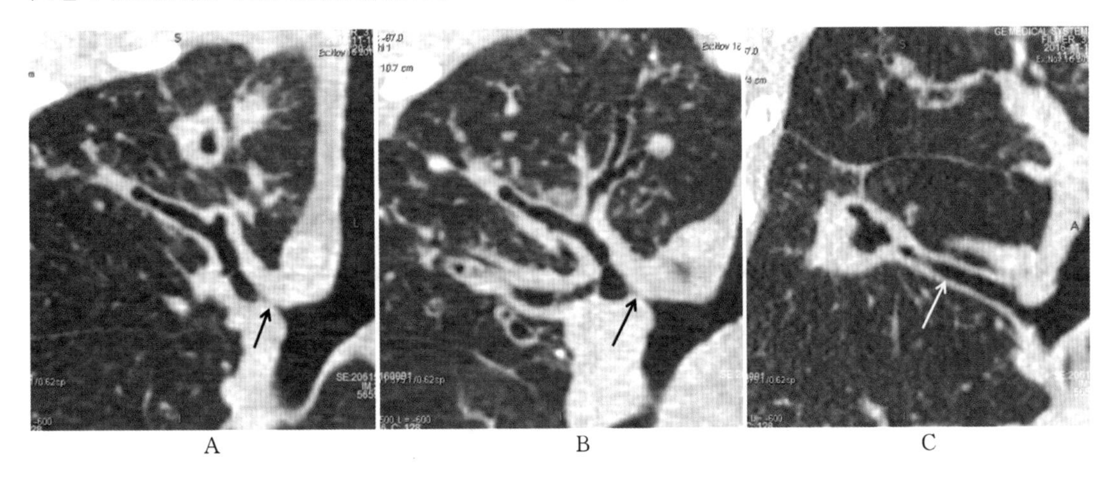

图 2-5-20　男性，34 岁，支气管内膜结核、右肺继发性肺结核

支气管镜示：右肺上叶后段支气管黏膜红肿充血、增生，管腔明显狭窄，可见大量白色黏稠分泌物。CPR（图 A、B、C）显示右肺上叶支气管壁广泛性增厚，管腔狭窄（黑箭）。右肺上叶见与空洞相通的引流支气管影（白箭）

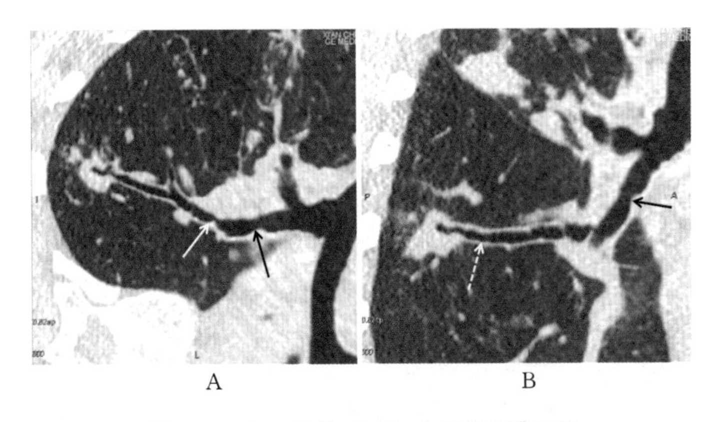

图 2-5-21　男性，51 岁，支气管内膜结核

支气管镜示：右侧中间段支气管管腔狭窄，可见纤维瘢痕，右肺下叶后基底段支气管管腔狭窄。CPR 显示右肺中间段支气管（黑箭）及下叶后基底段支气管管腔狭窄（白实箭），管壁增厚，内壁欠光整，伴远端支气管扩张（白虚箭）

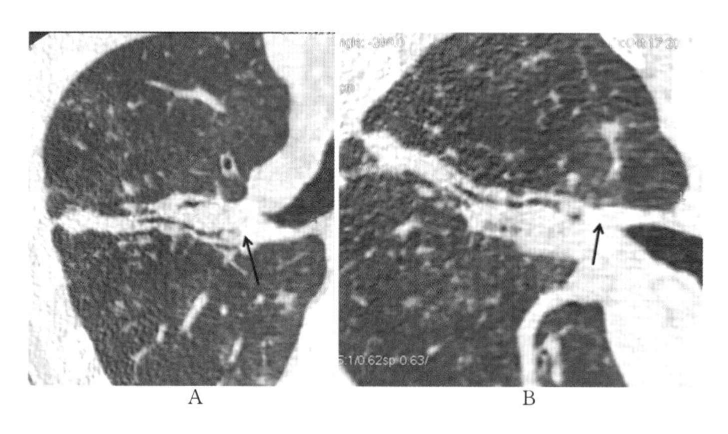

图 2-5-22　女性，38 岁，支气管内膜结核

支气管镜示：右主支气管、右肺上叶、中间段支气管黏膜红润，肥厚增生，可见较厚白色坏死物覆盖。CPR(图 A、B)显示右肺上叶后段支气管狭窄、闭塞(黑箭)，管壁不均匀增厚，周围见播散灶形成

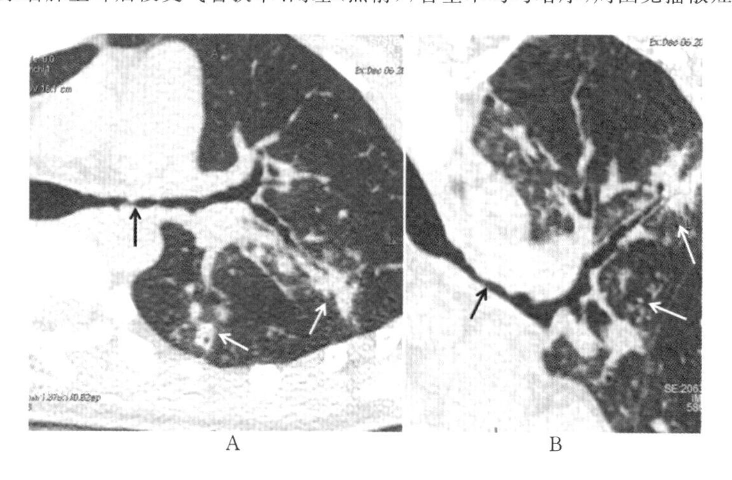

图 2-5-23　女性，24 岁，支气管内膜结核

支气管镜示：左主支气管黏膜肥厚增生，管腔明显狭窄。CPR(图 A、B)显示左主支气管壁增厚，管腔狭窄，内壁欠光整(黑箭)，累及范围较长，伴多发肺内播散病灶(白箭)

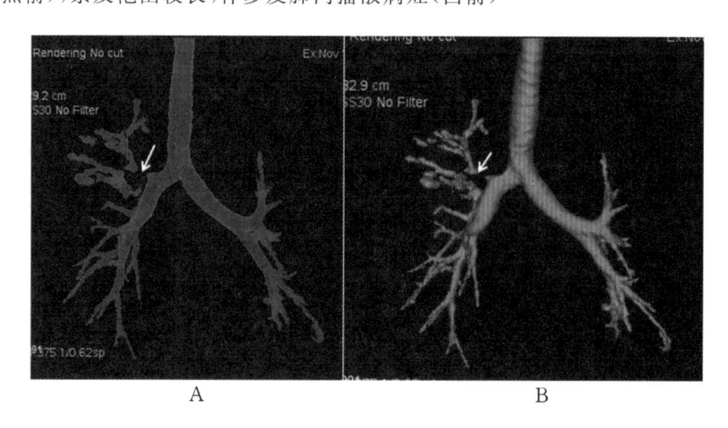

图 2-5-24　男性，34 岁，支气管内膜结核

支气管镜示：右肺上叶后段支气管黏膜红肿充血、增生，管腔明显狭窄，可见大量白色黏稠分泌物。Min-IP(图 A)右上叶支气管起始处狭窄(白箭)。VR(图 B)显示右上叶支气管起始处狭窄(白箭)

◇容积重建 VR 能三维立体显示支气管管腔狭窄的程度及病变累及范围。图像可以旋转而从任意角度对支气管树形态进行观察，但不能显示管腔外的病变（图 2－5－24B、25B、26）。

◇CTVE 提供了气管、支气管腔内的图像，能连续观察管腔内表面，更好地反映腔内解剖结构，并能观察闭塞远侧气管、支气管情况，越过支气管镜不能通过的狭窄部位观察支气管内部及远端的改变，弥补支气管检查的不足，并且为支气管镜检查提供重要参考（图 2－5－27）。

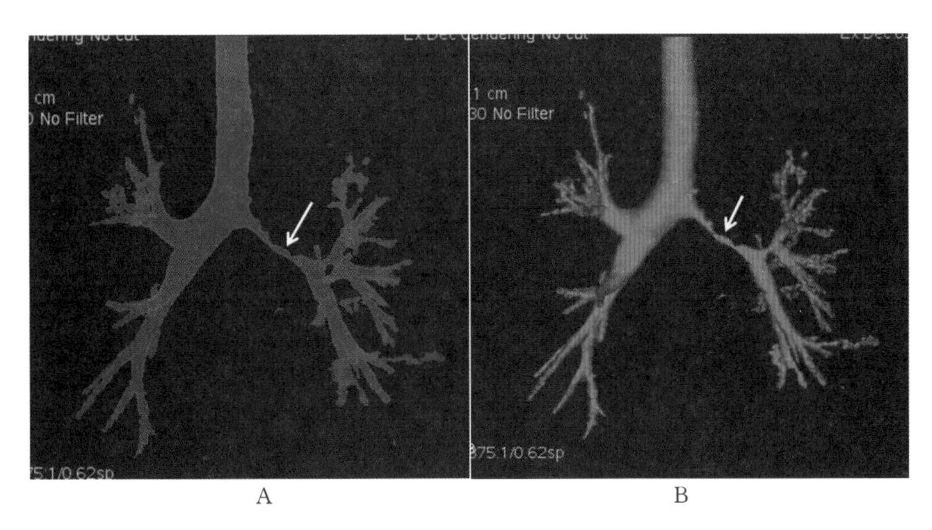

图 2－5－25　女性，24 岁，支气管内膜结核

支气管镜示：左主支气管黏膜肥厚增生，管腔明显狭窄。Min－IP（图 A）显示左主支气管狭窄（白箭）。VR（图 B）显示左主支气管狭窄（白箭）

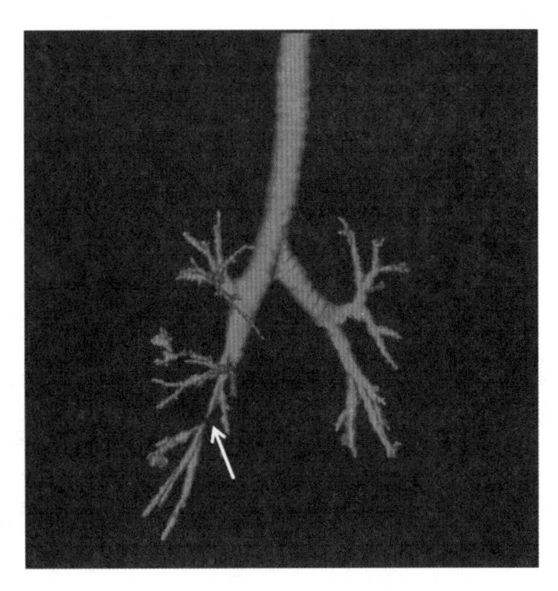

图 2－5－26　女性，31 岁，支气管内膜结核

支气管镜示：右肺下叶基底段支气管见大量脓性分泌物，管腔狭窄，可见白色伪膜附着。VR 显示右肺下叶基底段支气管起始处狭窄（白箭）

◇数字肺测量软件可以通过计算机自动分割并提取支气管，测量病变支气管的最大壁厚、最大密度、平均密度，当前位置支管的内直径、外直径、内周长、外周长、壁厚等指标，为判断支气管病变提供了可测量的工具(图 2－5－28)。

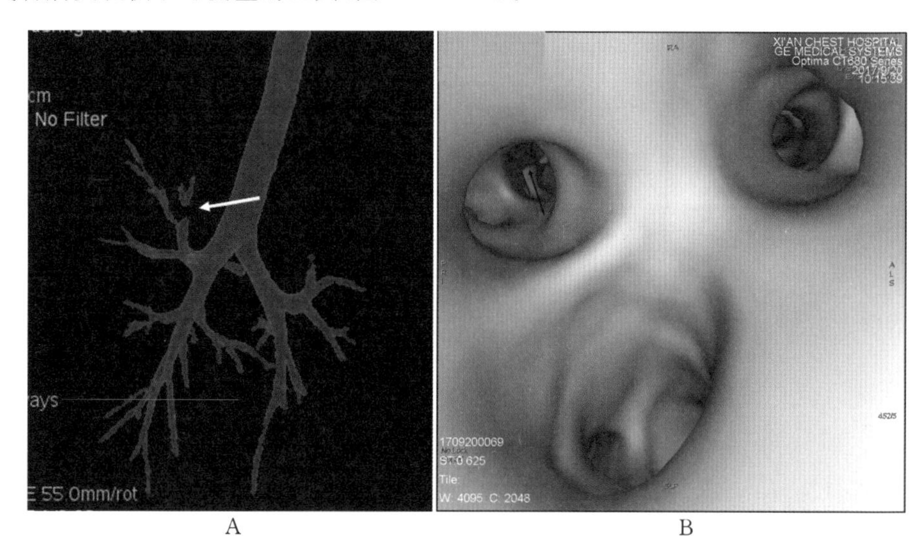

图 2－5－27　女性，24 岁，支气管内膜结核

支气管镜示：右肺上叶支气管黏膜红肿，可见少许分泌物。VR(图 A)示右肺上叶尖段支气管起始处明显狭窄(白箭)。仿真内窥镜(图 B)显示该处表面不整(黑箭)

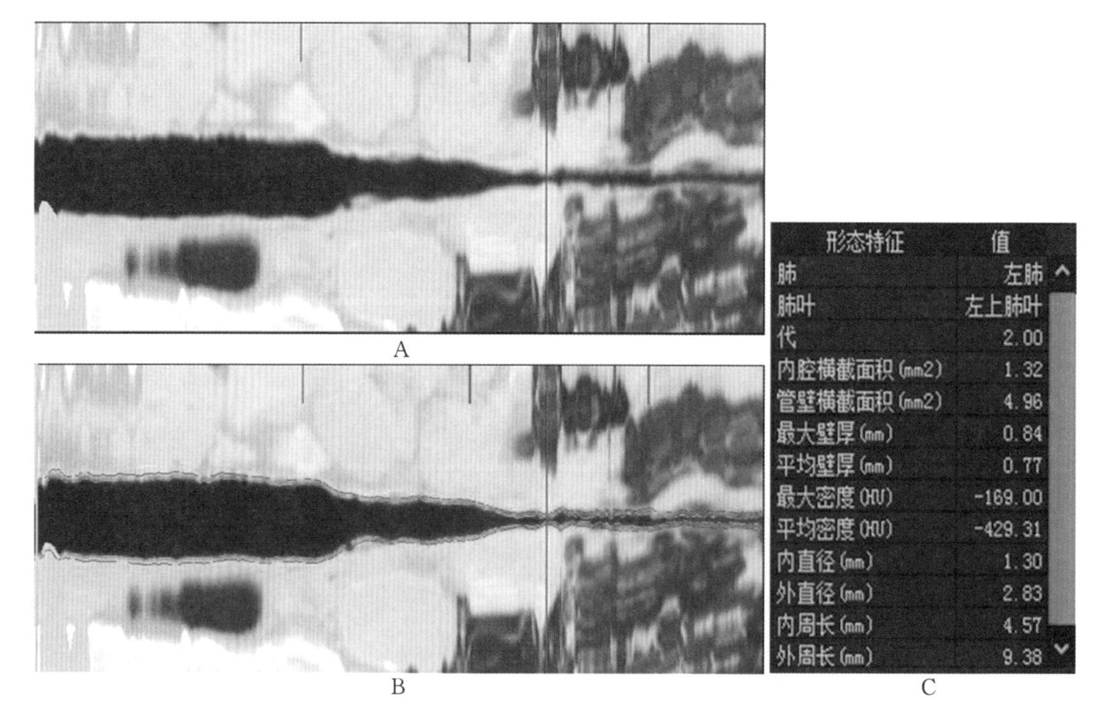

形态特征	值
肺	左肺
肺叶	左上肺叶
代	2.00
内腔横截面积(mm2)	1.32
管壁横截面积(mm2)	4.96
最大壁厚(mm)	0.84
平均壁厚(mm)	0.77
最大密度(HU)	-169.00
平均密度(HU)	-429.31
内直径(mm)	1.30
外直径(mm)	2.83
内周长(mm)	4.57
外周长(mm)	9.38

图 2－5－28　男性，54 岁，支气管内膜结核

支气管不同程度狭窄及扩张(图左上)。计算机自动分割并提取支气管(图左下)，测量该节段支气管的最大壁厚、最大密度、平均密度，当前位置支气管的内直径、外直径、内周长、外周长、壁厚等指标(图右)

【转归】

1. 好转

◇肺内病灶边逐渐缩小、减少，肺内出现钙化，钙化面积增大。

◇肺内原有空洞缩小，壁变薄，空洞腔逐渐光滑，干净。

◇引流支气管壁逐渐变薄，管腔逐渐恢复光滑。

2. 恶化及进展

◇肺内病灶增多、增大。

◇肺内出现新空洞，或原有空洞增大。

◇支气管壁增厚加重，肺内阻塞性病变逐渐加重，范围扩大。

◇肺内外出现新病灶。

【鉴别诊断】

1. 中央性肺癌

◇中心性肺癌多见于中老年人。

◇可有肿瘤标志物增高。

◇支气管壁增厚、管腔狭窄、管腔阻塞的范围较短。

◇阻塞性肺不张肺叶内部密度较均匀，一般无空洞、支气管扩张及钙化。

◇病变支气管的周围及邻近肺门可见软组织肿块，呈典型表现为反“S”征。

◇增强后肿块常有中度强化，淋巴结强化密度较均匀。

2. 支气管哮喘

◇两者可均有喘鸣、呼吸困难，但支气管哮喘患者在使用支气管扩张剂后可缓解。

◇支气管哮喘发作时多有明确诱因，呈阵发性，肺野内无结核病变。

3. 支气管淀粉样变性

◇为气管黏膜下层的不均匀增厚。

◇主要表现为支气管壁弥漫性结节状或不规则增厚，且两侧支气管均受累。

◇结节也可突至管腔引起不同程度狭窄，但常伴肺内淀粉样变性表现。

◇支气管镜活检组织学检查可以鉴别二者。

【拓展阅读】

[1]中华人民共和国国家卫生和计划生育委员会. 中华人民共和国卫生行业标准，ICS11.020 C59 肺结核诊断(WS288－2017).

[2]郭佑民，陈起航，王玮. 呼吸系统影像学[M]. 2 版. 上海：上海科学技术出版社，2016.

[3]冯晓源. 现代医学影像学[M]. 上海：复旦大学出版社有限公司，2016.

[4]刘士远，陈起航，吴宁. 实用胸部影像诊断学[M]. 北京：人民军医出版社，2012.

[5]中华医学会结核病学分会中华结核和呼吸杂志编辑委员会. 气管支气管结核诊断和治疗指南(试行)[J]. 中华结核和呼吸杂志,2012,35(8):581 - 587.

[6]杨钧,周新华,马大庆. 支气管结核的 CT 表现及动态观察[J]. 中国医学影像技术,2002,18(03):248 - 250.

[7]张旭,侯代伦,渠慧芳,等. 多层螺旋 CT 图像后处理技术对于支气管结核的诊断价值[J]. 中国防痨杂志,2014,36(3):166 - 170.

[8]Jihyun Kim,In Jae Lee,Joo - Hee Kim. CT findings of pulmonary tuberculosis and tuberculous pleurisy in diabetes mellitus patients. Diagn Interv Radiol,2017,23(2):112 - 117.

[9]Wang XL,Shan W. Application of dynamic CT to identify lung cancer, pulmonary tuberculosis, and pulmonary inflammatory pseudotumor. Eur Rev Med Pharmacol Sci,2017,21(21):4804 - 4809.

(于　楠　叶小军　王秋萍)

第六章　结核性胸膜炎

【课程目标】

掌握：结核性胸膜炎及结核性脓胸的影像学表现及其鉴别诊断。

熟悉：结核性胸膜炎及结核性脓胸的临床特点和诊断依据。

了解：结核性胸膜炎及结核性脓胸的相关影像解剖与其病理改变。

【相关解剖】

1. 胸膜、胸膜腔

胸膜是一层薄而光滑的半透明浆膜，有内、外两层，外层靠近胸壁，称为壁胸膜；内侧紧贴肺表面，称为脏胸膜。二者在肺根处相互反折延续，围成完全封闭的腔隙，称为胸膜腔。正常生理状态下，胸膜腔为负压，宽度为 18～20μm，内有少量浆液(约 0.3ml/kg)，以减少呼吸时两层胸膜间的摩擦。左右胸膜腔相互独立，并不贯通。

◇根据脏层胸膜邻近组织，将它分为胸膜顶、肋胸膜、膈胸膜、纵隔胸膜四个部分，其中胸膜顶距离体表最浅，且没有骨性结构遮盖。脏胸膜被覆于肺的表面，与肺紧密结合而不能分离，并伸入肺叶间裂内(图 2-6-1)。

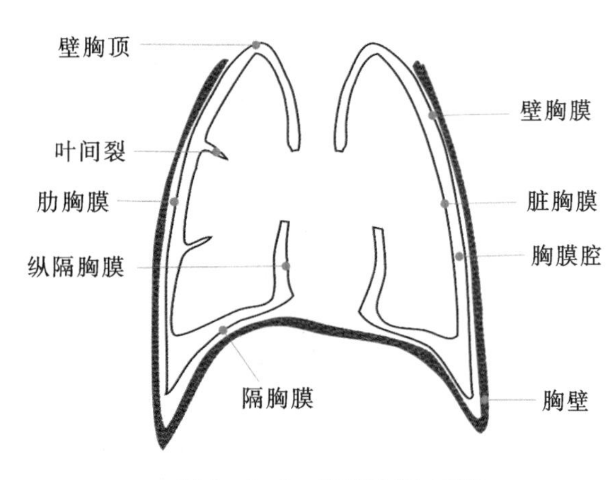

图 2-6-1　胸膜结构示意图

◇壁层胸膜的供血来自肋间后动脉、胸廓内动脉和心包膈动脉等体循环的分支。脏层胸膜的供血来自肺循环。

◇壁胸膜的淋巴管注入胸骨旁淋巴结、肋间淋巴结、腋淋巴结、膈淋巴结和纵隔淋巴结。脏层胸膜的淋巴管与肺的淋巴管吻合，注入支气管淋巴结。

◇壁胸膜富含感觉神经纤维，受肋间神经和膈神经的支配。脏层胸膜受内脏感觉神经支配。

◇胸膜面积约 2000cm^2，其表面为形态各异、大小不一的单层间皮细胞，具有分泌大分子化合物和中性粒细胞趋化因子，产生巨噬细胞颗粒、纤维蛋白溶解物，对胸腔内白细胞的募集具有重要作用。在间皮细胞上可见微绒毛突出于胸膜表面，具有扩增胸膜表面积，促进胸腔积液运输与代谢活动。间皮细胞下方为基底层，为富含胶原和弹性蛋白的结缔组织，壁层胸膜的基底层下方为胸膜外壁层间质；脏层胸膜的基底层下方为肺间质(图 2－6－2)。

◇正常情况下，胸膜及胸膜腔在 X 线片及 CT 上不能显示，但当发生气胸、液胸等异常情况时可以观察到。气胸时，壁胸膜与脏胸膜分离，胸膜腔扩大，由于脏胸膜与肺不能分离，故所显示的线状高密度影是脏胸膜与压缩肺组织的融合图像(图 2－6－3、4)。

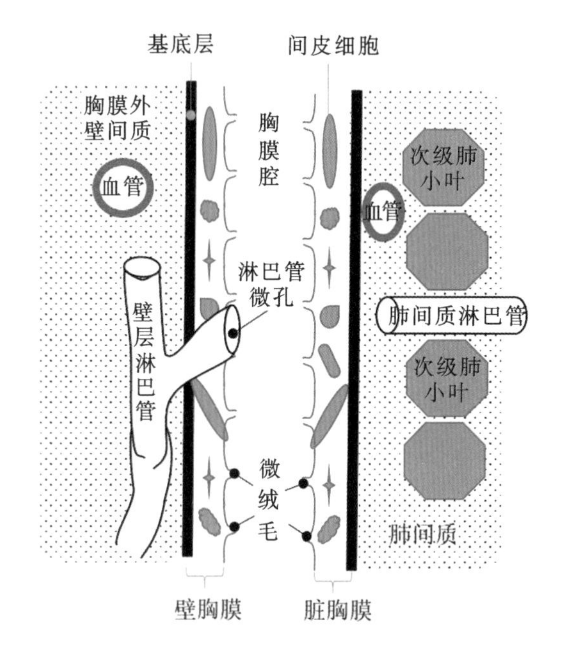

图 2－6－2　胸膜腔结构示意图

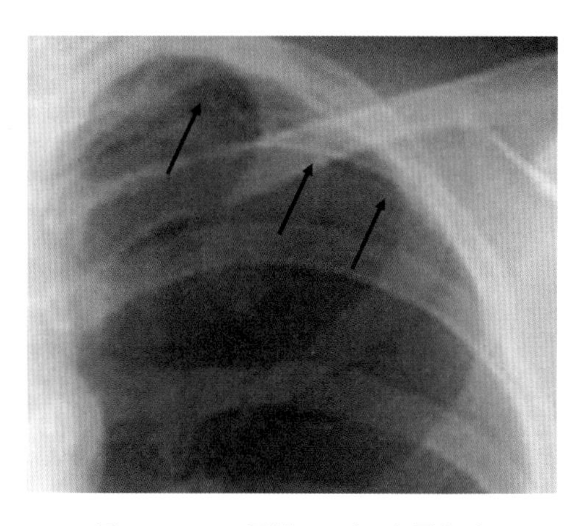

图 2－6－3　男性，18 岁，少量气胸

胸部正位片显示左肺尖新月形无肺纹理区，外缘为胸壁，内侧为发丝状的压缩肺带和脏层胸膜的融合阴影(箭)

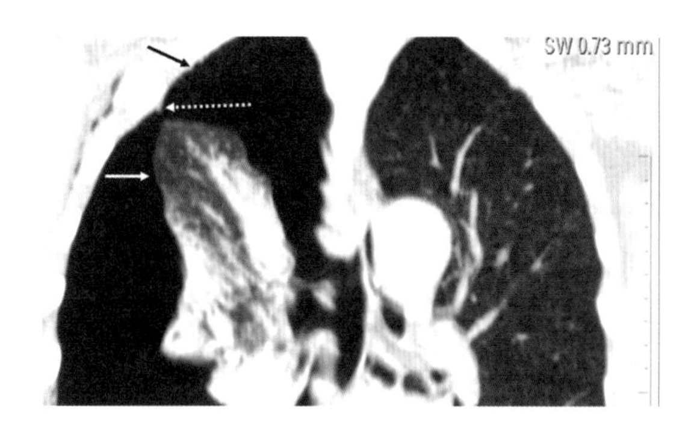

图 2－6－4　男性，66 岁，大量气胸

CT 冠状位显示右胸壁下大片无肺纹理区，壁胸膜表面粗糙(黑箭)，并可见三角形突起(白虚箭)与脏胸膜相连，脏胸膜(白实箭)表面光滑

2. 胸膜腔积液

◇胸膜腔生理性液体由壁胸膜顶的毛细血管渗出，向胸腔底部流动，经脏层胸膜的毛细血管和壁层内淋巴管重吸收，24h 的循环量为 500～1000ml。壁层胸膜淋巴管内淋巴液的流速会随胸膜腔内液体量的变化而变化，有控制胸腔液体量的功能。任何因素导致液体产生速度大于吸收速度时，均会呈现胸腔积液。

◇根据积液的内容物将胸腔积液分为漏出液和渗出液两大类。漏出液是非炎性积液，稀薄，蛋白及细胞数量少。渗出液又称炎性积液，黏稠，混浊，其内蛋白及细胞含量高。

√体循环和(或)肺循环的静水压增加，使得胸膜毛细血管静水压增高，胸腔液体渗出增多，形成胸腔积液。单纯体循环静脉压增高，如上腔静脉或奇静脉阻塞时，壁层胸膜液体渗出量超过脏层胸膜回吸收的能力，可产生胸腔积液，此类胸腔积液多属漏出液，如充血性心力衰竭、缩窄性心包炎、上腔静脉阻塞等。

√血浆白蛋白减少，血浆胶体渗透压降低，壁层胸膜毛细血管液体渗出增加，与此同时，由于脏层胸膜毛细血管液体胶体渗透压同样下降导致其再吸收减少，产生胸腔积液，此类胸腔积液为漏出液，如肝硬化、肾病综合征、急性肾小球肾炎、低蛋白血症等。

√各类炎症、肿瘤累及胸膜时，均可导致胸膜毛细血管通透性增加，毛细血管内细胞、蛋白及液体等大量渗入胸膜腔；胸液中蛋白质含量升高、胸液胶体渗透压升高，进一步促进胸腔液增多，此类胸腔积液为渗出液，如结核、细菌、转移瘤、间皮瘤等。

√各种原因导致的淋巴管引流障碍，导致蛋白质再吸入障碍，胸水中富含蛋白，此为胸腔渗出液，如淋巴管癌转移、丝虫病等。

√脏器损伤，导致其内液体进入胸腔，此为渗出液，如食管穿孔、主动脉夹层、胸部手术后等。

第一节 胸膜炎

【定义】

◇结核性胸膜炎被认为属于肺结核的第Ⅴ型，常与肺内结核伴发。

◇结核性胸膜炎是由于结核分枝杆菌直接感染，和(或)机体处于高敏状态下，结核分枝杆菌及其代谢产物进入胸膜腔后，胸膜对之产生高度变态反应而发生炎症。

◇肺结核在任何时期均可以发生胸膜炎，肺门或纵隔淋巴结结核时，淋巴回流受阻，导致淋巴液回流，结核分枝杆菌直接到达胸膜。结核杆菌进入血液，经过血行播散到达胸膜。邻近胸膜的结核病灶直接蔓延至胸膜。

◇结核性胸膜炎是胸膜炎最常见的类型，也是全身结核病最容易累及的部位，据报道，对结核病死亡患者进行尸解，有92%伴发结核性胸膜病变。

【诊断依据】

1.确诊依据

影像学提示胸腔积液(干性胸膜炎可无异常)，同时满足以下任何一条即可确诊。

◇胸膜病理检查支持结核。

◇胸水抗酸杆菌阳性两次。

◇胸水抗酸杆菌阳性一次，结核分枝杆菌培养阳性一次。

◇胸水结核分枝杆菌抗酸检测阳性。

2.临床诊断依据

影像学提示胸腔积液，在痰涂片及痰培养阴性，或病理学检查阴性，经鉴别诊断排除其他肺部疾病，胸水为渗出液、腺苷脱氨酶升高，同时具备结核菌素试验中度以上阳性或γ-干扰素释放试验阳性或结核分枝杆菌抗体检查阳性任一条者，临床可诊断为结核性胸膜炎。

【分类】

胸膜炎包括干性结核性胸膜炎和渗出性结核性胸膜炎两种。

【病理改变】

1. 急性渗出性表现

胸膜血管模糊不清，充血水肿，散在糜烂出血，此时患者超敏反应强，中毒症状重，有大量炎性渗出物进入胸膜腔，胸膜腔积液量大。

2. 增生样表现

患者胸膜分布有粟粒状黄色或灰白色结节，亦可表现为瘤样增生结节，病灶中含有干酪坏死组织，治疗不当可转变为脓胸。

3. 胸膜增厚粘连

患者有纤维条素沉积在胸膜表面，呈乳白色或淡黄色，脏层与壁层胸膜之间有大量粘连带，呈片状、网状、条状，可形成多房包裹性积液。

4. 脓性分泌物附着

早期脓胸患者脓性分泌物比较均匀地附着在脏壁层胸膜表面，较容易分离脱落；晚期脓胸患者表面产生很厚的纤维板，脏壁层胸膜广泛粘连，脓性分泌物附着分布。

【临床特点】

1. 干性胸膜炎

◇可无明显的临床症状，或仅有微热和轻度胸痛。部分患者可表现高热和剧烈胸痛。

◇局限性针刺样胸痛、深呼吸及咳嗽时更甚，故患者呼吸急促而表浅。

◇当胸膜迷走神经受累时，可呈现顽固性咳嗽。

◇体格检查，呼吸运动受限，局部压痛，呼吸音减低，闻及胸膜摩擦音为较特异的体征。

2. 渗出性胸膜炎

◇发病急剧，中度至高度发热，体温大都在38～40℃不等，可持续数日甚至数周，体温与积液量往往成正比。

◇可伴有全身不适，乏力、盗汗、食欲减退等结核中毒症状。

◇发病初期多有刺激性干咳，伴刺激性剧烈胸痛；随胸水的增多，胸痛减弱或消失。

◇大量积液时，可压迫症状，如呼吸困难、端坐呼吸、心悸、发绀等症状。

◇体格检查，患侧胸廓饱满、肋间隙增宽、呼吸运动减弱、气管纵隔向对侧移位，语颤减弱。

【影像学表现】

1. 干性胸膜炎

◇指不产生明显渗液或仅有少量纤维素渗出的胸膜炎。

◇好发于肺尖部或胸下部。

◇胸膜显影、增厚，在胸片上表现为局部肺透光度下降，肺外围肋骨内缘线状或带状密度增高影，边缘模糊，使肋骨内缘显示不清(图 2-6-5)。CT 图片上呈肺外围的线状、弧线状、梭形较高密度影，相邻胸膜较大范围反应性增厚(图 2-6-6)。由于此时胸膜正处于炎性水肿期，在 CT 肺窗上，增厚胸膜的肺缘通常模糊不清，肺内有炎性渗出(图 2-6-7)。

◇结核性胸膜炎的胸膜厚度很少超过 1cm。

◇CT 对胸膜增厚的敏感性高于 X 线片，可以显示不足 1mm 的胸膜。而胸膜厚度只有达到 2～3mm 时，X 线片才能显示(图 2-6-8)。

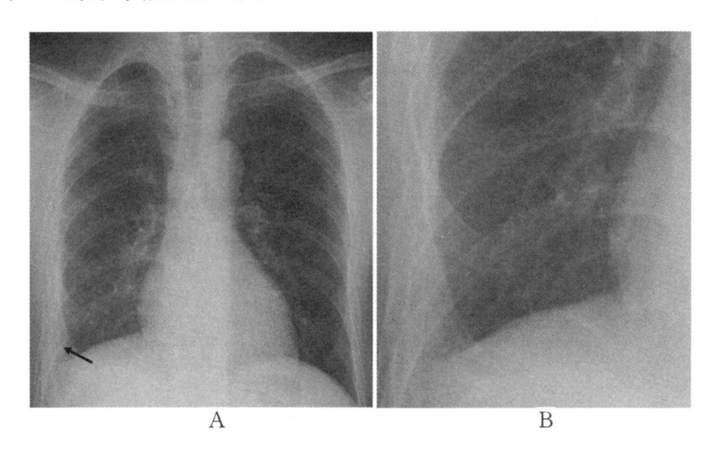

图 2-6-5　男性，29 岁，干性胸膜炎

胸片(图 A)示右肺下野透光度降低，肋膈角变浅。局部放大图(图 B)显示肋骨内缘显示不清，局部带状密度增高影，无明确边界(黑箭)

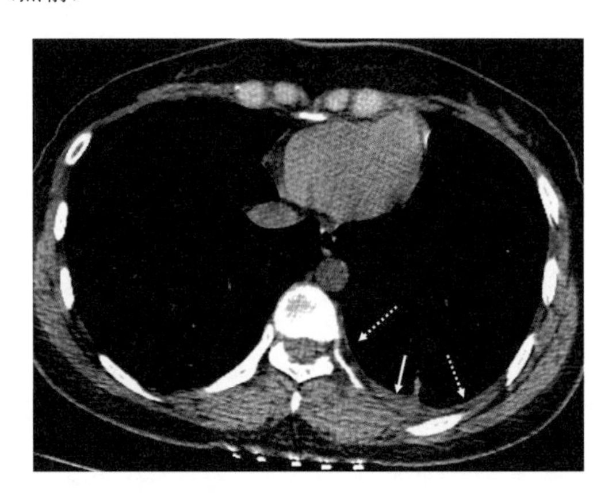

图 2-6-6　女性，29 岁，干性胸膜炎

CT 纵隔窗(图 A)示左侧胸膜局限性梭形增厚(白实箭)，增厚两侧的胸膜增厚呈细线状(白虚箭)，对侧胸膜未见显示

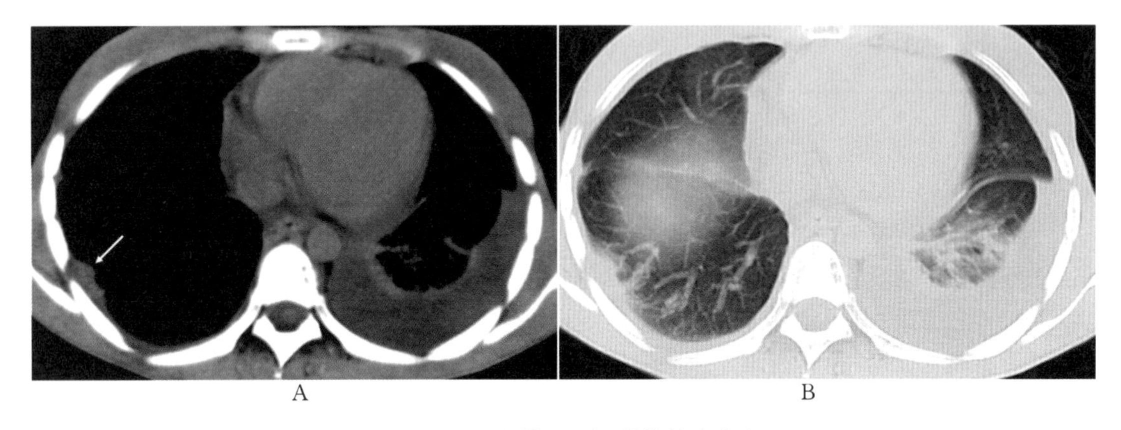

图 2-6-7 女性，24 岁，结核性胸膜炎

CT 纵隔窗（图 A）示右侧胸膜局限性结节状增厚（白实箭），厚约 7mm。同层肺窗（图 B）显示增厚的胸膜肺缘模糊不清，可见磨玻璃样密度增高影

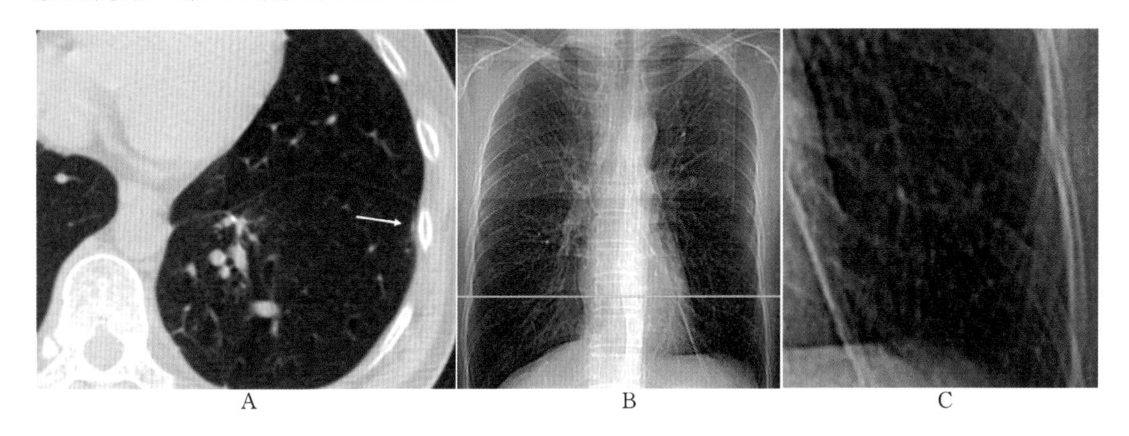

图 2-6-8 男性，41 岁，结核性胸膜炎

CT 肺窗（图 A）显示左下肺侧胸壁内缘细线样胸膜增厚（箭），定位像（图 B）及其放大图（图 C），局部胸壁未见异常线状影。注：黄线为图 A 所在层面

2. 渗出性胸膜炎

渗出性胸膜炎发生于初次感染的后期，多为单侧，液体一般为浆液性，偶为血性。根据胸腔积液的位置及活动程度将其分为游离性胸腔积液和局限性胸腔积液。

（1）游离性胸腔积液

以液体为主，胸膜无明显增厚、粘连时，胸腔积液多呈游离状态存在于胸膜腔，其聚集部位并不固定，会因体位不同而异，此类液体称为游离性胸腔积液。根据投照体位及液体量的多少，其影像学表现各异。

◇立位时，游离性胸腔积液位于胸腔的下部，当积液少于 200ml 时，X 线正位片难以发现，侧位片或可见到患侧肋膈角或后肋膈角变钝。当积液量大于 200ml 时，积液在胸腔表现为均匀密度影，其上缘呈外高内低凹面向上的弧形影。以第 2、第 4 前肋为界，将胸膜腔分为上、中、下三分，据此将胸腔积液分为少量、中量和大量（图 2-6-9）。

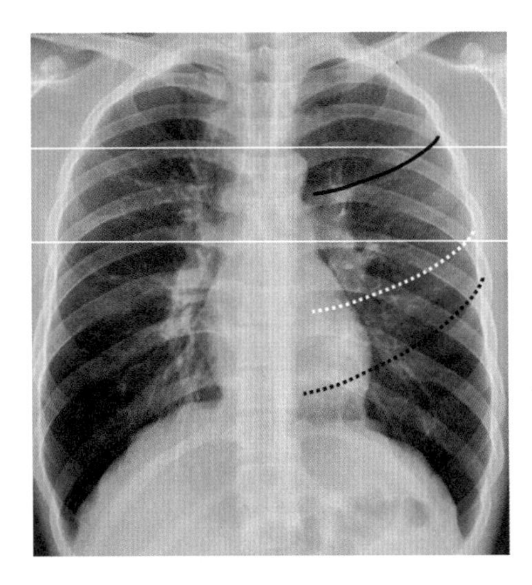

图 2-6-9　游离性胸腔积液在 X 线胸片上的分型示意图

两条白线分别是经第 2、4 前肋的连线。三条曲线代表胸腔积液的上缘。黑色实线最上缘位于第 2 前肋连线以上，属于大量胸腔积液；白色虚线最上缘位于第 2～4 前肋连线之间，属于中量胸腔积液；黑色虚线最上缘位于第 4 前肋连线以下，属于少量胸腔积液

◇少量积液是指积液上缘的最高点不超过第 4 前肋，可以表现为肋膈角略变浅、变钝，也可表现为膈肌和肋膈角被液体掩盖、“消失”（图 2-6-10）。

◇中等量积液是指积液上缘的最高点在第 2、第 4 前肋之间，膈肌和肋膈角及部分左心缘“消失”，纵隔及心影向健侧移位（图 2-6-11）。

◇大量积液是指积液上缘的最高点超过第 2 前肋，患侧大部分胸腔呈均匀致密影，纵隔及心影向健侧移位，患侧肋间隙增宽（图 2-6-12）。

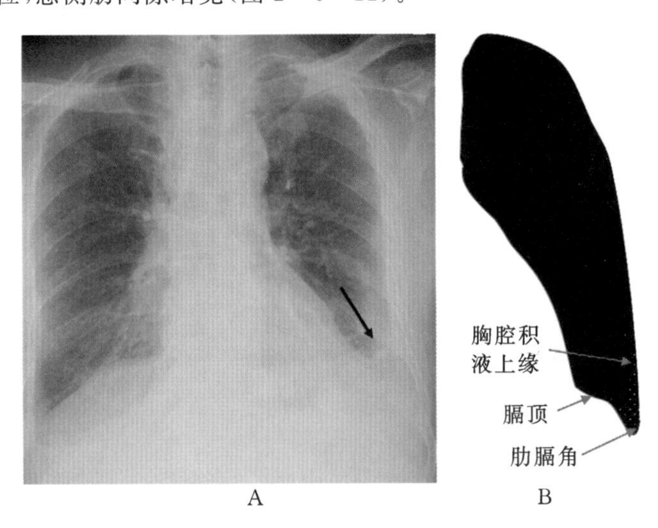

图 2-6-10　男性，33 岁，游离性胸腔积液（少量）

X 线胸片（图 A）示左侧肋膈角变钝（黑箭），左肺下野外带透光度稍减低。左侧肺示意图（图 B）显示左肋膈角被液体充填掩盖

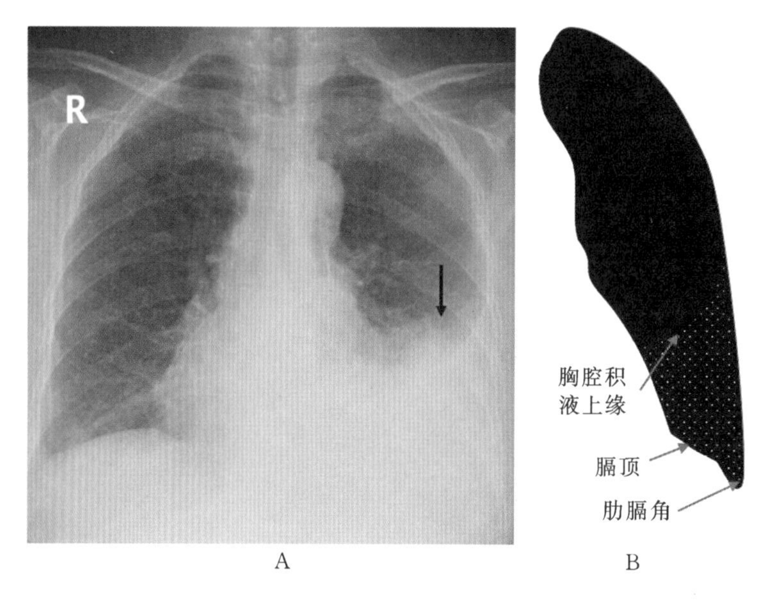

图 2-6-11　女性，44 岁，游离性胸腔积液（中量）

X 线胸片（图 A）示左肺下野密度均匀增高，上缘呈外高内低的弧线渗液曲线，曲线约平第 4 前肋（黑箭），左侧膈肌及肋膈角消失；心影向右侧稍移位。左侧肺示意图（图 B）显示左侧膈肌及左肋膈角被液体充填掩盖

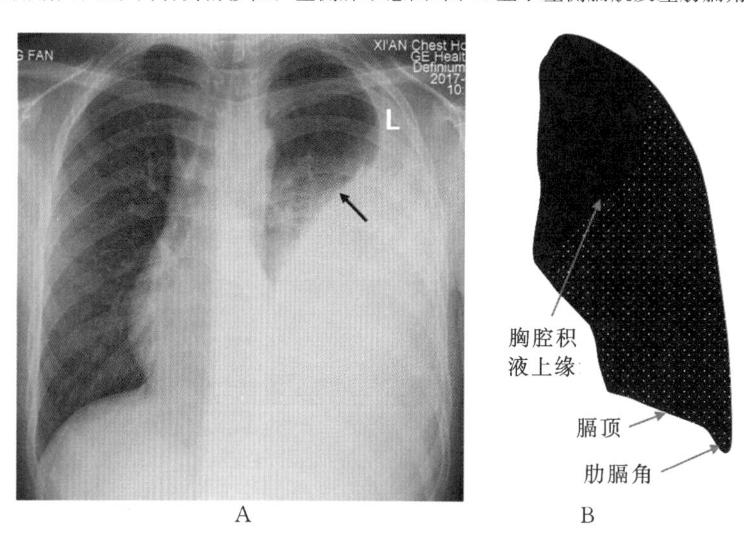

图 2-6-12　男性，14 岁，游离性胸腔积液（大量）

X 线胸片（图 A）示左侧胸腔透光度减低，中下野呈均匀致密影，积液上缘达第 2 前肋（黑箭），心脏左缘及膈肌、肋膈角被掩盖，心影、纵隔向右移位，左侧肋间隙增宽。左侧肺示意图（图 B）显示左侧膈肌及左心缘被液体掩盖

◇仰卧位时，游离性胸腔积液位于距地最近的背侧胸腔，最深液面位于后胸壁。X 线卧位片表现为患侧肺的透光度下降，其下降程度与液体量呈正相关（图 2-6-13～15）。少量时双肺透光度差异不显著（图 2-6-13）；中量以上时，患侧透光度下降，肺外带肋骨内侧可见细线状、细带状致密影（图 2-6-14），严重者患侧肺呈均匀一致高密度影（图 2-6-15）。CT 可以检出15～20ml 的液体。游离性胸腔积液在 CT 图片上表现为沿后胸壁的弧形，或新月形、半月

形均匀致密影。根据液面的最大深度将胸膜腔积液分为少量、中量和大量(图 2－6－16)。

√少量积液是指积液的液面深度小于 3cm,表现肺外缘与胸壁接近平行的窄带状月牙状、弧形影,内为均匀液体密度(图 2－6－13)。液面的内缘略高于外缘,液面最深位置在最低点的内侧。

√中等量积液是指积液的液面深度在 3～5cm,表现为肺外缘与胸壁之间的新月形均匀密度影,边缘整齐,相邻肺组织受压萎陷(图 2－6－14)。

√大量积液是指积液的液面深度大于 5cm,表现为肺外缘与胸壁之间的均匀致密影,上缘平直,纵隔及心影向健侧移位,患侧肋间隙增宽(图 2－6－15),上凸的膈顶变为下凹。

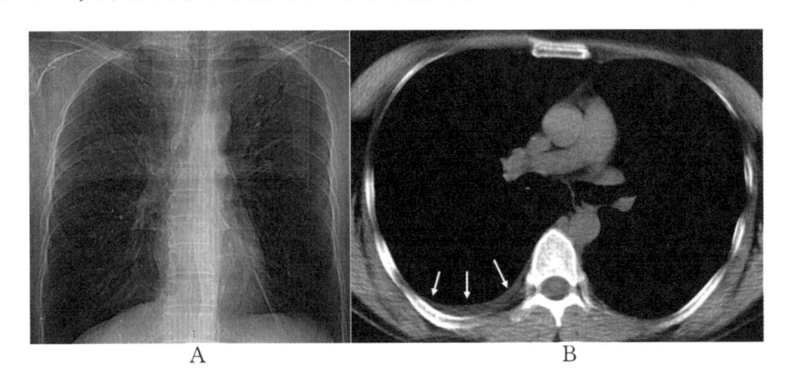

A　　　　B

图 2－6－13　男性,41 岁,游离性胸腔积液

CT 定位像(图 A)示双肺透光度对称,CT 纵隔窗(图 B)显示右侧胸腔沿背侧胸壁内缘走行的弧形液性密度影(白箭),上缘光滑锐利,液体最大深度约 1cm

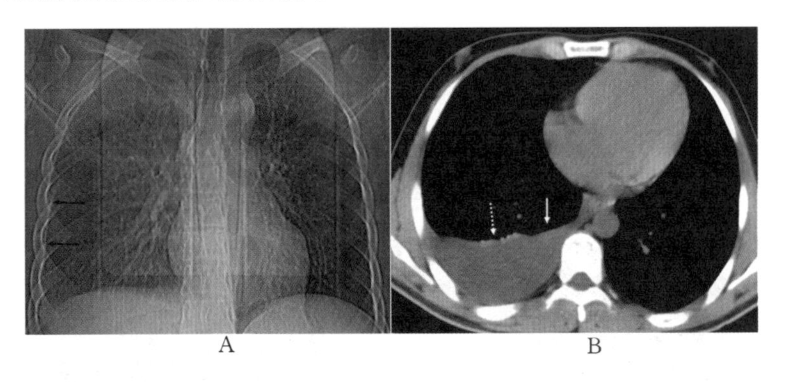

A　　　　B

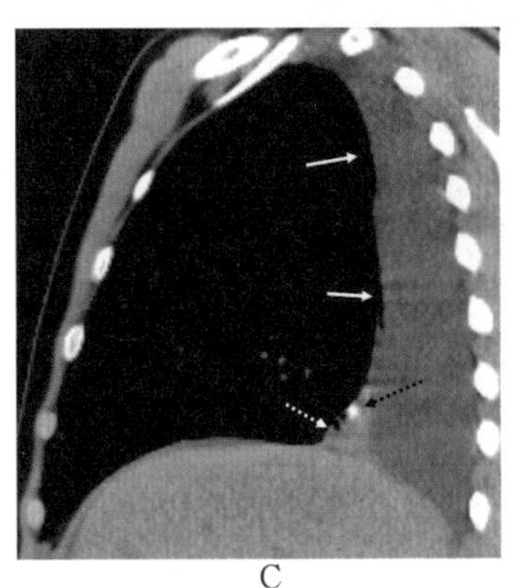

C

图 2－6－14　男性,24 岁,游离性胸腔积液

CT 定位像(图 A)示双肺透光度不对称,右侧肺密度均匀增高,肋骨内缘可见细线状高密度影(黑实箭),CT 轴位(图 B)及矢状位(图 C)纵隔窗显示心脏轻度左移,右侧胸腔沿背侧胸壁内缘走行的半月形液性密度影(白实箭),上缘光滑锐利,液体最大深度约 4.7cm。在肺下野,积液邻近肺组织受压萎陷呈条带状高密度(白虚箭),压缩的肺组织内可见结节状钙化(黑虚箭)

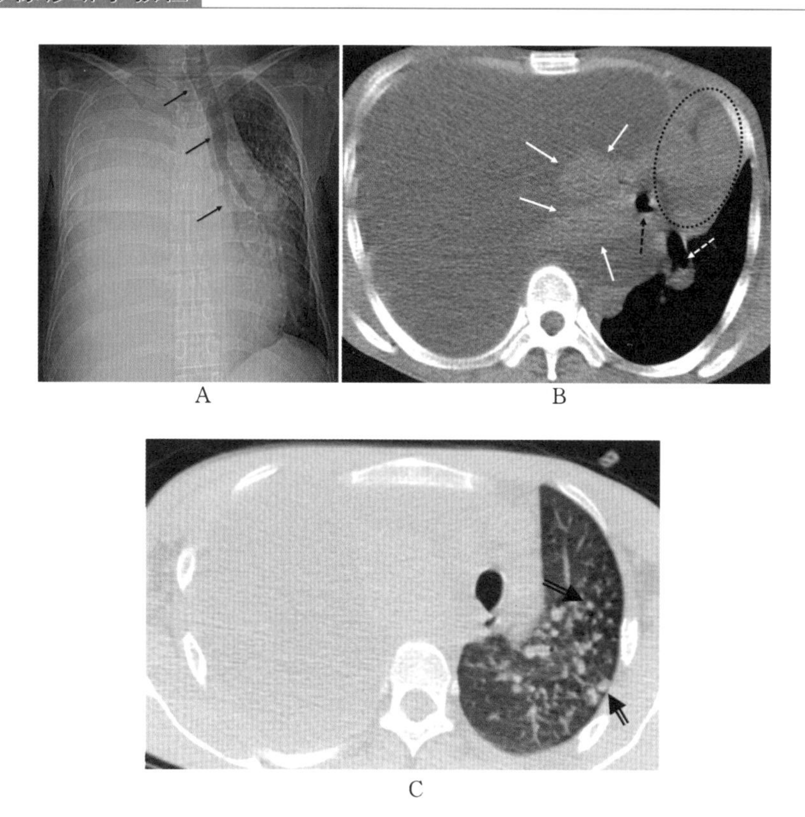

图 2-6-15　男性，34 岁，游离性胸腔积液

CT 定位像(图 A)示右侧肺密度均匀增高，气管呈斜行向左移位(黑实箭)，左肺中野纹理紊乱。CT 轴位(图 B)纵隔窗显示右侧胸腔被均匀液体密度影占据，肺被全部压缩至肺门旁，呈均匀稍高密度(白实箭)。心脏(圆圈)及气管明显左移，右主支气管(黑虚箭)较左主支气管(白虚箭)略细，形态不整，二者连线明显旋转。CT 肺窗(图 C)显示左肺多发散在分布大小不等的结节(空心箭)

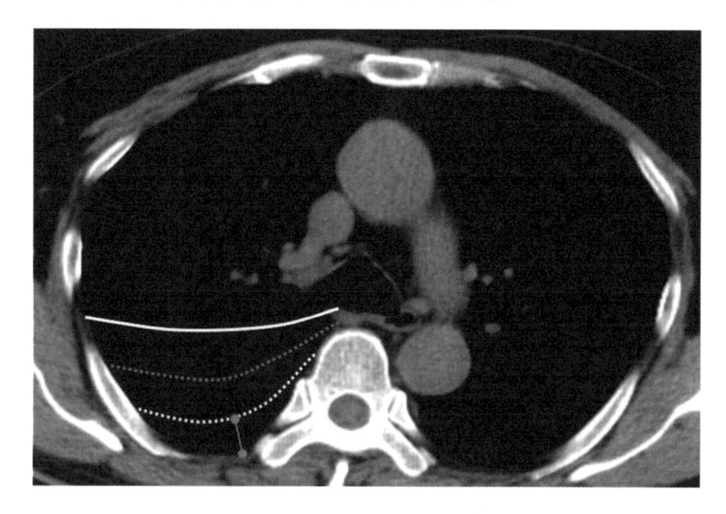

图 2-6-16　男性，41 岁，游离性胸腔积液在 CT 图像上的分型示意图

游离性胸腔在 CT 上位于背侧胸膜腔，由于负压的作用，液面呈弧形，在中少量积液时，液面的内缘略高于外缘。图中三条曲线代表胸腔积液的上缘。红色线是白色虚线最深液面的高度。白色虚线是少量胸腔积液上缘的形态，紫色虚线是中量胸腔积液上缘的形态，白色实线是大量胸腔积液上缘的形态

(2)局限性胸腔积液

胸腔积液积存于胸腔某一个局部称为局限性胸腔积液,可分为肺底积液、叶间积液、包裹性积液、纵隔积液,其中以包裹性积液较多见。

◇肺底积液肺底与膈面之间的胸膜腔。其诊断依据 X 线立卧位,或立位+侧弯立位液体位置的移动特点进行诊断的,CT 不易发现这一类型的积液。具体表现如下。

√立位胸片,“横膈”(实际上是液体的上缘)抬高,“横膈”运动减弱,“横膈”最高点向外侧移至是指液体积聚于中外 1/3 处,若发生在左侧可见胃泡与假横膈之间的距离增大(图2-6-17A)。

√仰卧胸片显示患侧肺野密度均匀增高,横膈位置恢复正常(图 2-6-17B),由于液体的遮盖,其形状可以显示不清。

√站立位向患侧倾斜时透视或摄片,肋膈角变钝,出现游离积液表现。

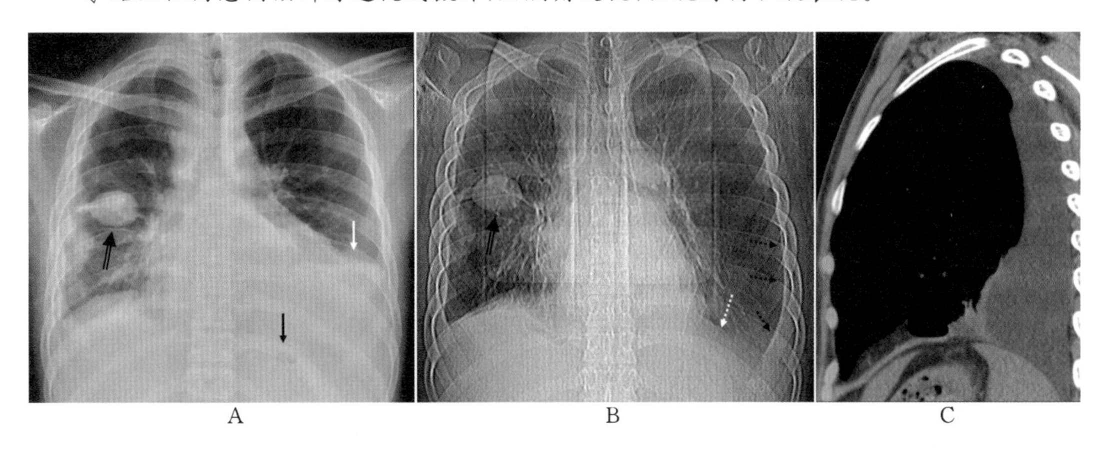

图 2-6-17　男性,22 岁,结核性胸膜炎并左侧肺底积液、右侧水平裂积液

胸部后前立位片(A)显示左侧“膈肌”(白实箭)抬高,膈肌平直,肋膈角尚在,“膈肌”与胃泡(黑实箭)间距明显增大。CT 仰卧位胸部定位片(B)示左膈面(白虚箭)低于右膈肌,边缘模糊,侧胸壁至左膈见弧线状致密影(黑虚箭),CT 纵隔窗矢状位(图 C)显示左侧后胸壁内液体密度影,表现与图 2-6-15 游离性胸腔积液类似。注:图内空心箭所示为右肺水平裂积液

◇叶间积液是指液体积聚于叶间胸膜内。叶间积液可单独存在,也可与胸腔游离积液并存。

√少量叶间积液,当 X 线与积液的叶间裂平行时,胸部平片仅显示叶间裂增厚(图 2-6-18)或粗线条影(图 2-6-19A)。在 CT 片上表现为叶间裂增宽呈条带状,粗细均匀或不均,边缘锐利,内部呈液体密度(图 2-6-19C、D,20B~D);当 X 线与叶间裂走行垂直时或成角时,其形状多姿多彩,边缘清楚或模糊(图 2-6-18E~G、19E),密度均匀或不均,易误诊为炎症或肿瘤。

√积液量较多完全位于叶裂内,两端封闭时,典型的表现为椭圆形软组织密度影,密度均匀,边缘光滑锐利,内外侧缘分别以细线与侧胸壁、肺门相连(图 2-6-19、20)。当叶间裂有粘连时,可表现为多个大小不等的类圆形结节(图 2-6-19)。当 X 线与叶间裂走行垂直时或成角时,其密度较低,边缘也较模糊,有时候识别困难(图 2-6-20A)。

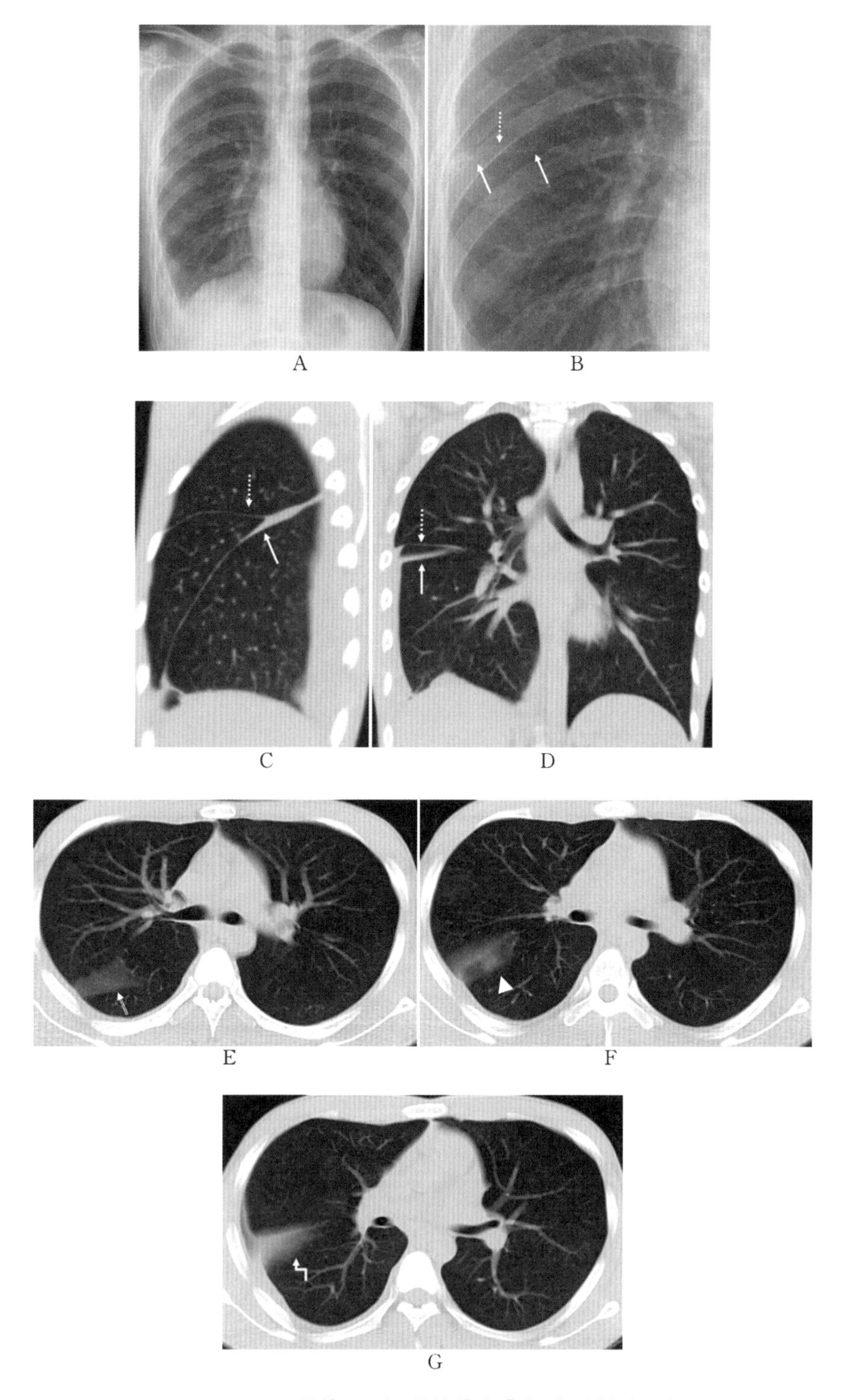

图 2-6-18 男性，20 岁，结核性胸膜炎、右侧斜裂积液

胸部后前立位片（图 A）及局部放大图（图 B）显示右侧"水平裂"分层，与 CT 矢状位（图 C）、冠状位（图 D）对比观察，上方细线（虚箭）为真正的水平裂，下方细线（实箭）为增厚的斜裂，CT 轴位连续三层（图 E、F、G）显示积液的斜裂呈楔形（空心箭）、不规则形（箭头）及三角形（弯箭）

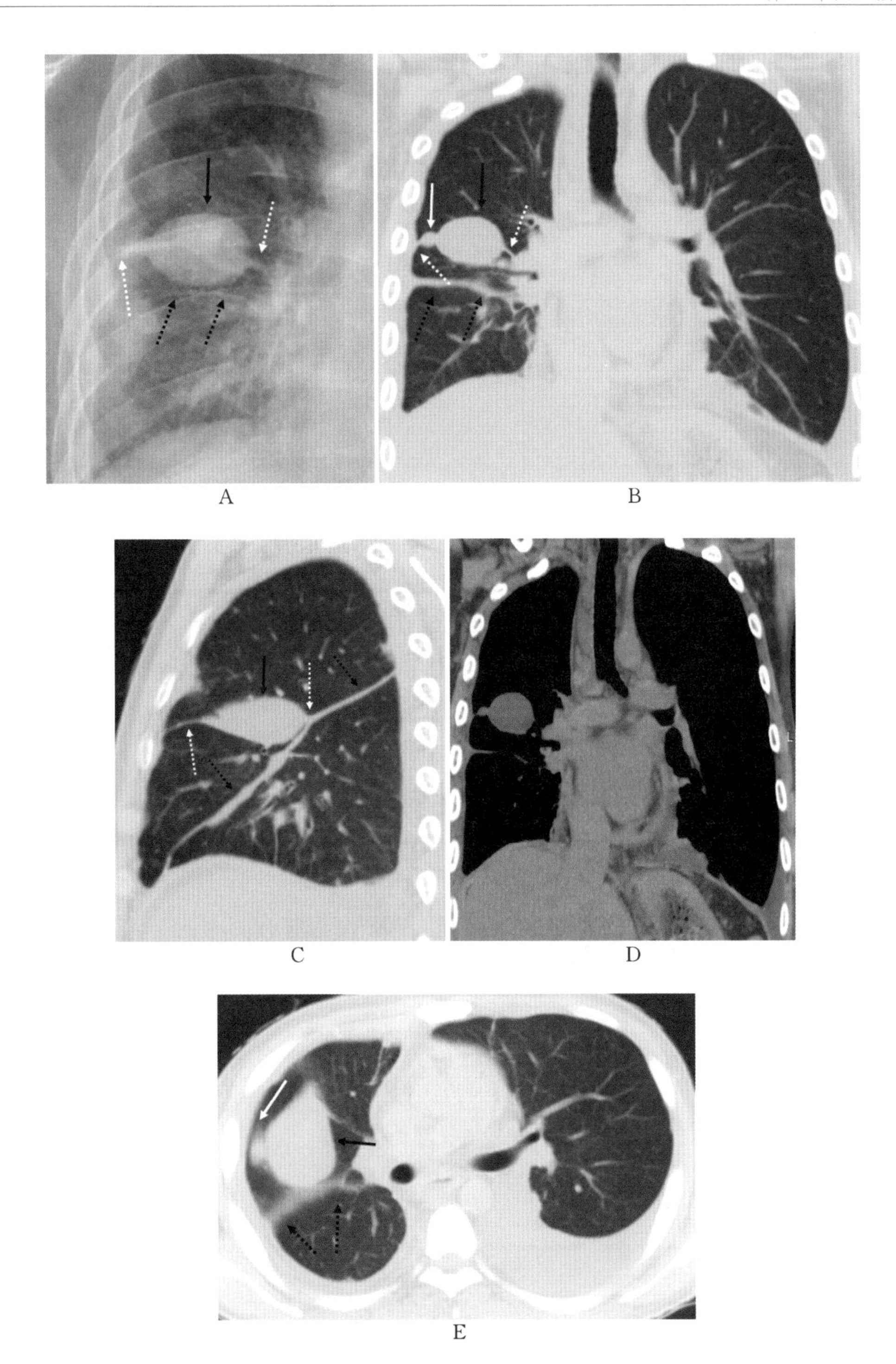

图 2-6-19 **与图** 2-6-17 **为同一患者**

胸部平片局部放大图(图 A)显示右肺中野类圆形高密度肿块,边缘光滑锐利(黑实箭)两旁为较粗的线状影(白虚箭)与胸壁及肺门相连,与 CT 冠状位(图 B)及矢状位(图 C)对照,肿块位于水平裂,为一大(白虚箭)一小(白实箭)葫芦状,其下方较粗糙的横线(黑虚线)为少量积液的斜裂。图 B 同层纵隔窗(图 D)显示肿块密度均匀。在轴位肺窗(图 E)上,水平裂积液呈不规则形,斜裂为边缘模糊的带状影

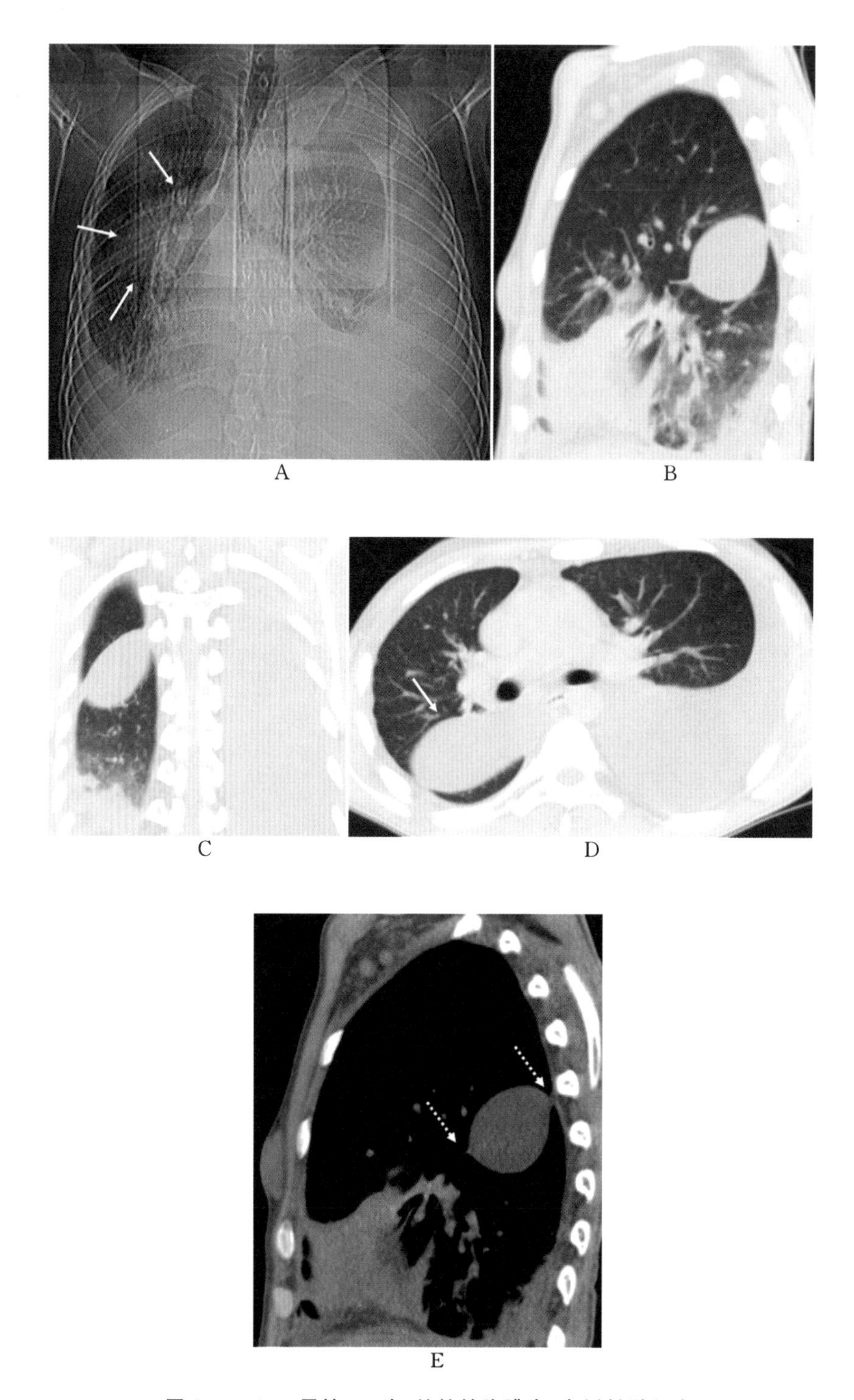

图 2-6-20　男性，21 岁，结核性胸膜炎、右侧斜裂积液

CT 定位图(图 A)显示左侧大量胸腔积液，气管心脏右移，右侧肺门后类圆形稍高密度肿块，边缘光滑锐利(白实箭)。CT 矢状位(图 B)、冠状位(图 C)及轴位(图 D)肺窗显示右侧斜裂后上部区域内类椭圆形致密影，边缘光滑锐利，图 B 同层纵隔窗(图 E)显示肿块密度均匀，两端以细线连接胸壁及肺门(虚箭)

√当水平裂和斜裂同时存在较多的积液时，如果两处积液不相连，则影像学保持各自的特点(图 2-6-21A～C)。如果二者相连，则在连接处，积液的轮廓会出现局限性凹陷，类似一个分叶状肿块(图 2-6-21D)。这种情况在影像学上一般不会漏诊，但如果不从多角度观察则容易误诊。

√当叶间裂积液与胸腔积液相通，且叶间裂无粘连时，可见基底位于胸膜腔的三角形影，三角形的顶角逐渐变细，并与肺裂融合形成的“鸟嘴征”，基底与胸膜腔交角圆钝(图 2-6-22)。

√由于结核性胸膜炎常存在胸膜腔积液和胸膜肥厚、粘连并存，导致其影像学表现复杂，尤其是在X线片上有些征象不易解释，常需要借助CT来进行分析(图 2-6-23)。

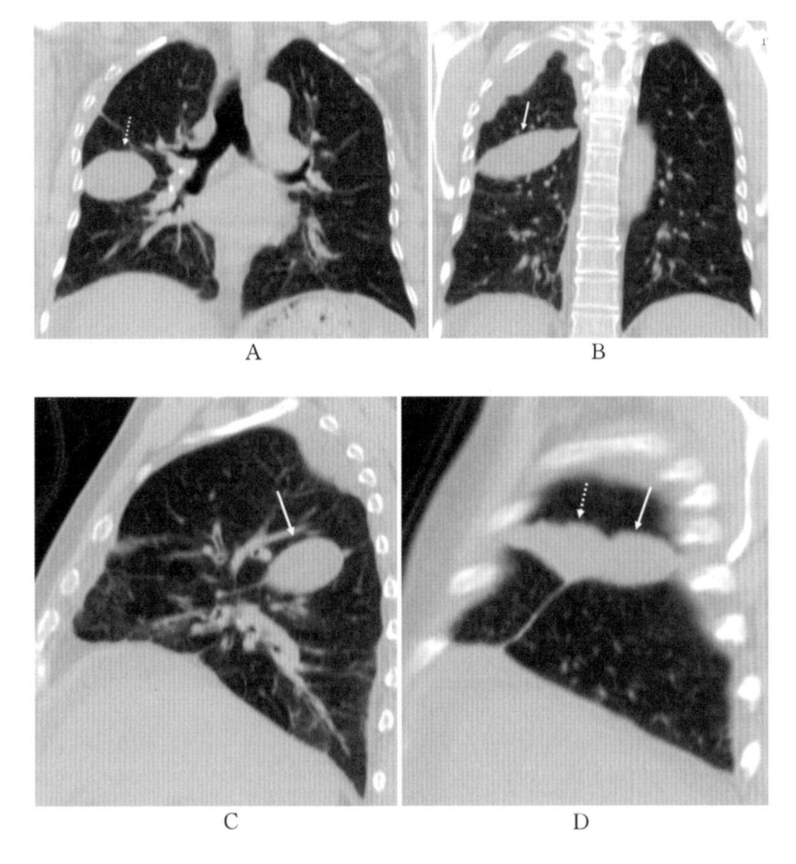

图 2-6-21 男性，59 岁，结核性胸膜炎并叶间裂积液

气管平面(图 A)及脊柱平面(图 B)CT 冠状位分别显示水平裂积液(虚箭)及斜裂积液(实箭)的椭圆形肿块，边缘锐利，锁骨中线矢状位(图 C)显示斜裂积液的边缘光滑锐利。腋前线矢状位(图 D)显示水平裂积液(虚箭)与斜裂积液汇合(实箭)成一个肿块，其汇合部上缘凹陷

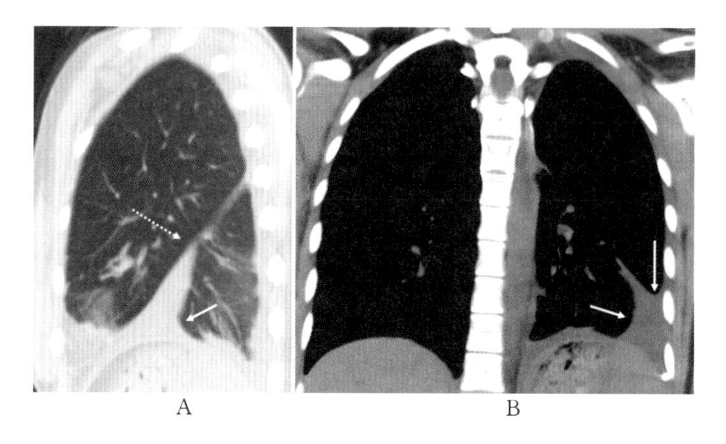

图 2-6-22　女性，19 岁，结核性胸膜炎并胸腔积液

CT 矢状位肺窗(图 A)及冠状位纵隔窗(图 B)显示左侧胸膜腔积液向后上方进入斜裂，外形呈三角形，尖段(虚箭)与斜裂融合形成的"鸟嘴征"，下方与胸膜腔相延续，斜裂缘与胸膜缘交角呈圆弧形(实箭)

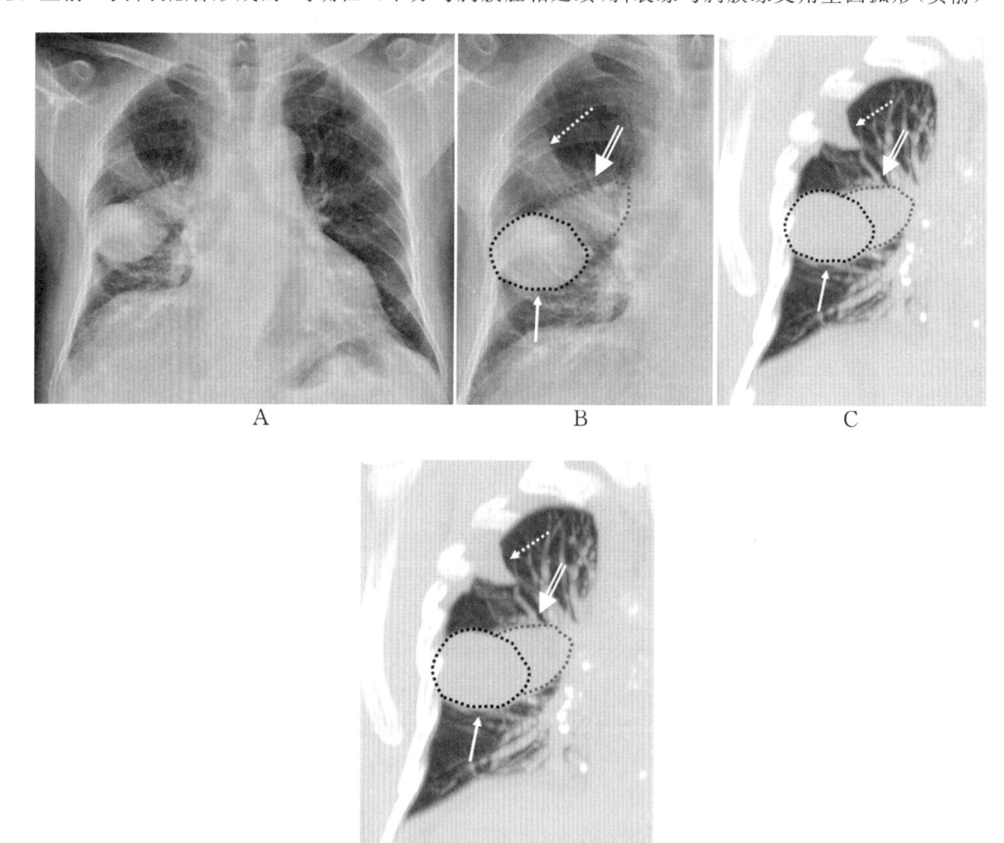

图 2-6-23　男性，59 岁，结核性胸膜炎并胸腔积液

胸部后前位片(图 A)与局部放大图(图 B)示右肺中下野可见边缘光滑锐利的一类圆形高密度影(实箭)和与胸壁相连的片状稍高密度影(虚箭)，右肺门(空心箭)密度增高，边缘模糊，与二者分界不清。局部 CT 的 MIP 重建图(图 C、D)显示肺门区淡薄高密度影为斜裂积液，类圆形高密度影为水平裂积液，片状稍高密度影为包裹性胸腔积液

◇包裹性积液是指胸膜腔粘连导致积液被包裹，其位置、形态固定，不能随体位变动而流动。如果粘连广泛，就会给留置管引流治疗带来困难。

√包裹性积液多见于下部胸腔的侧壁和后壁，单发或多发。

√典型表现为密度均匀的半月形结节或肿块，基底位于胸壁，向肺内突起，状如"D"字形，与相邻胸壁夹角呈钝角(图2-6-24、25)。如果液体较多，有时有轻度的下垂。

√失去游离性积液的自然弧线(图2-6-26)和低垂部位分布的特点(图2-6-25D、26C)。

√不典型表现发生在X线与包裹性积液垂直时(即包裹性积液的正位)，表现为片状密度增高影，边界不清(图2-6-27)。

√由于结核性胸水的细胞含量高于漏出液，其密度值较高，与肥厚的胸膜常不易区分，增强扫描有助于判定胸膜状态。此外，增强扫描还有助于受压肺组织与异常增厚胸膜的鉴别(图2-6-28)。

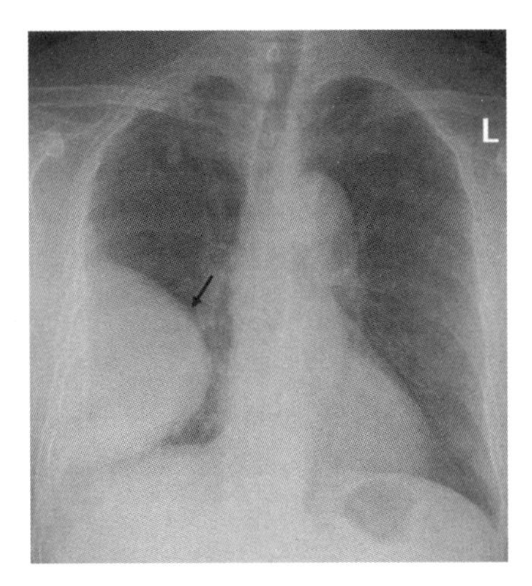

图2-6-24 男性，61岁，包裹性胸腔积液

胸片示右侧下野自侧胸壁凸入肺内的D字形密度增高阴影(箭)，密度均匀，与胸壁夹角呈钝角

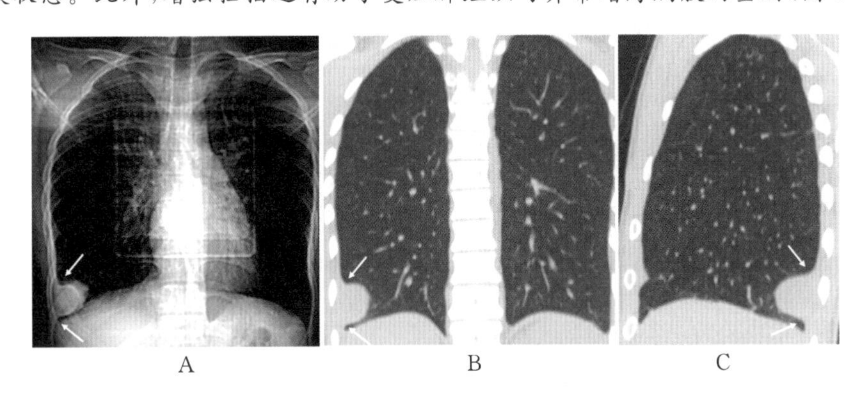

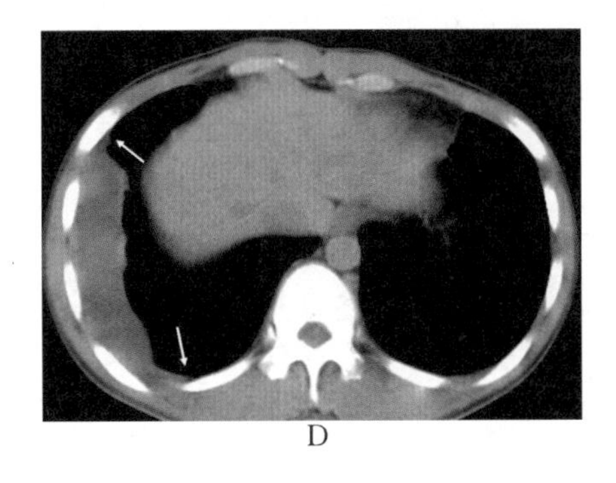

图2-6-25 男性，21岁，包裹性胸腔积液

CT定位像(图A)、冠状位(图B)及矢状位(图C)示下野从胸壁凸入肺内的D字形密度增高阴影，密度均匀，与胸壁夹角呈钝角(箭)。CT轴位纵隔窗(图D)显示积液位于侧胸壁，最接近地面的背侧胸膜腔并无液体分布

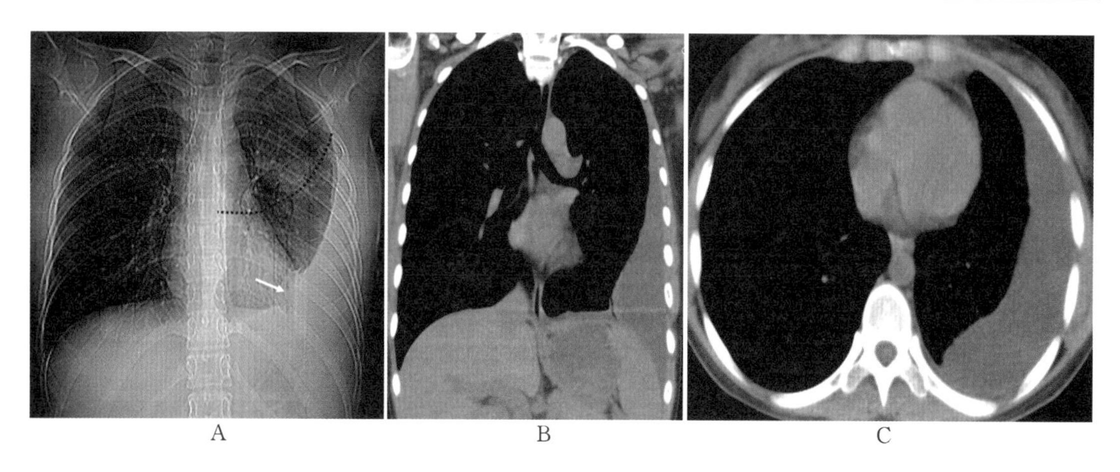

A　　B　　C

图 2-6-26　女性，24 岁，包裹性胸腔积液

CT 定位像（图 A）示下野均匀密度增高的上缘斜度陡直，至心尖旁突然中止（箭），CT 冠状位（图 B）显示积液呈山峰状从侧胸壁突向肺内，纵隔窗轴位（图 C）显示积液位于侧后胸壁，液面最深部位不在近地壁。注：黑色虚线是假象的游离性胸腔积液上缘应在的位置

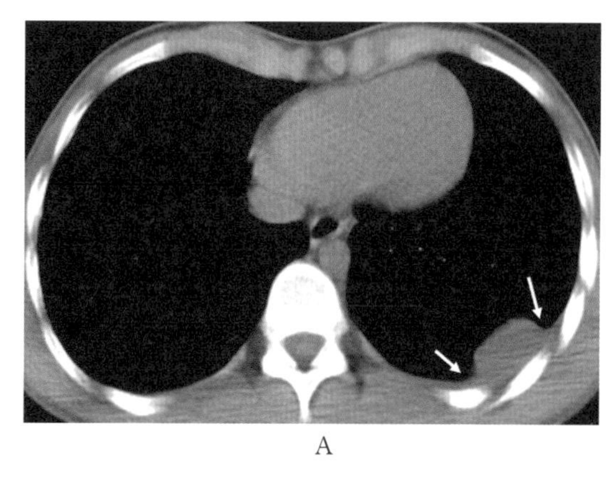

A

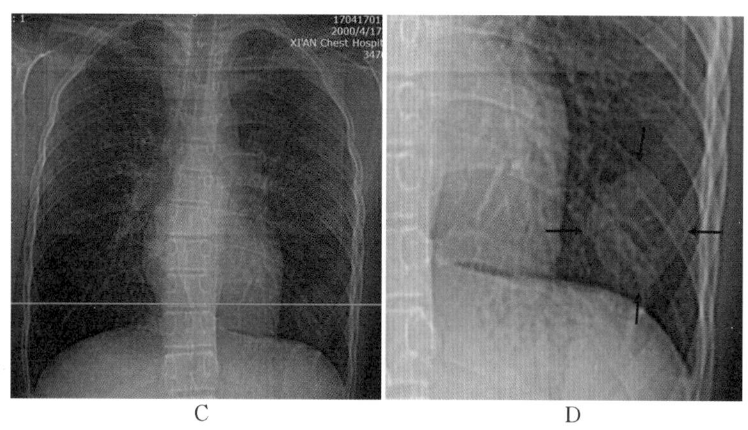

C　　D

图 2-6-27　男性，17 岁，包裹性积液

CT 纵隔窗（图 A）示左侧胸壁扁球形影液性密度影（平均 CT 值 14HU），与胸壁夹角呈钝角（白箭）。CT 定位像（图 B）及局部放大图（图 C）显示病变区（黑箭）密度略升高，边界不清。注：黄色线为图 A 所在平面

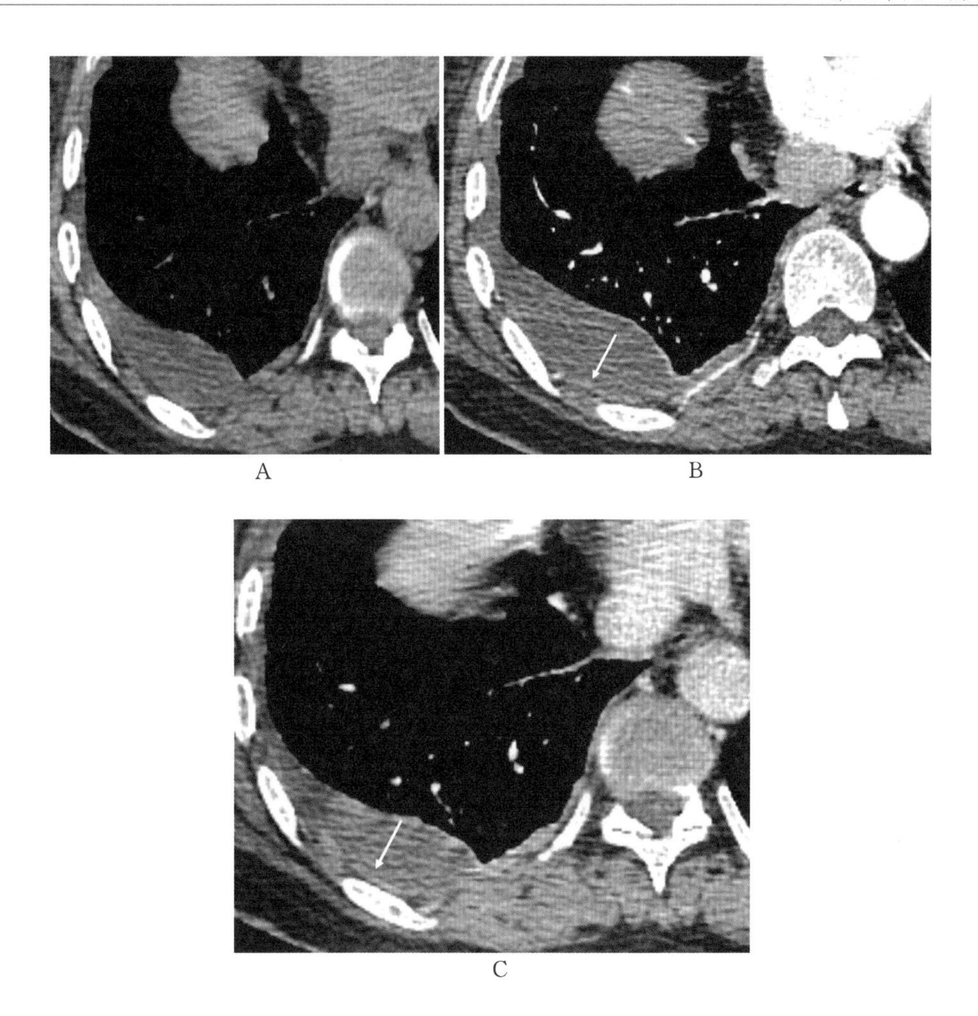

图 2-6-28 女性,56 岁,右侧包裹性胸腔积液(结核性)

CT 平扫(图 A)右侧透镜样高密度影,密度均匀,边缘光滑,不能显示胸膜。增强扫描动脉期(图 B)及静脉期(图 C)壁层胸膜呈细线状(白实箭)

(3)预后

治疗及时,胸腔积液积可完全吸收,不残留痕迹。当治疗不及时或治疗不当,导致积液中的纤维蛋白不断沉着在胸膜上,或者胸膜腔内有肉芽组织增生,导致胸膜增厚,相对的两层胸膜逐渐粘着,钙盐沉积形成钙化,即使结核治愈,这些胸膜肥厚、粘连及钙化往往不能恢复正常。胸膜肥厚、粘连的同时,常伴有组织的纤维收缩,导致如下 CT 征象。

◇胸腔积液未完全吸收时,粘连导致液体局限,形成单房或多房包裹性积液(图 2-6-29)。

◇积液吸收,胸膜肥厚粘连会导致患侧肺透光度下降,和(或)胸廓内缘和肺野之间有一层边缘清晰锐利的阴影(图 2-6-30)。治愈后残余的胸膜肥厚粘连与干性胸膜炎的区别要点是前者胸膜边缘清晰锐利,增强扫描强化程度弱。

◇胸膜向肺内伸出的粗线状影,纤直,僵硬(图 2-6-29C)。

◇胸膜肺面不光,见多角状突起,似锯齿状或波浪状(图 2-6-31)。

◇膈肌平直,肋膈角变钝,膈肌活动度下降(图 2-6-29A、30);或膈肌表面不光、毛糙,幕状粘连(图 2-6-32)。相邻肺纹理扭曲、变形。

◇游离胸腔积液的多少可以由数字肺软件测量获得(图 2-6-33)。

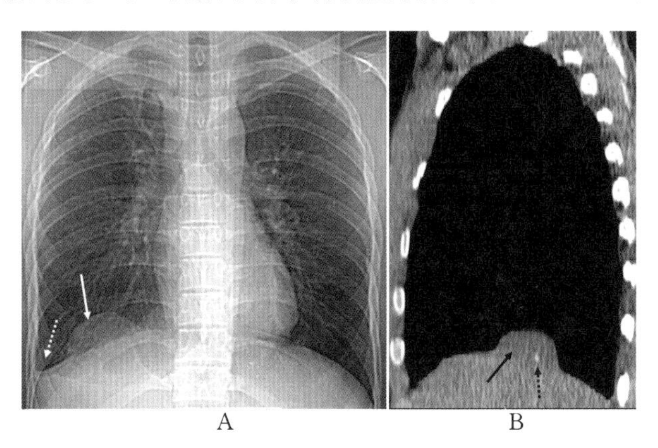

A　　B

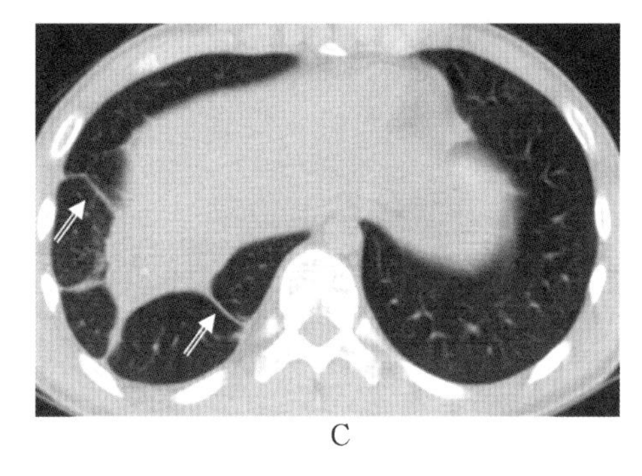

C

图 2-6-29　男性,16 岁,肺底包裹性积液

胸片(图 A)示右侧横膈局限性丘状突起(白实箭),右膈肌平直,肋膈角消失。矢状位 CT 纵隔窗(图 B)显示突起物为包裹性积液(黑实箭,平均 CT 值约 10HU),内见点状钙化(黑虚箭)。经上述钙化点 CT 轴位肺窗(图 C)显示包裹性积液与胸壁之间多发粗细不一线状粘连带(空心箭)

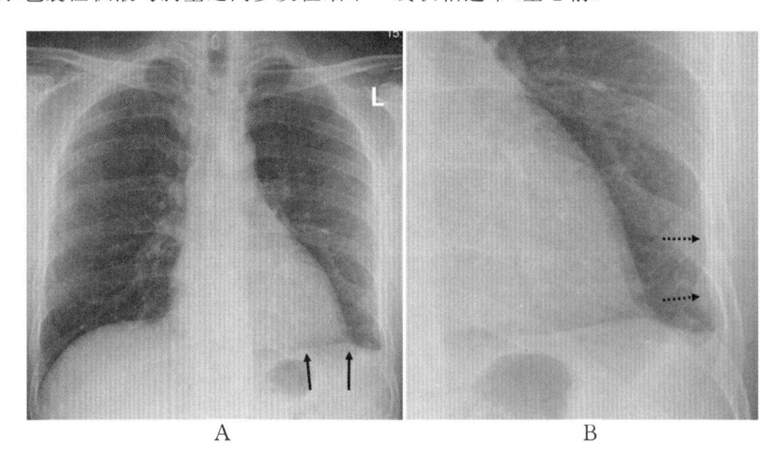

A　　B

图 2-6-30　男性,33 岁,胸膜肥厚粘连

X 线胸片(图 A)及其局部放大图(图 B)示左侧胸廓内缘和肺野之间有一层边缘清晰锐利的阴影(虚箭,即增厚的胸膜),与右侧膈肌比较,左侧膈肌(实箭)弧度变浅,平直,肋膈角变钝消失

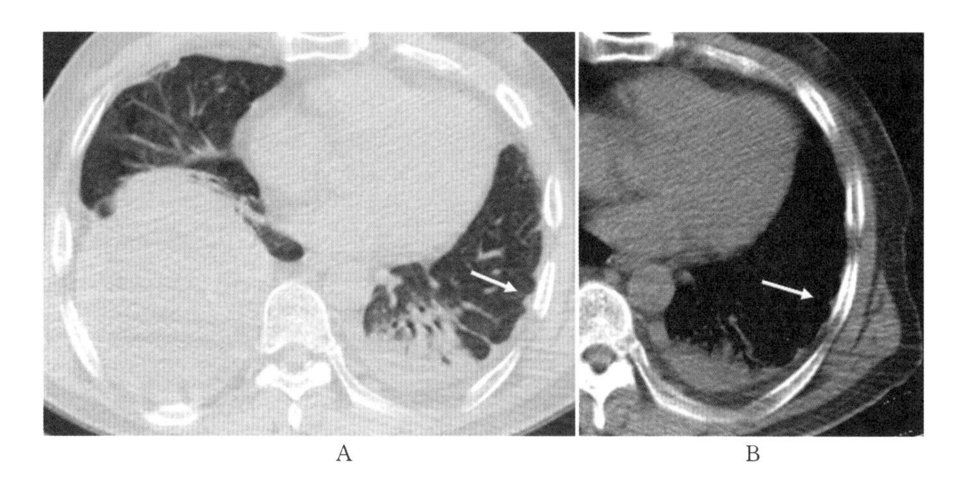

图 2-6-31 男性,63 岁,肺结核致胸膜肥厚粘连

CT 肺窗(图 A)及同层纵隔窗(图 B)示左侧胸廓内缘胸膜呈波浪状向肺内突起(箭)

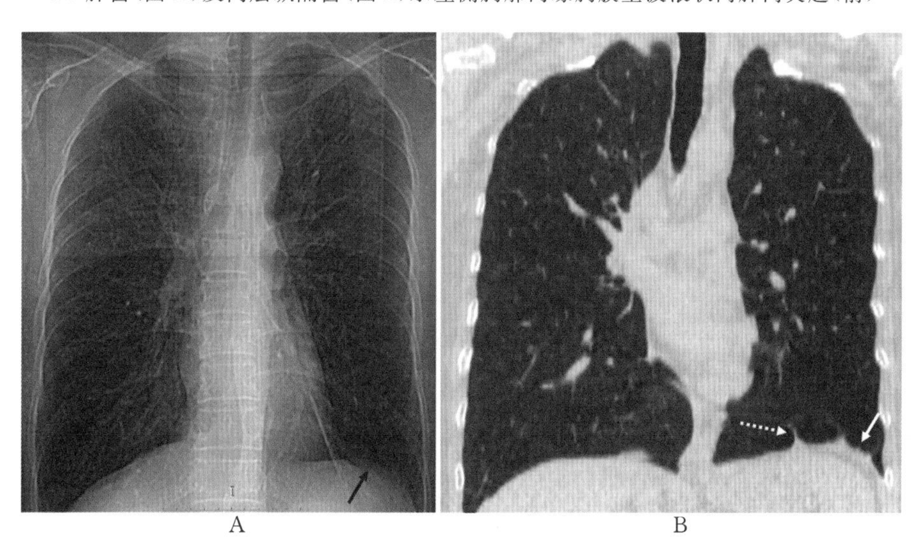

图 2-6-32 男性,41 岁,胸膜肥厚粘连

CT 定位图(图 A)示左侧膈顶局限性模糊不清(黑箭),CT 冠状位(图 B)的相应部位膈面不光滑(白实箭),并有长条状(白虚箭)影伸入肺内

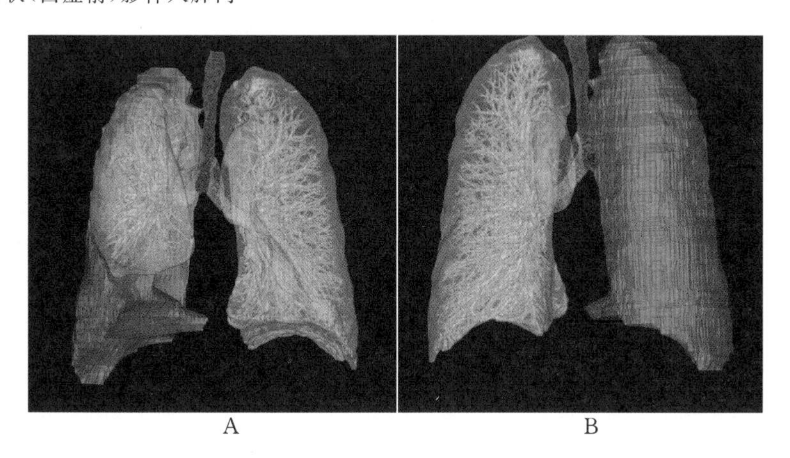

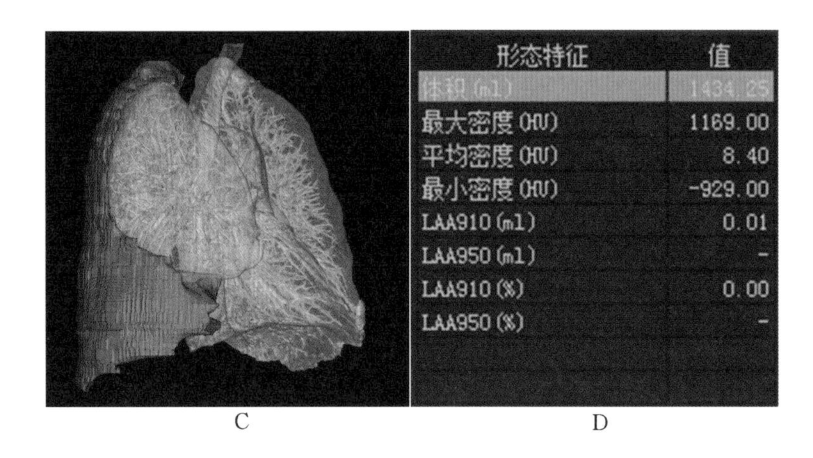

C　　D

图 2-6-33　男性,34 岁,肺结核伴游离性胸腔积液量的计算

采用区域生长法,计算机自动描记胸腔积液的范围(红色部分),图 A、B、C 分别计算机给出胸腔积液的前面观、后面观和侧面观,并输出胸腔积液的体积为 1434.25ml(图 D)

【转归】

1. 好转及痊愈

◇胸腔积液逐渐减少,消失。

◇胸膜肥厚、粘连减轻

◇肺复张。

◇肺内结核病变吸收、消失。

2. 恶化及进展

◇胸膜逐渐增厚,粘连带逐渐增多、模糊。

◇胸腔积液增多。

◇在非穿刺的胸腔操作时,胸腔内出现液平或气泡。

◇病变向肺内及远处播散。

【鉴别诊断】

1. 肝性胸腔积液和肾性胸腔积液

◇临床上积液多为双侧。

◇有肝、肾等原发病的病史,无结核中毒症状。

◇胸腔积液为漏出液,其密度 1.016,蛋白含量<30g/L。

◇胸腔积液的量与原发病的状态相关,如果原发病好转,则胸腔积液很快吸收,否则,迅速增多。

2. 肺炎旁胸腔积液

◇患者有感染史。

◇抗感染治疗后胸水很快吸收。

3.充血性心力衰竭

◇胸水细胞学检查多为阴性。

◇两侧胸腔积液,两侧积液量相当,或右侧略多。

◇心脏肥大。

◇肺充血、肺水肿常见。

4.病毒性胸膜炎

◇常急性起病,有咽痛等前驱症状。

◇发热伴有明显的胸痛,胸腔积液增多时胸痛不减轻。

◇胸腔积液形成较快,且短期内易形成胸膜粘连、积液分房和包裹,但治疗后胸腔积液吸收也比较迅速。

◇病程有自限性,两周左右症状缓解。

5.癌性胸腔积液

◇发病年龄偏大,多在40岁以上。

◇实验室检查铁蛋白>500μg/L,CEA>5ng/ml,胸水细胞学(+)。

◇一般无发热,呈持续性、进行性加重的胸痛。

◇胸腔积液进展快,不易控制,50%以上为血性。

◇胸膜结节状改变明显。

◇胸膜活检特别是胸腔镜下直视活检病理检查可助诊断。

(朱朝辉 李 彤 哈晓吾)

第二节 脓 胸

【定义】

◇结核性脓胸是指结核分枝菌侵入胸膜腔引起感染和积脓状态,它是胸腔一种特异性化脓性炎症。

◇结核性脓胸如同时存在化脓菌感染则成为混合性脓胸。

◇其细菌来源主要包括:邻近组织或器官结核的直接蔓延,血行或淋巴道播散等。

【诊断依据】

◇有肺结核或结核性胸膜炎的病史及相应的体征。

◇胸腔穿刺液含有干酪样物质,涂片及普通培养无普通细菌,可能找到抗酸分枝杆菌。

◇胸腔穿刺液为渗出性,无普通菌生长,比重>1.020,脓液细胞总数>10×10^9/L,以淋巴细胞为主,蛋白质40g/L以上,糖和氯化物降低,化脓性细菌培养阴性。

◇胸膜组织活检具有典型的结核病理改变。

◇胸腔积液特征性的影像学表现。

【分类】

◇结核性脓胸因发生经过和病程不同,可以分为急性脓胸和慢性脓胸。

◇根据胸膜受累范围,又可分为全脓胸、局限性脓胸及多房性脓胸。

【病理改变】

1. 炎性渗出期

初期,胸膜充血、水肿,毛细血管扩张,渗透性增强,渗液开始为少量稀薄黄色液体,渗液逐渐增多、混浊,有时混有干酪物质及大量蛋白质、淋巴细胞、单核细胞及结核分枝杆菌。

2. 成纤维期

成纤维细胞增生,纤维素积聚使壁层和脏层胸膜变成结缔组织。纤维结缔组织逐渐增厚,壁层胸膜比脏层胸膜增厚更快,表面出现干酪样物质及钙盐沉着。

【临床特点】

◇单纯结核性脓胸一般起病缓慢,有慢性结核中毒症状,长期发热、盗汗、胸痛、胸闷、乏力、消瘦等。

√有不同程度的胸痛。早期呈针刺样,呼吸、咳嗽时加重,慢性脓胸胸痛不明显。

√大量积液(脓)时,出现限制性通气障碍,常感胸闷、呼吸困难、心慌等。

√若伴有支气管胸膜瘘时呈刺激性咳嗽、咳大量脓痰(痰液与胸液相同),有时还伴有咯血。其特点是脓量与体位有关,健侧卧位咳嗽加重,体位改变脓痰增多。

◇混合性脓胸起病急、全身中毒症状严重,出现高热、剧烈胸痛等。

◇体格检查,患侧胸部饱满,呼吸运动减弱,叩诊呈浊音,纵隔向对侧移位,呼吸音减弱或消失,语颤减弱。疾病晚期,患侧胸廓塌陷,纵隔向患侧移位。

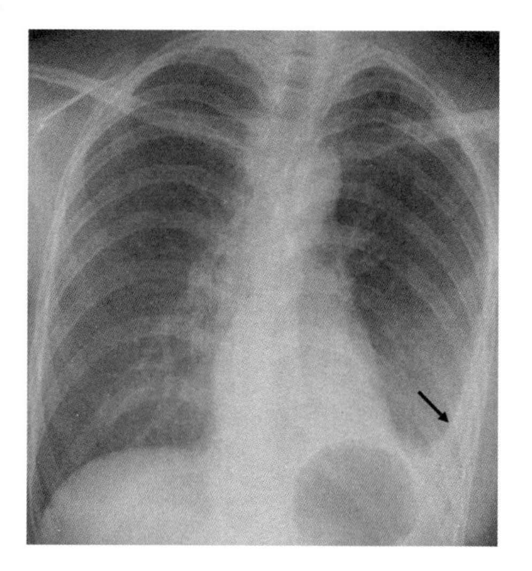

图 2-6-34 女性,25岁,结核性脓胸

胸片示左肺下野透光度减低,可见外高内低弧形影(黑箭)

【影像学表现】

1. 脓胸早期

脓胸早期以充血、水肿及淡薄液体为主时,其X线片和CT的表现与一般游离性胸腔积液表现相似,单纯从影像学上很难鉴别二者(图2-6-34)。

2. 脓胸进展期

当脓胸内出现成纤维成分后,其脏层胸膜与壁层胸膜粘连,状如包裹性积液。但脓胸的脏层胸膜与周围肺组织交界面常模糊不清,伴有粘连带(图2-6-35)。此期,脓胸常伴有胸膜的增厚、粘连。

◇早期胸膜增厚与胸腔积液的密度不易区别,

常与软组织不易分辨(图 2－6－36)。此时增强扫描有助于显示炎性胸膜增厚的特点，即壁层及脏层胸膜均呈表面光滑，厚薄较为均匀的持续性强化，内部积液不强化。

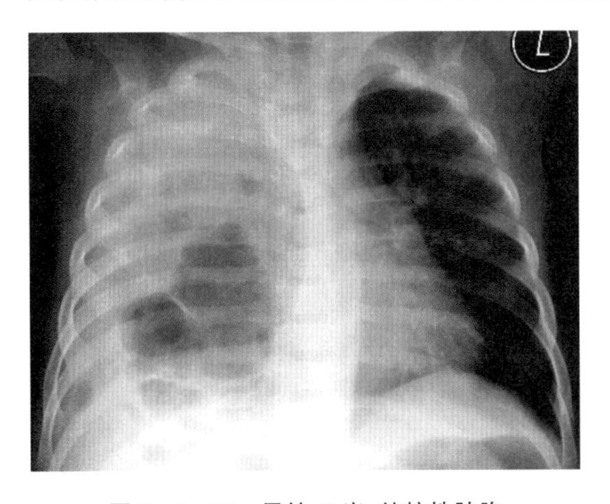

图 2－6－35　男性，2 岁，结核性脓胸

右侧胸腔外带密实，密度不均，内缘不整齐，可见索条影伸入肺内，右膈顶模糊不清。双侧肋间隙相似，无胸廓饱满或萎陷征象

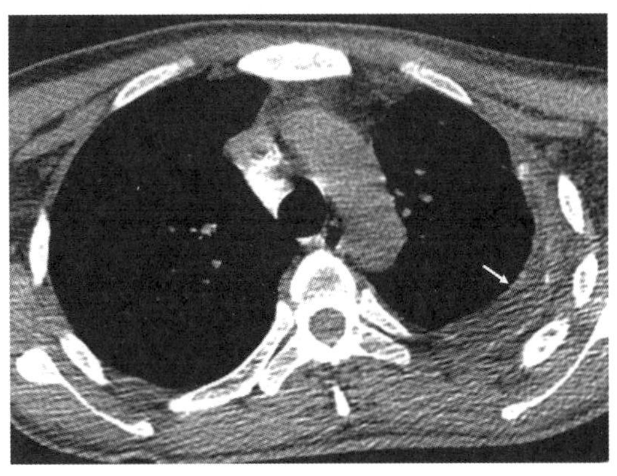

图 2－6－36　男性，59 岁，结核性脓胸

CT 示左侧胸廓略塌陷，肋间隙变窄，左侧胸腔内见弧形密度增高影(箭)，胸膜与液体密度不能分辨，边缘见点、短条状钙化影

◇进展期，增厚的胸膜密度逐渐增高，此时，胸膜的密度高于脓液的密度，平扫即能显示典型的胸膜分离征，但对压缩的肺带及脏层胸膜不能区分(图 2－6－37)，增强扫描虽然有助于胸膜与肺组织的鉴别，但当脏层胸膜很薄时，并不能分辨二者(图 2－6－38)。脓胸导致的胸膜厚度可不一样，但它们的内缘均应光滑整齐(图 2－6－38)。

√注：胸膜分离征是指胸膜脏层和壁层胸膜增厚，并被其间的胸腔积液分开的 CT 征象。

3. 纤维化期

纤维化期是脏层胸膜致密纤维化，引起脏层胸膜与壁层胸膜相互融合。胸膜纤维化期是胸膜结核性胸膜炎最严重的表现。

◇表现为胸膜广泛增厚，常伴有胸膜的粘连、钙化。胸膜纤维化挛缩，导致患侧胸廓缩小，肋间隙的变窄，纵隔、心影向患侧移位，膈肌升高等胸膜牵拉性改变，严重时可导致脊柱弯曲(图 2－6－39)。

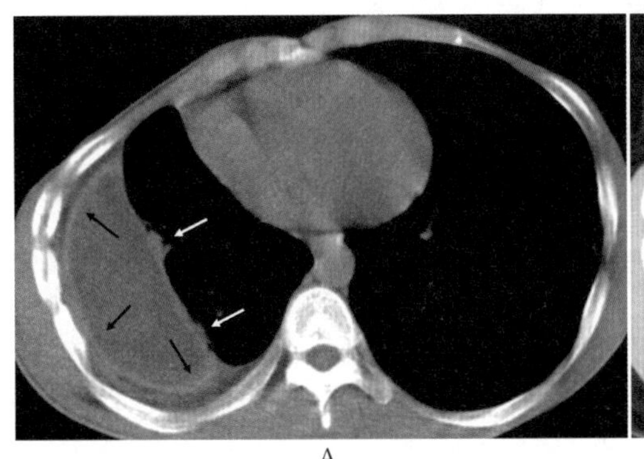

A

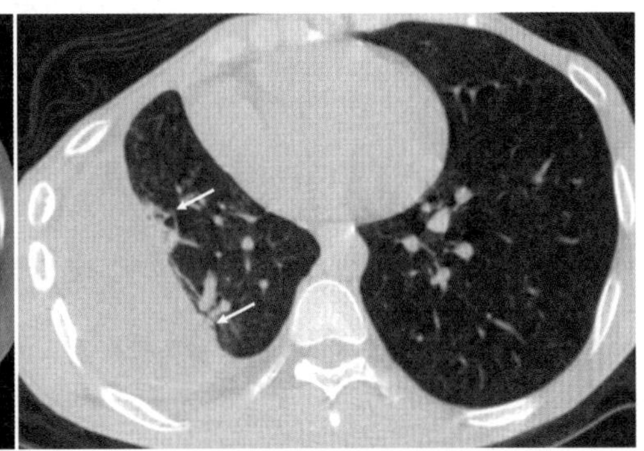

B

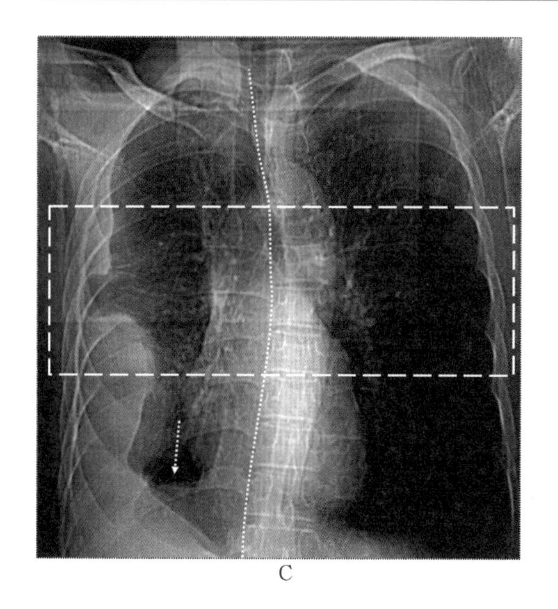
C

图 2-6-37　男性，27 岁，右侧包裹性胸腔积液(结核性)

CT 平扫纵隔窗(图 A)示右侧胸廓塌陷，侧胸壁内缘半圆形液性密度影，液体周围被一膜(即胸膜)包裹，脏层胸膜(黑实箭)明显增厚，厚薄均匀，边缘光滑，脏层胸膜液体缘光滑锐利，肺缘欠光滑，可见结节样突起(白实箭)。同层肺窗(图 B)见结节样突起为相邻受压的肺组织。CT 定位相(图 C)显示右胸壁内缘凹凸不平，右肋间隙缩窄(矩形框内右胸壁有 4 根肋骨，左侧只有 3 根肋骨)，脊柱弯曲(虚线为椎体右缘连线)，右侧膈肌(白虚箭)较对侧高且平直。气管及心脏向右侧移位

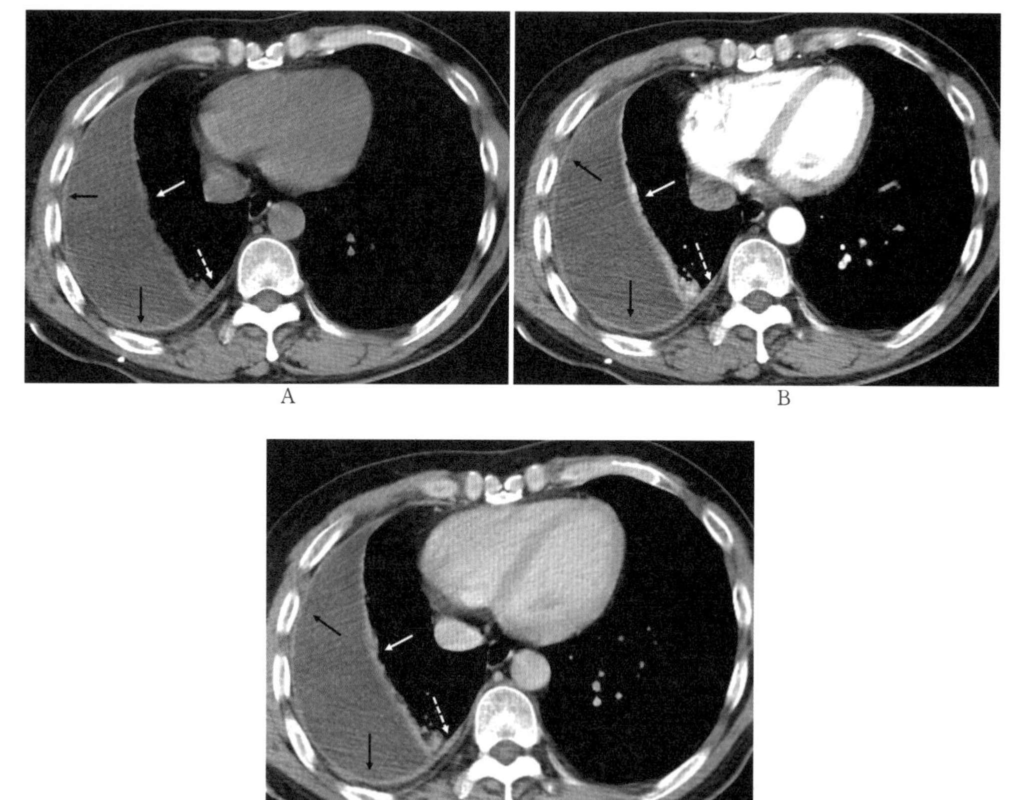
A　B

C

图 2-6-38　男性，27 岁，结核性脓胸

CT 平扫(图 A)示右侧胸廓略塌陷(白实线)，右侧胸腔丘状胸腔积液被增厚的胸膜包绕(白虚箭)，增强扫描动脉期(图 B)及静脉期(图 C)积液均未强化，壁层胸膜(黑实线)粗细不均，前胸壁胸膜较后胸壁薄，其向内后延伸至包裹性积液范围之外(白虚箭)并与脏层胸膜黏着不能分离。脏层胸膜与肺组织无法分离，肺组织动脉期显著强化(白实箭)，平扫及静脉期与胸膜密度差异不大

√注：胸廓缩小与纵隔移位不匹配是慢性脓胸的一个特点，即纵隔移位轻微而胸廓缩小显著(图 2-6-40)

◇增厚的胸膜肥厚、钙化，壁层胸膜与胸壁之间距离增大，其内脂肪密度增高，其内可见斑点状短条状密度增高影，这种现象称为胸膜下脂肪增生(图 2-6-41)。

◇当大量的纤维组织沉积在脏壁层胸膜上后，胸膜很厚，且失去弹性，当呼吸时，患处胸廓及膈肌不运动或仅有轻微的运动，当这种情况广泛存在时，会导致限制性通气障碍，称为纤维胸。在影像上除胸膜明显增厚外，常可见到广泛的板层样钙化(图 2-6-42)。

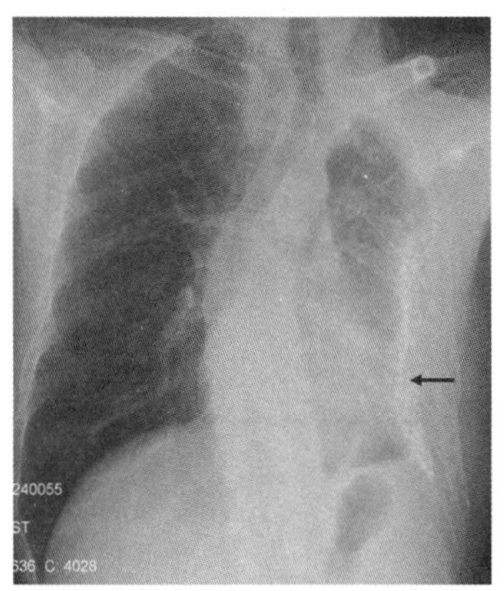

图 2-6-39　男性，40 岁，结核性脓胸

胸片示胸廓不对称，脊柱侧弯，左肺透光度减低，左侧胸膜可见广泛性增厚，边缘见钙化(黑箭)，左侧肋间隙变窄，纵隔、心影稍向左移位

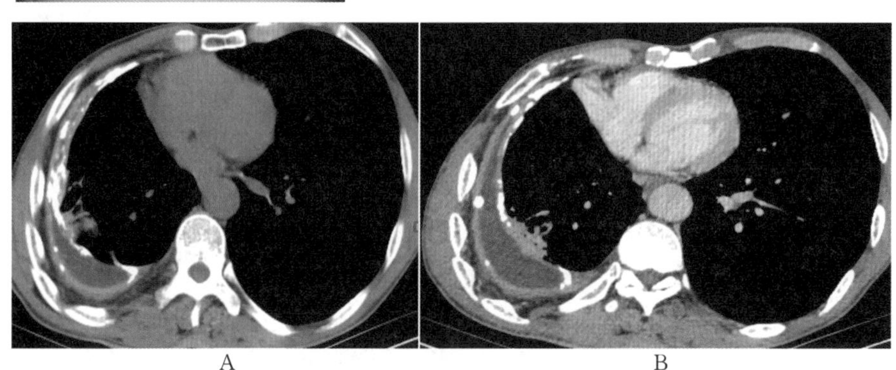

A　　　　B

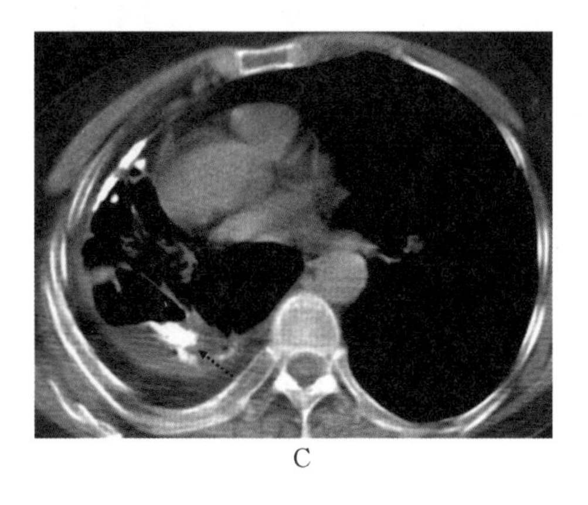

C

图 2-6-40　结核性脓胸

CT 平扫(图 A)及增强扫描(图 B)右侧胸廓明显缩小，肋间隙变窄，心影稍向右移位，胸膜腔新月形包裹性积液，胸膜明显增厚，伴广泛性斑点状钙化(虚箭)

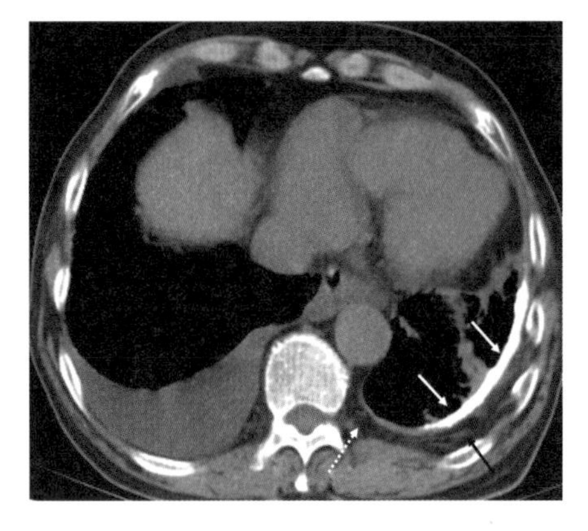

图 2-6-41　结核性脓胸

CT 平扫示左侧胸廓明显缩小，胸膜增厚伴板状弧形钙化（白实箭），胸膜外脂肪层（白虚箭）较右侧明显增宽，内密度不均，有短条状高密度影（黑箭）

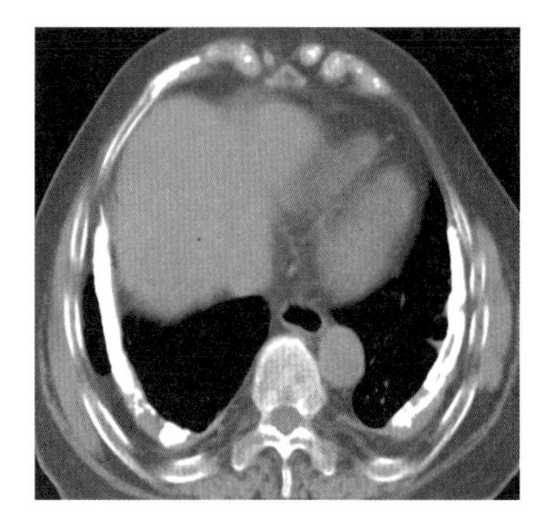

图 2-6-42　结核性脓胸

CT 纵隔窗显示双下胸膜广泛的板层状弧形钙化，钙化相邻肋间隙缩小

4. 结核性支气管胸膜瘘

结核性脓胸向内破溃，与支气管相通时，称为支气管胸膜瘘。表现为胸膜腔内出现气-液平面的"空腔"（图 2-6-43），有时在空腔的肺面可以见到瘘口。瘘管可以较大（图 2-6-44），也可以很小，甚至呈筛孔状。瘘管行径经常弯曲（图 2-6-43D），甚至找寻不到，需要造影来显示。

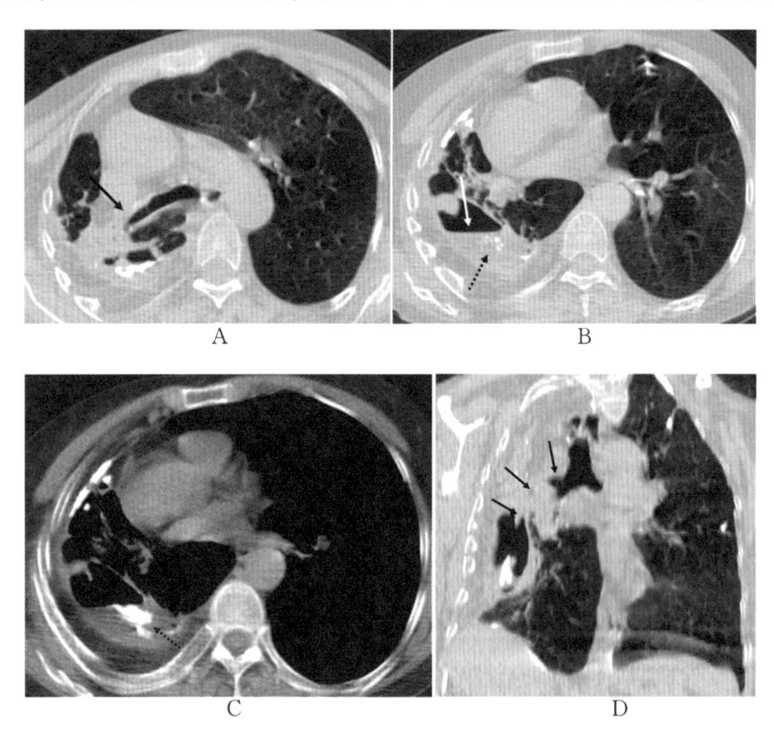

图 2-6-43　女性，58 岁，结核性脓胸、支气管胸膜瘘

支气管分叉平面（图 A）及左心房平面（图 B）CT 轴位显示右下胸腔内混杂密度肿块，内见液气平（白实箭），右肺门向患处移位靠近，支气管（黑实箭）变窄。CT 纵隔窗（图 C）示病灶内含液体和钙化（黑虚箭），冠状位（图 D）示有一支扭曲的支气管（黑实箭）与病变相连

5. 自溃性脓胸

结核性脓胸向外破溃，穿透胸壁时称为自溃性脓胸。表现为胸壁肿块与胸膜腔相通。

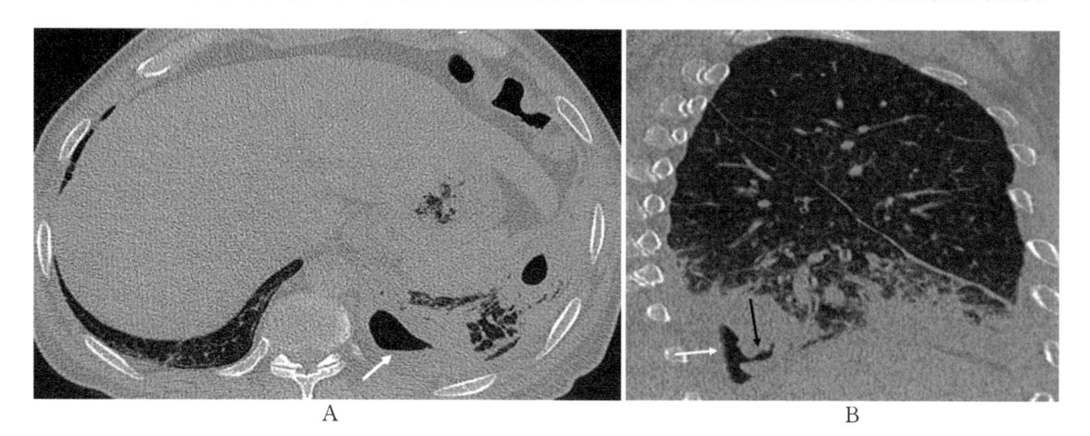

图 2-6-44　男性，72 岁，结核性脓胸、支气管胸膜瘘

CT 轴位(图 A)左侧后肋膈角空腔性病变，内有气-液平面(白实箭)，右肺门向患处移位靠近，支气管(黑实箭)变窄。CT 纵隔窗示病灶内含液体和钙化(白箭)，矢状位(图 B)显示病灶肺缘侧有扭曲的瘘口(黑箭)

【转归】

1. 好转及痊愈

◇脓腔周围肺实质渗出逐渐吸收，胸膜边界逐渐清晰。

◇脓腔内液体逐渐减少，胸膜逐渐变薄，可出现钙化。

◇脓腔逐渐缩小，消失。

◇肺复张。

2. 恶化及进展

◇脓腔内液体逐渐增多，体积逐渐增大。

◇脓腔壁——胸膜逐渐增厚，边缘越发模糊。

◇脓腔与支气管相通，引起支气管胸膜瘘，病变支气管播散。

◇脓腔穿破脏层胸膜达胸膜以外组织引起自发性破溃。

◇肺内外出现新发结核病灶。

【鉴别诊断】

1. 化脓性胸膜炎

◇起病急，感染中毒症状重，高热、胸痛、呼吸困难。

◇白细胞总数及中性粒细胞比例升高，胸腔积液为脓性，胸腔积液内白细胞计数明显增多，以中性粒细胞为主，胸腔积液普通细菌培养阳性。

◇此类胸液因大多数为胸膜反应性渗出，且液量较少，随肺炎好转而吸收。

◇抗感染治疗及排液后病情迅速好转，必要时胸膜活检病理确诊。

2.胸膜间皮瘤

◇是胸膜的原发性肿瘤。

◇胸痛为逐渐加重,随液体增多胸痛并不能缓解。

◇胸水多为血性,且抽液后胸水还会迅速增长。

◇抽液后的胸部X线片、CT可发现胸膜上类圆形的肿块影。

◇胸腔积液经抗炎、抗结核治疗无明显好转。

◇胸腔积液或胸膜活检查到癌细胞可明确诊断。

【拓展阅读】

[1]中华人民共和国国家卫生和计划生育委员会.中华人民共和国卫生行业标准,ICS11.020 C59 肺结核诊断(WS288-2017).

[2]郭佑民,陈起航,王玮.呼吸系统影像学[M].2版.上海:上海科学技术出版社,2016.

[3]冯晓源,主编.现代医学影像学[M].上海:复旦大学出版社有限公司,2016.

[4]刘士远,陈起航,吴宁.实用胸部影像诊断学[M].北京:人民军医出版社,2012.

[5]刘小玉,戴希勇,刘奇斌.CT分期对结核性脓胸纤维板剥脱手术时机选择的初步研究[J].中国防痨杂志,2017,39(9):971-975.

[6]中华医学会结核病学分会.中国结核病病理学诊断专家共识[J].中华结核和呼吸杂志,2017,40(6):419-425.

(于　勇　沈　聪　王秋萍)

第三单元
骨肌系统结核

第一章　骨肌结核总论

【课程目标】

※掌握:骨肌活动性结核的影像学表现。

※熟悉:骨肌结核患者的分类、临床特点和诊断依据。

※了解:骨肌结核的常见并发症。

【骨肌结核筛查】

1.具备以下条件之一者,为骨结核疑似人群

◇具有结核中毒症状(低热、乏力、盗汗)。

◇有结核病接触史,或现有及曾有肺结核或其他结核病。

◇患病部位局部疼痛。

◇肌肉痉挛、运动功能受限、神经功能障碍、脊柱畸形。

◇脓肿及窦道不易愈合。

2.对于骨结核疑似人群可进行如下检查

(1)实验室检查

◇功能性检查:血沉、血常规、尿常规、肝肾功、血糖、HIV(人类免疫缺陷病毒)。

◇诊断性检查:抗结核分枝杆菌抗体、结核分枝杆菌 PCR 测定、混合淋巴细胞培养+干扰素试验、肿瘤标志物、人类白细胞抗原 B27、布氏杆菌凝集试验。

(2)影像学检查

◇患病部位的 X 线、CT 及 MRI 检查。

◇正侧位胸片。

◇骨扫描。

【骨肌结核患者的分类】

1.疑似病例

符合下列条件之一者,即为疑似病例。

(1)结核病可疑患者

有结核病可疑症状,同时伴有与涂阳肺结核患者和(或)PPD 强阳性的患者密切接触史。

(2)有骨肌结核病表现患者

机体其他部位有结核者，出现骨、关节局部疼痛或肿胀肌肉痉挛、运动功能受限、神经功能障碍、脊柱畸形，或经久不愈的脓肿及窦道。

(3)有骨肌结核病影像学表现特点患者

仅骨骼影像学检查显示有与活动性结核相符的病变。

2.临床诊断病例

所谓临床诊断结核病例是指对于疑似患者临床诊断为活动性骨肌结核，但没有获得组织病理学确认，也没有获得细菌学证实的病例。其诊断主要依据患者的临床表现、影像学表现、实验室检查及试验性治疗等多个方面综合判断确立。

(1)临床表现

◇全身低度中毒症状发热(多为午后低热)、盗汗、乏力、纳差、消瘦。

◇骨骼、关节及局部软组织肿胀，局部疼痛。

◇体征：功能障碍，软组织肿块不红不热，出现寒性脓疡。

(2)实验室检查

◇白细胞正常或稍有增高，可有轻度贫血〔血红蛋白(Hb)<100g/L〕。

◇血沉检查增快，男性>15mm/h，女性>20mm/h，甚至可高达100mm/h。

◇C反应蛋白可升高。

◇结核菌素试验(TST)或γ-干扰素释放试验(IGRAs)阳性。

◇标本抗酸杆菌检测：病变标本中检出抗酸杆菌能作为确诊结核病的重要依据之一。

◇脓液或关节液Xpert结核分枝杆菌/利福平、结核分枝杆菌DNA的聚合酶链反应检测阳性。

◇酶联免疫斑点试验(enzymelinked immunospot，ELISPOT)阳性。

(3)活动性骨肌结核的影像学特点

◇骨骺、干骺端局限性骨质破坏为主，骨质破坏区可见沙粒样死骨，骨病变周围可有脓肿或窦道形成。

◇骨干外形梭形膨胀，内有多发囊状骨质破坏，外有骨膜反应，周围硬化明显。

◇短管状骨表现为骨质破坏骨外形膨大，骨皮质变薄，形成骨气臌。

◇扁骨呈单发或多发囊状、穿凿样骨质破坏，伴周围脓肿形成。

◇单一关节的关节面非持重部分的骨质破坏，软骨破坏、滑膜增厚、关节积液。

◇骨质破坏并关节间隙变窄，关节畸形、脱位。

◇单发或多发椎体上下缘近终板处松质骨破坏，椎间盘破坏，椎间隙受累变窄，椎旁局限或大范围寒性冷脓肿，沙粒样死骨及附件的骨质破坏。

◇孤立或融合的淋巴结，边缘清晰或粘连，增强扫描呈环形或多环形强化。

3.临床诊断骨结核的诊断依据及流程

◇骨肌结核的临床表现及体征。

◇活动性骨肌结核的影像学表现。

◇抗结核治疗有效。

◇临床可排除其他非结核性骨肌疾患。

◇结核菌素(PPD 5TU)皮肤试验强阳性,或γ-干扰素释放试验阳性,或血清抗结核抗体阳性。

在痰涂片及痰培养阴性的疑似结核患者中,具备上述(1)、(2)任意一项,和(3)～(5)的任意一项者,临床可诊断为骨肌结核。

4.确诊病例

具备以下条件之一者,划定为结核确诊病例。

◇经脓液、关节液、脑脊液等体内液体涂片或细菌培养获得细菌学证实的病例。

◇经组织活检、手术切除标本,组织病理学证实结核性改变者。

【骨肌结核的分类】

骨肌结核包括骨结核、关节结核、脊柱结核、软组织结核。其中软组织结核包括肌肉结核、腱鞘结核、滑囊结核及淋巴结结核。

【骨肌结核疗效的影像学评估】

根据治疗过程中前后两次同一种影像学检查所见,将结核的疗效分为进展及恶化、稳定、好转,详见本单元各章节。

治愈修复期,软组织肿胀消退,破坏区逐渐缩小并趋硬化。小儿的短管骨结核痊愈后可不留任何痕迹。有时仅遗留有轻微的骨结构异常,如骨小梁紊乱、粗大,骨密度增高。

骨肌结核好转特点包括:

◇全身症状消失。

◇窦道闭合,血沉正常,骨质修复。

◇破坏区缩小,骨密度逐渐增高,边缘硬化。

【骨肌结核常见合并症】

1.病理性骨折

◇骨结核重要的病理改变是溶骨性骨质破坏,正常骨质被干酪坏死物取代,其皮质变薄,在外力的作用下易导致骨折。

◇在机体骨骼系统中,椎体是最容易发生病理骨折的部位,其常见表现是椎体塌陷、后突,脊柱成角,形成侧弯或后突畸形。

◇骨折成角移位可引起相邻大血管、神经及脏器的损伤。

◇骨折畸形愈合可引起肢体运动障碍。

2.关节畸形、脱位与强直

◇早期肌萎缩会导致关节脱位。

◇晚期肌肉的保护性痉挛、骨端的缺损和骨骺的发育障碍,可发生各种关节畸形,如髋关节屈曲内收畸形,膝关节内翻或外翻畸形等。

◇关节软骨破坏,纤维组织增生,会导致关节强直。

3.截瘫

◇脊柱结核所产生的脓液、肉芽、干酪样物质、坏死的椎间盘、死骨或瘢痕组织均可压迫脊髓,引起各种程度的传导功能障碍,临床上出现不同程度的截瘫。

◇肉芽组织纤维化瘢痕包绕脊髓,导致脊髓受压出现截瘫。

◇椎体骨质破坏后突成角或脱位,致椎管狭窄,压迫脊髓,导致截瘫。

4.窦道

◇骨旁软组织结核病灶逐渐增大,形成干酪坏死,坏死物不被局限时,可沿肌间隙流动,当向皮下延伸时,常穿破皮肤形成窦道。

◇如果骨结核及软组织内的病灶不得以彻底清除,该窦道会长期不愈合,即便短暂愈合,当组织内脓液增多时,还会再度开放。

◇在儿童及青少年患者中,由于常累及骨骺及骺软骨,可出现肢体缩短或增长。

【拓展阅读】

[1]王世山.骨关节软组织疾病影像鉴别诊断[M].北京:中国协和医科大学出版社,2010.

[2]韩月东.软组织疾病磁共振诊断学[M].北京:人民军医出版社,2006.

[3]吴振华.张立军.小儿骨关节临床影像学[M].北京:人民卫生出版社,2012.

（董宝明　杨创勃　强永乾）

第二章　骨结核

【课程目标】

※掌握：骨结核的影像学表现及其鉴别诊断。

※熟悉：骨结核的临床特点和诊断依据。

※了解：骨结核的相关影像学解剖与其病理学改变。

【相关解剖】

骨与关节系统是人体的支架，主要负担着躯干和肢体的运动功能。成人骨共有206块，除髌骨外，不包含其他任何子骨和副骨。

1. 骨的分类

骨根据部位分为颅骨、躯干骨、上肢骨和下肢骨。

骨根据形状的不同分为长骨、短骨、扁骨和不规则骨四类。影像学的临床分类多采此类分类方法。

◇长骨分布于四肢，包括长管状骨和短管状骨两类。其共同特点如下：

√成年人长骨由中央的骨干和两端的骨端组成（图3-2-1B）。

√骨端以骨松质为主，骨干由骨皮质和骨髓腔构成（图3-2-1）。

√儿童期长骨的骨端又可分为骨骺、骨骺板和干骺端等（图3-2-1C）。

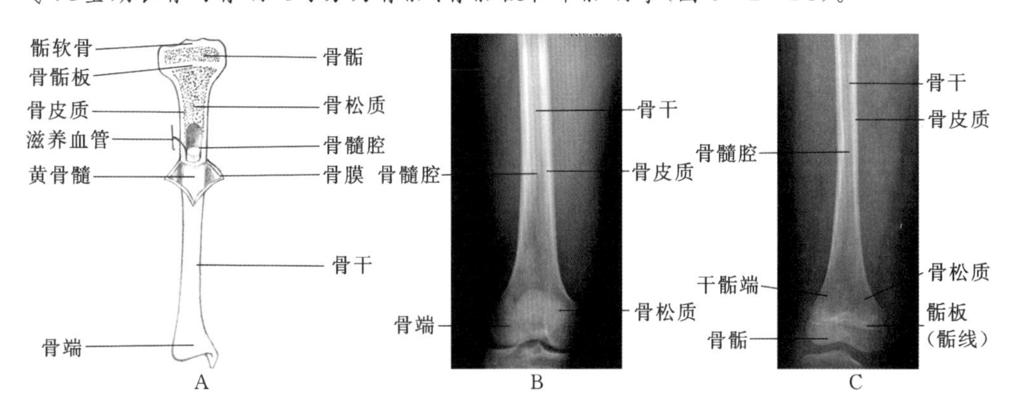

图3-2-1　长骨的组成

图A为正常儿童长骨组成示意图；图B为成年（男性，24岁）股骨X线片，它由骨干和骨端组成。图C为儿童（男性，6岁）股骨X线片，它由骨干、干骺端、骨骺及骺板构成。骨膜不能显示，骨皮质为线状致密影，中间为稍低密度的髓腔，骨松质为骨端的网格状影

注：儿童骨干和骨骺相邻的部分称为干骺端。

◇短骨呈短柱状或立方形骨块，如腕骨和跗骨。

◇扁骨呈板状，如颅骨、肩胛骨、肋骨、胸骨和骨盆的组成骨。

◇不规则骨的外形不规则，如椎骨、颅底骨和上、下颌骨等。

2.骨的构成

骨由骨质、骨膜、骨髓三部分组成，分布有血管、神经等组织，长骨的骨端覆盖着一层关节软骨。

(1)骨质

骨质是骨的主要成分，分为密质骨和松质骨两类。

◇密质骨位于骨的表面，又称骨皮质，由哈氏系统构成。密质骨以长骨中段最厚，含大量钙质，也是吸收X线最多、X线最难穿透的部分(图3－2－2A)。

◇松质骨位于长骨的骨端，短骨、扁骨和不规则骨内，松质构成骨小梁。骨小梁交织成疏松的海绵状，易吸收X线，在X线片上呈稍低密度影(图3－2－2B)。

(2)骨膜

骨膜分为骨外膜和骨内膜

◇骨内膜贴在骨髓腔的壁上，含有丰富的血管。

◇骨外膜包裹在除关节以外的整个骨皮质表面。

(3)骨髓

◇骨髓存在于长骨干的管状骨髓腔中和松质骨小梁间隙内(图3－2－2)。

◇骨髓易被X线穿透，不形成影像。骨干中央为骨髓腔，含造血组织和脂肪组织。

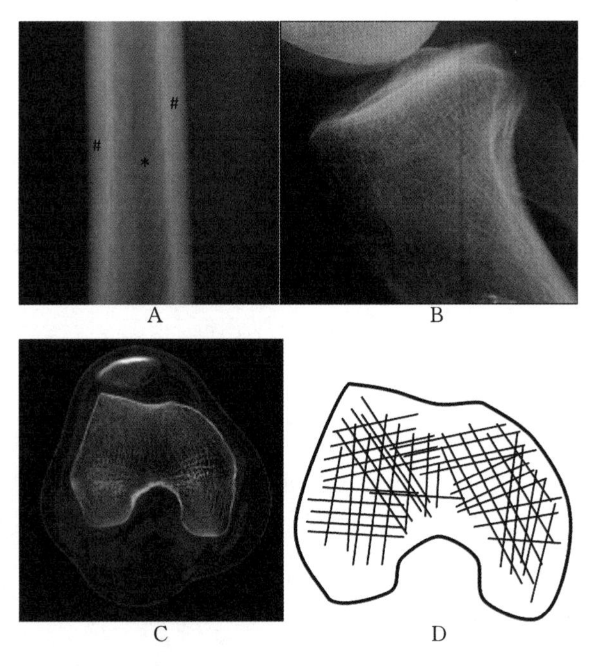

图3－2－2　长骨骨质的构成

图A为图3－1－1图B股骨中段局部放大图，骨皮质(#)呈骨外周的高密度影，外缘光滑锐利，中间为稍低密度的髓腔(*)。图B为该患者胫骨上端X线片，图C为股骨下端的CT轴位图，图D为图C的示意图，显示骨松质为骨端的网格状高密度线影，网格内的低密度影为骨髓

3. 骨骺、骨骺板

骨骺位于长骨的两端及突起部。

◇在胎儿及儿童时期多为软骨，即骺软骨；随着年龄的增加，其内逐渐出现骨化——即二次骨化中心。

◇骨骺与干骺端之间的软骨称为骨骺板(图 3－2－3)，随年龄增加，骨骺板逐渐变窄，到一定的年龄后，骨骺和骨干结合成一个整体，骺板随即消失。

◇在发育期，骺软骨不断增大，形成松质骨，边缘由不规则变为光整。

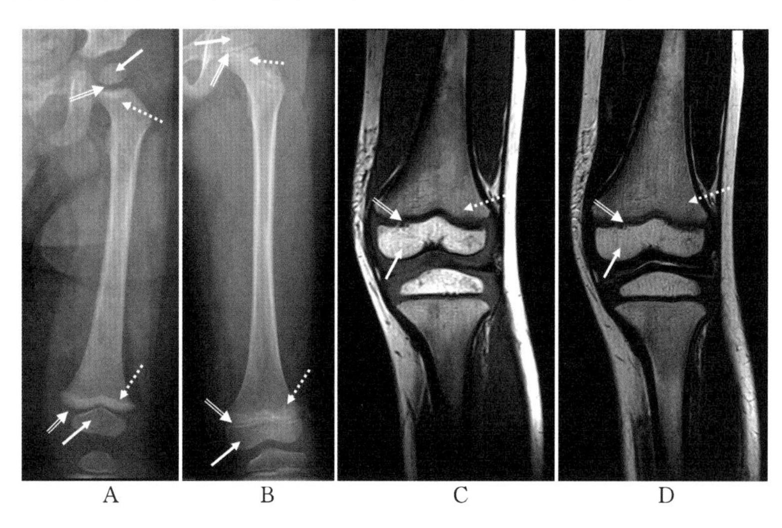

图 3－2－3 小儿长骨

A 为 1 岁男儿股骨 X 线片，图 B 为 6 岁男儿股骨 X 线片。骺板(空心箭)位于骨骺(实箭)和干骺端(虚箭)之间，随年龄增加，骨骺逐渐增大，骺板逐渐变窄

【正常影像学表现】

1. 骨膜

骨膜在正常情况下，无论是 X 线，还是 CT、MRI 均不能显示。

2. 骨皮质

骨皮质在 X 线和 CT 上均表现为致密的线状和带状影，密度均匀致密(图 3－2－4)。在 MRI 各序列上均呈低信号(图 3－2－5)。骨皮质内缘与骨松质连续，外缘光整，在肌腱韧带附着处可出现隆起或凹凸不平。骨皮质在骨干中段最厚，向两端逐渐变薄。

3. 骨松质

骨松质由骨小梁和其间的骨髓构成。

4. 骨小梁

骨小梁在 X 线片和 CT 上均表现为网格样的高密度线影，密度略低于骨皮质(图 3－2－2)。在 MRI 图像上，T_1WI－TSE 及 T_2WI－TSE 均呈低信号(图 3－2－6)。

骨小梁的排列、粗细和数量因人和部位而异；其排列方向与负重、肌肉张力及特殊功能有关，将呈线状排列的骨小梁称为力线。在影像学上这些力线可清楚显示，呈线状排列的骨小梁，在股骨近端和跟骨最为明显(图 3-2-6)。

5. 骨髓腔

骨髓腔内为骨髓和造血组织。在 X 线片和 CT 上均表现为低密度影(图 3-2-4)。在 MRI 图像上，骨髓内的脂肪 T_1WI-TSE 及 T_2WI-TSE 均呈高信号，脂肪抑脂序列呈低信号(图 3-2-5)；红骨髓的水分含量高于黄骨髓，脂肪含量低于黄骨髓。各种原因常导致长骨的骨髓信号不均匀，表现为红骨髓与黄骨髓斑片状交互分布的状态(图 3-2-7)。

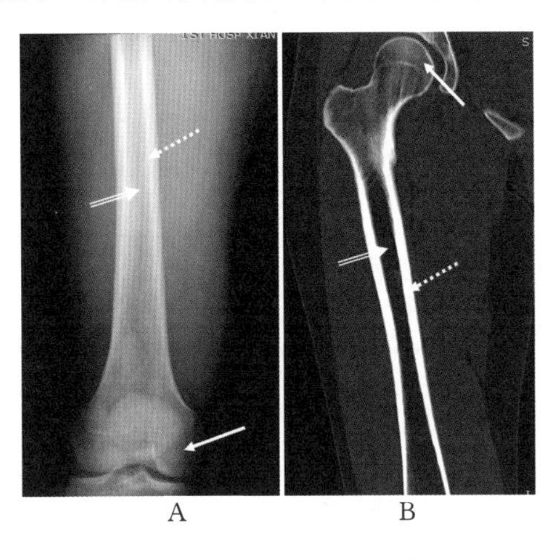

图 3-2-4　股骨的正常表现

股骨 X 线平片(图 A)及 CT 冠状位骨窗图(图 B)显示骨皮质(虚箭)呈骨外周的高密度影，中间低密度为骨髓腔(空心箭)。骨松质为骨端的网格状高密度线影(实箭)

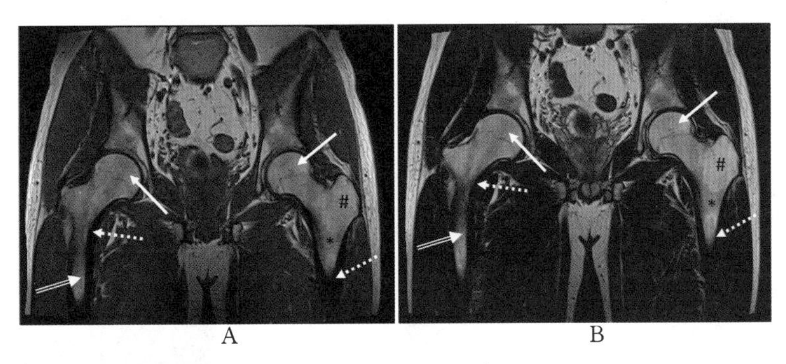

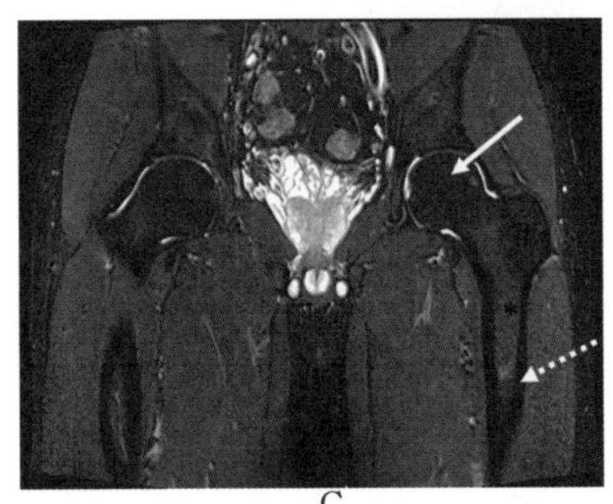

图 3-2-5　股骨上段的正常表现

双股骨冠状位 T_1WI(图 A)T_2WI(图 B)T_2WI 抑脂(图 C)示股骨皮质(虚箭)为骨四周的低信号影，骨端(实箭)的骨髓信号较均匀，呈 T_1 及 T_2 高信号，抑脂序列呈均匀低信号(提示其内为脂肪)，骨干的骨髓(空心箭)信号欠均匀，黄骨髓(#)内的脂肪含量高于红骨髓(*)

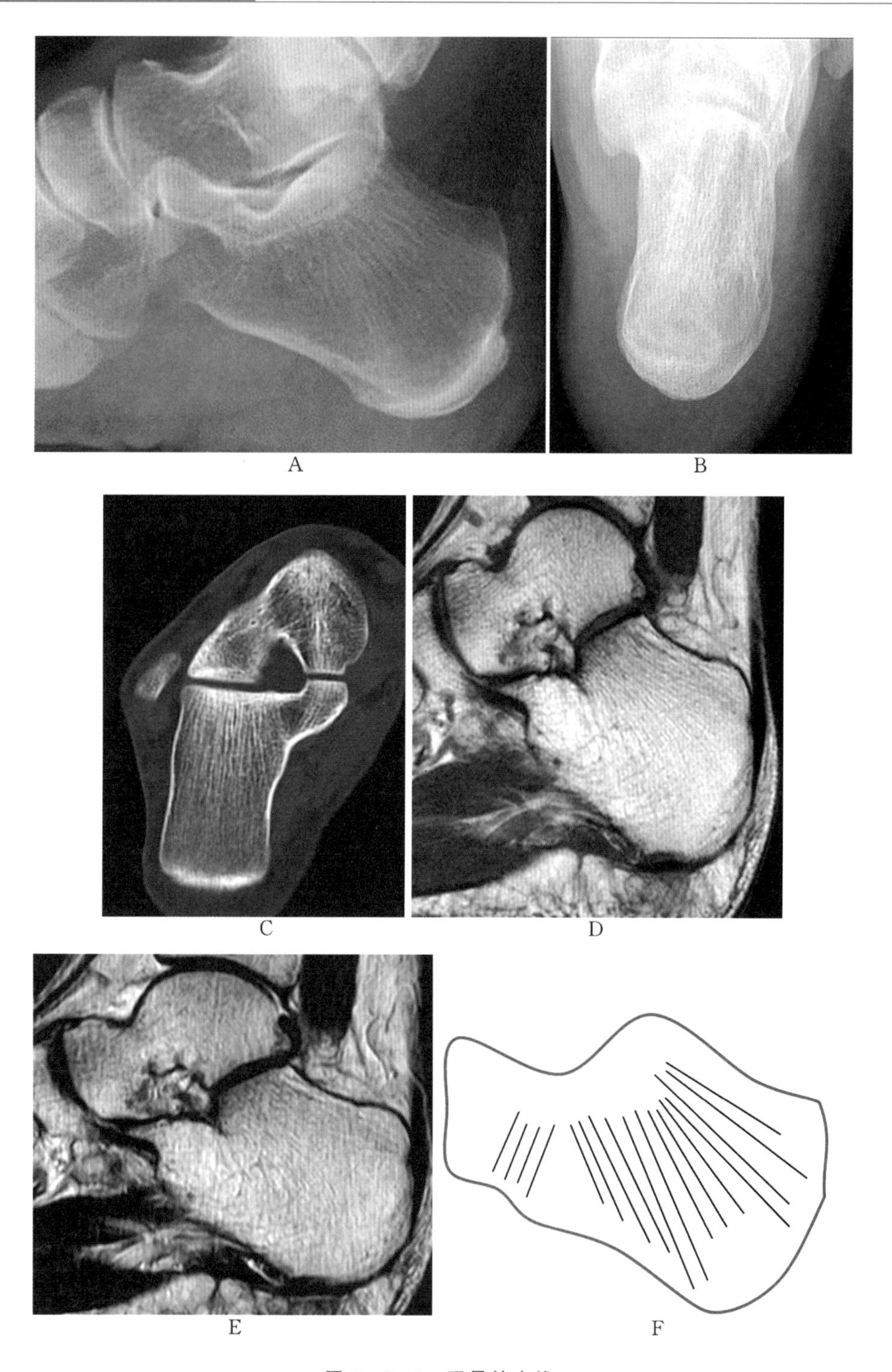

图 3-2-6　跟骨的力线

跟骨侧位(图 A)轴位(图 B)X 线平片、CT 轴位骨窗图(图 C)显示骨小梁呈细线状排列的致密影,中间低密度为骨髓腔。T_1WI(图 D)及 T_2WI(图 F)显示骨小梁呈低信号,骨髓呈高信号。图 F 为跟骨侧位力线的示意图

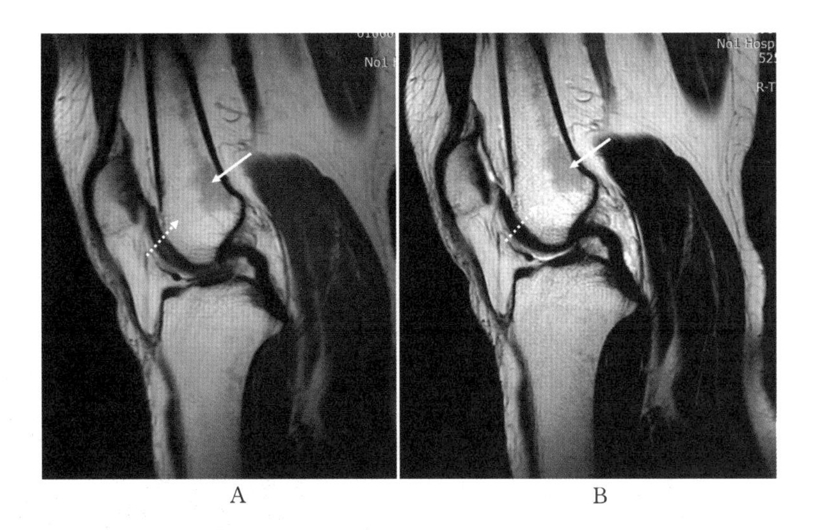

A　　B

图 3-2-7　正常膝关节骨髓信号

T_1WI(图 A)及 T_2WI(图 B)显示骨髓腔信号不均匀，灰色的红骨髓(实箭)信号低于黄骨髓(虚箭)

6.骨骺

骺板为骨骺与干骺端之间的软骨，它是骨骺周围软骨的一部分，为软骨内的骨化中心。

◇在 X 线片和 CT 图像上，骨骺初始为斑点状致密影，随着骨骺外形的增大，形成周围纤细的致密骨皮质，内为网格状的骨松质(图 3-2-8A、B)。由于松质骨内沉积的骨髓通常为黄骨髓，故在其 T_1WI 和 T_2WI 图像上均呈均质高信号，抑脂序列呈低信号(图 3-2-8C～E)。

◇骨骺周围的软骨及骨骺板在 X 线片和 CT 图像上均为低密度影，无法显示。在 T_1WI 和 T_2WI 图片上信号与肌肉相似，但在 T_2WI 上呈高信号(图 3-2-8)

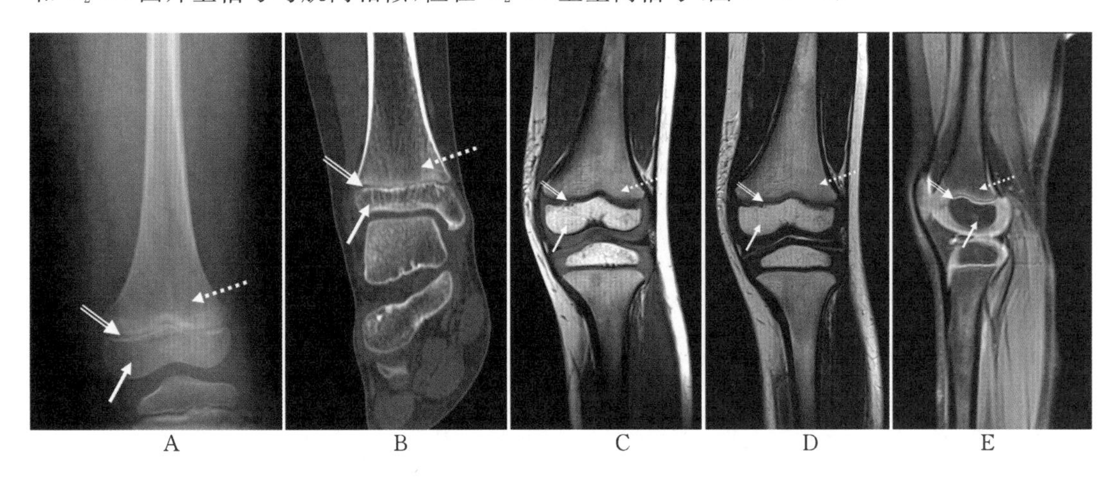

A　B　C　D　E

图 3-2-8　小儿长骨正常骨骺及骺板

股骨下段 X 线正位片(图 A)、胫骨下段 CT 冠状位(图 B)显示骨骺(白实箭)边缘呈纤细线状高密度影，内部为网状的松质骨。骺板(空心箭)为骨骺与干骺端(虚箭)之间的线状低密度影。T_1WI(图 C)及 T_2WI(图 D)示骨骺与皮下脂肪信号强度相似，骨骺周围的软骨(包括骨骺板)信号与肌肉相似。T_2WI 抑脂序列(图 E)示骨骺信号呈低信号，周围的软骨呈高信号

7. 骨周围软组织

骨周围的软组织，在优质的 DR－X 线片上能辨认皮下脂肪和肌肉，但无法具体分辨肌肉的结构。CT 软组织窗能分辨皮肤、脂肪、肌肉，但无法分辨肌腱与肌肉组织，无法显示纤维软骨。在 MRI 的 T_1WI－TSE 及 T_2WI－TSE 图片上，脂肪均呈高信号，肌肉呈中等偏低信号，肌腱均呈低信号(图 3－2－9)。

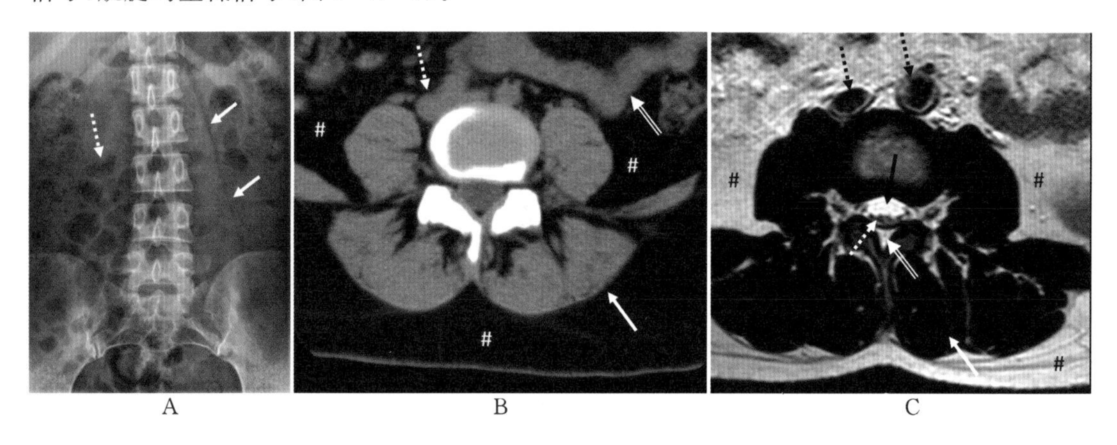

图 3－2－9　**腰椎及其周围软组织**

腰椎正位片(图 A)有时可以显示腰大肌的边缘(白实箭)及肠腔内的低密度气体(白虚箭)。腰椎 CT 轴位(图 B)能清楚区分脂肪(♯)和横纹肌(白实箭)，横纹肌的密度与腹部动静脉(白虚箭)、肠管(空心箭)相似。腰椎 T_2WI 轴位(图 C)不仅能清楚区分脂肪(♯)、横纹肌(白实箭)、腹部动静脉(黑虚箭)等结构，还能区分椎管内脂肪(空心箭)、硬膜囊(黑实箭)和神经(白虚箭)

【骨结核定义】

◇骨结核是以骨质破坏为主，合并骨质疏松的慢性进行性骨关节疾病。

◇骨结核也可以表现为没有肺结核病史，属于结核菌的隐匿性感染。

◇骨结核是一种进展比较缓慢的骨感染，以月和年为观察单位。

◇以局限性骨质破坏，患肢持续性骨质疏松为其特征，邻近关节容易受累，部分病变可合并寒性脓肿。

【诊断依据】

◇肺结核易患人群，或曾有，或现有结核病史的人群。

◇有典型骨结核临床症状。

◇有典型骨结核影像学表现。

【分类】

◇包括骨骺及干骺端结核、长骨骨干结核、短管状骨结核、扁骨结核。

◇骨结核可分为松质骨结核和密质骨结核。

【病理改变】

当患者身体抵抗力下降后，结核杆菌沿血循环行至血管丰富、血流速度缓慢的骨松质内，如椎体、长骨干骺端而发病。

骨结核的病理改变主要包括渗出、增殖和干酪坏死。

◇渗出期，骨结核早期，主要表现为浆液性或纤维素性炎，早期局部有中性粒细胞浸润，随后，中性粒细胞被巨噬细胞取代；渗出物可以完全吸收不留痕迹，或者转变为以增生为主或以坏死为主的病变。

◇增殖期，被释放的结核分枝杆菌被其他巨噬细胞再吞噬，又在巨噬细胞内自由繁殖，如此反复，结核灶逐渐增大，形成非活化的原发肉芽肿。

◇干酪坏死，巨噬细胞死亡时释放趋化因子并导致干酪性坏死，趋化因子吸引更多的巨噬细胞聚集；结核杆菌在干酪坏死物内不能繁殖；组织学上以大片组织坏死为特点，常伴有不同程度的钙化。

【临床特点】

1.易患人群

◇儿童及青少年，大多患者见于15岁以下。

◇身体抵抗力减低的青年。

◇接受过卡介苗的成人中，具有糖尿病，肾上腺皮质功能低下，免疫缺陷的患者为易患人群。

2.症状及部位

◇一般无急性病史，大多发病缓慢，早期无明显全身症状，常以局部肿痛为初发症状。儿童或原发病灶在活动期，可有全身乏力、食欲减退、体重减轻、低热、盗汗、贫血、夜啼等症状。

◇单一部位的局部疼痛、肿胀，合并感染局部可出现红、热等体征。晚期出现冷脓肿及窦道。

◇严重者可以并发肢体功能障碍、关节畸形及短肢畸形。

◇骨结核主要发生在骨负重的部位，如下肢多于上肢，跟骨比其他足骨多见。

【影像学表现】

◇病变通常为单部位病灶，多发少见，仅占总数的4%左右。

◇渗出型骨结核影像学表现为骨质疏松和明显的骨膜反应。

◇增殖型骨结核影像学表现为结核型肉芽肿组织代替正常骨质，造成局限性骨质破坏，较少形成死骨。

◇干酪坏死型骨结核影像学表现为边界不清的骨质破坏病灶内可见散在沙粒样死骨。

◇骨结核主要以增殖性和干酪性两种病变混合出现。

◇松质骨结核，多为溶骨性破坏。密质骨(骨干)结核常伴有骨质增生。

◇骨关节结核的影像学表现异常往往迟于临床症状。尤其是X线平片，其次是CT，结核引起骨质破坏后，它们才能发现。而MRI对早期破坏区内的水肿范围、肉芽肿形成情况，软组织内脓肿的蔓延情况显示优良，因此具有早期诊断的价值。但对MRI骨质破坏内的钙化显示不如CT。

1.长管状骨结核

(1)长骨骨骺、干骺端结核(包括骨端结核)

骨端及干骺端是结核在长骨中的好发部位，以股骨上、下端和胫骨上端多见。

◇X线及CT表现为局限性骨质疏松，骨质结构模糊并破坏，边缘清晰、锐利，伴沙粒状死骨，周围可有不同程度的骨质硬化和骨膜反应(图3-2-10)。

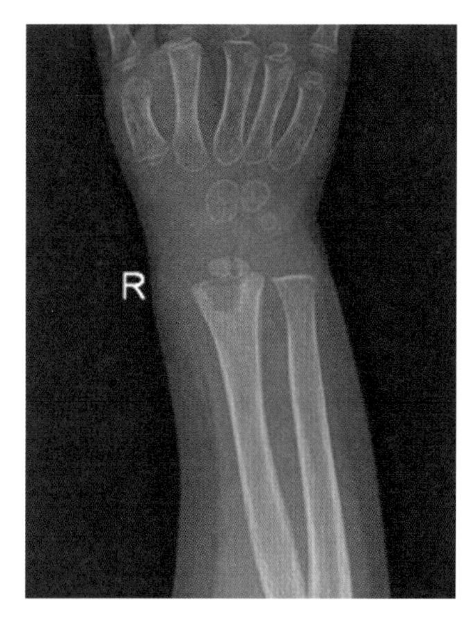

图3-2-10 男性，5岁，骨骺及干骺端结核

右侧桡骨骨骺及干骺端局限性骨质破坏，伴有沙粒样死骨，边缘硬化，穿破骺板

◇骨结核灶在T_1WI图像上一般表现为局限性等或稍低信号。在T_2WI上病灶信号复杂，病灶内部坏死成分表现为均匀或不均匀中高信号影，死骨、钙化及骨质硬化部分在任何序列都表现为低信号影，相邻骨髓水肿呈高信号影，周围软组织在T_2WI上表现为等高混杂信号影(图3-2-11)。

◇如果骨结核周围形成寒性脓肿，则因脓肿内液体成分的不同表现多样，浆液表现为稍长T_1、稍长T_2或长T_1、长T_2信号影。干酪坏死样物或蛋白含量增高、细胞成分增多均会导致T_1信号增高，当多种成分混杂时，囊内可见液平。增强扫描后脓肿壁呈持续性环形明显强化。

◇病灶多向关节方向发展，且不向骨干发展是骨骺及干骺端结核特点。跨过骺线的破坏是骨骺、干骺结核的特点(图3-2-10、11)。

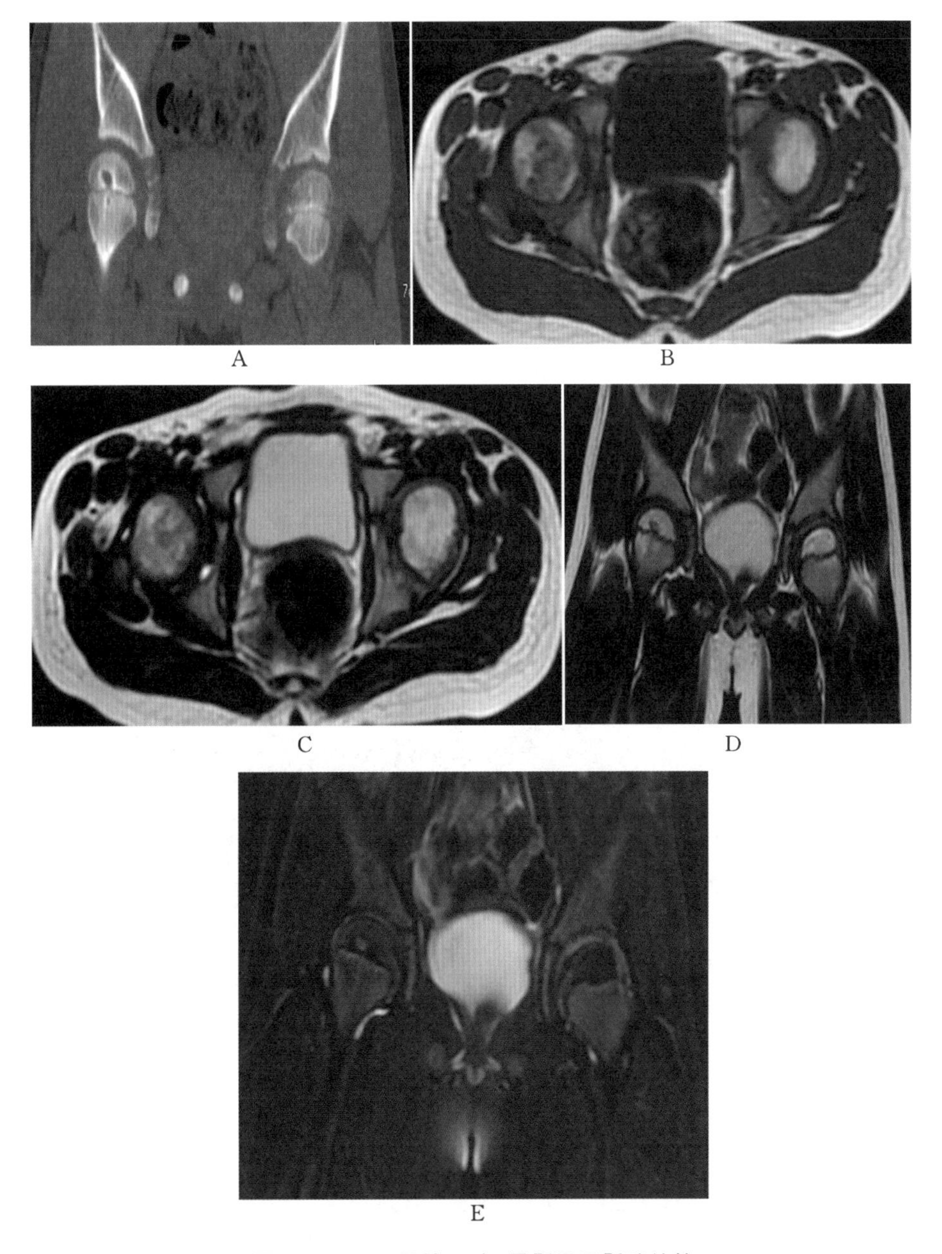

图 3-2-11　**男性，8 岁，骨骺及干骺端结核**

CT 冠状位骨窗（图 A）示右侧股骨骨骺较左侧略小，内见类圆形骨质破坏，周边有一线状高密度硬化边，硬化边在骨骺板处中断，对应部位干骺端也可见一微小的类圆形骨质破坏，边缘硬化。轴位 T_1WI（图 B）及 T_2WI 图（图 C）示骨骺信号不均匀下降，以 T_1 表现显著，内见较大范围不规则低信号及斑点状更低信号影。冠状位 T_2WI（图 D）示骨骺内骨质破坏呈低信号，冠状位 T_2WI 抑脂（图 E）显示骨质破坏呈稍高信号，其周围骨骺信号略增高

◇根据病损部位将其分为中心型和边缘型。

√中心型多见于骨骺结核，病变早期表现为局限性骨质疏松，随后可出现弥散的点状骨质吸收区，逐渐扩大并互相融合，形成圆形、椭圆形或不规则形破坏区。病灶边缘多较清晰，

邻近无明显骨质增生现象，骨膜反应亦较轻微。在骨质破坏区内有时可见沙粒状死骨，密度不高，边缘模糊。

√边缘型病灶多见于骺板愈合后的骨端，特别是长管骨的骨突处。早期表现为局部骨质糜烂，病灶进展，可形成不规则的骨质缺损，可伴有薄层硬化缘，周围软组织肿胀。

(2)长骨骨干结核

◇长骨骨干结核发病率最低，以儿童多见，以胫骨、尺桡骨及肱骨多见。

◇好发于无或少肌肉附着的骨干如前臂和小腿骨。

◇X线及CT表现为长骨骨干松质内单发或多发片状，或单囊状，或多囊状局限性骨质破坏，破坏区边缘清晰，周围骨质硬化(图3-2-12)。

◇骨干增粗变形，呈梭形扩张，累及骨皮质时，可见骨膜增生，周围软组织肿胀并见瘘管形成。

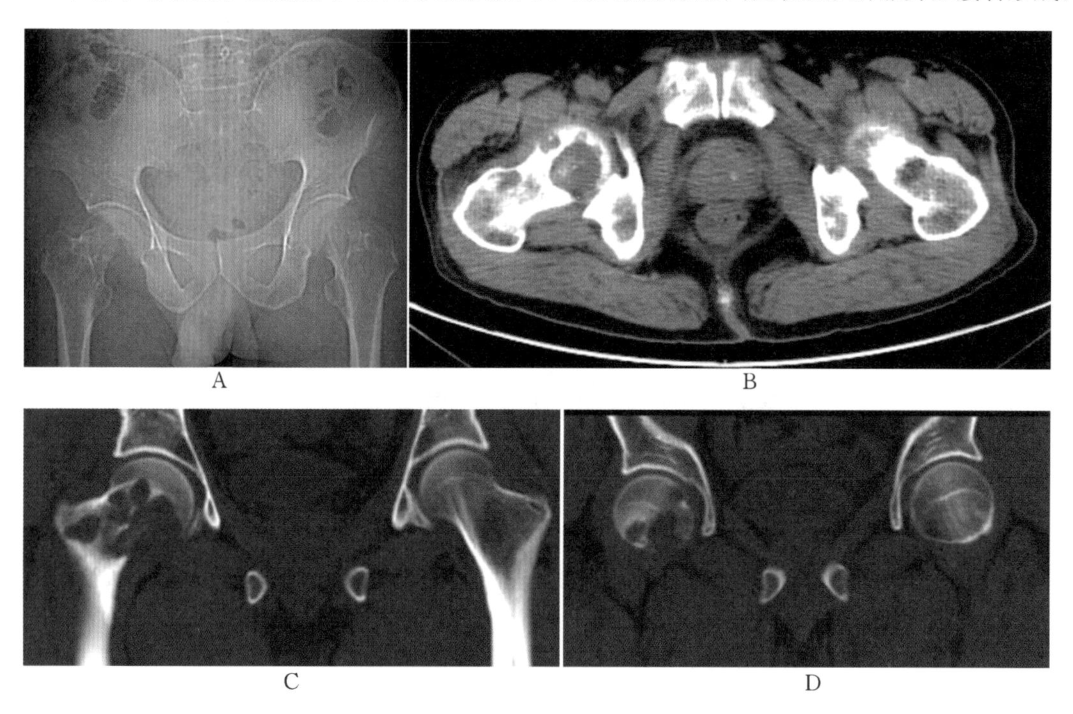

图3-2-12 男性，65岁，右侧股骨颈结核

骨盆正位片(图A)及CT横断位(图B)、CT三维重建后(图C、D)右髋关节结核平片及CT骨窗显示低密度的骨质破坏区.其内常见多数小斑片状高密度影为死骨，可见周围软组织肿胀，结核性脓肿密度低于肌肉

2.短管状骨结核

◇侵犯短管状骨的结核多见于10岁以下儿童的掌骨、跖骨、指(趾)骨，常为多发，很少侵犯关节。

◇初期改变为软组织肿胀，接着发生骨质疏松，继而在骨内形成囊性破坏，骨皮质变薄，骨干梭形膨胀(图3-2-13～14)，形成“骨气臌”样改变。

◇骨质破坏区内常可见粟粒状死骨，偶尔也可见较大死骨。骨质破坏边缘清晰，周围骨质硬化。

◇病变严重时可以并发病理性骨折，较少形成骨膜反应(图3-2-14)。

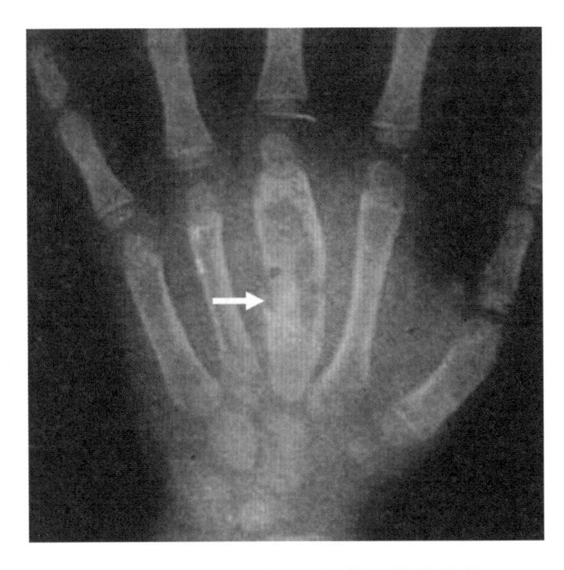

图 3-2-13　**女性,**7 **岁,第** 3 **掌骨结核**

左手正位片显示第 3 掌骨体部膨胀性骨质破坏,形成"骨气臌"样改变,内可见高密度死骨(箭),破坏边缘清楚

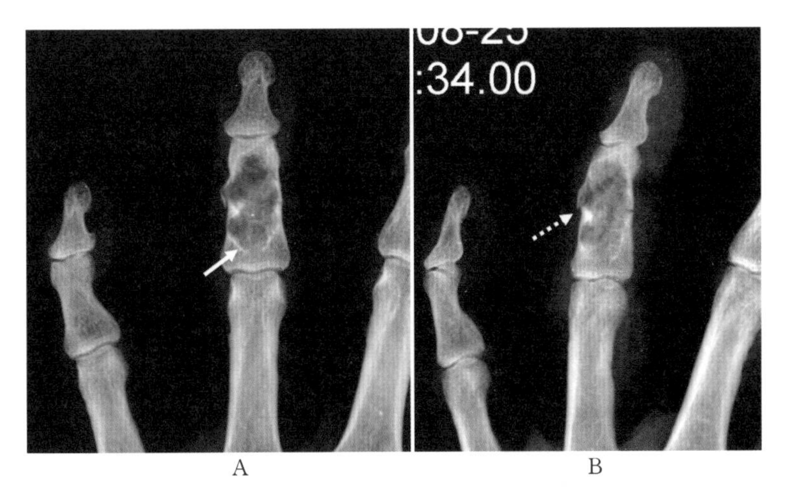

图 3-2-14　**男性,**48 **岁,左侧第** 4 **中节指骨结核合并病理性骨折**

左手正位片(图 A)显示第 4 中节指骨体部膨胀性骨质破坏,骨皮质变薄,形成"骨气臌"样改变,周围有硬化边(实箭)。左手斜位片(图 B)示局部皮质断裂(虚箭)

3.扁骨结核

◇多见于颅骨、肋骨、髂骨及耻骨等,骨质破坏以单发多见,偶见多发。

◇颅骨结核改变多为单发,有局限型和弥漫型之分。

√局限型表现为穿凿样骨质破坏,边界清晰,可见小死骨。

√弥漫型表现为多发,或范围广泛时,呈鼠咬状骨质破坏,边界模糊。

◇肋骨结核表现为膨胀性骨质破坏,边界较清晰。

√内有斑点状钙化、沙粒样死骨。

√很少有周围骨质增生硬化。

√周围软组织冷脓肿破溃后形成瘘管，如果穿破胸膜流入胸腔，可形成积液。

◇髂骨及耻骨结核表现为囊样骨质破坏缺损，边界清楚，无硬化边，但是当病变呈慢性经过，或病灶稳定者可有硬化边缘(图3-2-15)。

◇注射对比剂强化后，病灶边缘可有环样及不规则的强化。

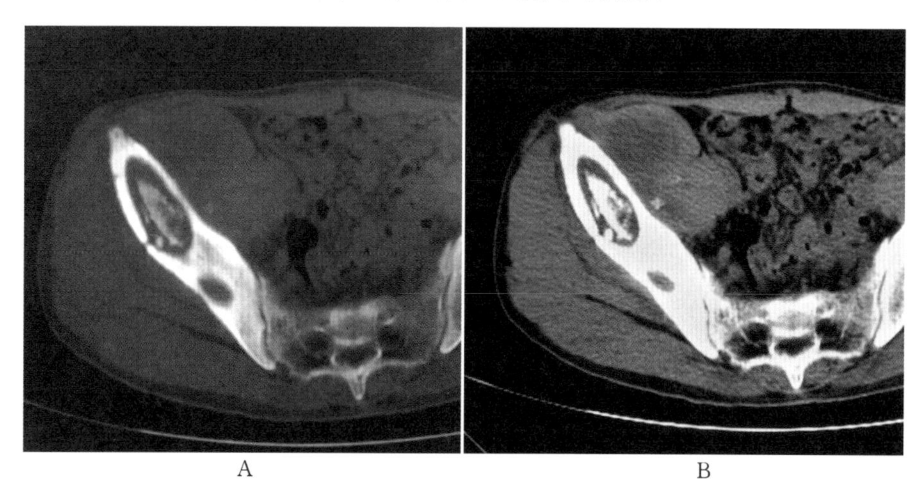

A　　B

图3-2-15　男性，28岁，右侧髂骨结核

骨窗(图A)显示右侧髂骨翼多发类圆形骨质破坏，其内可见斑片状死骨，周围反应性骨质硬化，软组织窗(图B)显示右侧髂窝脓肿形成

【转归】

1.好转及痊愈

◇纤维组织浸润。

◇纤维化。

◇钙化。

2.静止

◇纤维组织包裹。

◇静止。

3.恶化及进展

◇干酪性坏死。

◇病灶向周围扩散。

◇窦道形成。

【鉴别诊断】

1.化脓性骨髓炎

◇化脓性炎症起病急骤，患者有寒战、高热。

◇病变局部软组织红、肿、热、痛，全身中毒症状明显。

◇X 线或 CT 表现为呈斑点状、虫蚀状或溶骨性骨质破坏。
◇可有大片死骨形成、骨膜反应、骨质增生硬化。

2.慢性骨脓肿

◇通常发生于长骨的干骺端，多见于胫骨、股骨与肱骨。
◇脓肿内为黄白色稠厚脓液或肉芽，脓液培养可无细菌生长。
◇脓肿中期为炎性肉芽组织所替代，后期则形成感染性瘢痕组织。

3.溶骨型骨转移瘤

◇患者血清碱性磷酸酶、钙、磷增高。
◇有原发肿瘤病史。
◇CT 表现呈溶骨性骨质破坏，软组织肿胀少，可有软组织肿块，骨膜反应，无增生硬化。

【拓展阅读】

[1]袁慧书.骨肌系统影像检查指南[M].北京：清华大学出版社，2016.
[2]雷斯尼克.骨与关节影像学[M].北京：人民军医出版社，2007.
[3]王云钊.骨关节影像学[M].北京：科学出版社，2010.

（孔延亮　哈晓吾　强永乾）

第三章　关节结核

【课程目标】

※掌握:关节结核的影像学表现及其鉴别诊断。

※熟悉:关节结核的临床特点和诊断依据。

※了解:关节结核的相关影像学解剖与其病理学改变。

【相关解剖】

关节是骨与骨之间的连接形式,分为直接连接和间接连接两种形式,本文所讲述的内容仅限于间接连接的关节——滑膜关节(以下简称关节)。关节由两块或两块以上的骨端及周围软组织构成,其特点是可活动。关节的三个基本特征是关节面、关节囊和关节腔。

1.关节面

◇关节面是指关节骨端的表面,为一层很薄的密质骨,称为关节皮质。

◇关节面上为关节软骨所被覆,除少数关节(胸锁关节、下颌关节)的关节软骨是纤维软骨外,其余均为透明软骨。

◇关节软骨的表面光滑,关节面之间有少许滑液,摩擦系数小,使运动更加灵活,由于软骨具有弹性,因而可承受负荷和减缓震荡。

◇关节软骨无血管、神经分布,由滑液和关节囊滑膜层血管渗透供给营养。

2.关节囊

◇关节囊关节面的四周裹着一层使关节腔密闭的膜,称为关节囊。

◇关节囊包在关节的周围,两端附着于与关节面周缘相邻的骨面。

◇关节囊分为外表的纤维层和内面的滑膜层。

√纤维层由致密结缔组织构成,较厚,坚韧,有丰富的血管、神经和淋巴管分布。

√滑膜层薄而柔润,其构成以薄层疏松结缔组织为基础,内面衬以单层扁平上皮——间皮,周缘与关节软骨相连续。

◇关节的辅助结构有韧带、关节盘、滑液囊等。

√位于关节囊外的韧带称囊外韧带,位于关节囊内的韧带称囊内韧带。

√关节盘是介于两关节面之间的软骨板,膝关节内的软骨板呈半月形,称为半月板。

√滑液囊是由于关节囊内层向外层做囊状膨出,并与囊外的黏液囊相通形成的。

3.关节腔

◇关节腔滑膜与关节面围成的腔隙称关节腔(图 3-3-1)。

◇内含少量滑液，呈密闭的负压状态，体现了关节运动灵活性与稳固性的统一。

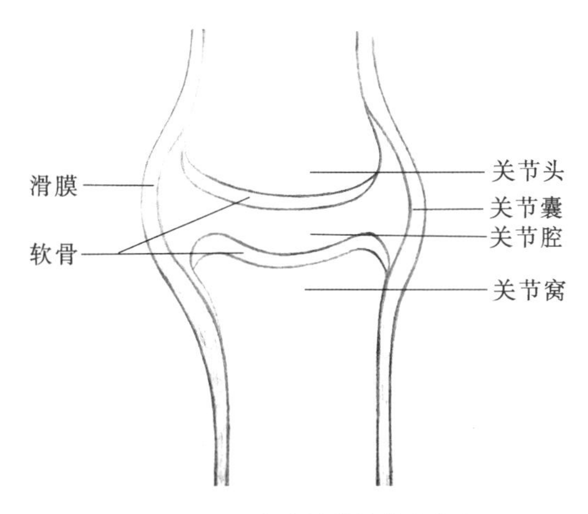

图 3－3－1　正常膝关节的基本构造图

正常膝关节的基本构造示意图上，较薄的关节软骨构成了实际的关节面，关节面之间是关节腔，关节腔的内侧覆盖了一层薄薄的滑膜层，呈线状影

【关节正常影像学表现】

1.关节面

关节面的厚度通常小于 0.5mm。在 X 线片及 CT 片上，表现为纤细光滑的致密线，边缘光滑锐利（图 3－3－2）。在 T_1WI 和 T_2WI 上均呈纤细低信号（图 3－3－3A、B）。

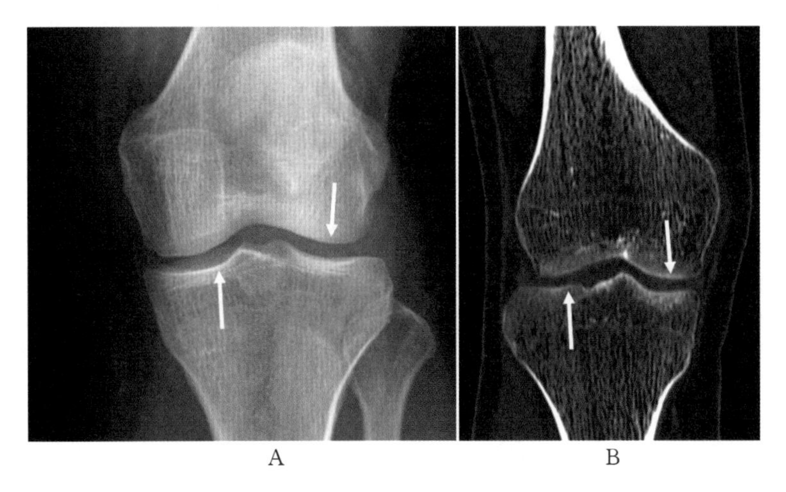

图 3－3－2　正常膝关节

膝关节 X 线正位片（图 A）及 CT 冠状位（图 B）显示关节面光滑，其表面为纤细的骨皮质（箭），关节软骨、关节盘均不能显示

2.关节软骨

关节软骨绝大多数是透明软骨，在 X 线片及 CT 片上不显影（图 3－3－2）。在 T_1WI 上

为中等偏低信号影，T_2WI 上为低信号影，在 T_2-FFE 图像上呈明亮的高信号（图 3-3-3）。

3.关节盘

关节盘的成分大多数为纤维软骨，在 X 线片及 CT 片上不显影（图 3-3-2）。在 T_1WI 上为中等偏低信号影（图 3-3-3C），在 T_2WI 和 T_2-FFE 图像上呈低信号。

4.滑囊液

滑囊液正常情况下很少，在 X 线片及 CT 片上不显影。在 T_1WI 上呈低信号，在 T_2WI 上呈高信号（图 3-3-3B）。

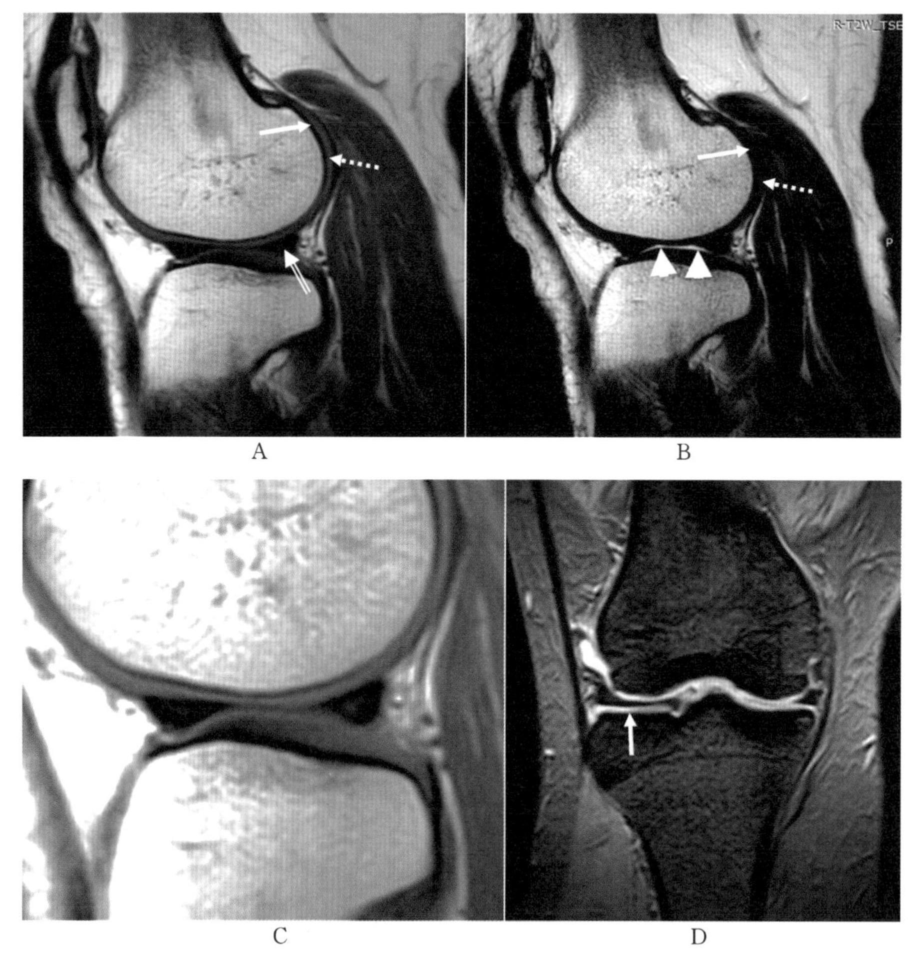

图 3-3-3 正常膝关节

膝关节矢状位 T_1WI（图 A）及 T_2WI 显示骨性关节面（实箭）呈纤细低信号线影，其表面为细带状稍低 T_1、低 T_2 信号的关节软骨（虚箭），部分软骨表面可见细线状的高信号滑囊液（箭头）。在关节腔内可见稍低 T_1、低 T_2 的半月板。图 C 为图 A 的放大图，半月板前后角位于关节腔的中央。T_2-FFE（图 D）显示关节软骨为厚薄比较均匀的明亮高信号，光滑锐利

5.关节囊

关节囊包括外表的纤维层和内面的滑膜层，正常情况下二者不易区分。

◇正常情况下，在X线片及CT片上不显影。当关节腔积液时，可被显示。但是当关节囊外有较明显的脂肪层时，可对比出关节囊的边缘。

◇膝关节的翼状襞、髌下脂肪垫、滑液囊、髌上囊，都为低密度。

◇如有膨隆、变形、移位或者模糊，均可提示关节异常。

◇正常关节滑膜在MRI上不显示，但在关节腔内积液的衬托下可以显示，表现为细线状等信号，厚薄均匀。当滑膜增厚时，增厚的滑膜在T_1WI上呈等信号，T_2WI上稍高信号；增强后，关节滑膜壁呈细线状或结节样强化，厚薄可不均匀。

6.关节韧带

关节韧带的长短、厚薄、粗细、走行因部位不同差异很大。

◇在正常情况下，绝大多数的韧带在X线片上不能显示，但如果其周围有较多的脂肪存在，韧带粗大，且与X线走行方向一致时，可以显示，如髌韧带（图3-3-4A）。

◇在CT上韧带表现为与肌肉密度相仿的中等密度，密度均匀，边缘光滑（图3-3-4B）。通过多平面重建，可以显示绝大部分的韧带（图3-3-4C）。

◇韧带在T_1WI、T_2WI上均呈中等偏低信号影，信号均匀，边缘光滑（图3-3-5）。

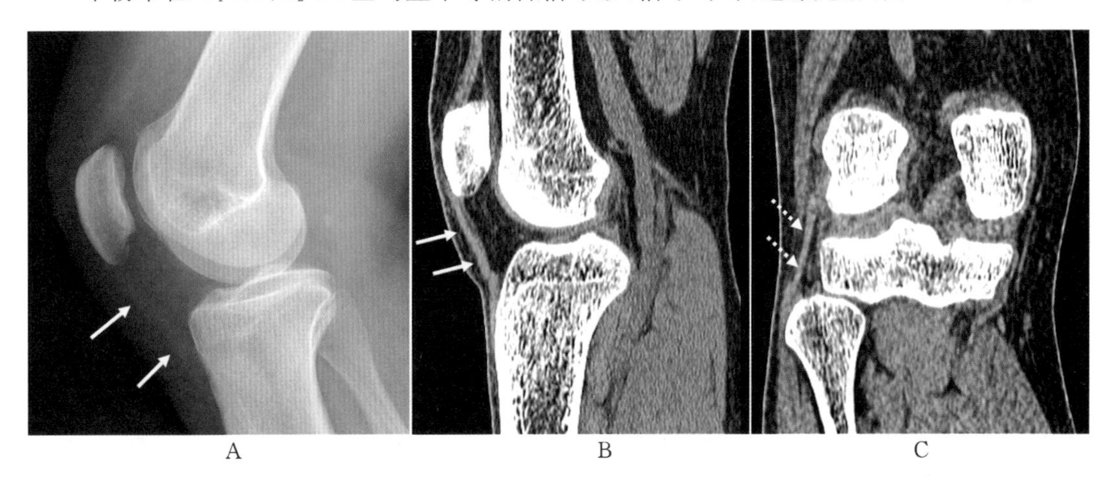

图3-3-4　正常膝关节韧带

膝关节X线侧位片（图A）示髌下韧带（实箭）呈略高于皮下脂肪的细带状稍高密度影，边缘光滑，厚度均匀。CT矢状位示（图B）及冠状位（图A）重建显示髌下韧带（实箭）及外侧副韧带（虚箭）边缘锐利、光滑，密度均匀

7.关节腔

关节腔是一个密闭的空隙，在X线片、CT及MRI上均呈低密度/信号。但应该强调的是X线及CT片上的关节间隙不等于解剖学上的关节腔。这是因为X线及CT片上的关节间隙包括了关节软骨、关节盘、关节腔及腔内的滑液。

◇关节间隙的大小主要由关节软骨厚度决定，而关节腔仅仅是指关节软骨之间的细窄缝隙。

◇小儿的关节除关节软骨外，还包括尚未骨化的骺软骨，故关节间隙宽大。

◇随着年龄增长，软骨逐渐变薄，关节间隙也逐渐变小，到成年时关节间隙宽度趋于恒定。

◇应该注意的是关节软骨一旦损伤，不可修复。

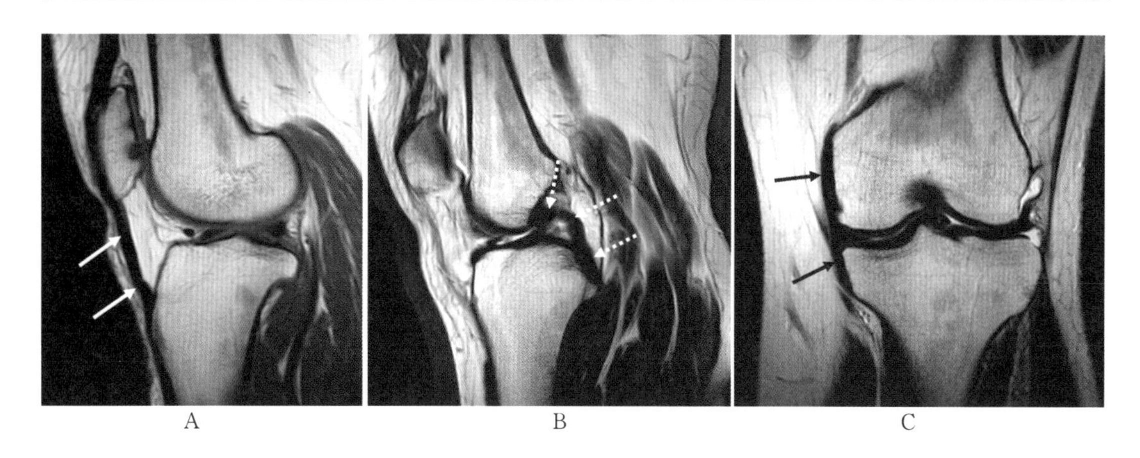

图 3-3-5 正常膝关节韧带

髌骨正中矢状位 T_1WI(图 A)显示髌下韧带(白实箭)呈直行的条带状低信号。股骨正中矢状位 T_2WI(图 B)显示后交叉韧带(虚箭)呈弯曲的带状低信号。冠状位 T_2WI(图 C)显示内侧副韧带(黑实箭)呈微弧形带状低信号。各韧带信号均匀,轮廓光滑锐利

8.关节肌肉与肌腱

关节肌肉与肌腱在X线片、CT上均呈中等密度,在 T_1WI图像上呈中等偏低信号影,在 T_2WI图像上呈低信号影(图 3-3-6)。关节附近的脂肪在X线片、CT上均呈低密度,在 T_1WI、T_2WI上均呈高信号影(图 3-3-6)。

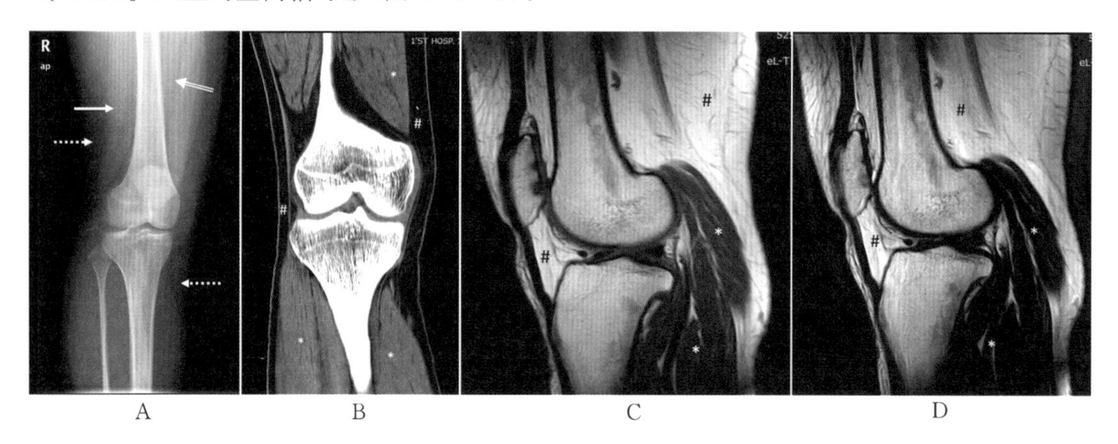

图 3-3-6 正常膝关节周围软组织

膝关节X线正位片(图 A)显示肌肉(实箭)呈中等密度,其轮廓被低密度的皮下脂肪(虚箭)和肌肉间脂肪(空心箭)衬托出来。CT软组织窗(图 B)显示肌肉(*)呈中等密度,其间可见细线状低密度肌束间脂肪,脂肪(#)密度很低。矢状位 T_1WI(图 C)及 T_2WI(图 D)显示脂肪呈高信号(#),肌肉呈低信号(*),T_1信号略高于 T_2信号

【定义】

◇关节结核是指结核累及关节任意结构的疾病。它多是一种继发性感染,属于慢性骨关节疾病。当骨、软骨和滑膜等关节的各个组成部分均被结核感染时,称为全关节结核。

◇关节结核的发病率居骨关节结核的第二位(为30%~40%),仅次于脊柱结核。

◇原发病灶 95%在肺部，原发灶的结核杆菌经血液循环行至全身，容易停留于血流慢、负重大、活动多、易发生创伤的关节松质骨或者滑膜里。

◇病灶是否形成、形成的状态与结核菌的数量、毒力以及机体局部的环境、营养状态、抵抗力等因素密切相关。

【诊断依据】

◇易患人群有胸部结核或者结核病密切接触史。

◇有实验室或临床活检确诊为关节结核证据。

◇有典型骨结核临床症状。

◇有典型骨结核影像学表现。

【分类】

◇关节结核可分为滑膜型关节结核和骨型关节结核两大类。

◇临床上根据关节部位可分为下列几种类型。

√髋关节(10%～15%)。

√膝关节(12%)、肘关节、胸肋关节及胸壁结核。

√骶髂关节、腕关节及跗骨间结核等。

【病理改变】

关节结核的病理改变主要包括渗出、增殖和干酪坏死。骨关节结核蔓延途径见图 3-3-7。

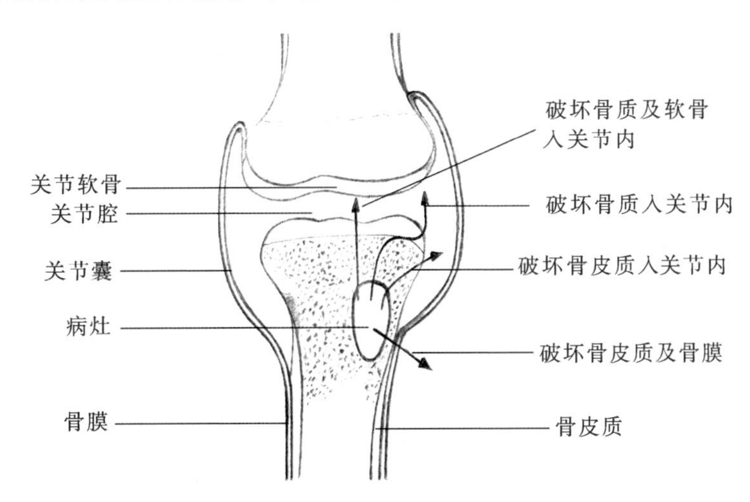

图 3-3-7　骨型关节结核蔓延途径线图

显示骨结核病灶从骨端破坏，沿箭头方向穿破关节软骨到达关节内，最后侵及关节腔滑膜及关节周围软组织

1. 骨型关节结核

◇结核在骨端形成结核性肉芽肿，进而侵及关节软骨，并在软骨下骨形成骨型关节结核。

◇病灶常为多发，呈不规则形状骨质缺损、破坏、小死骨。

◇骨皮质常不完整，可伴有轻度骨质增生及骨膜反应。

◇常见于肘关节等。

2. 滑膜型关节结核

◇结核引起滑膜充血、水肿、渗出、增生。

◇形成结核性肉芽肿干酪样坏死。

◇继而累及关节软骨，使其发生变性、破坏。

◇常见于滑膜丰富的髋、膝、踝关节等。

【临床特点】

1. 易患人群

◇关节结核好发于儿童和青少年，30 岁以下占 80%左右。

◇有胸部原发结核病史患者。

◇接受过卡介苗的易患成人(如糖尿病、肾上腺皮质功能低下、免疫缺陷患者)。

2. 症状

◇关节结核一般单关节发病多见，少数为多关节起病。

◇其特点是慢性起病、进展缓慢，全身症状一般较轻。

◇关节的局部表现为关节肿胀；明显压痛点、活动受限，或者功能障碍。

◇后期表现为关节梭形肿胀明显，形成冷脓肿和瘘管，且不易愈合，甚至引起关节畸形、脱位。

【影像学表现】

1. 骨型关节结核

(1)骨骺、干骺端、骨端骨破坏

首先有骨骺、干骺端、骨端骨结核破坏。

◇骨质破坏区在 X 线片和 CT 上表现为孤立的圆形或椭圆形低密度影，其内正常骨小梁消失，为软组织样密度影取代，边缘清楚，可有硬化边。坏死区内可见斑点、片状高密度死骨。当骨质破坏区较小时，X 线片仅表现为骨质疏松。

◇在 MRI 图像上，骨质破坏区内肉芽组织 T_1WI 呈较均匀低信号，T_2WI 呈等、高混杂信号；坏死组织 T_2WI 上呈高信号。其周围可见局限性骨髓水肿。

(2)关节腔受累

然后，结核突破关节皮质，发展到关节内，关节软骨及滑膜受累。病变多位于关节的非持重面。

◇在 X 线片和 CT 上表现为关节皮质断裂、缺损，边缘模糊、毛糙。

◇在 MRI 图像上，关节软骨信号不均、边缘不整，病变信号因组织成分不同表现不同。T_1WI 呈等、低信号，T_2WI 呈等、高信号，增强扫描可见不规则强化，如果出现环形强化则更有意义。

(3)关节周围软组织受累

与此同时,有周围软组织肿胀及关节间隙的异常改变。

◇在X线片上,并不能清晰分辨关节周围软组织肿胀和关节积液,他们共同的作用是导致关节区域软组织密度增高。关节腔积液时,关节间隙增宽,关节腔以软骨破坏为主要改变,无明显积液时,关节间隙缩窄(图3-3-8)。

◇CT能够区分关节囊及周围软组织肿胀和关节积液。

◇在MRI图像上,关节滑膜增厚,在T_1WI图上呈等信号,T_2WI图上呈稍高信号,增强扫描滑膜强化。积液呈长T_1、长T_2信号。关节周围软组织肿胀表现为周围组织增厚,T_2信号增高。严重时可形成脓肿。脓肿内为干酪物质或脓液,在T_1WI图上,信号与肌肉相仿,在T_2WI图上呈高信号,增强扫描呈环形强化,"脓肿"壁强化,干酪物质及脓液不强化。

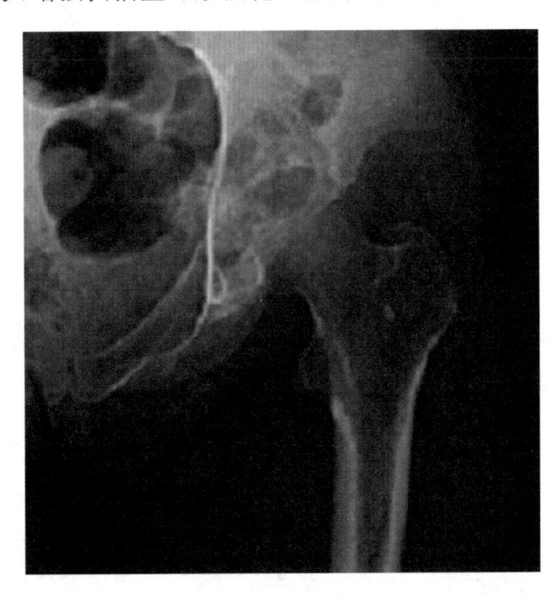

图3-3-8　女性,56岁,左髋关节骨型结核

左侧髋臼、股骨头骨质疏松,内可见不规则骨质破坏区,关节间隙变窄,边缘硬化

2.滑膜型关节结核

(1)滑膜增厚和关节腔积液

早期,滑膜增厚,关节腔积液。

◇在X线片上表现为关节区软组织肿胀,密度增高,边缘模糊(图3-3-9)。关节周围脂肪垫移位,关节间隙可增宽。

◇在CT上表现为滑膜增厚,关节腔积液,关节周围软组织肿胀。

◇在MRI,滑膜增厚,在T_1WI上呈等、低信号,信号较均匀;在T_2WI呈中、高信号为主的混杂信号,加杂条形、团块状或结节状低信号。积液呈等或略低T_1信号、高T_2信号,信号均匀或不均匀,增强扫描因结核所处状态不同强化状态各异(图3-3-10)。

◇与此同时,常伴有关节骨端的骨质疏松。

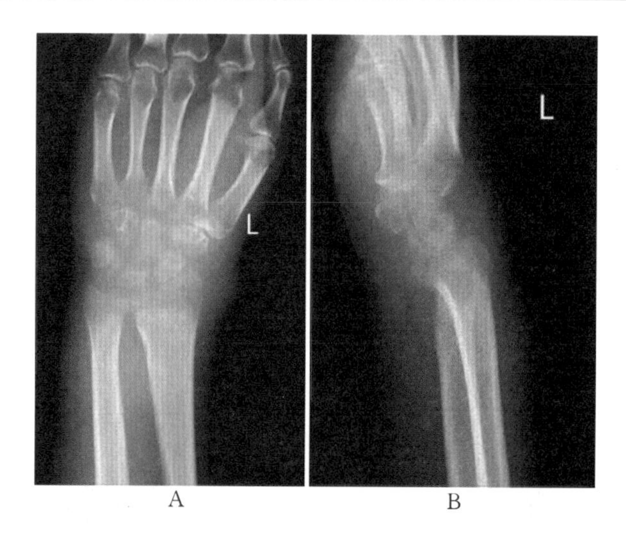

图 3-3-9　女性，44 岁，左腕关节滑膜型结核

左腕关节正（图 A）侧（图 B）位 X 线片显示左腕关节肿胀，骨质疏松、关节破坏

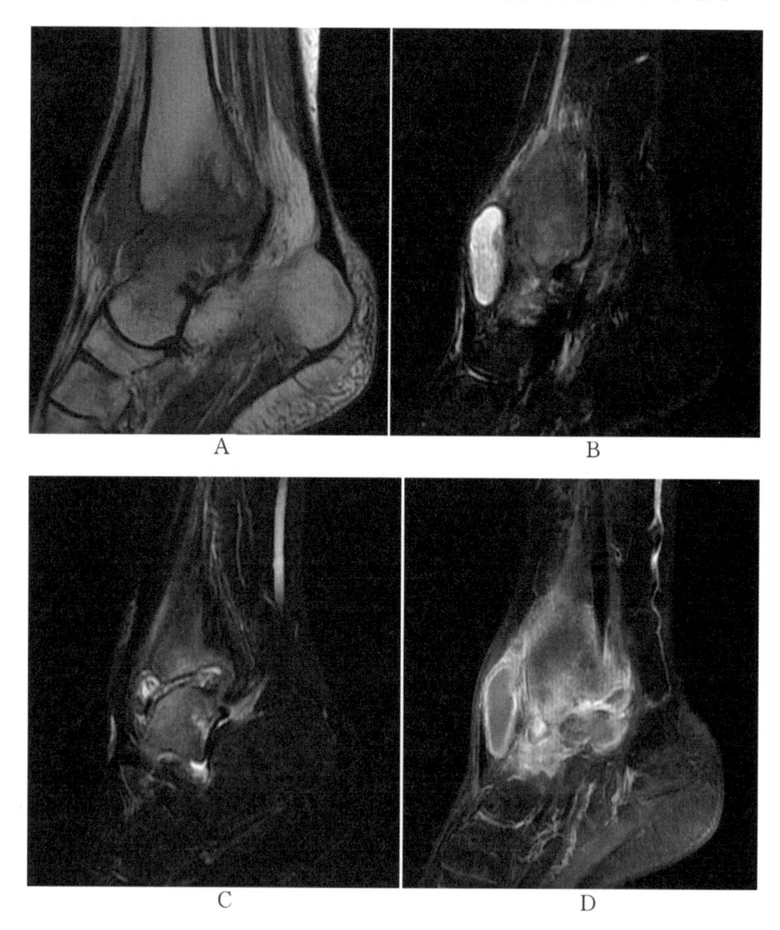

图 3-3-10　女，24 岁，右踝关节滑膜结核

MRI 矢状位平扫 T_1WI 序列（图 A），T_2WI 抑脂（图 B、C）及增强扫描（图 D）示滑膜增厚并显著强化，关节前方寒性脓肿呈长 T_1、长 T_2 信号，囊壁呈环形强化，囊内干酪物质不强化

(2)关节软骨受累

病变持续发展,则关节软骨发生病变,此时,X 线和 CT 表现与滑膜受累表现相似,但是,当关节软骨破坏、缺失后,关节间隙变窄。MRI 可表现为软骨表面粗糙,软骨局部缺损、变薄,甚至全层缺失、剥脱。

(3)骨质破坏与死骨

当病变波及滑膜附着的骨端时,首先引起骨髓水肿,而后出现骨质破坏、死骨形成。

◇初始,X 线及 CT 表现为骨质疏松,关节面模糊。随着病变的进展,骨质破坏区的增大,在关节的非持重部分的骨端出现类圆形、虫蚀状、斑片状、不规则状溶骨性骨质缺损,边缘较清晰,缺损区有或无死骨形成。

◇在脂肪抑脂 T_2WI,骨髓水肿表现为斑片状 T_2 高信号。骨质破坏表现为 T_1 低信号,T_2 高、中、低混杂信号。关节腔积液可进入骨质破坏区。

注:关节间隙保存而非持重部分的骨质破坏,是滑膜结核的主要特点。

附:临床常见的关节结核

1.髋关节结核

◇髋关节结核是最常见的四肢骨关节结核,发病率占全部骨关节结核的 10%~15%,仅次于脊柱结核居第二位。

◇好发于儿童及青少年,少数见于成人。

◇儿童型骨质破坏多局限于髋臼的外上侧及其附近的髂骨,骨骺多数破坏变小,且伴外上半脱臼。

◇成人型表现为关节面普遍模糊,有广泛而微小的破坏(图 3-3-11),关节间隙明显变窄,股骨头似嵌入髋臼内。

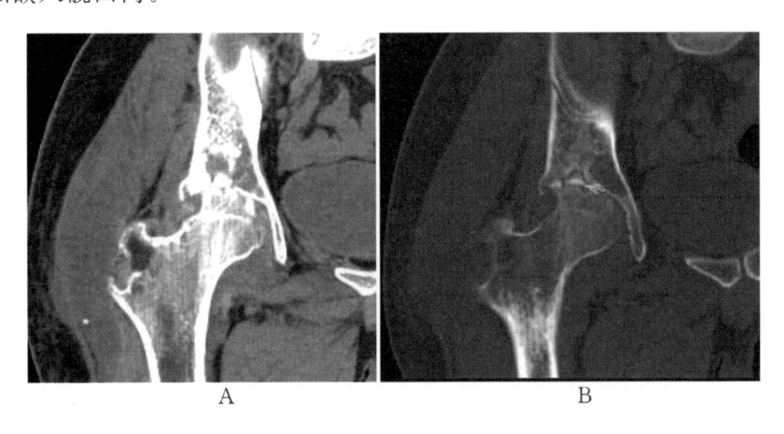

图 3-3-11　女性,67 岁,右髋关节结核

CT 冠状位软组织窗(图 A)及骨窗(图 B)示右髋关节骨质疏松、囊变,髋臼累及,关节间隙消失,关节外侧冷脓肿形成,伴有点状钙化

◇Babhulkar 和 Pandeu 根据临床和放射学表现将髋关节结核分为四期。

√Ⅰ期:为滑膜炎期,患肢延长呈屈曲、外展、外旋畸形,X 线检查示骨质疏松、骨小梁模糊。

√Ⅱ期：为早期关节炎期，患肢短缩呈屈曲、内收、内旋畸形，X线检查示骨质疏松、骨质破坏但尚未累及关节面，关节间隙仍正常。

√Ⅲ期：为关节炎期，除Ⅱ期的上述表现外，其关节面出现破坏，关节间隙变窄。

√Ⅳ期：为晚期关节炎期，患肢严重短缩呈屈曲、内收、内旋畸形，骨质完全破坏，关节间隙消失。

◇成人髋关节结核的X线及CT表现如下。

√早期关节间隙增宽，关节囊肿胀。

√关节骨边缘虫蚀样、囊状骨质破坏及死骨（图3-3-12）。

√关节骨质疏松，进一步发展关节间隙不均匀变窄。

√最后关节周围软组织肿胀。

√晚期关节间隙变窄，关节脱位。

◇成人髋关节结核的MRI表现如下。

√平扫可发现关节结核滑膜增生在T_2WI图像上呈中高混杂信号。

√股骨及髋臼骨质骨破坏T_1WI为略低信号，T_2WI为略高信号。

√关节间隙变窄，关节软骨连续中断。

√关节腔内见不均匀T_1WI低信号、T_2WI高信号积液影，脂肪抑制像为高信号。

√增强扫描关节滑膜不均匀增厚并明显强化。

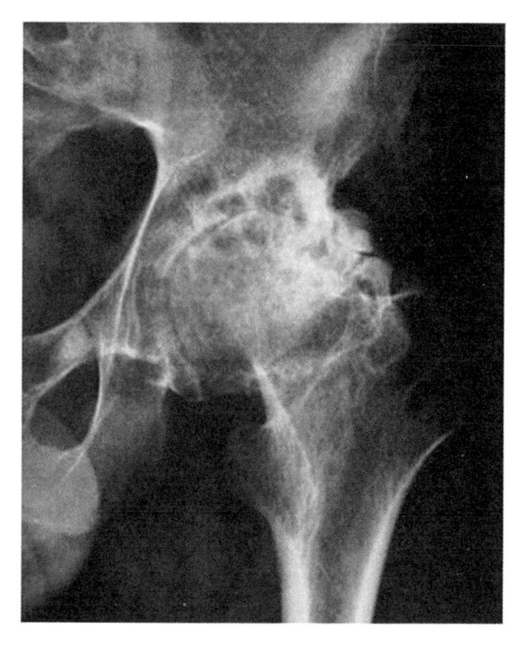

图3-3-12　男性，57岁，左髋关节结核

左髋关节正位X线片示左侧髋关节结核，股骨头及髋臼均有破坏，囊变，周围骨质硬化，关节间隙变窄

2.膝关节结核

膝关节结核80%以上为滑膜型。

◇早期表现为关节周围软组织肿胀。

√X线表现为关节囊肿胀，髌上间隙扩大，髌骨下脂肪垫受压缩小，关节周围软组织层次不清（图3-3-13A～B、14A～B）。

√CT图像上可见关节肿胀，关节滑膜增厚，关节积液，密度混浊，关节面下骨质破坏（图3-3-13C～D、14C～D），可有小死骨形成。

√MRI显示髌骨上或者关节囊两侧滑膜局限性增厚，T_1WI呈中低信号，T_2WI呈混杂信号（图3-3-14E～F），STIR呈高信号。关节腔积液呈长T_1、长T_2信号（图3-3-14E～F），软骨下骨髓水肿呈长T_1、稍长T_2信号。

◇晚期侵及关节软骨和软骨下骨。

◇骨骺的提前骨化和增大是儿童膝部结核较常见的现象。

3.肘关节结核

◇肘关节结核发病率在上肢占首位，半数见于成人，10岁以下少见。

◇病灶多自鹰嘴突肱骨内外髁开始，常表现为全关节结核，病骨周围常有骨膜反应。

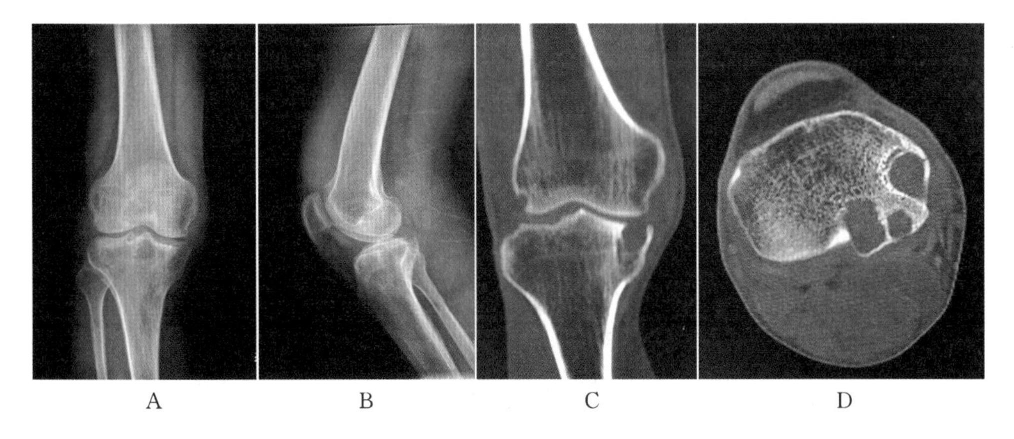

图 3-3-13　男性，23 岁，右膝关节滑膜结核

右膝关节正侧位 X 线片（图 A、B）示右膝关节骨质疏松，关节囊及髌上囊肿胀明显，胫骨平台内骨质局限性破坏；CT 冠状面骨窗重建（图 C）及横断位（图 D）显示右膝关节骨质疏松，关节囊增厚、边缘不清；右膝关节边缘股骨远端及胫骨平台面下多发局限性骨质破坏区，周围部分硬化

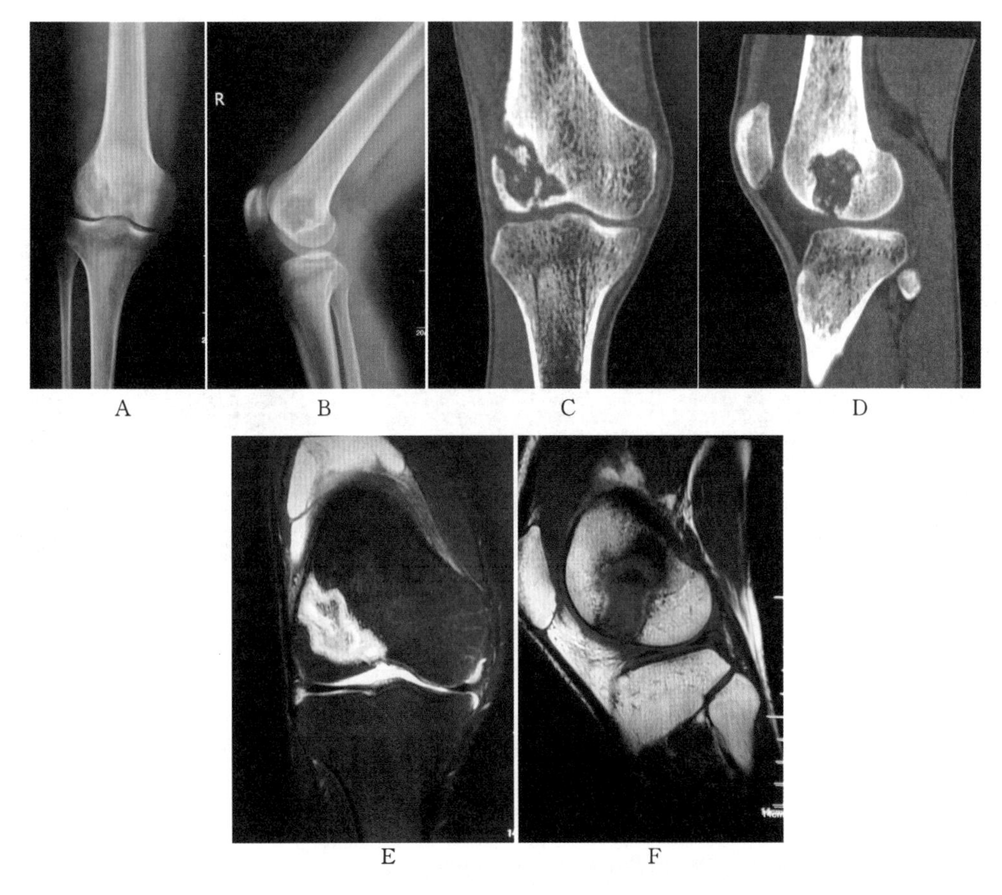

图 3-3-14　男性，30 岁，右膝关节结核

右膝关节 X 线正侧位片（图 A、B）及 CT 冠状位（图 C），矢状位重建图（图 D），右膝关节骨质疏松明显，右侧股骨外侧髁局限性骨质破坏，小死骨形成，右膝关节腔内可见积液影；MR 抑脂 T_2WI 冠状位序列（图 E）及矢状位 T_1WI 序列（图 F）示右侧股骨外侧髁不规则 T_2 高信号，T_1 稍低信号影

◇影像学表现如下。

√关节间隙狭窄或消失(图 3-3-15)。

√关节软骨下骨板破坏,软骨剥脱。

√骨质缺损,死骨形成。

√靠近干骺端的病变可见骨膜下新骨形成。

√软组织炎性增生,脓肿形成。

◇肘关节结核 MRI 表现可见滑膜增生、关节软骨缺损、骨髓水肿、软组织水肿等。

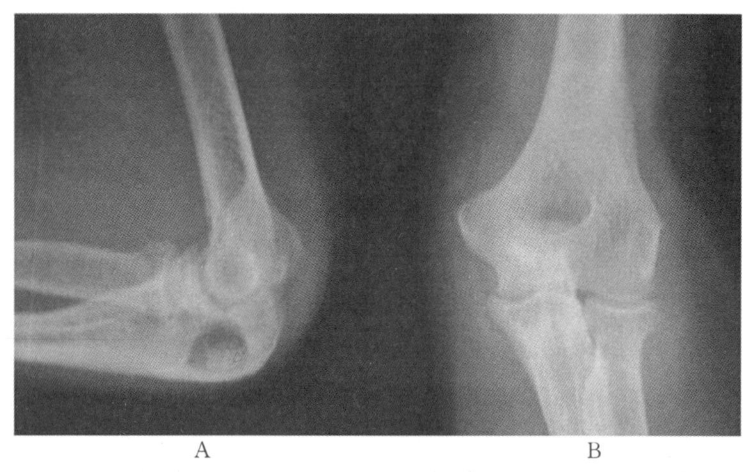

A　　B

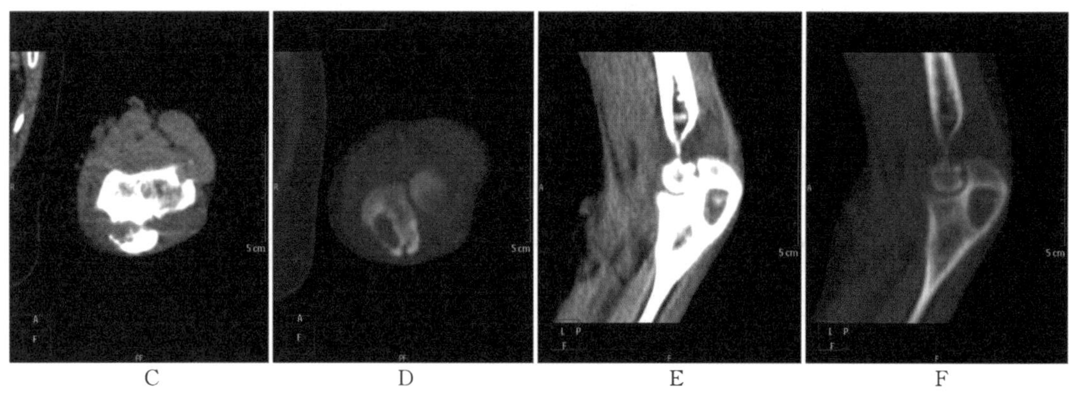

C　　D　　E　　F

图 3-3-15　女性,35 岁,左肘关节结核

左肘关节结核 X 线正侧位片(图 A、B)显示尺骨鹰嘴内可见类圆形骨质破坏区,内有小死骨,边缘硬化,关节面破坏、毛糙,CT 横断位软组织窗(图 C)、骨窗(图 D)、矢状位重建软组织窗(图 E)及骨窗(图 F)显示左肘关节结核尺骨鹰嘴关节间隙变窄,骨质疏松,关节积液

4. 骶髂关节结核

◇骶髂关节结核并不多见,约占全身骨关节结核的 8%,多见于成人。

◇常与别处骨结核并发。

◇临床表现为骶区、臀部疼痛,坐立过久或登高时疼痛加重,活动受限,伴下肢神经痛。

◇当出现冷脓肿时,可形成窦道并长期流脓。

◇骶髂关节结核主要发生在骶髂关节前下部髂骨侧,CT 是骶髂关节结核最主要的影像学检查方法。

◇Kim 分型

√Ⅰ型：关节间隙增宽，关节面模糊。

√Ⅱ型：关节面糜烂，见小锯齿状缺损。

√Ⅲ型：关节明显破坏，髂骨和骶骨面囊状缺损，边缘硬化。

√Ⅳ型：关节明显破坏，脓肿形成，部分伴关节半脱位，或累及椎体。

◇X 线及 CT 表现

√早期 X 线及 CT 表现不明显，MRI 检查可提示炎症改变。

√表现为骶髂关节骨质破坏伴有关节间隙改变，少数变窄及消失。

√多为单侧发病，以中下部发病较多。

√骨质破坏多为虫蚀样或囊状改变(图 3-3-16A、B)，伴有死骨形成或周围骨质硬化(图 3-3-16C～D)。

√中晚期关节周围有冷脓肿和窦道形成。

√晚期骶髂关节常出现病理性半脱位、纤维或骨性关节强直。

关节面破坏，伴有脓肿或周围软组织肿胀是骶髂关节结核的基本的影像学特点。

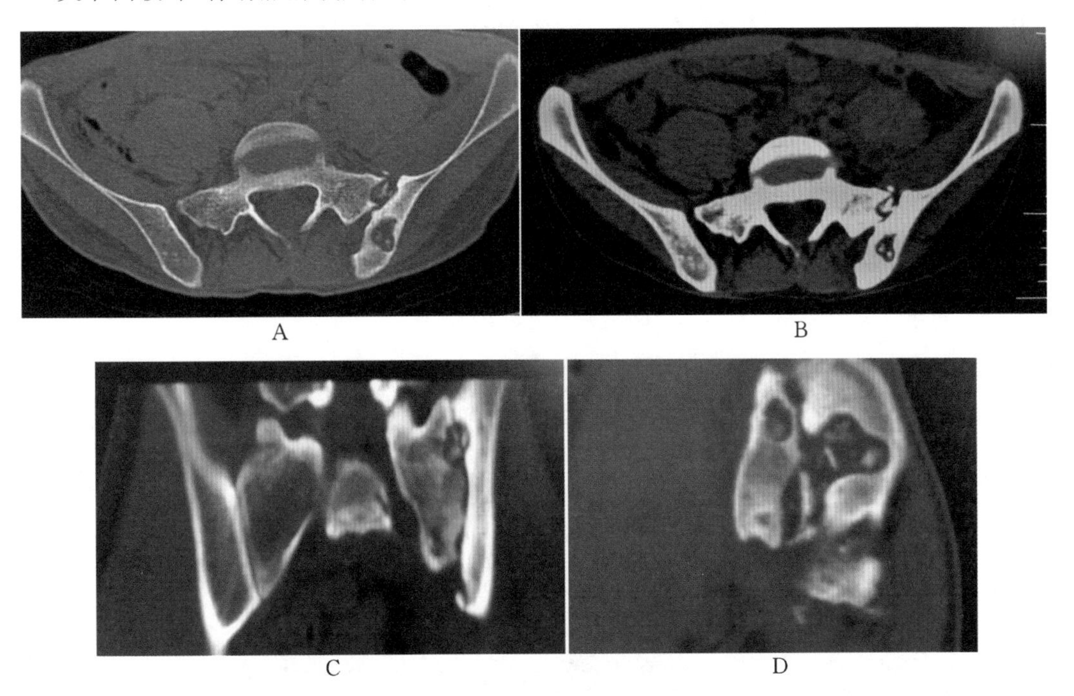

图 3-3-16　男性，47 岁，左侧骶髂关节结核

CT 横断位骨窗(图 A)、软组织窗(图 B)及 CT 骨窗冠状位(图 C)及矢状位(图 D)显示左侧骶髂关节面下局限性骨质破坏，死骨形成，边缘硬化明显，前缘可见冷脓肿形成

◇MRI 表现

√滑膜增生在 T_1WI 上表现为中等偏低信号，在 T_2WI 加权图像上表现为中高低混杂信号。

√骨髓水肿在 T_1WI 表现为稍低信号、T_2WI 上表现为稍高信号，在 T_2 脂肪抑制序列中骨髓水肿表现为明显片状高信号。

√虫蚀样骨质破坏在 T_1WI 表现为低信号，T_2WI 上表现为高低混杂信号，脂肪抑制序列中，表现为高信号。

√冷脓肿 T_1WI 上呈低信号，T_2WI 呈中高低混杂信号，脂肪抑制序列上为明显高信号。

√骨质硬化位于关节两侧的骨板下（多为髂侧），各序列均为低信号。

5.其他关节结核

◇腕关节结核（图 3-3-17）、踝关节结核（图 3-3-18）及跗骨间关节结核表现为关节滑膜增生、关节腔积液。

◇由于腕、足关节面多，血运差，除常涉及组成关节的全部骨骼外，还可引起骨的缺血坏死，如腕月骨及跗舟骨的缺血坏死。

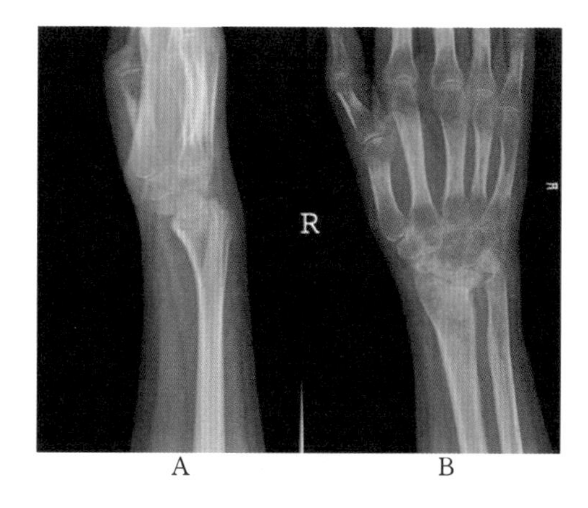

图 3-3-17　女性，40 岁，右腕关节结核

右腕关节结核 X 线片，显示右腕关节骨质疏松，腕骨缺血坏死，关节面下骨质破坏，关节间隙变窄

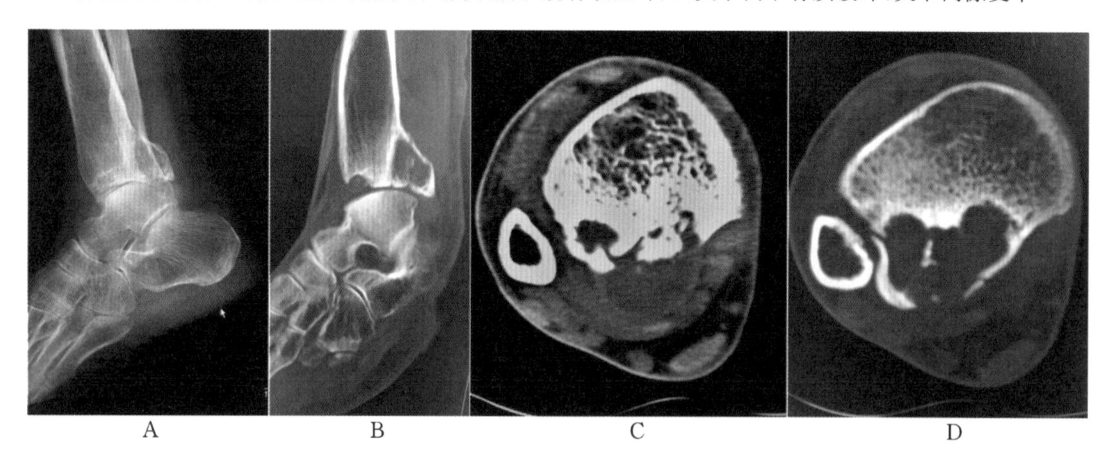

图 3-3-18　男性，59 岁，右侧踝关节结核

右侧踝关节侧位 X 线片（图 A）及 CT 三维重建骨窗矢状位（图 B）、横断位软组织窗（图 C）及骨窗（图 D），显示右侧踝关节骨质疏松，胫骨远端后缘局限不规则形骨质破坏囊变影，边缘硬化，后缘可见脓肿形成

【鉴别诊断】

1.化脓性关节炎

◇起病急，症状急，关节红肿。

◇软骨及关节面破坏快，破坏通常发生在关节持重部位。

◇慢性感染常发生在全身其他部位的化脓性感染之后。

2.类风湿关节炎

◇女性多见，成年发病。

◇四肢小关节，多发对称。

◇RF(类风湿因子)阳性。

3.创伤性滑膜炎

◇通常有明确外伤史，青壮年发病多，没有全身结核症状。

◇以局部关节肿胀积液为特点，关节穿刺液可为淡黄清亮或血色。

◇X线片无骨质变化。

4.退变性骨关节病

◇主要是中老年人发病。

◇关节疼痛以休息后痛及行走劳累后疼痛为特点。

◇主要表现为关节边缘骨质增生，关节面硬化，没有骨质破坏，关节间隙变窄。

◇后期可关节肿胀积液。

5.色素绒毛结节性滑膜炎

◇本病为类肿瘤病，以膝、踝关节多发，病史可长达数年到数十年之久。

◇关节肿胀，有"面团"感或结节感。

◇关节功能一般不受影响，血沉不快。

◇长期病例可在骨质边缘有小的溶骨破坏。

◇行关节穿刺可抽出暗血性或咖啡样液体。

◇病理活检可确诊。

6.血友病性关节炎

◇多见于男孩，常有母系家族史。

◇平时患者即有出血倾向，关节积液反复发作，关节抽液为血性。

◇X线片表现为骨膜下血肿钙化，关节间隙狭窄，关节面不规则，尤以股骨髁间凹变深加宽为特点。

7.夏克关节病

◇此病为神经系统疾病继发而来。

◇其特点为关节破坏严重，关节肿胀、出血、关节面破碎而关节功能不受限并局部疼痛缺损或极轻微。

◇神经系统检查可见患肢深感觉减弱或消失。

【拓展阅读】

[1]瑞瑟.骨肌影像学[M].董越,译.北京:人民卫生出版社,2012.
[2]AdamGreenspan.实用骨科影像学[M].5版.屈辉,王武,译.北京:科学出版社,2017.
[3]梁碧玲.骨与关节疾病影像诊断学[M].北京:人民卫生出版社,2006.

(董宝明　朱朝辉　强永乾)

第四章　脊柱结核

【课程目标】

※掌握：脊柱结核的影像学表现及其鉴别诊断。

※熟悉：脊柱结核的临床特点和诊断依据。

※了解：脊柱结核的相关影像学解剖及其病理学改变。

【相关解剖】

脊柱由24个椎骨、1个骶骨和1个尾骨连接而成。

◇24个椎骨包括7个颈椎、12个胸椎、5个腰椎。

◇1个骶骨由5个骶椎融合而成。

◇1个尾骨由4个尾椎融合而成。

除颈椎1～2外，每个椎骨由椎体及椎弓两部分组成。

◇椎体位于前部，椎弓位于椎体的后部。

◇椎弓由两个椎弓根和两侧椎弓板构成，椎弓板后方联合成棘突。每侧椎弓附有一个横突及上、下关节突。各个椎体与椎弓围成椎管，容纳脊髓。

◇上一位椎体的下关节与同侧下一位椎体的上关节突形成椎小关节，该关节属于滑膜关节，包括关节软骨和关节囊。

◇从侧面观察成人脊柱有颈、胸、腰、骶4个弯曲，颈曲、腰曲凸向前，胸曲、骶曲凸向后（图3-4-1）。

脊柱由颈椎、胸椎、腰椎、骶骨和尾骨相互连接组成。脊柱全长的3/4由椎体构成，1/4由椎间盘构成。

◇椎体位于脊柱的前部，呈短的圆柱状，上下面平直。椎体之间借椎间盘连接。

◇椎间盘弹性强，有缓冲压力、保护椎体和支持脊椎活动的作用。椎间盘的中央是髓核，髓核是一种胶状物质，富有弹性，具有弹簧垫的作用。椎间盘周围为纤维环，纤维环由呈环形排列的纤维软骨构成。

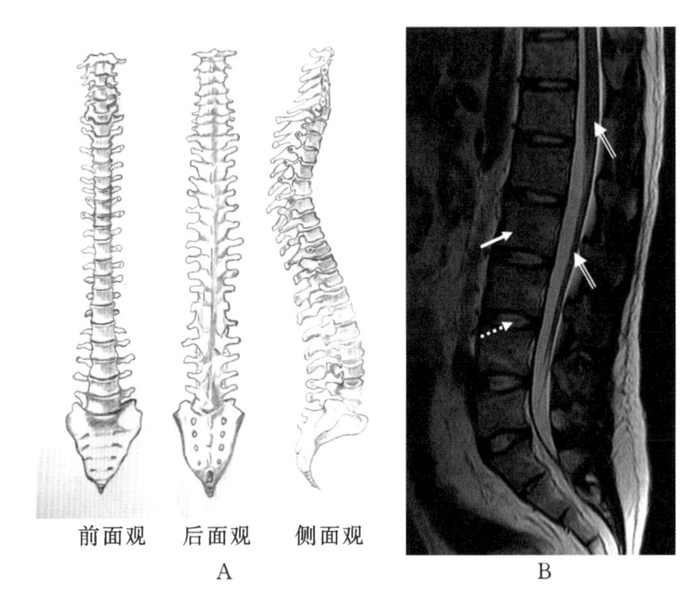

图 3-4-1 正常全脊柱正侧位解剖图

自上向下显示颈椎、胸椎、腰椎(图 A),正常腰椎在 T_2WI(图 B)上可显示椎体(实箭)、椎间盘(虚箭)及椎管内马尾神经(空心箭)等结构

【正常影像学表现】

1. 椎体

椎体呈短圆柱状,从上向下依次增大(图 3-4-2)。轴位呈后缘略凹陷的类圆形(图 3-4-3A),其他位置呈方形或长方形(图 3-4-2、3)。椎体由薄层皮质骨包绕的松质骨构成。

◇在 X 线片及 CT 片上,骨皮质为纤细的高密度线影,密度均匀,轮廓光滑,厚薄均匀(图 3-4-3A~C)。在 MRI 上所有序列均为细线状低信号(图 3-4-3D、E)。

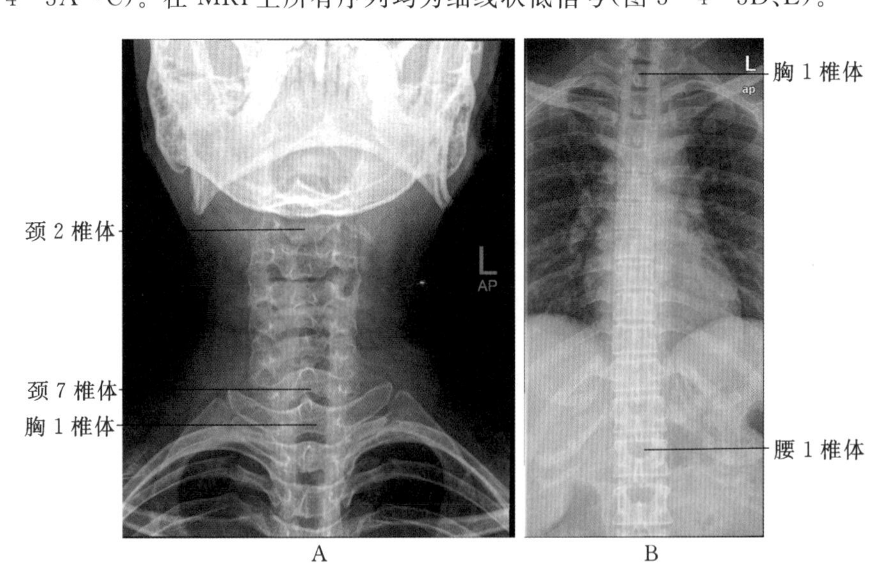

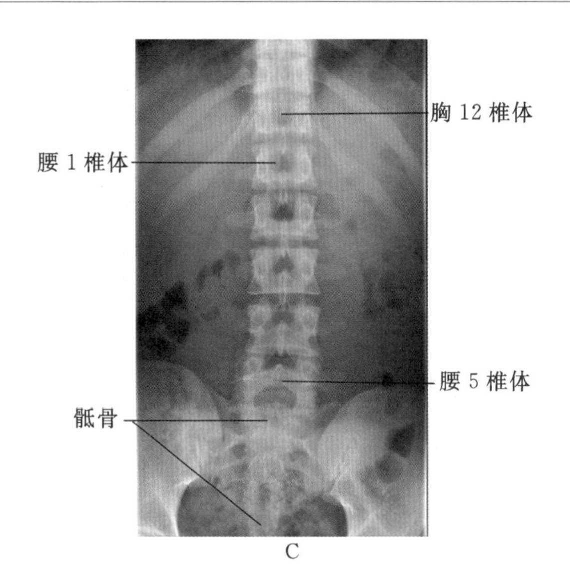

图 3－4－2　正常脊柱 X 线正位

颈椎(图 A)、胸椎(图 B)及腰椎(图 C)正位片显示椎体自上向下椎间隙增大,外形呈方形

◇皮质以内的海绵状骨松质在 X 线片及 CT 上呈均匀的颗粒状影像,可见线状骨小梁,其中纵行骨小梁较横行骨小梁清晰。在 T_1WI 上呈稍高信号,在 T_2WI 上呈中等略高信号(较脑脊液信号低)。

◇椎体中后部的 Y 形低密度/低信号线影为椎体中央静脉管(图 3－4－3A、C～E)。

2. 棘突

棘突位于椎体的中线、脊椎的最后方(图 3－4－4)。

◇在正位 X 线片及冠状位 CT、MRI 图像上呈上方较尖的圆形阴影(图 3－4－5A)。其密度及信号与椎体相仿。

◇在侧位 X 线片及矢状位 CT、MRI 图像上为从前上向后下的斜行骨突(图 3－4－4B、5B)。

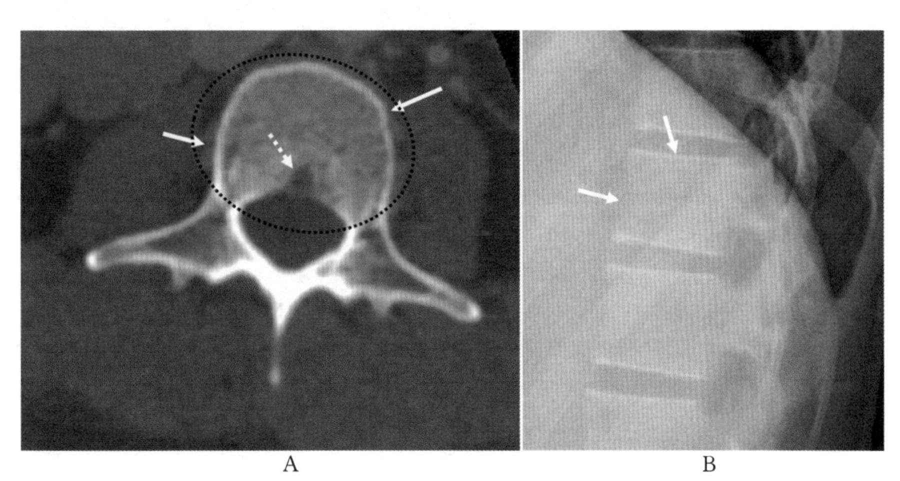

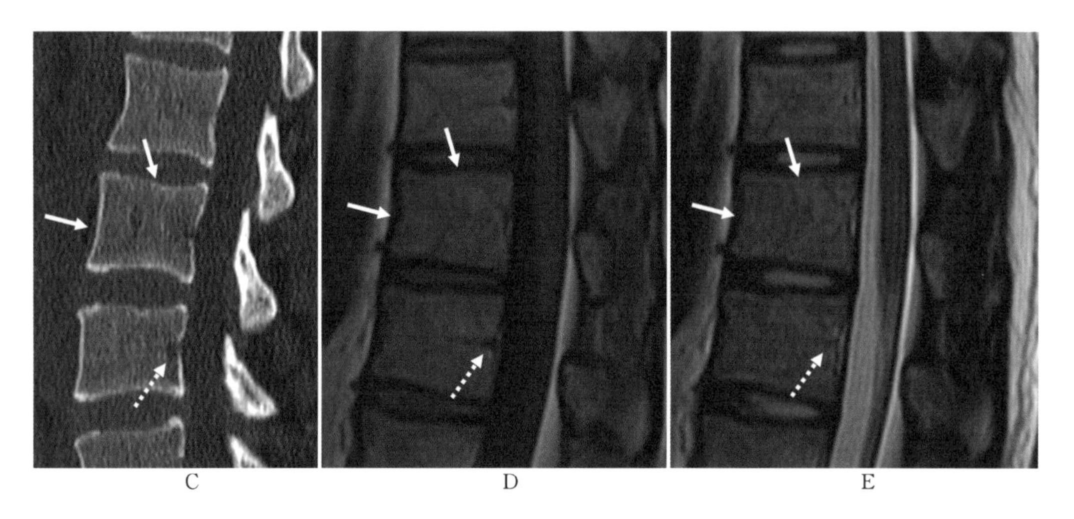

图 3-4-3　正常椎体

CT 轴位(图 A)示脊柱的骨性部分由椎体(圆圈内)及其附件组成,在横断面上,椎体呈后缘略凹陷的圆形。脊柱侧位 X 线片(图 B)、正中矢状位 CT(图 C)及 T_1WI(图 D)、T_2WI(图 E)示椎体呈方形,周边骨皮质(实箭)呈细线状,X 线及 CT 呈高密度,T_1WI 及 T_2WI 为低信号。椎体后缘中央的低密度及低信号影为椎体中央静脉管(虚箭)

3. 椎弓根与椎弓板

椎体与棘突之间的横行部为椎弓根和椎弓板,二者以关节突为分水岭。横突为椎弓根和椎弓板交界部向外形成的横行骨突,它们的密度及信号与椎体相仿(图 3-4-4A)。

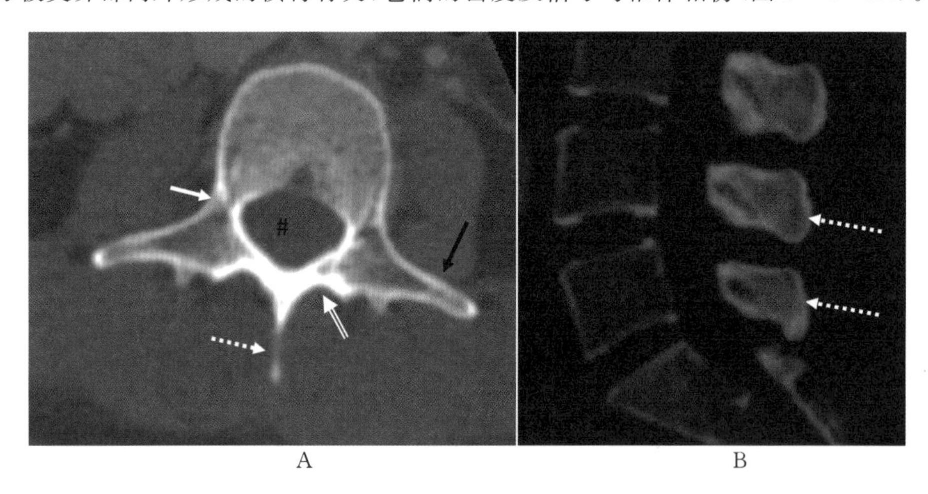

图 3-4-4　正常附件

CT 轴位(图 A)显示脊柱附件的椎弓根(白实箭)、椎板(空心箭)、棘突(虚箭)与椎体后缘共同围成一个类圆形的椎管(#)。横突(黑箭)从其侧壁向外横行。CT 正中矢状位(图 B)示棘突(白虚箭)位于中线,从前上向后下走行

◇在 CT 及 MRI 上这些结构并不重叠,会一一展示,但是在 X 线片上是互相重叠的(图 3-4-4、5)。

◇在 X 线正位片上横突从椎体边缘向侧方走行。在横突的内侧椎体内可见椭圆形环状

影，为椎弓根横断面影；椎弓根与棘突之间的横行部分为椎弓板；自椎弓根与椎弓板连接部向上、下走行的纵行骨突，是椎体的上、下关节（图 3－4－5A）。侧位片上横突与椎板重叠，不能显示。椎体与棘突之间的横行部为椎弓根和椎弓板（图 3－4－4B）。

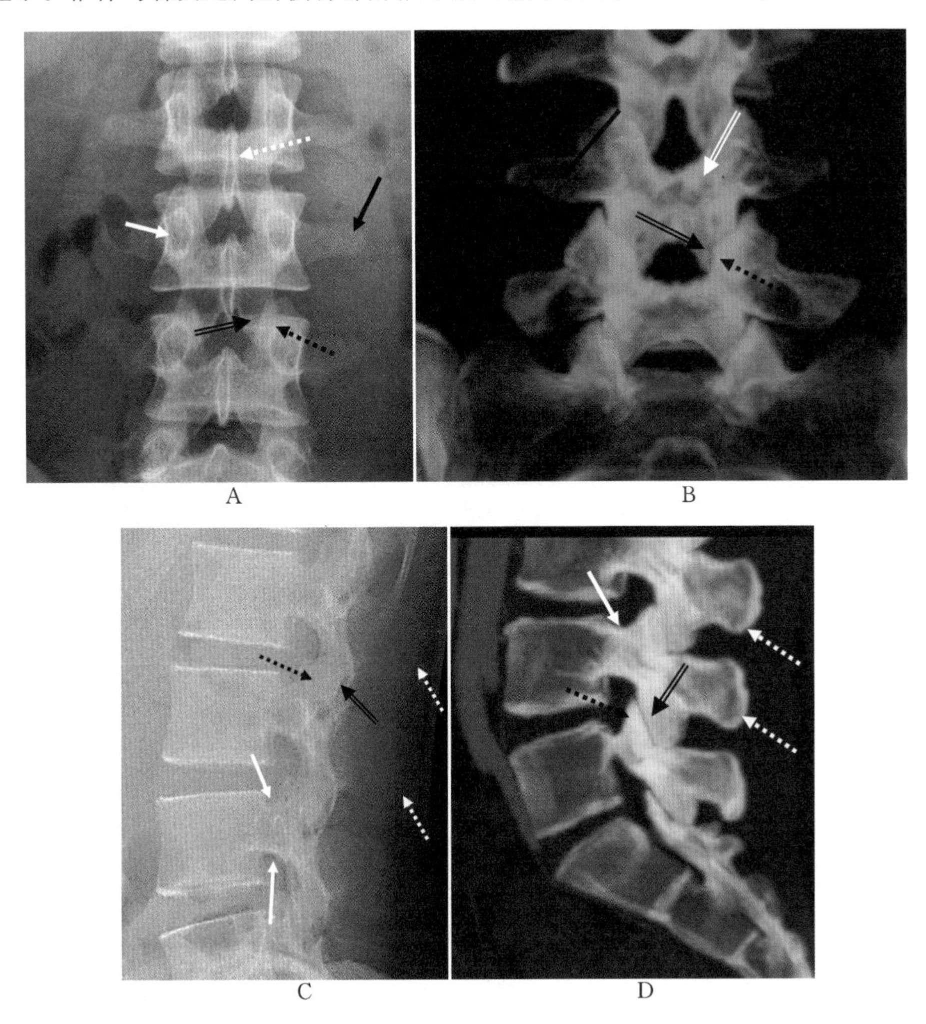

图 3－4－5　**正常椎体**

腰椎正位（图 A）及 CT 冠状位（图 B）示横突位于椎体两旁（黑实箭），其余附件部分与椎体重叠。椎弓根位于椎体内的类圆形环状影（白实箭），棘突为中线区域的细长形环状影（白虚箭），椎弓根内上为椎体关节的上（黑虚箭）下（黑空心箭），骨突关节与棘突之间的横行部分为椎板（白空心箭）。腰椎侧位 X 线片（图 C）及 CT 矢状位（图 D）显示附件位于椎体的后部，横突未能显示，椎板显示不清，与椎体相连接的横行部为椎弓根（白实箭），后方上下斜行的骨突为棘突（白虚箭），椎体小关节显示较正位清楚

4.终板

◇椎体上下缘的皮质壳结构称为骨性终板，又称椎体终板，椎体上下面的骨骺板骨化停止后形成终板。

◇终板是二次骨化中心骺环的生长软骨层骨化后与椎体骨性融合后的部分，不是真正意义上的皮质骨。

◇骺环的关节软骨层终生不骨化，形成软骨终板，平均厚度约 1mm，与椎体表面相连，相当于四肢关节的关节软骨。

◇两个相邻椎体之间含有软骨终板、纤维环和髓核。

◇软骨终板与纤维环共同将髓核密闭，保持一定的压力，具有承受及传导压力，滋养髓核的功能。

5.椎间盘

椎间盘包括髓核及其周围环绕的纤维环。

◇椎间盘在 X 线片不能显示（图 3-4-6A）。

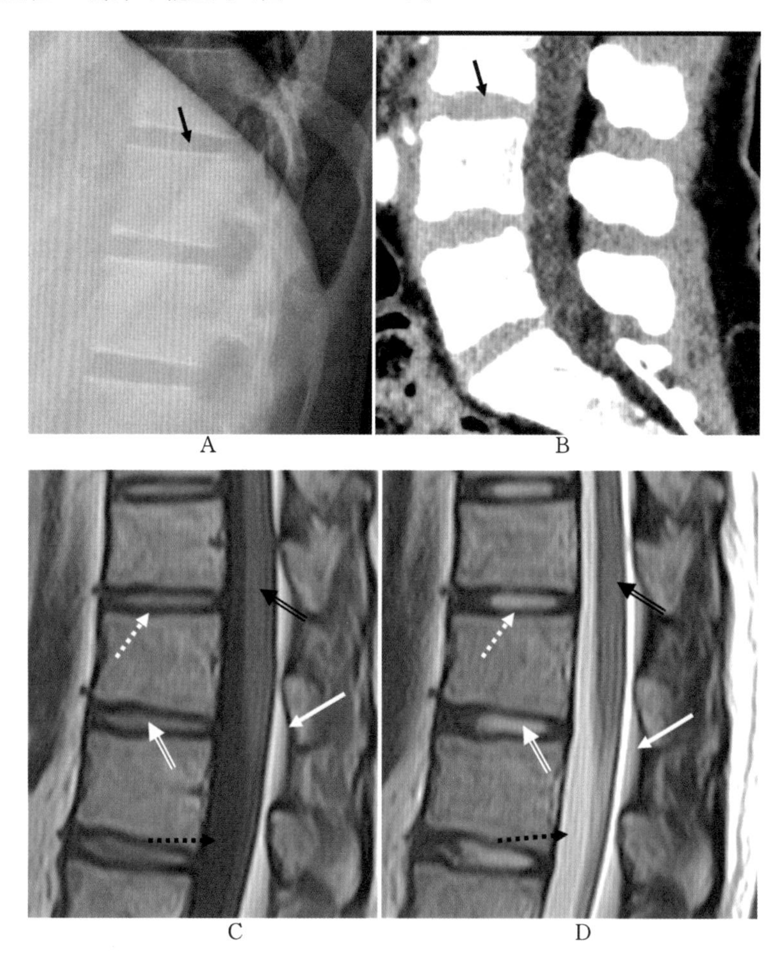

图 3-4-6 正常椎间盘及椎管结构

腰椎侧位 X 线片（图 A）显示两椎体之间呈均匀密度，称为椎间隙（黑实箭），其密度与周围软组织相似。CT 矢状位（图 B）显示两椎体之间为均匀软组织密度影（黑实箭），其密度较硬膜囊密度高。正中矢状位 T_1WI（图 C）和 T_2WI（图 D）显示椎间盘呈夹心饼状，中心的髓核（白空心箭）呈高信号，周围环绕低信号的纤维环（白虚箭），椎管内蛛网膜下腔（黑虚箭）呈长 T_1、长 T_2 信号，脊髓及马尾神经呈中等信号（黑空心箭），硬膜外脂肪呈高信号（白实箭）

◇在 CT 上表现为相邻两椎体间的均匀软组织密度影，但它不能区分髓核及纤维环（图 3-4-6B）。

◇在 MRI 上，T_1WI 呈稍低均质信号，它也不能区分髓核与纤维环（图 3－4－6C）。在 T_2WI 上纤维环呈低信号，髓核为高信号（图 3－4－6D），且随年龄增长，T_2WI 上椎间盘信号有所减低。

◇在 X 线片上，两个椎体终板之间的半透亮间隙称为椎间隙。椎间隙包含软骨终板、纤维环和髓核。椎旁软组织与椎间隙密度相似（图 3－4－6A）。

6. 椎管

椎管是由椎体后缘、椎弓根和椎板共同构成的一类圆形骨环（图 3－4－4A）。

◇椎管中央为硬膜囊，硬膜囊由蛛网膜下腔及其包绕着的脊髓、马尾神经组成（图 3－4－6）。CT 图像上硬膜囊呈均匀中等密度影，它不能分辨其内的细节（图 3－4－7A）。在 MRI 上，脊髓在 T_1WI 及 T_2WI 上均呈中等信号。蛛网膜下腔在 T_1WI 上信号略低于脊髓，在 T_2WI 上呈明显高信号（图 3－4－6C、D）。

◇椎体周围的韧带包括椎体前面的前纵韧带、椎体后面的后纵韧带、椎管内背面两侧的黄韧带、棘突间的棘间韧带、棘上韧带。韧带在 CT 上均表现为均匀的中等密度影。在 T_1WI 及 T_2WI 上均呈低信号。

◇侧隐窝成对，位于椎管前外侧，呈漏斗状，前方为椎体后外缘，后方为上关节突，侧方为椎弓根内壁，其内有神经根通过。神经根位于硬膜囊的前外侧，在 CT 图像上，呈类圆形中等密度（图 3－4－7A）。在 MRI 上，神经呈中等信号，周围环绕细线状液体信号，为神经鞘膜囊（图 3－4－7B）。

◇X 线片无法显示椎管内的结构。

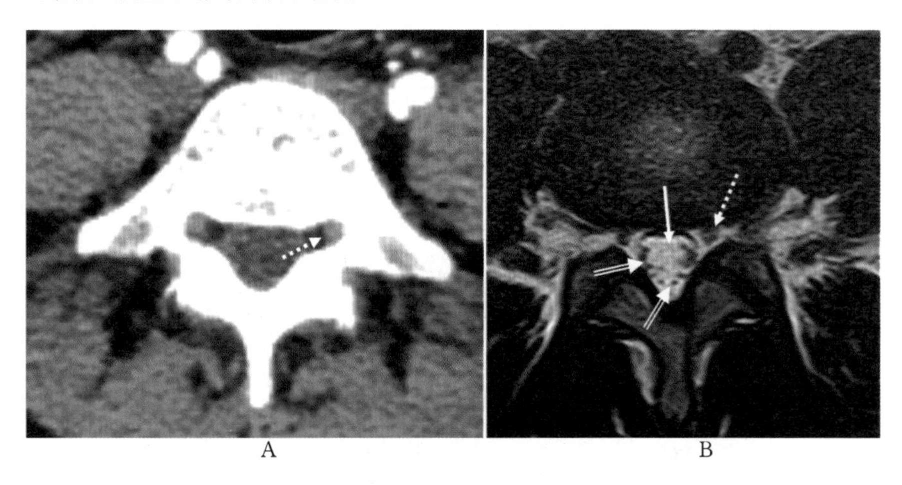

图 3－4－7　正常椎管结构

CT 轴位（图 A）显示椎管内类圆形中等密度影为硬膜囊，两侧外前方的类圆形中等密度影为神经根（虚箭），神经根位于双侧侧隐窝内。轴位 T_2WI（图 B）显示硬膜囊内有高信号的蛛网膜下腔（白实箭）和中等信号的马尾神经（空心箭），神经根（白虚箭）周围环绕有高信号的神经鞘膜囊

7. 椎间孔

椎间孔是神经、血管出入椎管的通道，上、下壁为椎弓根；前壁为椎体及椎间盘外后缘，后壁为椎间关节的关节囊及黄韧带外缘。

◇脊柱 X 线斜位片上可以清晰显示椎间孔的骨性边缘，但无法显示其内的结构（图 3－

4－8A)。

◇CT 不仅能够显示其骨性结构，还可显示内部的神经及血管，均表现为均匀的软组织密度影(图 3－4－8B、C)。

◇MRI 既能显示椎间孔的轮廓，又能分辨其内走行的神经(图 3－4－9)。

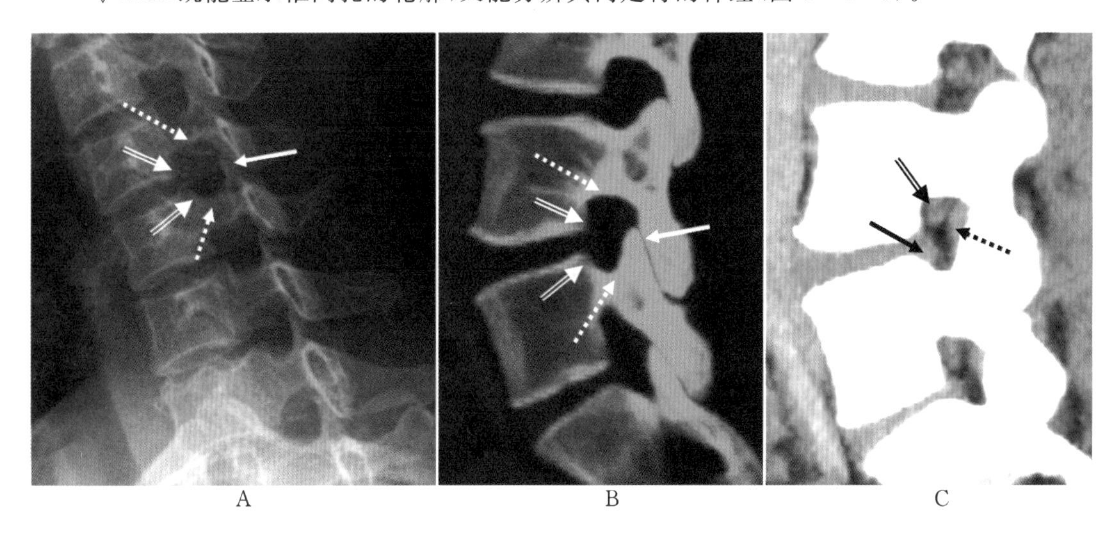

图 3－4－8　正常椎间孔

颈椎 X 线斜位片(图 A)及 CT 矢状位骨窗(图 B)显示椎间孔的骨性部分由椎体后缘(白空心箭)、椎弓根(白虚箭)及椎间关节(白实箭)组成；同层软组织窗(图 C)显示椎间孔的软组织成分有椎间盘(黑实箭)、黄韧带(黑虚箭)，椎间孔内有神经根(黑空心箭)穿过

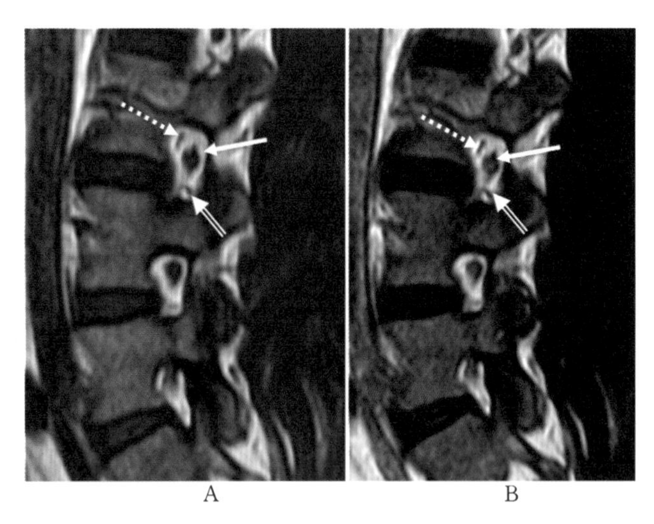

图 3－4－9　正常椎间孔

MRI 经椎间孔矢状位 T_1WI(图 A)及 T_2WI(图 B)示椎间孔内的神经根(实箭)走行于椎间孔的中上部，其前上方和下方可见阶段动脉脊柱分支(虚箭)及椎间静脉(空心箭)

【定义】

◇脊柱结核(tuberculosis of spine)属于继发性结核，其发病率占全身骨与关节结核的

首位，占肺外结核的50%。

◇脊柱结核大多数以血液途径传播；以腰椎多见，其次为胸椎、颈椎，骶尾部较少见。

◇病变90%为单发椎体；10%多发椎体，椎体相邻或相间，后者又称跳跃型病变。

【诊断依据】

◇易患人群：有原发胸部结核或结核病密切接触史。

◇有典型脊柱结核临床症状。

◇有典型脊柱结核影像学表现。

【分类】

根据病变的发生部位将脊柱结核分为椎体型和附件型。

1. 椎体型

椎体型又分为中心型、骨膜下型和骨骺型(图3-4-10)。

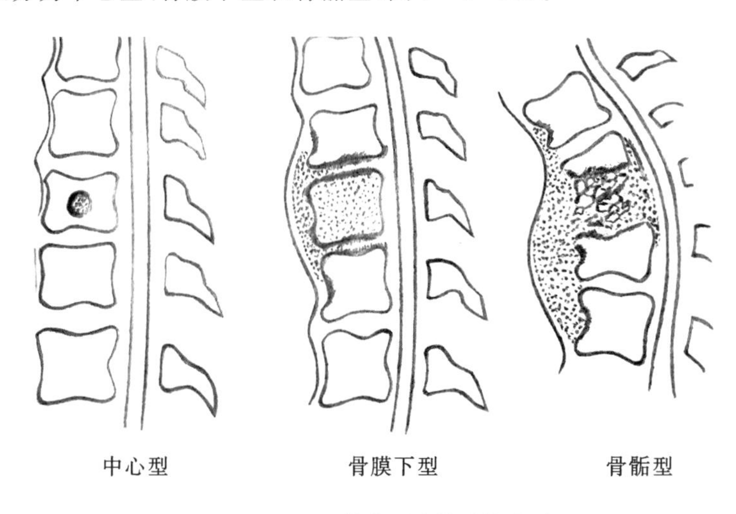

图3-4-10　椎体型脊柱结核分型

(1)中心型

中心型病灶多起源于椎体松质骨中心，骨质破坏后易造成椎体塌陷变扁，或呈楔形。

◇6～7岁以下的儿童脊柱结核多为中心型，常有空洞坏死和死骨形成，这是因为儿童期椎体内部的血液供应主要来自椎后动脉，此动脉在椎体后方进入骨内。

◇成人中心型椎体病变一般进展较慢，椎体骨质破坏常局限于椎体内部，椎间盘受侵较晚。

(2)骨膜下型

骨膜下型又称韧带下型、椎旁型，是椎体结核中最少见的类型。

◇其原发者更少，多来自于椎体邻近区域的结核灶，这些病灶常沿前纵韧带和骨膜下纵行蔓延，导致多发椎体边缘破坏。

◇本型多见于胸椎。55%～95%的患者存在椎旁脓肿。

◇脓肿可破入椎管，沿韧带向下蔓延。

◇同时伴有肉芽组织增生，常造成硬膜囊受压狭窄，甚至压迫脊髓或马尾神经。

(3)骨骺型

骨骺型又称边缘型、椎间型，是脊椎结核最多见的临床类型。

◇多见于10岁以上人群，这是因为这一人群椎体前方的血供主要来自肋间动脉及腰动脉的分支。病灶起源于椎体上下缘的左右侧和前后方，逐渐向椎体内和椎间盘两个方向侵蚀蔓延。

◇病变往往同时累及相邻椎体，易侵蚀相邻椎间盘。

◇后缘病变易突向椎管，压迫脊髓和神经根，导致神经症状和体征。腰椎结核多为此型。

2.附件型

附件型是指病变起源于椎弓和各骨突的致密骨，因其位于椎体后部，又称为脊椎后部结核。

◇既往认为单发附件结核罕见，发病率约占脊椎结核的2%。随着CT的广泛应用，该型结核的发病率有所上升。

◇附件结核累及关节突时常跨关节生长。

【病理改变】

脊柱结核的病理改变主要包括渗出、增殖和干酪坏死。

1.椎体型脊柱结核的表现

◇肉芽肿干酪样坏死。

◇椎体边缘及中心形成死骨，吸收后出现空洞。

◇继而累及关节软骨，穿透椎间盘，累及邻近椎体。

◇形成楔形冷脓肿，脓肿沿前纵韧带或骨膜蔓延扩散成椎旁脓肿。

2.附件型脊柱结核的表现

◇结核侵犯椎体后缘、椎弓及关节突。

◇向周围破坏，形成脓肿。

椎体结核主要引起椎体骨松质的破坏，由于骨质破坏和脊柱承重的关系，椎体塌陷变扁或呈楔形，严重者可导致后突畸形。

【临床特点】

1.易患人群

◇脊柱结核可发生在任何年龄，多见于中青年，平均诊断年龄为40～45岁。

◇近年来老年人患病有增多的趋势，男女患病无差异。

◇糖尿病、免疫抑制或免疫功能损害、酗酒、吸毒为脊柱结核的危险因素。

2.症状

◇脊柱结核的症状隐匿，起病慢，病程长，病史常达数月或数年。

◇小儿可有夜啼、不爱活动等症状。

◇可出现低热、血沉快、盗汗、消瘦、乏力、食欲不振等表现。

◇常有腰背疼痛与局部叩击痛，休息则轻，劳累后加重，受累棘突有压痛和叩击痛。

3. 体征

◇脊柱后凸或侧弯。

◇脊柱结核伴有椎旁肌肉痉挛者，常有头前倾、颈缩短、头颈转动受限、手扶腰部、缓慢步行、拾物试验阳性等表现。

◇压缩骨折可导致脊柱畸形，椎管内脓肿致脊髓受压可出现相应压迫症状，10%～20%的患者可出现截瘫。

◇当寒性脓肿扩展到体表时，可自行破溃形成窦道；窦道继发感染时，病情将加重，治疗困难，预后不佳。

【影像学表现】

1. 骨质破坏

骨质破坏在X线及CT上表现为骨小梁模糊、中断，局部形成类圆形或不规则形的溶骨性或虫蚀性骨质缺损区，边缘不清(图3-4-11)，部分可以发生骨质硬化(图3-4-12)。在T_1WI呈均匀或混杂低信号，T_2WI为部分均匀或混杂高信号(图3-4-13)。

2. 死骨形成

骨质坏死区内可见死骨形成。死骨在X线及CT上表现为边缘清楚的高密度影(图3-4-11、12)，在MRI上骨破坏区呈双低信号影。破坏区周围的骨髓因反应性水肿在T_1WI上也呈低信号，而在T_2WI上呈高信号(图3-4-13)，在X线及CT上不能显示。

注：对组织密度差异的分辨率CT比平片高10～25倍，且CT容积扫描可以从任意角度成像，有助于发现沙粒样死骨、微小的破坏灶、细小的病理性骨折，对骨性椎管的受累、附件破坏和椎旁软组织改变的判读更为准确、灵敏。

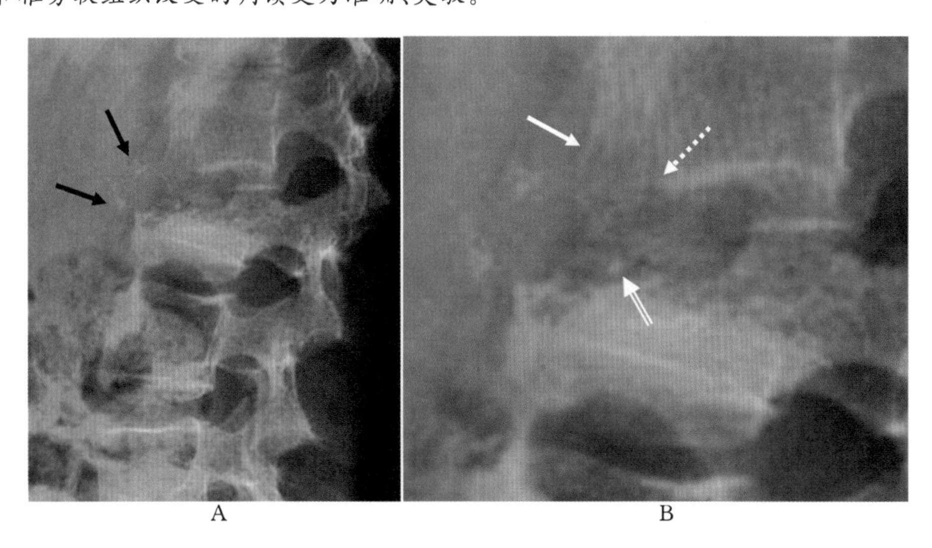

图3-4-11　女性，33岁，中心型椎体结核

腰椎侧位片(图A)及局部放大图(图B)显示，腰3椎体中心及前上缘骨质缺如，破坏区可见散在死骨影(空心箭)。相邻腰2椎体前下缘局限性密度降低，边缘模糊(白实箭)，相邻终板高密度影中断、消失(白虚箭)，椎间隙轻度变窄。椎体前方可见不规则碎骨片影(黑实箭)

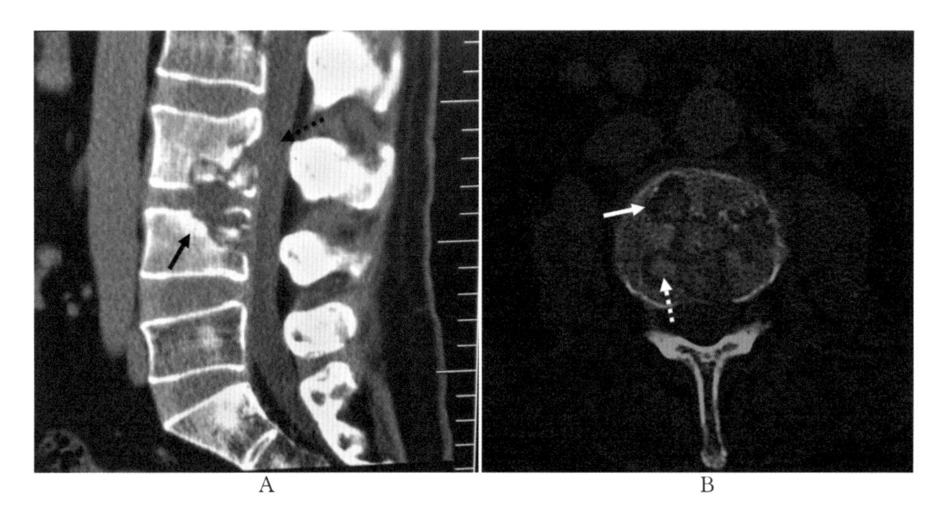

图 3-4-12　男性,30 岁,腰椎中心型椎体结核

CT 矢状位软组织窗(图 A)及横断位骨窗(图 B)显示腰 3、4 椎体相对缘局限性骨质破坏(白实箭),部分边缘硬化(黑实箭),内有散在大小不一、形态各异的死骨(白虚箭),腰 3～4 椎间隙略缩窄,腰 3 椎体后缘骨质破坏区软组织结节状增厚(黑虚箭)

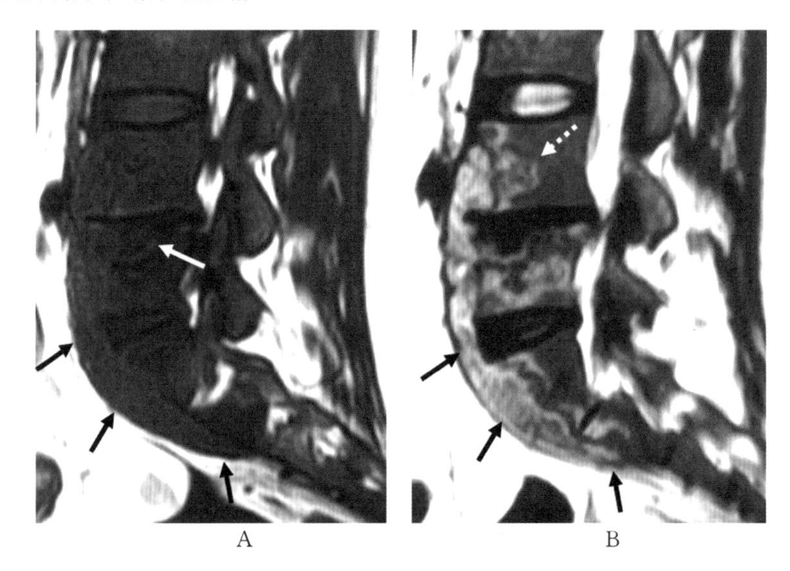

图 3-4-13　女性,30 岁,骨膜下型椎体结核

MR 矢状位 T_1WI(图 A)、T_2WI(图 B)显示腰 4 椎体上前缘等 T_1、短 T_2 骨质破坏区(白实箭),局部终板破坏消失,腰 4～5 椎间盘变薄(图 A),T_2 椎间盘信号消失(图 B),椎间隙变窄。腰 4 至骶 2 范围内椎体前缘长条形稍长 T_1、稍长 T_2 异常信号影(黑实箭),部分突入椎体前缘,椎体内多发不规则长 T_2 信号

3. 骨梗死

骨膜血管受侵时,可引起椎体缺血梗死,在 X 线上通常不能显示,在 CT 图像上梗死的区域骨密度增高。在 MRI 上表现为地图样病变,边界清楚,边缘走行迂曲。急性期和亚急性骨梗死的典型 MRI 表现为病灶中央区呈等或略长的 T_1、T_2 信号,周边环绕宽窄不等的长 T_1、长 T_2 信号带。慢性期病灶中央信号混杂,周围环绕边缘锐利的长 T_1、短 T_2 信号带。

4. 椎体塌陷

椎体塌陷(图 3－4－14)或椎体边缘碎片骨形成，表现为椎体范围以外可见点片状骨样高密度影。对碎骨片的显示 CT 最为清晰(图 3－4－12、14)。

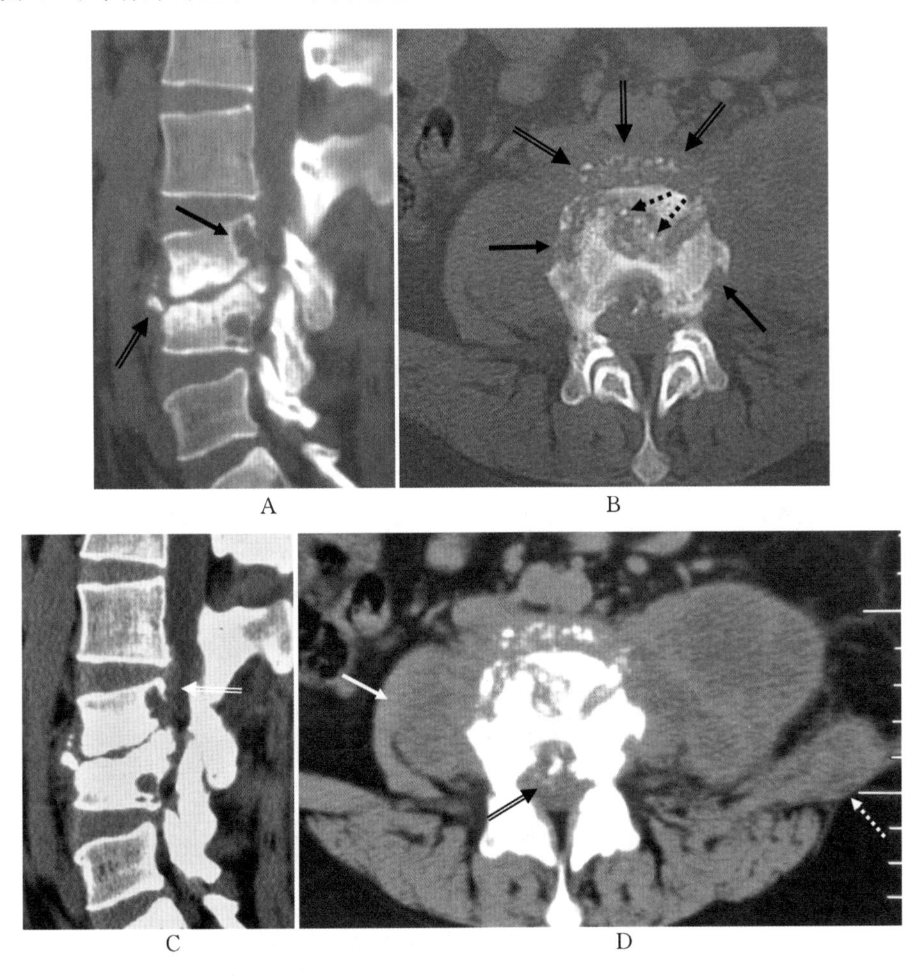

图 3－4－14　男性，27 岁，腰椎骨骺型椎体结核

CT 骨窗矢状位(图 A)及轴位显示腰 3、4 椎体内骨质破坏明显(黑实箭)，骨皮质断裂，骨质破坏区内可见散在沙粒状死骨(黑虚箭)，椎间隙变窄，椎体塌陷，骨碎片(黑空心箭)突破椎体范围，部分向后突以致椎管狭窄，同时伴椎体周围冷脓肿形成。同层软组织窗(图 C、D)显示椎体周围环绕不均匀稍低密度影，右侧腰大肌(白实箭)变薄，受压外移，左侧正常腰大肌影消失，左侧腰大肌、髂肌外形增大，内部密度不均(白虚箭)，椎管内可见软组织密度影(白空心箭)及碎骨片(黑空心箭)突入

5. 椎体终板破坏

椎体终板受累时，X 线及 CT 表现为椎体上下缘骨质模糊，凹凸不平，骨质破坏、中断，甚至消失。在 T_2WI 上表现为线状低信号影不完整或缺如(3－4－15B～C)，或者被高信号病变所代替。增强扫描，骨质破坏区强化明显(3－4－15D)。

6. 椎间盘受累

椎间盘受累时，髓核内低信号裂隙消失，信号下降，继续发展，髓核变薄、消失(图 3－4－

13)，增强扫描，椎间盘呈结节状或条带状强化，椎间盘后缘有轻微的强化结节(图 3-4-15E)。X 线及 CT 不能显示椎间盘的改变，但可显示椎间隙变窄(图 3-4-14)。

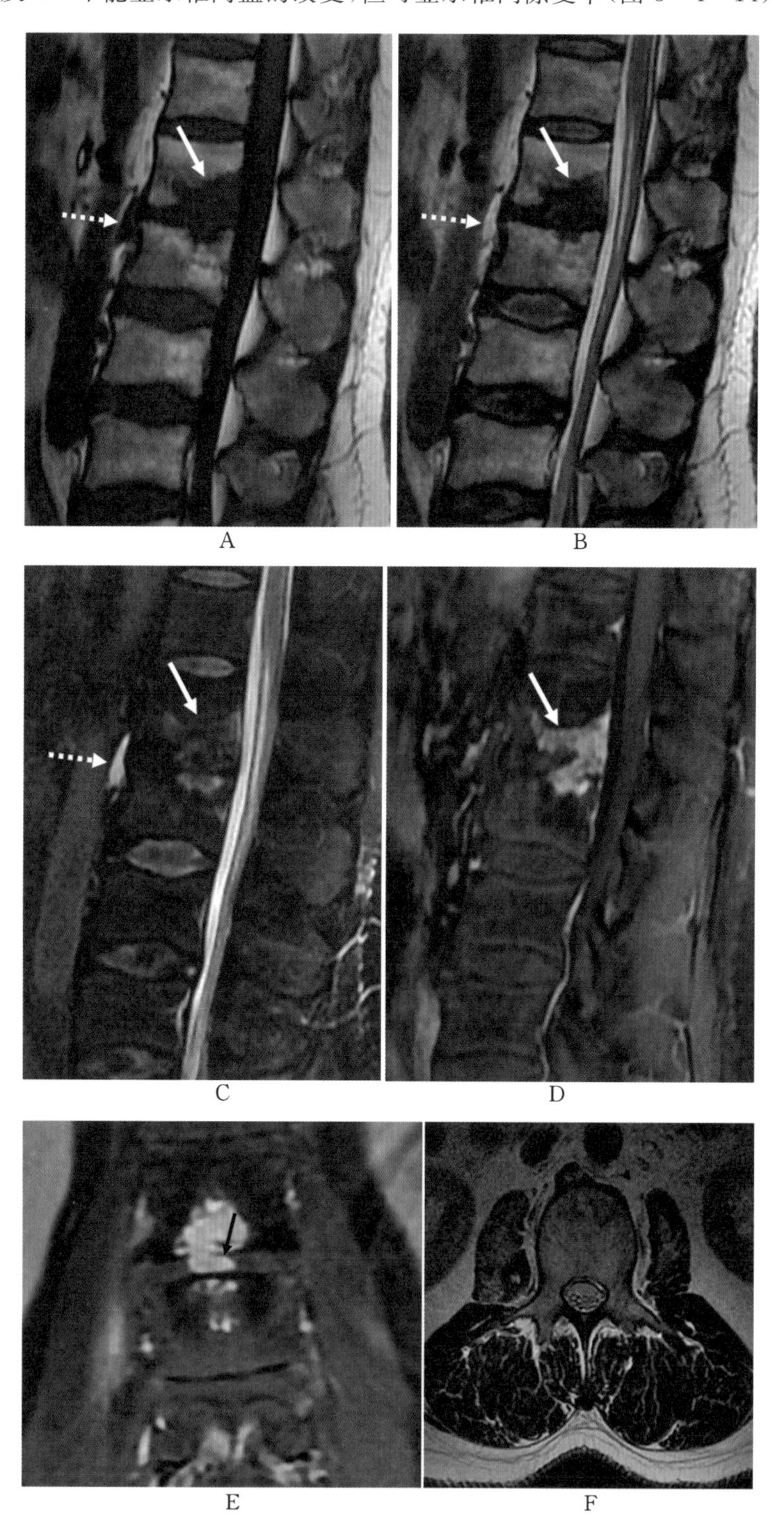

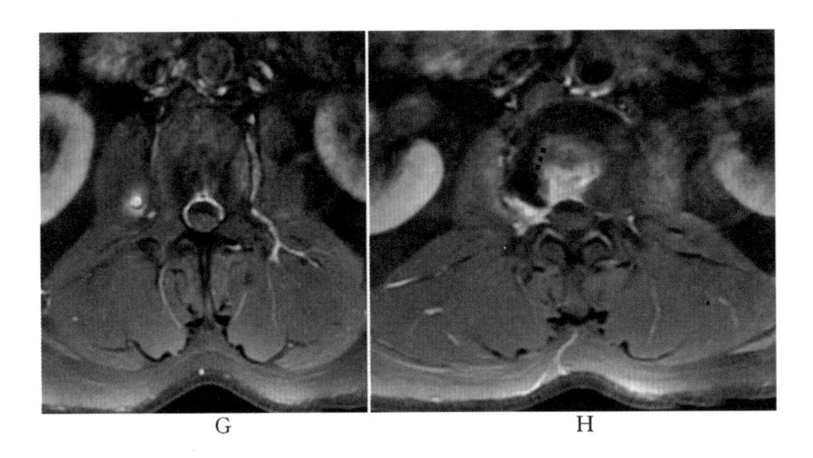

图 3-4-15　男性，39 岁，腰椎骨骺型椎体结核

T_1WI(图 A)及同层 T_2WI(图 B)矢状位显示腰 1、2 椎体后部相对缘骨信号被等 T_1、等低 T_2 信号取代，病变缘(白实箭)清晰，病变处椎间盘外形不整，信号改变与椎体病变信号相仿，椎体前缘可见水滴样长 T_1、长 T_2 信号(白虚箭)。同层 T_2WI 脂肪抑脂序列(图 C)及增强扫描 T_1WI(图 D)示病变信号较周围椎体略高，呈显著均匀强化。增强扫描冠状位(图 E)示受累椎间盘呈同样程度的强化(黑实箭)，右侧椎旁脓肿呈流注式，向下远离病灶。腰 2 椎体平面轴位示右侧腰大肌内斑片状，T_2WI(图 F)及同层增强(图 G)扫描示右侧腰大肌内斑点状稍高信号显著强化，考虑为结核结节，周围增生的纤维组织呈低 T_2 信号，并轻度强化，受累的硬膜囊前半部显著均匀强化。增强扫描椎间孔平面(图 H)示强化的病变组织(黑虚箭)从椎间孔穿过

7. 椎旁脓肿形成

椎旁脓肿常位于脊柱前外缘，表现为椎旁软组织肿胀，继而出现干酪样坏死，进一步液化，形成寒性脓疡。脓肿密度不均，可有液化、钙化，脓肿累及范围常大于椎体破坏的范围，并远离病变椎体，此表现是脊柱结核的影像特点。

◇在 X 线片上表现为椎旁软组织增厚，密度增高，边界模糊。

◇在 CT 上表现为椎体周围软组织增厚，可以向任意方向延伸，其中沿脊柱向下流注是特征性的表现(图 3-4-15E)。软组织内部密度均匀或不均匀，病变容易累及邻近肌肉群(图 3-4-14D)。脓肿常向远离发病部位的方向蔓延，最多见的为腰大肌脓肿蔓延至腹股沟。

◇在 MRI 上，增厚的软组织因病变组织类型不同表现各异。以增殖和干酪为主时，呈等或稍短 T_1、长 T_2 信号，增强扫描呈显著强化，干酪样组织不强化；以纤维化改变为主时，呈稍长 T_1、短 T_2 信号，可见持续性轻中度强化(图 3-4-15F、G)。其中环形、多环形强化为特征性表现(图 3-4-16)。与 CT 相比，MRI 更能敏感清晰地展示椎体及脓肿的范围(图 3-4-17)，对椎管内的侵犯范围及程度更为准确，以确定椎间孔、硬膜囊、脊髓受侵的情况。

平扫结合增强扫描有助于冷脓肿的显示，并可确定脓肿与周围大血管、椎管的关系(3-4-15G、H)。

8. 脊柱结核的分型

在 X 线上，根据病变首先累及的部位将脊柱结核分为中心型、骨膜下型、骨骺型椎体结核及附件型结核，其各自特点如下。

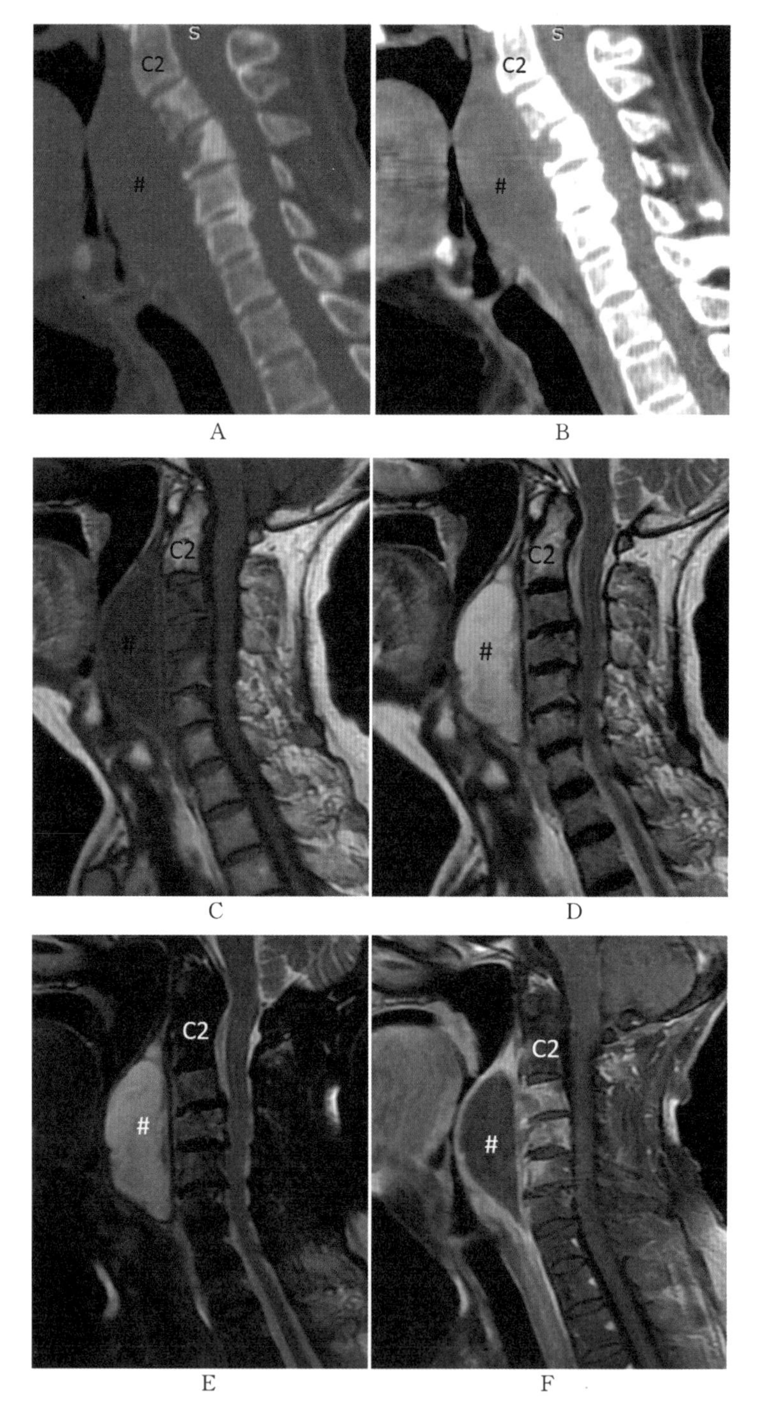

图 3-4-16　男性，21 岁，胸椎骨骺型椎体结核

矢状位平扫 CT 骨窗（图 A）示颈 3、4 椎体前部骨质破坏，后部密度增高。同层软组织窗（图 B）示，颈 2 至颈 7 椎体前方见半圆形稍低密度肿块，边缘光滑锐利，向前压迫致喉咽狭窄。同层矢状位 T_1WI（图 C）、T_2WI（图 D）、T_2WI 脂肪抑脂（图 E）、T_1 增强序列（图 F）显示颈椎 2～6 椎体信号异常，椎前肿块呈均匀的长 T_1、长 T_2 信号，囊壁呈等信号，增强扫描呈环形显著强化，囊液无强化

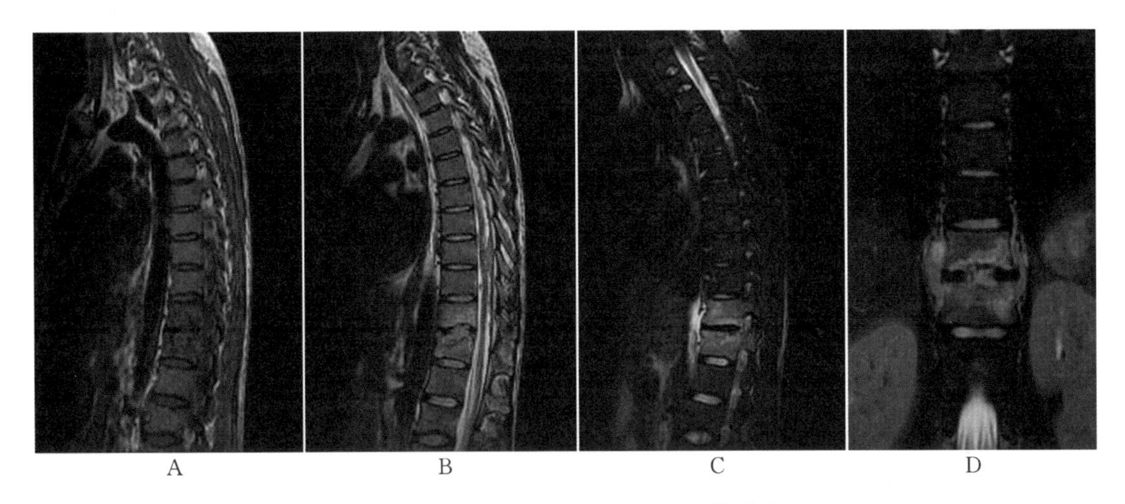

图 3-4-17　男性，21 岁，胸椎骨骺型椎体结核

矢状位平扫 T_1WI(图 A)及 T_2WI 序列(图 B)显示椎体结核及周围水肿范围和骨质破坏区的情况，T_2WI 抑脂序列矢状位(图 C)及冠状位(图 D)清楚地显示椎旁软组织内的梭形小脓肿的蔓延情况

(1)中心型椎体结核

◇多见于胸椎，主要表现为椎体密度下降，椎体中心见圆形或不规则形的溶骨性或虫蚀性骨质缺损区，边缘不清，部分可以发生骨质硬化。

◇破坏区可有沙粒样高密度死骨(图 3-4-11)或肉芽肿形成。

◇病理性压缩的碎骨片多见于椎体前部(图 3-4-11)。

◇当引起骨内小动脉栓塞或骨膜下脓肿广泛破坏骨膜血管时，可造成椎体大部分缺血，骨密度增高。

◇由于椎体内的破坏和脊柱承重的关系，初期椎体高度轻度下降，进一步发展，椎体可变扁或呈楔形，严重者整个椎体可被破坏以致消失。

◇儿童期患者病变常累及多个椎体，导致椎体塌陷、椎间隙狭窄、生理曲度改变、脊柱后突畸形。

◇椎旁冷脓肿形成，其内常见钙化。

(2)骨膜下型椎体结核

◇开始于前纵韧带下，可仅有椎旁冷脓肿。

◇逐渐出现多个椎体前缘骨质破坏(图 3-4-13)。

◇最后可出现多个椎体骨质破坏、椎间盘受累、椎间隙狭窄。

(3)骨骺型椎体结核

◇多见于胸、腰椎，主要表现为椎体前缘或上、下缘骨质破坏，椎体皮质模糊不连续(图 3-4-18A)。

◇常累及两个椎体，相应椎间隙狭窄，甚至消失(图 3-4-18B、C)，病变进一步发展，椎体互相嵌入、融合，间隙难于分辨。

◇椎旁冷脓肿发生在颈椎，表现为咽后壁软组织增厚，并呈弧形前突，侧位易于观察。

◇脓肿发生在胸椎，表现为胸椎旁局限性梭形软组织肿胀，边缘清楚。

◇脓肿发生在腰椎，表现为腰大肌轮廓不清或呈弧形突出(图 3-4-14)。

◇脓肿可以位于椎体一侧，也可以位于两侧，时间较长的冷性脓肿可形成不规则形钙化。

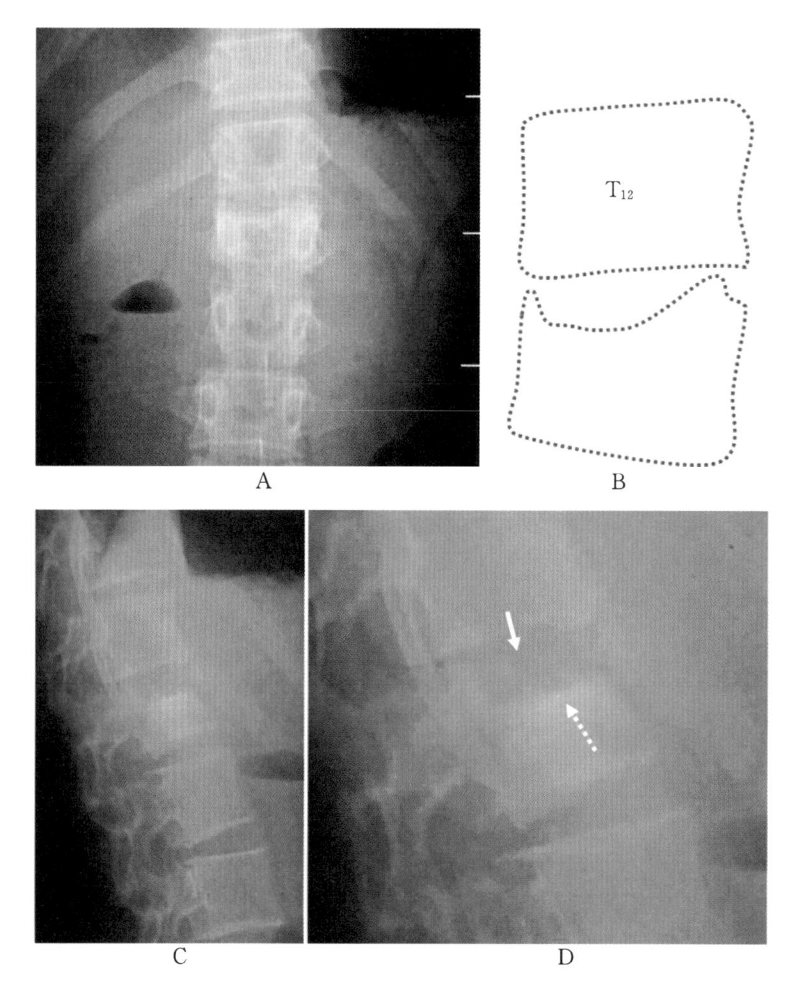

图 3-4-18　女性，40 岁，骨骺型椎体结核

腰椎正位 X 线片(图 A)及其示意图(图 B)示腰 1 椎体楔形变，上缘右侧凹陷，边界模糊，椎体密度略高于相邻椎体。侧位 X 线片(图 C)及局部放大图(图 D)显示腰 1 椎体密度不均，上半部密度低于下半部，上缘模糊(实箭)为椎体左侧缘，椎体中间高密度线状影(虚箭)为椎体右缘，胸 12 至腰 1 椎间隙变窄。注：T_{12}＝胸 12 椎体

9. 附件结核

附件结核表现为椎弓、棘突或横突的局限性骨质破坏，骨小梁模糊、中断。其周围有较显著的冷脓肿形成。椎体和椎间隙可无明显异常改变。一般 X 线检查阴性，需要 CT 和 MRI 进一步检查明确。

在 CT 上，根据骨质破坏的形态将其分为局灶破坏硬化型、骨碎片型、溶骨型、骨膜下型、混合型 5 型。

(1)局灶破坏硬化型

◇椎体内单发或多发圆形、类圆形或不规则状低密度区(图 3-4-12)，散在沙粒样或小

斑片状高密度影——死骨，硬化边缘较清，向周围逐渐变淡，移行 2～4cm。

◇椎体不规则硬化及灶性硬化，为椎体整体不规则斑片状高密度影或破坏周围散在大小不等的斑点状高密度影。

◇椎旁软组织略肿胀，部分可见钙化影及椎体边缘修补性骨赘。

(2)骨碎片型

◇椎体整体结构丧失，代之为大小不等的碎骨片(图 3－4－19)。

◇碎骨片一般超出椎体范围，向后可突入椎管，导致继发性椎管狭窄，硬膜囊受压。

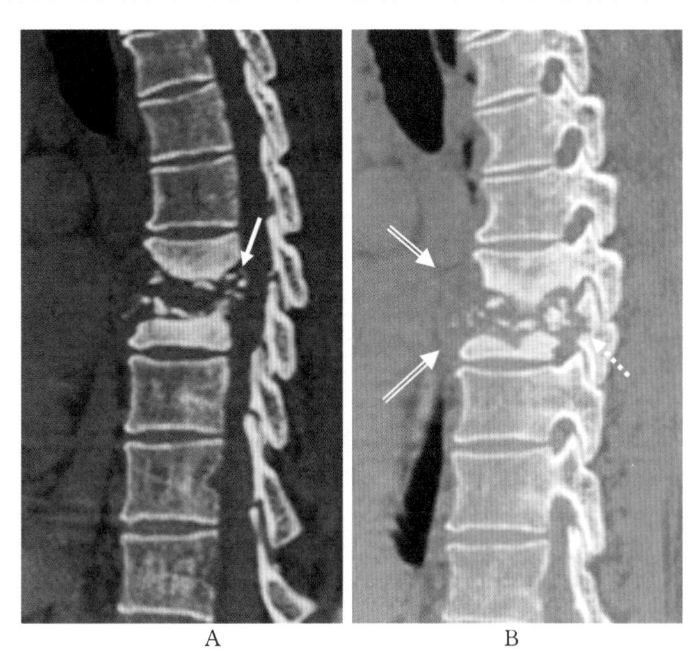

图 3－4－19 **女性，**40 **岁，骨骺型椎体结核**

腰椎正中矢状位 CT 片(图 A)示胸 12、腰 1 椎体相对缘骨结构消失，可见散在死骨，部分碎骨片突向椎管(实箭)，椎间孔平面矢状位(图 B)示椎间隙变窄消失，椎弓根及关节突骨质破坏(虚箭)，椎体前缘冷脓肿形成(空心箭)

(3)溶骨型

◇椎体内大片低密度区，向周边穿破骨皮质。

◇皮质破溃不完整，破坏区边缘模糊。

◇可伴发大的椎旁软组织肿块。

(4)骨膜下型

◇沿椎体前缘有不规则虫蚀样或鼠咬样骨破坏。

◇沿骨膜下和前纵韧带下向上、下累及邻近椎体，椎体前缘软组织增厚。

◇椎旁脓肿较明显，常与其他类型骨质破坏并存。

(5)混合型

◇表现为上述多种类型混合存在，椎体结构混乱，骨小梁混杂排列。

【鉴别诊断】

1.椎体压缩性骨折

◇有明确的外伤史。

◇椎体仅表现压缩后的楔状变形,无骨质破坏。

◇早期椎间隙不变窄。

2.化脓性脊柱炎

◇起病急,白细胞和中性粒细胞计数明显增高,临床症状较重。

◇多为单个椎体受累,破坏进展快,骨修复明显。

◇化脓性脊柱炎累及的椎体一般较结核少,椎旁脓肿较小,病灶的信号较结核均匀。

3.脊柱转移瘤及恶性肿瘤

◇转移瘤好发于椎弓根及椎体后部。

◇转移瘤一般不侵犯椎间盘,椎间隙一般不变窄。

◇可有软组织肿块,症状进行性加剧,压迫硬膜囊和脊髓,驼背不明显。

◇脊柱恶性肿瘤椎体受侵信号较结核均匀,软组织肿块多呈分叶状。

4.强直性脊柱炎

◇青少年多见,首先自骶髂关节开始向上侵犯,无椎体骨质破坏和死骨。

◇脊柱呈竹节样改变。

◇临床化验 HLAB-27 阳性。

5.嗜酸性肉芽肿

◇儿童、青少年多见。

◇胸椎常见,椎间隙正常,椎体可压扁或消失,可多发。

【拓展阅读】

[1]伍建林.临床结核病影像诊断[M].北京:人民卫生出版社,2011.
[2]綦迎成,刘文亚,郭佑民.结核病影像学诊断[M].北京:人民军医出版社,2010.
[3]陈克敏.骨与关节影像学[M].上海:上海科技出版社,2014.
[4]陈晓光.骨与关节影像诊断必读[M].北京:人民军医出版社,2007.

(孔延亮　叶小军　强永乾)

第五章　软组织结核

【课程目标】

※掌握：软组织结核的影像学表现及其鉴别诊断。

※熟悉：软组织结核的临床特点和诊断依据。

※了解：软组织结核的相关影像学解剖及其病理学改变。

第一节　正常解剖及正常影像学表现

【相关解剖】

(1)软组织来自于中胚层，组织结构多样，病变复杂。

(2)人体软组织包括皮肤、浅深筋膜、肌肉、肌腱、韧带、关节囊、滑膜囊及周围疏松结缔组织、淋巴组织、脂肪、神经、血管等。

(3)骨的表面和周围软组织构成骨与关节系统。

【影像学表现】

(1)体表软组织自外向内依次为皮肤、皮下脂肪、肌肉组织及其间的血管神经。

(2)在优质的X线片上，皮肤呈中等密度，皮下脂肪呈低密度，肌肉、肌腱、韧带为中等密度。由于X线片的分辨率较低，软组织密度结构差异较小，在一般情况下除脂肪组织外，只能显示与X线平行的皮肤、皮下脂肪及肌肉组织的大概轮廓和边缘，几乎不能显示血管和神经。

(3)CT图像的分辨率远远高于X线，在脂肪这一特殊密度的对比下，可以区分皮肤、肌肉、血管及液体等不同组织成分，能基本显示出这些软组织结构的层次。

◇脂肪表现为低密度影，其CT值在-120～-30HU，位于皮下、肌肉之间。

◇骨骼肌、肌腱、韧带、皮肤、血管、神经均呈中等密度，其CT值在20～60HU。

◇液体为稍低密度影，其CT值在-30～30HU。

◇肌肉水肿表现为局部肌肉外形增大，肌间隙模糊，肌肉密度正常或略降低，邻近脂肪密度增高并出现网状影。

◇血肿表现为边界清楚或模糊的高密度影，CT值在60～100HU。

◇软组织肿块表现为中等密度肿块，密度均匀或不均匀，边界清楚或模糊，轮廓光整或不规则，当肿块内发生坏死液化时，肿块内呈现液体密度。

(4)在MRI上，由于人体软组织富含^1H质子，且不同组织之间的T_1和T_2有一定的差别，而正常组织与病理组织的T_1和T_2是相对恒定的，故MRI特别适用于软组织的分辨和对病变的显示，是目前对软组织结构及病理改变显示最佳的影像检查手段。

◇脂肪成分在T_1WI和T_2WI上均表现为高信号影，脂肪抑脂序列上呈低信号。

◇水在T_1WI呈低信号，在T_2WI上呈高信号。

◇肌肉一般在T_1WI上呈中等信号，在T_2WI上表现为低的信号。

◇纤维组织、肌腱、韧带、纤维软骨在各序列上均表现为低信号。

◇血管内可见流空信号；较大的神经在T_1WI和T_2WI上均呈中等信号。

◇水肿及液化表现为T_1WI信号降低，T_2WI抑脂序列信号增高。

◇血肿，发现T_1WI高信号不能被脂肪抑脂序列所抑制时，应考虑到出血。

◇大多数病变表现为T_1WI等低信号，T_2WI等高信号。

(5)CT和MRI可以进行增强扫描。增强扫描后，造影剂弥散进入组织，由此可反映组织的血液供应状态，确定组织是否异常强化，以及异常强化组织与血管的关系。

◇正常情况下软组织内的血管明显强化，皮肤和肌肉组织可轻、中度强化，脂肪基本不强化。

◇软组织内出现病变时，组织强化常出现异常。一般来讲，液体、坏死物、出血灶及梗死灶无强化；炎性病变呈渐进性逐渐强化，恶性肿瘤及血管类病变呈快速显著强化。

第二节 软组织结核

【定义】

◇软组织结核感染临床上比较少见，发病率较低，肺部、胸膜、中枢神经系统、骨关节以及肠道是较常见的结核感染部位。

◇皮肤软组织结核少见，常见于颈部、胸壁及四肢软组织。

◇软组织结核患者可有或无胸部结核史，有报道在外伤、针刺之后出现结核感染，可能是伤口直接感染结核杆菌所致。

【诊断依据】

◇易患人群：有胸部结核或结核病密切接触史，皮下不明原因包块出现。

◇皮下软组织包块经穿刺或手术确诊为结核性包块。

◇有典型软组织临床症状和结核影像学表现。

◇软组织包块抗结核治疗后有效缩小。

【分类】

颈部结核、胸壁结核、四肢软组织结核等。

【病理改变】

◇结核分枝杆菌进入皮下软组织附近及淋巴结内，机体产生非特异性异物反应，出现浆液性渗出，中性粒细胞、单核细胞、单核上皮样细胞向种植部位聚集，并逐渐增多呈现炎性反应。

◇结核杆菌进入体内，着床后是否发病，由结核分枝杆菌与巨噬细胞的相互斗争所决定。

√当结核分枝杆菌的数量少，毒性低时，结核分枝杆菌被巨噬细胞杀灭、消化，同时加工并提呈结核抗原。

√当结核分枝杆菌的数量大，毒性高时，结核分枝杆菌可启动自身机制，对抗巨噬细胞的抗菌作用，并在巨噬细胞内发生对数增殖，最后杀死巨噬细胞，并被释放出细胞外。

√巨噬细胞死亡时释放趋化因子并导致干酪样坏死，趋化因子吸引更多的巨噬细胞聚集；结核杆菌在干酪坏死物内不能繁殖。

◇被释放的结核分枝杆菌被其他巨噬细胞再吞噬，又在巨噬细胞内自由繁殖，如此反复，结核灶逐渐增大，形成非活动性的原发肉芽肿。

◇当干酪组织穿破病变本身，与体外相通或与体内管道相通，形成破溃、窦道，部分病变可发生钙化。

【临床特点】

1.易患人群

◇年龄不限，有或无原发胸部结核病史。

◇接受过卡介苗的易患成人(如糖尿病、肾上腺皮质功能低下者、免疫缺陷者)。

◇有外伤或手术暴露感染史。

2.症状

◇软组织结核常表现为缓慢出现的无痛性软组织肿块，逐渐增大。

◇初期无明显症状，逐渐增大后渐出现疼痛。

◇进一步发展，肿块区域的皮温增高，皮肤红肿，触之可有波动感。

◇如果仍不予处理，最终肿块自行破溃形成窦道，该窦道经久不愈，抗炎治疗效果不佳。如果仅给予简单的切开引流，而不予以抗结核治疗，则易形成窦道，或慢性不愈合脓性伤口，或治疗后病灶反复发作。

◇一般无全身症状，尤其是缺乏病变形成初期的急性感染症状，随着病情的进展部分患者可出现低热、盗汗等全身结核中毒症状。

3.体征(不同病变期的病灶表现各异)

◇早期肿块较小时有一定活动度，病程长者肿块与周围组织粘连。

◇结核以肉芽肿为主时，表现为实性结节，质韧，边缘较清楚。

◇以干酪坏死、液化为主时，质地柔软，可有波动感，边界多模糊、固定。

◇病变周围及引流区的淋巴结可增大，形成多发结节。

◇软组织结核发生在头颈部,可表现为颈部单侧或双侧结节、肿块,肿块可压迫神经,导致颈部持续性钝痛,刺激压迫神经根可导致肩部、上肢、枕后放射性疼痛,伴有颈部僵硬,活动受限。

【影像学表现】

1.单纯软组织结核

单纯软组织结核通常分为渗出、增殖、干酪坏死及囊性变等阶段。除钙化外,X线平片对这些阶段不能区分,且如果病变较小时,X线片也常不能显示。当病变较大时,可以表现为局部密度增高(图3-5-1)或左右两侧软组织密度影不对称(图3-5-2)。当病变累及邻近骨骼时,易与骨关节结核累及软组织混淆。

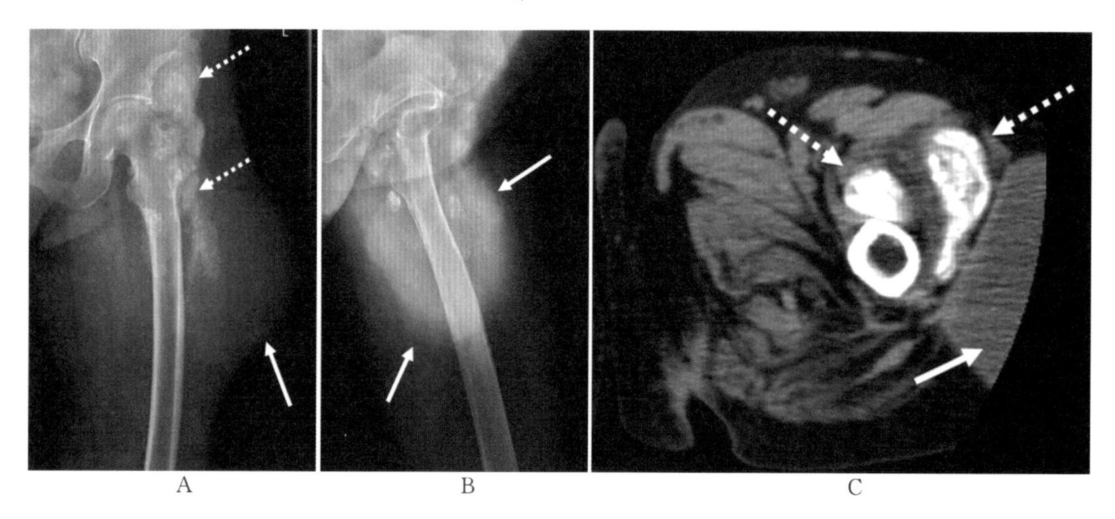

图3-5-1 男性,57岁,左股部结核并寒性脓疡形成

X线片正(图A)、侧(图B)位显示左股骨中上段股骨外侧软组织肿块(实箭),边缘清楚,其上方大转子周围不规则钙化影(虚箭)。CT轴位软组织窗(图C)示钙化(虚箭)位于股骨外前方,侧方包块(实箭)的平均CT值约为5HU

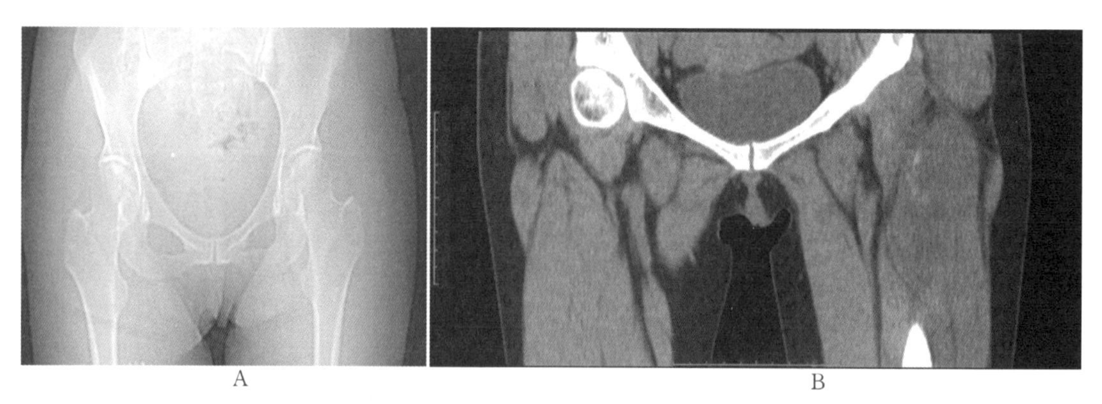

图3-5-2 女性,39岁,左股骨旁软组织结核

X线平片(图A)显示双侧大转子区软组织不对称,左侧略增厚,该患者CT冠状位(图B)显示左侧股直肌上部密度普遍降低,两侧缘向外膨隆,肌间隙模糊,皮下脂肪清晰可见

2.软组织渗出性病变

◇在 CT 片上表现为软组织肿胀，密度增高，边界不清；邻近的肌间脂肪及皮下脂肪层密度增高、模糊或消失（图 3-5-3A）。在 MRI 上表现为局部弥漫性长 T_1、长 T_2 信号，边缘模糊，受累肌肉肿胀，肌间隙模糊。

◇增强扫描呈斑片状、线条状强化（图 3-5-3C）。

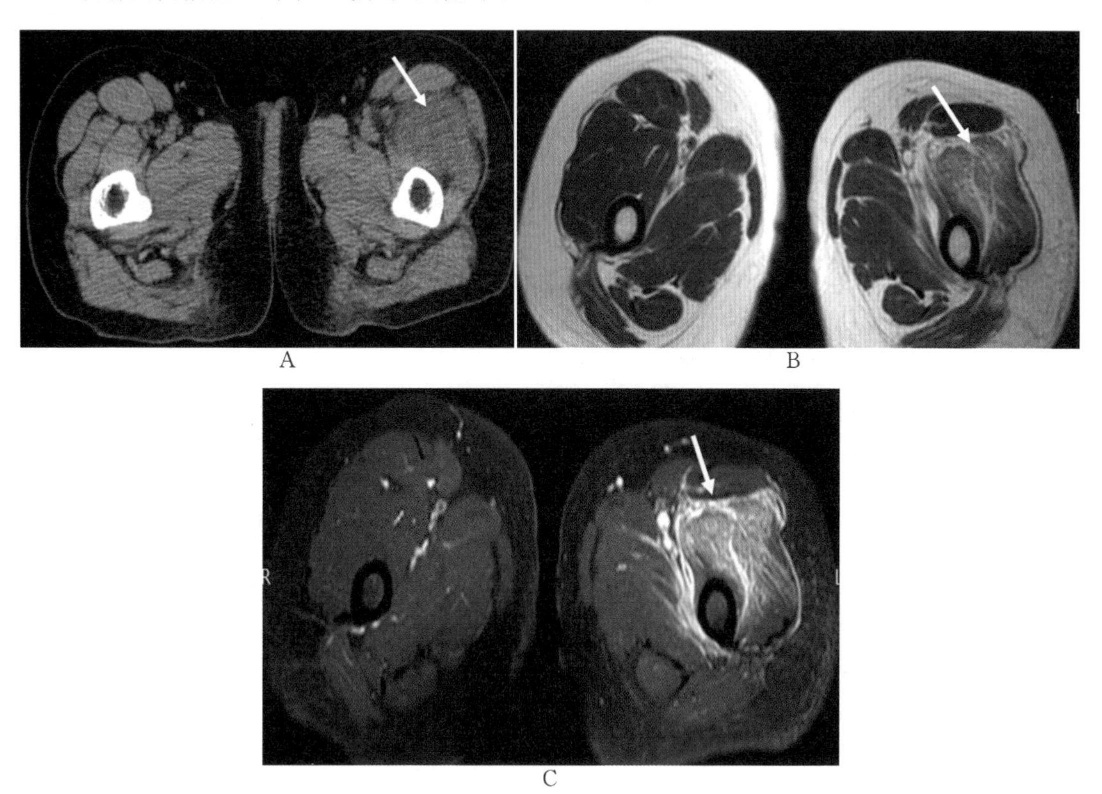

图 3-5-3　女性，36 岁，左股骨旁软组织结核

CT 软组织窗（图 A）示左侧股骨外侧肌外形增大（箭），密度轻度下降，边缘略模糊。增强扫 T_1WI-TSE（图 B）及同层 T_1WI-脂肪抑脂（图 C）显示肌肉信号较对侧增高，其内及其周边线条状高信号影，双侧骨信号对称

3.软组织增殖性病变

◇通常表现为软组织密度肿块，边缘多数较清楚，密度较均匀（图 3-5-4）。

◇在 T_1WI 上呈等信号，在 T_2WI 序列上呈稍高信号。

◇增强扫描呈轻度均匀强化。

4.软组织干酪坏死性病变

◇表现为密度不均匀的囊实性肿块或实性病变，如果干酪样物黏稠、凝固，CT 平扫密度可均匀，但增强扫描干酪区域不强化（图 3-5-5），否则病灶内可见单发或多发散在低密度区。

◇病灶边缘模糊或清楚，与周围组织分界欠清。

◇病变内可见斑点状钙化（图 3-5-5A）。

◇增强扫描呈环形或多环形强化。

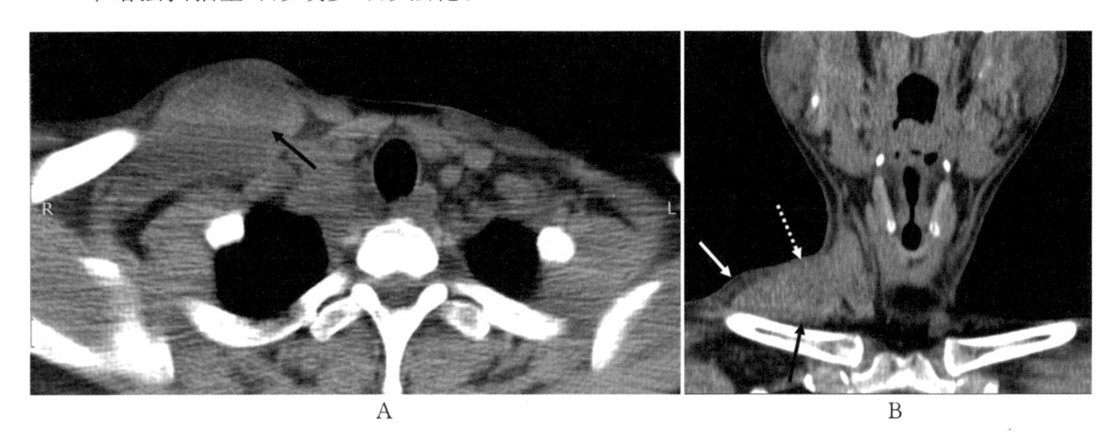

A　　B

图 3-5-4　男性，30 岁，右锁骨上软组织结核

CT 软组织窗轴位（图 A）及冠状位（图 B）示右侧锁骨上皮下软组织包块（黑实箭），密度略低于周围肌肉，边缘光滑，相邻皮下脂肪模糊（白实箭），部分消失（白虚箭）

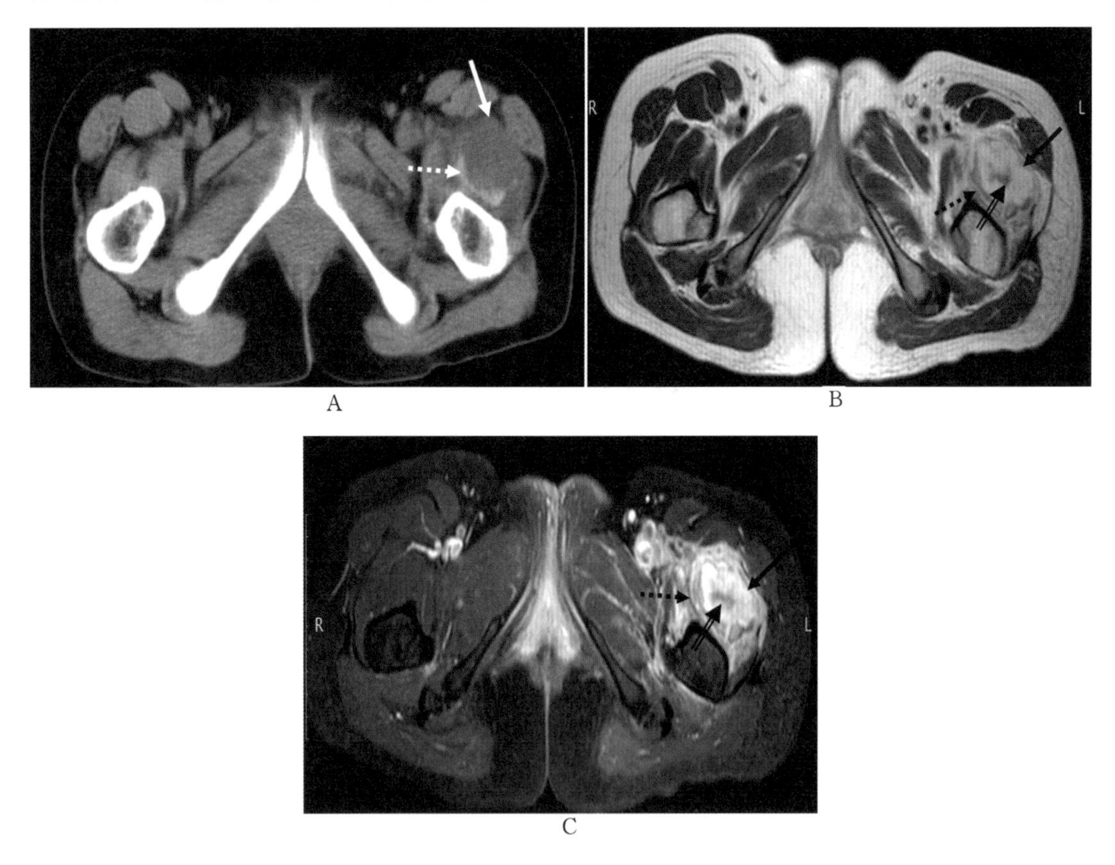

A　　B

C

图 3-5-5　女性，36 岁，左股骨旁软组织结核

CT 软组织窗（图 A）示左侧股骨外侧类圆形稍低密度结节（实箭），结节内缘可见弧形钙化（虚箭）。增强扫 T_1WI-TSE（图 B）及同层 T_1WI 脂肪抑脂（图 C）显示结节强化不均匀，中心不规则不强化区（空心箭）为干酪坏死区，钙化（虚箭）呈略低信号

5.囊性病变

◇当囊液为干酪组织或脓液时，CT 表现为软组织密度肿块，边缘一般清楚。T_1WI 上呈等或稍高信号，T_2WI 上表现为稍高信号(图 3-5-6)，增强扫描有助于与实性病灶的鉴别，干酪组织及脓液不强化(图 3-5-6C)。

◇当囊液稀薄接近水时，在 CT 上表现为单房或多房病变，边缘一般清楚。在 MRI 上囊性部分在 T_1WI 上呈低或等信号，在 T_2WI 序列上表现为高信号(图 3-5-7)。

◇囊壁及分隔较薄，厚薄均匀，内壁光滑；增强扫描囊壁及分隔持续性均匀强化。

◇实性部分在 T_1WI 上呈等信号，在 T_2WI 上呈等或稍高信号，DWI 弥散受限；增强扫描后，包块实性部分呈不均匀强化。

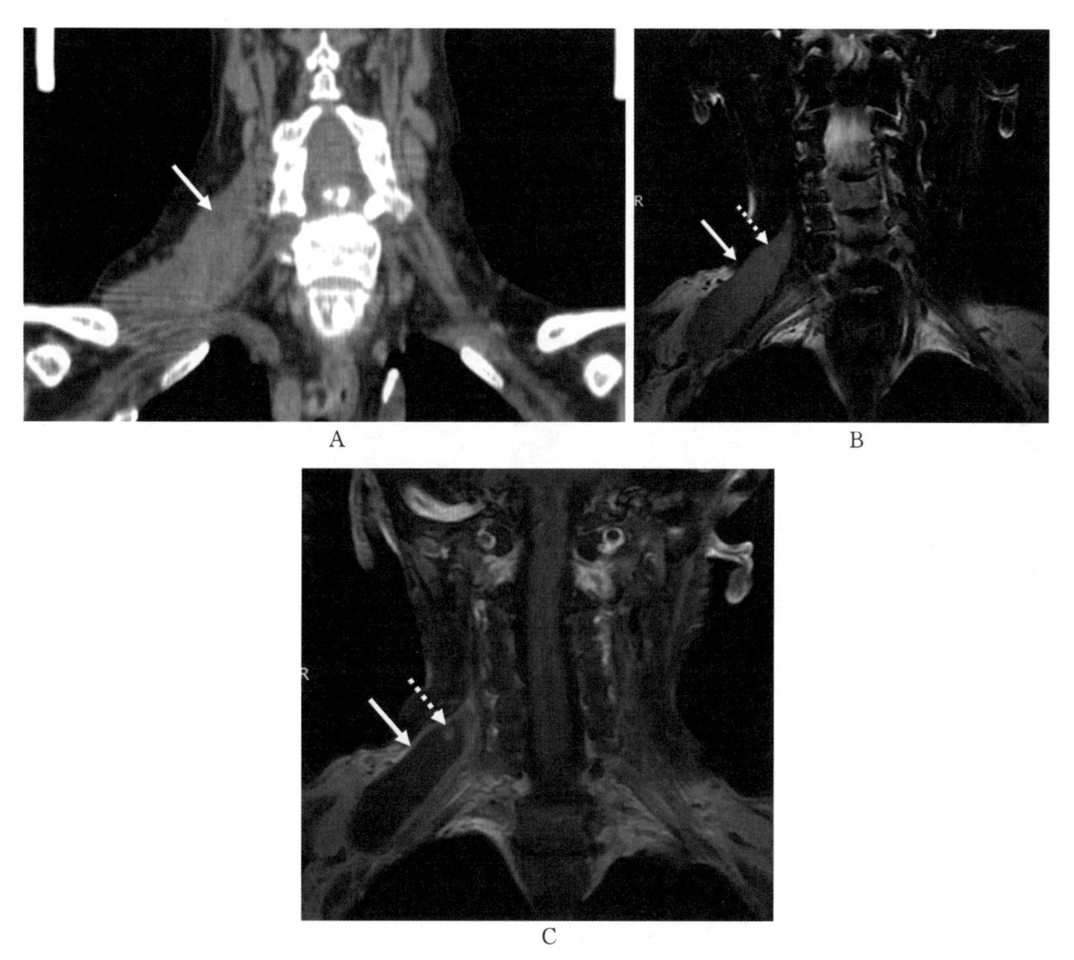

图 3-5-6　女性，66 岁，颈部旁软组织结核

CT 软组织窗(图 A)示右颈部长梭形软组织密度影(实箭)，密度较均匀，边缘清楚锐利，平均 CT 值约为 45HU。冠状位 T_2WI(图 B)显示肿块 T_2 信号低于周围脂肪，高于肌肉，上缘可见一点状低信号结节(虚箭)，同层增强扫 T_1WI-TSE(图 C)显示结节及病变边缘强化，中心区不强化

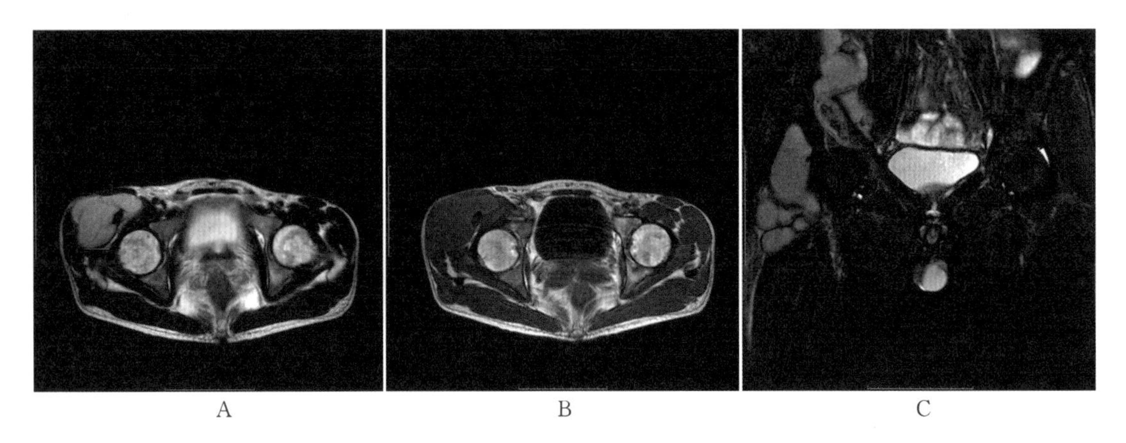

图 3-5-7　男性，19 岁，右侧髋部软组织结核

T_2WI 序列横断位（图 A）显示右侧髋部前外侧软组织内肿块呈均匀高信号，T_1WI 序列横断位（图 B）显示病灶为等低信号，T_2WI 抑脂序列（图 C）显示右侧髋部肿块，形态不规则，呈均匀高信号影

6. 窦道形成

当病变突破皮肤形成窦道时，表现为病变与皮肤相通，皮下脂肪层、皮肤连续性中断，局部增厚，凹凸不平（图 3-5-8）。

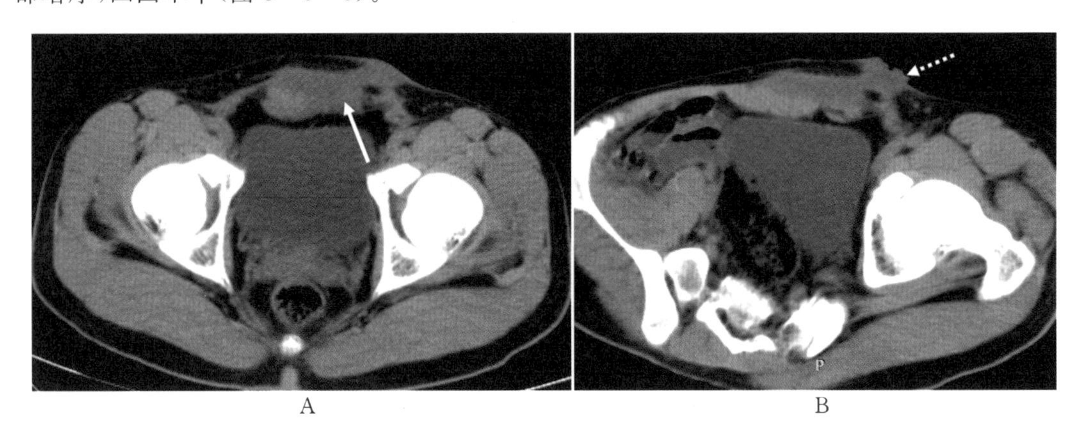

图 3-5-8　男性，19 岁，腹壁寒性脓疡并窦道形成

CT 轴位（图 A）显示腹直肌前缘液体密度影（实箭），穿过皮下脂肪与左下腹皮肤相延续，多平面重建（图 B）示局部皮肤增厚，外形凹凸不平（虚箭）

7. 病变引流区域淋巴结增大

◇软组织结核常伴有病灶引流区淋巴结增大，发生与原发病灶类似的改变（图 3-5-9）。

◇与平扫相比，增强扫描可以明确肿块的边界，确定肿块内是否存在干酪坏死，显示肿块与血管的关系。

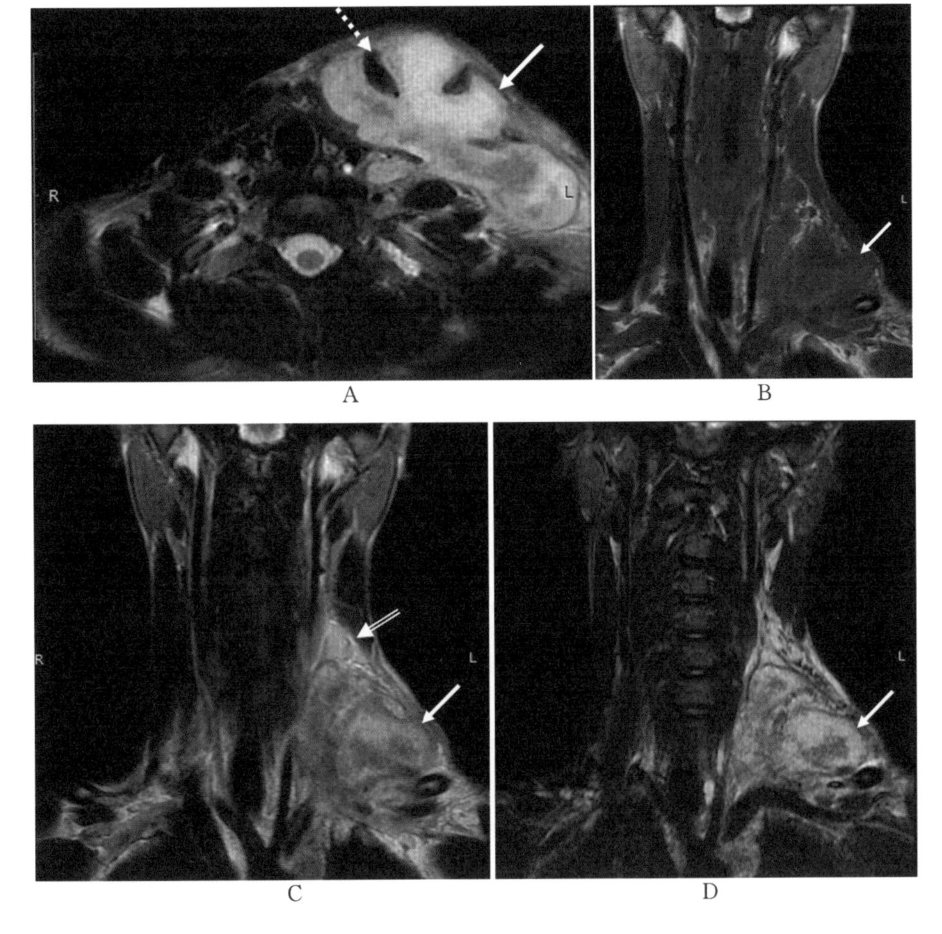

图 3-5-9　男性，20 岁，左颈部结核

T_2WI 轴位（图 A）示左锁骨上肌肉（虚箭）间隙不规则囊性病变（实箭），信号略不均匀。同一层面冠状位 T_1WI（图 B）、T_2WI（图 C）及 T_2WI 脂肪抑脂序列（图 D）病变呈等 T_1、等高混杂 T_2 信号，周围环绕纤细低信号线，病灶上缘可见一淋巴结有类似信号（空心箭）

【转归】

1. 好转及痊愈

◇病灶边缘逐渐清晰，密度增高，甚至钙化。

◇病灶缩小，消失。

◇淋巴管炎条索影吸收，消失。

◇淋巴结边缘逐渐清晰，外形缩小，密度增高，出现钙化。

2. 恶化及进展

◇病灶边缘变模糊，或增大，或出现空洞。

◇其他部位出现新的结核病灶。

【鉴别诊断】

1. 软组织急性水肿及感染

◇病程短，临床症状重，局限性红、肿、热、痛明显。

◇影像学表现为软组织肿胀，脂肪层模糊。

◇皮下脂肪层出现网状影，软组织内可有气泡或气液平面。

2. 软组织肉芽肿性炎

◇急性炎性病史明确。

◇抗炎治疗有效，病灶变化不明显。

第三节 淋巴结结核

【定义】

◇淋巴结结核是指结核杆菌感染淋巴结后引起淋巴结的继发性改变。

◇颈部、腋窝、纵隔、腹股沟淋巴结是淋巴结结核较多受累的部位。其中颈部淋巴结核约占淋巴结结核的75%。

◇上颈部淋巴结结核多系口咽部结核杆菌直接感染所致，下颈部及锁骨上、纵隔淋巴结结核多系肺部结核播散所致。

◇胸壁结核是淋巴结结核的特殊表现，以15～35岁青壮年多见。常见部位为前胸壁，侧胸壁次之，脊柱旁最少。

◇淋巴源性、血源性和直接蔓延是主要的传播途径。胸壁结核可由肺结核直接蔓延而来。

【诊断依据】

◇易患人群有结核病史或密切接触史。

◇淋巴结经病理活检确诊。

◇有典型淋巴结结核临床症状和影像学表现。

◇试验性治疗后，淋巴结缩小或好转。

【分类】

淋巴结结核分为颈部淋巴结结核、胸壁淋巴结结核、其他部位淋巴结结核。

【病理改变】

结核杆菌所致淋巴结炎病理改变可分为以下4个阶段。

◇第一阶段：淋巴组织增生，淋巴结内形成结核结节或肉芽肿。

◇第二阶段：淋巴结内灶状干酪样坏死液化。

◇第三阶段：淋巴结包膜破坏，互相融合，合并淋巴结周围炎。

◇第四阶段：干酪物质穿破至周围软组织形成冷脓肿或窦道。

【临床特点】

1.临床表现

急性起病者，常有发热、盗汗、消瘦等结核病中毒症状。慢性起病者，多无全身中毒症状，常表现为局部肿块或组织压迫症状。

2.体征

◇在颈部、腋窝、腹股沟淋巴结分布区域出现大小不一、无痛性结节或肿块。慢性经过，逐渐增大、增多。

◇结节单侧多见，如为双侧，双侧结节的大小、数量不对称。

◇结节成串或成簇状分布。

◇触诊结节质硬，活动度差。肿块较大时，皮肤隆起，色泽无异常，皮温不高。

◇结核合并感染时，皮肤红、肿、热、痛，有波动感，此时与细菌感染很难鉴别。

◇部分患者表现为皮肤破溃，常年不愈。

◇胸壁结核多表现为胸壁包块缓慢增大、隆起，局部皮肤色泽及温度无异常。

◇包块多为广基底，与胸壁相连，活动度差，触之可有不同程度的疼痛。

◇以增殖为主时，包块质硬，以干酪化或寒性脓疡为主时，质地柔软，可扪及波动感。

◇胸壁结核脓肿多起源于胸壁深处的淋巴结，穿透肋间肌到达胸壁浅层，在肋间肌内外各形成一个脓腔，中间有窦道相通，形成哑铃形病变，体格检查只能发现胸壁浅层病变。

◇皮肤破溃时流出豆腐渣样脓液，肿块明显缩小，破溃可短暂性闭合，或破溃经久不愈，破溃闭合后不久，包块再次增大，可再破裂。

【影像学表现】

1.淋巴结结核

因为淋巴结在普通 X 线片上无法显示，所以 X 线一般不能发现孤立的非钙化性淋巴结。当淋巴结明显增大、融合成块时，CT 上可表现为局部软组织密度增高，或呈现稍高密度结节影。

淋巴结结核常为多发、成串或成簇分布的多发、大小不等结节。处于不同病理阶段的淋巴结结核，其影像学表现各异。一般将其分为四种类型：增殖型结节、干酪样坏死型结节、融合型结节及脓肿型结节。

(1)增殖型

增殖型结节又称肉芽肿型结节，在 CT 上表现为软组织密度结节散在分布，密度均匀(图 3-5-10)，边缘清晰，周围组织分界清楚。MRI 上，结节呈均匀等 T_1、稍高 T_2 信号，界清。其周围常可见成串或成簇分布的淋巴结。增强扫描肉芽肿型结节呈均匀性强化(图 3-5-11)。

(2)干酪坏死型

干酪样坏死型结节在 CT 上表现为软组织密度结节，边缘较光滑，结节密度均匀，或不甚均匀，内可见单发或多发稍低密度影。在 T_1WI 上为中等信号内合并稍高(干酪组织)或更低(液化组织)信号影，T_2WI 上稍高 T_2 信号结节内有更高的均匀或混杂信号(这是因为干酪组织与液化组织信号不同)(图 3-5-12)。

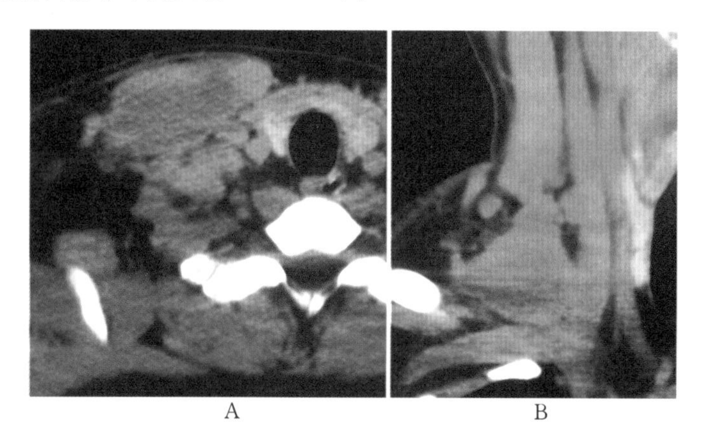

图 3-5-10　男性，57 岁，颈部淋巴结结核

CT 平扫横断位(图 A)及三维重建冠状位(图 B)显示右侧颈部软组织结节，密度均匀致密，边缘光滑，周围脂肪清晰

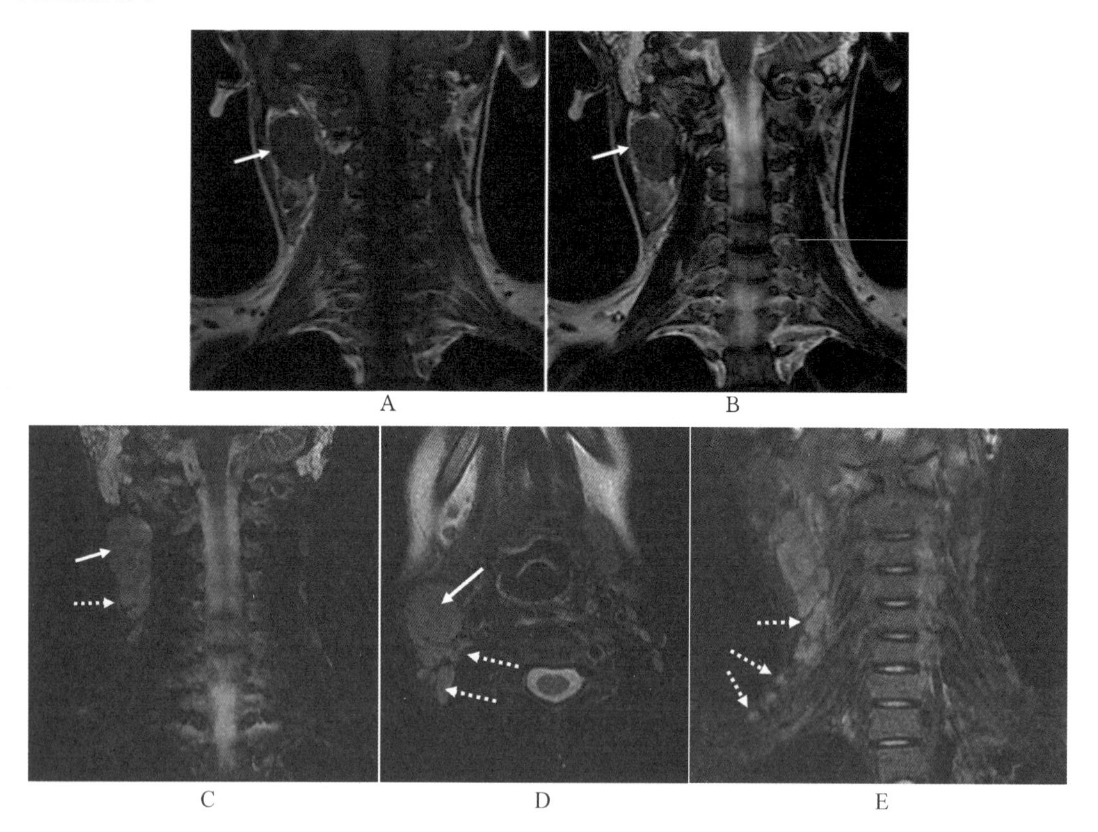

图 3-5-11　女性，18 岁，颈部淋巴结核

同层冠状位 T_1WI(图 A)、T_2WI(图 B)及 T_2WI 脂肪抑脂序列(图 C)显示右侧颈部椭圆形结节(实箭)，大小约 2cm×3cm，信号均匀，轮廓清楚，与颈部肌肉比较病灶呈等 T_1、稍高 T_2 信号，内无脂肪。病灶中心层面轴位 T_2WI(图 D)显示该结节后方多发大小不等孤立性结节成簇分布。图 A 前方 8mm 的冠状位 T_2WI 脂肪抑脂序列(图 E)显示该结节下方成串排列的大小不等结节

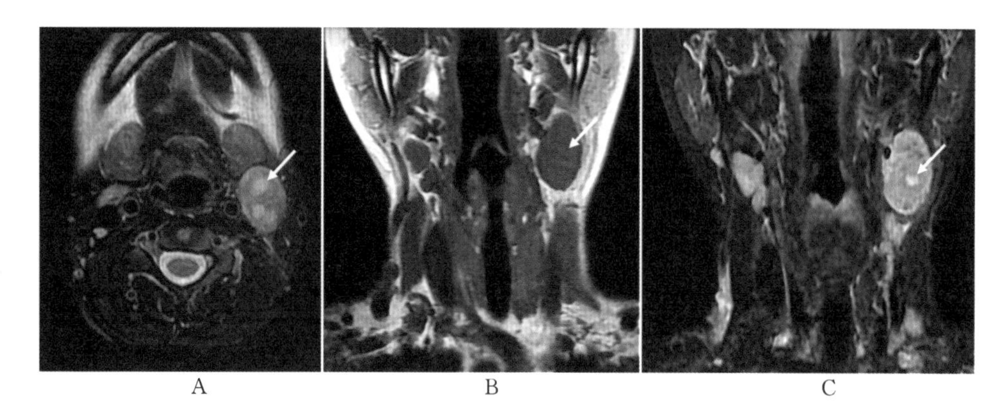

图 3-5-12　女性，32 岁，颈部淋巴结核

T_2WI 轴位（图 A）示左颌下腺后方一类圆形结节，大小约 2.2cm×3.7cm，边缘光滑锐利，内部信号不均，可见多个类圆形稍高信号影（箭）。冠状位同层 T_1WI（图 B）及 T_2WI 脂肪抑脂序列（图 C）显示结节内类圆形略低 T_1、对应高 T_2 信号（箭）

增强扫描对此期与增殖期的判别有重要价值，这是由于病变内干酪坏死区、液化区不强化，导致病变呈环形、分隔样或不规则环形强化，其中环形强化是干酪坏死型结核的特征性表现（图 3-5-13）。

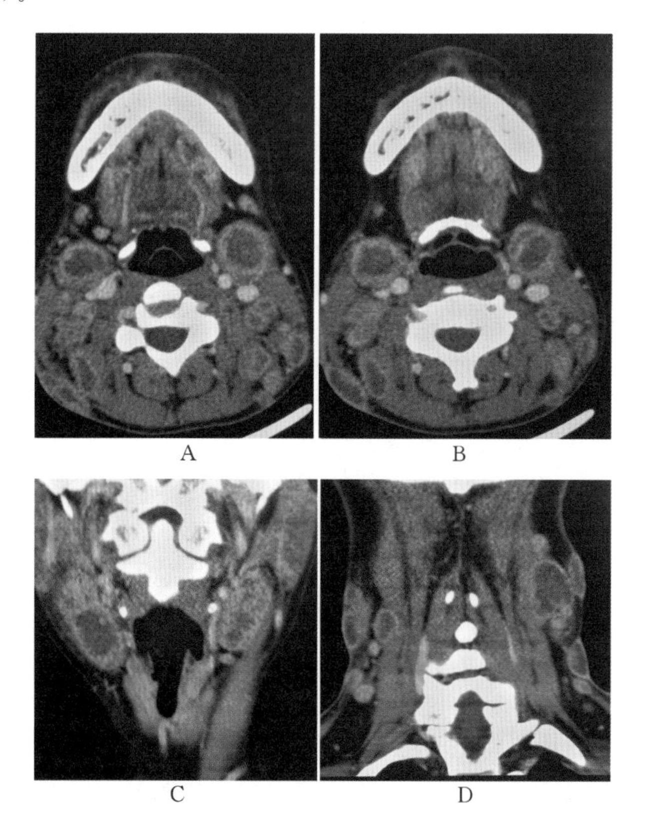

图 3-5-13　女性，16 岁，颈部淋巴结核

CT 增强扫描后横断位（图 A、B）及冠状位重建（图 C、D）显示双侧颈部浅、深软组织内可见多发串珠样增大淋巴结强化影，环形强化，各结节环壁厚薄不一致。各结节边缘光滑、清楚，周围脂肪间隙清楚

(3)融合型

融合型结节系因干酪样坏死突破淋巴结包膜造成多个淋巴结粘连所致。

◇在 CT 上表现为混杂密度肿块或结节,边缘模糊,形状不整(为多结节融合状);病变周围脂肪间隙密度增高或消失。

◇因为融合的淋巴结并非齐步走,所以肿块的信号混杂,增殖性病灶为等 T_1、稍高 T_2 信号,纤维及钙化导致 T_1、T_2 信号下降;干酪化坏死导致 T_1、T_2 信号略增加,液化导致 T_1 信号下降、T_2 信号增加(图 3-5-14)。

◇各个部分强化并非完全一致,可呈多环形强化,或均匀强化、不均匀强化、环形强化等多种强化形式并存。

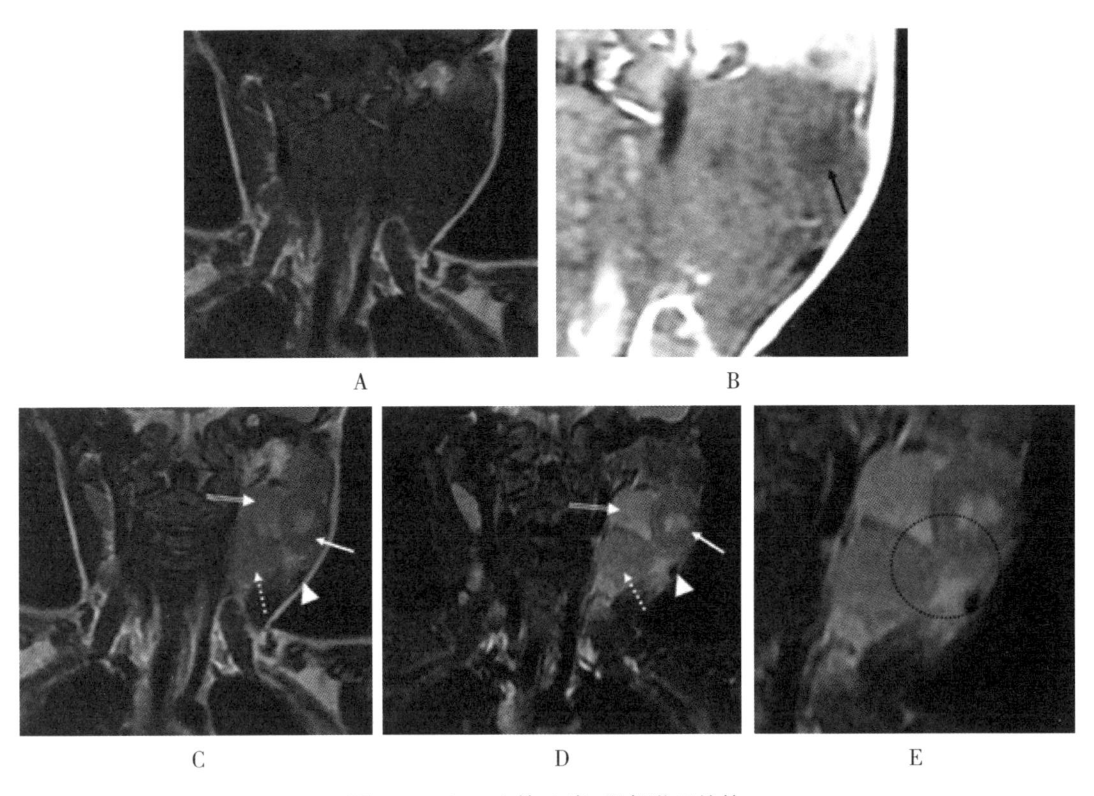

图 3-5-14　女性,3 岁,颈部淋巴结核

冠状位 T_1WI(图 A)及局部放大图(图 B)显示左颈部较大肿块,内可见小片状低信号(黑箭),同层 T_2WI(图 C)及 T_2WI 脂肪抑脂序列(图 D)示该肿块为多发信号不一的结节构成,T_1 低信号对应的 T_2 为高信号(白实箭)位于其中一个结节的中央(实箭),内下及内上有两个信号均匀的结节(空心箭、虚箭),图 D 局部放大图(图 E)显示这三个结节局部粘连(圆圈内),皮下血管(箭头)周围被边界不清的片状高 T_2 信号包绕(脂肪内渗出灶)

(4)脓肿型

脓肿型结节为淋巴结中心软化、病变向周围组织侵犯,与周围组织器官融合,最终,干酪物质排入邻近器官或排出体外,形成瘘及窦道。在 CT 片及 MRI 上肿块外形不整,呈水样密度/信号,合并感染后,囊液 CT 值会增高。肿块周围脂肪密度增高,与邻近组织器官之间脂肪间隙变薄、消失,相邻结构形态、密度/信号发生改变(图 3-5-15)。增强扫描肿块呈环形或多环形强化,邻近器官异常强化。

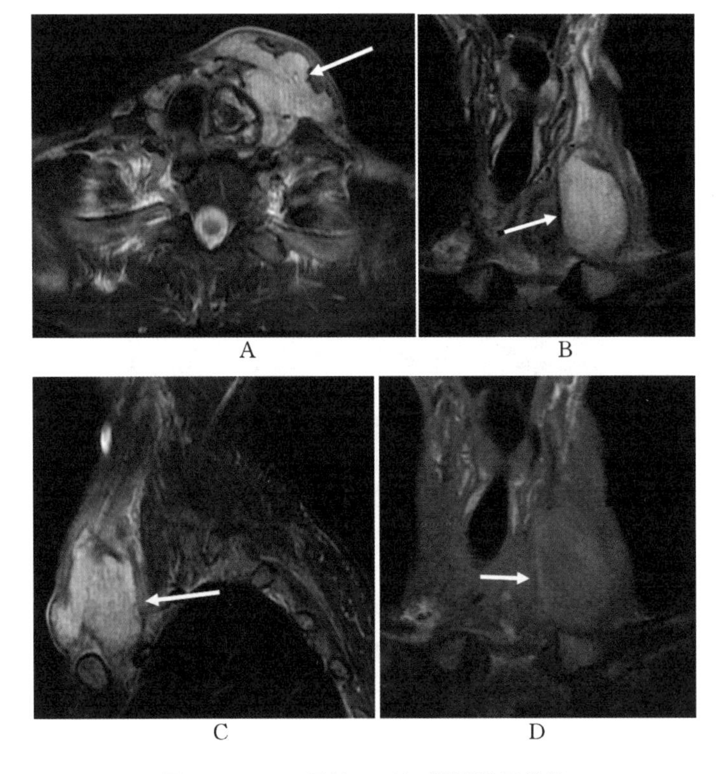

图 3-5-15　男性，63 岁，颈部淋巴结核

T_2WI 轴位（图 A）、冠状位（图 B）及矢状位 T_2WI 脂肪抑脂序列（图 C）显示左侧锁骨前端上方有一外形极不规则肿块，T_2 信号与脑脊液信号相仿，相邻皮肤信号增高、皮肤增厚，皮下脂肪信号增高。图 B 同层 T_1WI（图 D）示该肿块内部信号低于囊壁，囊壁边缘模糊

2.胸壁结核

胸壁软组织结核多起源于胸壁深处的淋巴结，穿透肋间肌到达胸壁浅层，在肋间肌内外各形成一个脓腔，中间有窦道相通，形成哑铃形病变。其中 3/4 的病灶发生在肋骨骨干和肋软骨交界处（图 3-5-16）。

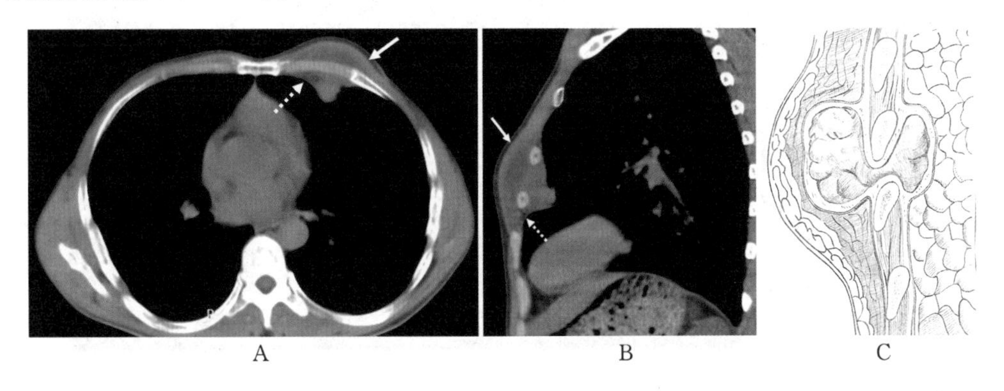

图 3-5-16　男性，38 岁，胸壁结核

CT 轴位（图 A）、矢状位（图 B）显示左前胸壁肋软骨区胸壁肿块，同时向胸壁外及胸膜腔两个方向生长，胸壁外病灶较大而光滑，将胸大肌（实箭）掀起；病变跨过肋骨端将胸膜掀起（虚箭）。图 C 为胸壁结核形成示意图

◇在发生钙化时，X 线表现为斑点状、结节状致密影。单纯肿块，X 线侧位片或切线位片显示胸壁局部隆起，密度增高，正位片多无异常改变。在 CT 及 MRI 表现为扁平形或半圆形肿块贴于胸壁，并同时向肋骨内外生长，形成哑铃状肿块（图 3－5－16）。肿块的密度及信号多样。

◇结核增殖性肉芽肿在 CT 平扫上表现为胸壁软组织密度结节（图 3－5－17），边缘较锐利、光滑。在 T_1WI 上呈等信号，在 T_2WI 上呈稍高信号，信号均匀，界清。增强扫描均匀轻至中度强化。

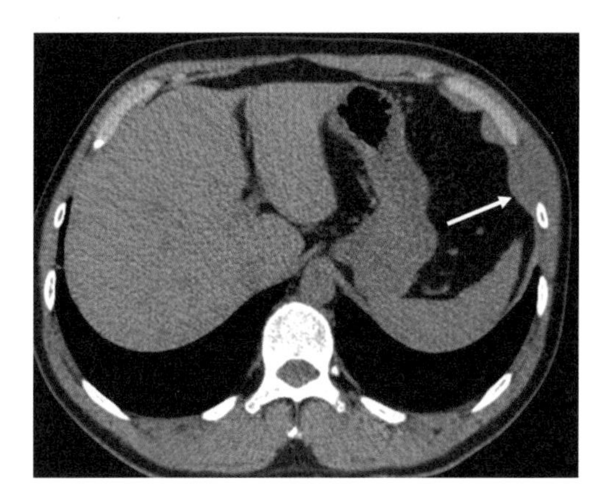

图 3－5－17　男性，30 岁，胸壁结核

CT 轴位（图 A）示左前胸壁肋软骨与肋骨交界区胸壁肋间组织梭形增厚（箭），平均 CT 值约为 34HU，与肋间肌、胸大肌无法区分，皮下脂肪清晰透亮

◇当病灶内发生干酪样坏死时，CT 平扫常不能显示，仍表现为均匀软组织密度影（图 3－5－18），与结核增殖性肉芽肿相似，但增强扫描时强化不均匀是它与结核增殖性肉芽肿的根本差别。T_1WI 呈中等偏低信号，内部坏死在 T_2WI 上呈中、高不均匀信号影。

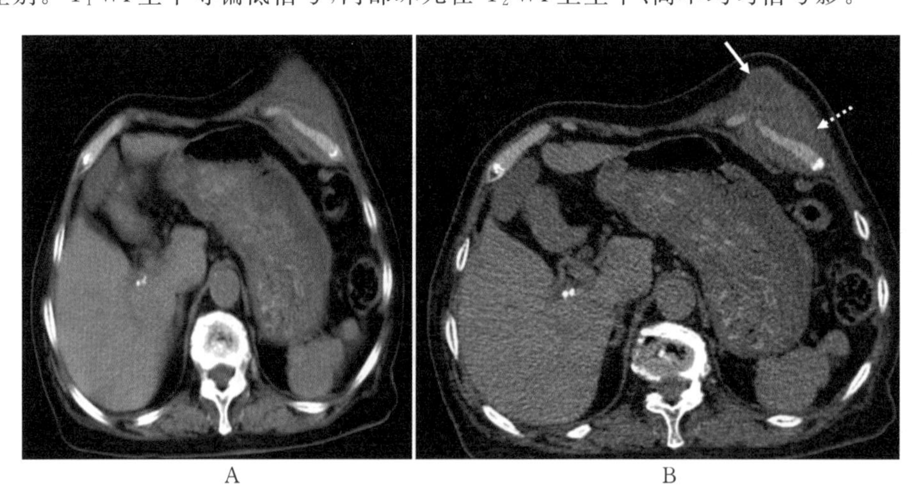

图 3－5－18　女性，81 岁，胸壁结核

厚层 CT 平扫（图 A，层厚 10mm）显示左前肋骨与肋软骨交界区胸壁肿块，同时向胸内外生长，病灶呈软组织密度影，边缘光滑锐利，平均 CT 值约为 35HU，薄层扫描（图 B，层厚 1.5mm）显示胸外病灶前缘可见一稍低密度圆形结节（实箭），平均 CT 值约为 16HU，与主病灶（虚箭）分界不清，病灶周围皮下脂肪清晰透亮，未见炎性反应

◇当病灶内干酪物质突破包膜时，引起周围炎性反应，致病灶边缘模糊，与周围组织分界不清，脓肿周围脂肪及肌间隙模糊，皮下脂肪水肿伴炎性渗出(图 3－5－19)。局部胸膜增厚、钙化，邻近胸膜腔内有局限性梭形高信号影。

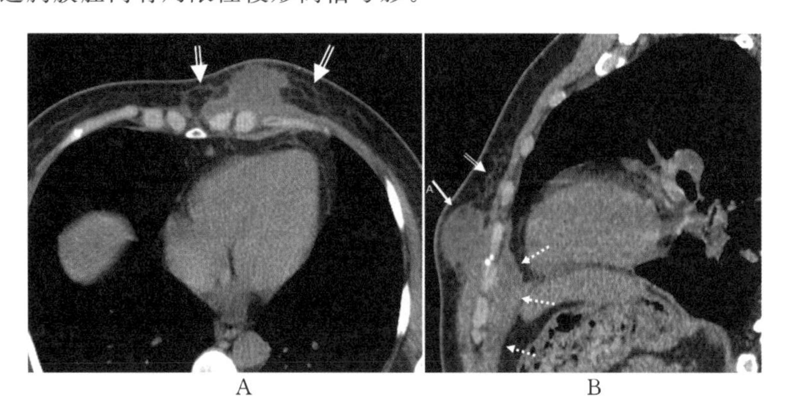

图 3－5－19　女性，46 岁，胸壁结核

CT 轴位(图 A)及矢状位(图 B)平扫显示胸骨与左侧肋软骨区胸壁肿块，同时向胸壁外(实箭)及胸膜腔(虚箭)两个方向生长，边缘欠锐利，周围脂肪间隙内可见索条影及网格影(空心箭)，病灶平均 CT 值约为 18HU

◇当病灶内发生液化时，表现为囊性肿块，囊壁厚薄均匀，内壁光滑，囊内呈均匀液体密度，增强扫描囊壁强化，囊液不强化，囊壁内缘多比较光滑，无壁结节(图 3－5－20)。偶然可见皮肤缺损或瘘管影。

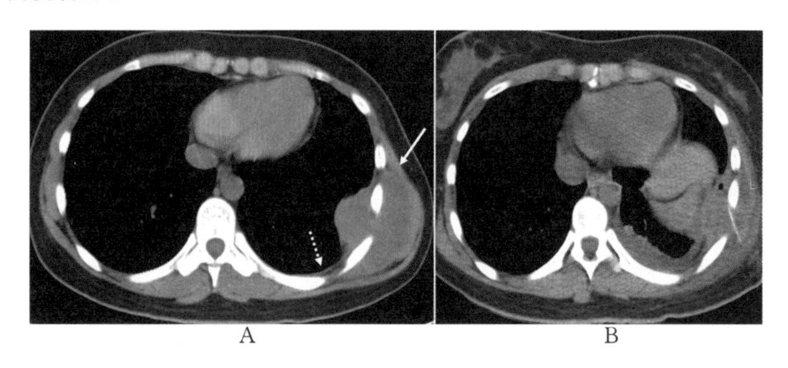

图 3－5－20　女性，23 岁，胸壁结核

CT 平扫(图 A)示左侧胸壁囊性肿块同时向胸壁内外生长，内密度均匀，平均 CT 值约为 16HU，相邻胸壁肌肉(实箭)被推起，胸膜增厚(虚箭)。穿刺引流黄色黏稠脓液约 200ml，穿刺后复查(图 B)脓腔明显缩小，胸腔积液出现

√当病灶内出现钙化，多提示病变进入慢性肉芽肿阶段。钙化既可发生在病灶边缘，也可见于病灶中心；既可发生于软组织内，也可发生于干酪组织内。

◇胸壁软组织结核容易引起肋骨破坏，表现为骨质破坏，骨皮质膨胀变薄。

【转归】

1. 好转及痊愈

◇病灶边缘逐渐清晰，密度增高，甚至钙化。

◇病灶缩小，消失。

◇淋巴管炎条索影吸收，消失。

◇淋巴结边缘逐渐清晰，外形缩小，密度增高，出现钙化。

2.恶化及进展

◇病灶边缘变模糊，或增大，或出现空洞。

◇其他部位出现新的结核病灶。

【鉴别诊断】

1.软组织急性水肿及脓肿感染

◇局限性红、肿、热、痛表现，有细菌感染史。

◇影像学表现为软组织肿胀，脂肪层模糊。

◇皮下脂肪层出现网状影及软组织内有气泡或气液平面形成。

2.转移瘤

◇一般表现为身体多发软组织肿块合并周围骨质结构破坏。

◇骨质破坏为主，软组织破坏少，有原发肿瘤病史。

3.原发性肿瘤

(1)脂肪瘤

脂肪瘤内部含有脂肪成分是其特点。

(2)血管瘤

血管瘤内常可见点状钙化的静脉石，周围骨结构为压迫性破坏，增强可见迂曲扩张的血管样结构影。

(3)淋巴管瘤

淋巴管瘤多见于儿童颈部及腋窝内，柔软，为无痛性肿块，多房，呈水样影，串珠样改变，内有薄厚不一的间隔组织。

(4)滑膜肿瘤

滑膜肿瘤多发生于年轻人，四肢大关节附近，无痛性肿块，生长缓慢，跨关节边缘性骨侵蚀，可有钙化，多位于滑囊及肌腱附着处，增强扫描为不均匀强化。

(5)淋巴瘤

淋巴瘤多表现为双侧对称性淋巴结增大，内部均匀，坏死少，实质性融合呈块状，强化均匀。

【拓展阅读】

[1]王世山.骨关节软组织疾病影像鉴别诊断[M].北京：中国协和医科大学出版社，2010.

[2]韩月东.软组织疾病磁共振诊断学[M].北京：人民军医出版社，2006.

[3]吴振华，张立军.小儿骨关节临床影像学[M].北京：人民卫生出版社，2012.

（董宝明　于　勇　强永乾）

第四单元
腹部结核

第一章　消化道结核

【课程目标】

※掌握：肠结核的影像学表现及鉴别诊断。

※熟悉：食管、胃、肠结核的诊断依据和临床特点。

※了解：食管、胃、小肠及大肠的正常影像学解剖及其结核的病理改变。

【概述】

◇消化系统包括消化道和消化腺两部分。

√消化道起自口腔，止于肛门，是一条肌性管道。它包括咽、食管、胃、小肠（十二指肠、空肠、回肠）、大肠（盲肠、阑尾、结肠、直肠和肛管）。

√消化腺包括唾液腺、肝脏、胆囊和胰腺。

◇消化道结核是由结核分枝杆菌侵犯消化道引起的慢性特异性感染，其中肠结核最常见。

第一节　食管结核

【相关解剖】

食管起于颈6椎体水平的咽部，向下与贲门相连。其常用检查方法是食管X线钡餐造影检查，CT和MRI检查对食管病变有辅助诊断价值。除食管异物外，通常X线平片对食管病变的诊断无效。由于食管具有舒缩功能，其X线表现会因其充盈状态不同而改变。

◇食管充盈像上，食管呈扩张状态，轮廓光滑整齐，宽度2～3cm。右前斜位：食管前缘从上至下可见三个压迹，分别为主动脉弓压迹、左主支气管压迹、左心房压迹（图4－1－1A、B）。

◇食管黏膜像上，食管处于收缩或半收缩状态，其内的黏膜层打折形成凹凸不平的黏膜皱襞。黏膜皱襞表现为数条纵行、相互平行的纤细条纹状透亮影（图4－1－1C）。这些黏膜皱襞通过食管裂孔时聚拢，经贲门与胃小弯的黏膜皱襞相连续（图4－1－1D）。

食管壁在CT上呈类圆形软组织密度，其周围被脂肪组织环绕，二者界限清晰。因扩张程度的不同，食管壁的厚薄会发生变化，含气、含食糜多时，食管扩张，壁变薄，收缩时，壁较厚。正常情况下，食管管壁的厚度≤3mm（图4－1－2）。CT能清晰显示食管断面的形态及其邻近结构的关系。

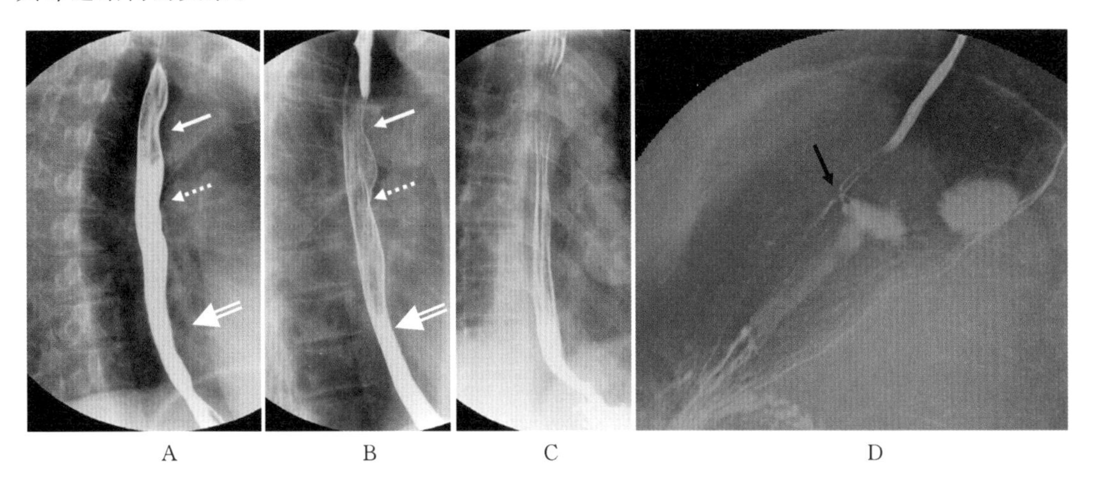

图 4-1-1　男性，48 岁，正常食管 X 线钡餐造影

钡剂充盈像(图 A)及充气像(图 B)显示食管轮廓光滑，前缘可见主动脉弓压迹(白实箭)、左主支气管压迹(白虚箭)及左心房压迹(空心箭)。黏膜像(图 C)显示食管内纵行、相互平行的黑白相间的黏膜皱襞。胃底黏膜像(图 D)显示食管向下延伸进入胃，二者交界部为贲门，贲门收缩时，黏膜呈星状(黑实箭)

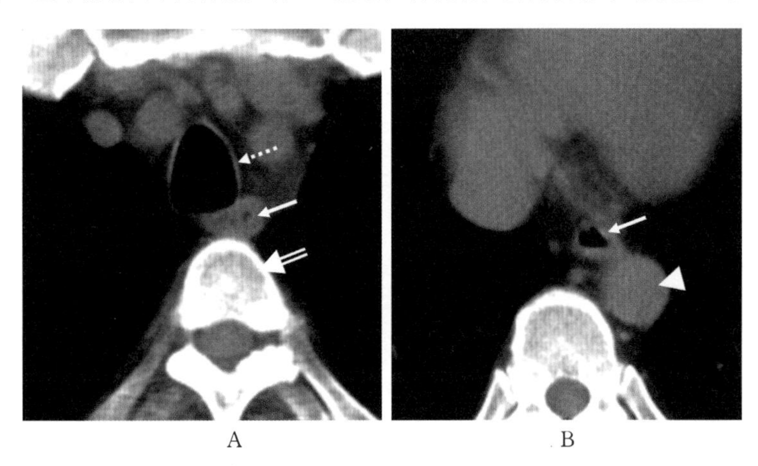

图 4-1-2　男性，70 岁，正常食管

胸骨柄层面(图 A)，食管(实箭)位于气管(虚箭)后方、胸椎(空心箭)前方略偏左；膈肌上方层面(图 B)，食管(实箭)位于胸主动脉(箭头)右前方，CT 横断面显示食管形状不规则，轮廓光滑，中央为低密度食管腔，周边为厚度较均匀的软组织密度食管壁

【定义】

食管结核在临床极为少见，分为原发性食管结核和继发性食管结核两种类型。

◇原发性食管结核指结核杆菌直接侵入食管黏膜，原发灶位于食管。

◇继发性食管结核往往是食管周围及纵隔淋巴结结核直接或间接侵入食管壁而引起。

由于食管淋巴组织不丰富，食物停留时间短以及鳞状上皮的保护，食管结核临床罕见。抗结核治疗是食管结核的首选治疗方案，但是食管结核的临床表现及影像学表现无特

异性，临床误诊率高达65.7%，其中77.7%因误诊为食管癌而手术。

【诊断依据】

◇有食管症状的患者，伴有其他部位结核史的患者，或有与结核痰涂片阳性患者密切接触史者。

◇伴有结核中毒症状、体征。

◇实验室检查、影像学表现及内窥镜所见支持食管结核。

◇组织学、病理学证实为食管结核或抗结核治疗有效。

【分类】

食管结核可分为原发性和继发性，前者较后者少见。

【病理改变】

在病理上其大体改变包括溃疡、增殖两方面。二者并非能截然分开，而是交错存在，在临床工作中，分型以优势方划定。

结核分枝杆菌首先侵犯食管黏膜下淋巴结和淋巴滤泡，引起淋巴管炎和淋巴结炎。随着病变的进展，逐渐累及食管各层。

◇溃疡型是指病变以炎症渗出、干酪样坏死为主，导致食管水肿、增厚。因为淋巴结和淋巴滤泡位于食管黏膜下，所以黏膜最易受累。干酪样坏死导致黏膜糜烂、溃疡形成。溃疡多呈线状或星状。溃疡也可向食管深部发展，累及肌层，甚至穿通浆膜层形成窦管。

◇增殖型是指病变以增殖性结节、纤维组织增生为主，导致食管壁结节状增厚、管腔狭窄。纤维化挛缩可导致食管变形。

【临床特点】

1. 易患人群

◇中青年，平均年龄43～50岁。

◇患有其他部位的结核。

◇有与结核痰涂片阳性患者密切接触史。

2. 症状、体征

◇原发性食管结核通常无全身症状；继发性食管结核可伴有乏力、消瘦、纳差、低热、盗汗等全身中毒症状。

◇局部症状表现为吞咽困难及吞咽不适，胸骨后烧灼痛、吞咽痛，这些症状时轻时重，后期可因食管狭窄、穿孔出现吞咽困难、呛咳、呕血等症状。

◇体征：常无异常发现，偶可触及锁骨上淋巴结肿大。

3. 实验室及辅助检查

(1)实验室检查

◇抗酸染色阳性率低，但超声内镜引导下穿刺活检联合PCR技术或细菌培养有助于提高阳性率。T-spot TB(结核感染 T 细胞斑点试验)检测在食管结核中的诊断价值需要进一步验证。

◇PPD 试验强阳性,在结核病的诊断方面仍具有积极作用。

◇其他常规检查:血沉加快,严重者可出现贫血。

(2)内镜检查

◇内镜下食管结核分为增殖型和溃疡型两类。

◇增殖型表现为黏膜下肿物,黏膜面可有凹陷及溃烂。

◇溃疡型表现为黏膜破溃,溃疡底部平坦伴有颗粒样增生,溃疡口较锐利,周边黏膜正常。

◇增殖型、溃疡型食管结核可并存,表现为隆起部表面破溃,分泌物溢出。

(3)超声内镜检查

超声内镜有三种表现形式:食管壁全层增厚、食管壁内占位、食管壁外占位。

◇病变内回声不均且常伴有高回声。

◇食管外膜中断且常伴有高回声。

◇食管旁或纵隔可见淋巴结肿大、钙化。

【影像学表现】

1. 食管改变

管腔呈偏在性或向心性狭窄,管壁舒缩能力下降。其特点如下。

◇病变累及范围大,管腔狭窄段的上下径远远大于病变的横径。

◇食管结核导致的管腔狭窄程度较轻,形状轻度可变(图 4-1-3)。

◇食管狭窄的同时常伴有食管的受压移位(图 4-1-3B)。

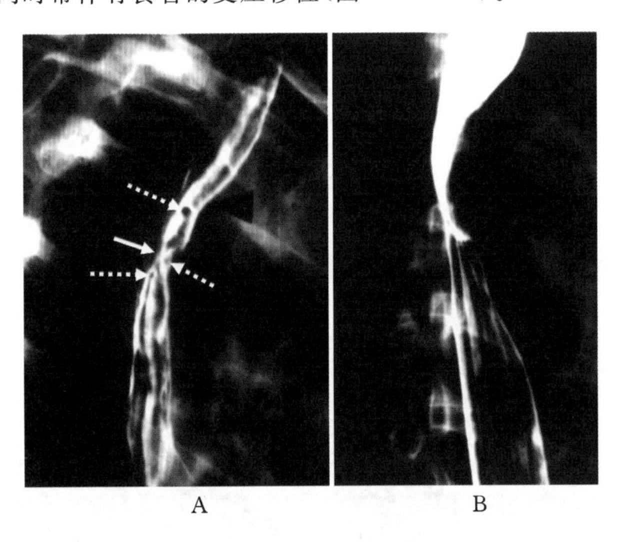

图 4-1-3　**食管结核**

食管钡餐造影显示食管狭窄,黏膜像(图 A)及充盈像(图 B)显示食管的狭窄程度不一致,黏膜像显示食管黏膜面点状龛影,周围可见黏膜纠集,邻近区域可见细点状充盈缺损。充盈像显示食管轻度向后移位由于纵隔病灶的粘连，病变缘食管轮廓毛糙，呈锯齿状或小波浪状，甚至可形成牵引性憩室。当病变累及黏膜面时，食管黏膜增厚，黏膜面不光滑，可见颗粒样充盈缺损及小的钡斑、龛影(图 4-1-3A)，龛影周围可见黏膜纠集，黏膜直达龛影口部。

病变内溃烂严重时，可形成窦道或瘘管(图 4-1-4)。当病变在食管壁内形成结节肿块时，可造成食管的偏在性充盈缺损。

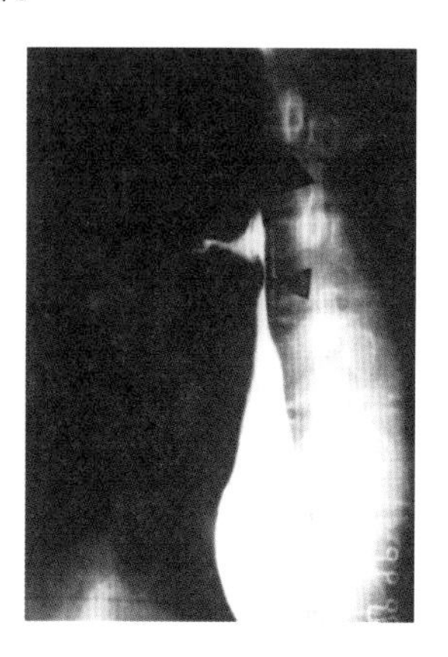

图 4-1-4　食管结核并纵隔瘘

食管钡餐造影显示食管中段右后壁龛影(箭头)，尖端指向纵隔，远离管腔，外形扭曲不整，局部管壁柔软

2.食管周围改变

当原发性食管结核引起周围淋巴结肿大时，淋巴结表现为以增殖为主，此时，淋巴结轮廓光滑，密度均匀，强化均匀，无融合。病变继续进展，其病理学变化及影像学表现同单纯淋巴结结核，详见第三单元第五章淋巴结结核。

如果食管结核是继发于纵隔淋巴结结核时，病变就已经进入淋巴结结核的第三或第四阶段。此时，淋巴结相互融合成一较大肿块，肿块边界不清，狭窄段食管掩于淋巴结内，二者界限不清(图 4-1-5)。CT 平扫示，肿块密度均匀或不均匀，内可见低密度影及散在钙化。增强扫描实性部分呈渐进性均匀强化，而干酪样坏死区域不强化(图 4-1-5)。

淋巴结肿块在侵犯包裹食管的同时，也包绕邻近的气管、血管，它们之间的脂肪间隙消失(图 4-1-6)。

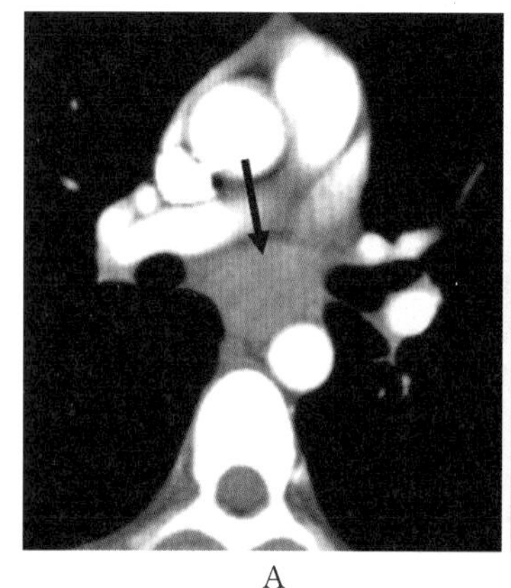

A

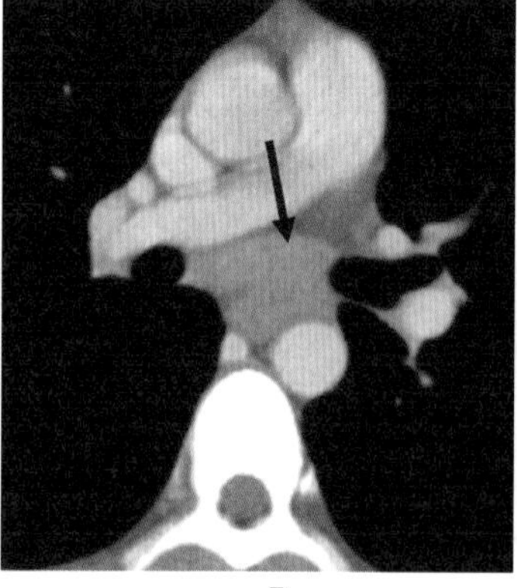

B

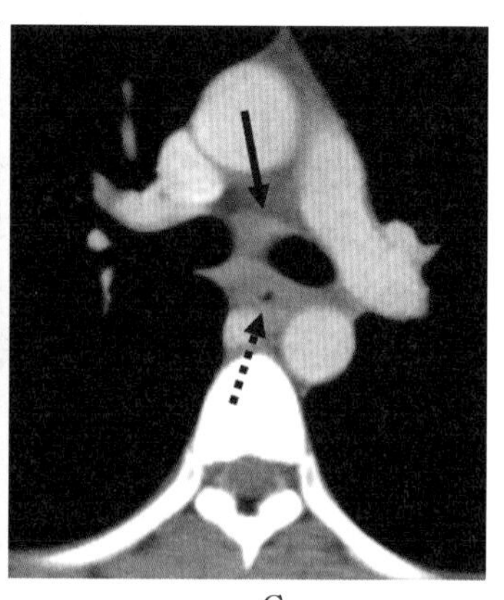

C

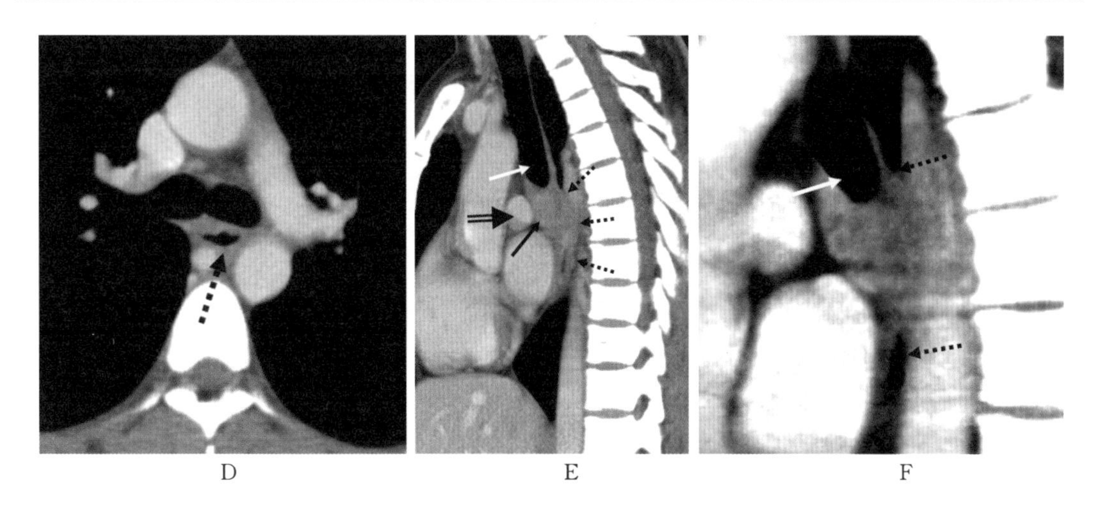

图 4-1-5　女性，34 岁，食管继发性结核

隆突下层面 CT 动脉期（图 A）及静脉期（图 B）示密度欠均匀肿块（黑实箭）呈渐进性强化（动脉期平均 CT 值约 66HU，静脉期约 77HU），有包绕左、右主支气管及降主动脉的趋势，该层食管未见显示。隆突角（图 C）及隆突（图 D）层面 CT 静脉期显示食管中段（黑虚箭）管壁轻度增厚，管腔变细。矢状位重建（图 E）显示食管（黑虚箭）受压变细，向后移位，肿块与食管前壁分界不清，与右肺动脉（空心箭）分界清楚，气管（白实箭）下缘被包绕。图 E 局部放大图（图 F）显示肿块内密度不均，可见多发类圆形低密度影（为干酪样坏死区）

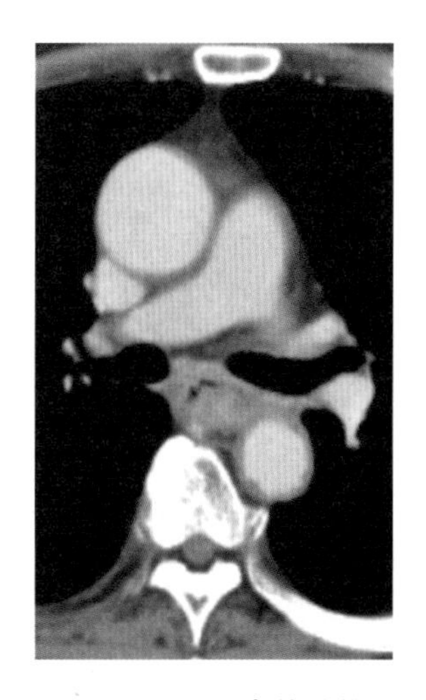

图 4-1-6　食管结核

食管中段管壁不规则增厚，管腔呈裂隙状，后壁不均匀轻度强化，向后蔓延并包绕降主动脉的 1/5，二者间脂肪间隙消失

【转归】

1. 好转及痊愈

◇食管狭窄程度逐渐减轻，轮廓逐渐光滑，黏膜逐渐光滑，管壁逐渐柔软。

◇纵隔肿块缩小，食管轮廓逐渐出现，受压移位逐渐减轻、消失。

◇肺内原发灶边缘逐渐清晰，密度增高，甚至钙化。

◇纵隔淋巴结边缘逐渐清晰，外形缩小，密度增高，出现钙化。

2.恶化及进展

◇食管狭窄范围增大，狭窄程度逐渐加重，溃疡及充盈缺损逐渐增大，甚至形成瘘。

◇管壁受压移位加剧。

◇食管变形加重。

◇纵隔淋巴结增多、融合。

◇纵隔淋巴结内出现液化，周围脂肪密度逐渐增高、消失，淋巴结包绕周围组织范围增大。

【鉴别诊断】

1.食管癌

◇食管癌的管壁僵硬如铅管状，黏膜连续性中断，形态固定不变；而结核是一种炎症，其舒缩能力下降，但并不僵硬。

◇食管癌晚期常合并纵隔淋巴结肿大，食管癌起于食管黏膜，虽可形成局部肿块，但一般不会引起食管的移位。

2.食管黏膜下间质瘤

◇间质瘤边界清楚，与周围气管、血管之间界限清楚，脂肪间隙存在。

◇间质瘤动脉期显著强化，而结核动脉期轻微强化，发现多发斑点状钙化有助于结核的诊断。

第二节　胃结核

【相关解剖】

◇胃是一个可以收缩和舒张的肌性器官，其腔的大小、胃壁的厚度、黏膜皱襞的深浅与胃的充盈状态相关。

◇胃被人为地分为胃底、胃体、胃窦三个部分。

◇气钡双重造影显示胃内轮廓光滑，无明显的凸出与凹陷；胃底黏膜呈网格状；胃体胃窦部黏膜呈光滑连续，粗细、密度均匀的线条状影(图 4－1－7)。

◇胃适度扩张后，胃壁的厚度在 2～5mm。CT 平扫胃壁为厚度较均匀的细线或细带状影(图 4－1－8)。常规增强扫描，胃壁均匀强化。多期增强扫描动脉期胃黏膜显著均匀强化，呈细线状。黏膜以外各层密度均匀，呈弱强化(图 4－1－9)。

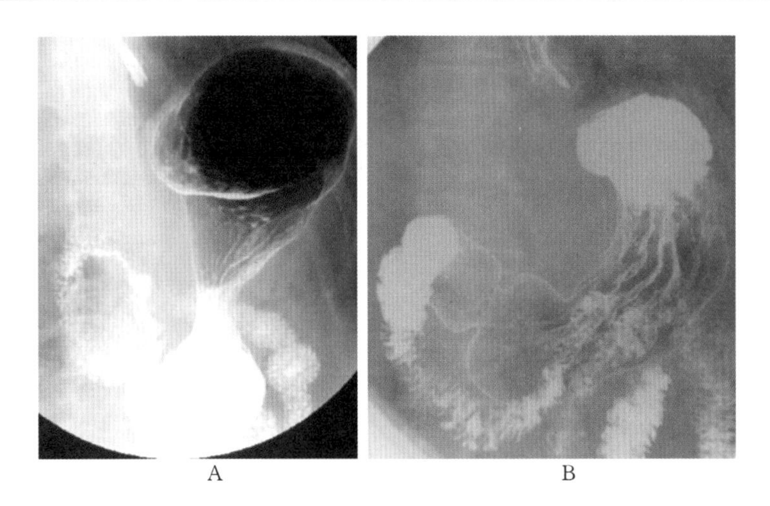

图 4-1-7　女性，52 岁，正常胃

气钡双重造影立位片（图 A）及仰卧位片（图 B）显示胃壁轮廓线光滑，胃壁形态柔软可变

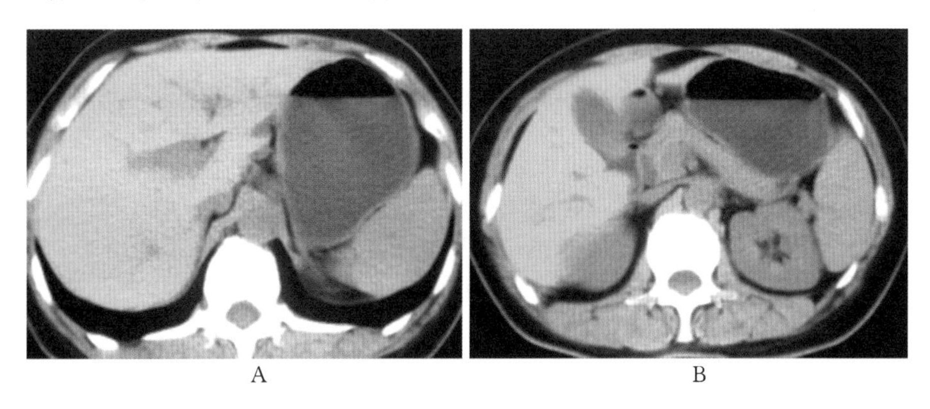

图 4-1-8　女性，46 岁，正常胃

胃底（图 A）位于肝左叶与脾脏之间，胃体（图 B）位于胰腺前方。胃充盈状态下，胃壁呈线样软组织密度影，厚度较均匀

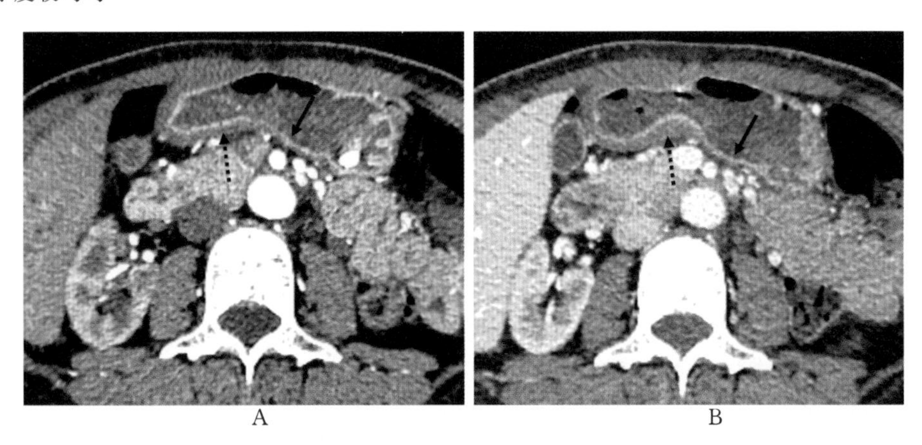

图 4-1-9　女性，41 岁，正常胃

动脉早期（图 A）及动脉晚期（图 B）显示黏膜呈细线状（实箭），厚薄均匀，密度明显高于胃壁肌层（虚箭），且动脉早期的密度高于动脉晚期

【定义】

胃结核是结核分枝杆菌侵犯胃壁引起的慢性特异性炎症。原发性胃结核临床上很少见，这与胃内淋巴组织少、胃酸具有杀菌作用和胃黏膜完整性好有关。

胃内的结核感染灶可能来源于血液播散、邻近器官结核病变的蔓延，也有可能由胃黏膜直接感染引起。

【诊断依据】

◇结核易患人群，或身体其他部位患有结核者。

◇胃肠道临床表现。

◇抽取胃液或进行胃镜组织学和细菌学检查证实。

【分类】

◇根据病变累及范围分为局限型和弥漫型。

◇根据黏膜病变的特点分为溃疡型和增殖型。其中绝大多数为溃疡型。

【病理改变】

病变首先发生于黏膜下组织。渗出期表现为胃壁充血、水肿、增厚。增殖期表现为胃壁内多发结节，结节可向胃腔凸入，形成息肉样改变；结节也可导致胃黏膜隆起，胃壁增厚。干酪样坏死常导致黏膜糜烂，形成大小不等、深浅不一的溃疡。

胃壁周围或腹腔内可伴发淋巴结结核。

【临床特点】

1.易患人群

◇多见于青壮年女性。

◇有糖尿病、肾上腺皮质功能低下、免疫缺陷的患者。

2.症状

(1)全身结核症状

乏力、纳差、体重减轻、午后低热、夜间盗汗等。

(2)胃肠道症状

◇上腹部不适或疼痛，常伴有反酸嗳气、腹胀、呕吐、呕血、黑便。

◇腹痛与进食无关，呕吐后腹胀减轻。

◇症状时轻时重，病程迁延数年。

◇按胃炎治疗效果不佳。

3.体征

上腹偶可触及不规则的包块；伴有幽门梗阻时，在上腹部可见胃型及胃蠕动。

4.实验室检查

(1)常规实验室检查

◇大便隐血可呈阳性反应。

◇轻度贫血。血沉可增快,多在20～40mm/h,部分患者血清中可查出结核抗体。

◇结核菌素试验强阳性。

◇胃液分析:胃酸常减低,甚至游离酸缺如;胃液查结核杆菌多数为阴性。

(2)胃镜检查

黏膜面凹凸不平,表面污秽状,黏膜水肿、充血,易出血,可见多发溃疡和息肉样肿物,活检质硬。胃窦缩窄,幽门管变形,活检诊断率仅为46.9%。

【影像学表现】

◇胃结核常发生于胃窦,可累及十二指肠。

◇胃黏膜紊乱、增粗,内可见单发或多发龛影和充盈缺损,龛影和充盈缺损从数毫米到数厘米不等,易穿破胃壁形成穿透性溃疡或瘘。

◇胃窦移行性狭窄、变形,常有十二指肠受累及幽门梗阻征象。

◇胃张力增高,胃壁舒缩受限。

◇胃壁增厚,增厚处密度多较均匀或伴有散在钙化,胃壁外边界模糊。增强扫描,病变以炎性渗出为主时,强化均匀,边缘模糊;当病变发生内部干酪样坏死或形成脓肿时,强化不均匀,呈环形或多环状强化。

◇胃周围淋巴结肿大,增大的淋巴结常与胃壁分界不清,内可见散在钙化。由于淋巴结发病时间长短不一,其强化程度可略不相同。

◇病变常累及胰头,表现为胃周围脂肪密度增高或消失,胃与胰腺分界不清,胃周围、胰腺周围甚至腹膜后淋巴结肿大、融合。

【转归】

1.好转及痊愈

◇胃内龛影和充盈缺损减少、消失。

◇胃壁边缘逐渐清晰,胃壁增厚程度逐渐减轻。

◇肿大的淋巴结缩小,边缘清晰,密度增高,甚至钙化。

◇胃周围脂肪间隙逐渐清晰、透亮。

2.恶化及进展

◇胃内龛影和充盈缺损增多、增大。

◇胃壁厚度增加,胃腔缩小。

◇胃壁柔软度下降。

◇胃周围脂肪间隙污浊,胃与周围组织分界越来越不清晰。

◇周围淋巴结逐渐增大、增多、融合。

【鉴别诊断】

胃癌

◇胃癌胃壁僵硬如铅管状，无论是否充盈，其形态固定不变。结核导致的胃壁舒缩功能下降，但并未丧失，故胃的形态可发生改变。

◇胃癌狭窄段与正常胃壁分界清晰，结核导致的狭窄多为移行性。

第三节　肠结核

【相关解剖】

肠管包括小肠、大肠和阑尾。小肠分为十二指肠、空肠和回肠。大肠分为结肠和直肠。结肠又分为盲肠、升结肠、横结肠、降结肠和乙状结肠。阑尾开口于盲肠，远端为盲端的细管状结构。

1.十二指肠

十二指肠与空肠以 Treitz(屈氏)韧带为界，空肠与回肠之间没有明确的分界。十二指肠位置固定，全程包绕胰头走行(图 4－1－10A)，路径呈“C”形。根据其走行方向人为地将其分为球部、降部、水平部和升部。

◇十二指肠降段沿胰头及钩突右后缘下行，水平升段在胰腺下缘走行，位于腹主动脉、下腔静脉与肠系膜上动脉、静脉之间(图 4－1－10B)。

◇随十二指肠扩张程度不同，其黏膜皱襞可呈龟背纹状、横行排列的环状花纹和羽毛状。降部内缘可见一肩状突起，称为岬部，为乳头所在处(图 4－1－11)。其肠壁厚度与小肠相仿。

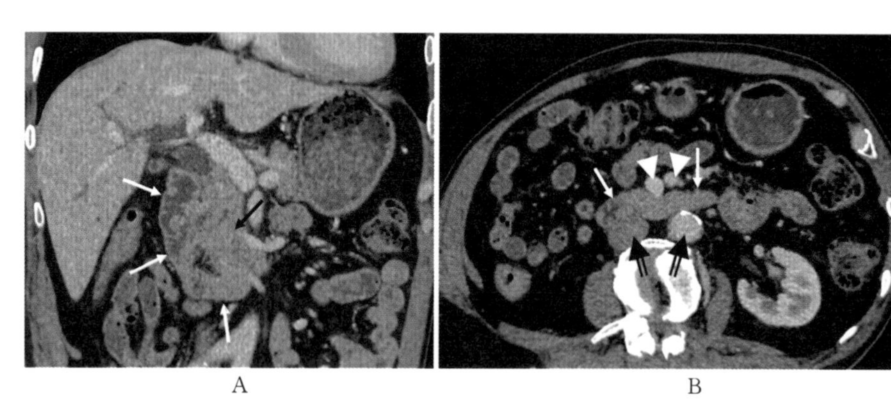

图 4－1－10　男性，68 岁，正常十二指肠

CT 多平面重建斜冠状位(图 A)显示十二指肠(白实箭)包绕胰头(黑实箭)，呈“C”字形走行。多平面重建斜轴位(图 B)示十二指肠水平段(白实箭)位于腹主动脉、下腔静脉(空心箭)与肠系膜上动脉、静脉之间(箭头)

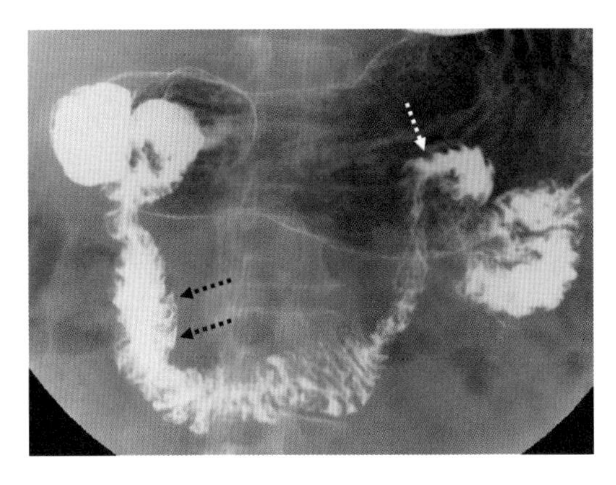

图 4-1-11　**女性**,66 **岁**,**正常十二指肠**

胃肠钡餐检查示十二指肠黏膜呈羽毛状,降部的内缘有一肩状突起(黑虚箭),Treitz(屈氏)韧带(白虚箭)位于十二指肠远端的最高点,空肠在此向下走行

2.空肠

空肠一般位于左上腹,横行皱襞较多,黏膜皱襞改变与十二指肠类似,蠕动活跃(图4-1-12),如钡剂少则表现为均匀的粉尘状或雪花状。

3.回肠

◇回肠一般位于右下腹,显示为轮廓光滑的腊肠状(图 4-1-12、13),内可见横行或纵行黏膜皱襞;蠕动波稀少。末端回肠自盆腔向右上行与盲肠相接。口服钡剂后 2～4h 钡剂可至盲肠。

◇充盈良好,正常的小肠肠壁厚约 3mm,回肠末端肠壁厚可达 5mm。小肠在 CT 上表现为均匀的软组织密度影,或内含液体的扭曲管道。肠曲间有少量脂肪组织,系膜内有大量脂肪组织(图 4-1-14)。增强扫描肠壁均匀强化,肠内容物及肠系膜脂肪不强化。

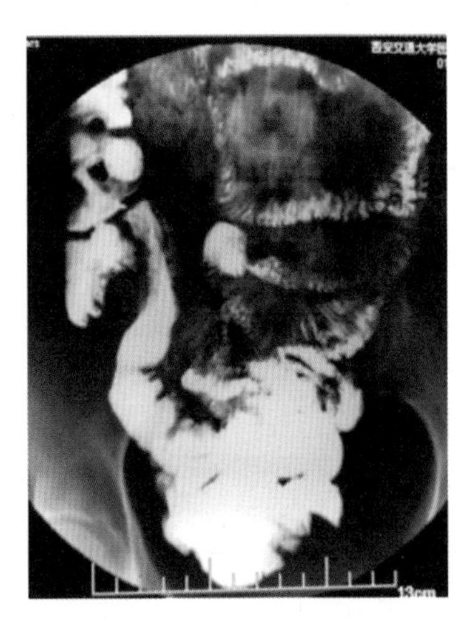

图 4-1-12　**女性**,24 **岁**,**正常小肠**

服钡后 2h 复查拍片显示空肠位于左上腹,富含横行皱襞,呈羽毛状。回肠位于右下腹,黏膜皱襞稀少,显示为轮廓光滑的充盈像

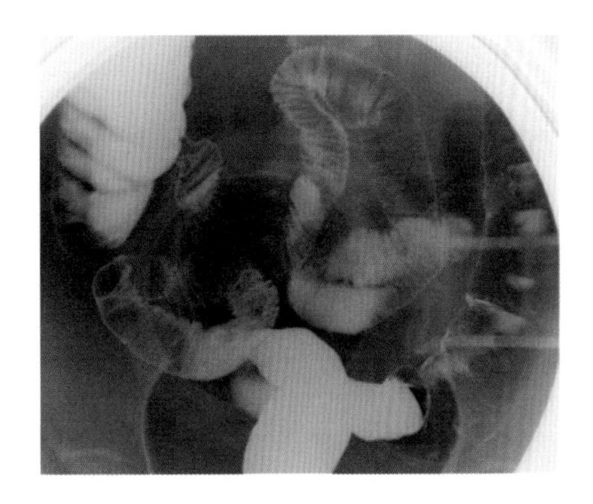

图 4-1-13　**女性**,35 **岁**,**正常回肠**

钡剂灌肠造影剂及气体逆向充盈末段回肠,回肠内可见横行皱襞

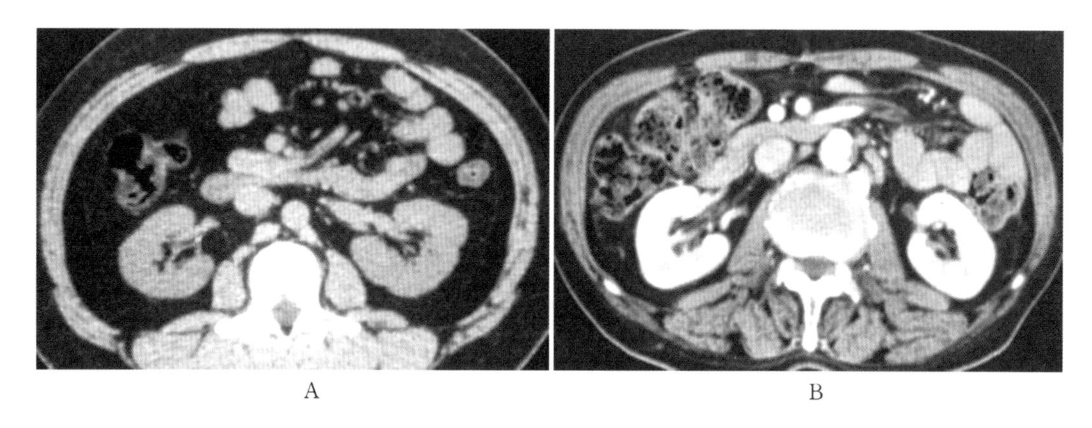

图 4-1-14　男性,70 岁,正常小肠及结肠

在 CT 平扫(图 A)上小肠多呈均匀的软组织密度影,或内含液体的管道,轮廓光滑,结肠因含气体及粪便,密度极不均匀。增强扫描(图 B)肠壁均匀强化,肠内容物不强化,肠系膜为含有血管的脂肪密度影

4.结直肠

结直肠位于腹腔的四周,位置较固定。正常结肠壁厚 3～5mm(图 4-1-10、14),轮廓光滑,边缘锐利。

◇在扩张状态下,其主要特征为结肠袋和半月皱襞,表现为对称的袋状突出(图 4-1-15)和肠腔内横行的不能贯穿肠腔的线状影。

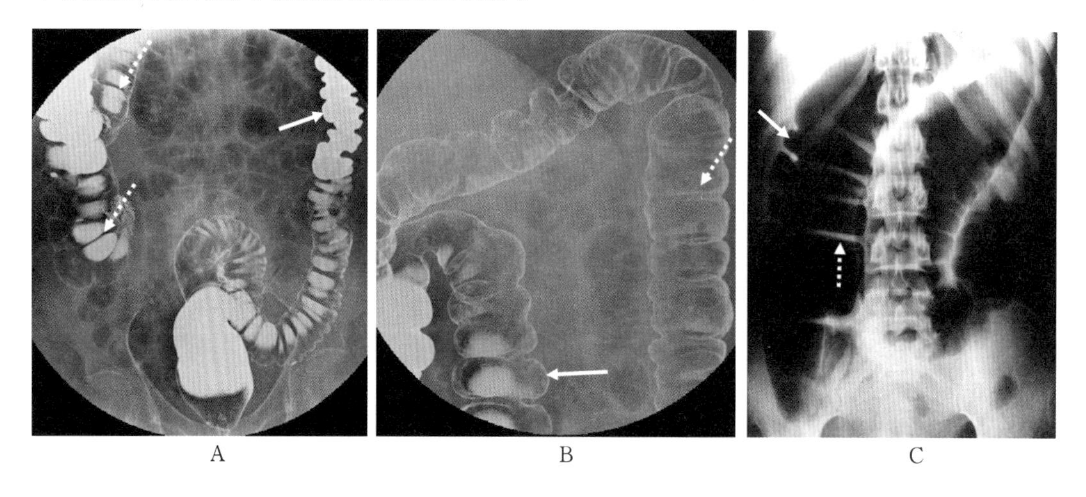

图 4-1-15　女性,72 岁,正常结肠袋

气钡双重造影(图 A、B)显示结肠袋呈半圆形突起(实箭),半月皱襞(虚箭)为钡剂之间的低密度短线影。腹部平片(图 C)显示结肠袋(实箭)对称,半月皱襞(虚箭)为细线状软组织密度影

◇在收缩状态下,结直肠黏膜皱襞呈纵、横、斜三种方向交错的网格状表现(图 4-1-16)。

◇正常生理状态下,结直肠内含有气体和粪便,在 CT 和 MRI 上密度和信号极其混杂,此点有别于小肠(图 4-1-14)。

5.回盲部

回盲部是一个影像学名词,是指以回盲瓣为中心,以 10cm 为半径的圆环内所包含的肠管。

◇回盲部包括阑尾、盲肠、回盲瓣、升结肠起始部 10cm、回肠末端 10cm 的结构。

◇回盲瓣位于大、小肠交界部，是回肠末端肠壁内环形肌增厚在盲肠内形成的黏膜样结构，有阻止小肠内容物过快流入大肠和防止盲肠内容物逆流到回肠的作用。

◇正常回盲瓣绝大多数情况下处于关闭状态，在钡剂造影上为唇形或乳头状充盈缺损(图 4-1-17)，在 CT 上呈鸟嘴状、靶形、唇形的软组织密度影，边界清楚、光滑(图 4-1-18)。

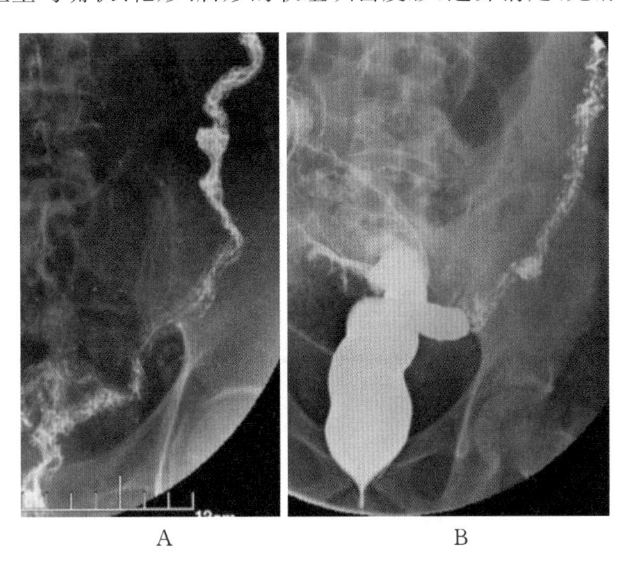

A　　　　B

图 4-1-16　收缩状态下正常结肠黏膜

图 A 为男性，70 岁，胃肠钡餐结肠检查；图 B 为男性，54 岁，钡剂造影收缩状态下显示结肠处于收缩状态，黏膜皱襞呈纵、横、斜三种方向交错的网状改变

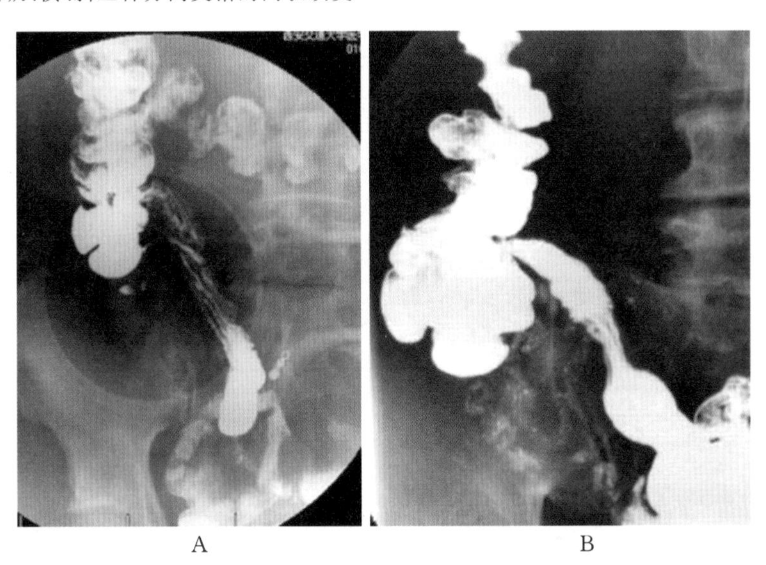

A　　　　B

图 4-1-17　正常回盲部

图 A 为女性，43 岁，胃肠钡餐检查显示末端回肠自盆腔向右上行与盲肠相接，其内可见纵行黏膜皱襞，阑尾为扭曲的细管状结构。图 B 为男性，72 岁，胃肠钡餐检查显示末端回肠呈尖嘴状进入大肠，回盲瓣呈低密度影，位于回肠与大肠之间，阑尾未显示

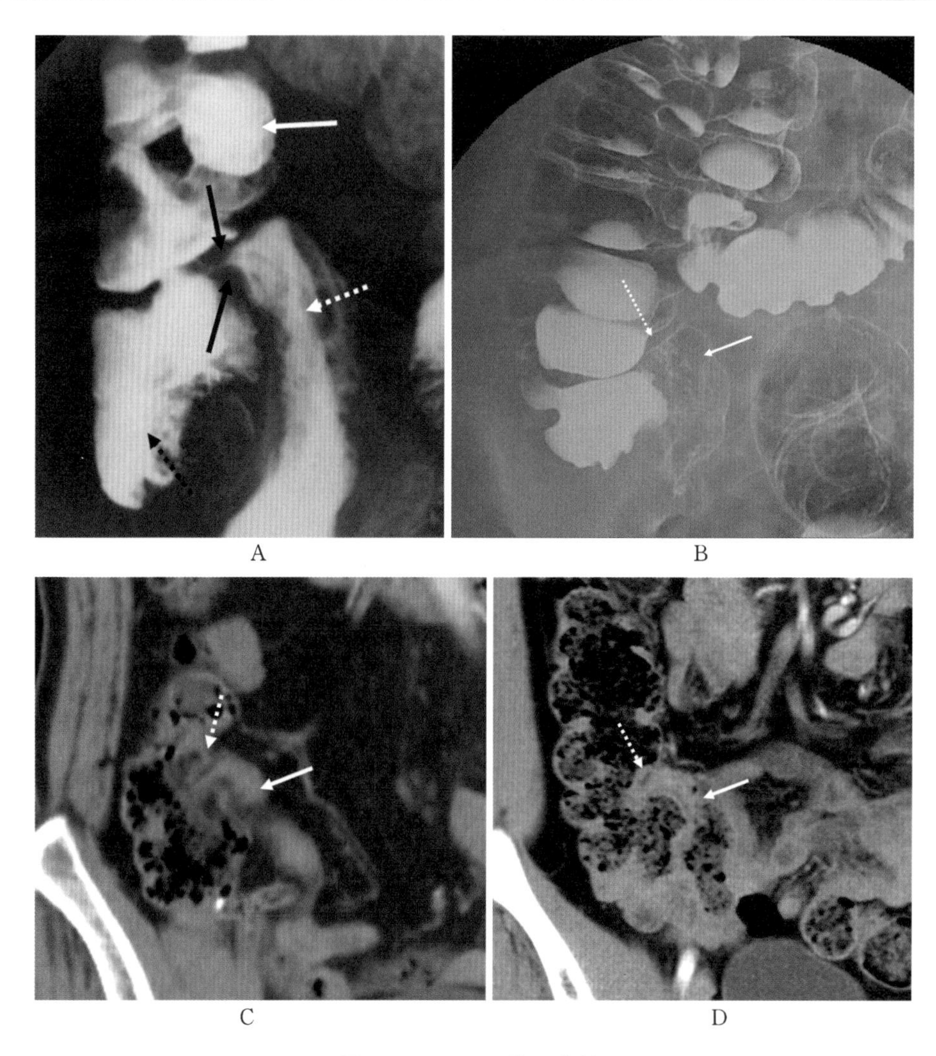

图 4－1－18 **正常回盲瓣**

图 A 为女性，24 岁，胃肠钡餐检查显示回盲瓣（黑实箭）位于回肠末端（白虚箭）进入大肠处，在钡剂的衬托下呈上下对称的唇形低密度影，它是盲肠（黑虚箭）和升结肠（白实箭）的分水岭。图 B 为女性，30 岁，钡剂灌肠检查显示回肠末端呈鸟嘴状（白实箭）进入大肠，回盲瓣为位于大肠与回肠之间的唇状结构（白虚箭）。图 C 为男性，60 岁，CT 平扫冠状位显示回肠（白实箭）穿过大肠肠壁突入肠腔，其周围的层状结构为回盲瓣。图 D 为女性，64 岁，CT 增强扫描显示回盲瓣（白虚箭）仍呈层状，其强化组织分别延续至大肠、回肠肠壁（白实箭）

【定义】

肠结核是结核分枝杆菌引起的肠道慢性特异性感染性病变。本病一般见于中青年人，女性稍多于男性。肠结核是最常见的消化道结核。肠结核多继发于开放性肺结核。感染途径主要为肠源性、血源性和直接蔓延。由于回盲部肠管蠕动和逆蠕动强烈，肠内容物停留时间长，并且该处淋巴组织丰富，结核杆菌易停留，因此，肠结核 80%～90%发生于回盲部，其次为升结肠、空肠近段、回肠下段及十二指肠。

【诊断依据】

1.符合以下任何一条标准即可确诊

◇肠壁或肠系膜淋巴结找到干酪样坏死性肉芽肿。

◇病变组织病理切片找到结核杆菌。

◇病变处取材培养结核杆菌阳性。

◇病变处取材动物接种有结核改变。

2.临床诊断

一般病例根据临床症状、体征、典型影像学改变及肠外找到结核灶，或抗结核治疗 6 周病情有改善，便可做出临床诊断。

【分类】

肠结核分为溃疡型、增殖型及混合型。

结核杆菌侵入肠道后，当感染菌量多，毒力大，机体过敏反应强时，病变往往以渗出、干酪样坏死改变为主，在肠黏膜上形成溃疡，称为溃疡型肠结核。

当感染较轻，机体免疫力（主要是细胞免疫）较强时，病变常为增生型，以肉芽组织增生为主，形成结核结节，与此同时纤维组织增生，瘢痕形成，称为增生型肠结核。

兼有溃疡与增生两种病变者，称为混合型肠结核。

【病理改变】

病变早期黏膜固有层和黏膜下层组织内孤立淋巴滤泡和集合淋巴结受侵，呈小结节状。随后病变融合扩大，并形成干酪样坏死，向肠腔内破溃形成横行或环形溃疡，溃疡可侵及黏膜下层、肌层，甚至浆膜层。肠壁炎症反应、肠系膜淋巴结肿大，以及黏膜下层大量结核性肉芽组织和纤维增生，使黏膜表面呈结节状，肠壁增厚，肠腔狭窄。

【临床特点】

1.易患人群

多见于 20～40 岁，女性多于男性。多有肠外结核病史。

2.症状

典型症状：慢性腹痛与便秘交替出现。

(1)全身症状

◇起病隐匿，病程长。

◇溃疡型肠结核可有长期低热、乏力、盗汗等结核中毒症状，常伴有消瘦、贫血，随病程进展而出现维生素缺乏等营养不良表现。

◇增殖型肠结核多表现为腹胀、消化不良。

(2)局部症状

◇慢性腹部隐痛或钝痛，多位于右下腹或脐周，偶见于上腹疼痛（系回盲部病变引起的牵涉痛）。

◇腹泻、腹胀，或腹泻与便秘交替，不伴有里急后重。其中，溃疡型肠结核患者以腹泻为主要表现；增生型肠结核患者以便秘为主要表现。

◇严重者可出现肠出血、肠梗阻、肠穿孔或腹膜炎等急腹症表现，此时，腹痛多呈痉挛性绞痛。

◇少数患者有腹壁瘘、肛门瘘形成，迁延不愈。

3. 体征

◇右下腹轻度压痛，肠鸣音活跃。

◇右下腹部可扪及包块或索状物，活动度差，中等质地，伴有轻度或中度压痛。腹部包块主要见于增殖型肠结核，也可见于溃疡型肠结核合并有局限性腹膜炎。

4. 实验室检查

(1)常规实验室检查

◇常有贫血，白细胞计数一般正常。红细胞沉降率（血沉）多明显增快，可作为估计结核病活动程度的指标之一。大便隐血常阳性。粪便浓缩找结核杆菌，阳性者有助于诊断，但仅在痰液检查阴性时才有意义。

◇TB-DNA(结核分枝杆菌DNA)检测和T-spot TB检测结核分枝杆菌是一种有前途的、高度特异性的诊断方法，以此来区分结核和克罗恩病，然而阴性结果不能排除肠结核。

◇血清淋巴细胞培养+γ干扰素检测阳性对协助诊断具有重要指导价值。

◇结核菌素(PPD)试验：皮试强阳性或血PPD抗体阳性有助于诊断，但阴性不能排除该病。

(2)结肠镜检查

肠镜下见黏膜下层高度纤维化；腹腔镜或肠镜活检，病理学找到干酪样坏死性肉芽肿或涂片、细菌培养找到结核菌可以确诊。

【影像学表现】

1. 肠壁改变

大多数情况下肠壁增厚比较均匀（图4-1-19A、B），但是，当增殖病灶较为突出时，可形成局部结节。在CT上表现为较大范围的肠壁环形增厚，常同时累及回肠末端、盲肠及结肠（图4-1-19C）。当回盲瓣增厚、变硬呈开放状时，其对侧盲肠收缩形成切迹，升结肠及盲肠短缩，在X线及CT上均表现为升结肠与末端回肠直线相连（图4-1-20），其旁盲肠收缩形成切迹或囊，严重时可以不显示盲肠。CT增强扫描，增厚的肠壁呈明显均匀或不均匀的层状强化。

2. 肠腔改变

在X线片上表现为肠管的不规则狭窄，小肠多呈环形痉挛样狭窄（图4-1-21B），结肠肠袋变形、缩小、消失呈腊肠状（图4-1-21），升结肠短缩变形，使盲肠位置升高（图4-1-20A）。

◇以增殖为主时，肉芽组织和纤维组织导致肠壁局限性增厚、变硬，有息肉样肿块突入肠腔，导致黏膜不光整，引起近端肠管继发性扩张（图4-1-22）。

◇以溃疡为主时，局部肠管痉挛，这一表现在胃肠钡餐检查中更容易观察到，病变段肠管呈细线样(称“线样征”)或无钡剂充盈(称“跳跃征”)(图 4-1-23)，而其上下方的正常肠管充盈良好。

◇肠壁溃疡、肉芽肿和纤维组织增生，导致肠管轮廓呈尖刺样、锯齿样不整(图 4-1-24B)，黏膜像可见多发点状、带状和星状溃疡，多呈横行和全周性分布，夹杂多发大小不等、形态不一的充盈缺损(图 4-1-24C、D)。这些表现在大肠气钡双重低张造影上更容易显示(图 4-1-20C)。肠黏膜紊乱，钡剂涂布不均匀，呈大小不等雪片状，局部肠管积气，这些表现在胃肠钡餐造影中更容易显示(图 4-1-24A)。

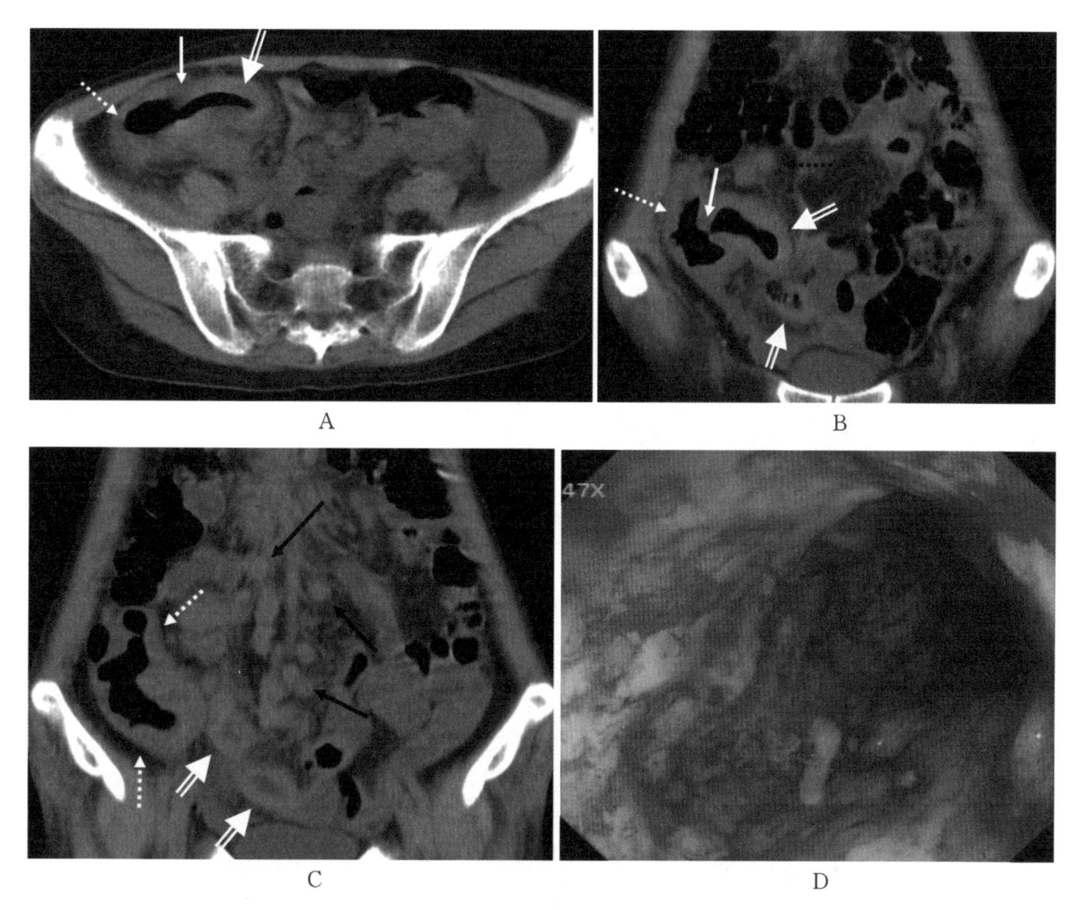

A　B　C　D

图 4-1-19　女性，58 岁，盲升结肠结核

经回盲瓣平面 CT 轴位(图 A)及冠状位(图 B)显示回盲瓣(白实箭)增厚、洞开状，回肠末端(空心箭)及盲肠升结肠(虚箭)肠壁增厚，壁厚薄较均匀，内缘清晰，外缘模糊，周围脂肪内可见条索状、结节状高密度影。肠系膜血管平面冠状位(图 C)显示 6 组小肠(空心箭)肠壁也较厚，血管周围多发大小不等淋巴结(黑实箭)，肠系膜脂肪呈磨玻璃样密度增高。肠镜(图 D)显示回肠末端多发斑片状溃疡

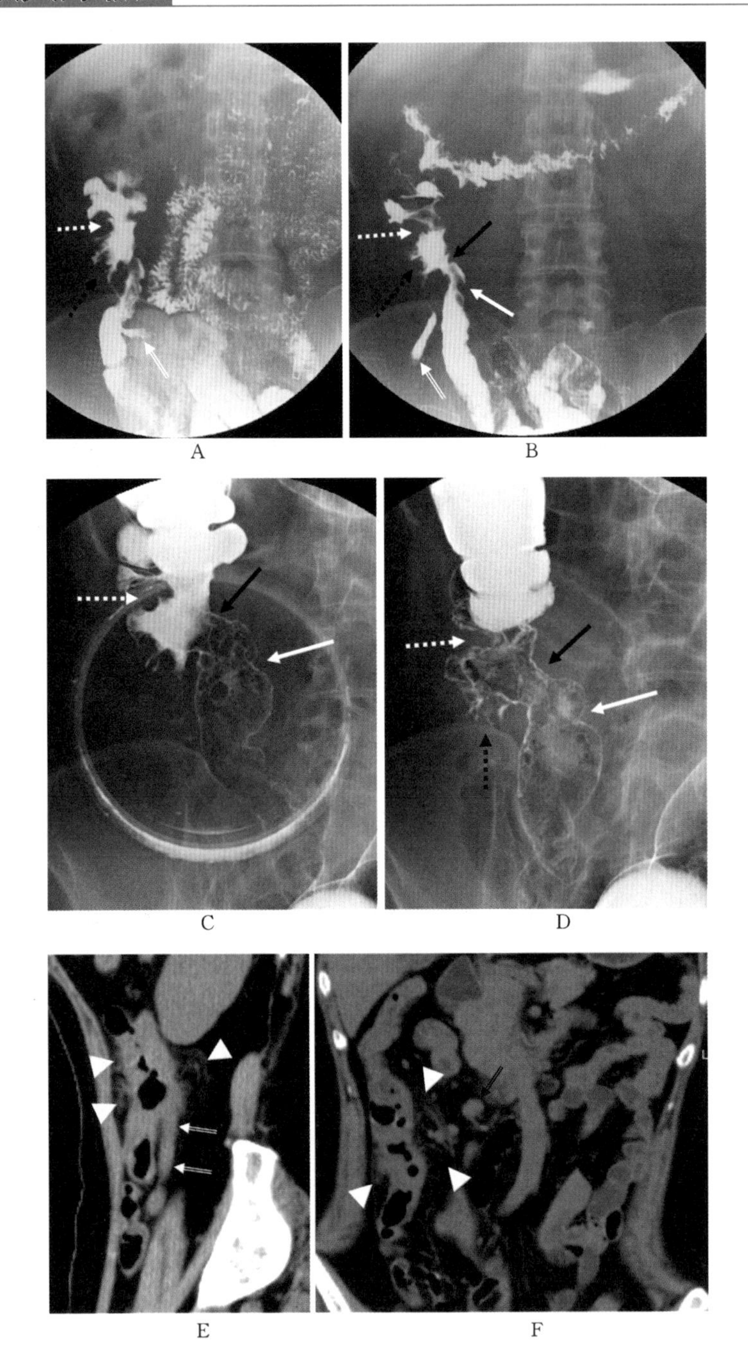

图 4-1-20　女性,48 岁,回盲瓣增殖型结核

胃肠钡餐间隔 3h(图 A)及 7h(图 B)拍片显示盲肠(黑虚箭)短缩,肠袋变形挛缩,回盲瓣(黑实箭)变浅,回肠与升结肠呈直线排列,阑尾(白空心箭)位于其右旁,形态可变;回肠对侧盲肠上方局限性凹陷切迹(白虚箭)及回肠末端切迹(白实箭)两片对比变化不显著。钡剂灌肠压迫(图 C)及自然状态(图 D)下拍片,回盲瓣(黑实箭)开放,回肠直接与升结肠上下排列,盲肠几乎不可见,回盲瓣对侧肠管切迹(白虚箭)及回肠末端切迹(白实箭)始终存在,形态略可变,升结肠起始部肠袋变形,轮廓不整,回肠末端可见颗粒样充盈缺损。CT 矢状位(图 E)及冠状位(图 F)显示阑尾上方升结肠及前缘回肠肠壁增厚,回盲部周围肠系膜密度增高(箭头),内见线状高密度影,肠系膜血管旁可见肿大淋巴结(黑空心箭)

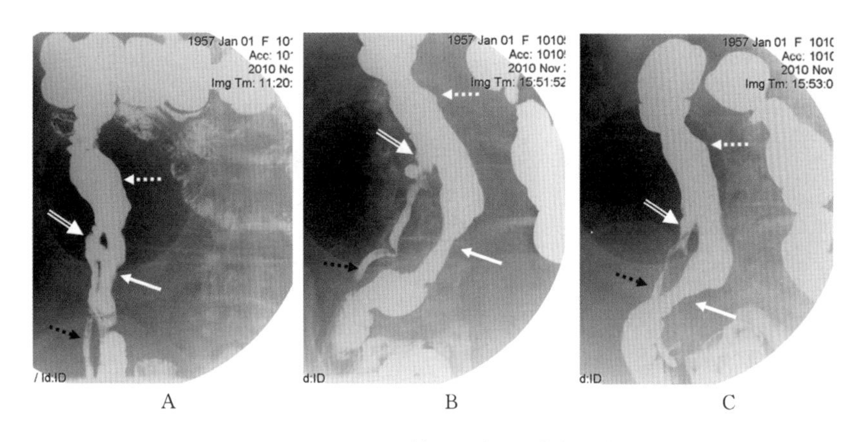

A　　　　B　　　　C

图 4-1-21　**女性**，53 **岁**，**回盲部结核**

服钡后约 3h 复查拍片(图 A)显示回肠末端(白实箭)与升结肠(白虚箭)呈上下走行的“1”字形，其右旁的盲肠(空心箭)挛缩成小囊袋状，远端与阑尾相连(黑虚箭)，盲肠末端位于腰 4 上缘水平。服钡约 7.5h 复查拍片(图 BC)显示末端回肠痉挛性、胸箭全周性狭窄(白实箭)持续存在，盲肠(空心箭)及阑尾(黑虚箭)外形变化明显，升结肠(白虚箭)近 1/2 段肠袋消失，呈腊肠状

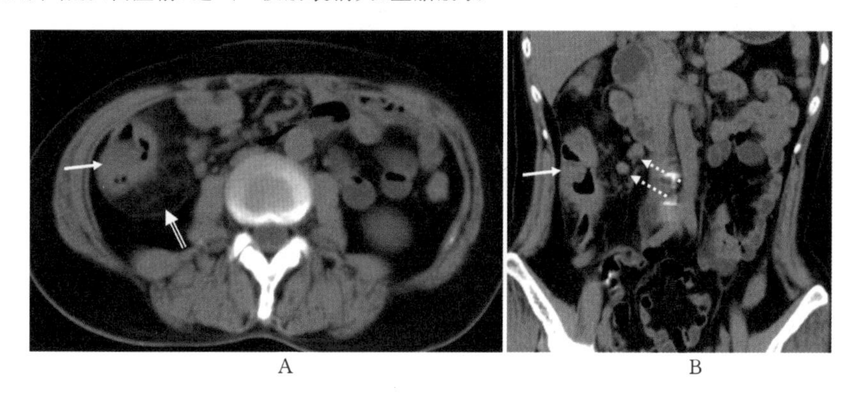

A　　　　B

图 4-1-22　**女性**，48 **岁**，**回盲瓣增殖型结核**

CT 轴位(图 A)及冠状位(图 B)示升结肠起始部管壁不均匀增厚，右壁可见一结节突入肠腔(实箭)，周围肠系膜云雾状密度增高(空心箭)，肠系膜淋巴结肿大(虚箭)

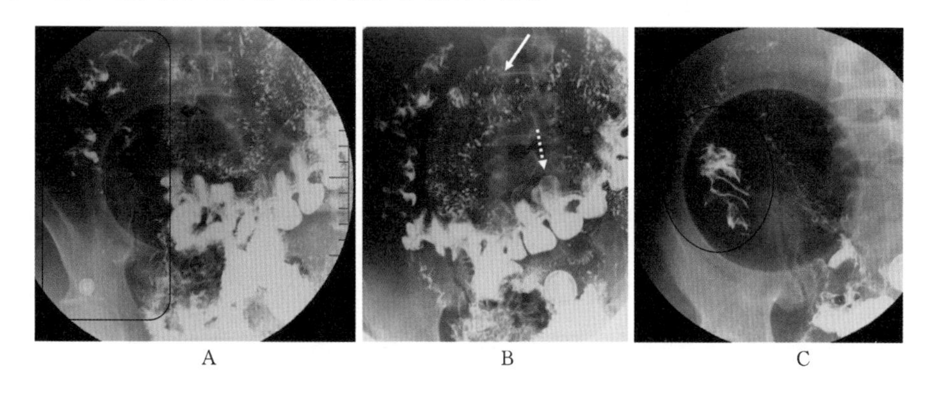

A　　　　B　　　　C

图 4-1-23　**男性**，28 **岁**，**溃疡型肠结核**

服钡 2h 后(图 A、B)钡剂达乙状结肠，回肠末端、右半结肠肠管充盈不佳(方框内)，升结肠、回肠末端未见钡剂充盈，空肠(实箭)、左半结肠(虚箭)充盈良好。间隔 3h(图 C)后，回盲部(圆圈内)仍然充盈不佳，结构紊乱，结肠肝曲黏膜尚规则

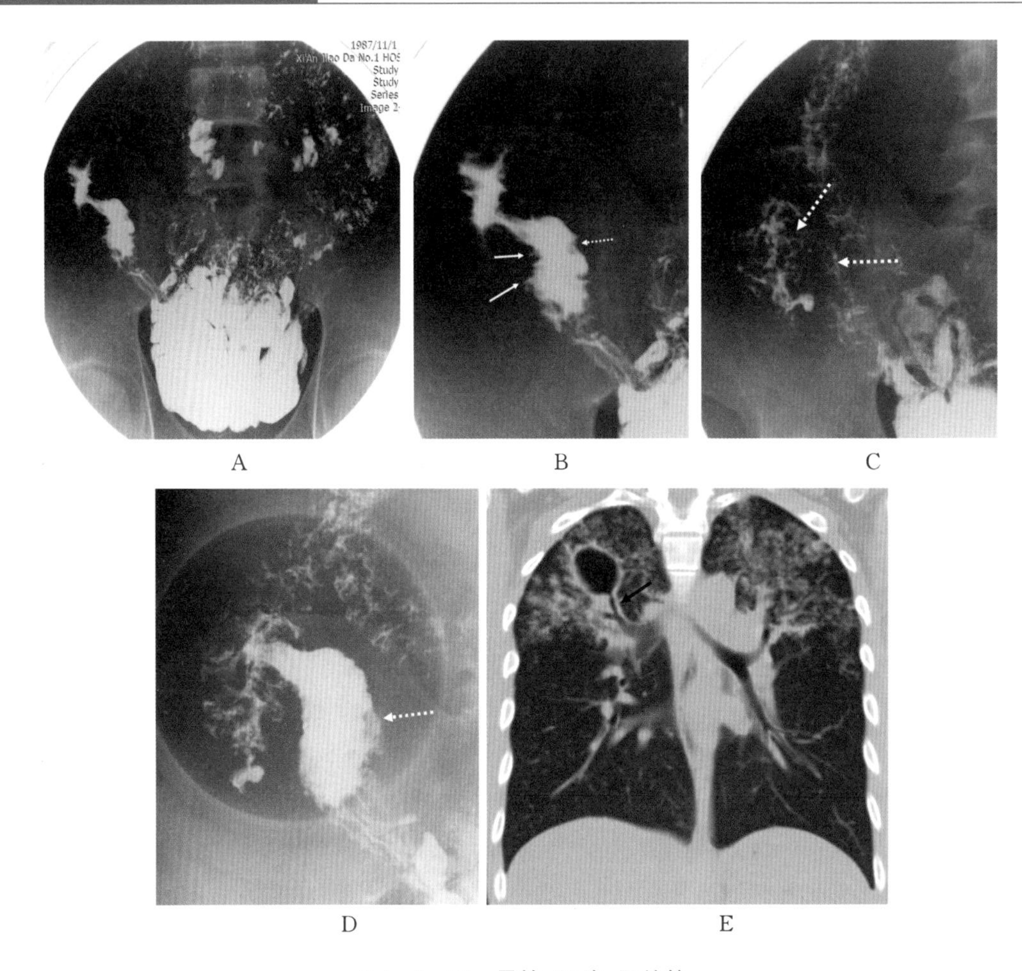

图 4-1-24　**男性,26 岁,肠结核**

服钡 2h 后拍片(图 A)及其放大图(图 B)显示空肠钡剂涂布不均,有大小不等雪片状钡剂,回肠末端右侧缘多发尖角状突起,形似"梳篦征"(白实箭),左侧缘可见小充盈缺损(白虚箭)。间隔 3h 后黏膜像(图 C)示回肠末端及盲升结肠内多发颗粒样充盈缺损(白虚箭),回肠末端充盈像(图 D)示回肠右侧壁毛刺未见显示,局部肌张力升高,轮廓略不光滑,左侧壁充盈缺损(白虚箭)持续存在。胸部 CT 冠状位重建(图 E)显示右上肺空洞伴引流支气管(黑实箭),双上肺弥漫结节状、斑片状播散灶

3. 肠功能改变

在胃肠钡餐检查中观察肠功能改变。

◇以增殖为主时,常引起近端肠管扩张,钡剂通过缓慢(图 4-1-20)。

◇以溃疡为主时,常引起肠道蠕动增加,钡剂通过加快(图 4-1-23)。

4. 肠管轮廓改变

◇由于肠壁增厚、肠系膜增生和淋巴结增大而使肠间距增宽。

◇纤维组织增生明显者,导致小肠排列紊乱,肠管移动度降低或肠管固定(图 4-1-25),肠管轮廓不整,出现"尖角征""梳篦征"(图 4-1-24B)。

◇肠管短缩,结肠肝曲弧度消失,向内下移位。

◇窦道或瘘管形成。溃疡可穿破肠道形成窦道或瘘管,气钡造影表现为造影剂外溢。

5.肠管周围改变

肠管脂肪密度增高、模糊，同时伴有腹膜、网膜增厚，呈现污秽征、饼征等腹膜炎改变(图 4－1－19、20、22)，结核的特点是常伴有肠管壁的增厚，肠内壁见多发突起的锯齿状改变(图 4－1－25)，肠外壁边缘模糊，走行较僵直或肠管粘连成团(图 4－1－25B)，可伴有腹水。慢性期肠管周围纤维脂肪增生，致肠管周围间距增大。多发淋巴结肿大，呈类圆形结节或融合成团块状，分布于回盲部周围、肠系膜及腹膜后(图 4－1－19、20、22)。增强扫描：环形强化是结核最特异性的表现，常伴有中央液化坏死。

6.肠外结核表现

可伴有肺结核和其他肠外结核(图 4－1－24)。

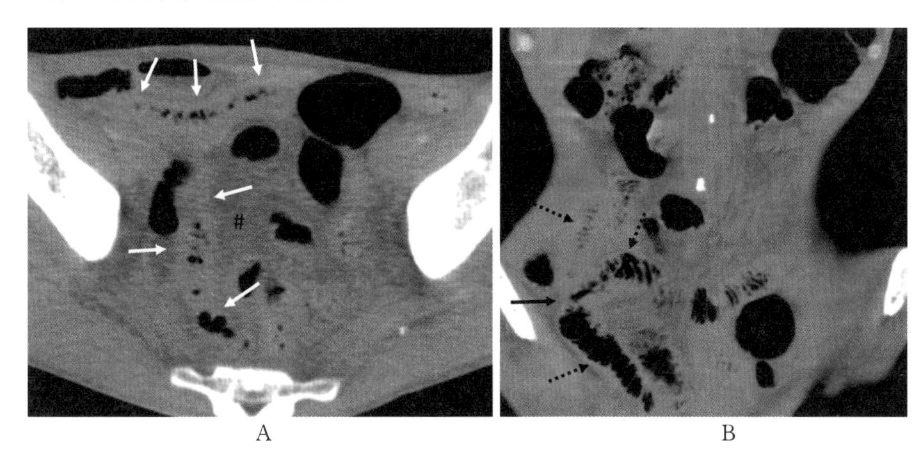

图 4－1－25　男性，70 岁，距回盲瓣 100cm 处肠结核

轴位(图 A)示肠壁增厚(白实箭)，轮廓模糊不清，肠管可见液体(#)。冠状位(图 B)显示多段小肠(黑虚箭)走行较直，向右下腹(黑实箭)纠集，肠内壁呈锯齿状改变

【转归】

1.好转及痊愈

◇肠蠕动恢复正常，肠黏膜紊乱消失；腹泻或便秘症状消失。

◇肠壁厚度逐渐变薄。

◇腹水减少、消失。

◇肠周围脂肪间隙逐渐清晰，淋巴结缩小、钙化。

2.恶化及进展

◇肠壁厚度增加，逐渐纠集成团。

◇腹膜、肠系膜、网膜密度逐渐增高、增厚，腹水增多。

◇淋巴结逐渐增多、增大、融合。

◇出现脓肿、肠穿孔或肠梗阻等并发症。

◇机体内其他部位出现新发结核灶。

【鉴别诊断】

1. 克罗恩病(Crohn 病)

◇好发于回肠末端和回盲部,Crohn 病多数呈节段性分布。

◇Crohn 病以纵行溃疡、线状溃疡为特点。

◇Crohn 病溃疡周围的黏膜皱襞增粗、隆起,呈大小相仿的铺路石样改变。

◇Crohn 病肠壁增厚表现为以系膜侧为重的非对称性增厚,远肠系膜缘假憩室样扩张。

◇Crohn 病溃疡容易穿透肠壁形成瘘管、肠管外脓肿。

2. 淋巴瘤

◇淋巴瘤的病变范围广,造影示肠壁多个大的指压痕和充盈缺损,与结核不同,充盈缺损处肠壁仍较柔软,近端梗阻不明显。

◇CT 上肠壁增厚伴肠腔扩张,同时伴肠系膜淋巴结肿大,肠管周围炎性表现不明显。

3. 溃疡性结肠炎

◇腹痛多位于左下腹,程度较轻。

◇腹泻常发生在凌晨,又称鸡鸣泻,发病时多为黏液血便。

◇紧张、压力大时会加重病情。

◇溃疡性结肠炎又称倒灌性肠炎,从直肠乙状结肠发病,逐渐向上累及各段结肠。

4. 结肠癌

◇肠管狭窄、肠袋消失为主要表现,不伴随肠管短缩。

◇病变范围局限。

◇肠管狭窄,形态不变。

◇血清癌胚抗原升高。

【拓展阅读】

[1]章士正. 小肠影像诊断学[M]. 北京:人民军医出版社,2006.

[2]缪飞. 小肠影像学[M]. 上海:上海科学技术出版社,2013.

[3]冯晓源. 现代医学影像学[M]. 上海:复旦大学出版社,2016.

(孙东海　焦　薇　杨军乐)

第二章　腹腔结核

【课程目标】

※掌握：腹腔结核的影像学表现及鉴别诊断。

※熟悉：腹腔结核的诊断依据和临床特点。

※了解：腹膜腔、腹腔的构成及腹腔结核的病理改变。

第一节　结核性腹膜炎

【相关解剖】

1. 腹腔、腹膜腔

腹腔有广义和狭义两种解释。广义的腹腔是指膈肌以下、盆底以上，腹壁围成的体腔。狭义的腹腔是指膈肌以下、骨盆入口以上，腹壁围成的体腔。

腹膜腔是脏层腹膜和壁层腹膜之间相互移行围成的潜在性间隙。腹膜腔分为小腹膜腔和大腹膜腔两个部分。

◇小腹膜腔又称小网膜囊，位于小网膜与胃后方，为一潜在腔隙，形态不规则。正常情况下，在CT和MRI上不能显示其边界，其所在位置呈脂肪密度。小腹膜腔有积液时，其大小、形状变化很大。

◇大腹膜腔则为小网膜囊以外的腹膜腔隙。其内含有实质脏器，如肝脏、脾脏等；含有空腔脏器，如肠管、胆囊等；含有各种腹膜折叠形成的各种韧带、陷窝等结构。

◇大、小腹膜腔借网膜孔相交通(图4-2-1)。

◇男性腹膜腔是完全封闭的，女性腹膜腔借输卵管、子宫腔、阴道与体外形成潜在性通道。

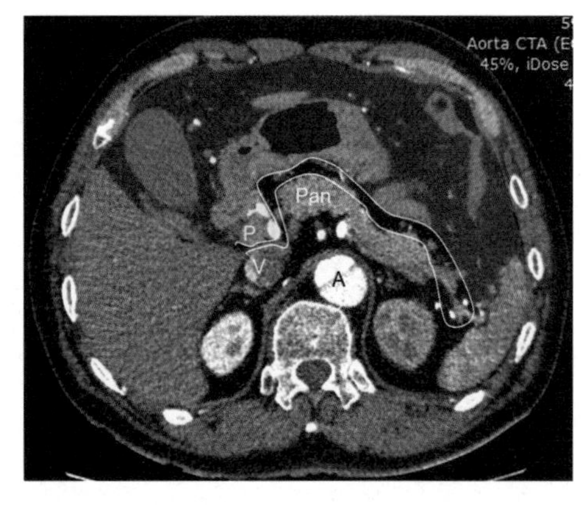

图4-2-1　男性，66岁，正常腹腔示意图

CT增强扫描胰腺平面显示小网膜囊(白线内)与大腹膜腔在下腔静脉和门静脉之间的小网膜孔处相通。注：A=腹主动脉；P=门静脉；Pan=胰腺；V=下腔静脉，白线范围内=小网膜囊；淡黄色区域为大腹腔非实质脏器的区域

◇以横结肠和骨盆入口为基准人为地将腹腔分为上腹腔、下腹腔和盆腔。

2. 腹膜

腹膜是一种浆膜，由间皮细胞及少量结缔组织构成。腹膜分为两层，一层衬覆于腹壁、盆壁的表面，称为壁腹膜；另一层覆盖于腹腔、盆腔内脏器的表面，称为脏腹膜。

◇腹膜薄而光滑，呈半透明状，壁腹膜厚于脏腹膜，其外面有一层疏松结缔组织，内含丰富的脂肪。

◇正常情况下，腹膜在X线片上不能显示。在CT和MRI上，当腹膜与X线平行，且周围有脂肪衬托时可以显示，CT表现为细线状稍高密度影，厚薄均匀，密度均匀(图4-2-2)。在常规T_1WI和T_2WI上为高信号脂肪内的细线状等信号影(图4-2-3)。如果没有脂肪衬托，无法将其与腹壁、肠壁区分开来。

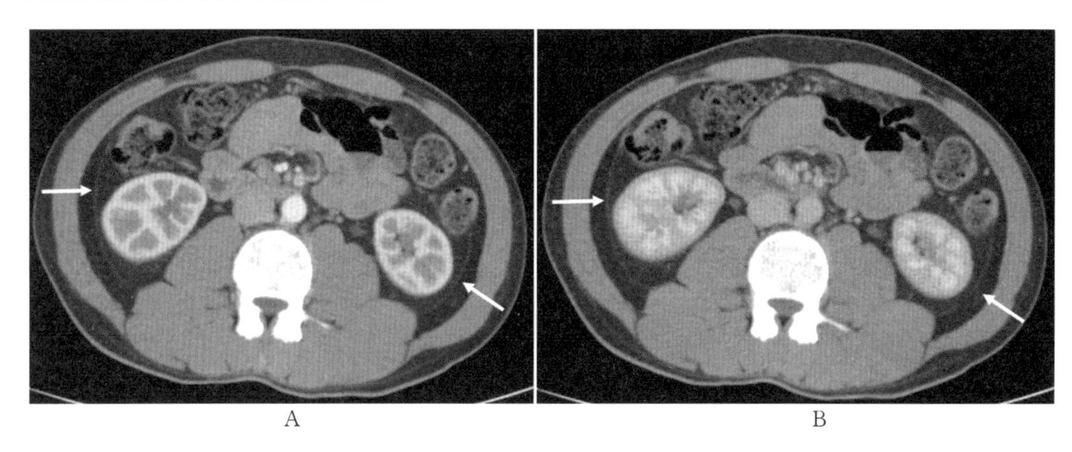

A　　B

图4-2-2　男性，33岁，正常腹膜

CT轴位增强动脉期(图A)、静脉期(图B)示侧腹膜(箭)呈细线状，粗细均匀，边缘锐利，腹膜内密度略高于腹膜外的脂肪

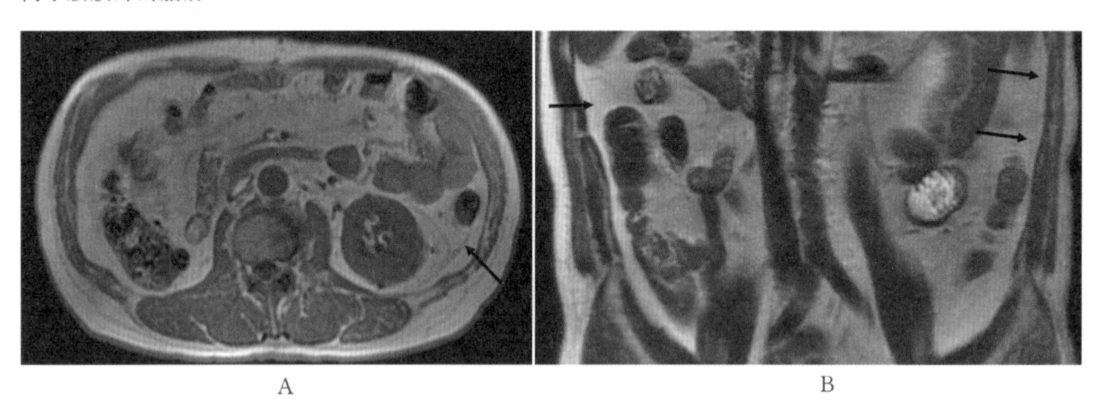

A　　B

图4-2-3　男性，66岁，正常腹膜

T_1WI轴位(图A)及T_2WI冠状位(图B)示侧腹膜(箭)呈细线状等信号，粗细均匀，其内外为高信号的脂肪

◇腹膜折叠形成大网膜、小网膜、系膜、韧带、隐窝等结构。

√这些结构在X线上不能显示，在CT及MRI上呈脂肪密度、脂肪信号的基础上夹杂血管影。

√与腹膜外脂肪不同，腹膜内含有纤维结缔组织和较丰富的血管，在腹膜窗（窗宽：400～450HU，窗位：38～42HU）上表现为纤细的网格结构，内含点状、条状及枝状血管影（图4-2-4）。血管在CT平扫呈边界清晰的软组织密度。大血管在MRI上因流空效应呈低信号，小血管呈等低信号。增强扫描，除血管密度显著增高外，腹膜密度无明显变化。

√正常腹膜淋巴管不能显示，淋巴结也少见显示。

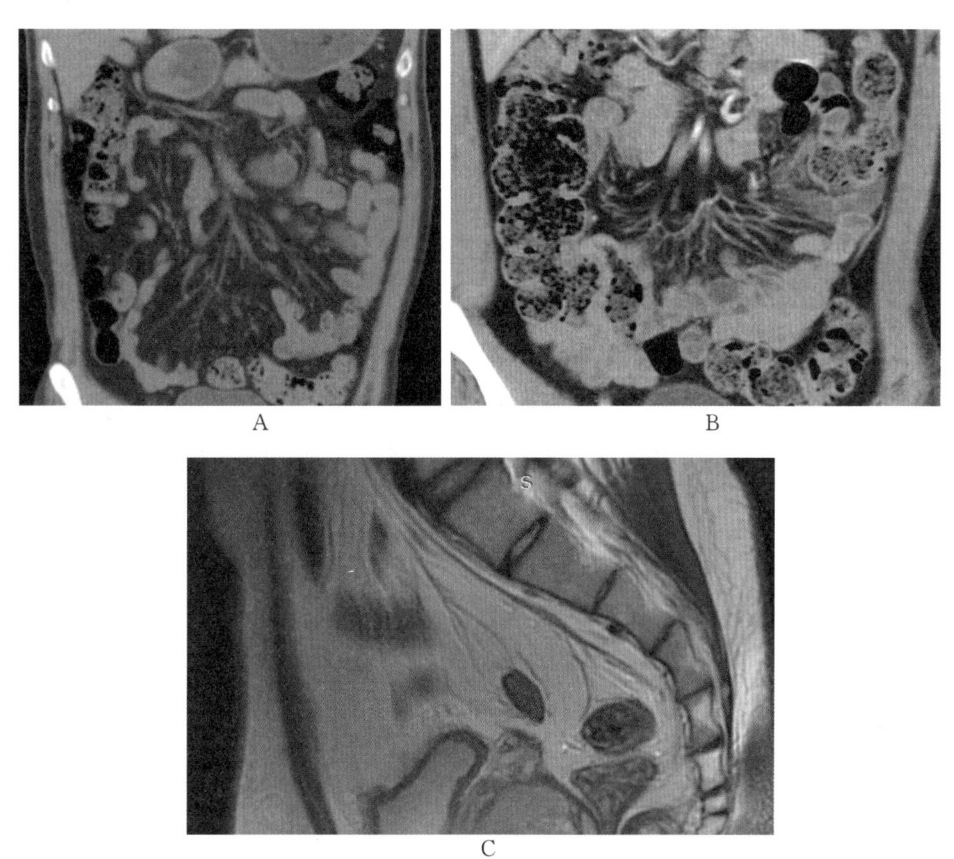

图4-2-4 正常肠系膜

冠状位CT平扫（图A）、增强扫描（图B）示肠系膜为扇形结构，呈脂肪密度，内有多发条形血管。矢状位T_2WI（图C）显示肠系膜为高信号的脂肪，内可见分枝状的血管自后上向前下辐射

【定义】

结核性腹膜炎又称腹膜结核，是由结核分枝杆菌感染腹膜引起的慢性弥漫性腹膜炎症。继发于肺结核者，结核分枝杆菌主要经血行播散至腹膜；继发于腹腔脏器和淋巴结结核者，主要为结核病灶的直接蔓延，也可经淋巴播散至腹膜。

【诊断依据】

◇有结核中毒症状和（或）腹部症状、体征的易患人群。

◇影像学检查有结核性腹膜炎征象。

◇实验室检查支持结核感染。

【分类】

结核性腹膜炎分为腹水型、粘连型和干酪型三种。

◇腹水型又称湿性腹膜结核，为急性病理过程，以腹膜的炎性渗出为主要病理改变。

◇粘连型又称干性腹膜结核，为慢性或亚急性病理过程，可以发生在大量腹水吸收之后，也可以不经过大量腹水阶段。

◇干酪型又称包裹型，少见，是三型中最严重的一型，可见于晚期患者。

【病理改变】

1. 腹水型

以腹膜充血、水肿及广泛的结核增生结节为主要病理改变，形成大量的腹水，渗出液含较多细胞及蛋白成分。此型腹膜增厚，伴有结节状肉芽肿病灶。

2. 粘连型

腹腔内纤维蛋白沉积，逐渐形成壁腹膜、肠管浆膜、肠系膜、大网膜之间的广泛粘连，甚至导致肠管粘连梗阻。此型腹膜、网膜增厚显著，腹腔被封闭成团，在粘连之间可有结核结节和干酪样坏死灶存在。

3. 干酪型

以腹膜干酪样坏死性病变为主，伴有大量纤维组织增生和粘连。干酪样坏死灶融合、液化形成脓肿。纤维组织增生和粘连使脓性渗出液局限，形成多发小房，如果小房的壁含有肠管、腹壁，则干酪样坏死灶可侵蚀肠壁、腹壁、盆壁，形成内瘘或粪瘘。脓肿壁厚，难以萎陷消失。

【临床特点】

1. 易患人群

◇以青壮年多见，女性略多。

◇有结核病感染史。

2. 症状

◇长期不明原因发热（≥2 周），伴腹痛、腹胀、腹水或腹部包块。

√腹水型：腹胀明显，腹部膨隆，腹壁静脉曲张，下肢水肿。

√粘连型：腹痛明显，伴肠梗阻症状。

√干酪型：严重毒血症症状，腹壁瘘、肠瘘、阴道瘘。

◇给予足量的抗生素治疗后，症状不能有效控制。

少数患者起病急，类似外科急腹症，大多由于粟粒性结核血行播散，也可由于腹内结核病灶和肠系膜淋巴结破裂所致。

3. 体格检查

有腹水者移动性浊音阳性，多数患者腹部有“揉面感”体征，可触及包块。

4.实验室检查

(1)常规实验室检查

◇常规检查:贫血;血沉在活动期多增快,病变趋于静止时逐渐正常,可用于病情观察。

◇PPD试验中度或强阳性可作为诊断参考指标,但重症患者PPD试验可出现阴性反应。

◇腹腔积液为渗出液,ADA活性增高,普通细菌培养阴性。严重营养不良或合并肝硬化可导致腹水性质接近漏出液,应注意鉴别。

◇腹腔积液Xpert MTB/RIF检测法具有重要价值。

◇腹腔积液聚合酶链反应(PCR)检测结核分枝杆菌DNA阳性。

◇血清和腹腔积液抗结核抗体检测可作为诊断参考指标;淋巴细胞培养+γ干扰素检测阳性对协助诊断具有重要指导价值。

◇大部分患者CA125会明显升高。

(2)腹腔镜检查

腹腔镜显示腹膜充血增厚,壁层腹膜、网膜和肠袢上遍布白色粟粒样结节或干酪样物质;可疑患者进行直视下活检有助于确诊。

【影像学表现】

1.腹腔积液

◇少量腹水时X线片不能显示,CT和MRI均可以敏感地显示(图4-2-5)。腹水分布的部位,如弥散或局限与腹膜粘连相关。最常见的部位为膈下间隙、肝下间隙、肝周、脾周、脏器之间、两侧结肠旁沟、盆腔的直肠膀胱凹。多部位包裹性积液(图4-2-6)、包膜厚是结核性腹膜炎的特点,增强扫描包膜呈渐进性强化,厚薄较均匀(图4-2-7)。

◇当腹水黏稠且局限时,CT平扫不易与肿块鉴别,增强扫描和MRI有助于腹水的判定,并可以确定有无壁腹膜的增厚以及腹膜增厚的特点。

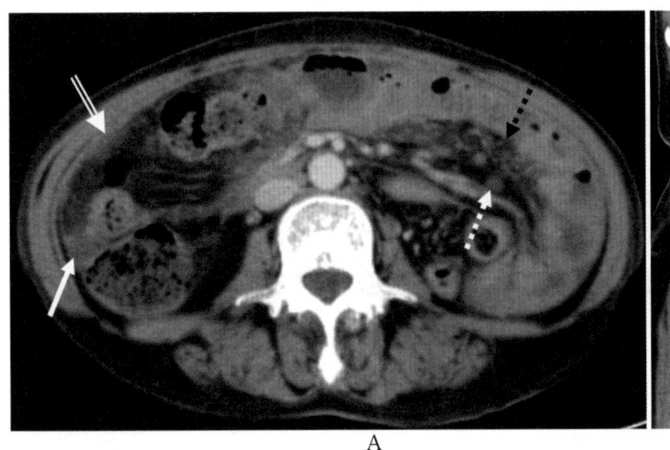

A

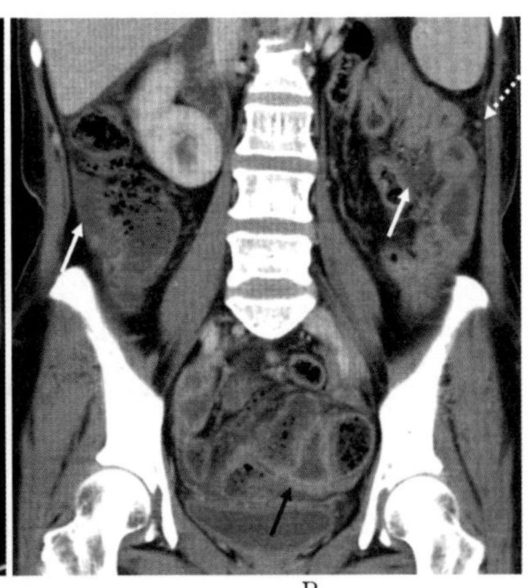

B

图4-2-5　女性,56岁,腹腔结核

CT平扫轴位(图A)、冠状位重建(图B)示右侧结肠旁沟及左侧肠袢间有小片状积液(白实箭),大网膜(白空心箭)及肠系膜(黑虚箭)密度增高,夹杂多发结节(白虚箭),盆腔部分肠管管壁增厚(黑实箭)

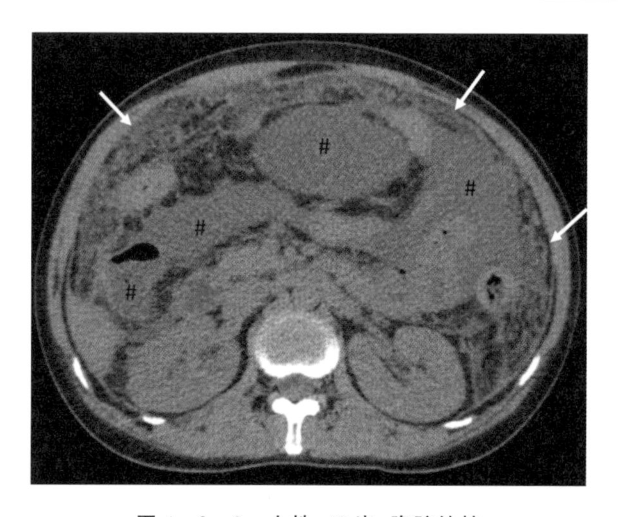

图 4-2-6　女性，48 岁，腹腔结核

CT 平扫轴位示腹腔多发形态各异液体聚集区(#)，大网膜密度增高，内可见网格影(白实箭)

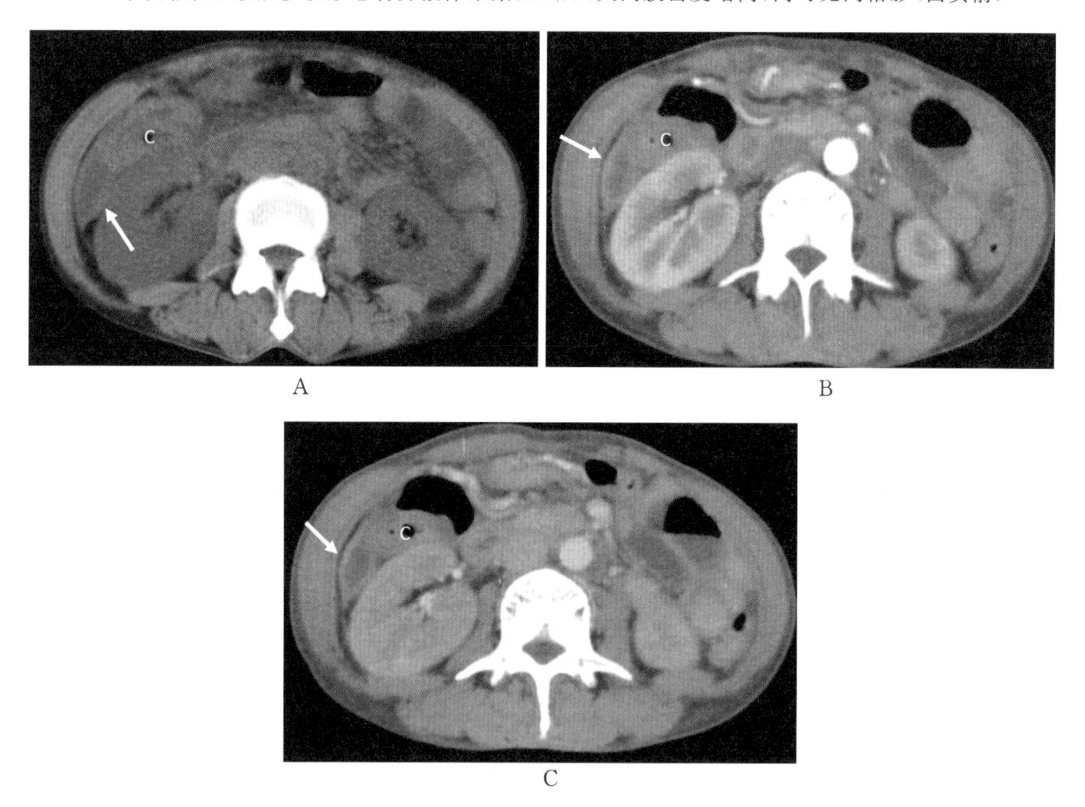

A　　B

C

图 4-2-7　女性，51 岁，腹腔结核

同层 CT 轴位平扫(图 A)、增强扫描动脉期(图 B)、静脉期(图 C)示右侧结肠旁沟凸透镜状积液，包膜厚约 4mm(白实箭)，包膜在静脉期显示最为清晰

◇大量腹水时，X 线片显示全腹密度普遍增高，且当肠管积气时，X 线平片可显示积液导致的肠管移位(图 4-2-8A、9A)。胃肠钡餐检查表现为肠间距增大，肠管位置较固定。CT 和 MRI 显示腹膨隆，腹腔大范围积液，结核性腹水密度偏高(一般 CT 值大于 20HU)

(图 4-2-8、9)。

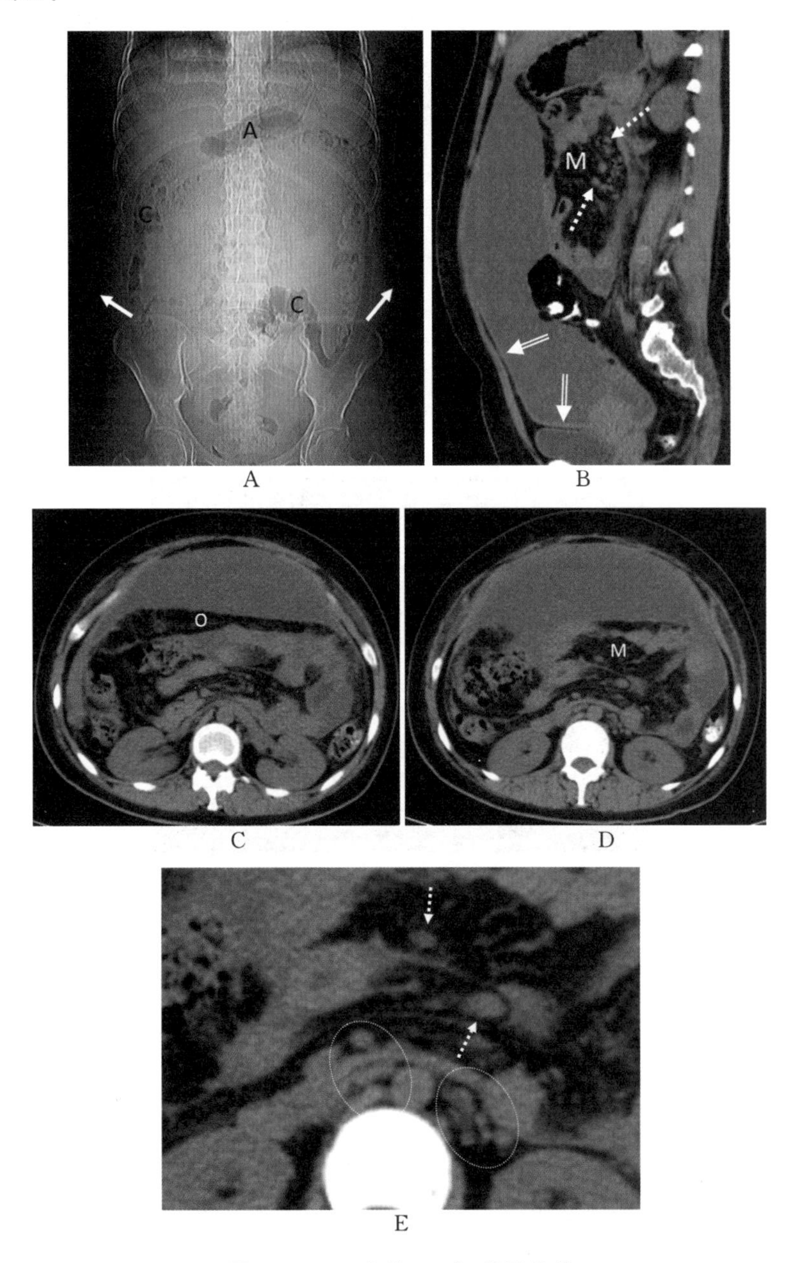

图 4-2-8　女性，33 岁，腹腔结核

腹部平片(图 A)显示中腹部向两旁突起(实箭)呈蛙状腹，结肠向四周推移，中腹部密度较高，腰大肌影未能显示。CT 平扫矢状位重建(图 B)及肾门平面轴位图(图 C)示腹水位于前腹壁和大网膜之间，平均 CT 值约 20HU，所有肠管受压后移。壁腹膜(空心箭)呈线样增厚，盆底最明显，厚约 4.5mm，大网膜密度增高，见粗细不均索条影及云絮状影。肾下极平面轴位图(图 D)及局部放大图(图 E)显示肠系膜内线状影增多，夹杂大小不等结节(虚箭，淋巴结)，腹主动脉两旁及左肾静脉前后多发大小不一小结节(圆圈内)。注：A=胃；C=结肠；M=肠系膜；O=大网膜

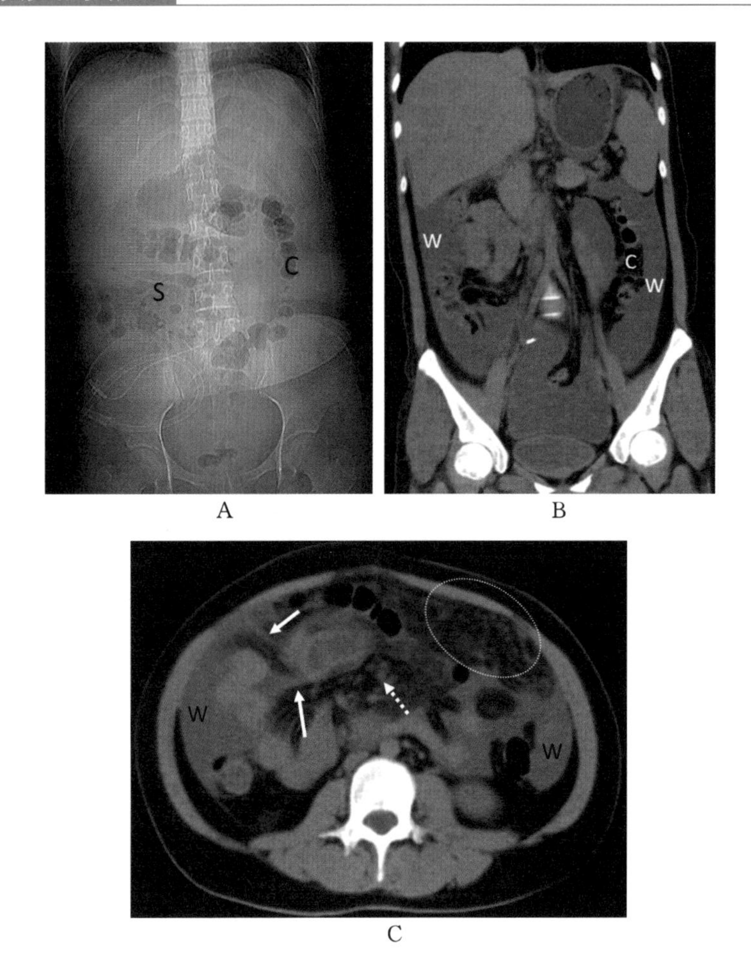

图 4-2-9　女性，28 岁，腹腔结核

腹部平片(图 A)显示左侧降结肠内移，右侧回盲区小肠局限性含气，肠管平行排列。CT 平扫冠状位重建(图 B)及肾下缘平面轴位图(图 C)示腹水位于结肠旁沟，平均 CT 值约 23HU，腹水内缘呈尖角及长毛刺状(实箭)，大网膜呈不均匀磨玻璃样密度增高，夹杂短线状及粟粒状结节(圆圈内)，肠系膜根部多发小结节(虚箭)。注：C＝结肠；S＝小肠；W＝腹水

2. 腹膜增厚

◇X 线不能显示单纯的腹膜增厚。

◇在 CT 图像上，腹膜增厚依不同部位表现各异。

√壁腹膜多呈均匀线样增厚(图 4-2-10)，极少数表现为轻度不规则增厚(图 4-2-11)，增强扫描多为持续明显强化，边缘光滑。由于腹膜外脂肪的衬托，胁腹部、结肠旁沟、盆腔区域较容易观察到。

√肠系膜易受累，表现为肠系膜密度不均，呈斑片状、线状或星芒状密度增高(图 4-2-12)，肠系膜条索影增粗、聚集，呈放射状排列(图 4-2-13)，或被片状、结节状高密度影包裹。肠系膜根部可见小结节影，增强扫描强化均匀或不均匀(图 4-2-14)，肠系膜血管的边缘模糊(图 4-2-12)。如果同时发现环形强化结节，对诊断有重要价值。

√大网膜密度增高呈污迹样、网格样(图 4-2-6)，伴细小结节影、细线条影、索条影(图

4-2-9)，严重者网膜增厚不透亮，形似一张葱油大饼，称为网膜饼征(图4-2-15)。与腹膜转移癌相比，结核性腹膜炎引起的大结节及网膜饼征略薄，且相对少见。增强扫描不均匀强化。

√腹膜改变的程度重、腹水量少是粘连型结核性腹膜炎的特点。

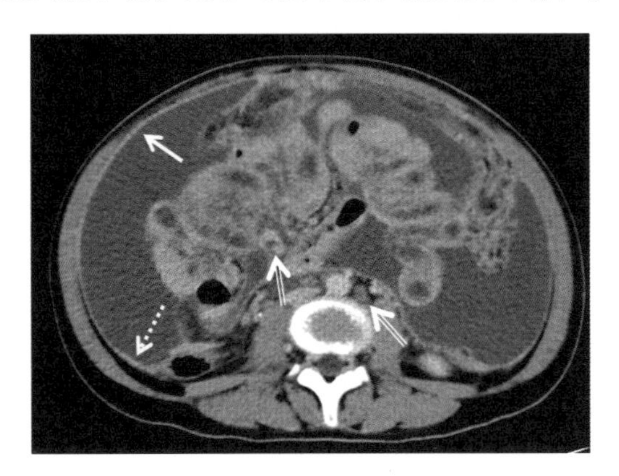

图4-2-10　女性，20岁，结核性腹膜炎

轴位增强CT显示在腹水的推压下、肠管聚拢于中腹，壁腹膜增厚呈细线状(实箭)，右侧明显，且靠近结肠处增厚更明显(虚箭)，肠系膜根部及腹膜后可见结节(空心箭)

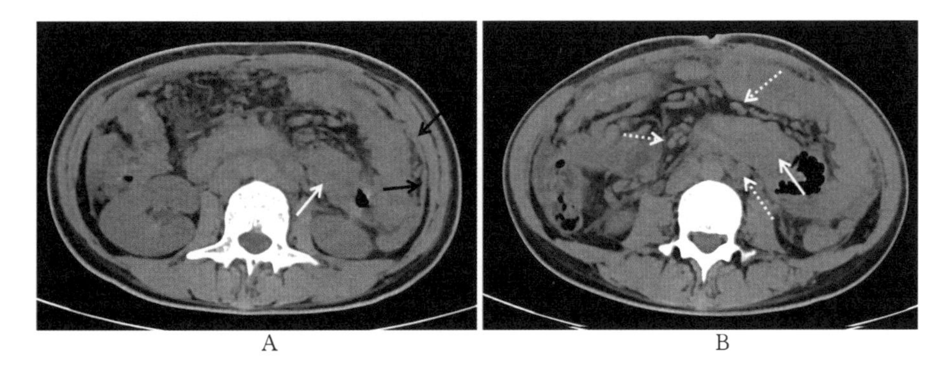

图4-2-11　女性，29岁，结核性腹膜炎

CT平扫轴位图，肾门平面(图A)及肾下极平面(图B)显示腹主动脉左前方肠曲粘连形成假性肿块(白实箭)，腹膜后、腹腔内多发孤立、边界清晰的淋巴结(白虚箭)，左侧腹膜轻度不规则增厚(黑实箭)

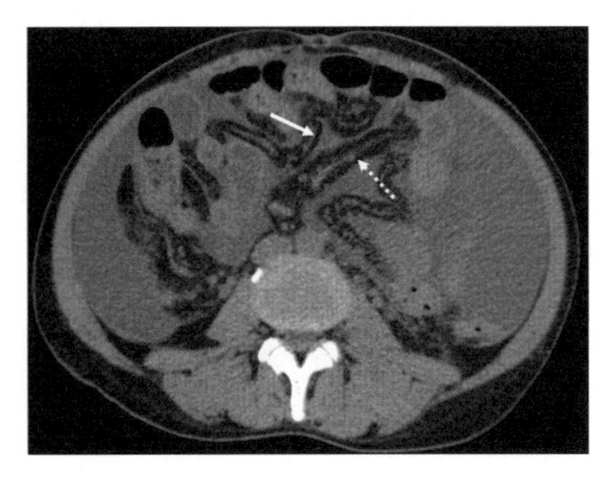

图4-2-12　女性，48岁，结核性腹膜炎

CT平扫轴位显示腹腔散在积液，肠系膜可见星芒状高密度影(白实箭)，肠系膜血管边缘模糊，欠光滑(白虚箭)

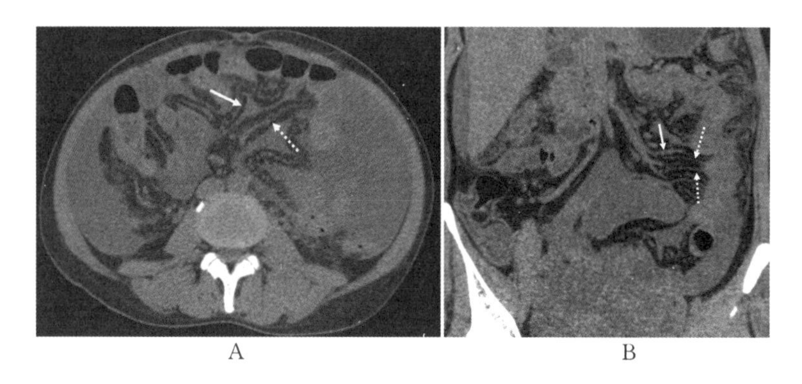

图 4-2-13　女性，37 岁，结核性腹膜炎

CT 平扫轴位（图 A）及冠状位（图 B）示肠系膜放射状线状影多而密集，包括血管（实箭）扭曲增粗和肠系膜筋膜（虚箭）增厚显影

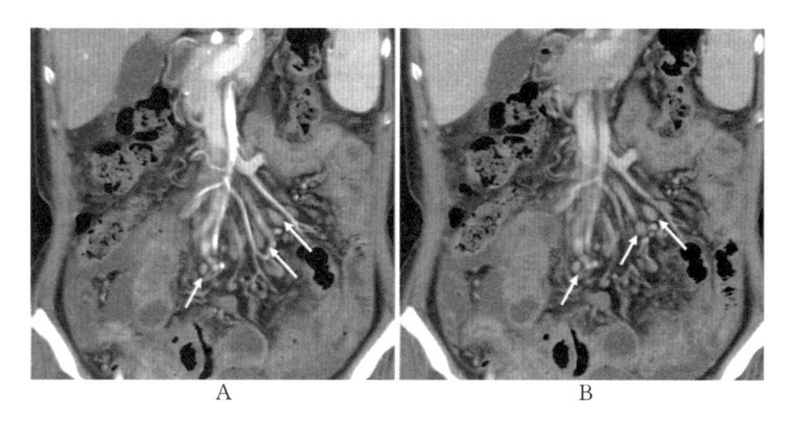

图 4-2-14　女性，56 岁，结核性腹膜炎

增强扫描动脉期（图 A）及静脉期（图 B）显示肠系膜血管间多发大小不等结节，边缘清楚，强化均匀（白实箭）

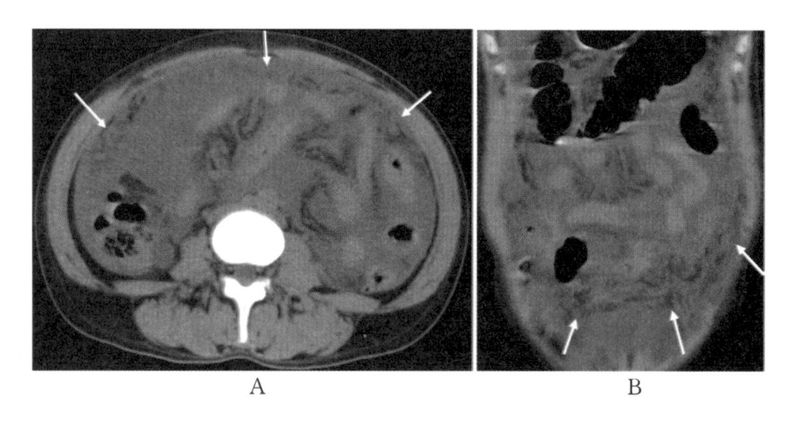

图 4-2-15　女性，49 岁，结核性腹膜炎

CT 平扫轴位（图 A）及冠状位重建（图 B）显示大网膜（白实箭）内多发扭曲的边缘模糊的条索影、结节影，致网膜密实呈饼状

3.腹腔淋巴结

腹腔淋巴结增大较常见，多为1～3cm，分散或融合，常多组淋巴结同时受累（图4－2－8、14），强化形式多样。

4.腹部包块

◇腹腔粘连带形成大小不等的肿块，其特点是肿块边缘不规则，有多发条索影。或腹腔粘连带相互粘连将肠管包裹其中，形成类似于腹茧症样的腹部包块（图4－2－16）。

◇多发的单房或多房囊性肿块，密度不均匀，边界不清。增强扫描后囊壁及分隔强化，干酪样组织及囊液不强化。

◇肠管盘旋成块，肠间脂肪消失，常伴有肠壁水肿、增厚（图4－2－16、17）。

◇坏死液化灶与肠管沟通，形成边界模糊的肿块影，内部出现气液平时，提示内瘘形成。

5.肠管

（1）肠粘连改变

肠曲固定，肠管分离，肠袢分布不自然，推压活动度差（图4－2－18）。或多段肠管向一个部位集中，局部变尖如花瓣状（图4－2－19）。

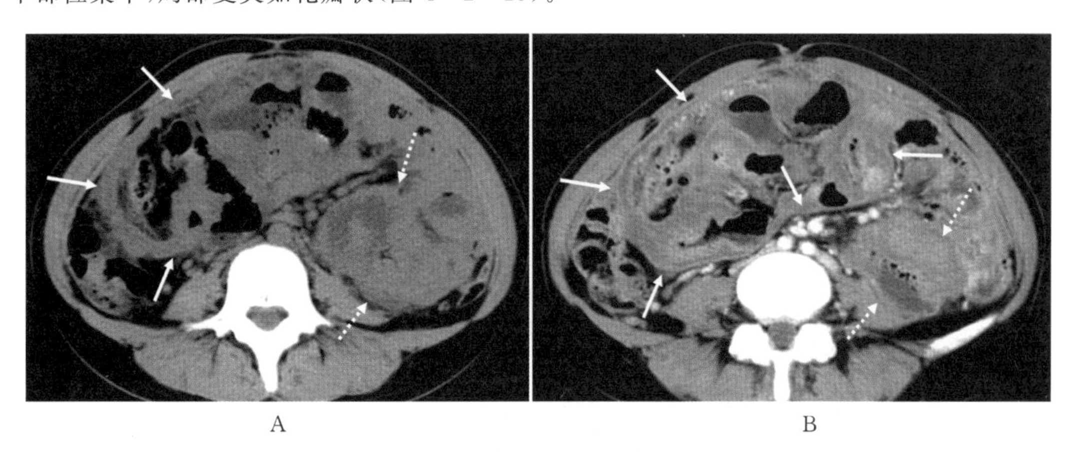

A　　B

图4－2－16　女性，27岁，结核性腹膜炎

CT平扫（图A）示右腹肠间可见弧形带状（实箭）稍低密度影（与肌肉相比），左侧腹肠管边界不清，形似一囊实性肿块（虚箭）。增强扫描（图B）示弧形条带状影（实箭）向左侧延伸，将其内的肠袢固定于前腹壁，其内肠管扭曲紊乱，境界不清；左侧腹实性部分（虚箭）密度不均，与邻近肠管界限消失

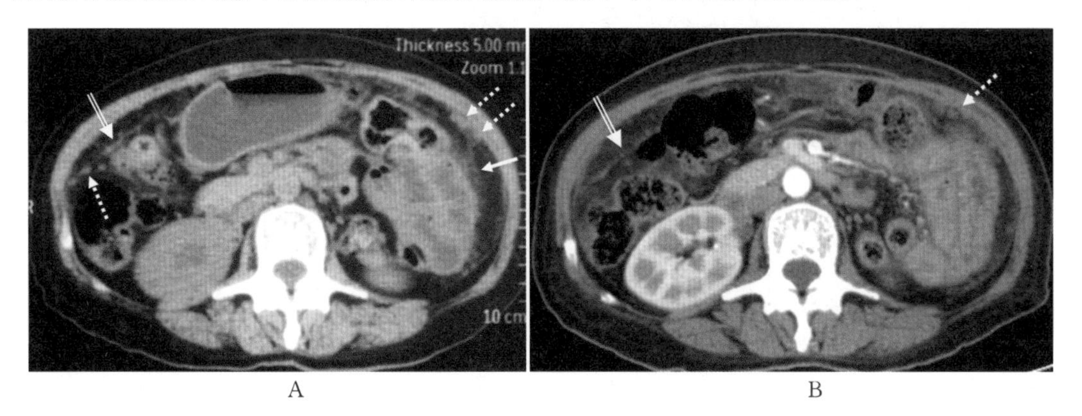

A　　B

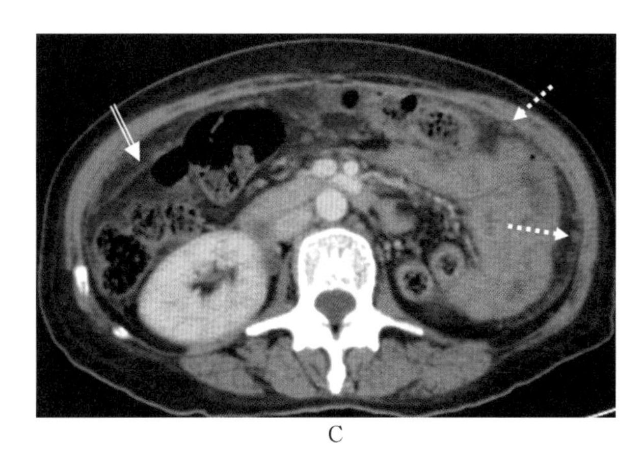

C

图 4-2-17 女性,56 岁,结核性腹膜炎

CT 平扫(图 A)示左腹小肠聚集(实箭),肠壁外侧缘脂肪密度轻度增高呈云絮状,边缘模糊,大网膜内可见多发结节(虚箭)及索条影(空心箭)。增强扫描动脉期(图 B)及静脉期(图 C)示肠壁增厚,肠壁强化程度高于右侧腹肠壁,且肠管之间低密度线状影的密度明显高于皮下脂肪,呈均匀轻度强化

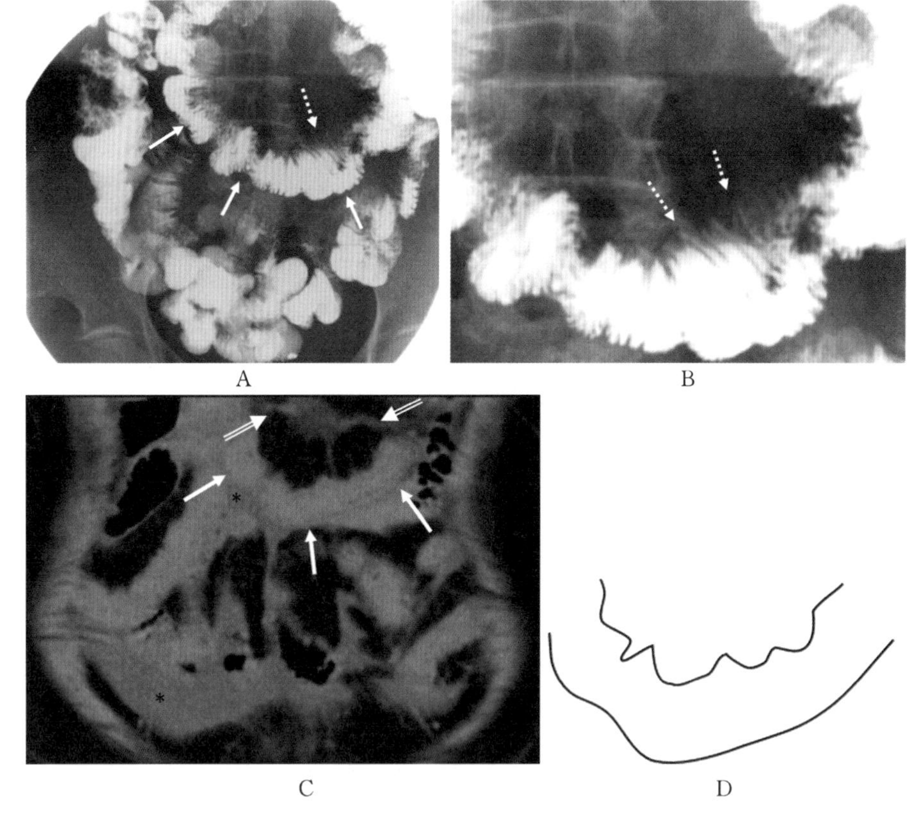

A B C D

图 4-2-18 腹腔结核

胃肠钡餐检查(图 A)及局部放大图(图 B)显示正中腹有一段肠袢走行不自然,位置较固定,游离缘(实箭)轮廓较光滑,肠系膜缘钡剂充盈不佳,可见梳篦征(虚箭)。胃肠钡餐检查 4 天前 CT 平扫冠状位重建(图 C)及其肠管示意图(图 D)示该段肠管游离缘(实箭)边缘模糊,尚光滑,肠壁间可见液体密度(*),肠系膜缘脂肪内可见多发索条影(空心箭),导致肠轮廓出现多发尖角样突起

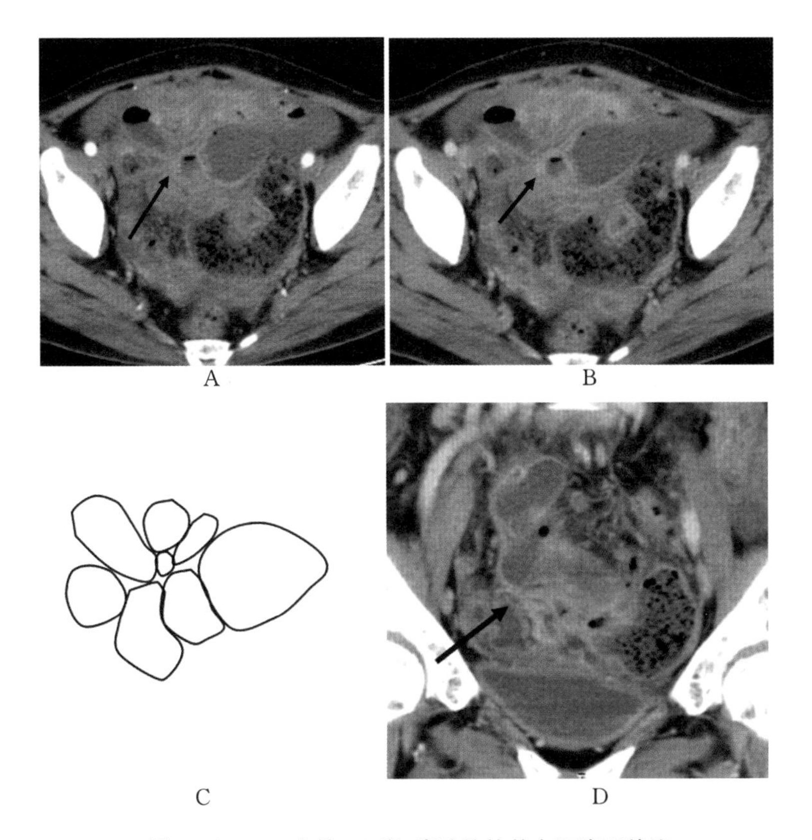

图 4-2-19　女性,56 岁,腹腔结核并右下腹肠粘连

盆腔 CT 增强动脉期(图 A)、静脉期(图 B)、局部肠管示意图(图 C)及静脉期冠状位重建(图 D)显示右下腹多段肠管向一点(箭)纠集形似花瓣状,肠管内可见液平

(2)肠梗阻改变

腹腔结核引发的肠梗阻多为肠粘连所致,故常为不全性梗阻,肠管分布不自然,相对固定,液平散在分布,长短不一,失去典型梯形排布的特点,肠管多段狭窄,伴肠管轻至中度扩张(图 4-2-20)。

(3)肠结核改变

肠管黏膜轮廓不整,可见牵拉引起的突起,其形态可变(图 4-2-18),亦可见肠壁增厚等肠结核表现(详见本单元第一章第三节肠结核)。

(4)肠瘘改变

对比剂远离肠腔,形态不规则。

6. 其他

◇腹部多发散在钙化。

◇其他部位结核,如肺结核、肠结核、生殖器结核、脊柱结核、腹腔实质脏器结核等。

√注:上述各种表现掺杂出现(病变形式多样),病灶密度差异较大(新旧病灶并存),病变累及范围广(多部位受累)是结核的特点。

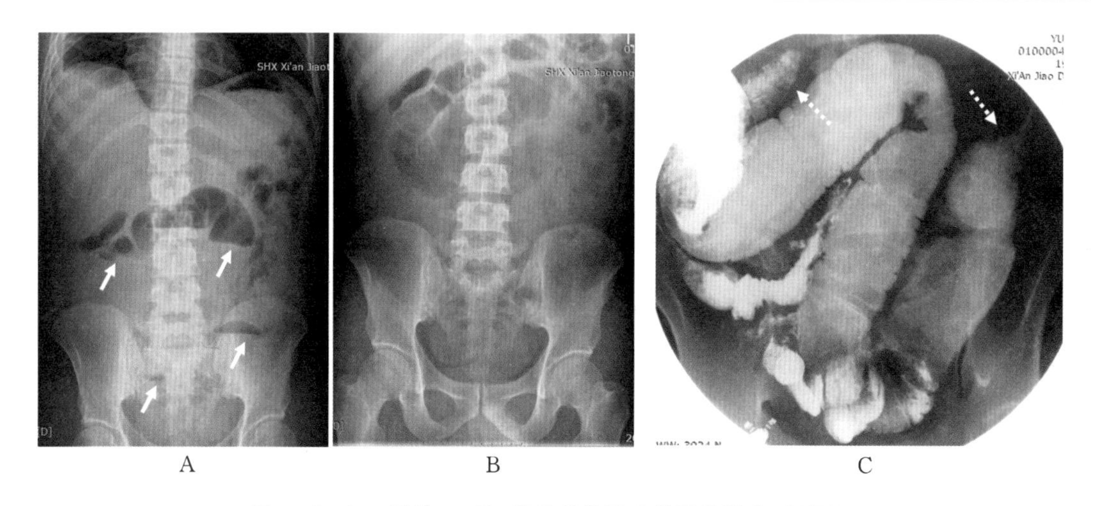

图 4-2-20　男性,31 岁,腹腔结核致多段肠管狭窄,肠梗阻

腹部立卧位拍片(图 A、B)显示中上腹肠管异常扩张,其内可见气液平,无阶梯状排布的特点,肠管位置在立卧位拍片几乎没有变化。胃肠钡餐检查(图 C)显示多段小肠向心性狭窄(虚箭),狭窄近端肠管显著扩张

【转归】

1. 好转及痊愈

◇腹水逐渐减少、消失。包裹性肿块内液体逐渐吸收。

◇肠轮廓逐渐清晰。

◇壁腹膜厚度减轻,大网膜、肠系膜片絮状渗出病变逐渐吸收。

◇腹膜结节逐渐缩小,密度逐渐升高,边缘逐渐清晰,甚至完全钙化。

◇腹膜腔内索条影减少,变细,边缘锐利。

2. 恶化及进展

◇腹水逐渐增多。

◇腹膜密度逐渐增高、增厚,大网膜卷曲成团,肠袢轮廓逐渐模糊,相互粘连,成角。

◇腹腔包裹性肿块逐渐增大,与肠管沟通形成内瘘或出现肠穿孔。

◇腹腔内外新发结核灶。

【鉴别诊断】

1. 癌性腹膜炎

◇发病年龄较大。

◇壁腹膜多呈不规则或结节样增厚。

◇大网膜增厚的同时常伴发大片状、大结节影,网膜饼征常见。

◇腹腔积液量较大,多发包裹性积液发生率低。

◇肠系膜淋巴结多见,但伴发索条影相对少见。

◇若已有其他部位肿瘤的原发病灶,则应首先考虑诊断为癌性腹膜炎。

2. 其他原因所致肠梗阻

◇粘连性肠梗阻患者多有腹腔手术史或腹腔感染病史。

◇腹膜受累范围较局限。

第二节　肠系膜淋巴结结核

【相关解剖】

1. 小肠淋巴结

在小肠肠壁的固有膜内或肠腺之间，淋巴组织聚集成略微隆起的小团，表面覆盖 M 细胞，这样的淋巴小团称为淋巴孤结，或淋巴滤泡，或淋巴小结。这种淋巴小结体积小(直径 0.6～3mm)，肉眼不易观察，其分布于整个小肠，越靠近下段小肠数量越多，体积越大。

大团状淋巴组织聚集成淋巴集结，它包含多发淋巴小结，肉眼可见，呈椭圆形，位于小肠的独立缘(肠系膜的对侧缘)。淋巴集结的长轴与肠管纵轴平行。

◇空肠上 2/3 段的淋巴集结很少，甚至缺乏，越靠近下段小肠数量越多。

◇淋巴集结表面的肠黏膜粗糙，缺乏绒毛，黏膜肌层常被淋巴集结隔断，形成散乱的肌束，使该处肠壁较为薄弱，是穿孔的好发部位。

◇单纯淋巴集结病变导致的纤维化可引起肠袢短缩，但一般不引起肠腔缩窄。

2. 肠系膜淋巴结

肠系膜淋巴结分为 4 站，分别为肠壁淋巴结、肠旁淋巴结、中间淋巴结、中央淋巴结。

◇肠壁淋巴结分布于肠壁及结肠的脂肪垂内。肠的淋巴起始于小肠绒毛下的乳糜管，穿出肠壁后沿血管走行。

◇肠旁淋巴结位于边缘动脉和肠壁之间。

◇中间淋巴结沿结肠动、静脉分布。

◇中央淋巴结位于肠系膜根部及肠系膜上、下动脉周围。

【定义】

肠系膜淋巴结结核是腹部结核最常见的表现形式，是由结核分枝杆菌所致的慢性淋巴结病变。可单独出现，也可与肠道、腹膜、脾、胰腺等器官结核同时存在。一般认为，大多数肠系膜淋巴结结核属于继发性结核，但肠系膜淋巴结结核发病时，原发灶可以是已经愈合或机化。

结核累及腹腔、腹膜后间隙淋巴结主要有 3 种途径：肠道、血行播散、邻近脏器直接蔓延感染所致。

◇肠结核经淋巴引流至肠系膜、肠系膜根部，这是临床上最多见的感染途径。

◇血行播散性肺结核发生全身播散时，结核杆菌经血循环造成远处种植，可引起肠系膜淋巴结增大，此时，常合并肝脾增大。

◇除肠结核外，腹腔其他器官结核通过淋巴管引流，导致相应淋巴结感染，该途径较少见。

◇由于淋巴回流具有特定的路径，故不同的感染途径导致淋巴结结核在腹腔、腹膜后淋巴结的分布存在差异。

【诊断依据】

◇有结核病史，伴有其他器官结核的人群。
◇临床有结核症状，并伴发腹部胀痛、腹部肿块或慢性肠梗阻等。
◇实验室检查及影像学表现支持肠系膜结核。
◇进行穿刺或腹腔镜活检病理组织确诊。
◇抗结核治疗有效。

【分类】

肠系膜淋巴结结核分为结节型、浸润型、脓肿型、溃疡型和钙化型。

【病理改变】

病理改变包括结核性肉芽肿性淋巴结炎、结核性淋巴结干酪样坏死、结核性淋巴结脓肿和结核性淋巴结钙化，多种病变常并存。

1. 结核性肉芽肿性淋巴结炎

淋巴结充血水肿，炎性渗出，肉芽组织增殖，其内无明显液化、坏死。

2. 结核性淋巴结干酪样坏死

中央淋巴门处血流较丰富，是结核分枝杆菌容易停留和繁殖的部位，也是干酪样坏死最易发生的部位；干酪样坏死的早期，淋巴结边缘区域常常表现为炎性肉芽组织增生。

3. 结核性淋巴结脓肿

固态的干酪性坏死发生液化后，结核分枝杆菌迅速繁殖，造成病灶恶化，形成寒性脓肿。

4. 结核性淋巴结钙化

干酪样坏死物质因失水而干燥，碳酸钙或磷酸钙沉着形成钙化，所以病灶内部不强化的干酪区可以出现钙化，此点有助于与肿瘤液化坏死鉴别。此外，结核分枝杆菌在其内的繁殖能力几近丧失，故一般认为淋巴结内出现钙化灶多为病灶部分愈合的表现。

【临床特点】

1. 易患人群

以青少年多见，男性多于女性，农村多于城市。多有结核病史或结核病密切接触史。

2. 症状

◇如果肠系膜结核是全身结核病的一部分，或病情严重时，常伴有发热、盗汗、乏力、纳差、消瘦等全身中毒症状。否则，可以无任何症状。
◇腹部症状表现多样，包括腹痛、腹胀、腹泻、腹部包块、腹腔积液等。
◇并发肠梗阻时腹痛加剧，并伴有腹胀、呕吐、肛门停止排气排便等症状。

◇体格检查，当淋巴结融合成团时，可触及大小不一的不规则肿块，表面结节状、边界不清、质地偏硬、活动度差、压痛不明显。

3. 实验室检查

◇结核菌素试验新近阳转或呈强阳性。

◇血清学结核抗体检测阳性，血红细胞沉降率增快。

◇IGRAs 可作为淋巴结结核的一种辅助诊断方法。

◇病理组织学检查：肝穿检活检或球切除标本行抗酸染色阳性，细菌培养结核分枝杆菌阳性，XpertMTB/RIF 阳性，病理组织学证实为结核性肉芽肿。

【影像学表现】

1. 结节型淋巴结结核

结节型淋巴结结核 X 线片不能显示，在 CT 和 MRI 上表现为肠系膜上成串或成簇分布的大小不一的结节，边缘清晰，以增殖改变为主时，结节密度和信号均匀，增强扫描结节呈均匀强化(图 4－2－21)。当结节发生完全干酪样坏死时，平扫结节的密度和信号仍均匀，增强扫描结节无强化(图 4－2－22)。当结节发生不完全干酪样坏死时，平扫结节的密度和信号虽然可以表现为均匀，但增强扫描结节呈环形或不均匀强化(图 4－2－23)。

◇血行播散性结核依次累及肝十二指肠韧带、肝胃韧带、大网膜、胃脾韧带(含脾门)、肠系膜、腹腔动脉周围、肠系膜根部及整个腹主动脉周围淋巴结，即腹腔、腹膜后间隙和中线大血管区域的淋巴结。常合并粟粒性肺结核、肝脾增大。

◇非血行播散性结核依次累及肝十二指肠韧带、肝胃韧带、大网膜、肠系膜、胰周、腹腔动脉周围、肠系膜根部及腹主动脉周围上部淋巴结，较少累及胃脾韧带、腹主动脉下部淋巴结。

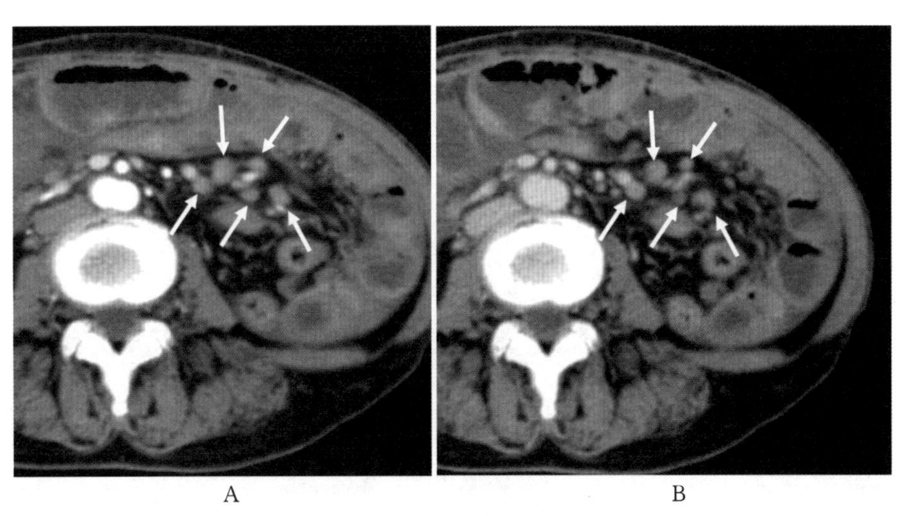

图 4－2－21　女性，56 岁，结核性腹膜炎淋巴结受累

CT 增强扫描腹主动脉分叉平面动脉期(图 A)及静脉期(图 B)显示肠系膜血管周围多发大小不等结节(箭)，密度均匀，边缘光滑锐利，其中最大结节的 CT 值动脉期约 74HU，静脉期约 81HU

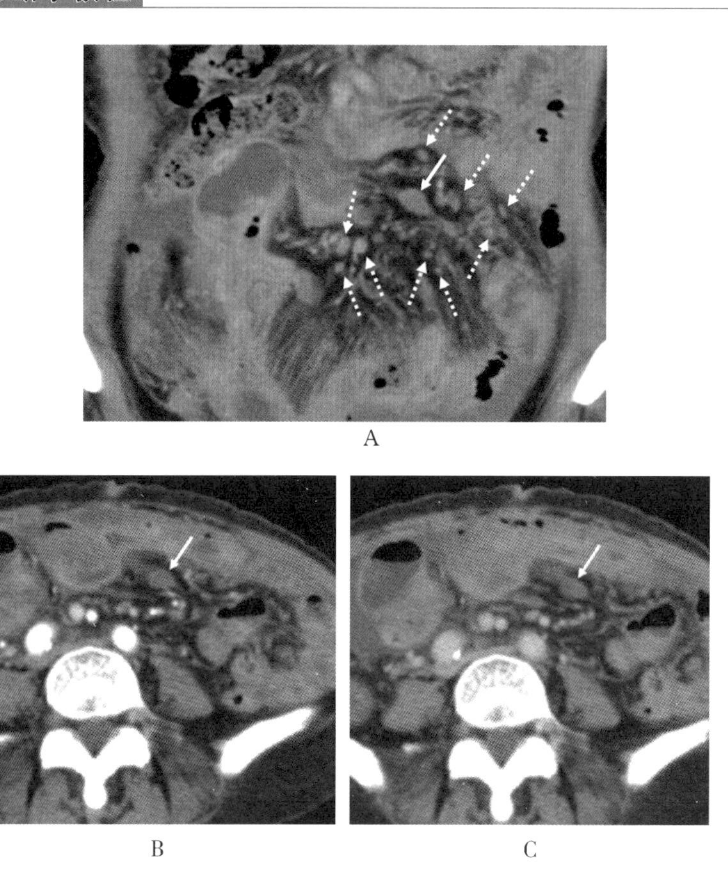

A

B　　　　C

图 4-2-22　男性，31 岁，结核性腹膜炎淋巴结受累

CT 增强扫描冠状位重建(图 A)显示肠系膜成簇分布的大小不等结节(箭)，密度均匀，边缘光滑锐利，其中最大结节(实箭)轴位动脉期(图 B)及静脉期(图 C)显示其密度尚均匀，CT 值无变化，动脉期及静脉期约 31HU，提示内部为干酪样物质

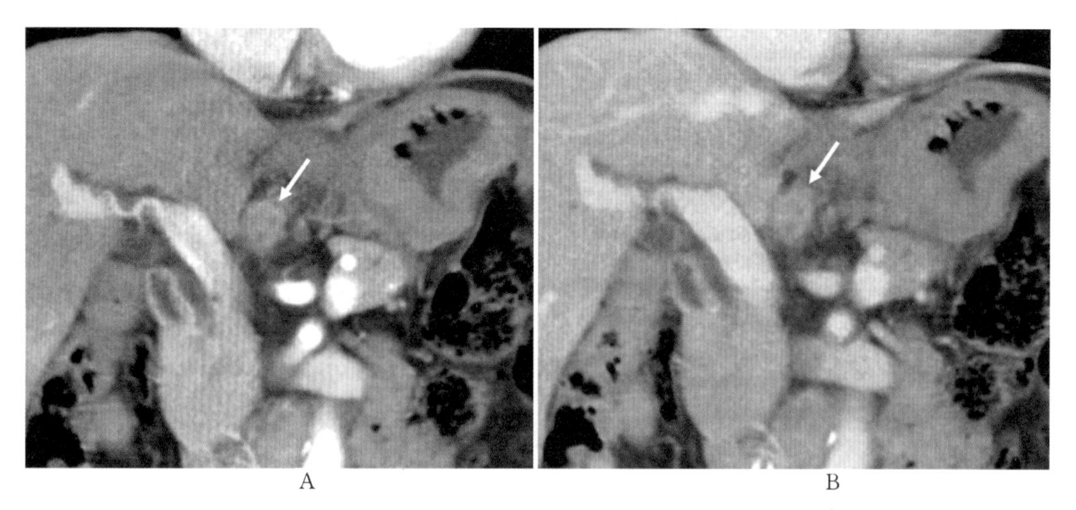

A　　　　B

图 4-2-23　男性，68 岁，胃癌患者，术后证实为淋巴结结核

CT 增强扫动脉期(图 A)及静脉期(图 B)显示胃小弯孤立性淋巴结，边界清楚，内部可见数个斑点状低密度区，病理证实肉芽肿伴坏死

2.浸润型淋巴结结核

浸润型淋巴结结核在X线片仍不能显示，在CT和MRI上表现为肠系膜上的结节密度均匀或不均，信号常不均匀。增强扫描结节呈环状或多环状强化，或不规则强化。

◇结节周围常出现反应性水肿带，但淋巴结周围的脂肪间隙尚能分辨(图4-2-24)。

◇当淋巴结的包膜被破坏后，淋巴结相互粘连、融合(图4-2-25)，或与周围软组织发生粘连，引起腹膜粘连、肠粘连，在X线钡餐检查和CT、MRI上表现为肠管移位、成角，受累肠管管壁增厚，狭窄、扩张，透视下推压，肠管固定，活动度受限。

◇淋巴结融合成块后，由于每个淋巴结所处病理状态不一致，导致肿块密度不均，可呈囊实性肿块，此时增强扫描，病灶强化不均匀，如果发现在不强化的囊性区域内出现钙化对结核的诊断有帮助。

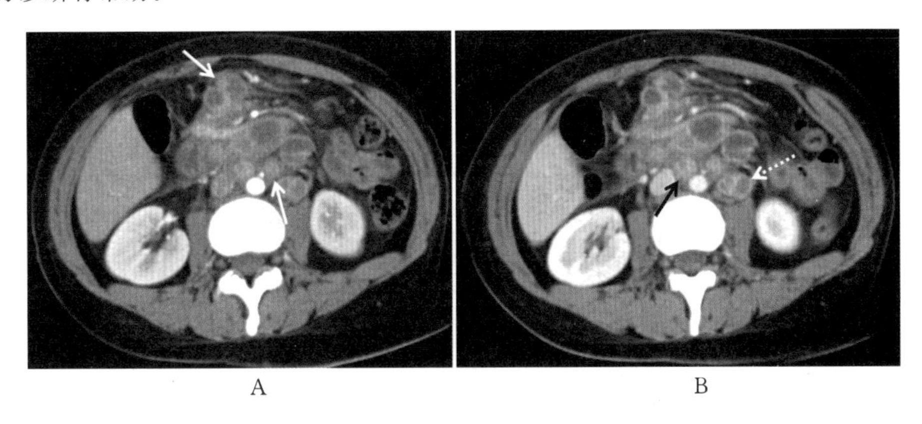

图4-2-24　男性，29岁，肠系膜、腹膜后淋巴结结核

CT增强扫描动脉期(图A)及静脉期(图B)显示小肠系膜及腹膜后多发大小不等结节，结节之间界限模糊，但未完全消失，除环形强化灶外，还可见到实性结节(白实箭)、囊实性结节(黑实箭)及多房囊性病灶(白虚箭)

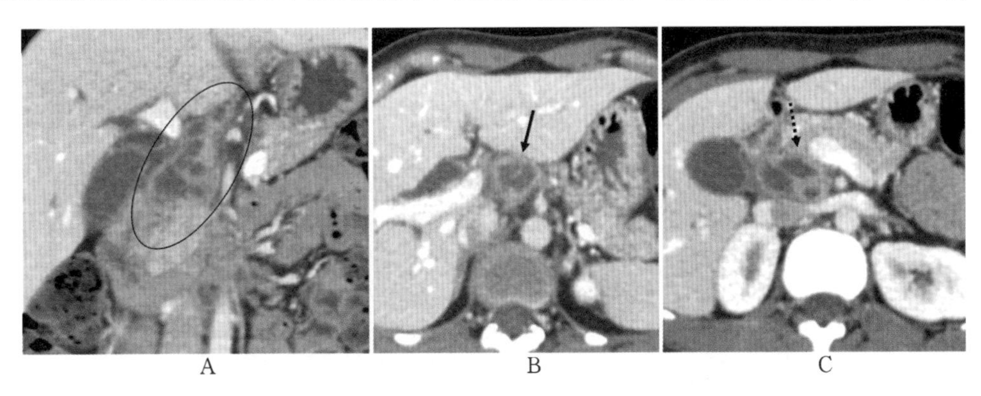

图4-2-25　女性，30岁，腹腔淋巴结结核

CT增强扫描冠状位重建(图A)显示肝-胃-胰之间成串分布、大小不一、环形强化结节(圆圈内)，结节之间脂肪间隙消失。肝门平面(图B)及胰腺平面(图C)轴位显示结节单环(实箭)或多环(虚箭)状，环内可有分隔(融合淋巴结未破坏的壁)

3.脓肿型淋巴结结核

脓肿型淋巴结结核在CT及MRI上表现为较大的囊性肿块，囊腔呈低密度，长T_1长T_2

信号，形状不规则，囊壁可发生钙化，壁呈不均匀或均匀的持续性环形强化。在 DWI 上囊液呈高信号，有别于肿瘤的液化坏死。

4. 溃疡型淋巴结结核

溃疡型淋巴结结核是淋巴结结核穿破肠管、腹壁、膀胱等处，其内干酪样脓液自行排出的状态。经窦道造影可显示脓腔的大小、形态。无须注射造影剂，MRI 平扫即可显示瘘管，但对细小瘘口容易漏诊，增强扫描可明确窦道的行程、开口。

5. 淋巴结钙化

当肠系膜淋巴结结核发生钙化时，腹部平片和 CT 均可显示，CT 对钙化的位置及形态判断的准确性明显高于 X 线片。在 X 线片及 CT 图像上，淋巴结钙化表现为形态各异的不规则高密度影，边界清晰，可为淋巴结内部的点状钙化，也可为整体淋巴结发生钙化。结核病灶中的钙化多为病灶部分愈合的表现（图 4-2-26、27）。MRI 对此不敏感。

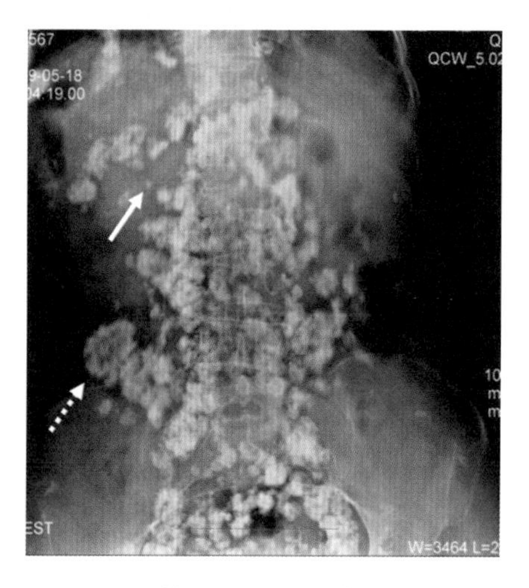

图 4-2-26　女性，75 岁，肠系膜淋巴结结核，钙化

X 线片显示腹部散布大小不一、形状各异、边缘锐利的骨样高密度影，小病灶（实箭）与大钙化灶（虚箭）体积相差悬殊，大病灶密度不均（由多发淋巴结融合而成）

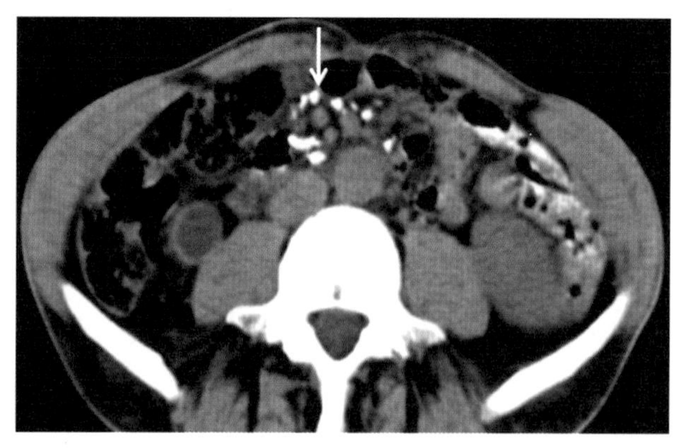

图 4-2-27　男性，46 岁，肠系膜淋巴结结核，钙化

CT 平扫轴位显示肠系膜血管周围多发骨样致密影（箭），边缘锐利，大小、形态不同

【转归】

1. 好转及痊愈

◇肠系膜淋巴结密度增高，出现钙化。

◇肠系膜淋巴结外形缩小，数量减少。

2. 恶化及进展

◇肠系膜淋巴结密度逐渐不均匀，内部出现坏死液化灶。

◇肠系膜淋巴结增大、增多。

◇肠系膜淋巴结边缘从清晰变模糊，相互融合成块。

◇新发大网膜、肠系膜的密度增高、增厚等征象。

◇新发瘘管、肠管粘连、肠梗阻。

【鉴别诊断】

1. 慢性淋巴结炎

◇淋巴结体积小。

◇抗炎治疗有效。

2. 淋巴瘤

◇无痛性软组织团块，液化坏死少见，CT、MRI 平扫及增强扫描密度及信号均匀。

◇未治疗的淋巴瘤不发生钙化。

◇常累及肝十二指肠韧带、肝胃韧带、胰周和整个腹主动脉周围淋巴结。

◇常伴有肝、脾大，外周血有时可见幼稚淋巴细胞。

3. 腹内淋巴结转移

◇多见于老年人。

◇多有原发肿瘤病史。

◇肿大淋巴结距原发灶较近，与病灶的引流途径有关。

【拓展阅读】

[1]王辰，王建安. 内科学[M]. 3 版. 北京：人民卫生出版社，2015.

[2]吴孟超，吴在德. 黄家驷外科学 · 中册[M]. 7 版. 北京：人民卫生出版社，2008.

[3]巫北海，周代全，蔡萍，等. 活体形态学 · 腹盆上卷[M]. 北京：科学出版社，2006.

（赵芸芸　贾永军　杨军乐）

第三章　实质脏器结核

【课程目标】

※掌握：肝脏、胰腺及脾脏结核的典型影像学表现及鉴别诊断。

※熟悉：肝脏、胰腺及脾脏结核的诊断要点和临床表现。

※了解：肝脏、胰腺及脾脏的正常影像学解剖及其结核的病理改变。

第一节　肝脏结核

【相关解剖】

1. 肝脏形态

肝脏外形不规则，轮廓光滑整齐。

◇在优质的X线片上，仅能显示肝脏下缘和外侧缘的轮廓。肝脏呈软组织密度，内部的结构无法分辨(图4－3－1)。

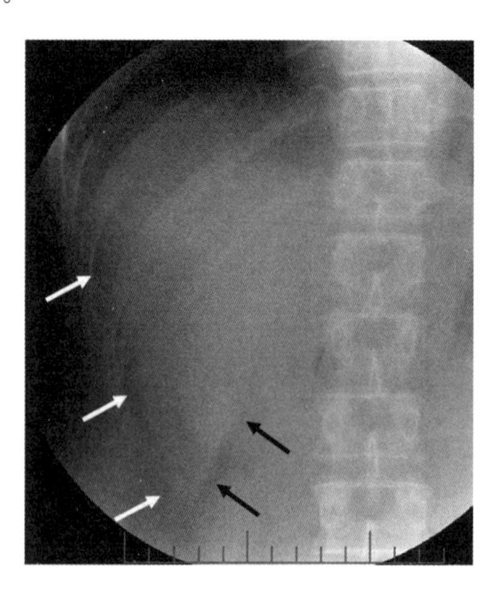

图4－3－1　男性，29岁，正常肝脏

肝区平片示肝上缘紧贴膈肌，与之不能分辨，肝右侧缘(白箭)及部分肝下缘(黑箭)在周围脂肪的衬托下显示，轮廓光滑、锐利，肝脏呈均匀的软组织密度

◇CT 图像上，肝脏分为两种密度：一种是管状或圆形低密度分支结构，此为肝脏的胆管和血管；另一种是密度均匀的软组织结构，平扫 CT 值 40～70HU，高于同层脾脏、胰腺及肾脏（图 4-3-2A）。增强扫描肝实质均匀强化，其密度在门静脉期最高；肝内血管随增强扫描时间不同表现各异（图 4-3-2B、C）。正常情况下肝内胆管及肝包膜在 CT 平扫及增强图片上均不显示。

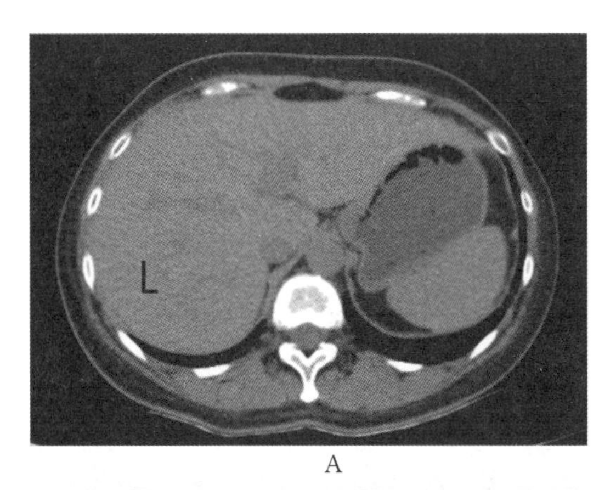

A

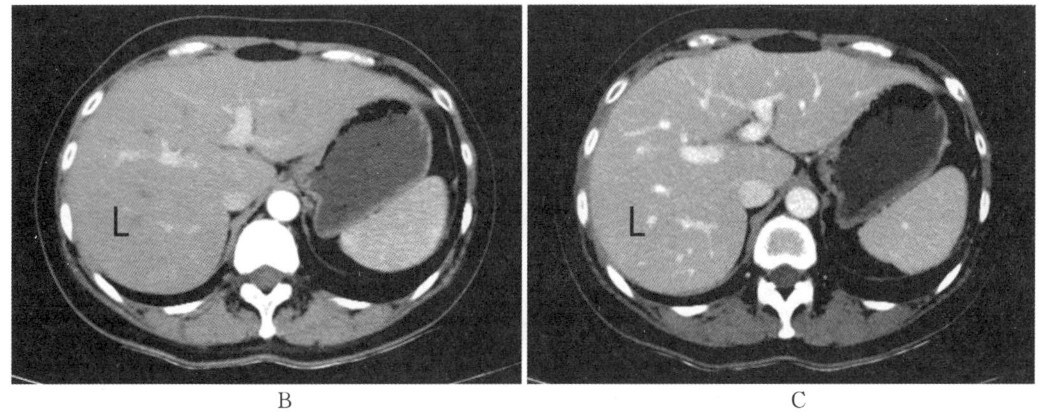

B　　　　C

图 4-3-2　男性，38 岁，正常肝脏

CT 平扫（图 A）示肝内脉管系统呈点状、条状稍低密度，肝实质呈均匀软组织密度；动脉期（图 B）示肝实质密度轻度均匀增高，其内血管呈高密度，未充盈造影剂的静脉仍呈现低密度；门静脉期（图 C）示肝实质密度明显均匀增高，静脉分支显示清晰，呈高密度，各期肝包膜均未见显示。注：L=肝脏

◇肝实质在 MRI 上表现为均匀信号（图 4-3-3），在 T_1WI 上，肝实质呈灰白色中等信号，与胰腺和脊髓信号相当，但略高于脾脏及肾脏；在 T_2WI 上，肝脏信号低于脾脏，为灰黑色信号。肝静脉和门静脉及其主要分支由于血液流空效应在 T_1WI 及 T_2WI 呈条状或分枝状无信号影，有时受缓慢血流及涡流的影响可呈较高信号。肝裂中的脂肪在 T_1WI 及 T_2WI 均呈高信号，在 T_2WI 压制序列呈低信号；肝裂韧带在 T_1WI 及 T_2WI 均呈低信号。正常肝内胆管在 MRI 常规 T_1WI 及 T_2WI 上不显示，在 MRCP 上呈树枝状的高信号。增强扫描表现与 CT 增强相仿。

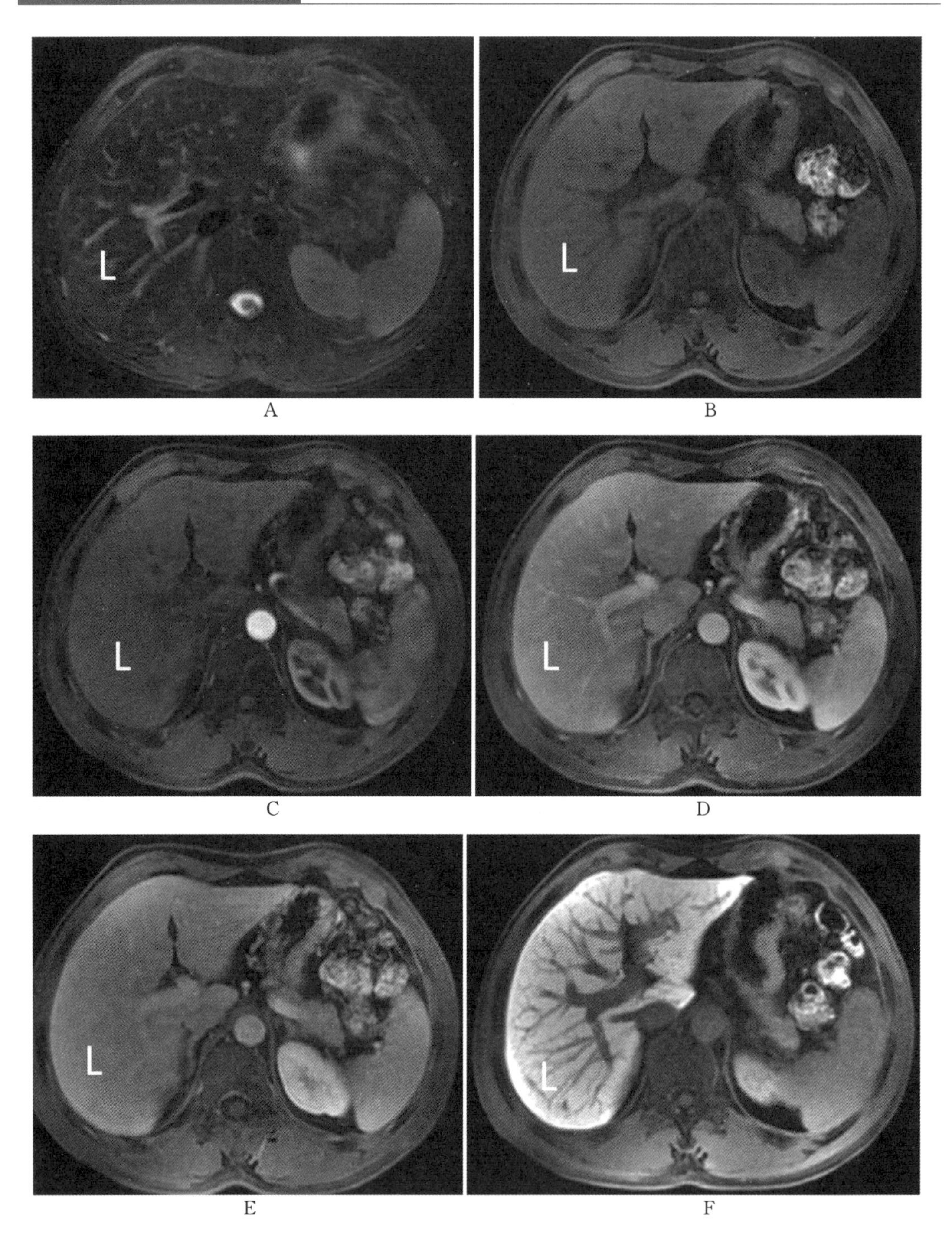

A B C D E F

图 4-3-3 男性，50 岁，正常肝脏 MRI 表现

T_2WI(图 A)显示除大血管呈流空信号外，肝内脉管呈高信号，肝实质呈均质低信号；T_1WI(图 B)示肝内脉管系统呈低信号，肝实质呈均质中等信号；增强扫描动脉期(图 C)、门脉期(图 D)、平衡期(图 E)及肝实质期(图 F)显示肝实质均匀强化，肝实质在肝实质期信号最高，各序列肝包膜均未见显示。注：L＝肝脏

2.肝脏分段

为了确定病变的位置，根据肝门、肝裂及肝脏血管将肝脏分成3个叶8个段（图4-3-4），便于临床与影像科医师的沟通。

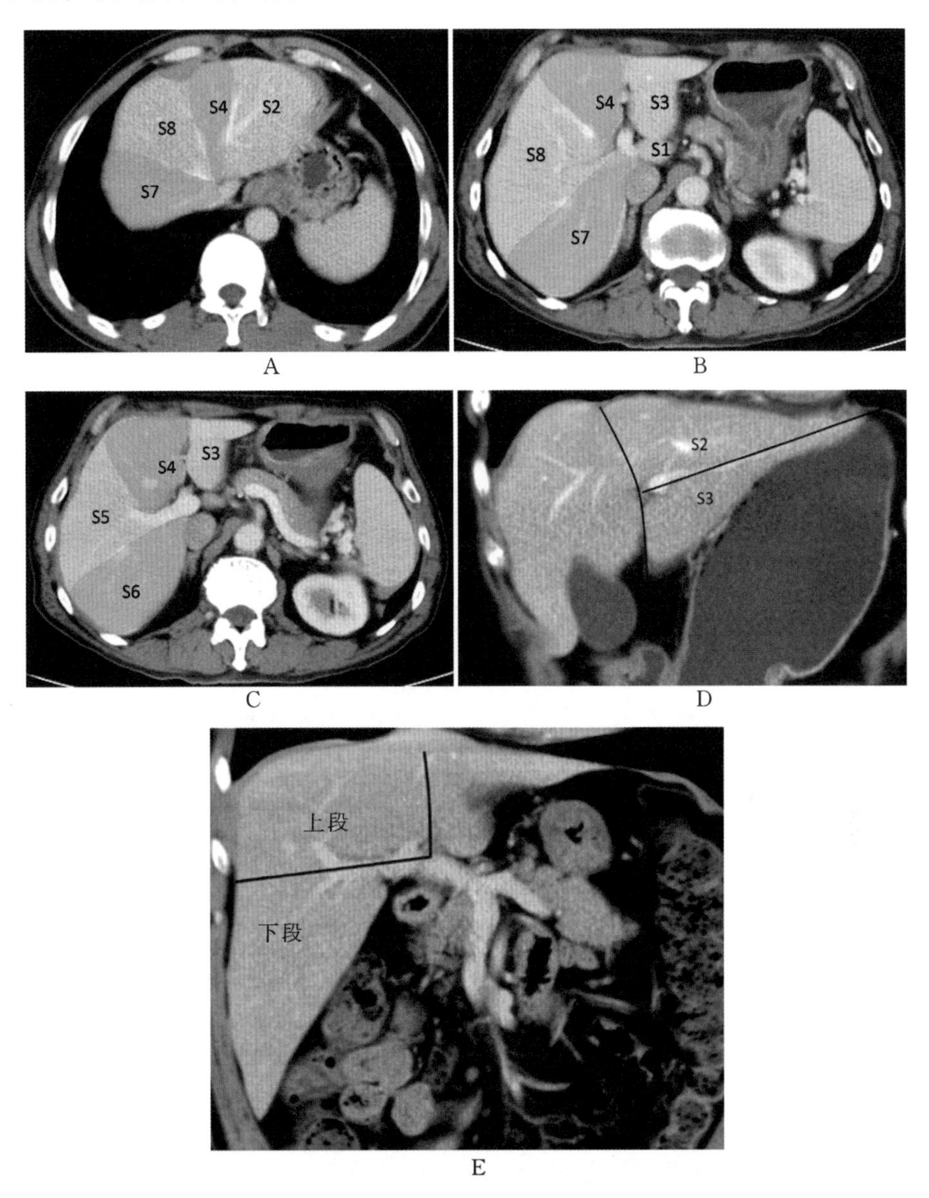

图4-3-4　正常肝脏分段示意图

图A为第二肝门平面轴位图，此层面从右向左依次为肝右叶后上段（S7）、肝右叶前上段（S8）、肝左叶内侧段（S4）、肝左叶外上段（S2）。图B为肝门平面轴位图，此层面从右向左依次为肝右叶后上段（S7）、肝右叶前上段（S8）、肝左叶内侧段（S4）、肝左叶外下段（S3），S7段内侧门静脉与下腔静脉连线左侧为肝尾状叶（S1）。图C为门静脉右支主干平面轴位图，此层面从右向左依次为肝右叶后下段（S6）、肝右叶前下段（S5）、肝左叶内侧段（S4）、肝左叶外下段（S3）。图D为门静脉左支主干平面冠状位图，此层面门静脉主干将肝左叶外侧段分为上、下段。图E为门静脉右支主干平面冠状位图，此层面门静脉主干将肝右叶分为上、下段

◇以肝中静脉，或胆囊窝与下腔静脉连线为界将肝脏分为左、右叶；门静脉与下腔静脉之间向内突出的肝组织为肝尾叶（S1 段），肝尾叶为独立的一段不再分隔（图 4－3－4B）。

◇肝左叶被分为 3 段（图 4－3－4A、B、D）：先以肝纵裂（镰状韧带）或肝圆韧带分为内侧段（Ⅳ段）、外侧段；再以第一肝门水平沿左门静脉主干将肝左叶外侧段分为左叶外上段（Ⅱ段）、左叶外下段（Ⅲ段）。

◇肝右叶被分为 4 段（图 4－3－4A、B、E）：以肝右静脉将肝右叶分为前、后段；以第一肝门水平沿右门静脉主干将肝右叶分为上、下段。这 4 个段分别称右叶前下段（Ⅴ段）、右叶后下段（Ⅵ段）、右叶后上段（Ⅶ段）及右叶前上段（Ⅷ段）。

3. 肝脏的脉管系统

肝脏的脉管系统包括门静脉、肝动脉、肝静脉及肝内胆管 4 套系统，其中门静脉、肝动脉是肝脏的供血血管，它们与胆管并行；肝静脉独立走行。

◇肝动脉由腹腔干动脉分出，进入肝门后分为左、右两支，伴随门静脉及肝管进入肝实质，肝动脉占肝脏血供的 25%（图 4－3－5）。

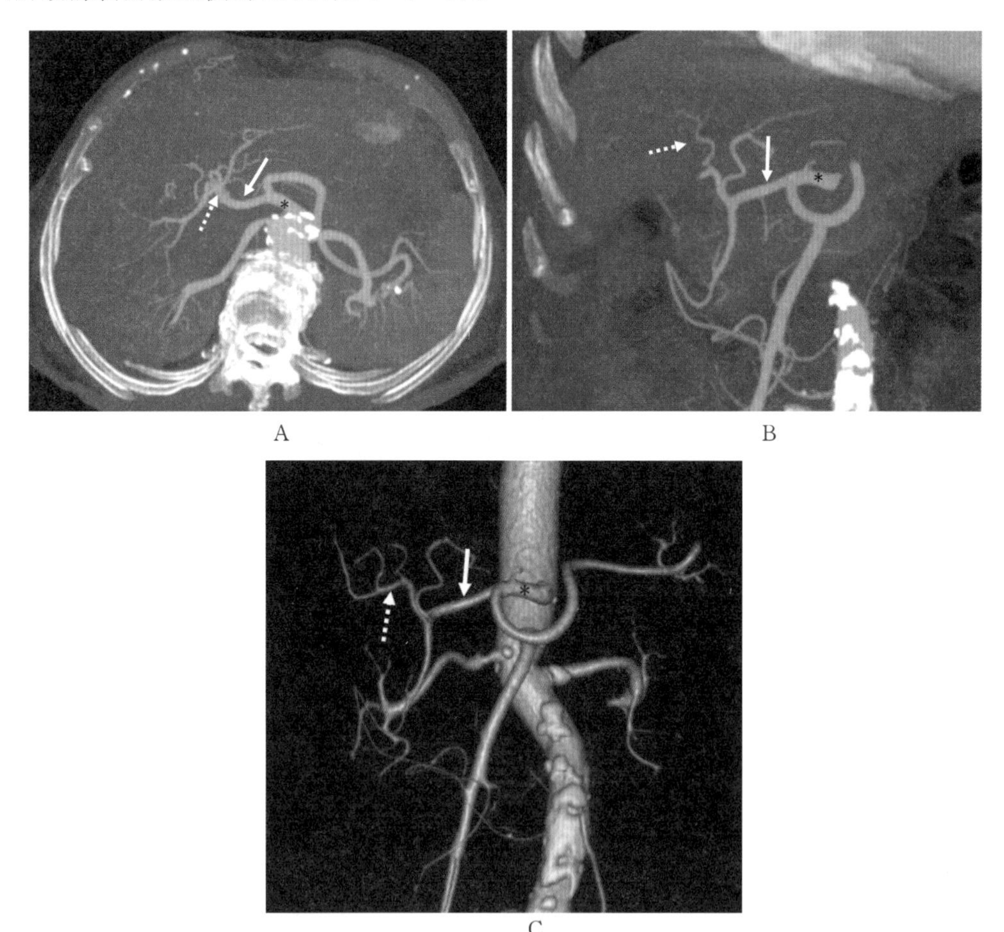

图 4－3－5 女性，75 岁，正常肝动脉

最大密度投影（MIP）轴位（图 A）、冠状位（图 B）及表面重建（VR，图 C）显示肝总动脉（实箭）为腹腔干（＊）的一个分支，它发出了胃左动脉、肝固有动脉和胰十二指肠上动脉，肝固有动脉（虚箭）经肝门进入肝实质继续分支

◇门静脉主干由脾静脉及肠系膜上静脉在胰头颈的后方、下腔静脉前方汇合而成(图4-3-6),自肝门入肝后分为左、右门静脉主干及各级分支,门静脉占肝脏血供的 75%。

◇肝静脉起源于小叶的中央静脉,逐级汇合,最后汇合成肝左静脉、肝中静脉及肝右静脉三大分支,于第二肝门处汇入下腔静脉(图 4-3-6)。

◇肝内胆管与肝动脉密切伴行并汇合成左、右肝管,在肝门部合成肝总管(图 4-3-7)。

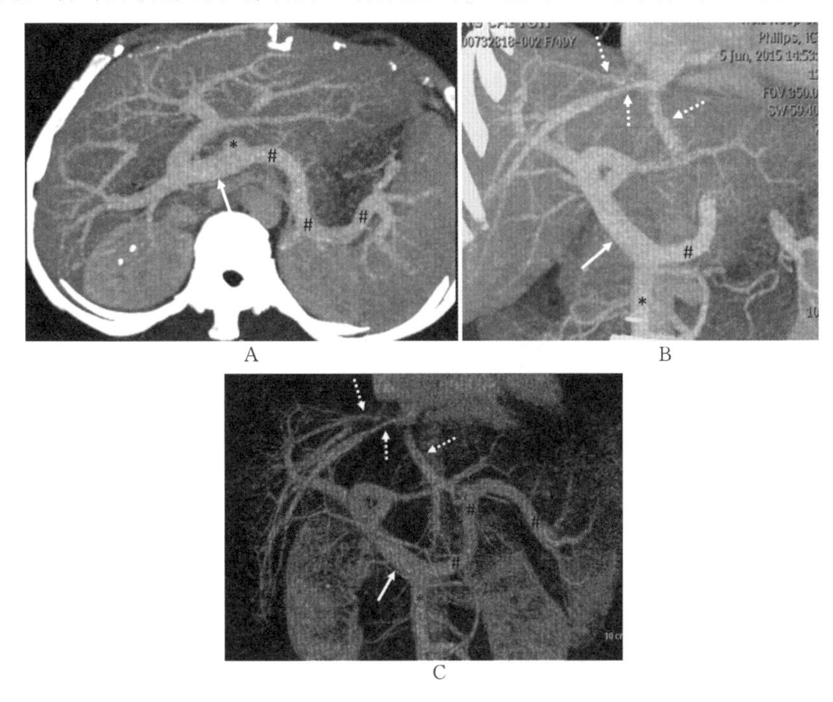

图 4-3-6　女性,49 岁,门静脉及肝静脉

最大密度投影(MIP)轴位(图 A)、冠状位(图 B)及表面重建(VR,图 C)显示脾静脉(#)和肠系膜上静脉(*)汇合成门静脉(实箭),它经肝门进入肝实质后继续分支供应肝脏。肝静脉(虚箭)收集肝内回流入心的血,血管与门静脉交织走行,在第二肝门处回流入下腔静脉

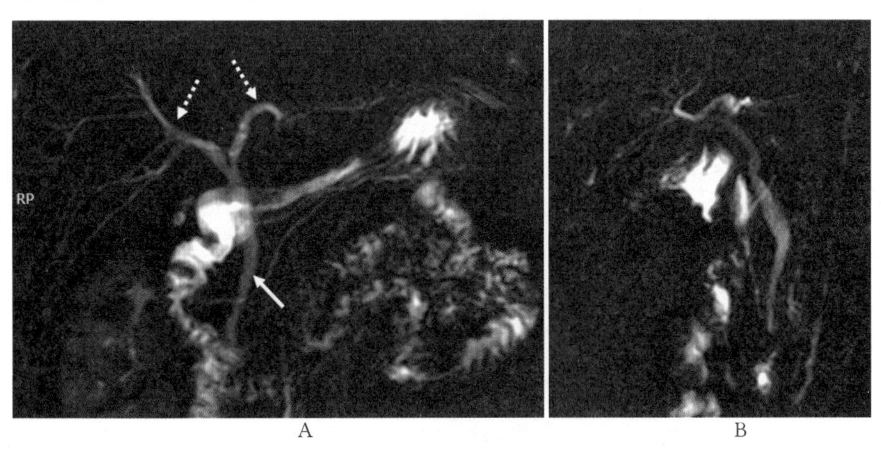

图 4-3-7　女性,49 岁,胆管系统

胰胆管水成像(MRCP)冠状位(图 A)同时显示肝外胆道(实箭)及肝内胆道(虚箭),通过图像旋转(图 B),从多方位观察克服胃肠道的重叠遮挡

【定义】

肝脏结核是结核分枝杆菌感染肝脏所致的一种比较少见的肺外结核。细菌通过血液循环、淋巴系统、胆道或邻近脏器结核病灶的直接蔓延等到达肝脏，血液播散是最常见的感染途径。

肝脏结核的发病率较低，这是由于肝脏有丰富的单核巨噬细胞及强大的再生修复能力，胆汁抑制结核杆菌生长，只有当机体免疫力下降时才会发病。

肝脏结核一般病程比较长，发病缓慢，表现隐匿，无特异性的临床症状，加之脏器深在，导致其检出率较低。

【诊断依据】

◇易患人群有结核病密切接触史或结核病感染史。

◇有典型肝脏结核临床表现、影像学表现，实验室检查支持肝脏结核。

◇肝穿刺活检、淋巴穿刺引流、腹腔镜或开腹手术活检发现结核杆菌。

【分类】

肝脏结核分为浆膜型、肝实质型和肝内胆管型 3 种类型。其中最常见的是肝实质型。

1. 浆膜型

浆膜型结核是一种少见的病理分型，是指结核病灶主要分布于肝包膜，表现为包膜上的粟粒状结节灶，结节病灶或包膜增生肥厚，被称为“糖衣肝”。

2. 肝实质型

肝实质型又根据病灶的大小分为粟粒型（直径小于 5mm）、结节型（直径≥5mm）。

3. 肝内胆管型

罕见，是指结核病灶主要侵犯胆道系统，引起胆管管壁增厚、溃疡、狭窄等异常改变。

【病理改变】

1. 肝脏粟粒型结核

粟粒型结核主要分布于肝小叶内或汇管区，大小 0.5～5mm，其病理改变分为有干酪样坏死结节和无干酪样坏死结节。

◇有干酪样坏死结节表现为小灶状的干酪样坏死灶，内无血管。

◇无干酪样坏死结节又称为增殖性结核结节，内无干酪样坏死。

2. 肝脏结节型结核

结节型结核好发于肝脏的边缘，往往是粟粒型结节融合而成的单发或多发结节。早期肝细胞混浊肿胀，随后发生脂肪变性，细胞溶解、破坏、死亡，病灶中心为干酪样坏死物质，病灶周围逐渐出现肉芽组织，肉芽肿内含有炎性细胞和增生的血管。继续发展，最终形成纤维包裹。

◇当干酪样坏死物液化后，结核分枝杆菌大量繁殖，形成结核性脓肿。

◇当病灶内干酪样物质失水、干燥后，磷酸钙、碳酸钙沉积，形成钙化，故钙化多位于干酪样坏死区。

上述两种类型的肝脏结核病理类型可以同时存在。

【临床特点】

1.易患人群

肝脏结核多见于男性青壮年、已确诊肺结核及肺外结核者、既往有结核病病史者。

2.症状、体征

不明原因低热、乏力、纳差、消瘦等结核中毒症状。右上腹部不适、肝区疼痛等为主要症状。如果病变侵犯胆管可出现明显黄疸。少数患者无任何不适。

触诊少数患者肝脏体积稍有增大，多数患者肝脏外形及体积可无异常改变，肝区可有或无触痛。可触及肝外淋巴结肿大，尤其是锁骨上窝及颈部淋巴结肿大。

3.实验室检查

◇血常规多数正常，少数患者白细胞计数轻度升高。

◇大多数患者有贫血，血沉加快。

◇肝功能多无异常改变，少数患者可有 ALT(谷丙转氨酶)、ALP(碱性磷酸酶)及胆红素升高，亦可有白蛋白减少、球蛋白增加。

◇约 1/3 患者 OT(旧结核菌素)试验和 PPD 试验呈阳性。

【影像学表现】

1.浆膜型

◇在 X 线平片多无异常改变，或表现为肝角模糊，肝周钙化灶。应该强调的是，X 线片不适用于肝脏病变的评价。

◇浆膜型肝结核在 CT 平扫上表现为肝脏包膜不均匀增厚，密度增高；肝包膜单发或多发结节状或梭形低密度影(图 4－3－8)，可伴低密度包膜下积液，邻近肝实质受压内移(图 4－3－9)。包膜有时可见条状或弧线状钙化。

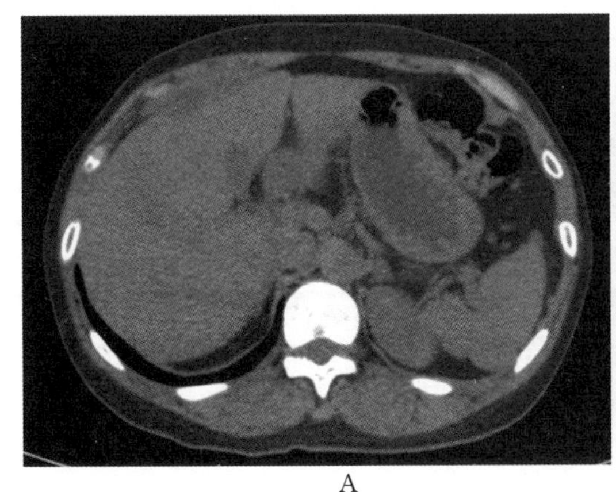

A

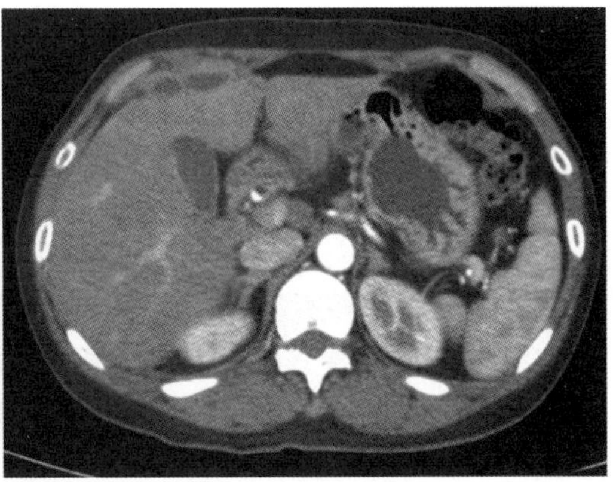

B

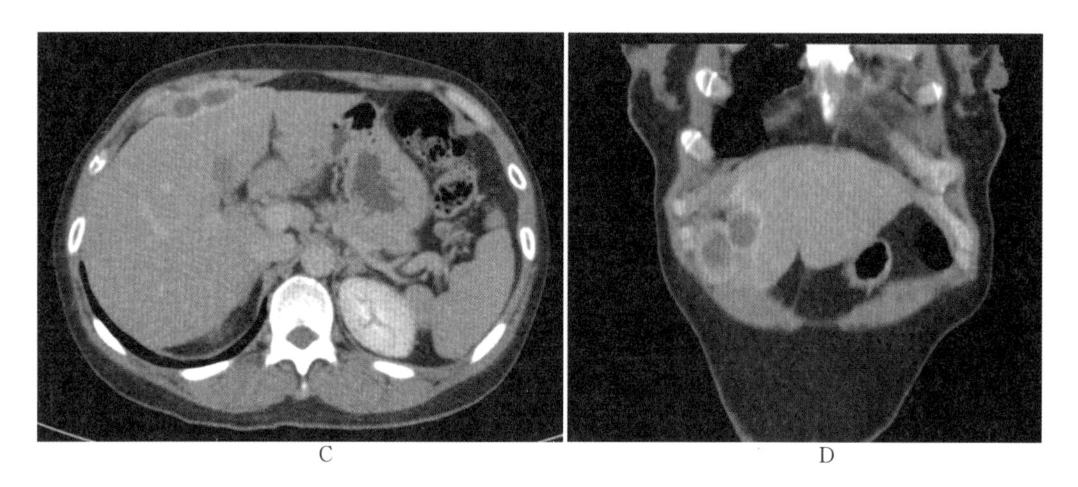

图 4-3-8　女性，44岁，肝脏结核(浆膜型)

CT平扫(图A)示肝左内侧叶前缘肝包膜下囊状低密度灶；增强扫描动脉期(图B)及门静脉期(图C、D)示囊壁明显强化，囊液无强化

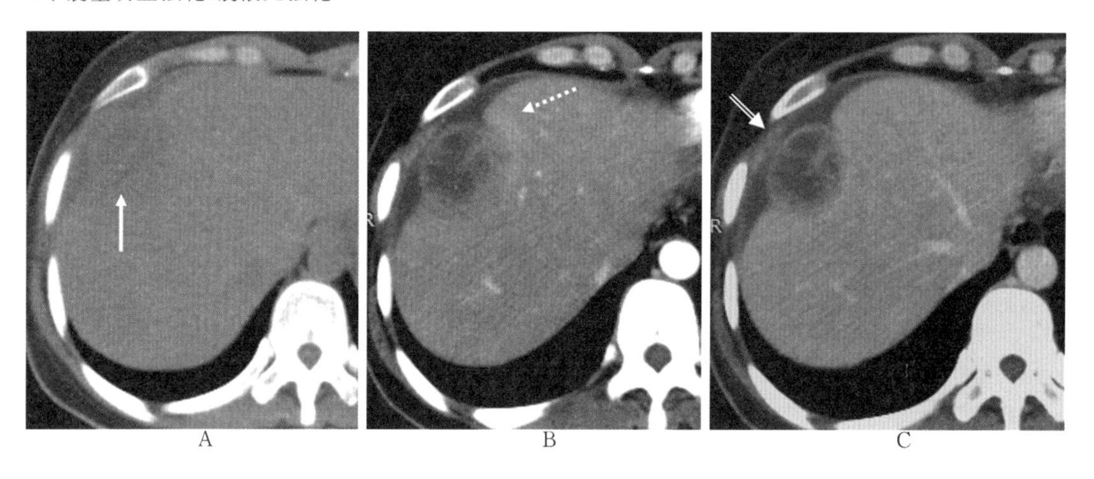

图 4-3-9　女性，29岁，肝脏结核(浆膜型)

CT平扫(图A)显示肝右叶S8段肝包膜下类圆形低密度影，肝包膜被掀起，包膜下积液；增强扫描动脉期(图B)显示结节密度不均，囊液及包膜下积液无强化，囊壁、内部分隔及相邻肝包膜轻度强化，病变相邻肝脏受压内移，有小片状异常强化影(虚箭)；同层门静脉期(图C)显示病灶囊壁、内部分隔及相邻肝包膜进一步强化，强化程度与肝实质相仿，肝包膜局限性梭形增厚(空心箭)

◇在MRI上，T_1WI病变部位的肝包膜不规则增厚，呈等信号，肝包膜下积液为低信号，包膜下肝实质病变为低信号结节(图4-3-10B)，包膜钙化为无信号影。T_2WI增厚的肝包膜及包膜下积液呈高信号，病灶呈等、稍高信号，边缘炎性反应呈高信号(图4-3-10A)，包膜钙化为低信号。增厚的肝包膜及病灶在DWI上呈高信号(图4-3-10C)，积液呈低信号。

◇增强扫描，病灶发生的时期不同，强化表现可不同，肝脏包膜表现为线样强化(图4-3-10E)、梭形强化(图4-3-9C)，病灶呈结节性状强化(图4-3-10E)、蜂窝状(图4-3-9B、C)或环形强化(图4-3-8)。急性发病者囊壁薄，慢性发病者囊壁厚，壁一般较光滑；病灶内部干酪样坏死区、液化区及包膜下积液不强化。病变邻近肝组织在增强扫描动脉期可见异常高灌注(图4-3-9B)，门静脉期减退(图4-3-9C)。

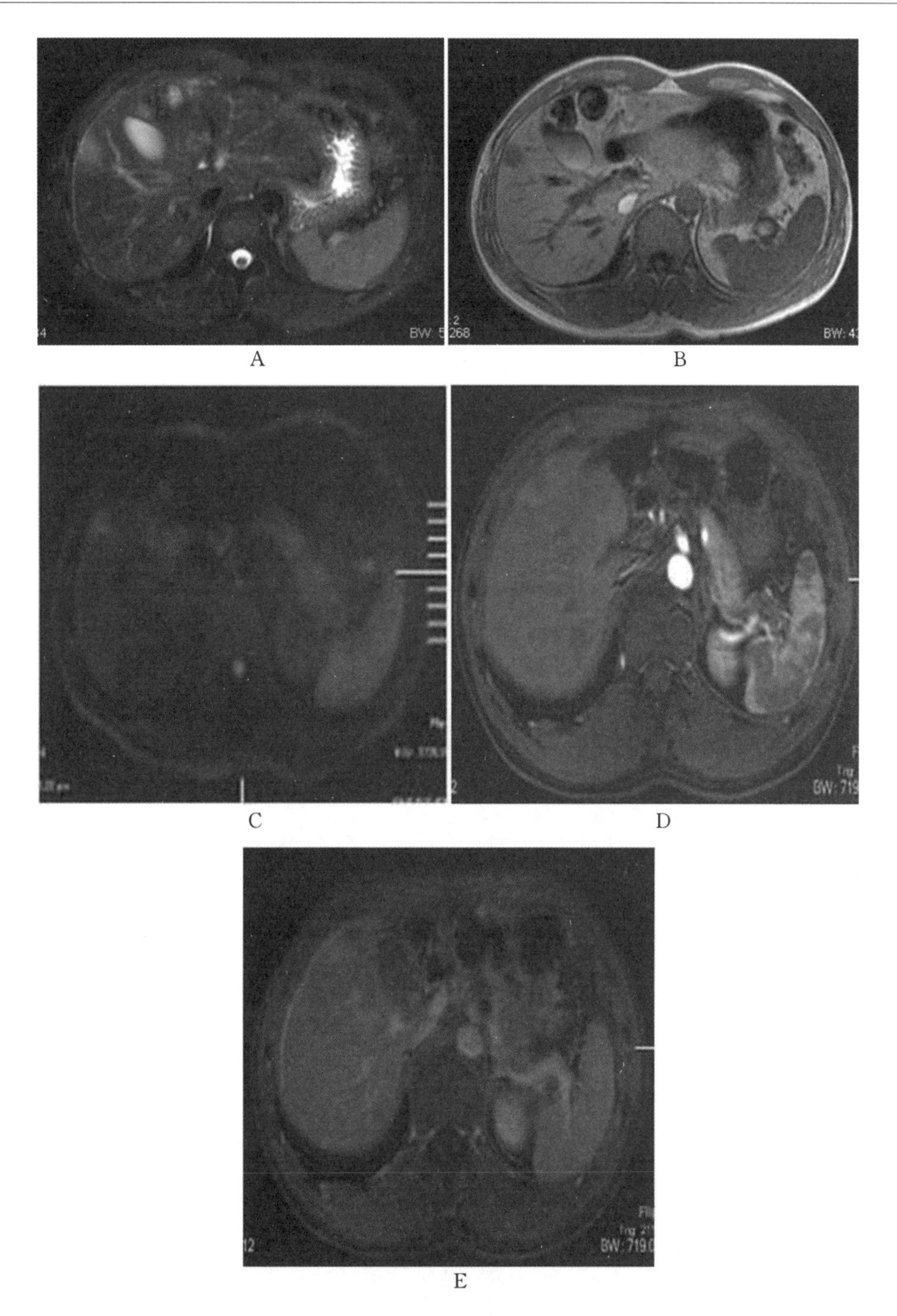

图 4-3-10　男性，38 岁，肝脏结核（浆膜型）

肝右叶类圆形病灶，T_2WI（图 A）为高信号，T_1WI（图 B）为低密度信号，DWI（图 C）为稍高信号。增强扫描动脉期（图 D）示边缘部明显强化，增强扫描门静脉期（图 E）示病灶内部完全充填

2.肝实质型

肝实质型包括粟粒型肝结核、结节型肝结核和胆管型肝结核。

(1)粟粒型肝结核

粟粒型肝结核表现为多发弥散粟粒型结节,大小较均一,密度相仿,往往是全身粟粒型结核的一部分。结节的密度及信号改变因其所处病理类型不同而异。受累肝脏呈弥漫性肿大,由于肝细胞肿胀及脂肪变性,导致肝密度普遍减低,类似脂肪肝(图 4-3-11A)。应该强调的是,由于病灶细小,无论是增殖性结节还是干酪性结节,其密度均等于或略低于肝实质,CT 平扫极易漏诊,而增强扫描病变相当于肝脏来讲,强化程度不高且各期密度改变不大,在肝脏强化背景的映衬下,CT 易误诊为肝囊肿。

◇当病灶呈增殖性改变时,病灶内部无干酪样坏死,CT 平扫呈等密度,在 MRI 上呈等或稍低 T_1、等或稍高 T_2 信号影,类圆形,DWI 呈高信号。增强扫描动脉期可强化,静脉期由于周围肝实质密度的明显增高,病灶表现为等、低密度或等、低信号。有时因病灶过小,增强扫描仅能观察到肝脏外形增大,强化不均匀,很难观察到具体病变(图 4-3-11B、C)。

◇当病灶发生干酪样坏死,尤其是软化或液化的干酪样坏死时,CT 平扫呈等或略低密度(图 4-3-12A),在 MRI 上呈类圆形等或稍高或稍低 T_1、稍高或高 T_2 信号影,DWI 为高信号(图 4-3-13B)。增强扫描各期均不强化(图 4-3-12、13),它与囊肿的区别在于囊肿在增强扫描图片上,边缘锐利,密度均匀,而结核灶的边缘模糊,密度不均匀,中央密度更低(图 4-3-12E)。

◇当病变愈合后,个别患者会出现结节的钙化,在 CT 上表现为边缘锐利的小点状致密影。MRI 对钙化不敏感,易漏诊。

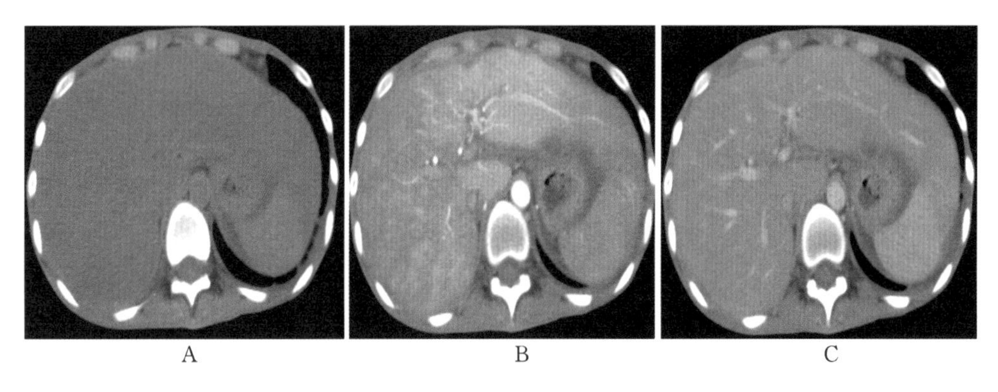

图 4-3-11 女性,21 岁,肝脏结核(粟粒型)

CT 平扫(图 A)示肝脏体积增大,肝实质弥漫性密度减低,肝脾周围见低密度腹水;增强动脉期(图 B)示肝右叶密度不均匀;门静脉期(图 C)示肝脏趋于等密度

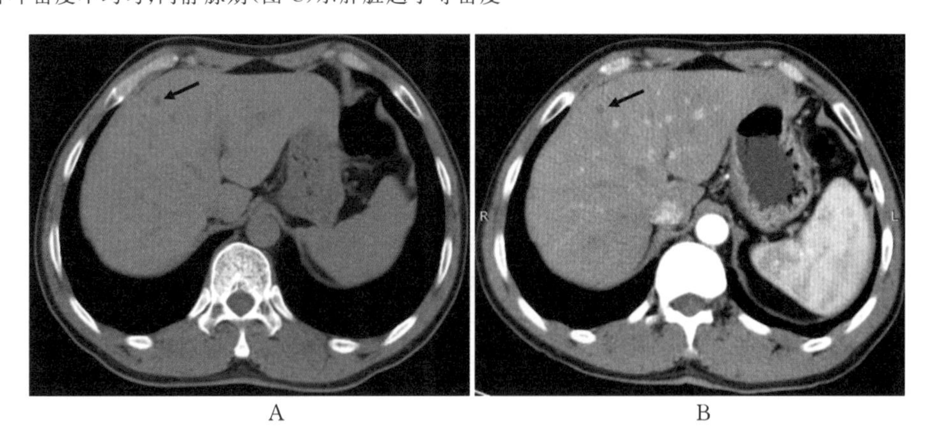

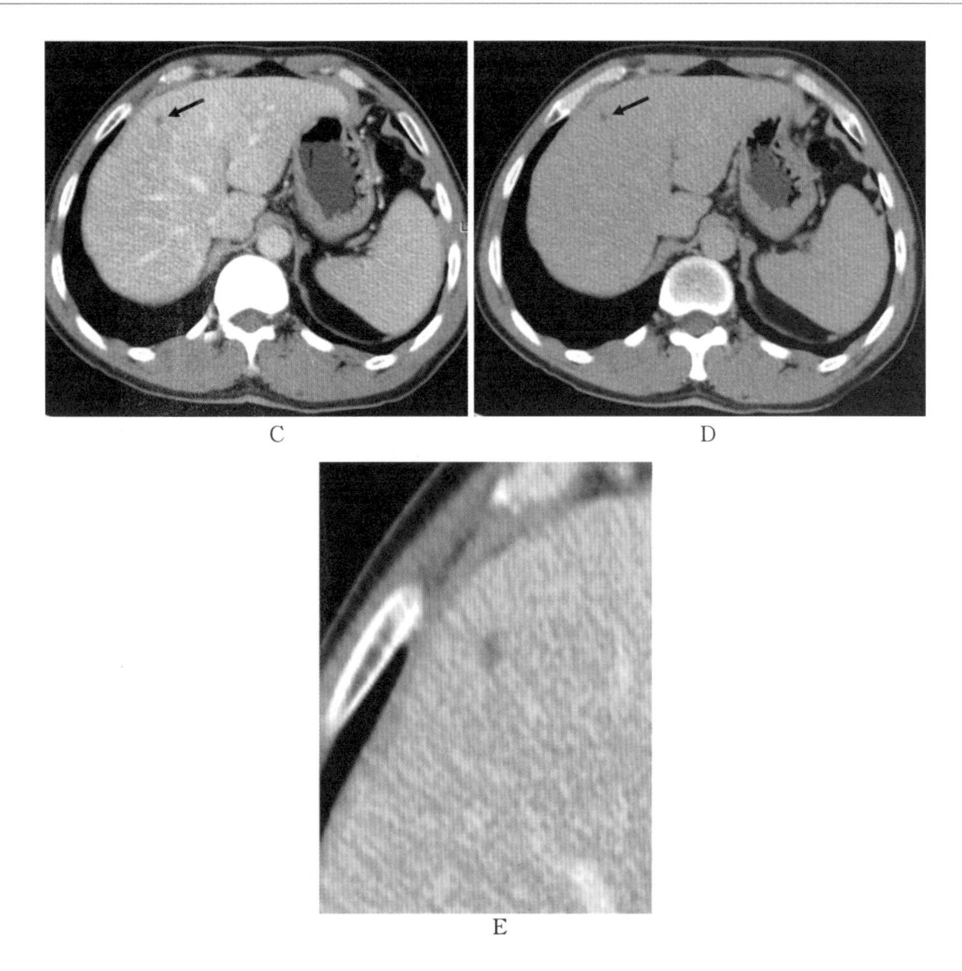

图 4－3－12　**男性，**50 **岁，肝脏结核**

CT 平扫（图 A）、增强动脉期（图 B）、静脉期（图 C）及延迟期（图 D）显示肝左叶 S4 段类圆形低密度结节，各期未见明确强化。静脉期局部放大图（图 E）示病灶直径约 4.5mm（接近层厚，层厚 5mm），边缘模糊，中心见点状更低密度

（2）结节型肝结核

结节型结核好发于肝脏边缘，呈广基底与肝外缘相连，致肝轮廓模糊，但轮廓仍光滑整齐，较少出现突起或凹陷（图 4－3－14）。

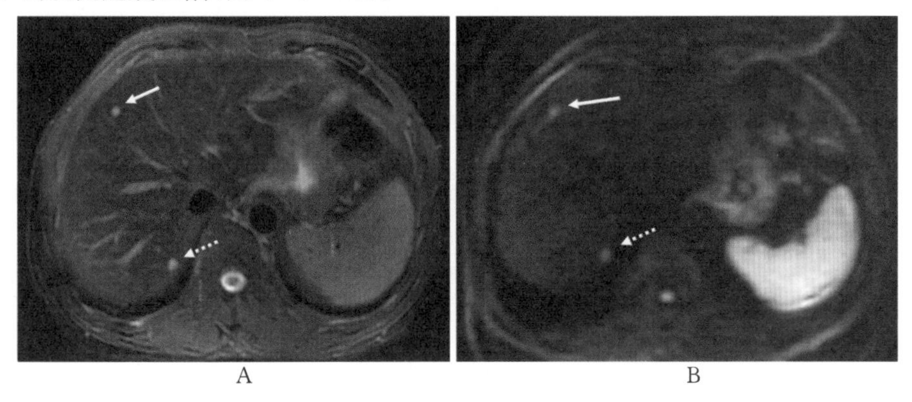

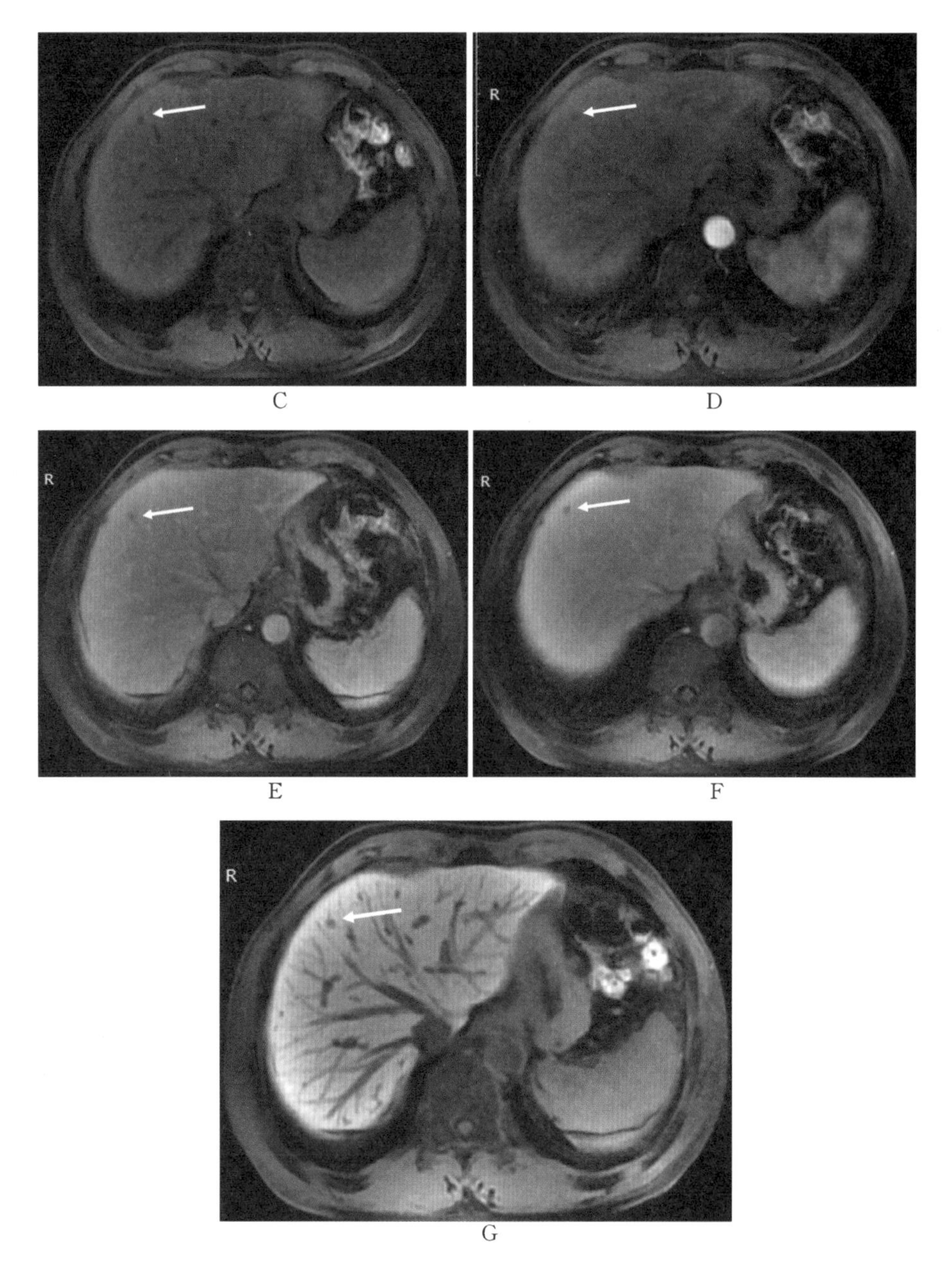

图 4-3-13　与图 4-3-12 为同一患者

T_2WI(图 A)和 DWI(图 B,b=1500)显示肝 S4 及 S7 段各有一高信号小结节;同层 T_1WI 平扫(图 C)、增强扫描动脉期(图 D)、静脉期(图 E)、延迟期(图 F)及肝实质期(图 G)均只显示 S4 段病灶,该病灶始终呈低信号,未见确切强化

◇结核结节由多发粟粒状结节融合而成,故其形状在多数情况下呈轻微分叶或呈不规则状(图 4-3-14),其密度、信号及强化常不均匀。如果有多发病灶,其病变的病理改变可处于不同病理状态,导致病变表现形式及新老程度多样(图 4-3-15)。多发病灶常位于不同肝段,造成肝脏的多部位发病。

◇病变主要由干酪样坏死物、肉芽组织及纤维组成，部分病灶内出现钙化。除钙化外，这些组织密度与肝脏相仿，肉芽组织和纤维组织多呈持续性、延迟性强化，且强化程度低，而肝脏的血供80%来源于门静脉，因此病灶在门脉期显示最为清晰，病灶体积大于或等于平扫及增强扫描动脉期的大小(图4-3-15、16)。

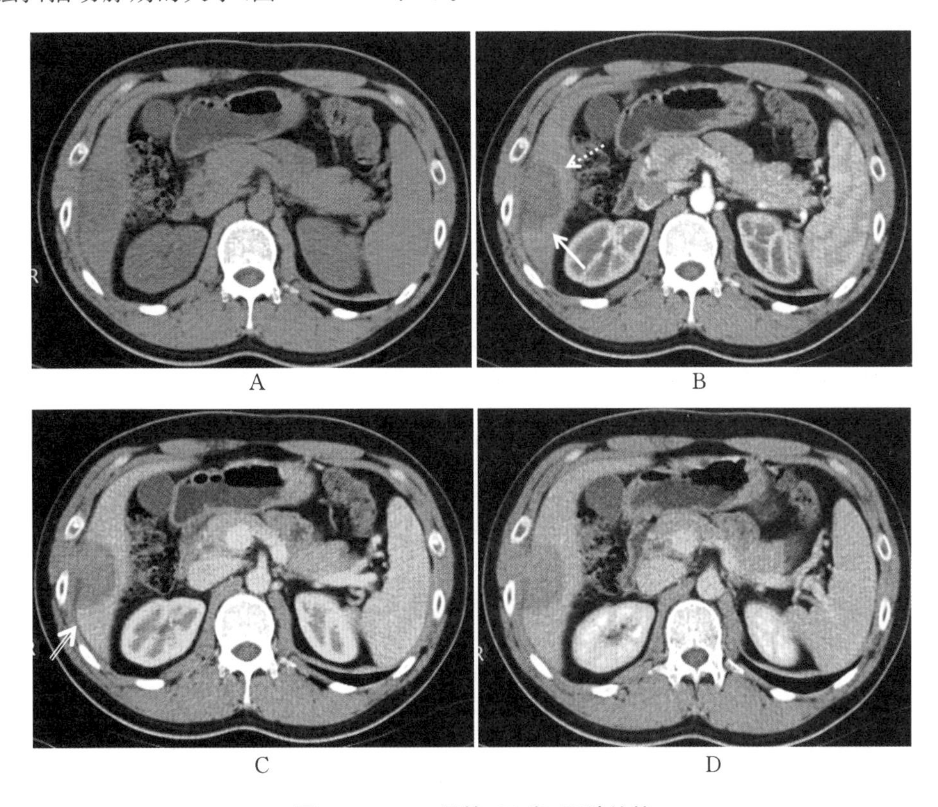

图4-3-14　男性，27岁，肝脏结核

CT平扫(图A)、增强动脉期(图B)、静脉期(图C)及延迟期(图D)示肝角病灶呈馒头状，基底位于肝表，内后缘略不整(实箭)，动脉期病变内前缘强化略高于其他肝组织(虚箭)，静脉期病灶与肝实质密度差别最大，可见肝包膜下线状积液，肝脏轮廓无显著外突征象

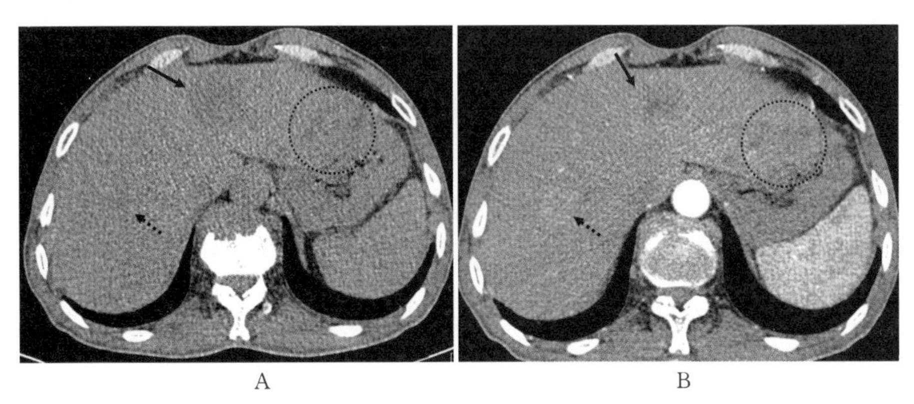

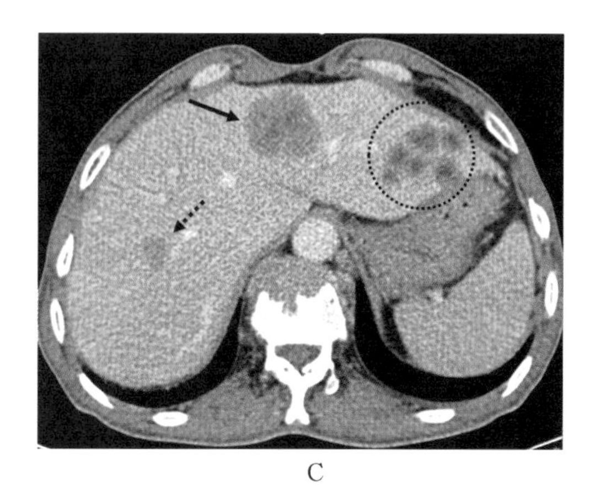

C

图 4-3-15 男性，44 岁，肝脏结核

CT 平扫(图 A)、增强动脉期(图 B)、静脉期(图 C)示肝脏轮廓光滑，病变位于多个肝段，大小不一，密度不一，其中肝左叶外侧段内侧结节(实箭)在动脉期外形最小，在平扫上密度最均匀，在静脉期病变边界最清楚，内部可见数个低密度影。肝右叶小结节(虚箭)在平扫为稍低密度，边界模糊几乎不可辨认，动脉期为边缘模糊的稍高密度影，静脉期边界最清楚为略低密度影。肝左叶外侧段左缘多发小结节在平扫及动脉期显示密度欠均匀，病灶边界及数量无法确定，静脉期可见多发结节聚集，密度不均，呈牛眼征，边界略模糊

◇肉芽组织为软组织密度，其内含有炎性细胞和较丰富的新生毛细血管，在 CT 平扫上密度与肝脏相仿，在 MRI 上呈等或略低 T_1 信号、略高 T_2 信号。增强扫描动脉期强化程度略高于周围肝组织——异常灌注(图 4-3-15)。炎症导致病灶周围水肿，使得病灶与邻近肝组织界限不清，增强扫描动脉期病灶周围有楔形或三角形异常血流灌注(图 4-3-16)。

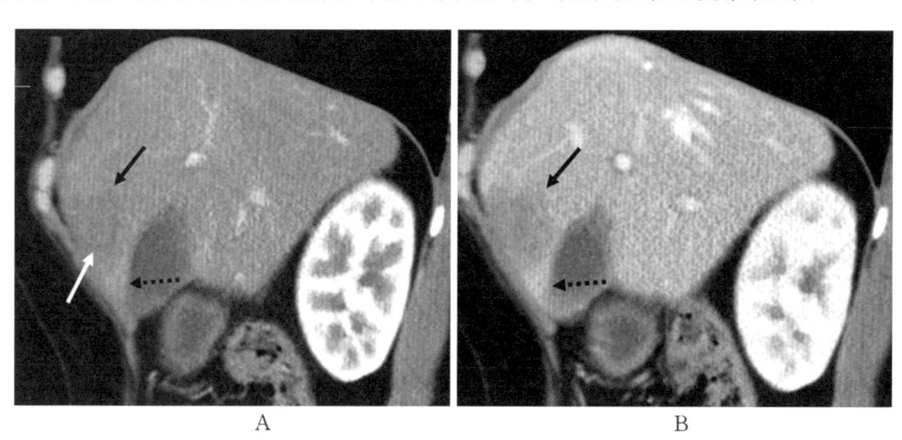

A　　B

图 4-3-16 女性，58 岁，肝脏结核(结核性炎伴干酪样坏死)

CT 增强矢状位重建动脉期(图 A)显示肝脏右前叶略低密度结节(黑实箭)，边界模糊，密度略不均匀，病灶下缘隐约可见弧形低密度影(白实箭)，病灶与胆囊之间的肝组织密度较高(黑虚箭)。同层静脉期早期(图 B)显示病灶较动脉期外形增大，病灶密度与肝脏密度对比加大，边界仍不清楚，病灶与胆囊之间的肝组织密度仍较高，病变处肝轮廓光滑，未见突起与凹陷

◇干酪样物质的密度明显高于液体而略低于肝实质，在 CT 平扫上表现为界限模糊的等或略低密度影。在 MRI 上，呈等或略高 T_1 信号、略高 T_2 信号。增强扫描上，干酪样坏死物在各期均不强化，其边缘模糊（图 4-3-17）。

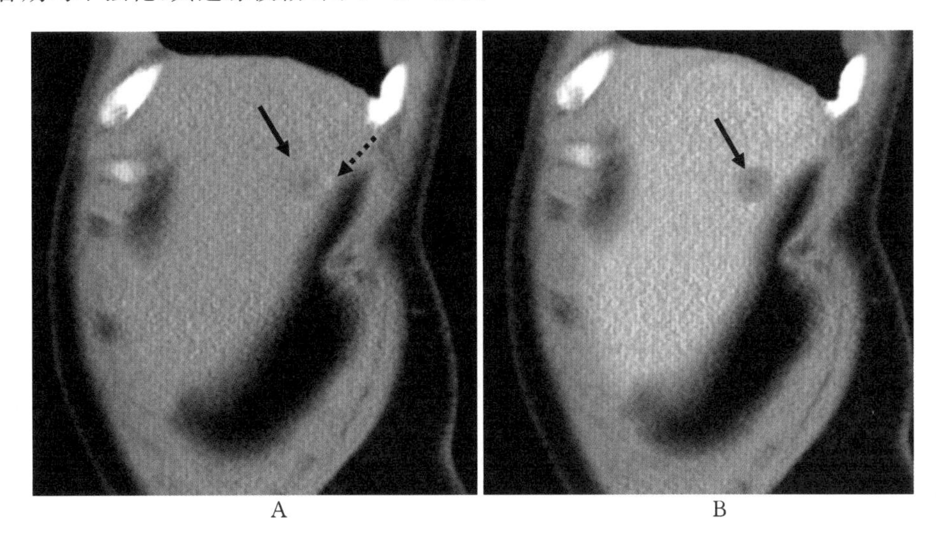

图 4-3-17　男性，47 岁，肝脏结核（坏死性结节）

CT 增强矢状位重建动脉期（图 A）显示肝脏右后叶略低密度结节（黑实箭），边界模糊，结节中央见更低密度，后缘可见点状较高密度（黑虚箭）。同层静脉期（图 B）显示病灶较动脉期外形增大，病灶边缘锐利，病灶中心点状低密度影，边缘模糊

◇当干酪样物质液化或合并其他细菌感染后，病灶中心形成脓液（结核性肝脓肿），该脓液的密度低于固体的干酪样物质，CT 平扫呈低密度，在 MRI 上呈低 T_1 高 T_2 信号，由于细胞沉积作用，有时病灶内部可见液-液平面，包膜及分隔持续性轻度强化，呈环形或多环状、蜂窝状，其强化程度低于常见的细菌性肝脓肿。

◇纤维组织为软组织密度，在 CT 平扫上密度与肝脏相仿，在 MRI 上呈 T_1、T_2 双低信号。增强扫描动脉期无明显强化，随时间延长逐渐轻度强化。

◇钙化最早发生于病灶内部的干酪样组织，表现为病灶中心粉末状钙化或病灶边缘突向囊腔的钙化（图 4-3-18）。当钙化出现后，常提示病灶炎症开始消失。

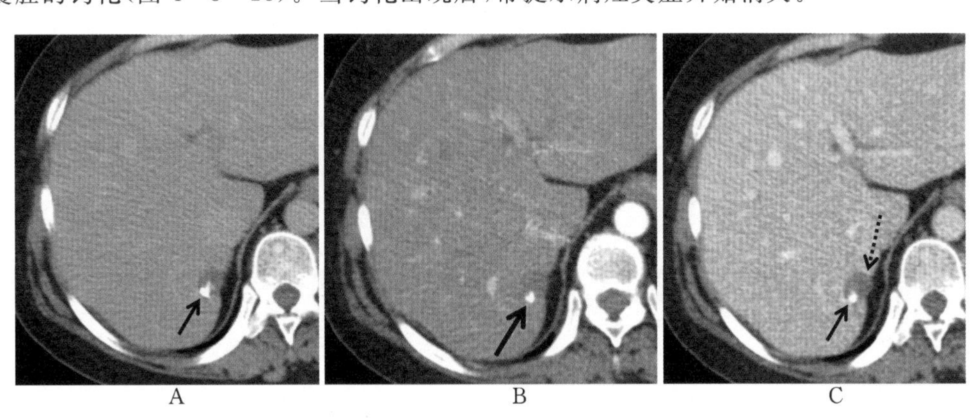

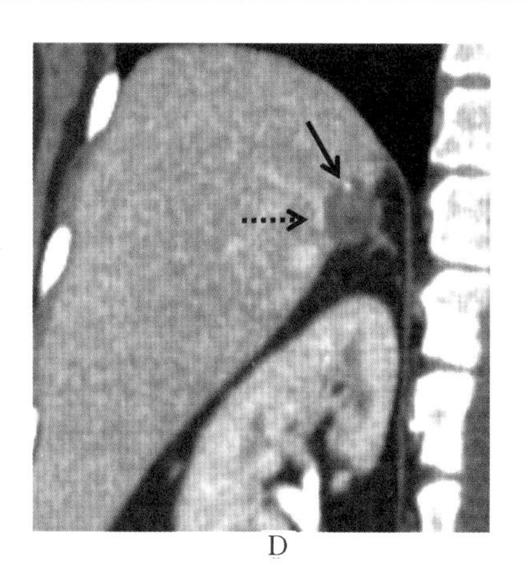

D

图 4-3-18　女性，50 岁，肝脏结核（结节型）

CT 平扫（图 A）示肝右叶包膜下低密度病灶，边缘锐利，后缘有三角形钙化突入囊腔（实箭）；同层增强扫描动脉期（图 B）病灶显示不清；静脉期（图 C）病灶外形较平扫增大，周边出现细线状高密度影（虚箭）；延迟期冠状位重建（图 D）显示病灶局部外凸，内部密度不均，呈多环状强化（中央低密度点，中间稍高密度厚环，外圈低密度细线，各密度之间边界模糊）

◇由于每个结核病灶的各种成分构成比例不同，导致肝内多发病灶的影像学表现多样。与 CT 相比，MRI 对病变的组织成分较敏感，尤其是 T_2WI 能够区分液化与干酪样组织、纤维与肉芽组织（图 4-3-19），对结核病程进展的确定有重要价值。

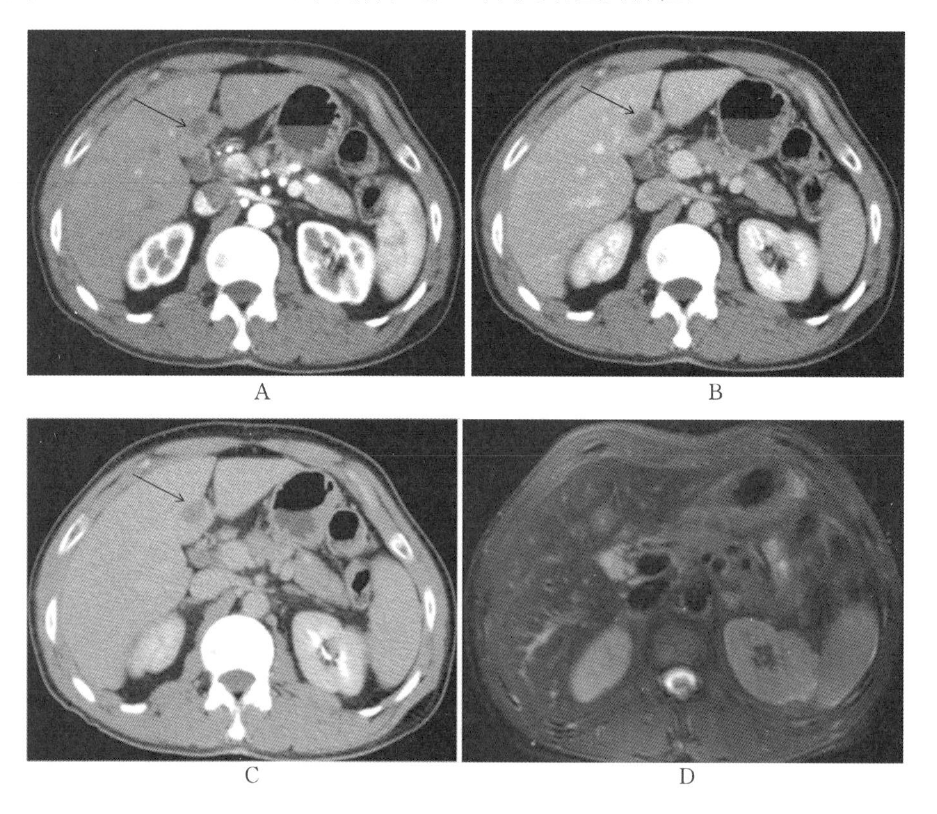

A　B

C　D

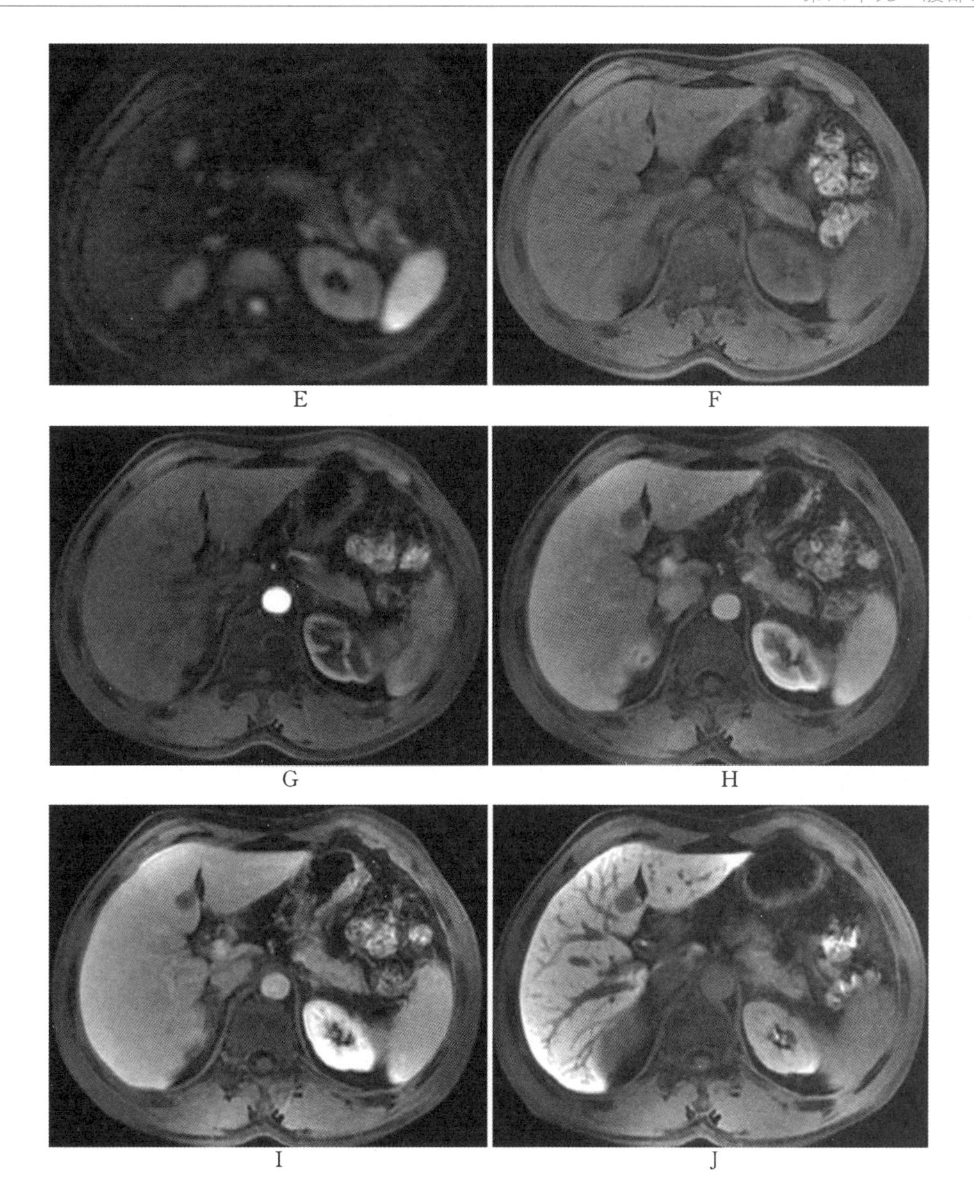

图 4-3-19　男性,50 岁,肝脏结核(干酪样坏死)

肝左叶内侧段,CT 增强扫描动脉期(图 A)、门脉期(图 B)、平衡期(图 C)显示 S4 段类圆形结节密度较均匀,始终未见确切强化。T_2WI(图 D)及 DWI(图 E)显示病灶内信号不均,干酪样坏死中心信号更高。T_1WI 平扫(图 F)及增强动脉期(图 G)显示病灶呈等信号。静脉期(图 H)、延迟期(图 I)及肝实质期(图 J)显示病灶信号低于周围肝实质,信号强度变化不显著

◇肝结核多为继发性病变,在机体其他部位常常也能观察到结核的改变(图 4-3-20)

3. 胆管型结核

在 CT 上表现为胆管壁不规则增厚、狭窄,狭窄近端胆管不规则扩张,病变段胆管壁可有弥漫性点状钙化,增强扫描胆管壁强化。该型结核的 MRI 表现为:增强扫描胆管壁明显强化或延时强化。

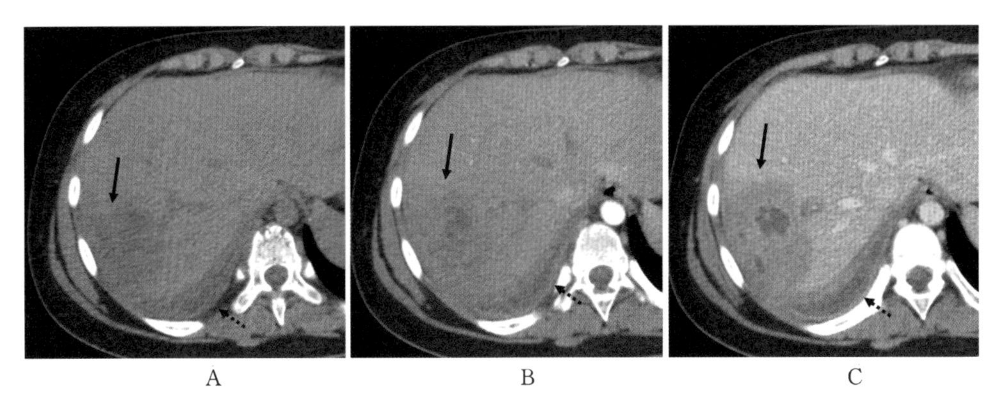

图 4-3-20　女性,12 岁,肝脏结核

CT 平扫(图 A)、增强动脉期(图 B)、静脉期(图 C)示肝右叶病变(实箭)紧邻肝脏表面,肝脏轮廓平滑,邻近胸膜腔积液,胸膜均匀增厚(虚箭),病灶在静脉期显示最佳,其内密度不均,可见多发形态不一、外形不规则低密度区,其中最大的低密度区内可见点状稍高密度影

【转归】

1. 好转及痊愈

◇病灶钙化。

◇病灶吸收、变小。

◇病灶吸收、消失。

◇病灶经手术切除。

2. 恶化及进展

◇病灶增大。

◇病灶内脓肿范围扩大,脓肿破溃至肝包膜下。

◇病灶数量增多。

【鉴别诊断】

1. 肝细胞癌

◇常发生在肝硬化的基础上,AFP(甲胎蛋白)值增高。

◇大多具有丰富的肝动脉血供,增强 CT 及 MRI 动脉期明显强化,且强化不均匀,多呈斑点状、条索状强化,门静脉期迅速消退,呈典型"快进快出"增强特征;而结核如果发生强化,动脉期多为云雾状轻度强化。

◇肿瘤内不强化的坏死液化区边缘清楚,在 DWI 上呈低信号,而结核内不强化的干酪区边界模糊,在 DWI 上呈高信号。

◇少数乏血供肝细胞癌增强 CT 及 MRI 病灶强化均不明显,缺少特征性,仅从影像学较难与肝结核球相鉴别,应密切结合 AFP 及结核相关实验室检查做出鉴别。

2. 肝脏转移瘤

◇动脉期病灶强化明显,病灶边界清楚,静脉期病灶边界变模糊。

◇肿瘤内不强化的坏死液化区在 DWI 上呈低信号，而结核内不强化的干酪区在 DWI 上呈高信号。

◇临床有原发肿瘤病史对诊断转移瘤有帮助。

◇AFP 值增高。

3.肝脏炎性假瘤

◇病灶内无钙化。

◇增强后静脉期病灶内强化相对明显。

◇无肺外结核感染史。

4.细菌性肝脓肿

◇全身中毒症状明显，常有恶寒、高热。

◇细菌性脓肿钙化发生率低于结核。

◇单房脓肿外形多呈类圆形，光滑、无分叶，脓肿壁强化程度高于结核。

◇多房脓肿分隔及囊壁在静脉期及延迟期密度增高，边缘清楚锐利，囊内密度均匀。

◇不强化与强化组织边界较结核清晰，脓腔内密度均匀，而结核干酪样组织内由于液化、钙化，可导致密度不均匀。

第二节　胰腺结核

【相关解剖】

1.胰腺结构与毗邻

胰腺为弓状条带形软组织结构，位于前肾旁间隙内，分为头、颈、体、尾 4 部分，其中，胰头最大，胰颈最小。胰头位于中线右侧，被十二指肠包绕；胰颈位于肠系膜上动静脉的后方，短小；胰尾紧贴脾门，胰体和胰尾在形态上无明确界限。

◇胰腺前缘紧贴后腹膜；后缘与脾静脉伴行，脾静脉与胰腺之间有一条低密度脂肪间隙，请勿将此认为胰管。正常胰管位于胰腺的中线或前中 1/3 交界处。

◇胰腺在 X 线平片无法显示。胰腺实质在 CT 平扫上呈均匀软组织密度(图 4－3－21A)，平均 CT 值为 30～50HU，与脾脏密度接近，低于肝脏密度，胰腺轮廓清晰，常呈波浪状或羽毛状。在 MRI 上胰腺的信号强度与肝脏相似(图 4－3－22A、B)。增强扫描，动脉期胰腺实质明显均匀强化(图 4－3－21B、22C)，门静脉期胰腺实质强化幅度降低，密度仍然均匀(图 4－3－21C、22D)。

2.胰管

胰管在 CT 和常规 MRI 上偶可显示。在 CT 上呈低密度细线(图 4－3－23A)，在 T_2WI 上呈细线状高信号，边缘光滑(图 4－3－23B)，从胰头至胰尾逐渐变细，管内径约 2mm，胰头部可达 3mm。MRCP 可清晰显示其全貌(图 4－3－23C)。

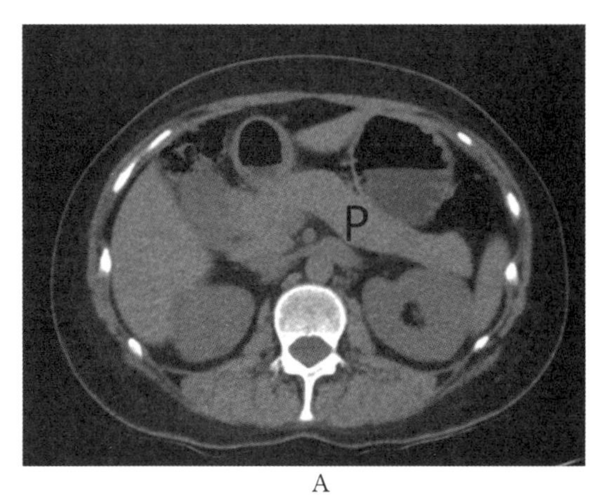

A

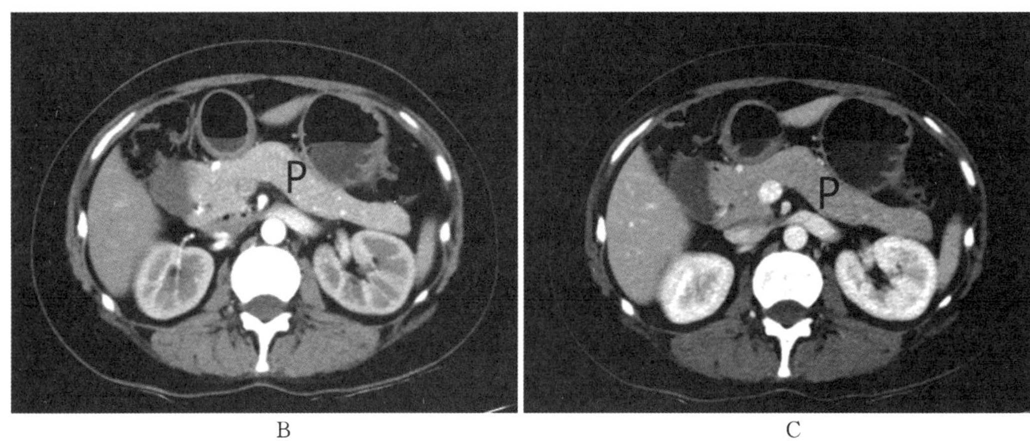

B　　　　　　　　　　　　C

图 4-3-21　**男性，**38 **岁，正常胰腺**

CT 平扫(图 A)示胰腺呈均匀中等密度，增强扫描动脉期(图 B)示胰腺实质均匀强化，胰腺内血管影呈斑点状高密度，静脉期(图 C)示脾脏实质强化均匀，强化幅度较动脉期减低。注：P=胰腺

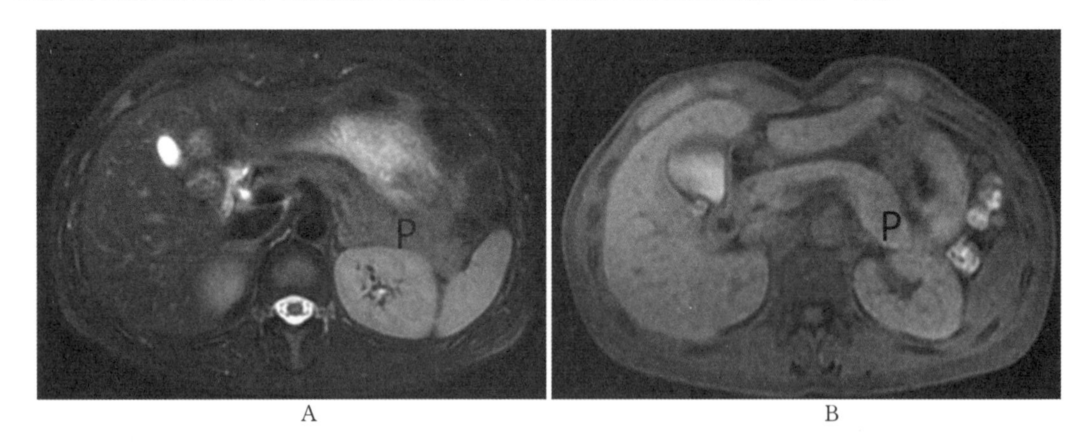

A　　　　　　　　　　　　B

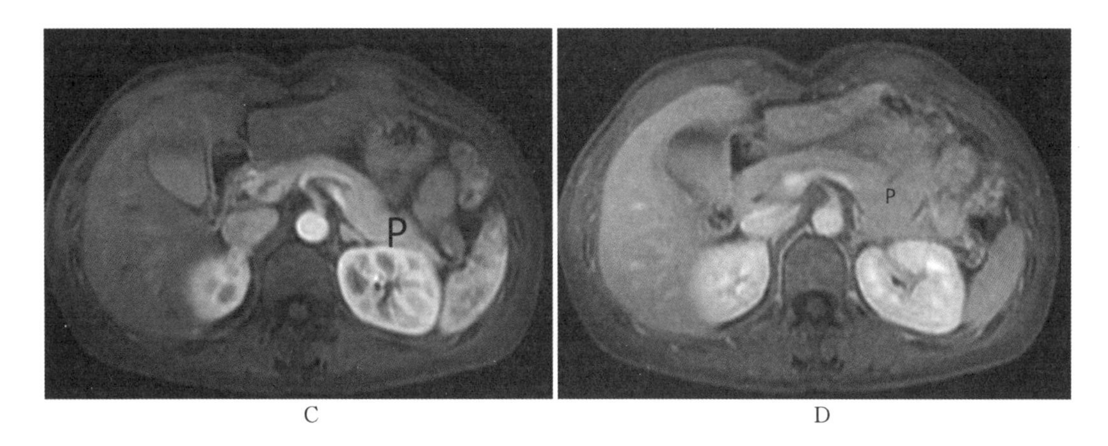

图 4-3-22　女性，25 岁，正常胰腺

脂肪抑制 T_2WI（图 A）及 T_1WI（图 B）示胰腺呈均匀中等信号；增强扫描动脉期（图 C）及静脉期（图 D）示胰腺强化均匀（P＝胰腺）

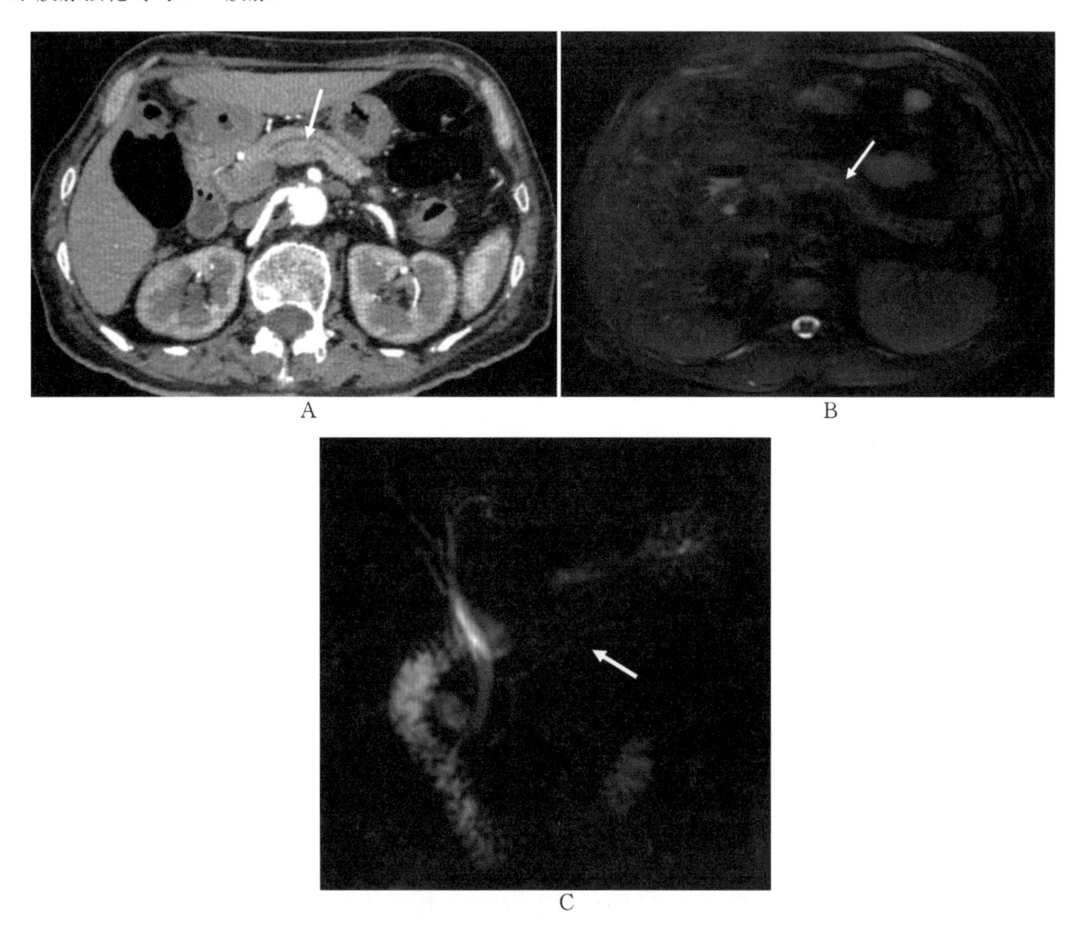

图 4-3-23　正常胰管

CT 增强扫描动脉期（图 A）示胰管呈光滑的细管状，粗细均匀，位于胰腺的中前部；脂肪抑制 T_2WI（图 B）示胰管位于胰腺的中部，为细线状高信号，边缘光滑；MRCP（图 C）显示胰管全长，从胰头到胰尾横跨中腹，走行略扭曲，轮廓光滑，粗细匀称

【定义】

胰腺结核是结核分枝杆菌感染胰腺所致的一种慢性特异性感染性病变。胰腺结核的感染途径主要包括血行播散、淋巴道播散、直接蔓延和经消化道传播。胰腺结核发病部位以胰头部多见，与该处血运及淋巴管丰富相关，其次是胰体部和胰尾部。

◇血行播散，原发灶多为肺结核和其他部位结核。

◇淋巴道播散，原发灶多为腹腔其他部位结核。

◇直接蔓延，原发灶多位于胰腺周围，结核病灶破溃后直接蔓延至胰腺。

◇经消化道传播，原发灶位于食管、胃或结核杆菌由口腔进入上消化道，经十二指肠乳头逆行侵犯胰管。

【诊断依据】

◇易患人群有结核病密切接触史。

◇经结核病筛查列为疑似或确诊的肺结核、肺外结核患者，或既往有结核病患病史。

◇有典型胰腺结核影像学表现。

◇胰腺穿刺活检、腹腔镜或开腹手术活检发现结核杆菌。

【分类】

胰腺结核分为原发性与继发性两类。原发性胰腺结核少见。继发性胰腺结核多见，常继发于全身其他部位的结核。

【病理改变】

胰腺结核的病理改变主要为胰腺正常结构被破坏，组织变性、间质水肿，形成结核性肉芽肿和干酪样坏死。

【临床特点】

1. 易患人群

◇常见于中青年，20～40 岁患者占 80%以上。

◇原发或继发免疫抑制患者，免疫力低下的人群。

◇有结核病感染史。

◇有与结核涂片阳性患者密切接触史。

2. 症状、体征

◇部分患者有纳差、发热、盗汗、消瘦等结核中毒症状。

◇腹部表现缺乏特异性，常为慢性胰腺炎症状，如反复发作的腹痛、腹胀、恶心、呕吐、腹泻等。

◇部分患者可出现腹部包块、梗阻性黄疸。

◇腹部体格检查多无明显异常，少数患者触诊上腹压痛、扪及结节肿块。

3. 实验室检查

◇血沉加快，PPD 试验阳性或强阳性。

◇胆红素增高。

◇血尿淀粉酶增高。

◇穿刺活检或腹腔镜活检，组织病理学证实为结核者。

【影像学表现】

胰腺结核好发于胰头，其他部位也可发生，甚至可累及整个胰腺。病变可以单发，也可以多发，甚至弥漫性生长。病灶以增殖为主时，表现为实性结节，病灶完全发生干酪样坏死后形成囊性结节，二者兼而有之，形成囊实性混合结节。

◇X 线不能直接显示胰腺结核的异常改变，一般不用于胰腺结核的评估。

◇实性结节的 CT 平扫主要表现为胰腺局限增大，呈局灶性略低密度，边缘模糊（图4－3－24A）。T_1WI 呈稍低信号，T_2WI 呈等或稍高信号，DWI 呈高信号，在 T_2WI 上病灶边界较 CT 平扫清楚。增强扫描动脉期病灶轻中度强化，强化幅度低于正常胰腺实质；静脉期及延迟期病灶呈持续强化，强化幅度与正常胰腺实质接近（图 4－3－24）。

◇囊性结节的 CT 平扫主要表现为胰腺内均匀或不均匀低密度影，与胰腺实质分界不清（图 4－3－25A）。T_1WI 病灶呈等或稍低信号，T_2WI 呈高或稍高信号。增强扫描动脉期病灶边缘及其分隔呈持续强化，形成单房、多房、花环状、“蜂窝状”征象（图 4－3－25）。

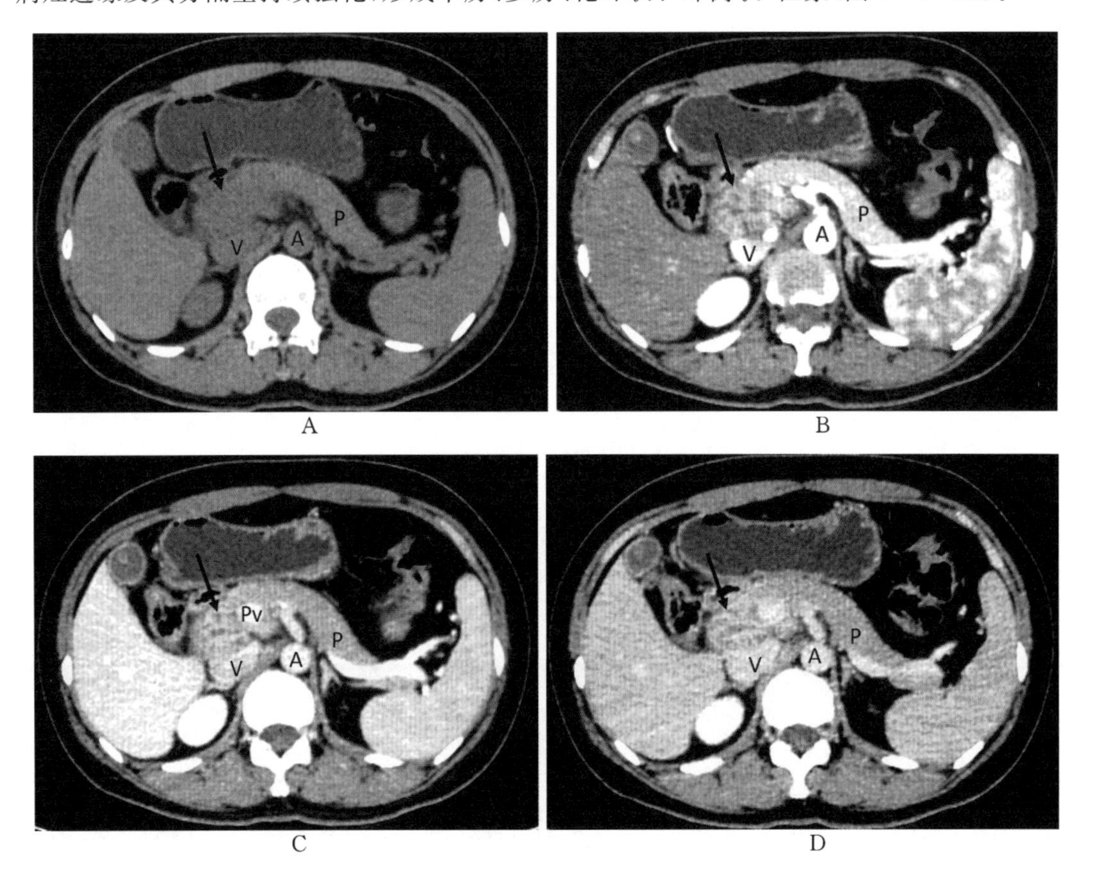

A　B　C　D

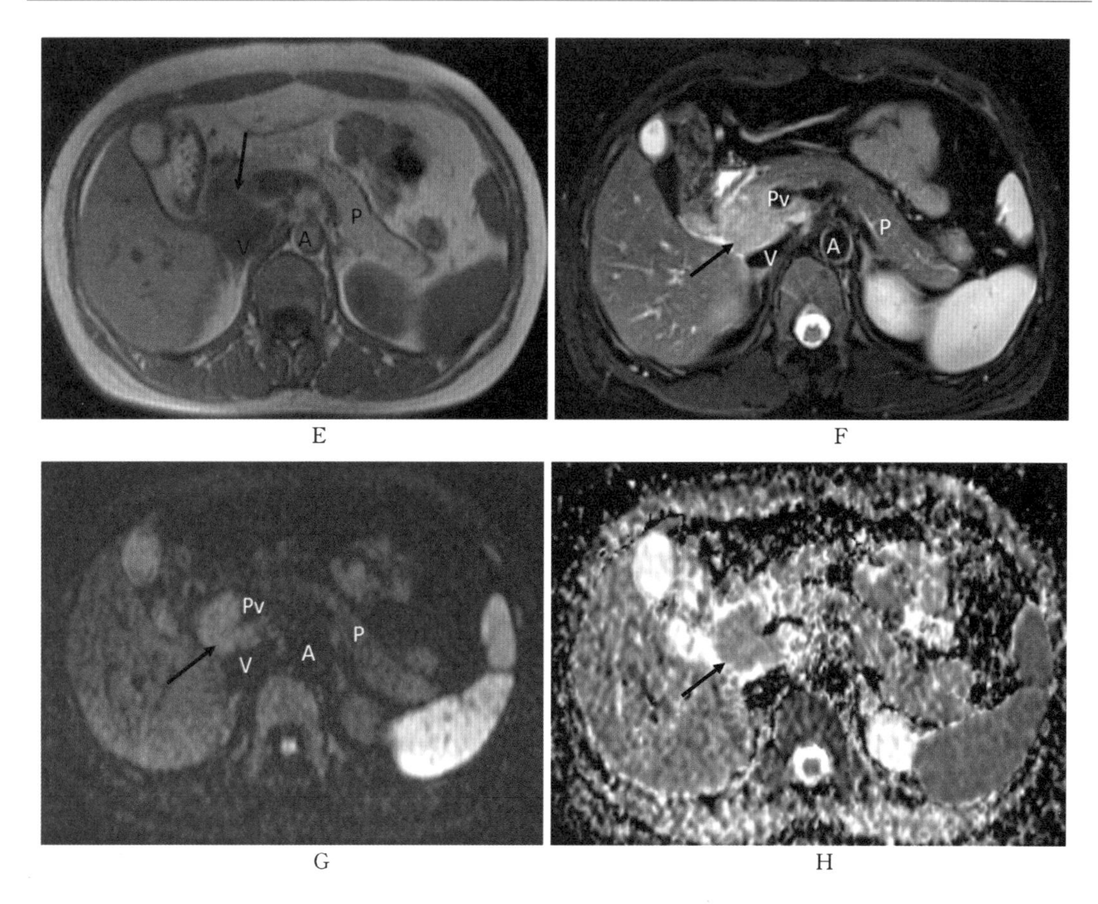

图 4-3-24　女性，36 岁，胆总管下段及胰头结核

CT 平扫（图 A）显示胰头区外形大，密度较胰体尾略低（箭）。增强扫描动脉期（图 B）、静脉期（图 C）及延迟期（图 D）显示病变（箭）呈不均匀强化，动脉期低于正常胰腺，延迟期密度与正常胰腺相仿。T_1WI（图 E）及 T_2WI（图 F）显示病变呈长 T_1、长 T_2 信号（箭），无明确边界。DWI（图 G，b=800）及其 ADC 图（图 H）显示病灶较正常胰腺弥散受限，相邻下腔静脉及门静脉受压变窄，无受侵征象。注：A=腹主动脉；L=肝脏；P=胰腺；Pv=门静脉；V=下腔静脉

◇囊实性混合病灶的 CT 及 MRI 表现同时兼有上述实性结节及囊性结节的共同特点（图 4-3-26）。

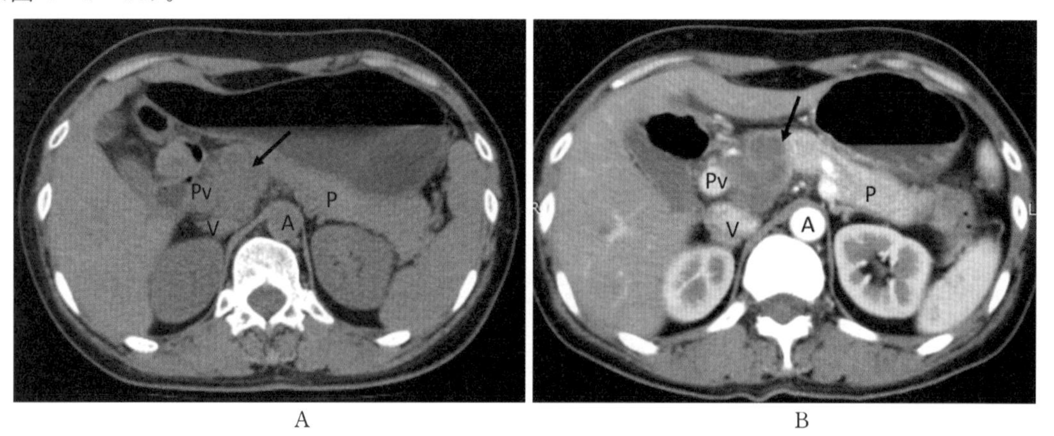

A　　　　B

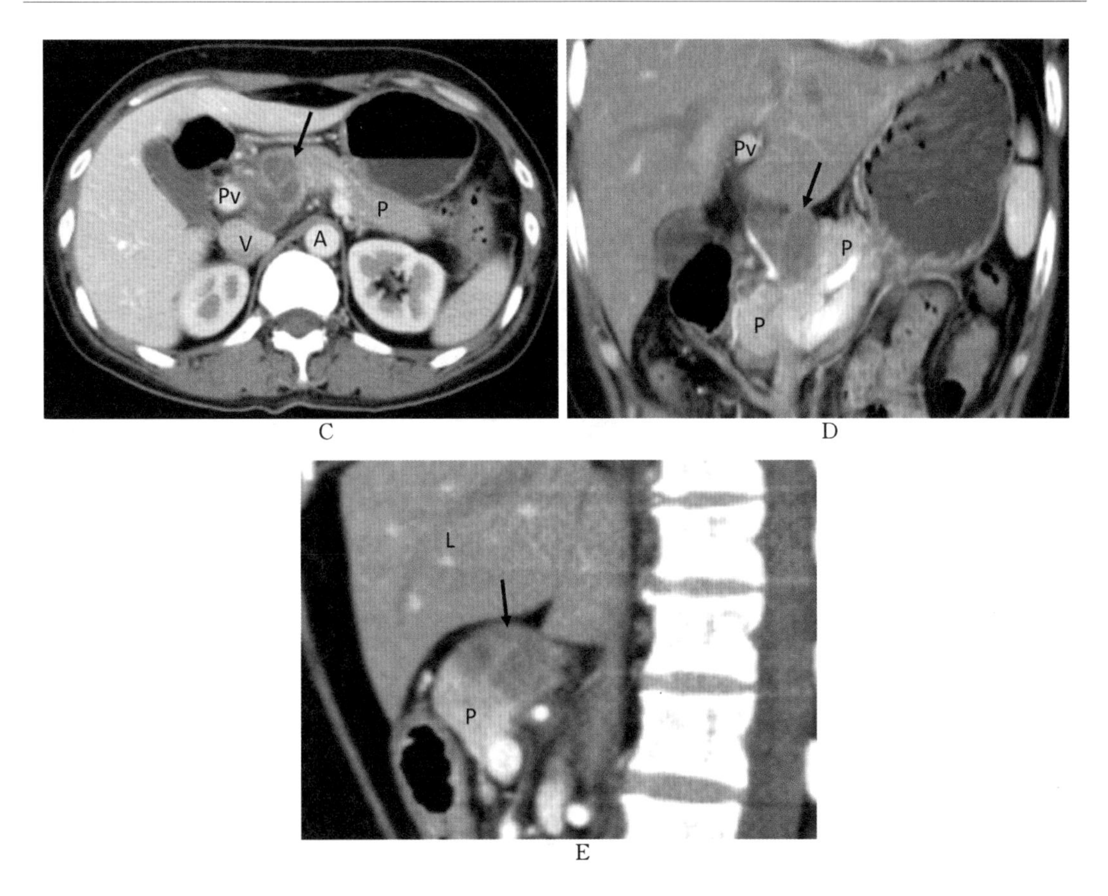

图 4-3-25 女性，55 岁，胰腺结核

CT 平扫(图 A)显示胰头区外形增大(箭)，密度较胰体尾略低，与下腔静脉分界不清。增强扫描动脉期(图 B)及静脉期(图 C)显示病变(箭)呈多房状持续强化。冠状位(图 D)及矢状位(图 E)显示病灶位于胰头上缘，与胰头分界不清，相邻血管走行自然。注：A＝腹主动脉；L＝肝脏；P＝胰腺；Pv＝门静脉；V＝下腔静脉

◇当病变弥漫且非常小时，表现为胰腺的弥漫性肿大，密度普遍性降低，T_2 信号略增高，胰腺边缘模糊，与胰腺炎非常类似，此时，增强扫描胰腺实质常表现为轻度的不均质强化。

◇胰腺结核与胰腺癌的表现很相似，以下诸点有助于结核的诊断。

√结核病灶较大时容易与周围组织器官分界不清，但仍然很少包围、侵犯血管，相邻血管管壁光滑，多无狭窄(图 4-3-25～27)。

√病变波及胰胆管时，胆管及胰管扩张程度轻，胰腺体、尾部很少发生萎缩(图 4-3-26)。

√常伴有腹腔、肝门部多发淋巴结，淋巴结肿大、钙化(图 4-3-27)，在 CT 平扫呈软组织密度，T_1WI 呈等或低信号，T_2WI 呈高信号，内部信号常不均匀，增强扫描呈均匀或环形强化，淋巴结融合可呈花环状改变。

√其他部位有结核表现(图 4-3-26B)。

◇胰腺结核钙化相对少见，且多为病变晚期改变。对钙化的显示，CT 明显优于 MRI。

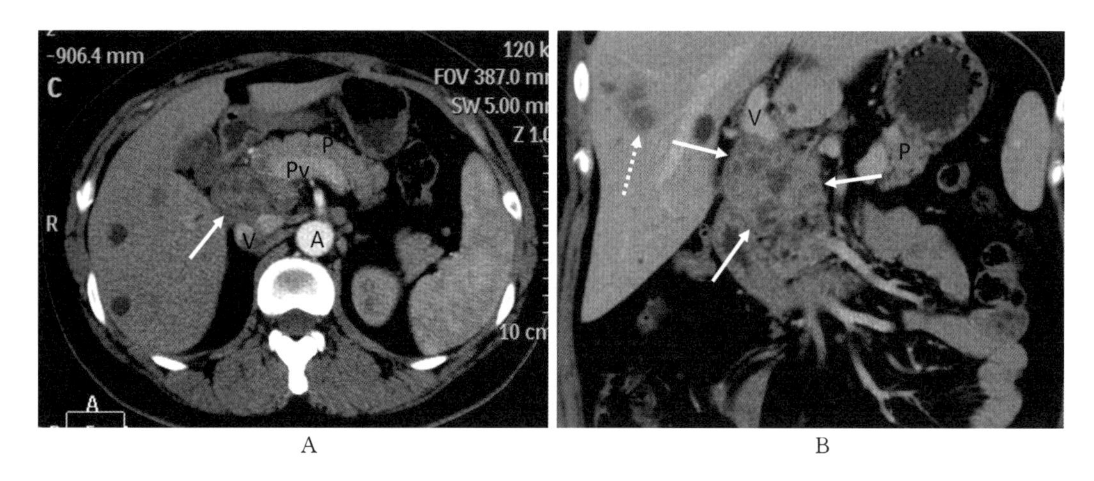

A　　　　　　　　　　　　　　B

图 4-3-26　女性,45 岁,胰腺结核

CT 增强扫描动脉期轴位(图 A)、静脉期冠状位(图 B)显示胰头(箭)较大肿块(实箭),外形不规则,密度不均匀,以实性为主,夹杂多发散在大小不一低密度区,病灶与下腔静脉分界欠清,肝内胆管、胰管未见扩张,远端胰腺未见萎缩,肝内(箭)边缘模糊病灶,密度不均(虚箭)。注:A=腹主动脉;L=肝脏;P=胰腺;Pv=门静脉;V=下腔静脉

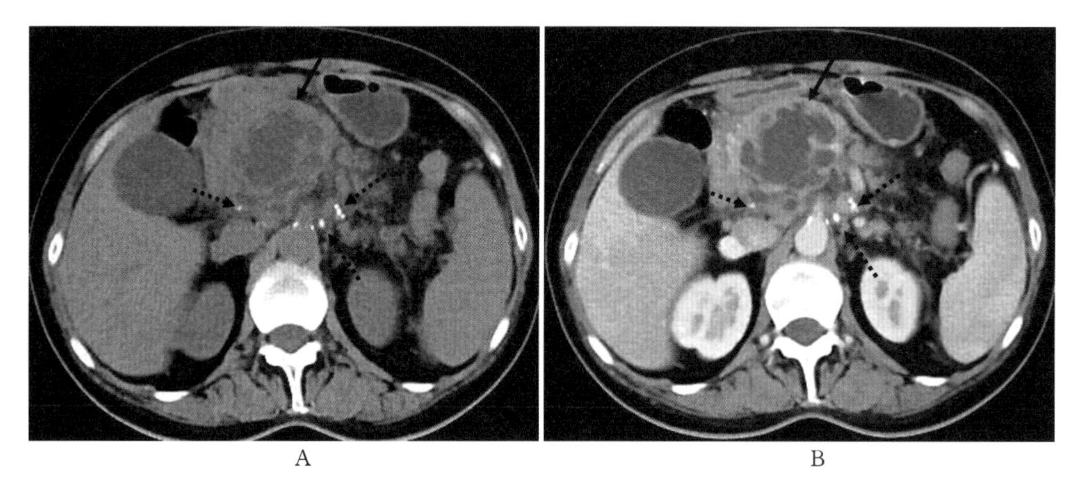

A　　　　　　　　　　　　　　B

图 4-3-27　女性,58 岁,胰腺结核

CT 平扫(图 A)及增强(图 B)示胰头胰颈区混杂密度肿块(实箭),以囊性病变为主,囊壁及短小分隔均匀强化,囊壁可见多发细小囊变区,病灶边界不清,周围可见多发结节伴钙化(虚箭)

【转归】

1. 好转及痊愈

◇病灶逐渐变小、消失。

◇病灶密度逐渐增高,边缘逐渐清晰,钙化。

◇周围淋巴结减少、消失或钙化。

◇病灶经手术切除。

2.恶化及进展

◇病灶范围扩大。

◇病灶密度下降，出现新发低密度影。

◇病灶边缘逐渐模糊，累及胰腺周围结构。

◇周围淋巴结增多、液化、融合。

【鉴别诊断】

1.胰腺癌

◇以老年人多见。

◇伴有 CA19-9、CEA 等肿瘤指标的升高。

◇胰腺癌具有嗜神经性，患者腹痛显著。

◇胰腺癌在 CT 和 MRI 增强扫描上呈不均匀弱强化，无蜂房状强化，胰腺癌导致的胆管、胰管扩张明显，易导致梗阻远端胰腺萎缩。

◇胰腺癌具有嗜血管性，极易包绕并侵犯相邻的血管。

2.胰腺囊性肿瘤

◇胰腺囊性肿瘤在 CT 及 MRI 上多呈囊性肿块伴环形强化，病灶边界清晰。

◇常伴胰管扩张。

◇多不伴有周围淋巴结肿大。

第三节 脾脏结核

【相关解剖】

1.脾脏结构与毗邻

脾脏位于左膈下、左上腹的后方，与胃、胸壁、胰尾及左肾毗邻。脾脏形态不规则，可有分叶。脾脏大小个体差异较大，正常情况下，脾脏下缘不超过肝脏下缘，前缘不超过腋中线，后缘不超过脊柱。

2.脾脏影像学检查

脾脏在优质的 X 线平片上也仅可显示其外形轮廓(图 4-3-28)，因此，对脾脏病变的评估一般不采用 X 线片检查。CT 平扫脾脏密度均匀，CT 值范围较大，在 30～70HU 之间，但正常情况下脾脏密度总是恒定低于肝脏(图 4-3-29A)。脾脏实质在 MRI 上信号均匀(图 4-3-30A、B)，在 T_1WI 上脾脏信号低于肝脏，在 T_2WI 上信号则高于肝脏。CT 增强扫描动脉期脾脏呈不均匀明显强化，呈脑回状或花斑状(图 4-3-29B、30C)，门静脉后期及平衡期脾脏呈较为均匀明显强化，增强幅度高于肝脏(图 4-3-29C、30D)。

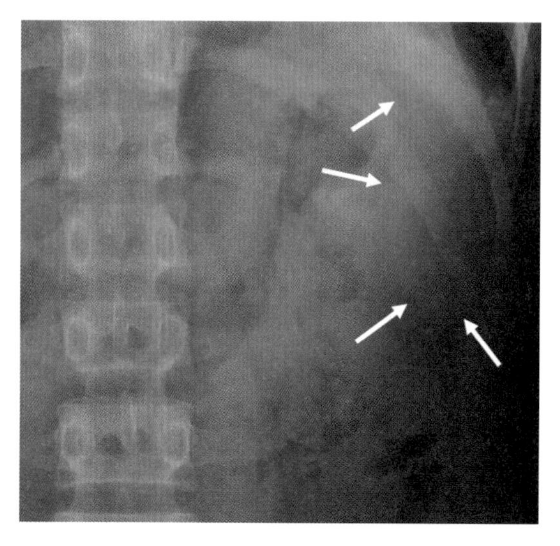

图 4-3-28　男性，26 岁，正常脾脏

左上腹 X 线平片显示脾脏呈均匀软组织密度，在脂肪低密度衬托下，脾脏轮廓（箭）光滑，内缘略凹陷

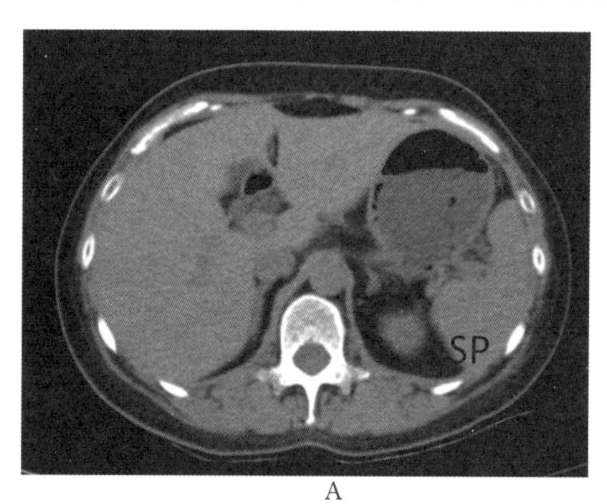

A

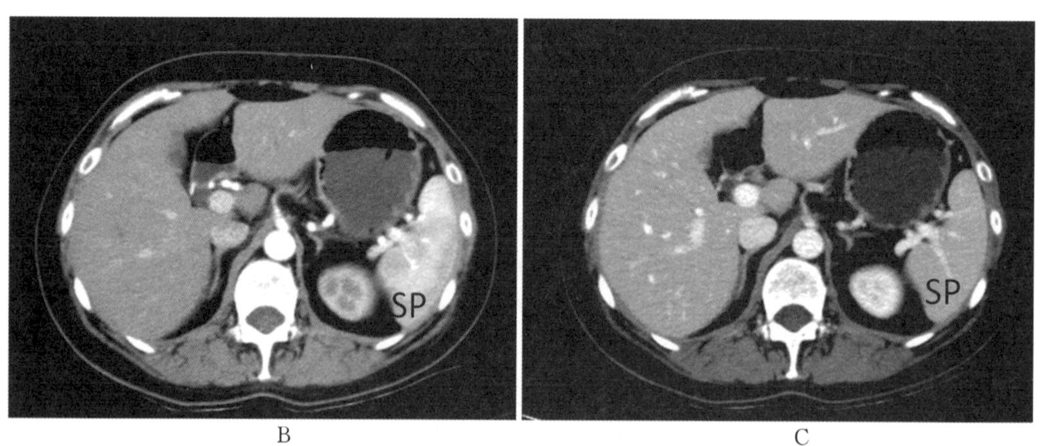

B　　　C

图 4-3-29　女性，41 岁，正常脾脏

CT 平扫（图 A）示脾脏呈均匀中等密度；增强扫描动脉期（图 B）示脾脏强化不均匀；静脉期（图 C）示脾脏实质强化均匀。注：SP＝脾脏

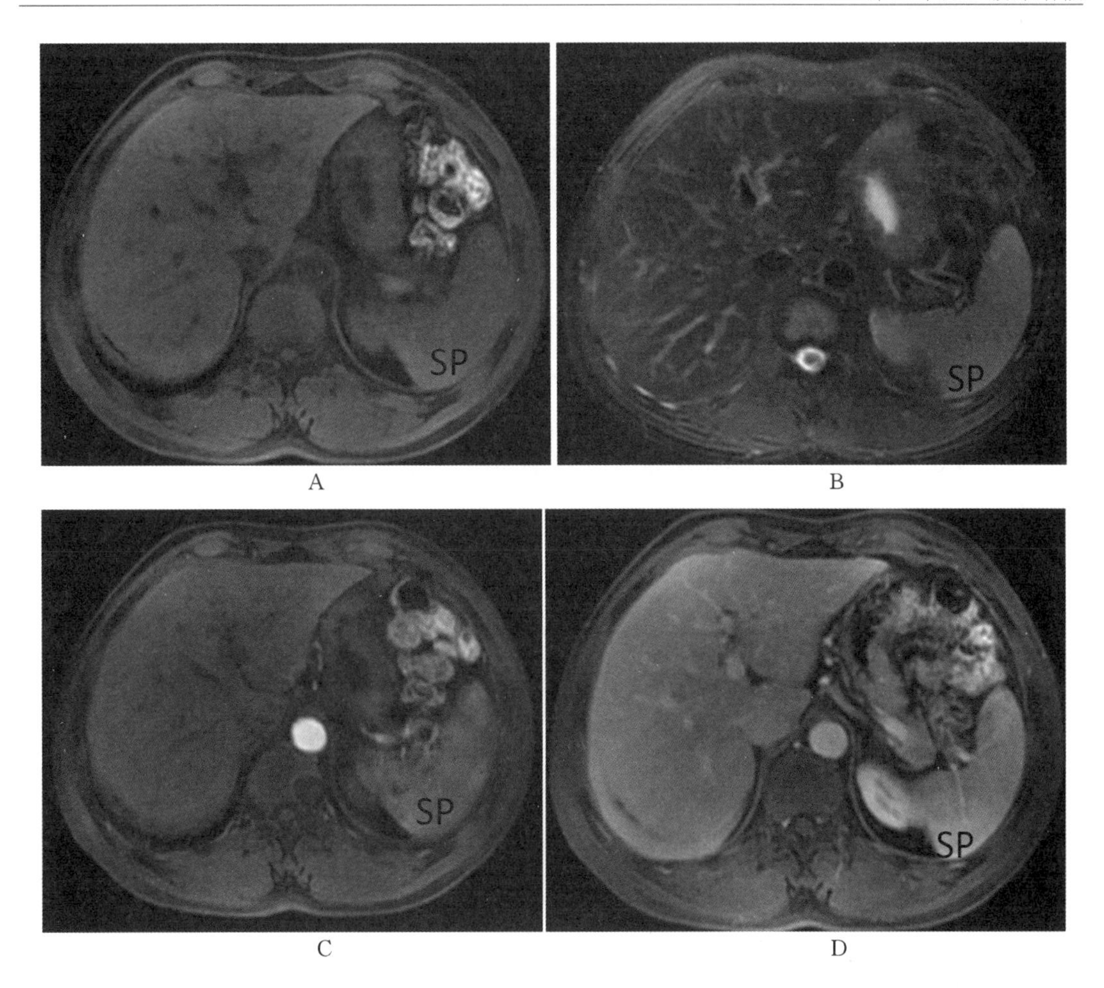

图 4-3-30 男性，50 岁，正常脾脏

T_1WI(图 A)及 T_2WI(图 B)示脾脏呈均匀中等信号；增强扫描动脉期(图 C)示脾脏强化不均匀，呈脑回样；静脉期(图 D)示强化均匀。注：SP＝脾脏

【定义】

脾脏结核是结核分枝杆菌感染所致的一种脾脏慢性特异性感染性病变。脾脏结核为继发性结核，是肺外结核少见的发病部位之一。结核杆菌可通过血行播散、淋巴循环或邻近组织器官结核直接播散三种途径感染脾脏。

【诊断依据】

◇易患人群有结核病密切接触史或结核感染史，或经结核病筛查列为疑似结核患者。

◇有典型脾脏结核影像学表现。

◇脾脏穿刺活检、腹腔镜或开腹手术活检发现结核杆菌或组织学证实为结核。

【分类】

根据病理改变分为渗出型、增殖型、干酪型及愈合型4类。根据病灶的大小分为粟粒型(直径<5mm)、结节型(直径5～20mm)、肿块型(直径≥20mm)。

【病理改变】

结核杆菌进入脾脏后的病理改变,首先是导致脾脏产生局部渗出性病变,病变进一步发展形成结核性肉芽肿,肉芽肿内部可发生干酪样坏死。

多个结核结节相互融合或孤立性病灶发展增大形成较大结节或肿块。

部分病灶在愈合的过程中,干酪样组织干枯,磷酸钙及碳酸钙沉着形成钙化。

【临床特点】

1.易患人群

◇以青壮年为主,20～40岁多见。

◇男性多于女性。

◇常患有身体其他部位的结核。

2.症状、体征

◇脾脏结核临床表现缺乏特异性,主要症状为长期低热、盗汗、乏力、纳差、贫血、消瘦等结核中毒症状。

◇局部症状表现为左季肋部隐痛不适。

◇触诊可发现肝、脾增大,腹腔或颈部淋巴结肿大等;左上腹可触及压痛。

3.实验室检查

◇血沉加快,OT试验或PPD试验可为阳性,但反应低下的患者,也可为阴性。

◇白细胞计数多正常,少数患者可升高。

◇脾功能亢进导致轻、中度贫血,但骨髓正常或呈刺激增生性贫血骨髓象。

【影像学表现】

1.粟粒型脾脏结核

◇虽然X线平片可发现脾脏增大,但由于其分辨率太低,不推荐通过X线片诊断脾脏疾病。

◇病变太小时,CT和MRI不能识别,仅表现为脾大、脾脏密度稍减低或密度欠均匀,脾脏信号不均匀,以T_2WI为著。

◇病灶较大时,CT平扫表现为等密度或略低密度,平扫常难以显示,增强多可显示,尤其是静脉期,表现为边缘清晰或模糊的低密度影(图4-3-31)。在MRI上病灶呈等T_1、稍高T_2信号,DWI呈高信号。

◇此型脾脏结核治愈后病灶可完全吸收,也可纤维化、钙化,CT表现为脾脏内弥漫分布的直径 1～5mm 大小的致密影，边界清楚，密度高于脾脏实质，增强无强化。T_2WI 为低信号。

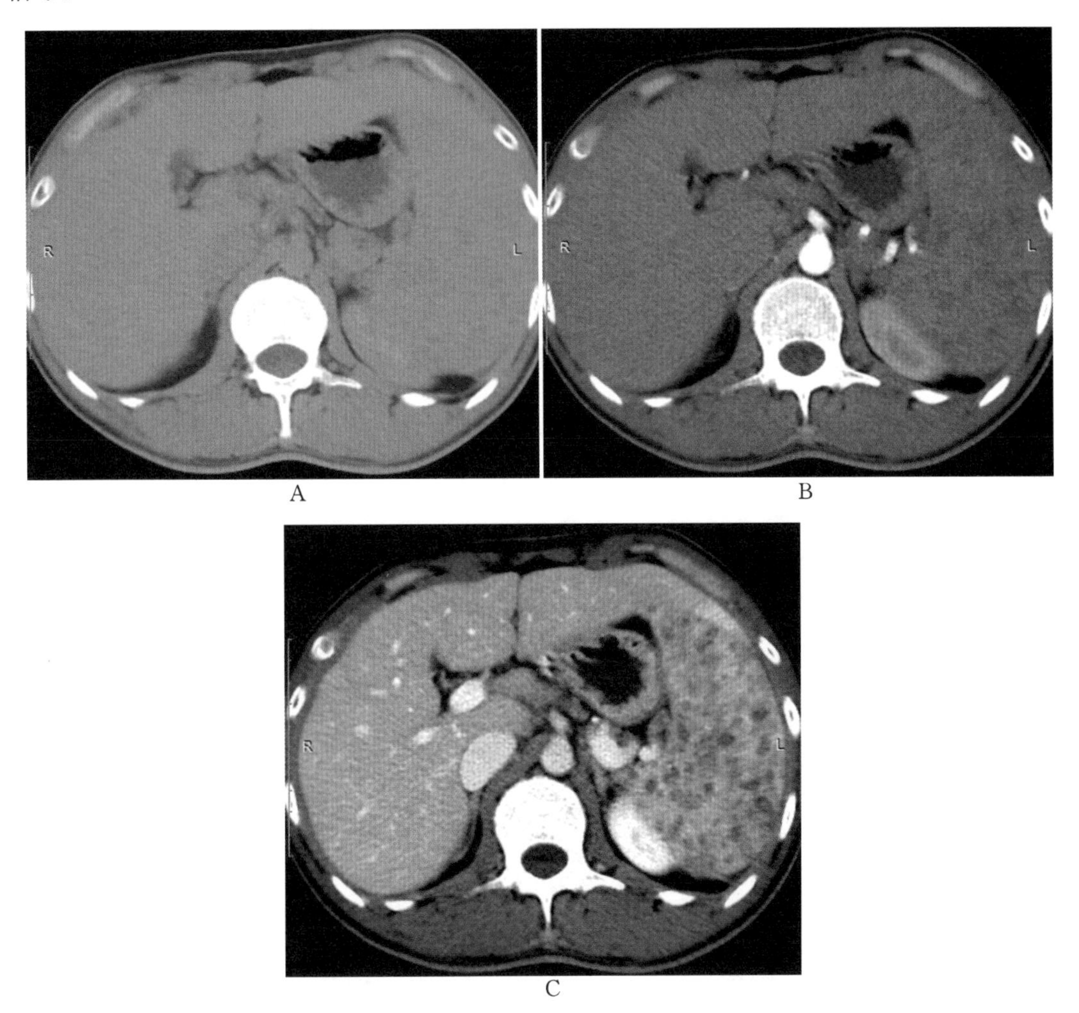

A　　B

C

图 4-3-31　**男性，**31 **岁，脾脏及肝脏结核**

CT 平扫(图 A)示脾脏增大，密度不均匀；增强扫描动脉期(图 B)示肝脏密度不均匀，病灶边界模糊不清；门静脉期(图 C)示脾脏内多发大小不等粟粒状、结节状影

2. 结节型及脓肿型脾脏结核

脾脏内单发、多发结节状病变。由于病灶为单一病灶的增大或多病灶的融合，故其形态既可以是类圆形，也可以是不规则形。如果病灶多发，每个病灶的密度、信号、形态、强化状态可不相同，即病变形态多样、性质多样(图 4-3-32)。

◇结节型脾脏结核的 CT 平扫表现为等密度、略低密度或混杂密度灶，边缘大多数模糊不清(图 4-3-33)。在 MRI 上，呈等或略高 T_1、稍高或混杂高 T_2 信号，病灶边界清楚。DWI 呈高信号。增强后多数病灶无明确强化，部分病灶边缘轻度强化或环形强化，静脉期病灶显示最清晰(图 4-3-32、33)。

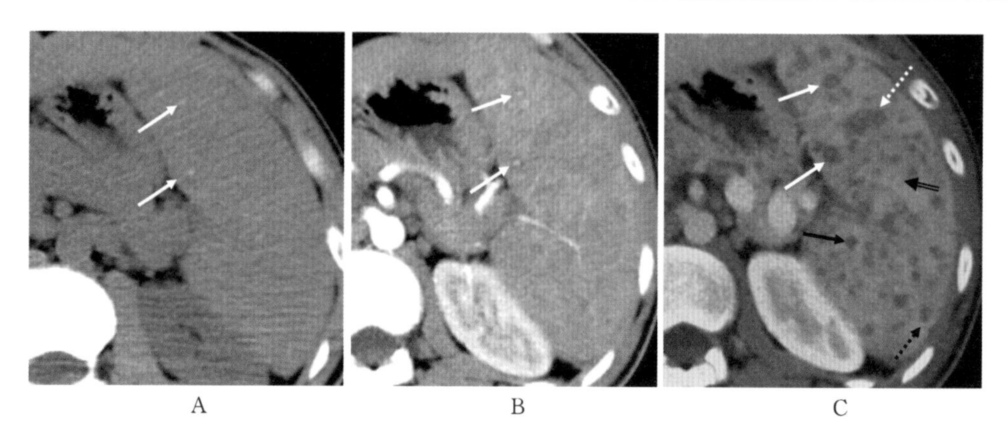

图 4-3-32　男性,31 岁,脾脏结核

CT 平扫(图 A)示脾脏增大,其内有两个高密度点(白实箭);增强扫描动脉期(图 B)示高密度点位于病灶的中央,周围有低密度影环绕(称中央粉尘征);静脉期(图 C)示病灶明显增多,大小不一,上述病灶外形增大,片内最大病灶(白虚箭)外形不整,密度不均,为结节融合而成。病灶密度不一,部分病灶呈近似水样低密度(黑实箭),部分病灶呈稍低密度(黑虚箭),部分病灶有轻度强化的厚壁(空心箭)

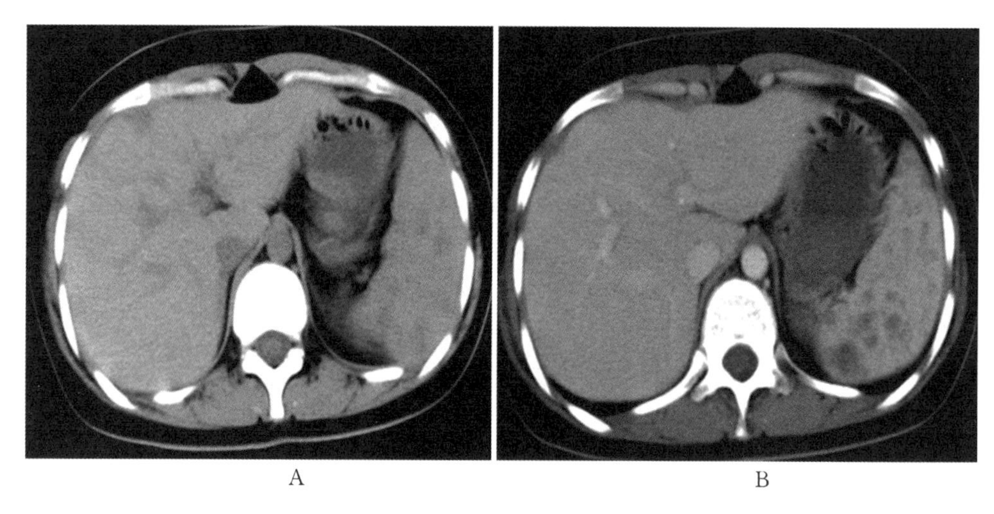

图 4-3-33　女性,19 岁,脾脏结核

CT 平扫(图 A)示脾脏内见多发大小不等圆形稍低密度阴影,边界清楚;增强扫描(图 B)示低密度阴影明显增多,小如针尖,大如结节,病灶边缘呈轻度环形强化,边缘仍较模糊

◇当病灶内干酪样物质软化或液化后,内部形成脓液,或为脓肿型结核,它提示结核病进展和恶化。CT 平扫表现为低密度囊性病灶,密度均匀或不均匀,边缘清楚或模糊;在 MRI 上,呈低 T_1、高 T_2 信号,信号均匀或不均匀;囊液在 DWI 上呈高信号。增强后囊液无强化,囊壁轻度强化。此型可见脾包膜下积液。

◇当病变转向愈合时,CT 表现为脾内单发或多发结节混杂密度,病灶中心密度高,周围密度低,形成中央粉尘状钙化(图 4-3-32)。当钙化逐渐增多,CT 表现为单发或多发结节样钙化。如果病灶发生纤维化,则出现 T_1、T_2 双低信号,增强扫描纤维组织可轻度延迟强化,而延迟期脾脏自身密度降低,二者密度差减小,使病灶"缩小"(图 4-3-34)。

◇由于脾脏结核常为全身结核的一部分,故除脾脏改变外,常伴有腹腔、肝脏、胰腺、肺等多个器官的结核灶(图 4－3－34)。如果发现腹膜后、肠系膜多发环形强化的淋巴结，对诊断有帮助。

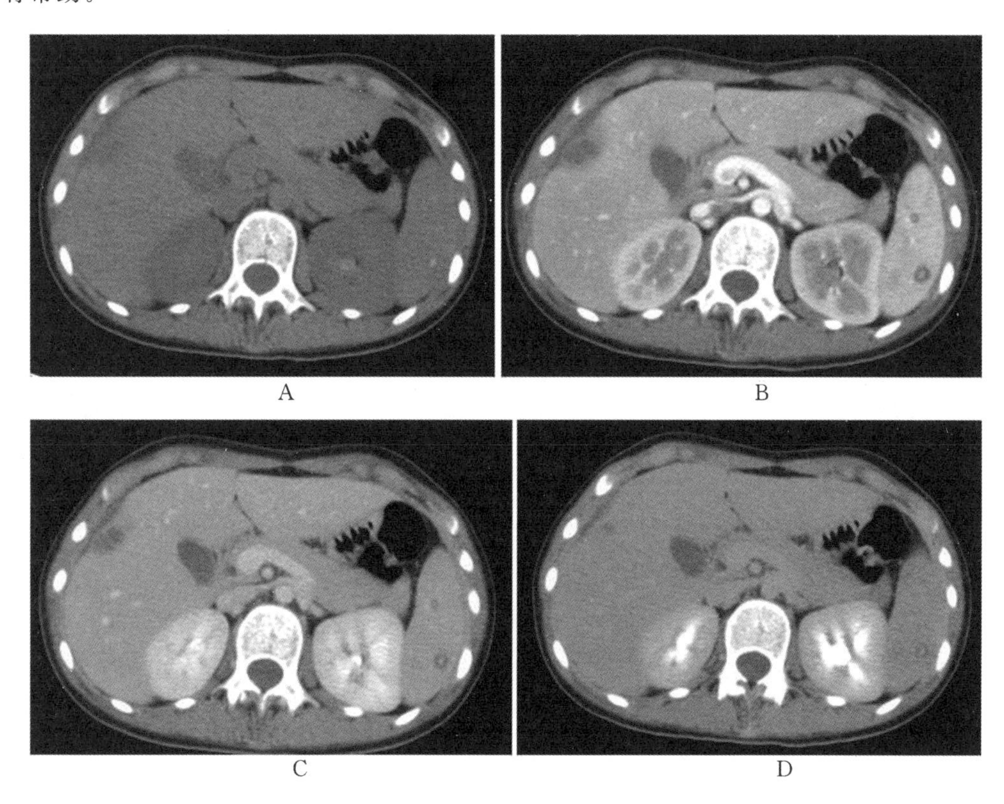

图 4－3－34　女性，15 岁，脾脏及肝脏结核

CT 平扫(图 A)示肝右叶低密度病灶，脾脏内斑点状高密度钙化影；增强扫描动脉期(图 B)及门静脉期(图 C)示肝右叶病灶周边轻度强化，内纤维分隔强化，脾脏内见两处类圆形低密度无强化病灶；平衡期(图 D)示肝右叶病灶大部分强化，呈等密度，脾脏内较小病灶强化呈等密度，较大病灶周边轻微强化，范围缩小

【转归】

1. 好转及痊愈

◇病灶吸收、变小、消失。

◇病灶密度逐渐增高或钙化，T_2 信号逐渐下降。

◇病灶边缘逐渐清晰锐利。

◇病灶经手术切除。

2. 恶化及进展

◇病灶逐渐增大，增多。

◇病灶密度下降或出现囊变。

◇病变边缘逐渐模糊，出现融合。

◇脾脏外其他部位出现新发结核灶。

【鉴别诊断】

1. 脾脏淋巴瘤

◇增强后病灶呈轻度均匀强化，其内液化坏死发生率低，尤其是小病灶。

◇未经治疗的淋巴瘤不发生钙化。

◇肿大淋巴结也呈均匀性强化。

◇结合临床表现、骨髓象、血象等有助于诊断，脾穿刺活检可确诊。

2. 脾脏转移瘤

◇患者以老年人为主。

◇有明确的原发肿瘤病灶，常伴有多脏器转移。

◇CT 表现为脾内单发或多发低密度灶，增强后可见“牛眼征”，病灶内无钙化，其内液化坏死区 DWI 为低信号。

◇肿大淋巴结环状强化的发生率低于结核。

3. 脾脓肿

◇临床症状典型，表现为寒战、高热、恶心、呕吐，白细胞计数明显升高。

◇CT 表现为脾脏内单发或多发性低密度灶，内壁光整，周围可见水肿带。脓肿区可有小气泡、气-液面、液-液面，CT 增强见典型“靶征”，边缘及分隔强化。

4. 脾脏血管瘤

◇多无临床症状。

◇CT 平扫低密度，增强扫描病灶呈由边缘向中心渐进性强化，延迟扫描完全充填，可与脾脏呈等密度。

5. 脾脏寄生虫囊肿

◇CT 表现为脾脏单发或多发类圆形囊性病灶，边界清楚，囊壁可伴钙化；增强扫描囊内无强化，“囊中囊”“水上浮莲征”是其特征性表现。

◇结合 Casoni 试验阳性容易诊断。

【拓展阅读】

[1]伍建林，路希伟. 临床结核病影像诊断[M]. 北京：人民卫生出版社，2011.

[2]吴孟超，吴在德. 黄家驷外科学・中册[M]. 7 版. 北京：人民卫生出版社，2008.

[3]张紫欣，李晶晶，薛明，等. 获得性免疫缺陷综合征并发肝脾结核的 CT 和 MRI 表现特征[J]. 中国防痨杂志，2017，39(6)：592－596.

[4]严福华，曾蒙苏，程伟中，等. 肝结核瘤的 MRI 征象[J]. 临床放射学杂志，2002，21(6)：439－442.

[5]邢增宝，李建军，陈峰，等. 肝结核的螺旋 CT 动态增强扫描表现及诊断价值[J]. 临床放射学杂志，2009，28(8)：1109－1112.

（木卡达斯・阿布拉　杨军乐　马鸣岳）

第四章　泌尿系统结核

【课程目标】

※掌握：肾结核、输尿管结核、膀胱结核的影像学表现及其鉴别诊断。

※熟悉：肾上腺结核的影像学表现及其鉴别诊断；肾结核、输尿管结核、膀胱结核的临床特点和诊断依据。

※了解：肾上腺结核的临床特点和诊断依据；肾结核、输尿管结核、膀胱结核、肾上腺结核的相关影像解剖与病理改变。

第一节　肾结核

【相关解剖】

肾脏成对，外形多呈豆状，内前缘凹陷处称为肾门，肾门是血管、淋巴及输尿管出入肾脏的部位，肾其他区域外缘圆滑，通常肾脏位于胸12～腰3椎体两旁的肾周筋膜之内，左肾较右肾位置略高。肾脏分为肾实质和肾收集系统，肾实质又分为肾皮质和肾髓质。

肾脏在X线平片上表现为脊柱两旁"八"字形排列的豆状、均匀软组织密度影，轮廓光滑，有时略呈波浪状，肾门稍向内侧凹陷（图4－4－1）。肾脏的位置可随呼吸、体位上下移动。肾脏的长轴延长线与脊柱纵轴相交呈锐角。

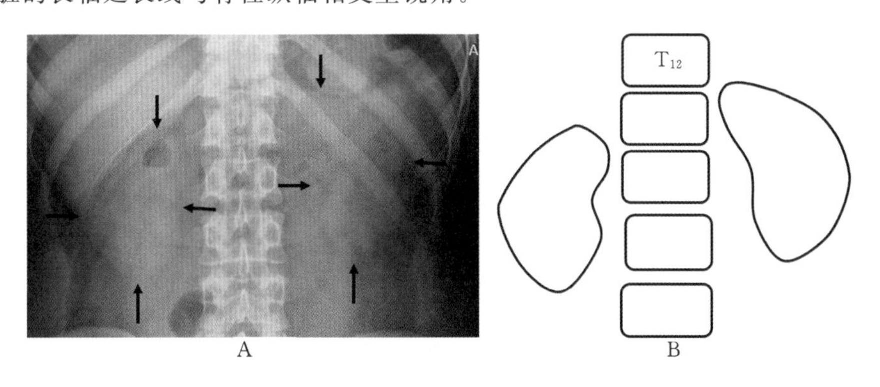

图4－4－1　男性，21岁，正常肾脏

腹平片（图A）及其示意图（图B）示双肾呈"八"字形位于脊柱两侧，密度均匀，外形呈扁豆状，外缘（箭）光整，内缘中部稍向内侧凹陷，为肾门所在

1. 肾收集系统

肾收集系统由肾小盏、肾大盏和肾盂组成。肾收集系统是尿液排泄的通道，通过输尿管、膀胱、尿道与外界相通。其形态会因下方尿路梗阻而扩张变形，也会因肾实质病变的压迫、侵犯及自身病变而改变。

◇肾小盏分为穹隆部和体部两个部分：穹隆部是肾小盏的近心端，它为盲端，包绕着肾乳头，形似杯口状；体部是肾小盏的远心端，向下与肾大盏相连。在造影片上（包括肾盂造影、CTU、MRU），杯口凹陷，体部平直或略为凹陷，杯口与体部侧壁相交呈锐角（称为穹隆），轮廓光滑，密度均匀（图 4-4-2C）。

◇肾大盏呈管状，顶端与数个肾小盏相连，基底部与肾盂相连，二者中间部分为肾大盏的峡部。在造影片上（包括肾盂造影、CTU、MRU），肾大盏上下两端略膨大，峡部略凹陷，轮廓光滑，密度均匀（图 4-4-2）。

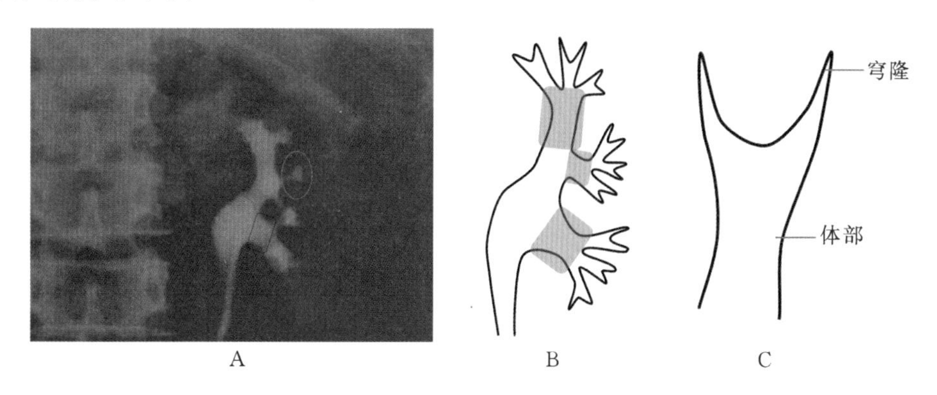

图 4-4-2　男性，53 岁，正常肾盂、肾盏

肾盂造影片（图 A）及其示意图（图 B）示肾大盏（方块内）呈管状，连接肾小盏和肾盂，两端膨大，中间凹陷或平直。肾盂呈三角形，上缘外突，下缘凹陷，轮廓光滑。图 C 为肾小盏示意图，盲端膨大，与乳头相交处呈杯口状，穹隆为锐角

◇肾盂呈三角形，顶端与数个肾大盏相连，向下走出肾脏与输尿管相连，肾盂上缘隆凸，下缘凹陷，边缘光滑整齐，肾盂下方指向内下方。在造影片上（包括肾盂造影、CTU、MRU），肾盂形态差异很大，多为三角形，少数可呈壶腹状或分枝状（图 4-4-3）。肾盂正常可有蠕动，故其边缘偶见短暂凹陷或狭窄，在非加压状态下，整个肾盂蠕动会导致肾盂短暂显影的情况，其特点是近端肾盏、远端输尿管显影良好（图 4-4-4）。

◇正常肾盏、肾盂在 CT 平扫和 MRI 平扫上可不显示（图 4-4-5）。在壶腹型肾盂或肾积水时，CT 表现为肾门区水样低密度影，在 MRI 上呈类似于游离水的长 T_1 长 T_2 信号表现，轮廓光滑。

2. 肾实质

肾实质分为肾皮质和肾髓质，X 线片不能直接显示肾实质。CT 平扫虽能显示肾实质，但不能分辨肾皮质和肾髓质，肾实质表现为略低于肝脏的软组织密度影，外轮廓光滑，内部与收集系统接触面不规整。在 MRI 上，T_1WI 可分辨肾皮质和肾髓质，表现为肾皮质信号略高于肾髓质（图 4-4-6B），在预饱和脂肪抑制 T_1WI 序列上，肾皮质与肾髓质的信号差异更加明显。在 T_2WI 上，肾皮质与肾髓质信号差异不大，故难以区分（图 4-4-6A）。CT 及

MRI 增强扫描动脉期(又称皮质期,注药后 30～90s)肾皮质明显强化,肾髓质呈较低的密度/信号,二者差异显著(图 4－4－6C、7A);静脉期(又称实质期,注药后 90～120s)肾髓质强化,肾皮质和肾髓质密度再次接近,无法分辨(图 4－4－6D、7B);排泄期(注药后3～10min)肾实质密度整体下降,肾盂、肾盏密度增高(图 4－4－6E、7C)。

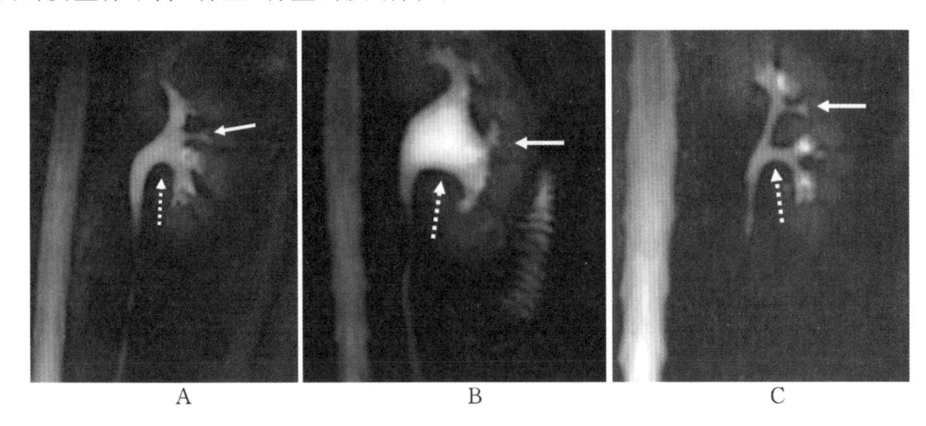

图 4－4－3　正常肾盂、肾盏

图 A 为常见型肾盂,图 B 为壶腹型肾盂。图 C 为分支型肾盂。三种肾盂的共同特点是肾盂的上下缘均光滑,上缘外突,下缘内凹(虚箭),所有的肾小盏杯口(实箭)内陷

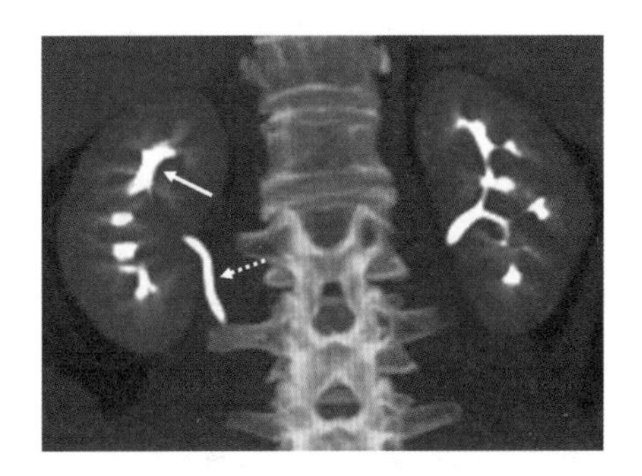

图 4－4－4　男性,58 岁,正常肾盂、肾盏

MIP 重建冠状位 CT 显示右肾盂收缩后暂时性未显影,其近端肾盏(实箭)未见扩张,远端输尿管(虚箭)显示良好

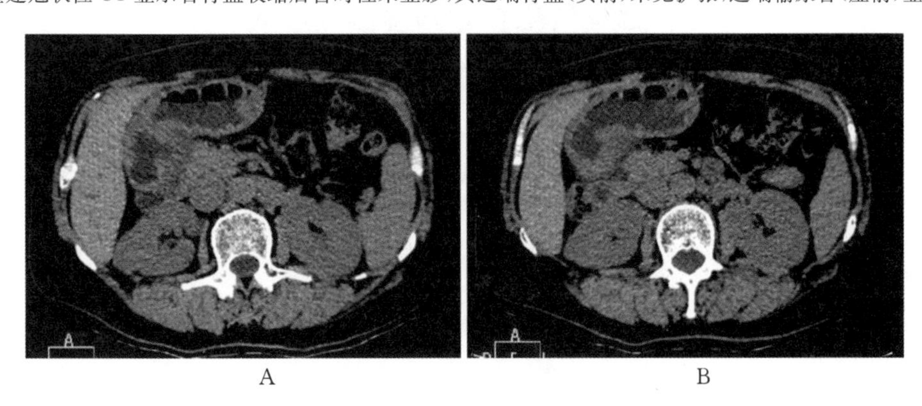

图 4－4－5　正常肾脏

CT 平扫肾门平面连续层面(图 A、B),双肾呈椭圆形软组织密度影,边缘光整锐利,肾实质密度均匀,肾皮质及肾髓质无法明确分辨,肾窦为脂肪密度,其内的血管、输尿管为脂肪内稍高密度的线条状影

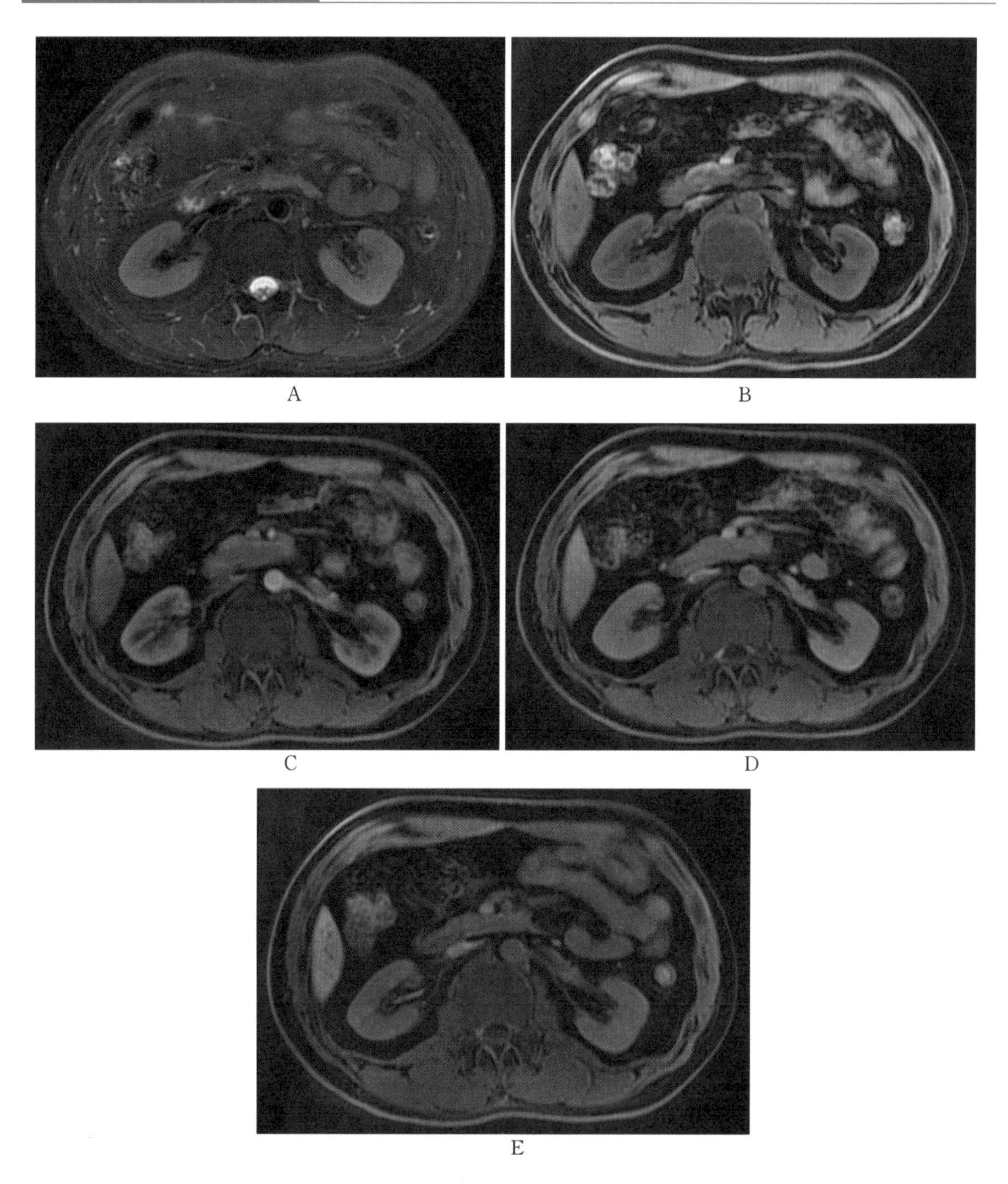

图 4-4-6　正常肾脏

T_2WI 脂肪抑脂序列(图 A),肾实质厚薄较均匀,皮髓质分界不清,肾轮廓光滑;T_1WI 脂肪抑脂序列(图 B)和增强扫描动脉期(图 C)能显示肾皮质与髓质的信号差别和界限;增强扫描肾实质期(图 D)及肾盂期(图 E),肾皮质与肾髓质信号均匀一致

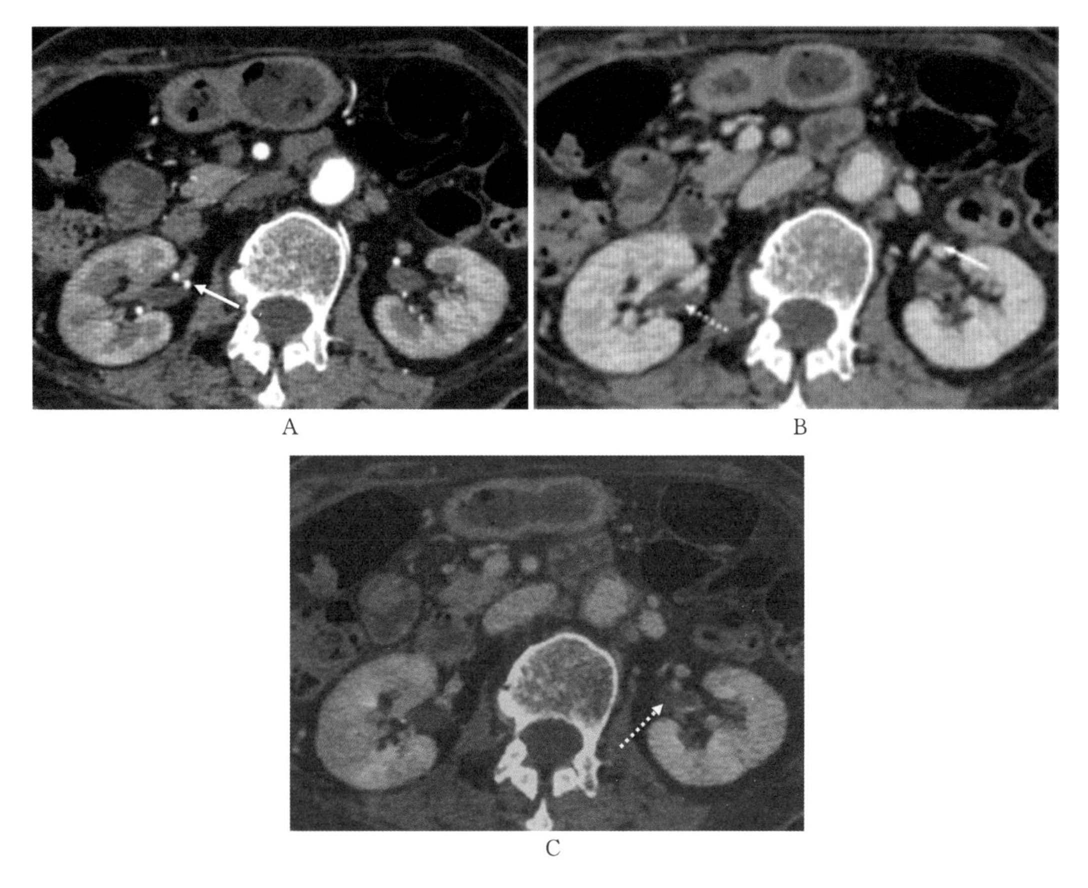

图 4-4-7 正常肾脏 CT 增强

皮质期(图 A),肾皮质及肾髓质的界限清晰可辨,肾门处动脉显影(实箭);实质期(图 B),肾皮质与肾髓质界限不再清晰,肾静脉(实箭)显影,肾盂(虚箭)呈水样密度,界清;肾盂期(图 C),肾实质强化程度下降,乳头及肾盏密度增高,肾盂(虚箭)内可见少许造影剂进入

【定义】

发生于肾脏的结核称为肾结核。肾脏是泌尿系统结核最先发生的部位。肾结核可下行引起输尿管结核、膀胱结核及尿道结核。

肾自截为肾结核终末期病变,是泌尿系结核的一种特殊病理类型,发生于极少数患者,此时输尿管因结核侵蚀,完全阻塞,全肾在肾积水或积脓基础上广泛钙化,混有干酪样物质,结核杆菌不能随尿液流入膀胱,膀胱的继发性结核病变反而好转和愈合,症状消失。

肾结核的感染途径包括血行播散、淋巴播散、尿液感染和直接蔓延 4 种方式,其中血行播散是最常见的感染途径,最常见的原发灶位于肺或骨。

肾结核既可累及单肾,也可累及双肾。

【诊断依据】

◇易感人群为有结核密切接触史,或有结核病感染史的患者。

◇有慢性膀胱炎临床表现，经抗感染药物久治不愈。

◇有肾结核临床症状及相关实验室指标阳性者。

◇有肾结核影像学表现。

◇肾穿刺获取组织标本，进行病理学、抗酸杆菌涂片及结核分枝杆菌培养检查有确诊价值。

【分类】

根据病变累及的程度分为病理型肾结核和临床型肾结核两类。

1.病理型肾结核

病理型肾结核是病变局限于双肾皮质，在肾小球的毛细血管网和肾小管内形成结核肉芽肿。多无明显临床症状，且能自愈。这一类型的结核临床上很难发现，往往是手术或尸检时偶被发现。

2.临床型肾结核

临床型肾结核是结核分枝杆菌从皮质通过髓袢进入肾髓质，累及肾乳头，形成干酪样坏死，引起临床症状，并可通过尿液、影像、病理等方式获得诊断。

【病理改变】

最初在肾皮质发生渗出水肿，逐渐形成典型的粟粒性结核灶（主要由朗格汉斯巨细胞及其周围的淋巴细胞和成纤维细胞组成）。

◇病灶增大、融合，中心发生坏死，形成干酪样病变。此时病变多累及肾髓质，尤其是肾乳头。

◇干酪样病变软化、液化，液化组织经肾小盏排入收集系统，细菌在肾盂、肾盏黏膜上蔓延，致黏膜破坏，空洞形成。

◇与此同时，肾盂、肾盏纤维组织增生、挛缩，导致肾盂、肾盏管壁增厚、变形、狭窄，狭窄多位于肾盏的根部和肾盂的下部。

◇钙化首先沉积于较大脓腔的边缘，然后逐渐扩大，直至全肾钙化，即“肾自截”。

【临床特点】

1.易患人群

◇以 20～40 岁青壮年为主，男性多于女性。

◇有结核病感染史者。

◇原发或继发免疫缺陷者。

2.症状、体征

◇绝大多数患者缺乏全身症状，急性进展期和病情严重的患者可出现发热、乏力、盗汗、食欲减退、贫血、消瘦等全身症状。双侧肾结核或严重膀胱结核非结核侧肾积水时，可出现水肿、贫血、呕吐、少尿等慢性肾功能不全的症状，甚至有部分肾结核患者可并发高血压。

◇典型的膀胱刺激症状（尿频、尿急、尿痛）、血尿（多为终末血尿）、脓尿（尿液混浊不清，严重者呈米汤样）。

◇少数患者在血块、脓块通过输尿管时可引起肾部绞痛。

◇约 10%的患者肾区压痛和叩击痛阳性,有时可扪及肿块。

3.实验室检查

◇尿液细菌学检查:尿常规呈酸性,含有蛋白、红细胞、白细胞。约 70%的病例尿涂片可查出抗酸杆菌;90%的病例结核分枝杆菌培养阳性;尿液 Xpert MTB/RIF 检测敏感性和特异性高。

◇PPD 试验阳性率近乎达 100%。

◇膀胱镜检查显示膀胱黏膜充血、水肿,见暗红色大小不等的溃疡或结核肉芽创面。但是当膀胱容量<100ml 时,由于膀胱出血和挛缩常不能获得满意的检查效果;当容量<50ml 时即不能进行膀胱镜检查。

◇肾穿刺获取组织标本,进行病理组织学、抗酸杆菌涂片及结核分枝杆菌培养检查有确诊价值。

【影像学表现】

肾外形的改变既可见于发病初期,也可见于发病中、晚期,外形可增大,也可缩小,这些改变与其病理改变相关。临床型肾结核绝大多数为干酪空洞型或溃疡空洞型,结核瘤型少见。

1.病变初期

病变初期,肾皮质渗出、水肿,X 线片、CT 及 MRI 平扫通常不能显示病灶,但可出现肾外形增大、肾实质增厚表现。CT 平扫上,肾实质密度普遍降低,肾轮廓略模糊,肾周脂肪密度增高。T_1WI 上皮髓分界不清,增强扫描强化略不均匀,或强化程度轻度下降。

2.结核结节形成

肾实质内结核结节形成,肾收集系统尚未受到侵犯时,CT 表现为肾实质内等密度或略低密度结节(图 4-4-8),T_1WI 皮髓分界模糊,内可见等、低信号结节,边缘模糊,结节在 T_2WI 上信号略高。增强扫描动脉期病灶显示仍然不清,静脉期病灶呈明显低密度/低信号。此期若炎症波及肾小盏时,静脉肾盂造影显示肾盂、肾盏形态尚正常,但充盈不佳,肾盏呈激惹状态。此型少见。

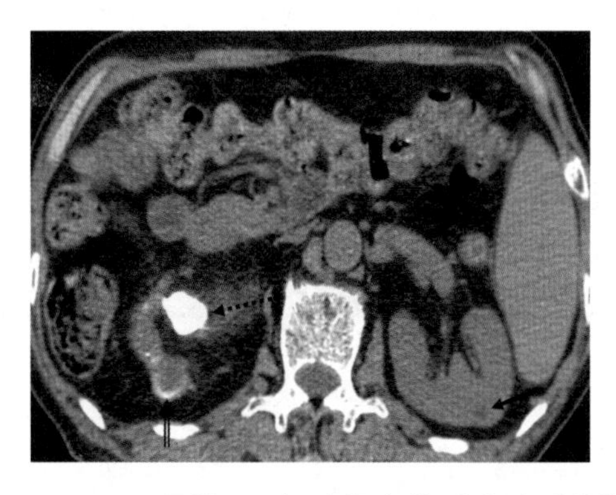

图 4-4-8　男性,72 岁,右肾自截,左肾皮质结核

肾门平面 CT 轴位示左肾实质后壁可见类圆形低密度影(黑实箭),边缘模糊,平均 CT 值约 10HU,相邻肾实质 CT 值约 29HU;右肾实质萎缩变薄,轮廓不整,实质内可见类圆形低密度影(平均 CT 值约 16HU),边缘可见弧形钙化(空心箭),右肾下盏团块状钙化

3.结核空洞形成

肾实质内结核干酪样坏死空洞形成，病变累及肾小盏，其内干酪样组织经肾盂、肾盏排出，此时，除肾实质病灶外，肾盂、肾盏形态也发生相继改变。

◇肾实质空洞内容物既可含干酪样物质，也可含尿液，或为二者的混合物。故在CT平扫上表现为单发或多发等密度或低密度影，密度均匀或不均匀(图4-4-9)，边缘模糊(图4-4-10A)或清楚(图4-4-9)。在MRI上，表现为长T_1长T_2信号或等T_1稍长T_2信号结节，内部信号均匀或不均匀，可出现干酪样物质与尿液的液-液平面(图4-4-10E)。病灶呈类圆形或不规则形，当病变迁延，周围形成纤维包裹后，囊壁呈T_2低信号(图4-4-10E)。多发病灶围绕肾窦呈“鹿蹄状”或“花瓣状”排列(图4-4-11)。病灶呈环形强化或花环状强化(图4-4-10B～D)。

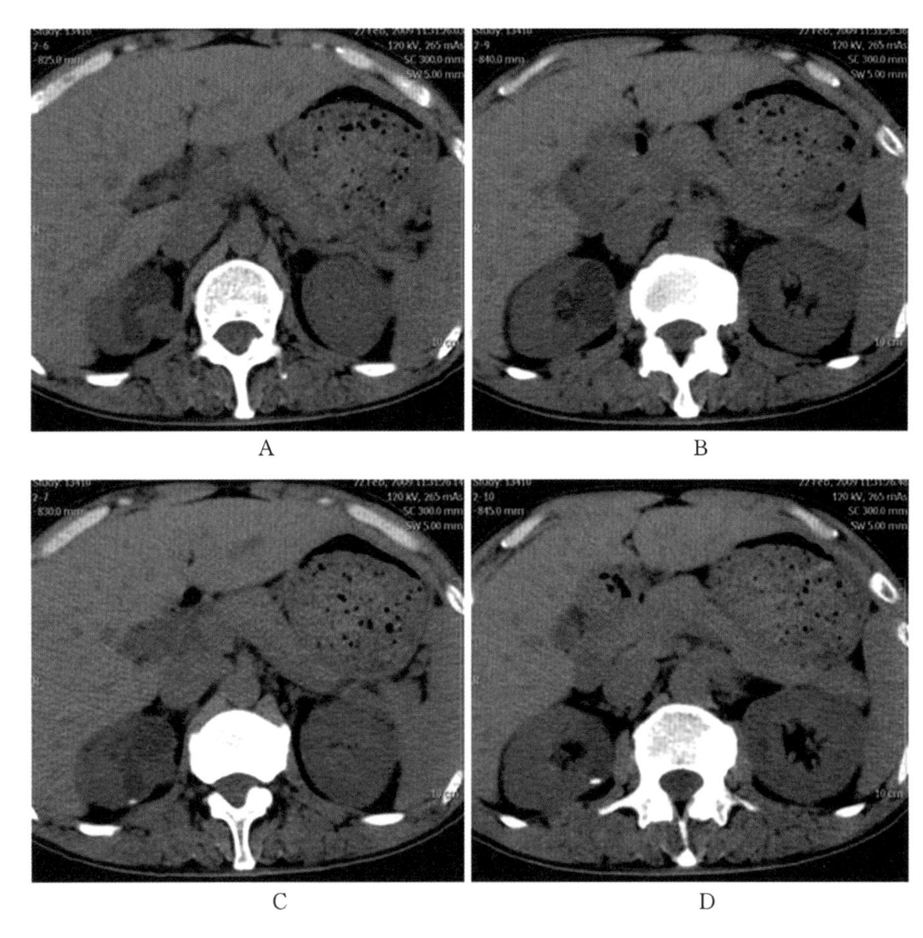

图4-4-9 男性，32岁，右肾结核

CT平扫轴位连续层面，右肾实质内多发类圆形低密度区，病灶边缘清晰锐利，部分病灶边缘见点状钙化

◇病变早期，病变区肾脏弥漫性水肿，导致其外形肿大，轮廓光滑整齐，T_2WI信号略升高(图4-4-10E)。病变中期，肾皮质及肾髓质均萎缩变薄，肾轮廓尚可维持光滑整齐(图4-4-12)。病变晚期，肾皮质不均匀变薄、萎缩，导致肾实质厚薄不均，肾轮廓凹凸不平(图4-4-13)。此时，如果伴有肾盂、肾盏扩张积水，肾实质内有较大的脓腔，则肾脏外形不变

或增大(图 4－4－14),否则,肾脏外形缩小(图 4－4－15)。增强扫描患肾强化程度及强化速度略下降(图 4－4－12),除囊性病变外,肾脏在增强扫描皮质期强化均匀,失去皮髓质强化反差巨大的特殊表现(图 4－4－10B)。

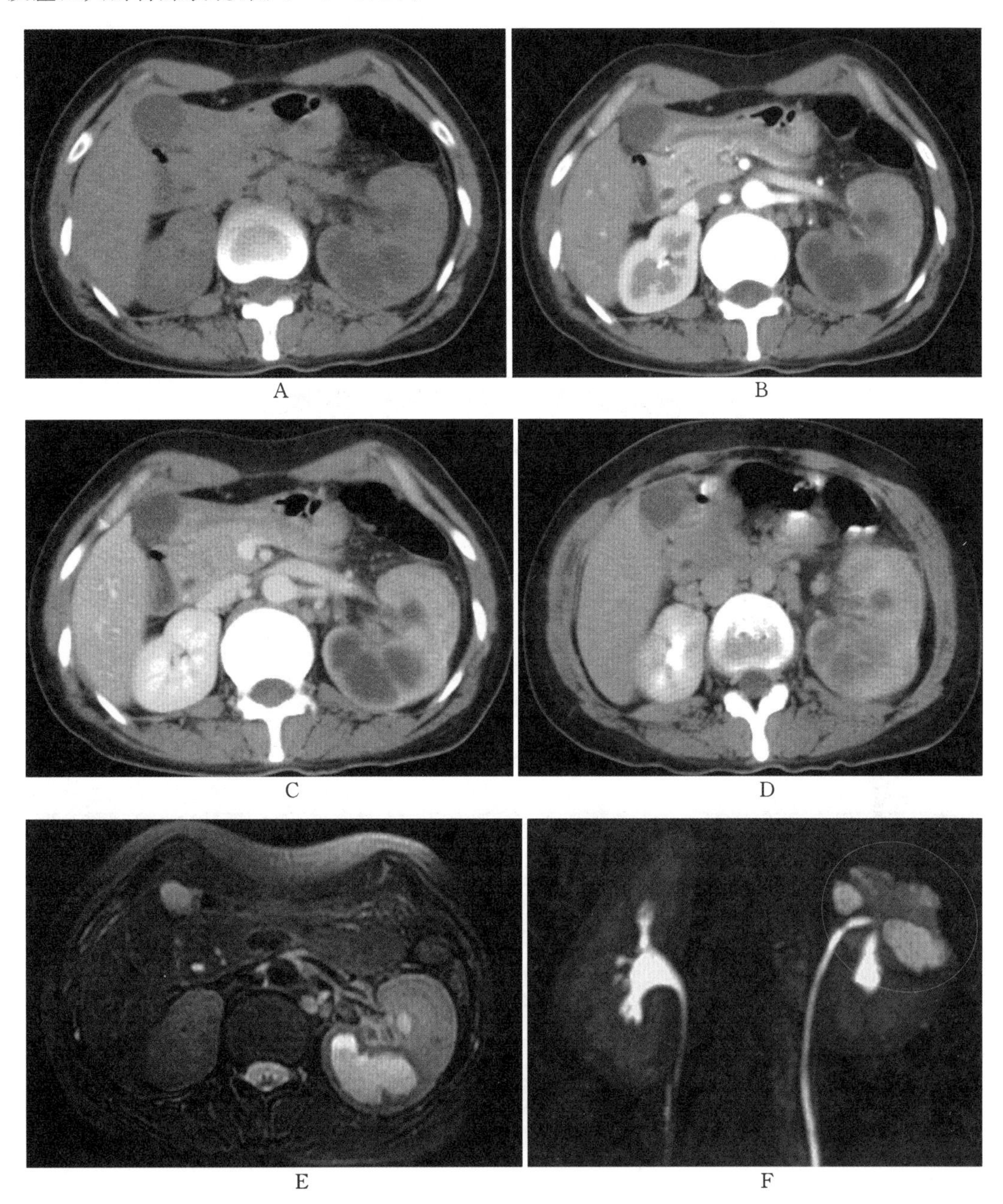

图 4－4－10　女性,32 岁,左肾结核

CT 轴位平扫(图 A)示左肾明显增大,右后壁肾实质内可见不规则低密度影,前壁可见类似低密度影,呈类圆形。增强扫描皮质期(图 B)、髓质期(图 C)及肾盂期(图 D)示左肾皮质失去显著强化,呈渐进性均质强化,强化程度明显低于对侧健肾,低密度病灶分隔持续强化,囊液无强化。T_2WI 抑脂序列(图 E)显示左肾实质信号略高于对侧,囊液呈稍高及高信号,二者间有液平,大病灶周围有一圈厚薄均匀的低信号的环绕。MRU(图 F)显示左肾上极正常皮髓质结构消失(圆圈内),正常肾盏结构消失

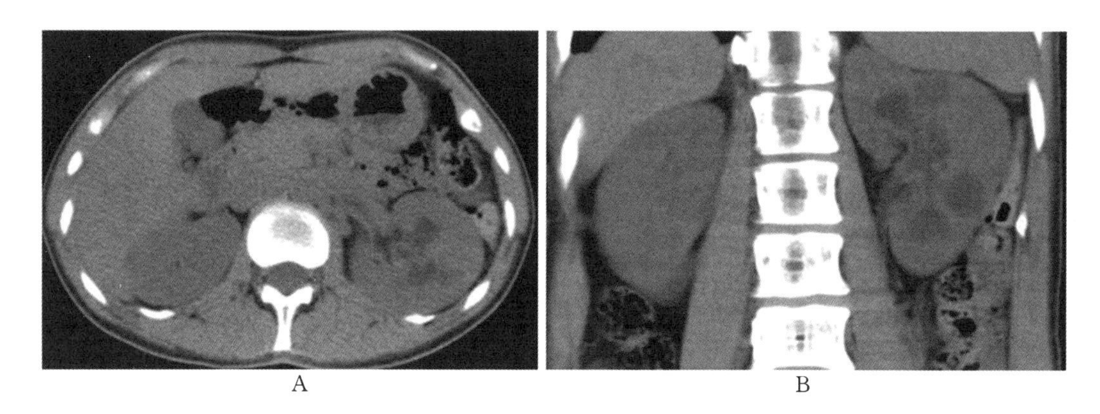

图 4-4-11　女性，35 岁，左肾结核

CT 轴位(图 A)显示左肾外形增大，肾实质大小不等低密度影，边缘清楚；冠状位重建(图 B)显示肾盂管壁增厚，密度略增高，肾内多发低密度灶围绕肾盂排列成“花瓣状”

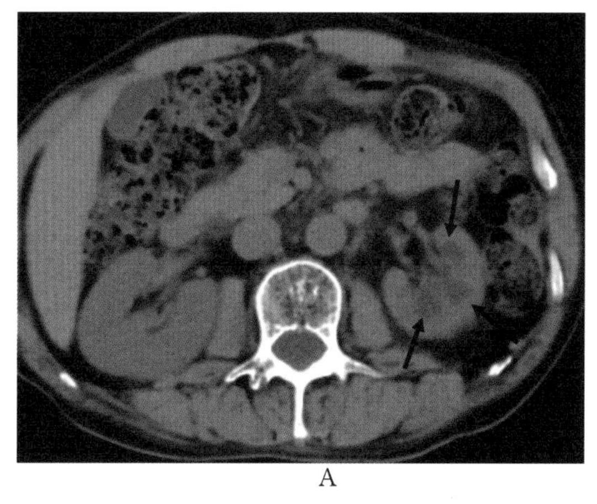

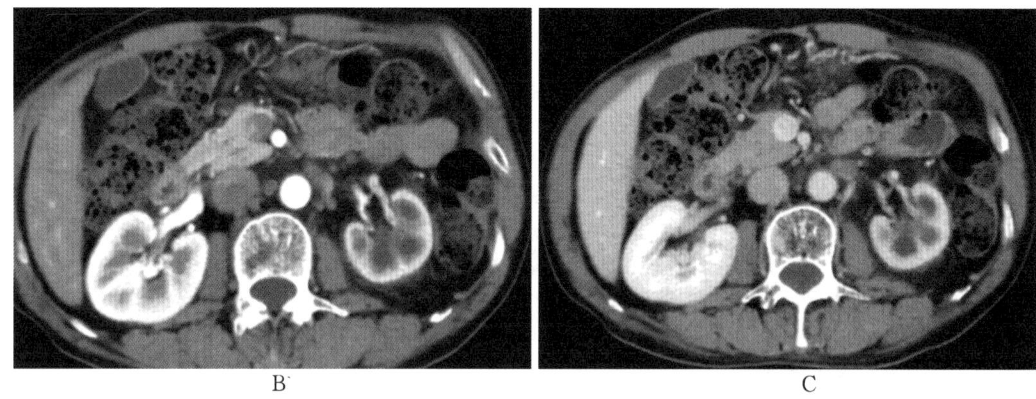

图 4-4-12　男性，75 岁，左肾结核

CT 轴位平扫(图 A)显示左肾外形缩小，肾实质内可见数个低密度影(箭)围绕肾窦排列，边缘尚清楚；增强扫描皮质期(图 B)显示左肾皮质较对侧薄，密度较对侧低，病灶边缘模糊；髓质期(图 C)示皮髓质厚度整体下降，密度仍较对侧低，其内病灶较平扫清楚且增多、增大

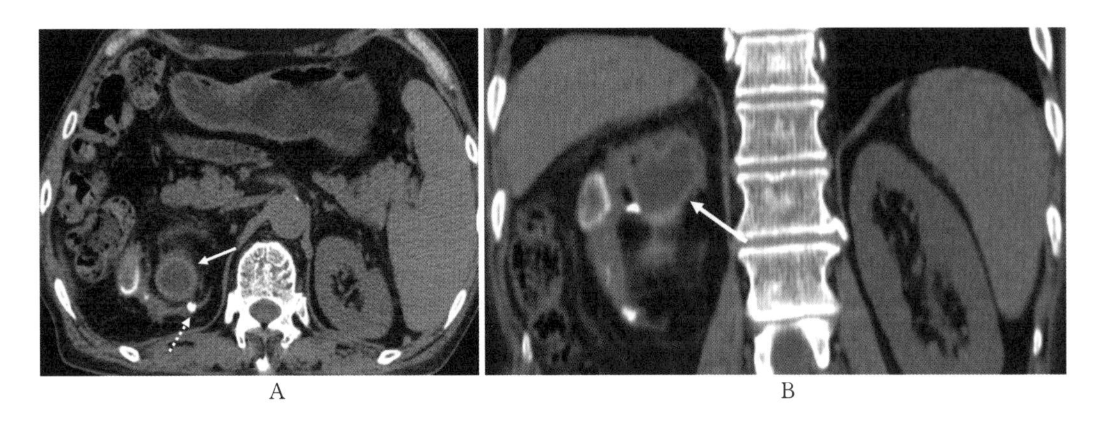

图 4-4-13　男性，72 岁，肾结核

右肾上盏轴位（图 A）及冠状位重建（图 B）示右肾轮廓不整，肾实质厚薄不均，密度不均，可见钙化（虚箭），肾上盏（白实箭）膨大，形态不规则，管壁增厚

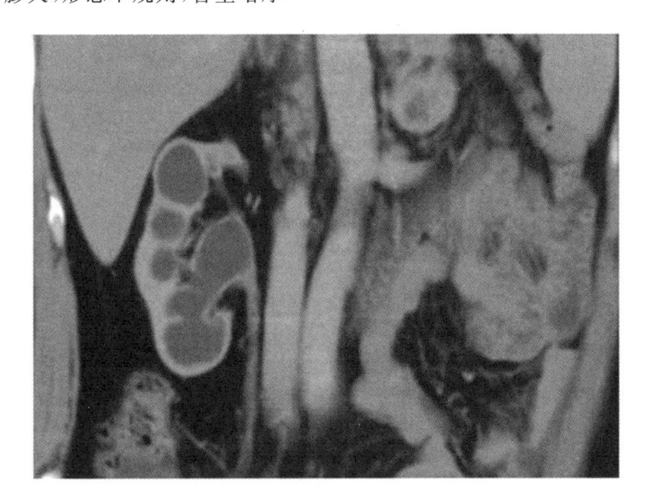

图 4-4-14　男性，43 岁，右肾结核

CT 冠状位重建显示肾实质普遍变薄，厚薄欠均匀，轮廓略呈波浪状，肾实质内多发类圆形水样密度影，右肾下极囊状影与肾盂相通，肾盂管壁均匀增厚，肾盂输尿管移行部呈均匀软组织密度，输尿管内未见尿液

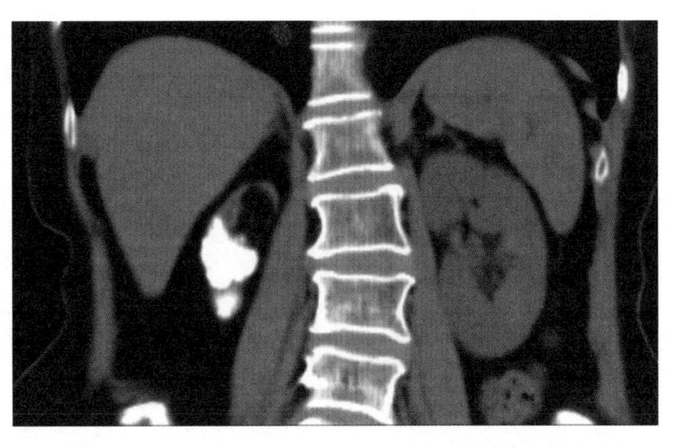

图 4-4-15　女性，63 岁，右肾结核

CT 冠状位重建显示右肾下极钙化，上极肾实质萎缩变薄呈细线状

◇当肾实质内空洞与肾盏相通时,肾盂造影显示造影剂流入肾实质,形成远离肾盏的不规则造影剂聚集区,或在收集系统周围的孤立性圆形、类圆形、不规则形造影剂影,与肾盂、肾盏不相连或有细蒂相连(图 4-4-16),由于连接部较窄,且液体总是从近心端流向远心端,故在逆行肾盂造影时,由于纤维挛缩,造影剂不易逆流入肾实质脓腔内导致假阴性,而 CTU 和 MRU 有助于显示这一征象,表现为远离肾盏的液体聚集区(图 4-4-17)。增强扫描,囊壁渐进性持续强化(图 4-4-18)。

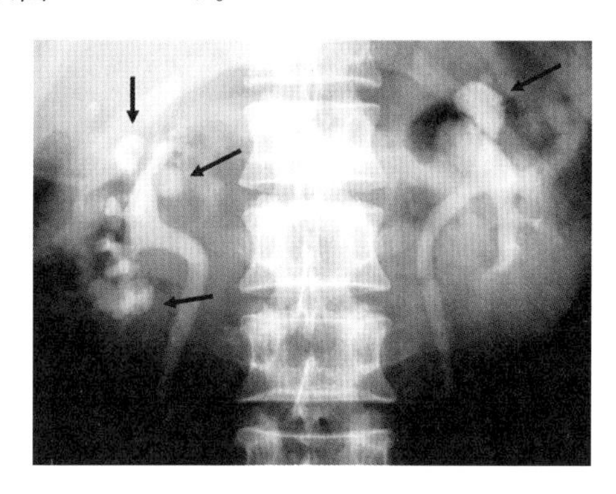

图 4-4-16 双肾结核

静脉肾盂造影显示双肾盏外侧肾实质区多发类圆形及不规则造影剂聚集影(箭),孤立存在,相邻肾盏显示不佳

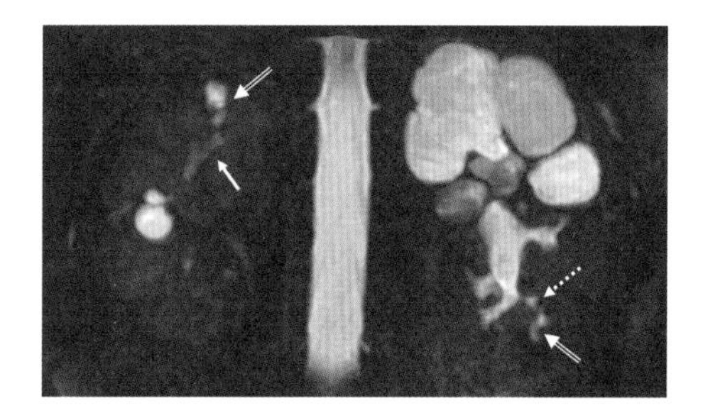

图 4-4-17 女性,36 岁,双肾结核

MRU 显示右肾上盏(实箭)上方、左肾下极肾小盏(虚箭)下方肾实质内小囊状、不规则状高信号(空心箭),左肾病变与肾小盏相连,双侧肾盏杯口存在,未见明显破坏

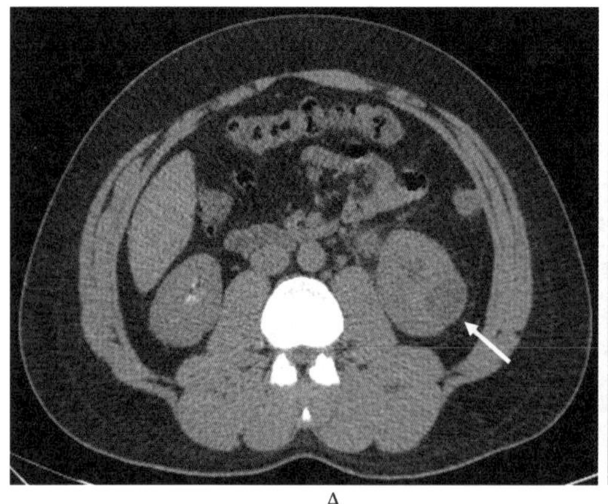

A

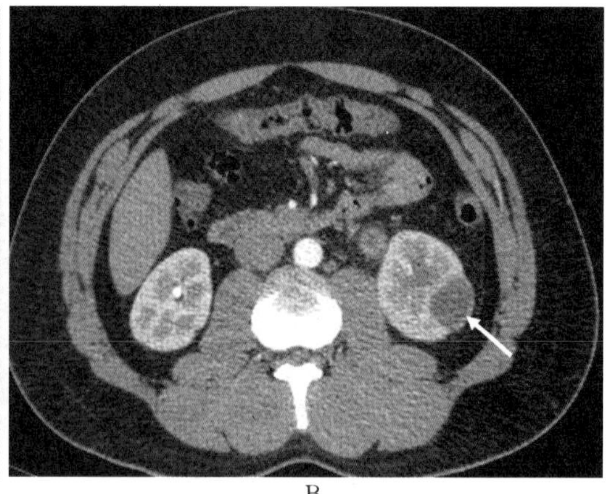

B

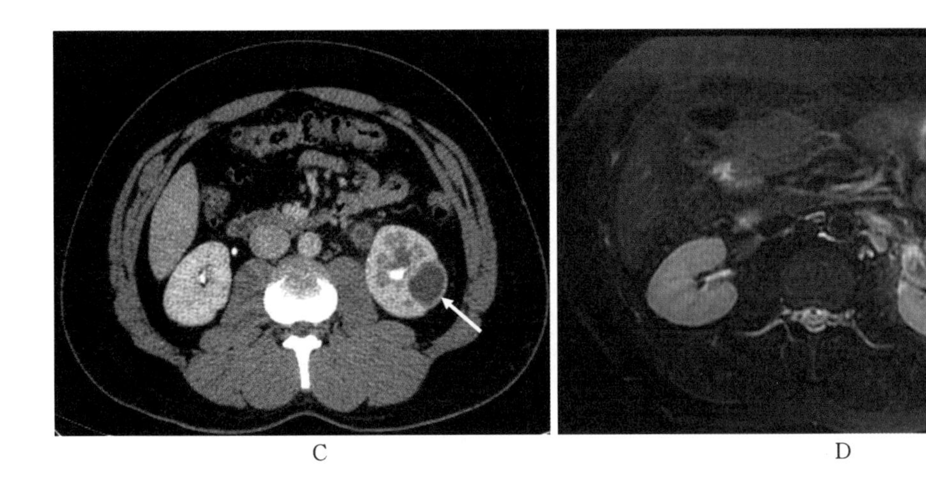

图 4－4－18　**女性，**36 **岁，左肾结核**

CT 平扫（图 A）显示左肾上极外缘稍低密度结节（实箭），肾轮廓略突起；增强扫描动脉期（图 B）显示病灶较平扫清晰，相邻肾皮质密度略低于右肾，皮质边缘模糊；肾实质期（图 C）显示病灶呈环形强化，外缘囊壁较动脉期厚，且密度更高，肾窦内已见造影剂，相邻肾皮髓分界仍清晰可辨；T_2WI 脂肪抑脂序列（图 D）显示囊内缘有一突起伸向肾窦，周围可见细线状低信号环绕（虚箭）

◇肾盏受侵犯时，在肾盂造影上表现为肾盏边缘凹凸不平，如虫蛀状或狼牙棒状（图 4－4－19）。当肾小盏基底管壁纤维增生导致管壁增厚、管腔缩窄时，肾小盏外形扩大或与肾实质病变相通，形成不规则囊状（图 4－4－20）或“羽毛笔”状改变（图 4－4－21）。狭窄段粗细不均、形态不整、扭曲，这一表现在 MRI 重 T_2 序列显示清晰（图 4－4－22）。当病变逐渐钙化后，肾盏形态消失、缺如（图 4－4－23）。

◇当肾盂及输尿管受累后，表现为管壁增厚，管腔轮廓不整，形态失常，密度不均（图 4－4－24、25），在肾小盏与肾大盏交界部、肾大盏与肾盂交界部、整个肾盂容易出现狭窄（图4－4－20、24、25），而肾小盏、肾大盏的体部外突扩大，形状不规则。当患肾功能丧失，肾内病变逐渐被包裹后，肾盂常萎缩变小，甚至不能显示，肾窦脂肪可重新恢复（图 4－4－26）。增强扫描肾盂、肾盏管壁呈轻度持续强化（图 4－4－27），此时，输尿管多有相应改变（详见本章第二节输尿管结核）。

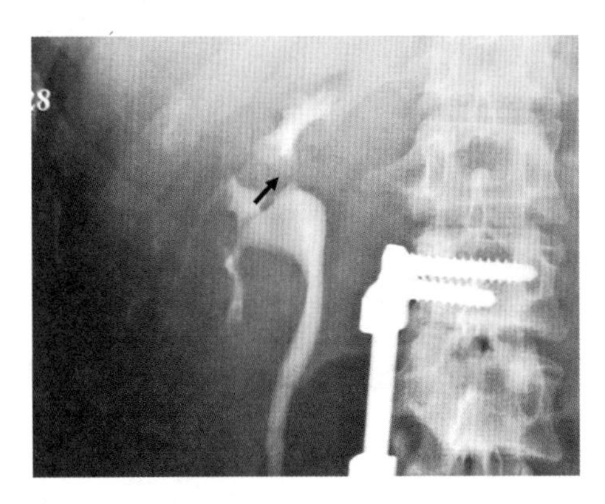

图 4－4－19　**男性，**38 **岁，右肾结核**

肾盂造影显示右肾上大盏下缘虫蚀状充盈缺损（箭）致大盏狭窄

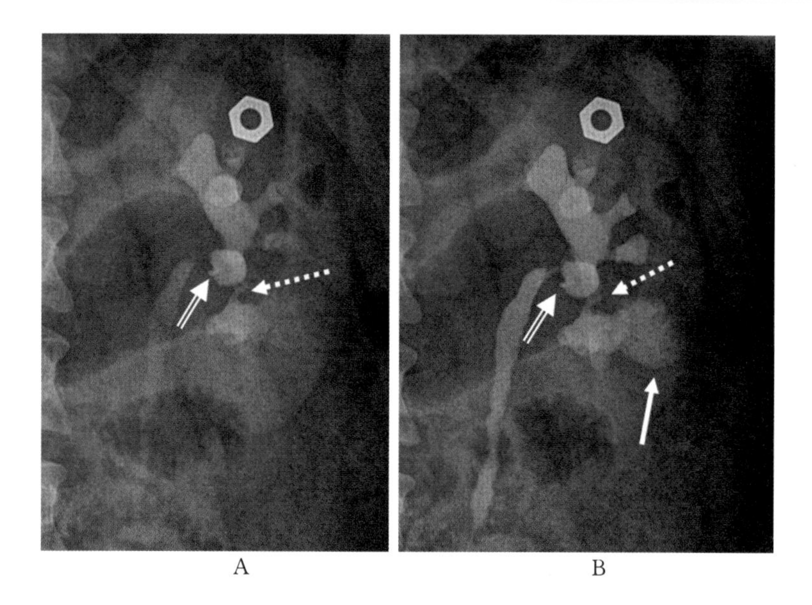

图 4－4－20　**女性，**36 **岁，左肾结核**

静脉肾盂造影 15min 摄片(图 A)，左肾下盏基底部(虚箭)纤细扭曲，肾盏体部及穹隆部失去正常形态，呈不规则的囊状。延迟摄片(图 B)，下盏左侧肾实质区脓腔内出现造影剂聚集(实箭)。肾盂(空心箭)缩小变形，轮廓不整，局部纤细呈线状

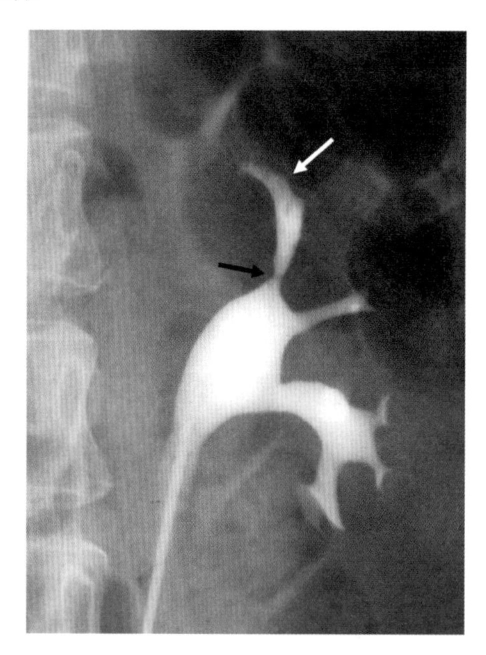

图 4－4－21　**女性，**65 **岁，左肾结核**

肾盂造影显示左肾肾小盏基底部(黑箭)狭窄，杯口(白箭)消失，肾盏形态失常，似羽毛笔状

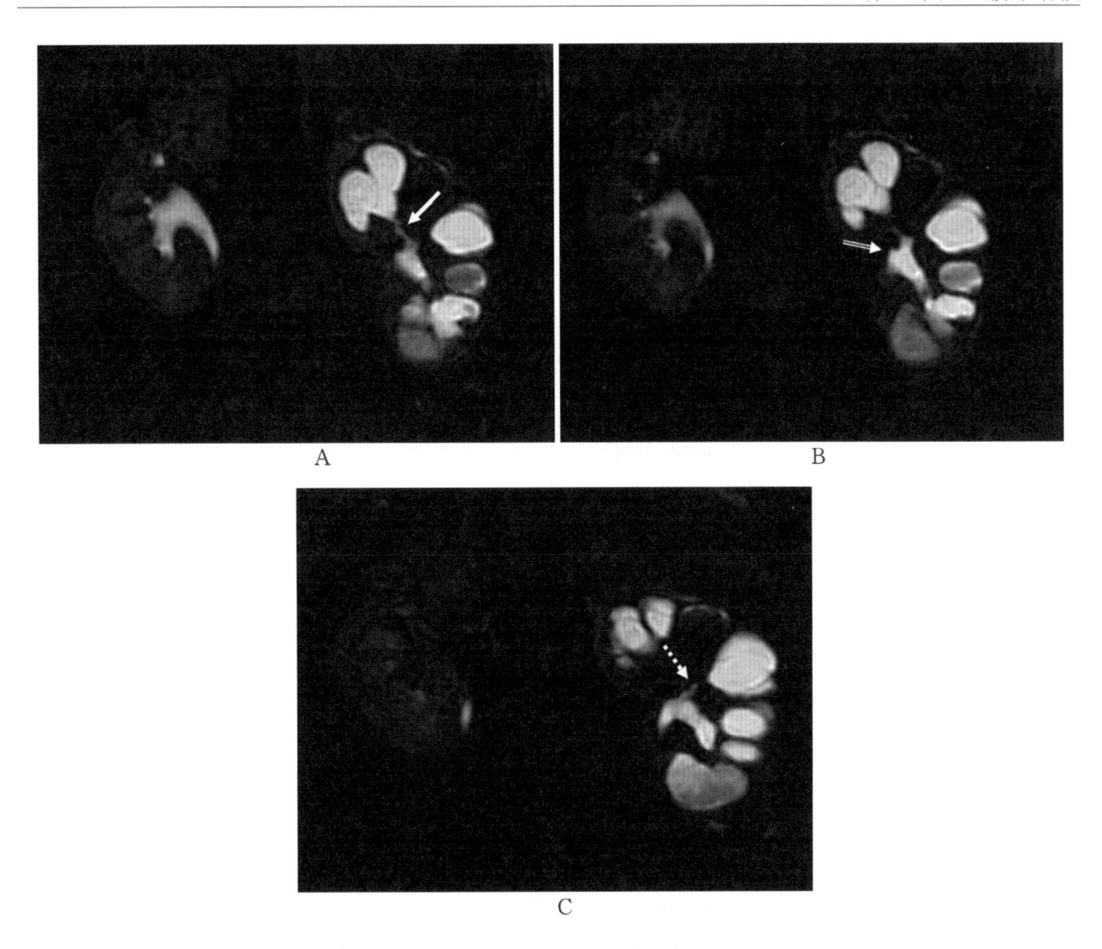

图 4－4－22　**男性，**28 **岁，左肾结核**

MRI 冠状位重 T_2WI(MRU)连续断面显示左肾上盏(实箭)、中盏(虚箭)扭曲，变细，轮廓不整，肾盂(空心箭)上缘不光滑，局限性凹陷

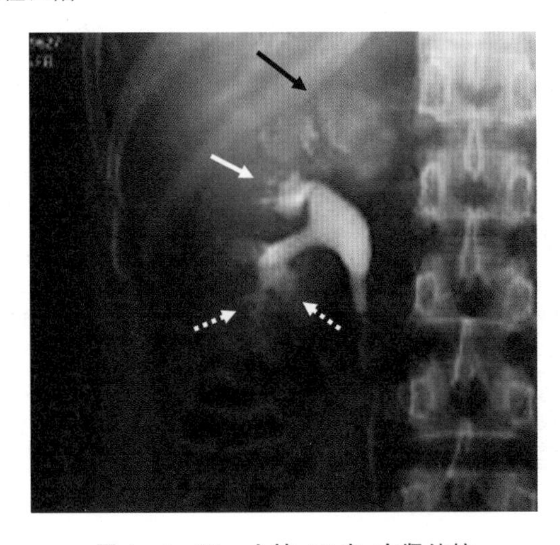

图 4－4－23　**女性，**27 **岁，右肾结核**

肾盂造影示右肾上大肾盏消失，局部不均匀片状钙化(黑实箭)，中大盏外形胖大，杯口远端肾实质内短条状造影剂影(白实箭)，基底部狭窄，下极各小盏轮廓不整齐(白虚箭)

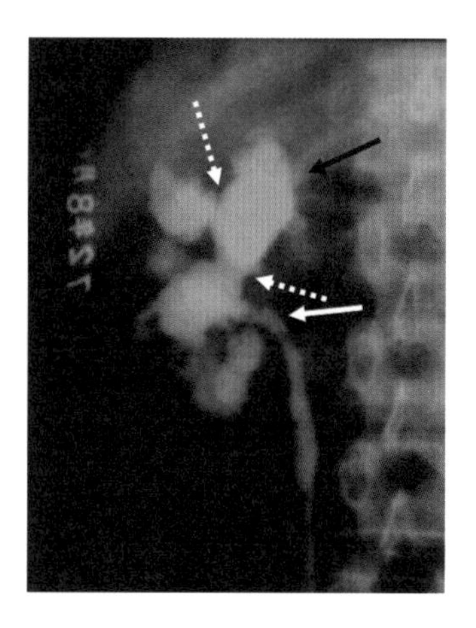

图 4-4-24　泌尿系结核

肾盂造影显示右肾盂(白实箭)缩窄,各肾盏基底部缩窄(白虚箭),肾盏(黑实箭)不规则扩大,肾盂、肾盏及上段输尿管轮廓凹凸不平

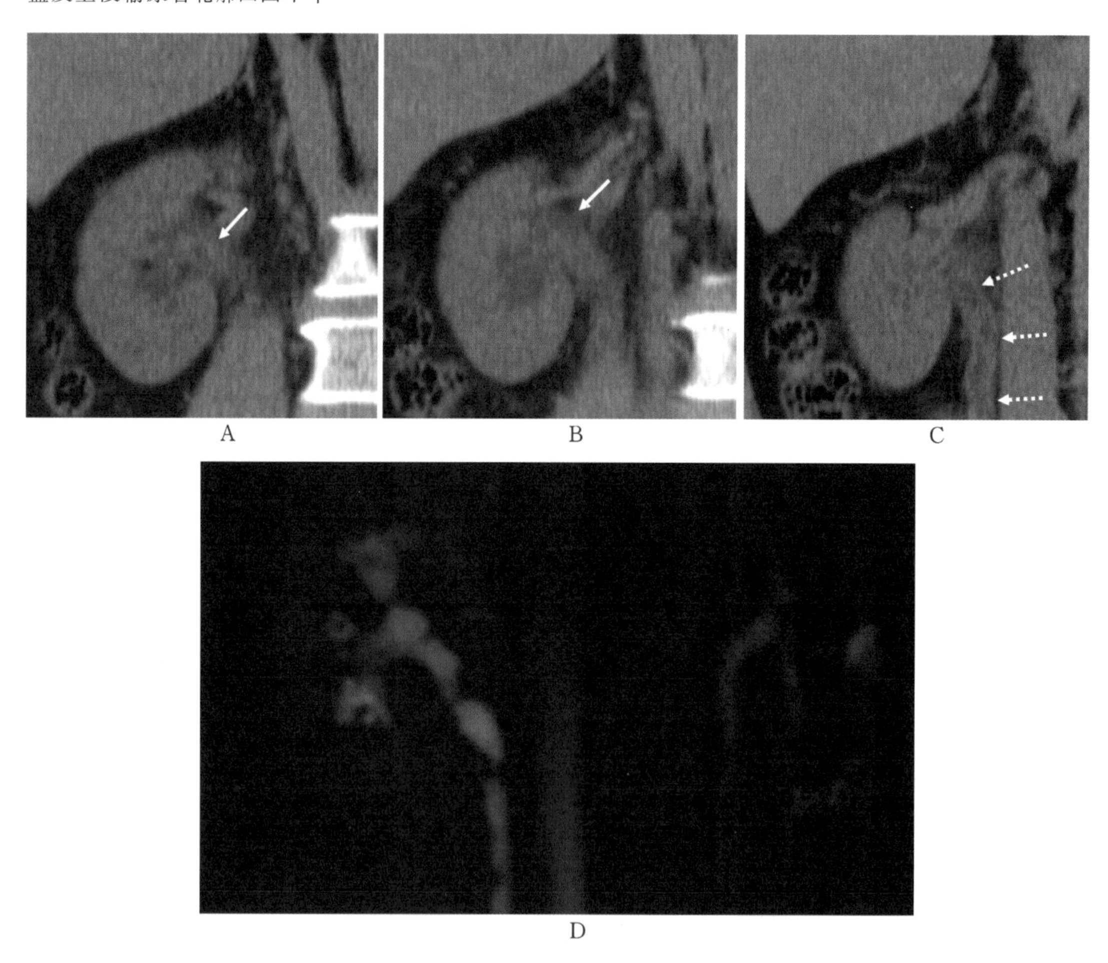

图 4-4-25　男性,47 岁,泌尿系结核

CT 冠状位重建连续断面(A～C)显示右肾盂(实箭)管壁增厚,密度不均,上段输尿管(虚箭)可见类似改变;MRU(图 D)示右肾下盏形态不规则,肾盂及输尿管粗细不均,轮廓不整

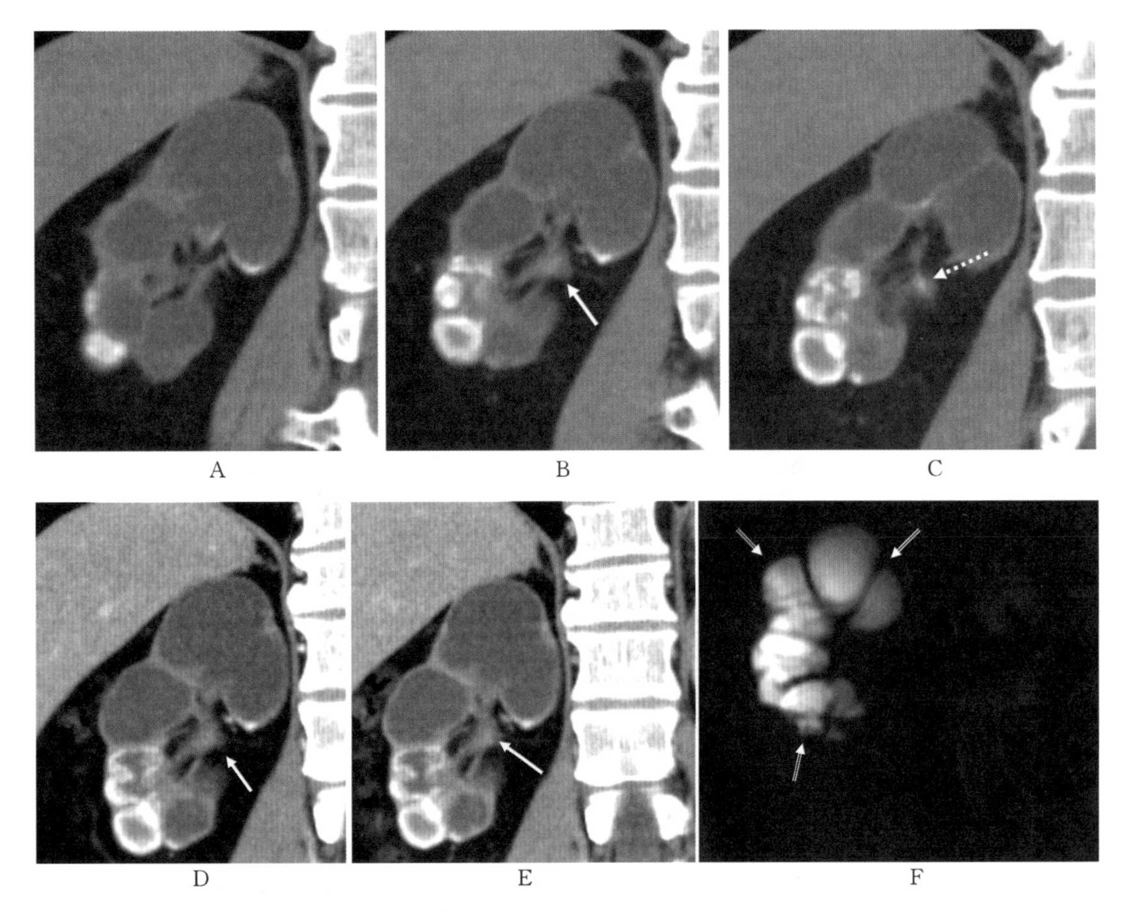

图 4-4-26　男性，45 岁，泌尿系结核

CT 冠状位重建连续断面(A～C)显示右肾盂(实箭)较小，密度较高，内可见点状钙化(虚箭)，未见尿液样低密度影，周围脂肪清晰可见。图 B 层面增强扫描动脉期(图 D)及静脉期(图 E)示肾盂密度逐渐升高，仍未见尿液样低密度影。MRU(图 F)见肾内病变围绕肾窦呈花瓣样排列(空心箭)，肾窦内未见含尿的输尿管

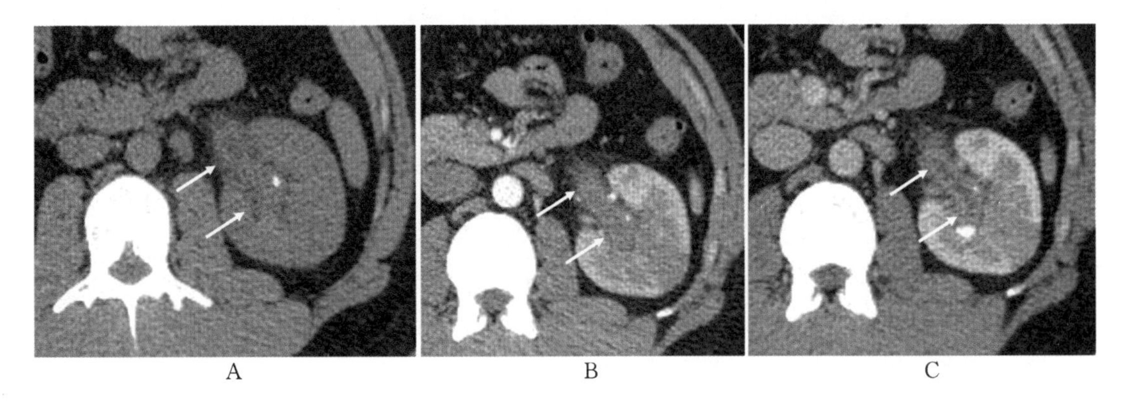

图 4-4-27　女性，36 岁，左肾结核

CT 平扫(图 A)，左肾窦脂肪显示不清，其内为不均匀软组织密度影(箭)，边缘见钙化；增强扫描动脉期(图 B)及静脉期(图 C)，软组织密度影的密度逐渐升高，显出管状肾盂结构，中央为液体样低密度影，肾盂壁增厚，边缘模糊

◇当病变累及膀胱，导致对侧输尿管梗阻时，常伴有结核的逆行感染，这种类型的结核与来源于肾实质的结核相比有两个特点：一是输尿管及肾盂扩张明显（图 4-4-28），输尿管下端狭窄，壁增厚明显（图 4-4-29A）；二是肾实质病变轻微（图 4-4-28）或缺失（图 4-4-29B）。

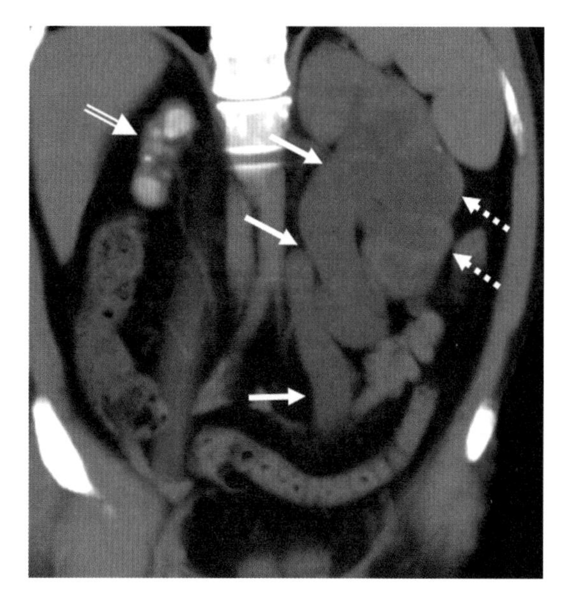

图 4-4-28 男性，33 岁，右肾结核致肾自截，左输尿管下段狭窄致左肾积水

CT 冠状位重建显示右肾缩小，呈点状、结节状钙化（空心箭），左肾扩大，肾盂、肾盏（虚箭）均扩大，皮质变薄，输尿管扩张，迂曲打折（实箭），肾皮质萎缩，可见点状钙化

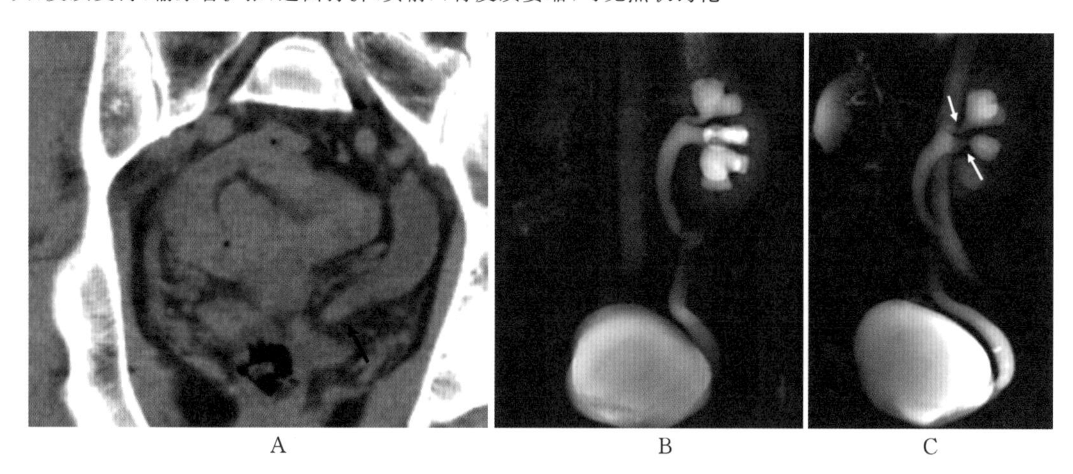

图 4-4-29 男性，48 岁，右侧肾自截，左输尿管下段狭窄致左肾积水

CT 冠状位重建（图 A）显示左输尿管下端管壁增厚（黑箭），其上方输尿管扩张。MRU（图 B）右肾未显示，左肾盏扩大，杯口变平，输尿管增宽，迂曲打折。旋转后（图 C）显示肾盏基底部狭窄扭曲（白箭）

4. 钙化形成

肾结核引起的钙化包括空洞壁钙化、干酪样坏死物质钙化及肾弥漫性钙化三种类型。其在肾脏出现的顺序通常是在空洞壁的局部出现斑点状、结节状钙化，钙化逐渐扩大并融合形成环形钙化，进一步形成钙化型空洞，洞内干酪样物质逐渐脱水、变硬，钙盐沉积，最后钙

化弥漫全肾。钙化在X线片和CT片上呈边缘清楚的高密度，在MRI上呈低信号(图4-4-30)。对钙化的显示率及细节分辨率CT最高(图4-4-31)。

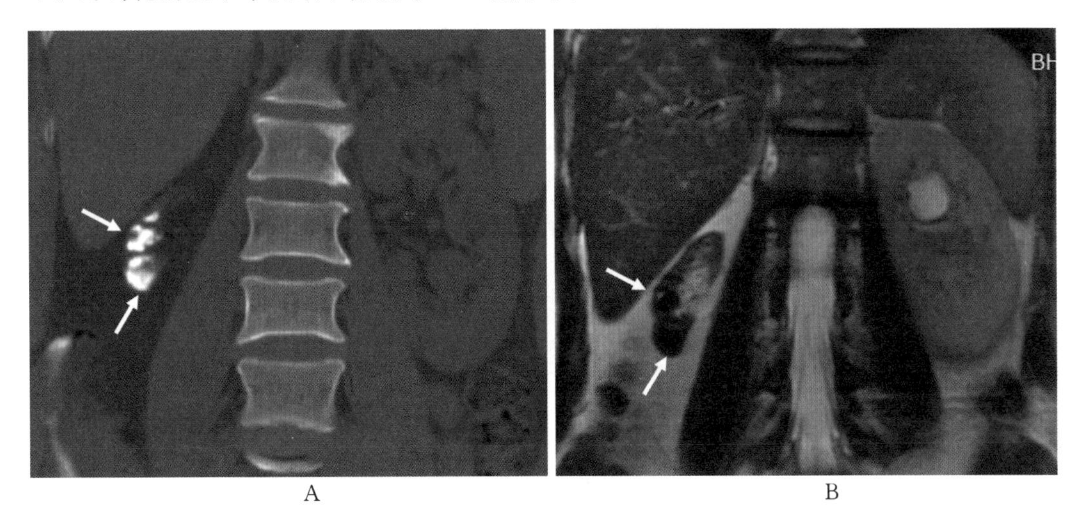

图4-4-30　男性，48岁，双肾结核

CT冠状位重建(图A)示右肾萎缩变小，肾中、下极多发不规则钙化(箭)，对应部位T_2WI(图B)钙化呈低信号

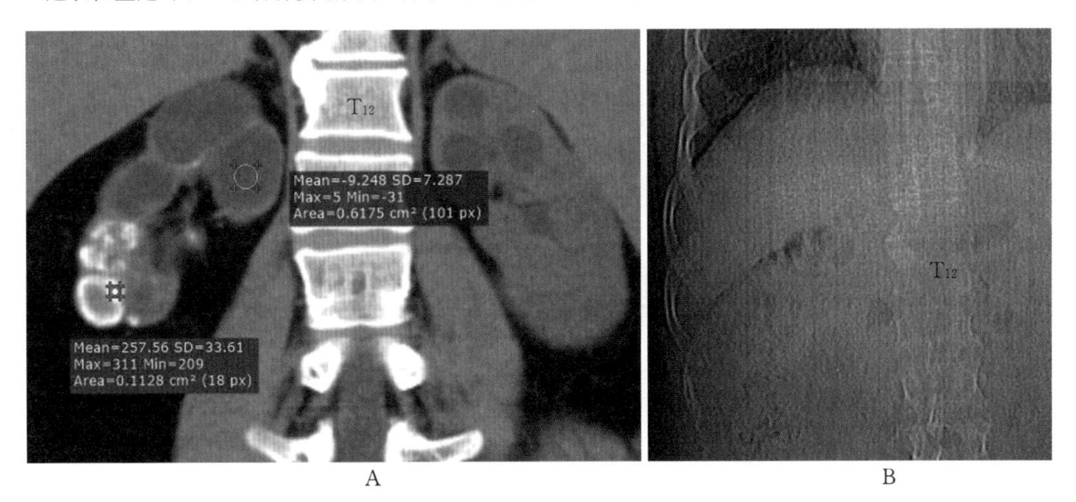

图4-4-31　男性，45岁，右肾结核

CT冠状位重建(图A)，右肾下极多发形态各异的钙化；腹部定位像(图B)，钙化未能显示。注：T_{12}=第12胸椎

◇空洞壁的钙化多呈点状、结节状、线状、弧线状或环形，位于积脓的周边、肾盂及输尿管的管壁，密度通常较高(图4-4-32)。

◇干酪样坏死物质钙化多为粉尘状、磨砂玻璃样的密度增高，钙化密度略低于空洞壁的钙化，位于洞壁内缘或中心，甚至完全充填空洞(图4-4-33)。

◇肾弥漫性钙化表现为肾区的弥漫性致密影，是肾自截的表现，其钙化多不均匀，形状不规则，为空洞壁钙化、干酪样坏死物质钙化的混合形式，呈云絮状、斑点状、花瓣状、石榴子状钙化，累及肾脏的绝大部分(图4-4-33、34)。

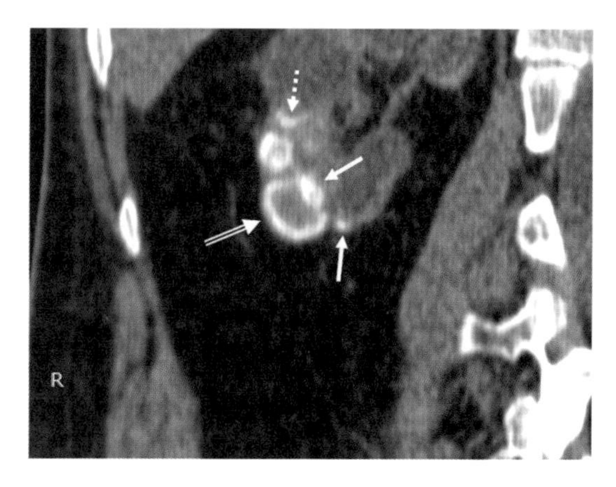

图 4-4-32　男性,46 岁,右肾结核

CT 示右肾囊性病变边缘的点状、结节状(实箭)、弧线形(虚箭)及环形钙化(空心箭),CT 值为 240～330HU,钙化环内 CT 值为 65～81HU

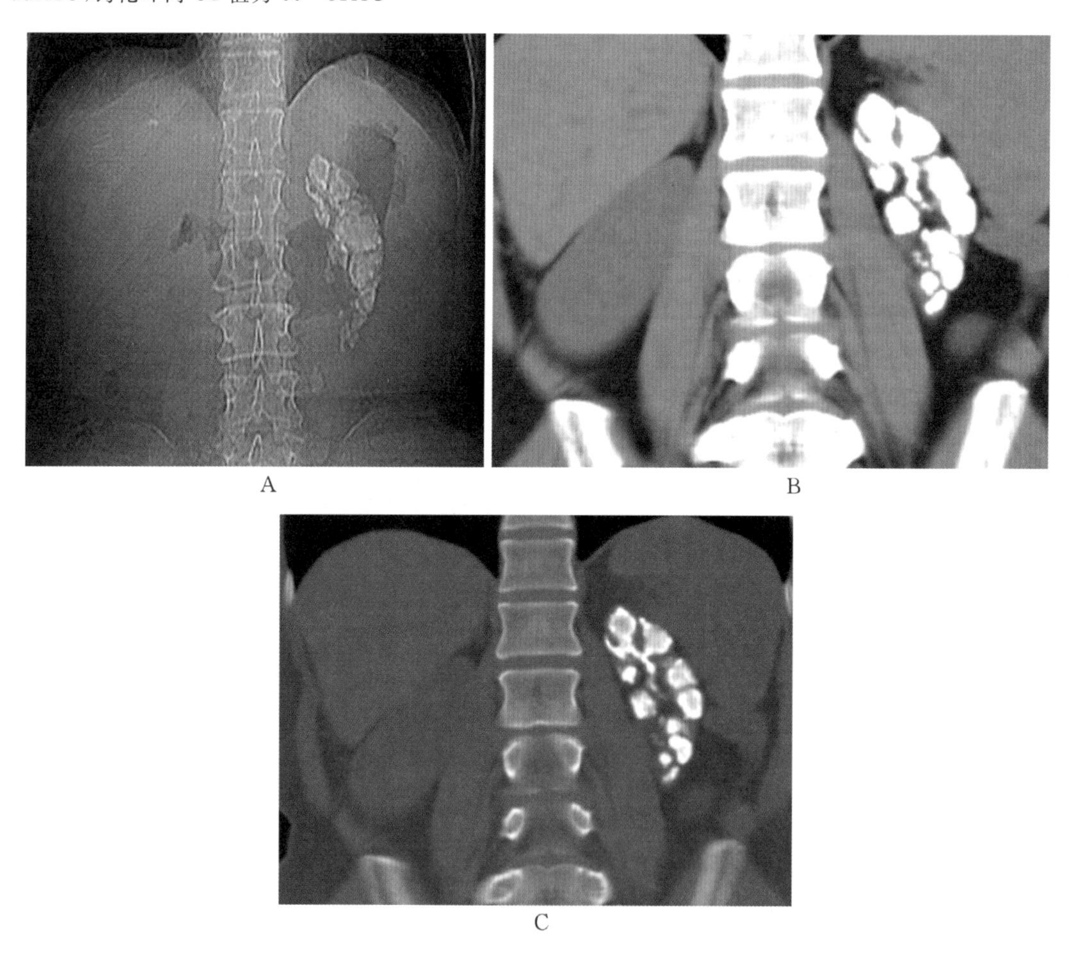

图 4-4-33　女性,50 岁,左肾结核并肾自截

上腹部 CT 定位像(图 A)示左肾区多发形状不一钙化影;CT 冠状位重建软组织窗(图 B)显示肾实质消失;同层骨窗(图 C)显示钙化灶密度不均,中心密度低于周边密度,呈磨砂玻璃样

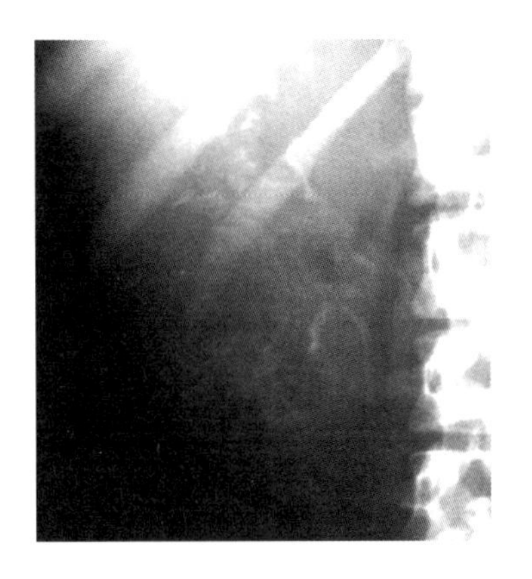

图 4－4－34　**肾结核致肾自截**

平片显示线状钙化沿肾盂管壁、肾实质脓肿壁发生，其内呈云雾状、斑点状淡薄钙化

【转归】

1. 好转及痊愈

◇肾实质水肿消失，肾体积、密度恢复正常。

◇病灶炎性渗出的高 T_2 信号逐渐被纤维化的 T_2 低信号取代，囊腔的 T_2 水液体信号逐渐下降，范围缩小。

◇肾内低密度病灶减少、缩小、消失。

◇病灶密度增高，逐渐钙化。

◇病灶钙化面积逐渐增大，至病灶完全钙化，甚至形成“肾自截”。

√注：肾自截不等于肾内结核病变愈合，肾内仍然存在有活动性的结核杆菌，当机体抵抗力降低时，病变可扩散。

2. 恶化及进展

◇肾实质逐渐出现低密度病变，或原低密度病变增多、增大、融合。

◇肾实质病灶边缘逐渐模糊，内部密度逐渐下降。

◇新发肾实质密度下降，实质萎缩，肾周筋膜密度增高，出现渗出性改变。

◇肾盂、肾盏破坏范围增大，管壁增厚，模糊。

◇患肾之外出现新的结核灶。

【鉴别诊断】

1. 肾脓肿

◇多继发于其他部位化脓性感染，经血行播散引起。

◇发病急，常有寒战、高热，血象明显增高，有明显腰部疼痛及叩痛等全身症状。

◇肾实质病灶多为孤立的单房或多房病灶，较少同时侵犯肾盂、肾盏、输尿管、膀胱。

2. 多囊肾

◇多囊肾是一种常染色体显性遗传疾病，多有家族遗传史。

◇常与多囊肝同时存在。

◇单侧多囊肾极少见，囊肿数目多，大小不一，囊壁光整、菲薄，无强化。囊壁极少有钙化，且散在分布。

◇囊性病变不与肾乳头区相对应，正常的肾组织分隔于各囊肿间，CT 增强造影剂不会出现在囊腔内。

◇肾盂、肾盏壁无增厚。

3. 非结核性梗阻性肾积水

◇最常见于结石。

◇肾盂、肾盏均匀扩张，轮廓光滑，无肾盏基底部的狭窄。

◇肾盂扩张程度较肾盏更明显，轻、中度积水时肾盏杯口痕迹仍可存在。

◇肾实质无病灶与肾盏相连。

◇一般无肾盂及输尿管管壁的增厚。

4. 黄色肉芽肿性肾盂肾炎

◇该种情况较少见。

◇患者一般有持续发热、白细胞增高等感染症状。

◇多合并肾盂或肾盏结石；肾实质内可见分叶状低密度区，一般无钙化，其内容物 CT 值可低于水。

◇肾盏壁较厚，呈囊状扩张，而输尿管壁无增厚。

第二节　输尿管结核

【相关解剖】

输尿管位于腹膜后，起于肾盂，终止于膀胱，直径 3～7mm，行程跨越腹腔和盆腔。输尿管腹段沿腰大肌前缘下行，在骶髂关节内侧跨越髂动脉进入盆腔，入盆后，输尿管先向后下外行，后转向前内，行至膀胱，从外上向内下斜行穿越膀胱壁进入膀胱。

输尿管是一个肌性器官，有节律地进行收缩和舒张。正常情况下，输尿管有三个生理狭窄，分别位于肾盂与输尿管连接处、输尿管跨越髂动脉处、输尿管入膀胱处。

◇在 X 线平片上输尿管不能显示，在 CT 平扫及 MRI 平扫轴位上表现为腰大肌前缘点状或短线状软组织密度和信号，偶尔呈水样密度影。冠状位扫描为脊柱旁间断的线状软组织密度和信号，轮廓光滑整齐(图 4-4-35)。

◇肾盂输尿管造影、CTU 及 MRU 显示肾盂向内下走行，移行为输尿管，输尿管轮廓光滑，粗细相间存在，可轻度迂曲如飘带状(图 4-4-36)。与 X 线肾盂造影相比，CTU 和 MRU 可进行旋转成像(图 4-4-36C～E)，从不同角度观察输尿管的形态及走行，有效避免前后重叠导致的假象。与 CTU 相比，MRU 无须注射对比剂，也无 X 线辐射，即便肾功能受损也可进行成像。但是 MRU 对钙化不敏感，其诊断的假阳性及假阴性均高。

◇增强显示管壁轻度均匀强化，粗细均匀，边缘锐利(图 4-4-35)。

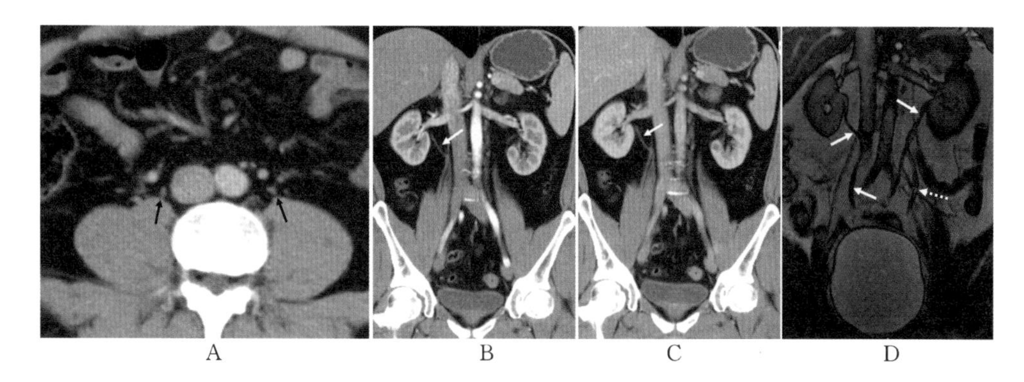

图 4-4-35　正常输尿管

CT 增强轴位(图 A)、动脉期(图 B)及静脉期(图 C)矢状位重建显示输尿管(实箭)呈点状、线状软组织密度影，增强扫描强化不明显。T_2WI 冠状位(图 D)显示输尿管(实箭)在周围脂肪的衬托下呈低信号，其内尿液(虚箭)呈高信号，输尿管轮廓光滑，轻度迂曲

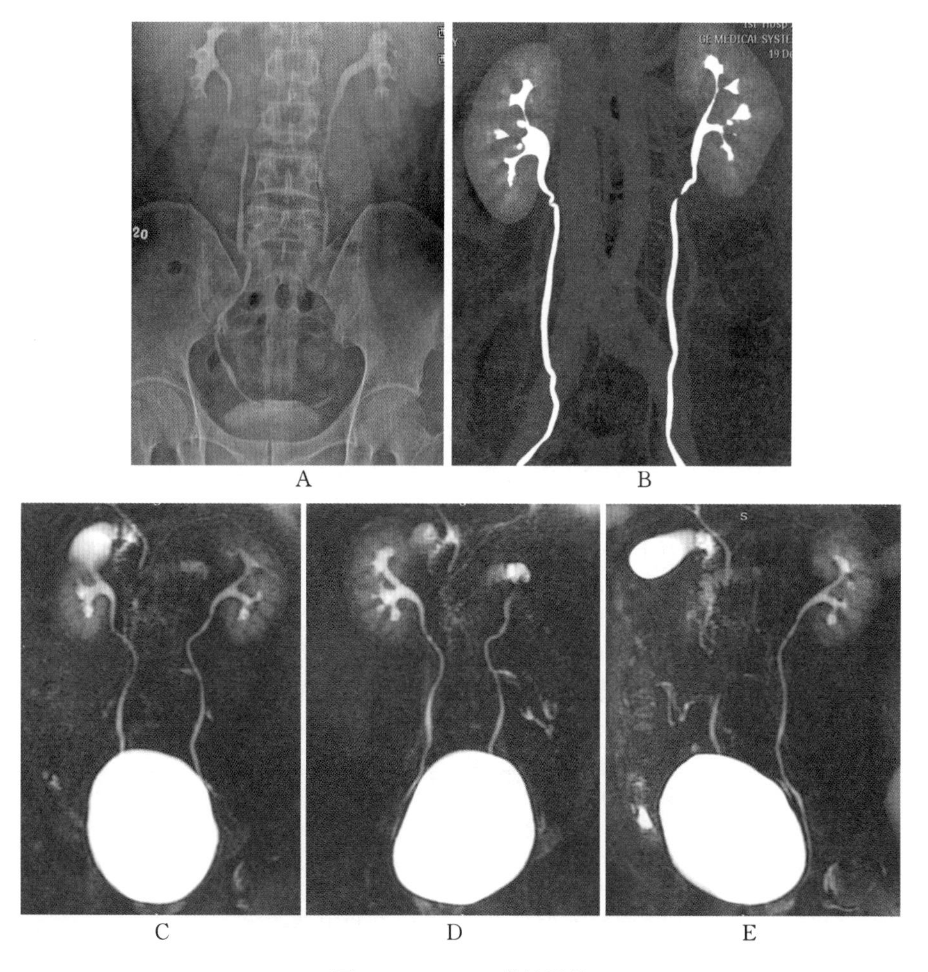

图 4-4-36　正常输尿管

静脉肾盂造影(图 A)、CTU(图 B)及 MRU 正位(图 C)、左右斜位(图 D、E)显示输尿管轮廓光滑，密度及信号均匀，轻度迂曲似飘带状，因蠕动波及生理狭窄，管径粗细不均匀，形态自然

【定义】

结核分枝杆菌感染导致输尿管的慢性炎性病变称为输尿管结核。输尿管结核多继发于同侧肾结核,少数经膀胱逆行感染,单纯输尿管结核罕见。

【诊断依据】

◇易患人群有肺结核、肾结核相关病史。

◇有输尿管结核的临床症状、体征及相关实验室证据提示结核分枝杆菌感染。

◇有输尿管结核的影像学表现。

◇输尿管镜检涂片活检证实为结核。

【分类】

输尿管结核分为炎性增殖型、溃疡型、纤维增生型、钙化型。

【病理改变】

早期黏膜内出现散在结核结节及白细胞浸润,结节发生干酪样坏死,结核结节融合,形成溃疡。病变突破黏膜层向外侵犯。

纤维组织增生,致输尿管管壁增厚,管径增粗,管腔狭窄甚至闭塞。纤维瘢痕组织收缩导致输尿管纤直、僵硬,甚至出现钙化。

输尿管狭窄或完全阻塞导致肾盂扩张、积水,引发肾功能受损。

【临床特点】

1.易患人群

◇以 20～40 岁青壮年为主,男性多于女性。

◇多有肺结核、肾结核或膀胱结核病史。

2.症状、体征

◇典型症状为尿频、尿急、尿痛、米汤样脓尿、脓血尿。血尿常为终末血尿。

◇出现输尿管梗阻时,可有腰痛症状。肾积水时,可触及增大的肾脏,肾区叩击痛阳性。

◇当结核病变进一步进展,形成皮肤窦道后,可伴有低热、乏力等症状出现。

3.实验室检查

◇尿常规有少量尿蛋白、红细胞和白细胞;结核分枝杆菌涂片和细菌培养阳性有助于确定泌尿系结核;尿液 Xpert MTB/RIF 检测的敏感性和特异性高。

◇PPD 皮肤试验阳性。

◇输尿管镜检行组织活检,进行病理学、抗酸杆菌涂片及结核分枝杆菌培养检查证实为结核。

【影像学表现】

1.结核结节及炎性期

结核结节及炎性渗出导致输尿管管壁增厚，当局部形成结核性肉芽肿时，突向管腔形成腔内充盈缺损，使管腔变窄（图 4－4－37）；结核性肉芽肿发生干酪样坏死，破溃后形成溃疡，结核的溃疡细小，呈细针状或芒刺状（图 4－4－38B、C），在较厚的图片上通常不能显示（图 4－4－38A），偶尔有溃疡穿通管壁形成窦道，狭窄导致其上方管腔扩张。

◇在输尿管成像的 X 线造影、CTU 及 MRU 上，表现为输尿管内壁失去光滑的轮廓，变得凹凸不平，输尿管管腔粗细不一，狭窄与扩张相间（图 4－4－37、38）。

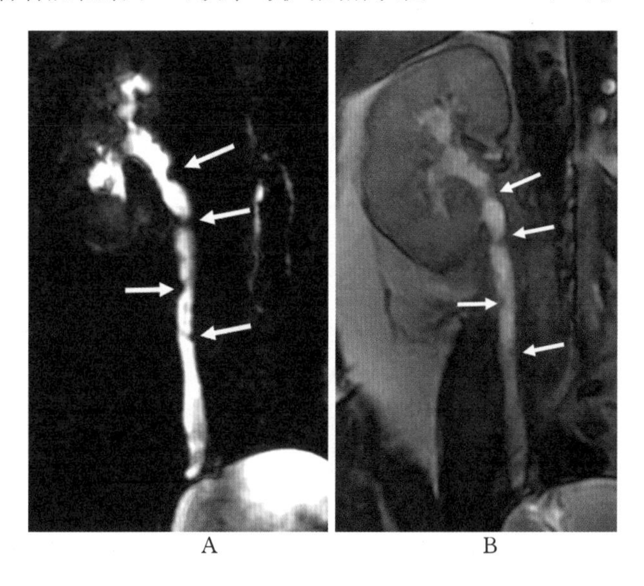

A　　　　B

图 4－4－37　男性，48 岁，右肾、输尿管结核

MRU（图 A）示右侧输尿管轮廓凹凸不平，管径粗细不均；冠状位 T_2－FIESAT（图 B）显示狭窄处管壁呈大小不一、形状不同的结节突入腔内

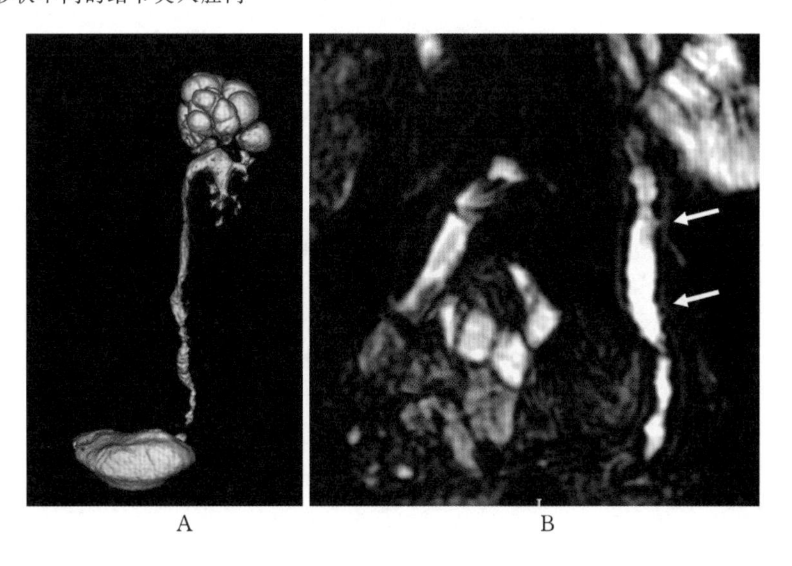

A　　　　B

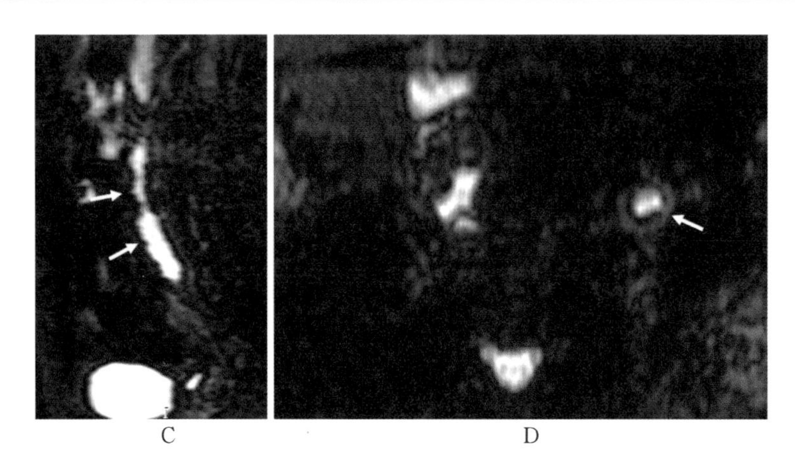

C D

图 4－4－38　**女性，**36 **岁，左肾、输尿管结核**

MRU 表面重建(图 A)示左侧输尿管粗细不均，轮廓凹凸不平，病变以中下段为著；MRU 薄层重建冠状位(图 B)、矢状位(图 C)显示输尿管内腔轮廓呈锯齿状，有针状溃疡(箭)形成；轴位(图 D)显示管腔内的高信号不圆，可见小凸起(箭)，低信号管壁厚薄略不均匀，壁周有高信号渗出物

◇管壁增厚伴有明显的炎性渗出时，在 CT 上表现为管壁增厚，外轮廓模糊不清，周围脂肪密度增高，常难以显示真正的管壁(图 4－4－39B)。在 T_2WI 上呈现中心高信号、周围环绕低信号的增厚管壁，管壁外围为略高信号的渗出影，轴位呈环形，冠状位呈双轨征(图4－4－39E、F)，与 CT 相比，MRI 能清晰分辨管壁、水肿及管腔内的尿液。当管壁周围炎性反应消失时，输尿管管壁轮廓清晰，周围脂肪间隙清亮(图 4－4－40)。增强扫描管壁轻至中度持续性强化(图 4－4－39、40)，尿液和管壁周围的水肿不强化(图 4－4－39C、D)。增厚的管壁通常厚度较均匀，轮廓较光滑。

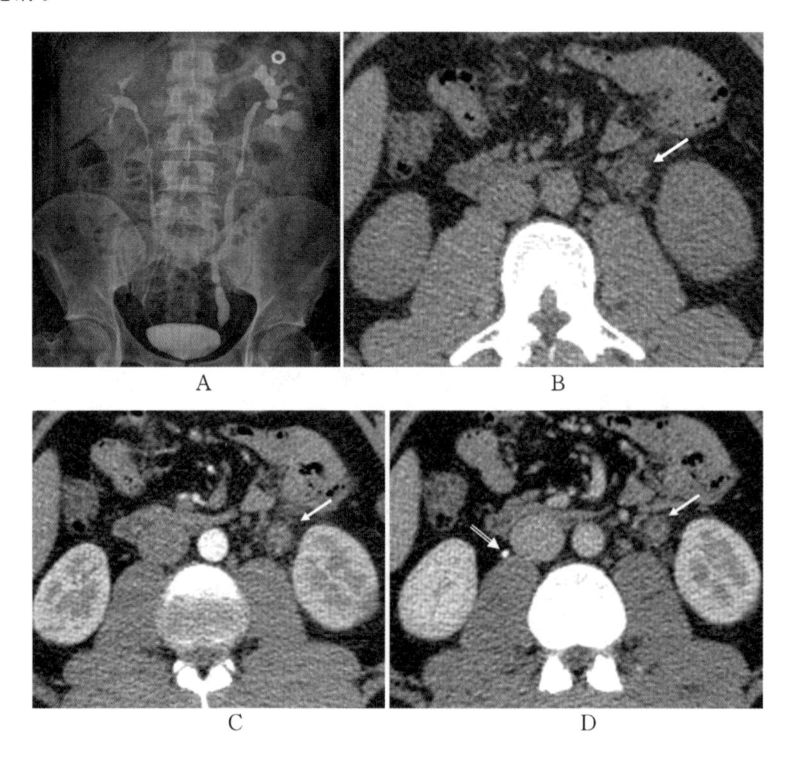

A B

C D

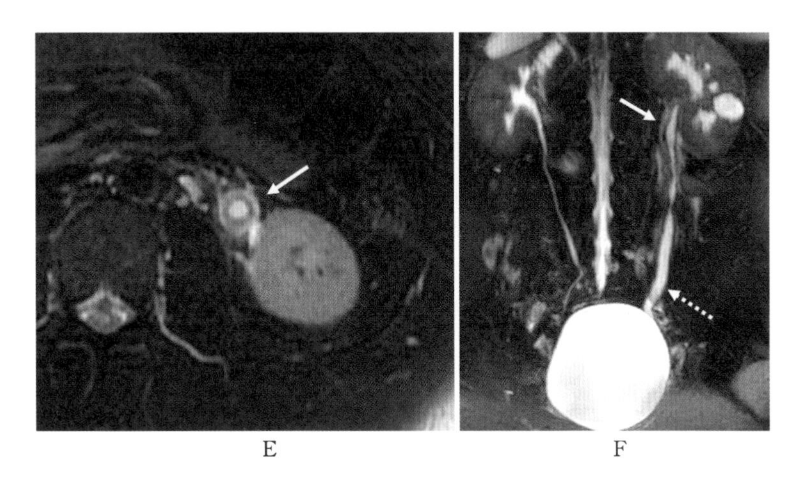

E　　F

图 4-4-39　男性，27 岁，左肾、输尿管结核

静脉肾盂造影（图 A）示左输尿管粗细不一，多发扩张与狭窄段相间。同层 CT 平扫（图 B）、增强扫描动脉期（图 C）显示输尿管（实箭）轮廓模糊，输尿管管壁无法分辨。静脉期（图 D）输尿管隐约显示，为略高密度环形影，边界仍模糊。T_2WI 脂肪抑脂序列（图 E）示输尿管管壁呈稍高于平滑肌的低信号，内部尿液呈圆点状高信号，外周炎性渗出为稍高 T_2 信号。MRU（图 F）显示中心尿液（虚箭）呈条形高信号，向外分别为低信号输尿管管壁和高信号水肿带（实箭）

2. 修复期

当病变开始修复后，纤维增生，管壁纤维化挛缩，导致输尿管管壁变硬、僵直、短缩，舒缩功能下降，甚至蠕动消失。

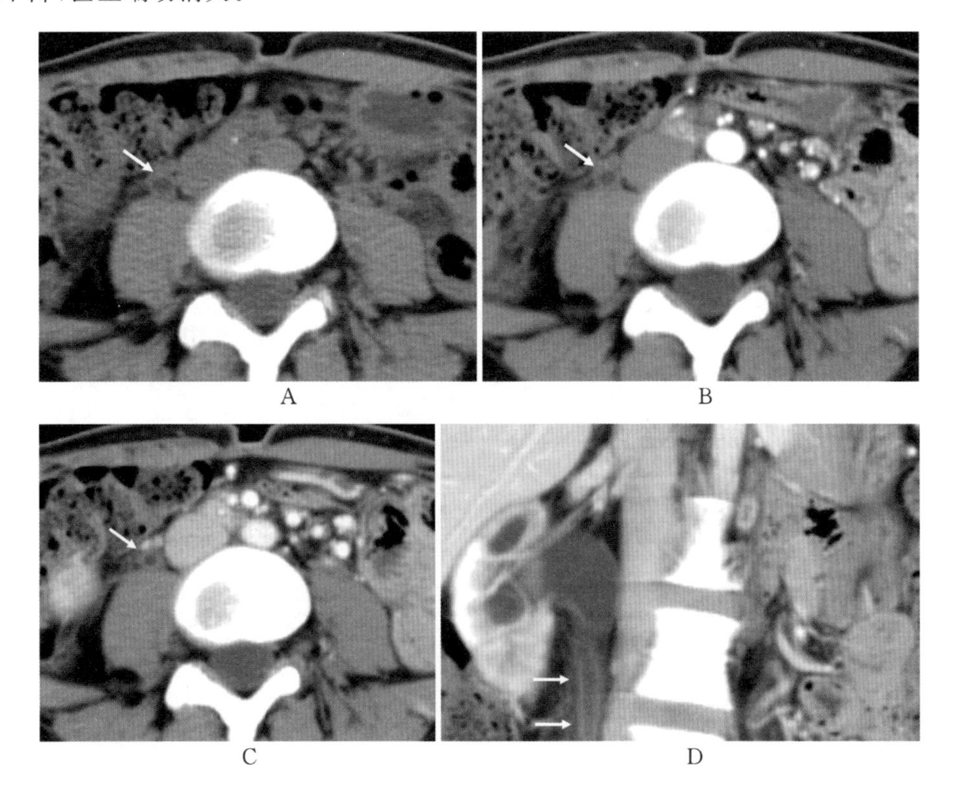

A　　B

C　　D

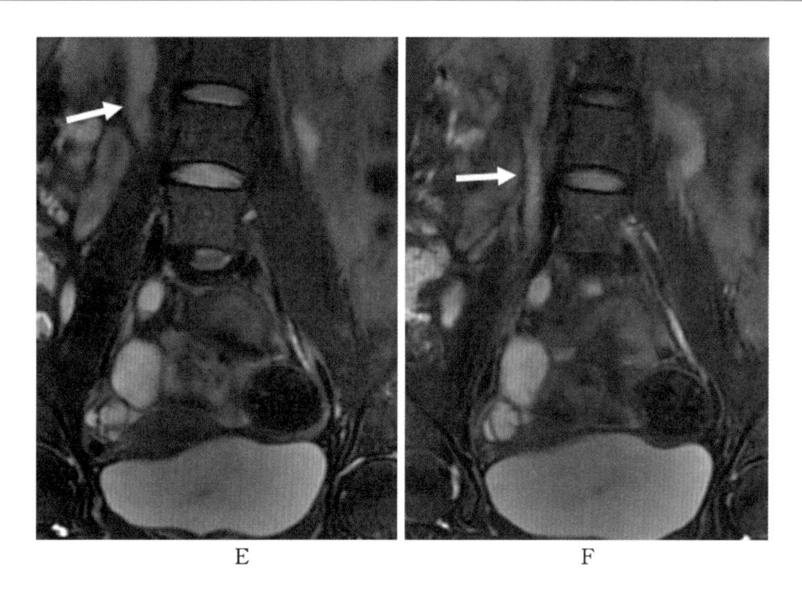

E　　F

图 4-4-40　女性,31 岁,右肾、输尿管结核

CT 轴位平扫(图 A)、增强扫描动脉期(图 B)及静脉期(图 C)显示右输尿管扩张,管壁增厚(箭),边缘清楚。CT 静脉期冠状位重建(图 D)显示输尿管管壁(箭)厚薄较均匀。T_2WI 冠状位连续断面(图 E、F)显示输尿管管腔(箭)扩大,两旁管壁呈线状低信号,粗细较均匀

◇在 X 线肾盂造影、CTU 及 MRU 上,表现为输尿管粗细仍然不均匀,但粗细的差异逐渐变小,管径普遍较渗出期回缩(图 4-4-41、42)。由于输尿管短缩,常使输尿管走行陡直,失去左右摆动,最终像一根被拉直的钢丝,称为“钢丝征”(图 4-4-43A)。

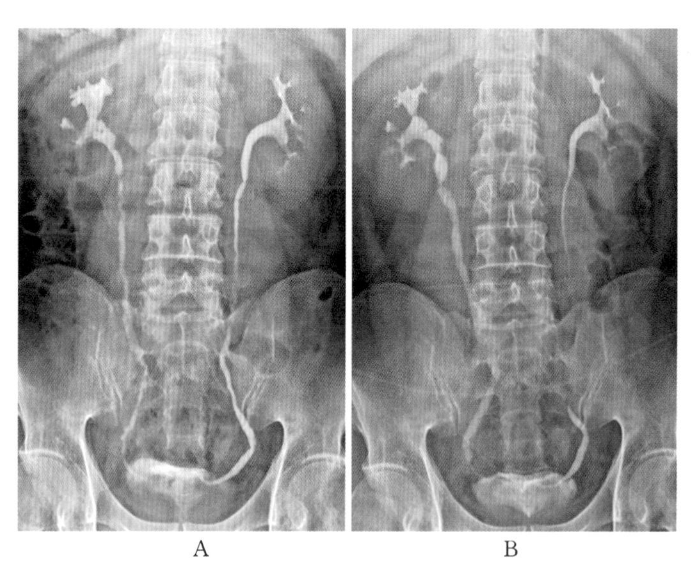

A　　B

图 4-4-41　男性,47 岁,右肾、输尿管结核

静脉肾盂造影解除腹压后拍片(图 A)示右侧输尿管扩张,粗细不一,管径最宽处约 11mm,上段输尿管有轻度的迂曲;8 个月后复查拍片(图 B)示右侧输尿管仍粗细不均,但管径较前普遍缩小,最大直径约 6mm,上段输尿管迂曲消失

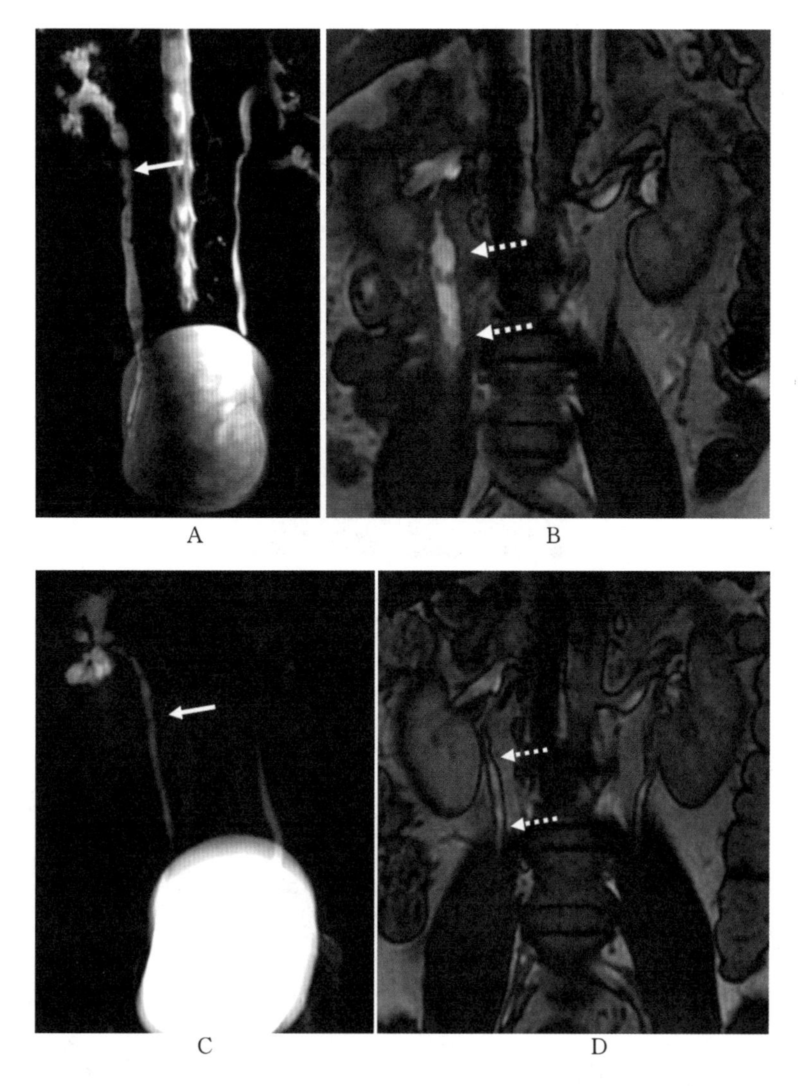

图 4-4-42 男性，48 岁，右肾、输尿管结核

MRU(图 A)示右侧输尿管轻度扩张，粗细不一，轮廓凹凸不平；冠状位 T_2WI-FIESTA(图 B)显示上段输尿管(虚箭)内信号不均，可见多发颗粒样充盈缺损，管壁显示不清；22 个月后复查，MRU(图 C)示右侧输尿管粗细不均匀程度下降，管腔扩张程度减轻；冠状位 T_2WI-FIESTA(图 D)显示输尿管(虚箭)内信号均匀，粗细略不均匀，管壁厚薄均匀，边缘清晰，呈低信号

◇输尿管管壁边缘清楚锐利，偶有斑点状、条索状钙化，MRI 管壁信号下降，增强扫描管壁均匀延迟强化。

◇当肾功能丧失后，在 X 线肾盂造影及 CT 增强造影上患侧肾脏及输尿管不显影，如果尿路完全堵塞，内无尿液，MRU 也不能显影，此时，CT 和 MRI 平扫及增强扫描有助于显示管壁的增厚(图 4-4-44)，逆行静脉尿路造影可显示输尿管管腔的情况。

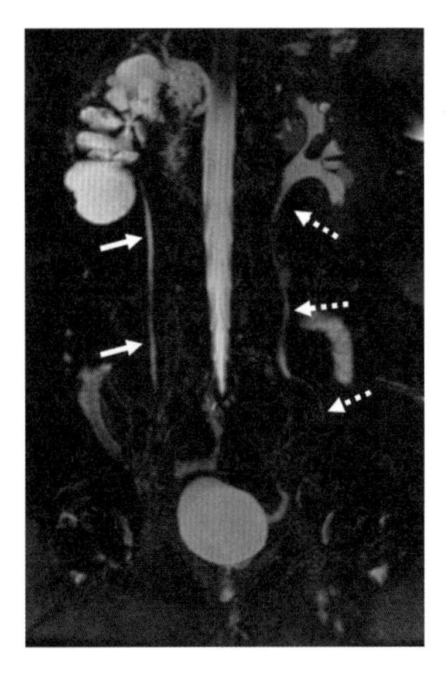

图 4-4-43　男性，60 岁，右肾、输尿管结核

MRU 示右侧输尿管（实箭）与左侧输尿管（虚箭）相比，纤直如钢丝状，肾盂-输尿管移行部上下走行，膀胱右侧上翘

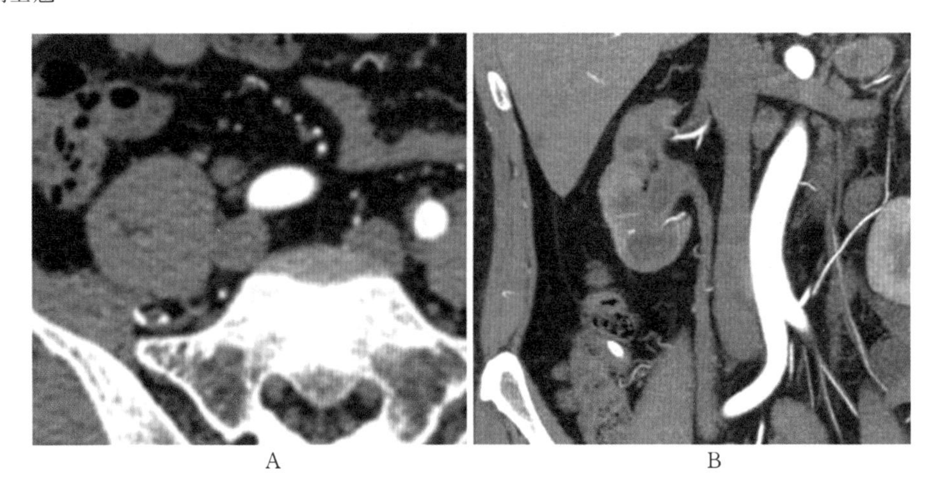

A　　　　B

图 4-4-44　男性，43 岁，右肾、输尿管结核

轴位（图 A）及多平面重建（图 B）显示右肾实质明显变薄，下盏增宽，上盏未见增宽，输尿管粗细不均，密实，边缘略模糊，其内未见液体影，提示输尿管阻塞并右肾功能丧失

◇肾盂造影，尤其是逆行肾盂造影可以清晰地显示输尿管的形态异常，但对输尿管管壁及其周围情况无法判断。CT 及 MRI 可以很好地显示输尿管扩张或输尿管狭窄，对输尿管管壁的变化较为敏感（图 4-4-42）。其中，MRI 对钙化不敏感，其在泌尿系结核的诊断方面并不占优势，但是 MRI 对软组织分辨率高，对水肿和输尿管管壁分辨清晰，对纤维化及水肿判定准确，可用于结核的分期诊断和疗效观察（图 4-4-45）。

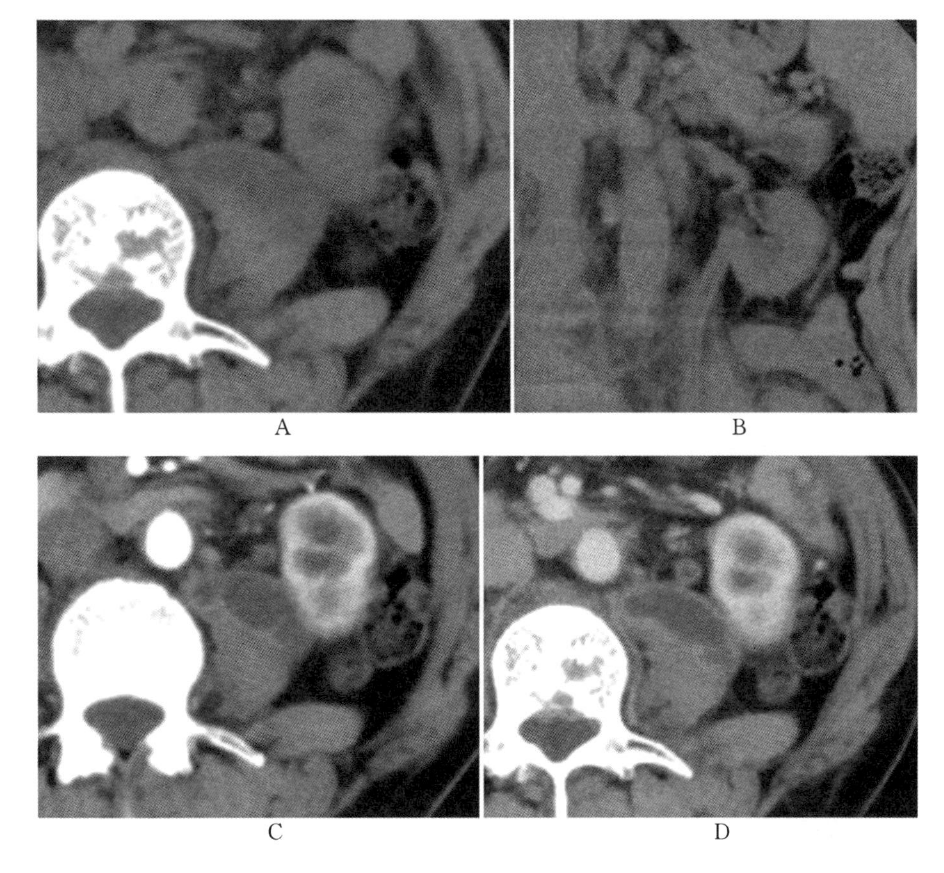

图 4-4-45　男性，59 岁，腰椎结核并寒性脓疡，左肾、输尿管结核

CT 平扫轴位（图 A）及冠状位（图 B）显示左输尿管管壁增厚，壁厚薄较均匀；增强扫描动脉期（图 C）及静脉期（图 D）显示管壁渐进性、均匀轻度强化，相邻腰大肌环形强化，脓肿形成

【转归】

1. 好转及痊愈

◇输尿管周围渗出吸收，边缘逐渐清晰、锐利。

◇管壁增厚情况好转，管腔狭窄程度减轻或粗细不均程度下降。

◇管壁 T_2 信号逐渐降低。

2. 恶化及进展

◇输尿管周围渗出逐渐加重，管壁增厚加重，管腔厚薄不均，局部破裂。

◇管壁 T_2 信号升高。

◇在泌尿系内、外出现新发病灶。

【鉴别诊断】

1. 输尿管肿瘤

◇常见良性病变为输尿管息肉，恶性病变为输尿管癌。

◇输尿管肿瘤的患者多以无痛性血尿就诊。

◇病变常为单发、局限。

◇病变以上输尿管、肾盂扩张，黏膜光滑。

◇扩张积水的输尿管可迂曲呈“S”样改变，但不僵直呈钢丝状。

◇患肾可出现肾萎缩，但不出现肾实质脓疡，肾小盏基底无狭窄。

2. 输尿管炎性狭窄

◇多继发于肾盂肾炎、膀胱炎，由非特异性感染引起。

◇排泄性和逆行性尿路造影显示输尿管局限性狭窄，狭窄部位以上输尿管扩张、肾积水，但肾盂、肾盏无虫蚀样破坏。

3. 输尿管周围炎

◇病因不明，为腹膜后纤维组织增生，包绕一侧或双侧输尿管，常见于输尿管肾盂交界处和髂血管分叉处，也可以累及盆腔以上输尿管甚至肾脏。

◇该病少见，较少有典型的尿频、尿急、尿痛等症状。

◇排泄性及逆行性尿路造影显示输尿管向中线移位，管腔变细，但输尿管管腔光滑，无虫蚀状及串珠状改变，肾内无破坏病灶。

4. 输尿管炎性囊肿

◇表现为肾盂、输尿管、膀胱壁多发性小充盈缺损，边缘清楚。

◇输尿管典型表现为边缘多发的浅切迹样改变。

◇肾实质内缺乏脓肿性病变。

第三节　膀胱结核

【相关解剖】

膀胱位于人体盆底的前部，下缘一般在耻骨联合上方，膀胱正常容量为350～500ml，其形态、大小取决于充盈程度及相邻结构对膀胱的推压(图4－4－46)。当尿液积聚较多时，在X线平片上膀胱呈类球形软组织密度影，密度均匀，轮廓光滑，膀胱壁与尿液不能区分(图4－4－46D)。在X线造影片上，膀胱为高密度，膀胱壁不可显示(图4－4－46A～C)。在X线正位片上，正常情况下，膀胱的高径≤横径。其形态并非总是对称的，由于子宫、乙状结肠的压迫，膀胱常偏向一侧(图4－4－46B)。在静脉肾盂造影时，可见含高密度对比剂的尿液自输尿管口喷入膀胱，呈带状致密影。在两侧输尿管之间可见一横行透明带，称为输尿管嵴(图4－4－47)，其作用是在排尿的时候收缩，防止尿液逆流入尿道。

在CT及MRI轴位、矢状位和冠状位上，膀胱形态多样，无论其形状如何，其共同特点为尿液呈水密度或水信号，质地均匀，膀胱壁呈软组织密度和等T_1低T_2信号，内外缘均光滑，增强扫描膀胱壁呈均匀轻度强化(图4－4－48)。尿液密度可因扫描时间不同表现各异。

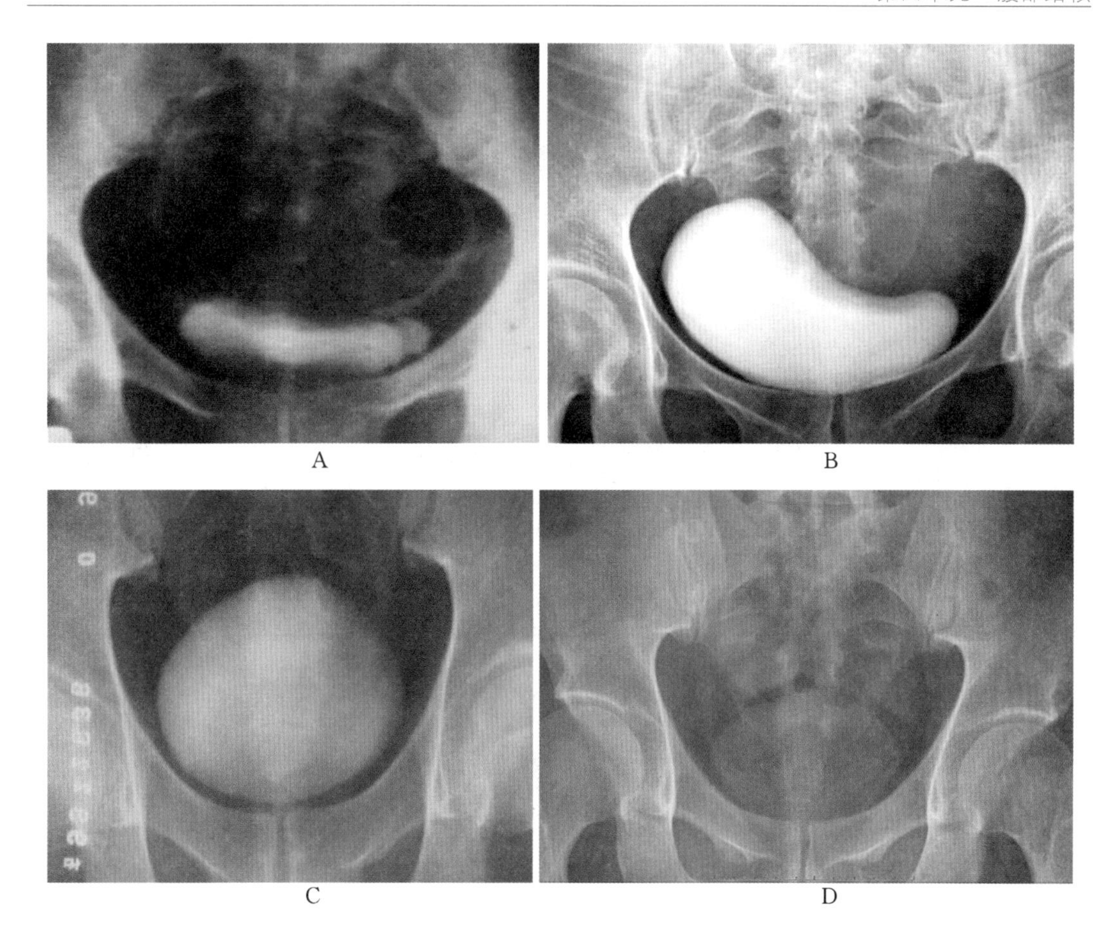

图 4-4-46　**正常膀胱**

不同充盈状态下膀胱的形态：图 A，膀胱处于收缩状态，呈波浪状；图 B，膀胱处于半充盈状态，偏向一侧；图 C，膀胱在充盈良好的情况下，呈梨形，边缘光滑整齐，密度均匀一致；图 D 为 X 线平片，膀胱呈均匀的软组织密度，周边的低密度线影为膀胱周围的脂肪

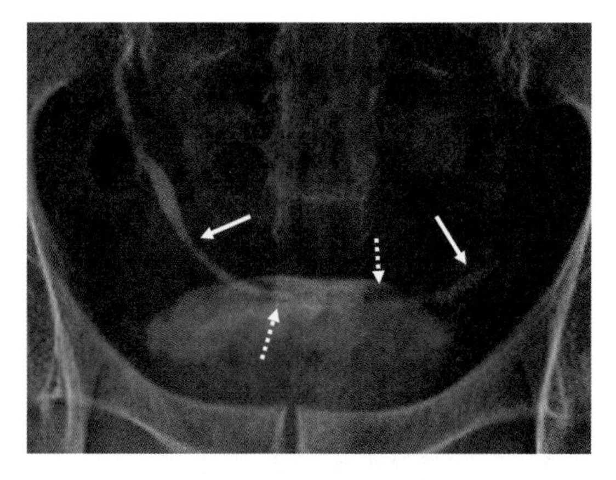

图 4-4-47　**男性，**44 **岁，正常膀胱输尿管嵴**

静脉肾盂造影示输尿管嵴（虚箭），为膀胱后壁包绕高密度输尿管（实箭）的低密度透明影（虚箭）

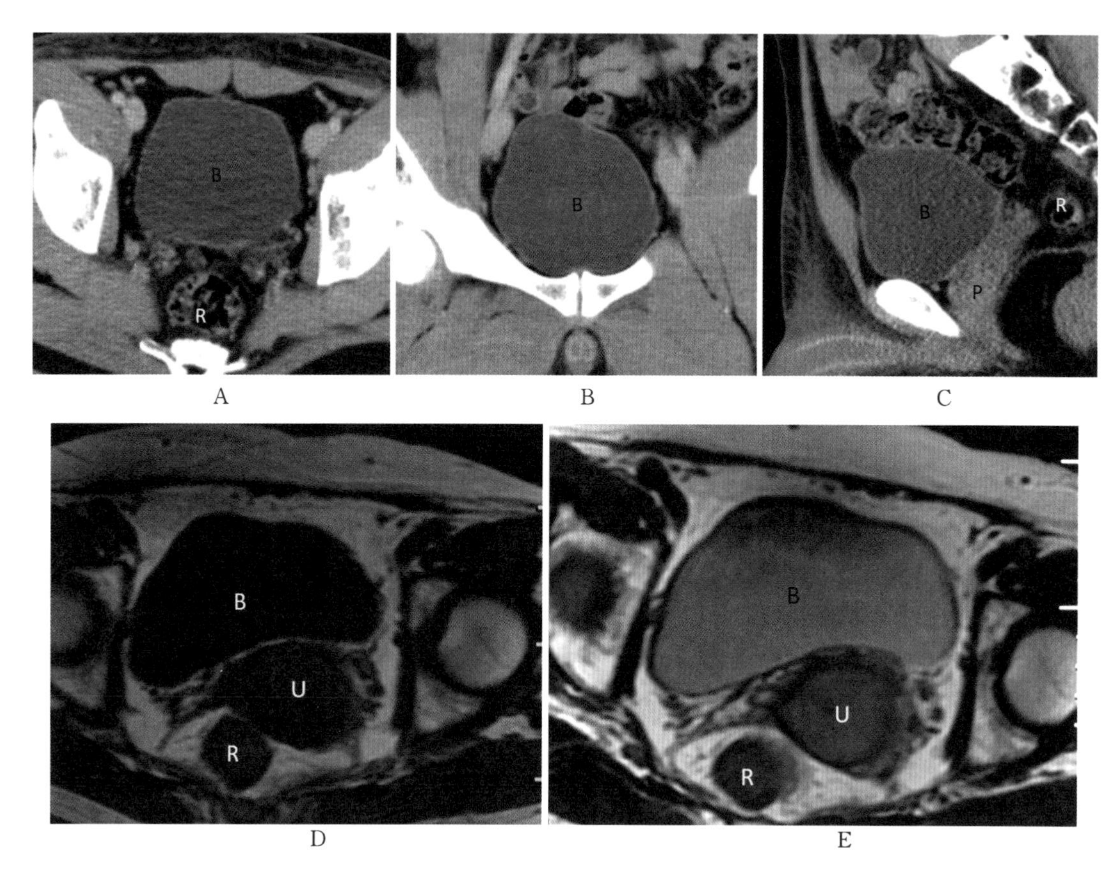

图 4-4-48 正常膀胱

CT 增强扫描轴位(图 A)、矢状位(图 B)及冠状位(图 C)显示膀胱尿液呈均匀低密度影,膀胱壁呈细线状软组织密度影,厚薄均匀,强化一致。T_1WI(图 D)示尿液呈低信号,膀胱壁呈等信号。T_2WI(图 E)示尿液呈高信号,膀胱壁呈等信号。注:B=膀胱;P=前列腺;R=直肠,U=子宫

【定义】

膀胱结核是膀胱的特异性慢性炎症,由结核分枝杆菌感染所致。细菌多来源于肾脏、输尿管,少数由前列腺经尿道逆行感染。膀胱结核的好发部位为双侧输尿管开口区。

【诊断依据】

◇易感人群有泌尿系结核或肾外结核病史。
◇有膀胱结核相关症状和临床化验指标指向结核。
◇影像学检查提示膀胱结核征象者。
◇尿培养或尿涂片结核分枝杆菌阳性者,或膀胱镜检查活检、病理组织学证实结核者。

【分类】

根据膀胱的形态分为炎症型、增生型、纤维瘢痕型。

【病理改变】

黏膜充血、水肿，黏膜内出现淡黄色结核结节，初期，结节呈粟粒样，随着病变干酪化、融合，形成溃疡及较大结节。溃疡向深部发展，可穿透膀胱壁，形成窦道或瘘。

病变浸润肌层，结核肉芽肿形成及纤维组织增生，导致患侧输尿管开口狭窄或关闭不全，甚至呈洞开状。

当病变累及健侧输尿管管口时，可沿输尿管黏膜向上发展，也可引起健侧输尿管开口狭窄或关闭不全，导致健侧肾积水或结核杆菌随尿液逆流感染。当发生广泛纤维化及钙化时，则导致膀胱挛缩、变形，肌肉失去伸缩能力。当膀胱容量小于 50ml 时，临床上称为挛缩膀胱。

【临床特点】

1.易患人群

◇青壮年男性多有肺结核、肾结核或膀胱结核病史。

◇免疫缺陷患者有肺结核、肾结核或膀胱结核病史。

2.症状、体征

◇膀胱刺激征较为明显，表现为尿频、尿急、尿痛。其中尿频更为严重，重者有尿失禁症状。脓尿、脓血尿、血尿常发生于末段尿。

◇严重膀胱结核时，可造成肾积水，逐渐引起慢性肾功能不全，症状为水肿、贫血、恶心、呕吐、少尿甚至突然无尿。

◇出现输尿管梗阻时，可有腰痛症状。肾积水时，可触及增大的肾脏，肾区叩击痛阳性。

◇膀胱壁的结核溃疡向邻近器官穿透时可形成结核性膀胱瘘，如肠瘘或膀胱阴道瘘，穿通腹腔时尿液流入腹腔可出现急腹症的症状。

3.实验室检查

◇尿常规有少量尿蛋白、大量的红细胞和白细胞；结核分枝杆菌涂片和细菌培养阳性有助于确定泌尿系结核；尿液 Xpert MTB/RIF 敏感性和特异性高，且检测速度快，是比较实用的检查技术。

◇PPD 皮肤试验阳性和 IGRAs 阳性。

◇膀胱镜下黏膜充血、水肿，可见结核性暗红色大小不等的溃疡或结核肉芽创面，触之易出血。应该强调的是，当膀胱结核严重时，膀胱镜检查痛苦大，常观察不清，当膀胱容量＜50ml时，检查容易发生创伤，不能进行此项检查。

【影像学表现】

1.炎症期

炎症主要见于结核早期，膀胱壁充血水肿，结核结节干酪样坏死形成溃疡，膀胱处于易激惹的收缩状态，其典型影像学表现为膀胱小，张力高，呈球形，边缘光滑或略不光滑（图 4－4－49），膀胱壁增厚较均匀。严重时，膀胱周围炎性渗出，导致脂肪间隙模糊，在 CT 上，脂肪密度增高，致膀胱壁模糊不清，炎性渗出在 T_2WI 呈稍高信号。应该强调的是，这时膀胱体积缩小并不严重，且是暂时性的，经过正确治疗可完全恢复正常。

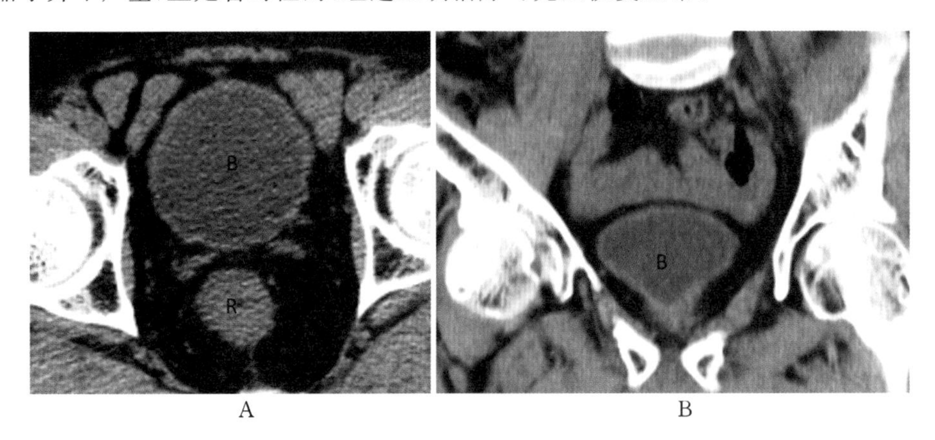

图 4-4-49　男性，61 岁，右肾结核，肾自截，膀胱结核

CT 平扫轴位(图 A)示膀胱呈球形，轮廓轻度皱缩呈微波浪状；冠状位重建(图 B)显示膀胱两下缘轻度内收，膀胱壁增厚，厚薄轻微不一

2. 纤维增生期

上述病变合并纤维组织增生时，导致膀胱壁增厚、僵硬，形态略不规整(图 4-4-50)。部分病灶可增大融合成肿块或结节，导致充盈缺损(图 4-4-51)，此时极易与膀胱肿瘤混淆，结核结节轻中度强化，静脉期较动脉期明显。此外，腹腔淋巴结钙化、肾及输尿管结核病灶有助于膀胱结核与膀胱肿瘤的鉴别。膀胱壁可见沙粒状、不规则的线样、包壳样钙化，少见。

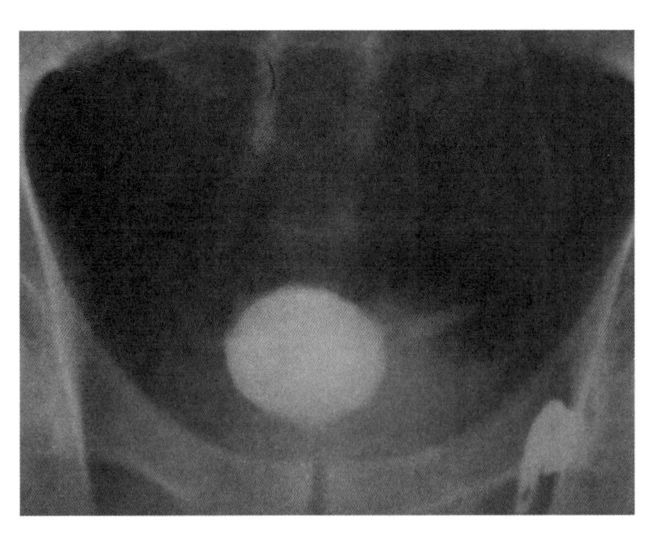

图 4-4-50　女性，37 岁，膀胱结核

静脉肾盂造影示膀胱小而圆，轮廓不整，左侧输尿管下端粗细不均

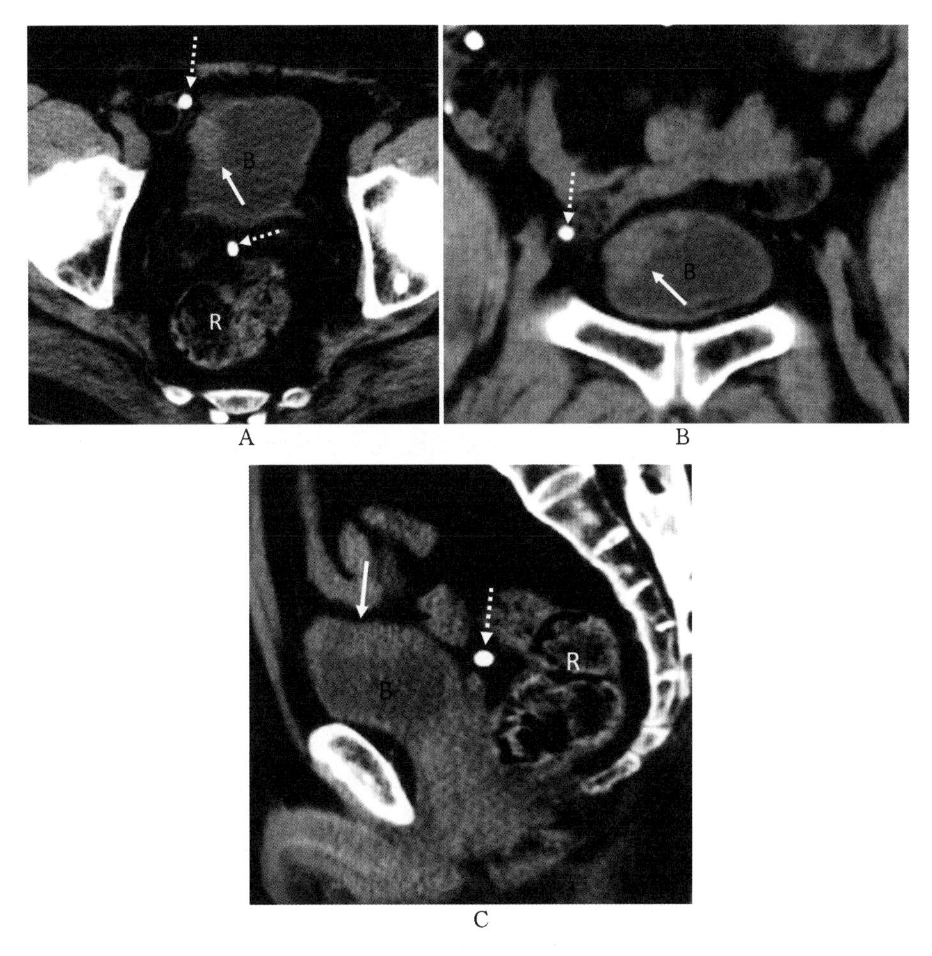

图 4-4-51　男性，70 岁，膀胱结核

CT 轴位（图 A）、冠状位（图 B）及矢状位（图 C）显示膀胱右侧壁结节状增厚（实箭），周围腹腔多发钙化结节（虚箭）

广泛的纤维瘢痕挛缩，导致膀胱体积缩小，形态不整，甚至畸形变。

◇膀胱结核最好发生于输尿管开口处，由于结核结节、内膜水肿、纤维组织增生，导致患侧输尿管口膀胱壁增厚、内收，如果双侧输尿管口膀胱壁同时收缩，可导致膀胱呈葫芦状（图 4-4-52），当合并膀胱显著缩小时，可表现为典型的“8”字形（图 4-4-53）。如果输尿管管口增厚、水肿、挛缩明显，则输尿管膀胱入口部抬高（图 4-4-43、52B），输尿管下端管壁增厚，走行僵硬，输尿管狭窄或呈漏斗状。

◇当输尿管嵴的肌肉受到侵犯时，输尿管不能关闭，在膀胱造影时，造影剂经输尿管口反流到输尿管和肾盂（图 4-4-52B）。

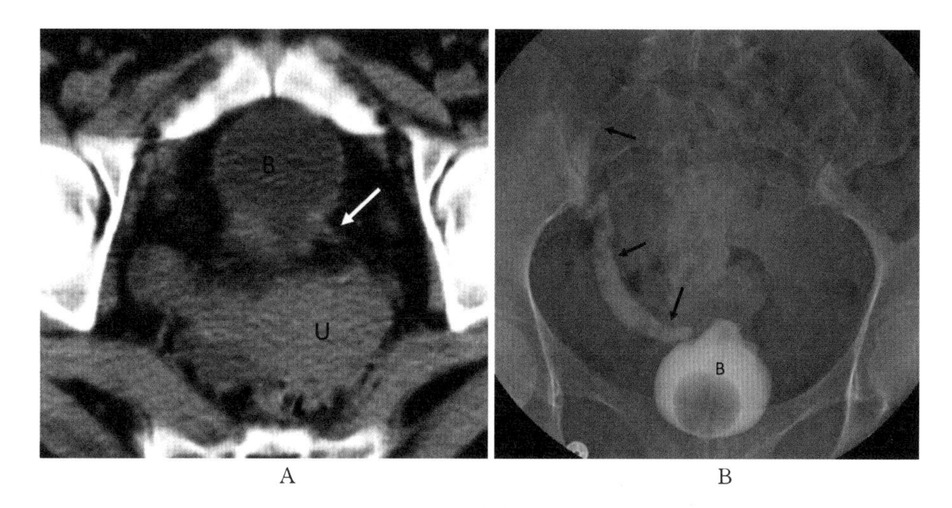

图 4-4-52　女性,24 岁,膀胱结核

CT 平扫(图 A)示膀胱呈类圆形,输尿管(白箭)相邻处膀胱壁增厚,并轻度内收;逆行膀胱造影(图 B)示膀胱小而圆,顶端外突,输尿管入膀胱口位置高,且轻度内陷,造影剂逆流入右侧输尿管(黑箭),输尿管迂曲增宽

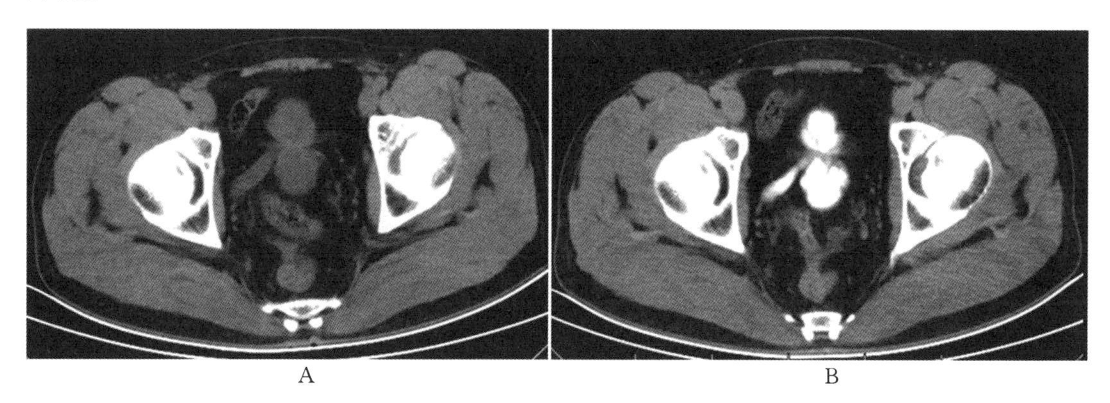

图 4-4-53　男性,38 岁,膀胱结核

CT 平扫(图 A)及增强扫描(图 B)示膀胱容积明显缩小,呈"8"字形,右侧输尿管开口在狭窄部,管径增粗

【转归】

1.好转及痊愈

◇结核性膀胱炎症状缓解,膀胱高张力消失,膀胱周围渗出吸收、好转,甚至消失。

◇膀胱壁增厚程度减轻。

◇肾积水减轻。

2.恶化及进展

◇膀胱壁逐渐增厚,周围渗出逐渐增多,膀胱壁模糊。

◇膀胱容量逐渐减少,膀胱输尿管交界部逐渐上移、增厚。

◇出现输尿管逆流及新发肾积水。

◇泌尿系内外出现新发病灶。

【鉴别诊断】

1. 非特异性膀胱炎

◇常见于女性，特别是新婚妇女。

◇有典型的尿频、尿急、尿痛、血尿和脓尿等症状或表现。

◇排泄性尿路造影示肾脏及输尿管无破坏性病变。

◇抗生素治疗后有明显效果。

2. 尿道综合征

◇见于女性，除有尿频、尿急、尿痛外，多伴有下腹部或耻骨上区疼痛、外阴痒，常由于劳累、饮水少或性交后，导致急性发作。

◇排泄性尿路造影等影像学检查肾脏及输尿管多无异常。

◇确诊有待膀胱镜检查。

3. 膀胱癌

◇多见于中老年患者。

◇膀胱病变较局限，增强扫描强化明显。

◇不伴膀胱体积缩小，无肾内及输尿管的广泛病变。

第四节 肾上腺结核

【相关解剖】

肾上腺左右各一，位于腹膜后第 1 腰椎水平脊柱两旁，肾旁间隙的 Gerota 筋膜内。由于脂肪囊的固定作用，肾上腺位置很少改变。成人肾上腺长度变异大，20～40mm 不等，厚度为 3～8mm。

在 X 线平片上，正常肾上腺组织与周围组织无良好自然对比，无法明确显影。在 CT 上肾上腺呈均匀软组织密度(图 4-4-54)。在 MRI 上，常规 T_1WI、T_2WI 肾上腺信号强度与脾脏相仿，较肾皮质信号稍低，且明显低于周围脂肪信号(图 4-4-55)；脂肪抑制序列上，肾上腺皮质呈较高的均匀信号。增强扫描，肾上腺呈均匀显著强化，皮髓质无法分辨(图 4-4-55)。

◇肾上腺的形态因人而异，不同层面表现各异，其共同的表现为腺体边缘光滑锐利，呈平直或内凹状，其内外支的厚度一般不超过同平面膈脚的厚度。

◇右侧肾上腺常位于膈肌与右肾上极之间，下腔静脉的管壁外后缘，肝脏在其前外方。左肾上腺内侧为腹主动脉，前方为胰腺和脾血管，其后为膈角和内脏神经丛。在 CT 及 MRI 的轴位上呈线条状、倒“V”字形、倒“Y”字形或三角形，冠状位多呈“人”形，右侧肾上腺的位置较左侧略高(图 4-4-54、55)。

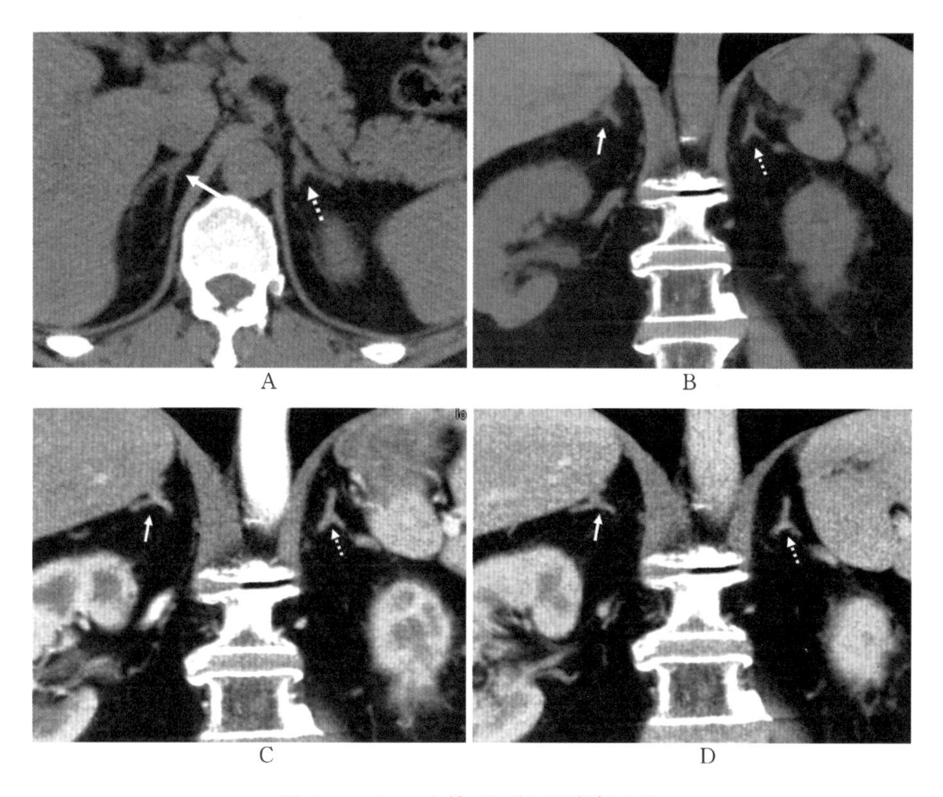

图 4-4-54　女性，72 岁，正常肾上腺

CT 平扫轴位(图 A)及冠状位(图 B)显示双侧肾上腺呈均匀软组织密度，轴位右侧肾上腺呈“V”字形，左侧肾上腺呈倒“Y”字形，冠状位双肾上腺呈“人”字形；增强扫描动脉期(图 C)及静脉期(图 D)显示肾上腺均匀强化

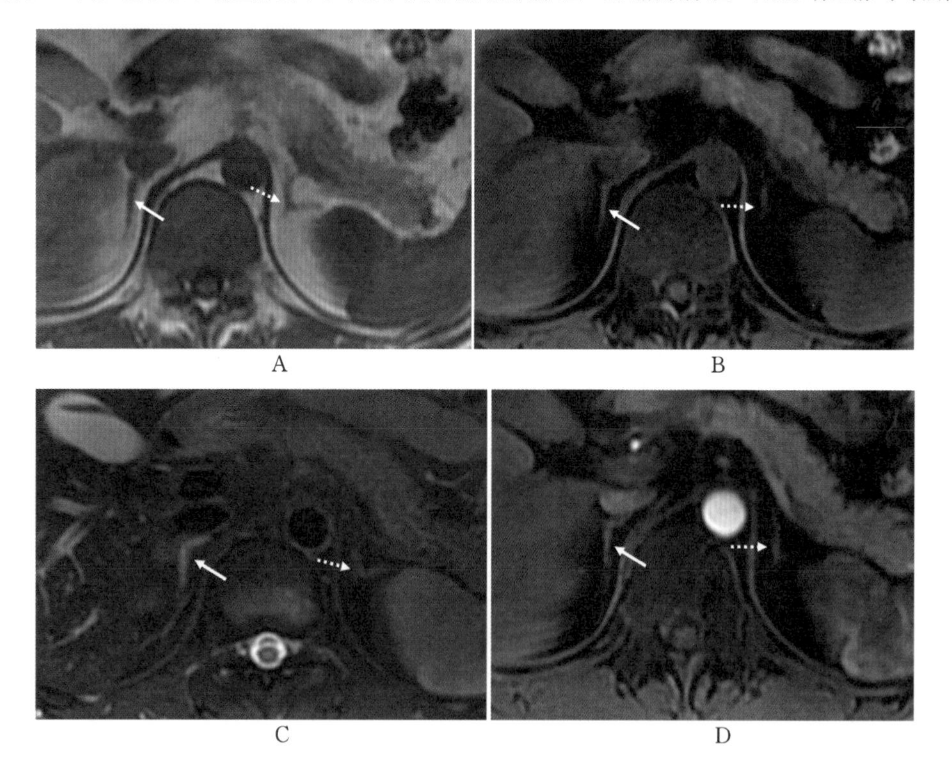

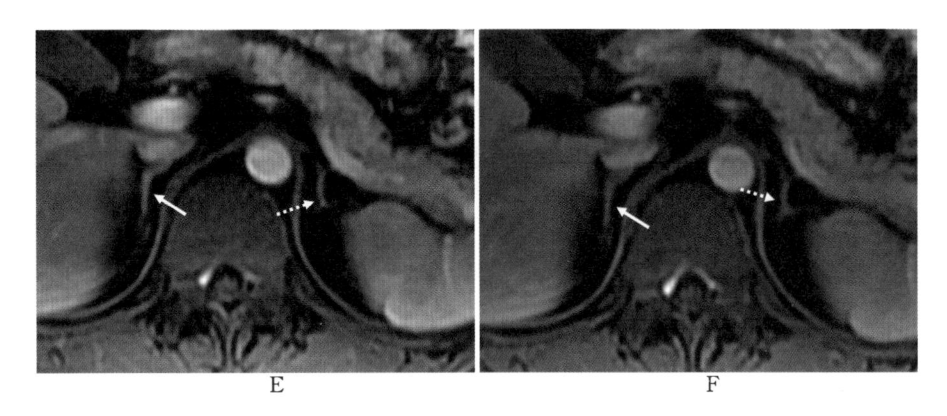

图 4－4－55 **男性，**29 **岁，正常肾上腺**

T_1WI 常规(图 A)、脂肪抑脂序列(图 B)及 T_2WI 脂肪抑脂序列(图 C)显示双侧肾上腺信号与脾脏相仿，右侧肾上腺呈“V”字形，左侧肾上腺呈倒“Y”字形，信号均匀；增强扫描动脉期(图 D)、静脉期(图 E)及延迟期(图 F)显示肾上腺均匀强化

【定义】

肾上腺结核是结核分枝杆菌感染肾上腺，导致腺体破坏的慢性感染性病变。细菌多是经血液循环播散，少数由胸腹腔脏器的结核灶直接蔓延而来。

70％以上的患者有肾上腺外的结核，常为双侧肾上腺同时或相继受累。当肾上腺腺体被破坏 90％以上时，会出现 Addison’s 病。结核是 Addison’s 病最常见的病因。

√注：Addison’s 病又称原发性慢性肾上腺皮质功能减退症，是由于自身免疫、结核、真菌等感染或肿瘤、白血病等原因破坏双侧大部分肾上腺，继发由下丘脑-垂体病变引起肾上腺无法分泌足够的皮质醇所引发的疾病。

【诊断依据】

◇易感人群为有结核密切接触史，或有结核病感染史的患者。

◇有结核病的临床表现和相关实验室阳性指标。

◇有肾上腺结核的影像学表现。

【分类】

根据病理及影像学特点将肾上腺结核分为肉芽肿期、干酪坏死期、纤维钙化期。肉芽肿期应积极抗结核治疗，尽可能保留肾上腺功能；干酪坏死期应及时抗结核治疗观察疗效，确定下一步治疗方案；纤维钙化期，腺体萎缩，体积缩小，尝试性抗结核治疗或仅行激素替代治疗。

【病理改变】

早期腺体充血、水肿、肿胀，继而形成肉眼不可见的粟粒状结核结节。结核结节进一步发生干酪样坏死，病灶融合，肉芽组织增生，形成肉眼可见结节、肿块。结节、肿块内继续坏死、液化，形成脓疡。最后，病变组织发生纤维组织增生、包裹、挛缩、钙化，干酪样组织干枯，钙盐沉积。

【临床特点】

1. 易患人群

◇青壮年女性，多有肾上腺外结核病史。

◇免疫缺陷患者或体弱患者有肾上腺外结核病史或与结核涂阳阳性患者密切接触史。

2. 症状、体征

◇肾上腺结核同时伴有其他部位结核时，伴有低热、盗汗、乏力、消瘦等一般结核中毒症状。

◇诱发 Addison's 病后，出现皮肤色素沉着、乏力、食欲不振、腹痛、血压低等临床症状。患者对感染、外伤等各种应激的抵抗力减弱，易出现肾上腺危象，重者可休克、昏迷乃至死亡。

3. 实验室检查

◇电解质检查，常有低血钠、高血钾等电解质异常。

◇血生化检查，常有血糖低，血、尿皮质醇及醛固酮减低，血 ACTH(促肾上腺皮质激素)稍高。

◇血沉增快。

◇PPD 皮肤试验阳性和 IGRAs 阳性。

【影像学表现】

1. 肉芽肿期

肉芽肿期表现为肾上腺局限性或弥漫性增大。局限性增大者，肾上腺形状不规则；弥漫性增大者，肾上腺的轮廓基本保持完整。病变密度均匀或不均匀(图 4-4-56A)，常出现斑点或斑片状低密度影。肉芽肿呈等低 T_1、等 T_2 信号，其内可有小斑点状长 T_1、长 T_2 信号。增强扫描呈渐进性强化(图 4-4-56B～D)，不强化区面积小于病变总面积的 1/2。渗出严重时，肾上腺周围脂肪密度增高，可见絮状及索条状稍高密度影，病变强化不明显(图 4-4-56)。

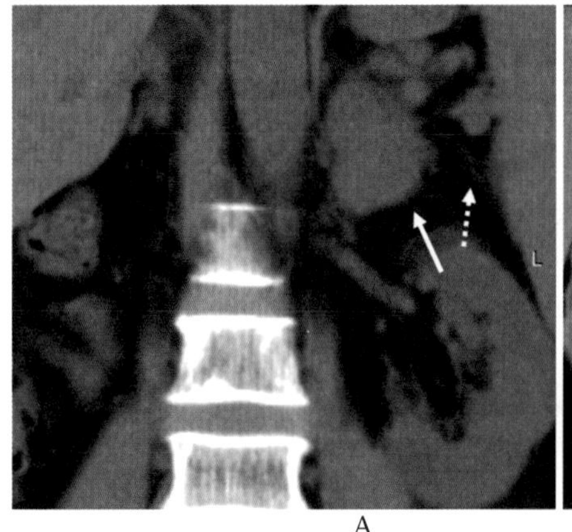

A

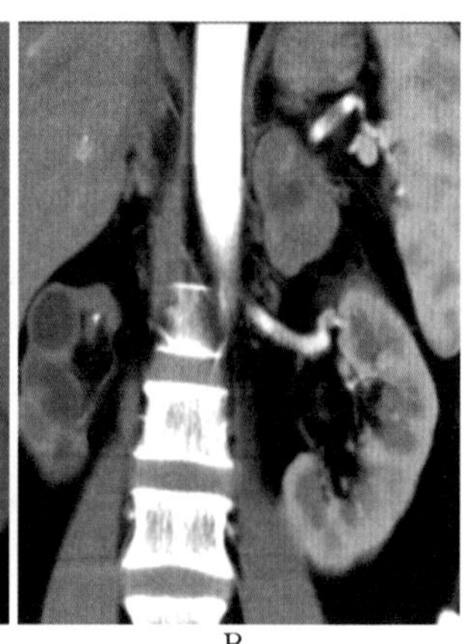

B

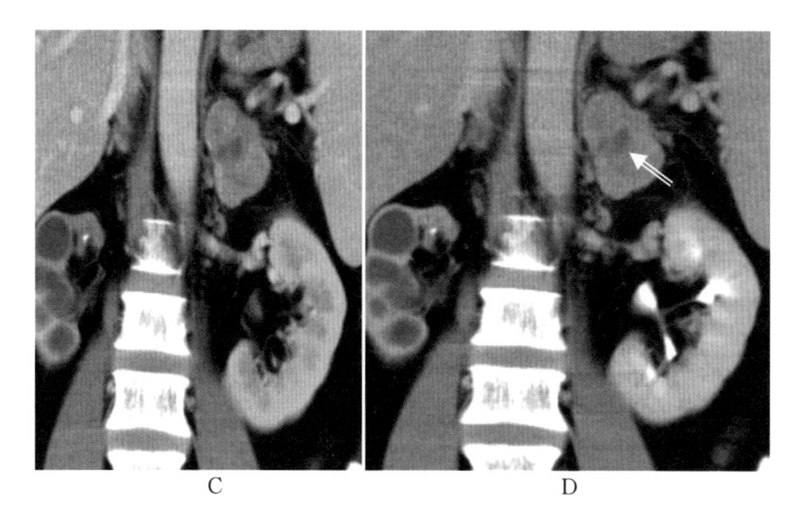

图 4-4-56 男性，43 岁，右肾结核，左侧肾上腺结核

CT 平扫冠状位重建(图 A)示左侧肾上腺外形增大(实箭)，密度均匀，周围可见索条影；增强扫描动脉期(图 B)、静脉期(图 C)及延迟期(图 D)示肾上腺强化不均匀，渐进性强化(平均 CT 值平扫 34HU，动脉期 70.5HU，静脉期 80HU，延迟期 82HU)，内可见不规则不强化区，边缘模糊，肿块周围索条影仍清晰可见

2. 干酪坏死期

干酪坏死期表现为肾上腺呈类圆形或不规则形肿块样增大，病灶内有多发低密度区(干酪样病灶，图 4-4-57)或完全干酪样坏死、液化(图 4-4-58)，病变中心或边缘可有沙粒状、点片状钙化(图 4-4-59)。MRI 的 T_1WI 和 T_2WI 上肿块均为低信号，其间夹杂长 T_1 长 T_2 信号灶。增强扫描，病变周边及分隔强化，中心干酪样病变无强化(图 4-4-57、58)。

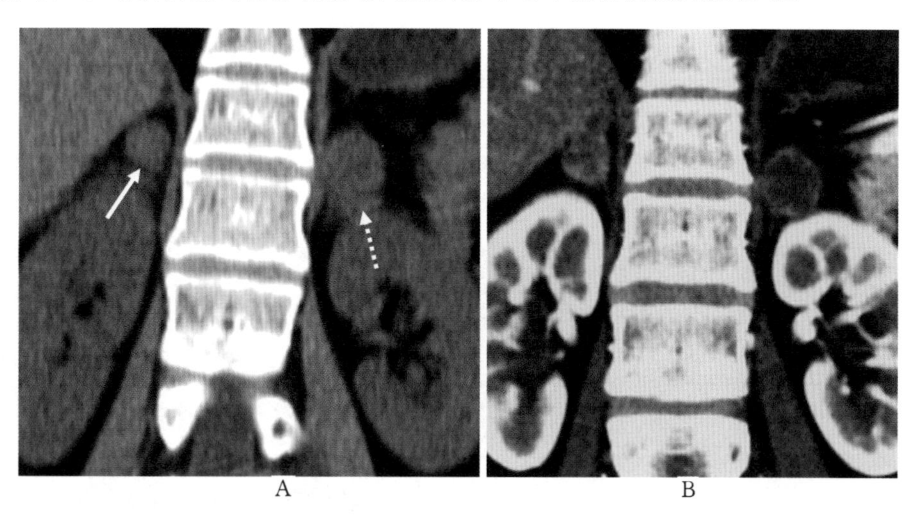

图 4-4-57 女性，52 岁，双侧肾上腺结核(干酪型)

CT 平扫冠状位重建(图 A)示双侧肾上腺球形增大(箭)，密度均匀，轮廓光滑；增强扫描动脉期(图 B)示右肾上腺内见多发类圆形不强化区，周边及分隔细线样轻度强化，左肾上腺呈花环状强化

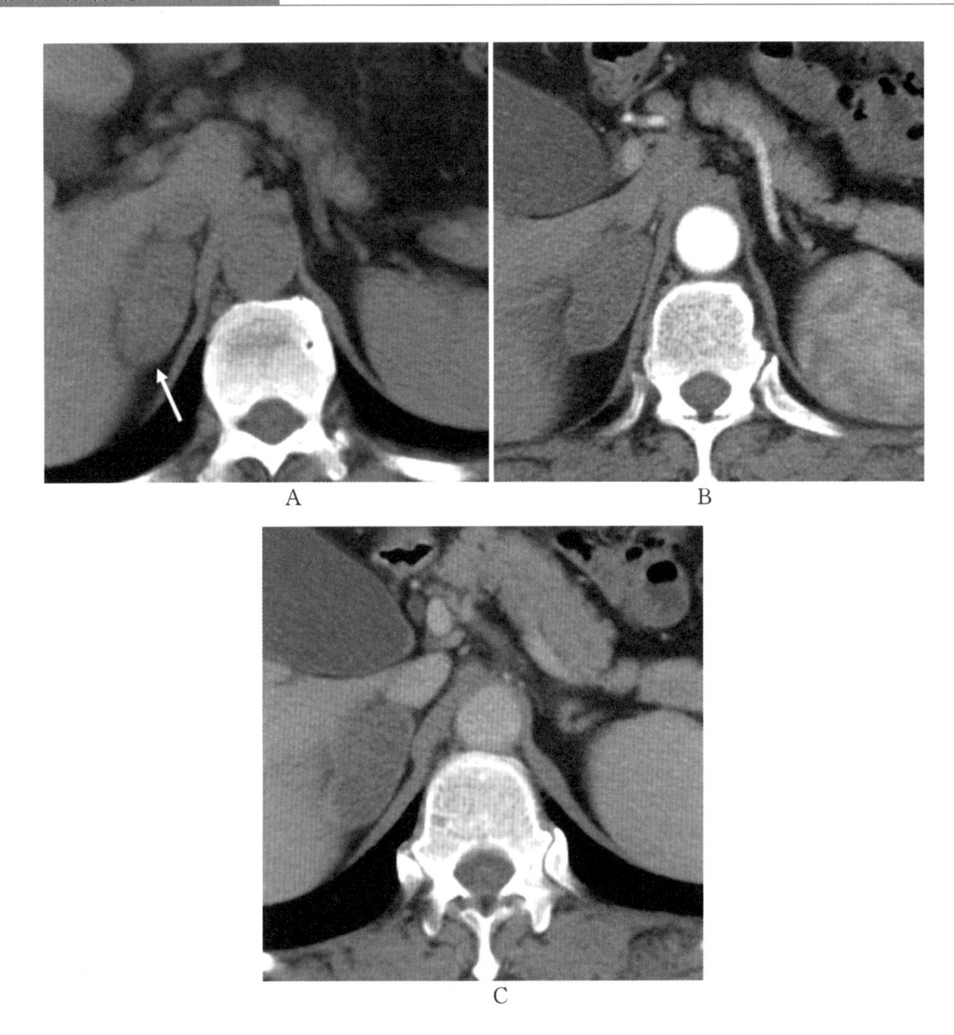

图 4-4-58　男性，60 岁，右侧肾上腺结核（干酪型）

CT 平扫轴位（图 A）示右侧肾上腺增大（箭），密度均匀，轮廓光滑；增强扫描动脉期（图 B）及静脉期（图 C）示肾上腺周边细线样轻度强化，内部无强化，细线粗细均匀

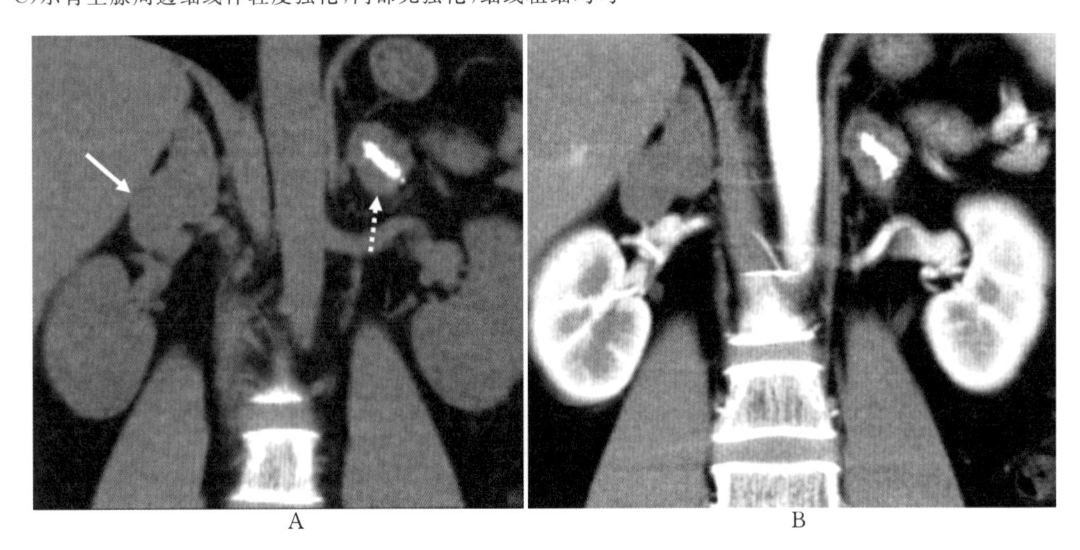

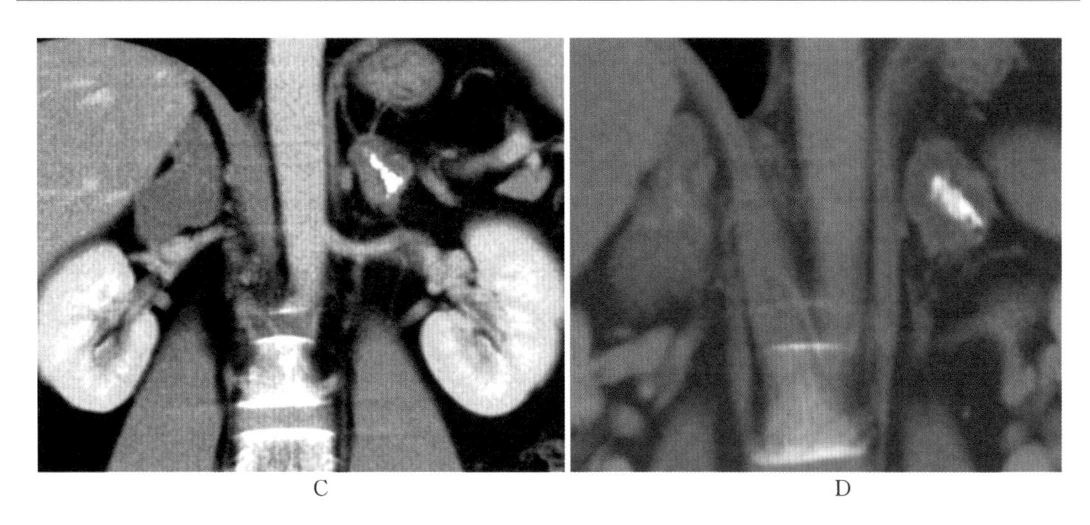

图 4-4-59 男性,45 岁,双侧肾上腺结核(右侧干酪型,左侧纤维钙化型)

CT 平扫冠状位重建(图 A)示右侧肾上腺弥漫性增大(实箭),肾上腺的轮廓基本保持完整,其内隐约见散在粉尘样高密度影,左侧肾上腺外形大,中央可见棒状钙化。增强扫描动脉期(图 B)及静脉期(图 C)示右肾上腺无明显强化(平均 CT 值平扫 33HU、动脉期 42HU、静脉期 40HU),左肾上腺非钙化部分轻度强化(平均 CT 值平扫 32HU、动脉期 45、静脉期 49HU)。骨窗(图 D)示右肾上腺区高密度影边缘模糊,左肾上腺钙化密度不均,边缘毛糙

3. 纤维钙化期

纤维钙化期多表现为肾上腺较小且形态不规则,肾上腺区域有细点状、花纹状钙化或肾上腺弥漫性钙化,其形态、方向与肾上腺走行一致。纤维化和钙化病灶在 T_1WI、T_2WI 均呈低信号。增强扫描纤维化病灶呈轻度延迟强化(图 4-4-59)。钙化明显时,可在腹部平片上显示。

肾上腺病变多为双侧发病,双侧病变可以处于同一病理状态(图 4-4-57),也可以处于不同病理状态(图 4-4-59),且常伴有肾上腺外的结核灶(图 4-4-56)。

【转归】

1. 好转及痊愈

炎症缓解甚至消失,症状好转。

2. 进展及恶化

纤维化及钙化,有时腺体萎缩,失去正常功能。

【鉴别诊断】

肾上腺结核多具有较长病史及典型临床表现,CT 和 MRI 检查可见双侧肾上腺形态改变,并有典型钙化等表现,有助于诊断肾上腺结核并确定病期,常需与以下疾病鉴别。

1. 肾上腺转移瘤

◇多有恶性肿瘤病史。

◇较少出现 Addison's 病的临床表现。

◇钙化少见。

◇平均直径 1～3cm，密度均匀，边界清晰；较大者可出现出血、坏死及囊变，可呈中度强化或环形强化。

2. 肾上腺腺瘤

◇可分为有功能和无功能两类，有功能者可导致相应症状和生化异常。

◇一般单侧多见，病灶呈类圆形，直径多<5cm。

◇密度较均匀，很少有钙化，边界光滑清晰，腺瘤呈等或稍低密度、T_1WI 为等或稍低信号、T_2WI 为等或稍高信号，增强扫描腺瘤呈轻到中度均匀强化或呈薄壁环状强化。

3. 肾上腺嗜铬细胞瘤

◇临床上常有阵发性高血压，血、尿中儿茶酚胺增高，无肾上腺皮质功能减退的表现。

◇单侧多见，双侧发病约占 10%。

◇病灶多呈类圆形肿块，常有坏死、出血和囊变。

◇增强扫描实性部分明显强化。

4. 肾上腺增生

◇一般伴肾上腺皮质激素合成异常导致的功能性临床和生化表现。

◇表现为双侧腺体弥漫性增大，密度较均匀，边界光滑，无钙化。

◇增强扫描无异常强化。

5. 单纯肾上腺钙化

◇非常少见，主要见于肾上腺外伤出血后。

◇无肾上腺萎缩及肾上腺功能减退。

◇其钙化呈片状，较均匀。

6. 特发性肾上腺萎缩

◇病理改变为皮质纤维化，髓质不受影响，属于自身免疫性疾病。

◇多有家族史。

◇CT 表现为双侧肾上腺均匀一致性变小，萎缩不伴钙化。

◇临床上不但有 Addison's 病表现，还常合并其他器官的自身免疫性疾病。

◇肾上腺自身抗体检查阳性，故需要认真分析 CT 的表现，并密切结合临床症状、体征、实验室检查以及治疗随访情况，必要时可进行穿刺活检。

【拓展阅读】

[1]伍建林，路希伟. 临床结核病影像诊断[M]. 北京：人民卫生出版社，2011.

[2]吴孟超，吴在德. 黄家驷外科学・中册[M]. 7 版. 北京：人民卫生出版社，2008.

[3]冯晓源. 现代医学影像学[M]. 上海：复旦大学出版社，2016.

（杨军乐　朱朝辉　哈晓吾）

第五单元
生殖系统结核

第一章　乳腺结核

【课程目标】

※掌握：乳腺结核的影像学表现及其鉴别诊断。

※熟悉：乳腺结核的临床特点和诊断依据。

※了解：乳腺结核的相关影像解剖及其病理改变。

【相关解剖】

1.乳房结构

乳房除乳头、皮肤外，由皮下的纤维结缔组织以及乳腺组织共同组成。乳腺组织又包含乳导管、腺体和间质（包括纤维组织、脂肪、血管、淋巴管等）。

◇乳头位于乳房顶端、乳晕的中央，向外突起，密度均匀，等于或略高于皮肤的密度或信号（图5－1－1C、D，2B，3C）。

◇皮肤厚0.5～3mm，乳晕区较厚1～5mm，覆盖在整个乳房的表面。在X线片及CT片上表现为细线状软组织密度影，除乳晕外厚薄均匀（图5－1－1、2）。

◇皮肤与胸大肌之间的脂肪分为皮下脂肪、乳腺后脂肪及其中间夹持的浅筋膜。乳腺组织包裹在浅筋膜的浅层和深层之间。浅筋膜与其前后脂肪的区别是在浅筋膜的脂肪内有纤细的线状影与悬吊韧带相连，其密度略高于皮下脂肪（图5－1－2B）。脂肪在X线片及CT片上为低密度影（图5－1－1、2），在常规T_1WI和T_2WI上呈高信号（图5－1－3A、B），在抑脂序列上呈低信号（图5－1－3C），增强扫描后无强化。浅筋膜内的线状影及悬吊韧带在X线和CT上呈软组织密度，在MRI上呈等信号。

◇乳导管自乳头下方呈放射状向乳腺深部走行，开口于乳头，15～20支。在X线片及CT片上为线样软组织密度影，造影时呈高密度线影，边缘光滑锐利。导管在T_1WI上呈低信号，T_2WI上呈稍高信号。各乳导管之间为脂肪填充。

◇腺体组织为深浅筋膜之间的含有脂肪岛的斑片状软组织影，边缘模糊。T_1WI上呈低信号，T_2WI上呈稍高信号，动态增强呈轻度、渐进性强化，不超过增强前信号强度的1/3（图5－1－3），为Ⅰ型曲线（图5－1－4）。腺体组织形态随年龄增长、生育、哺乳状态不同而异（图5－1－5）。

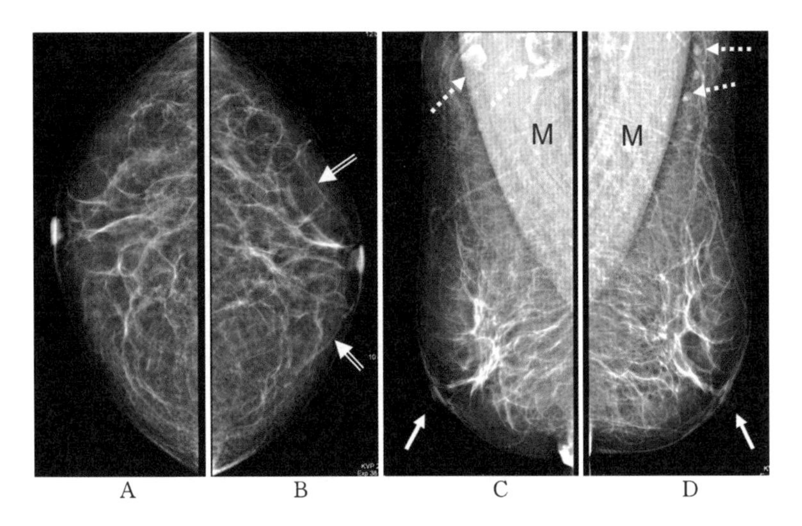

图 5-1-1　女性，56 岁，双乳正常 X 线表现（脂肪型乳腺）

双乳 X 线轴位片（图 A、B）显示双乳腺体组织含量较少，呈条索状致密影，脂肪组织较丰富，呈低密度影，浅筋膜内可见细线状的悬吊韧带（空心箭）；双乳 X 线斜位片（图 C、D）显示双乳后方高密度的三角形胸大肌影，双腋下可见淋巴结影（虚箭），双乳头（实箭）对称，密度均匀。注：M＝胸大肌

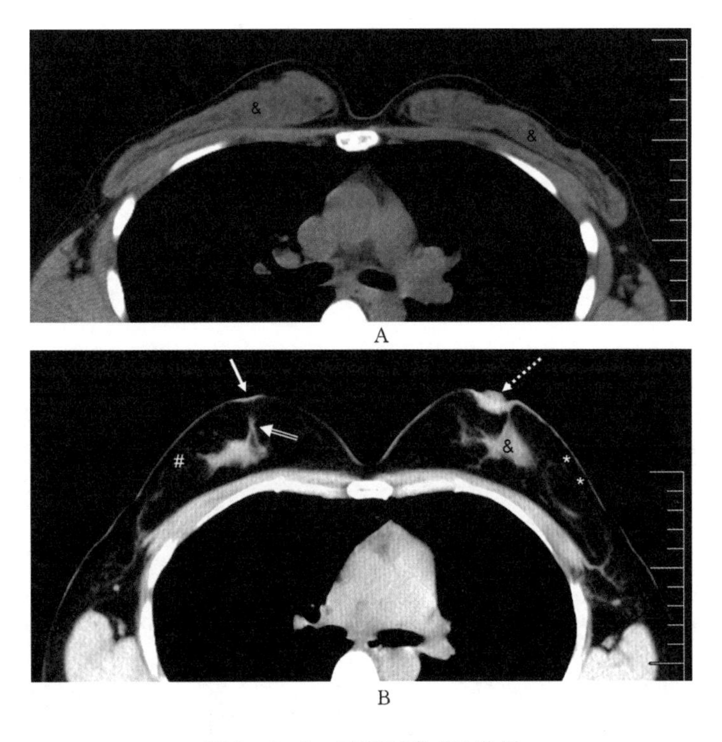

图 5-1-2　双乳正常 CT 平扫

图 A 为致密型乳腺 CT 平扫，腺体组织（&）丰富，呈致密斑片。图 B 为少量腺体型，乳腺组织（&）含量较少，皮下脂肪（*）较浅筋膜（#）透亮，乳导管（空心箭）向乳头方向聚集，乳晕（实箭）较周围皮肤略厚，乳头（虚箭）位于乳晕的中央，在仰卧位上，乳头内陷无任何病理意义

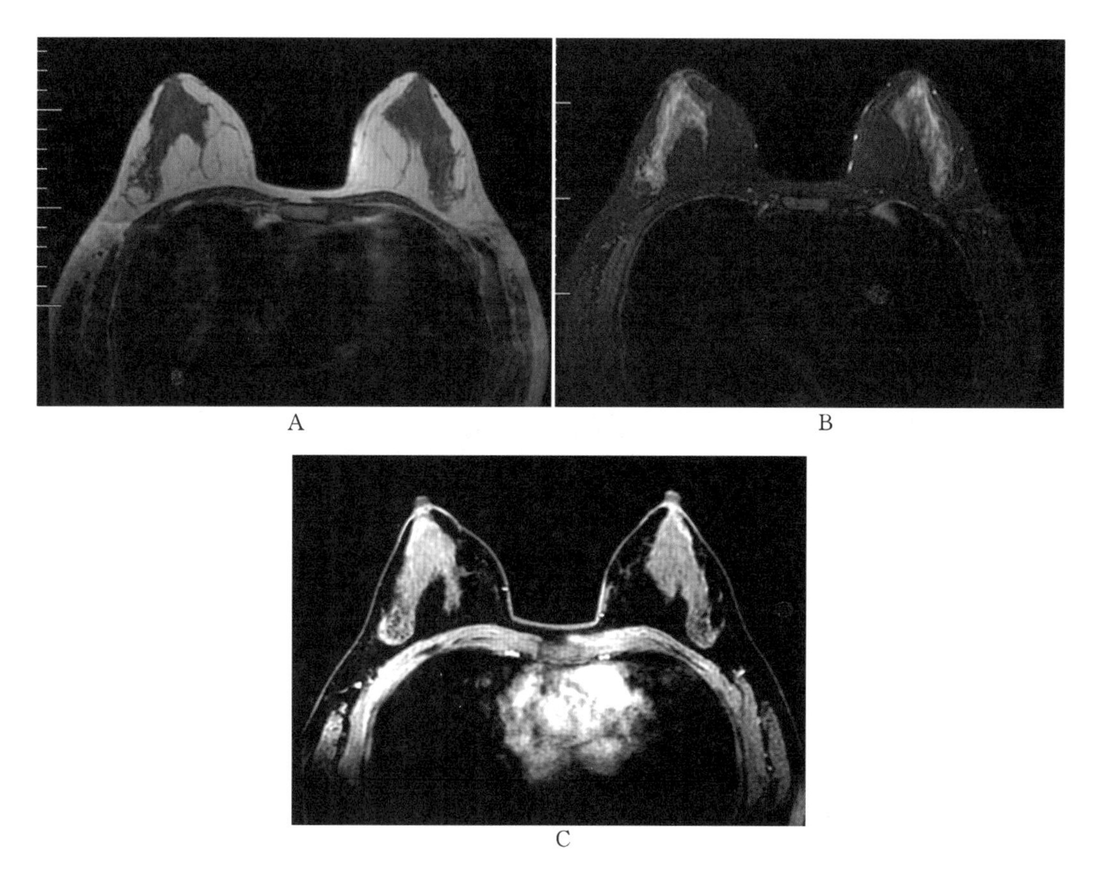

图 5-1-3　双乳正常 MRI 表现(多量腺体型)

乳腺 MRI 轴位 T_1WI(图 A),双乳腺体组织呈斑片状低信号影,周围脂肪呈高信号,血管及韧带呈等低信号;同层 T_2WI 抑脂扫描(图 B),双乳腺体组织呈斑片状高信号影;乳腺增强扫描(图 C),双乳腺体组织呈斑片状强化影

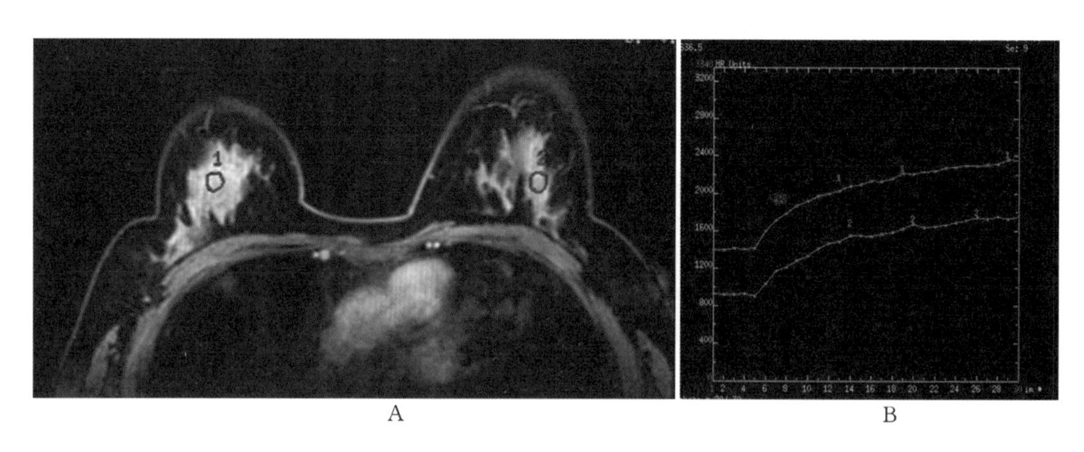

图 5-1-4　女性,38 岁,双乳正常 MRI 动态增强曲线

图 A 为测量乳腺强化曲线的 ROI 定位图;图 B 为双乳腺体组织动态增强曲线,双乳随时间延长信号强度逐渐上升,呈Ⅰ型曲线

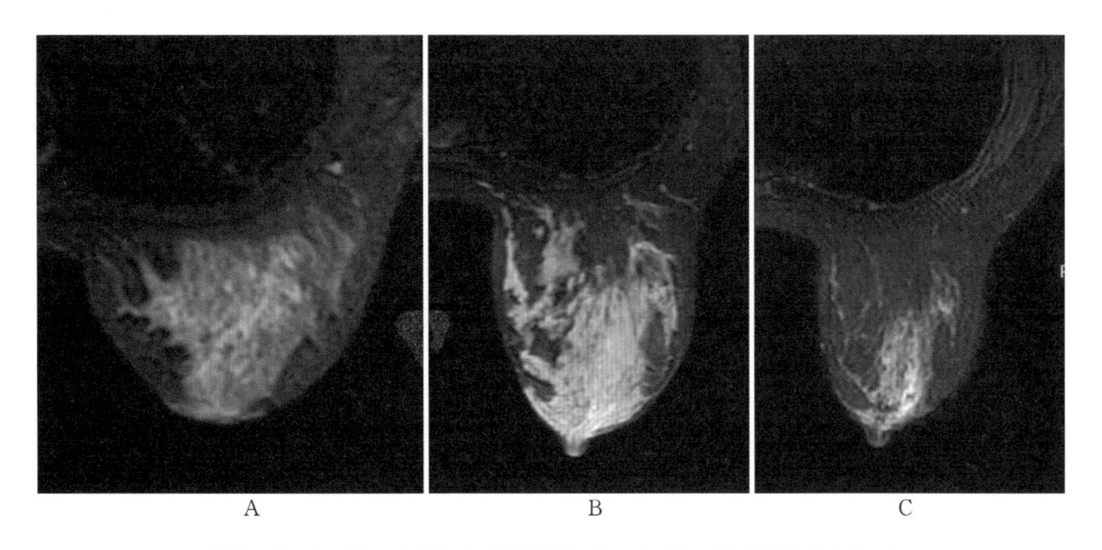

图 5-1-5　同一患者不同年龄及不同生育状态下的乳腺 MRI 表现

患者 27 岁(图 A)时乳腺组织较丰富;33 岁(图 B)时,患者处于哺乳期,乳腺组织更加致密;34 岁(图 C)时哺乳期已结束,乳腺组织较前明显减少

2.乳腺分型

乳腺分为四型(图 5-1-6)。

◇脂肪型(Ⅰ型):乳腺大部分为脂肪组织,腺体占 25%以下。

◇少量腺体(Ⅱ型):乳腺内,脂肪与腺体混合分布,其中腺体占 25%~50%。

◇多量腺体(Ⅲ型):乳腺内,脂肪与腺体混合分布,其中腺体占 51%~75%。

◇致密型(Ⅳ型):乳腺组织非常致密,腺体及结缔组织丰富,占 75%以上。

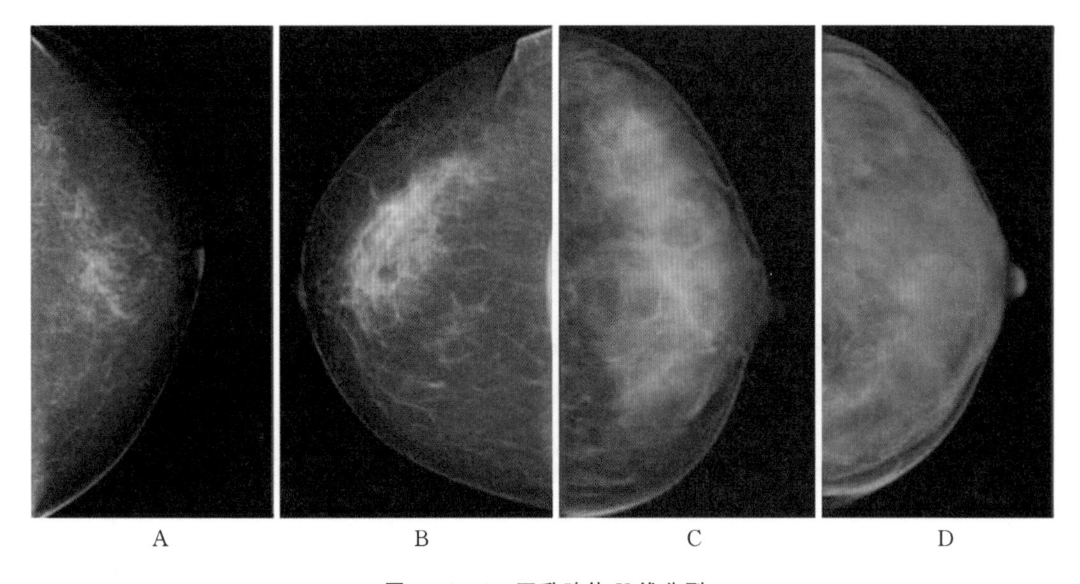

图 5-1-6　双乳腺体 X 线分型

图 A 为脂肪型,图 B 为少量腺体型,图 C 为多量腺体型,图 D 为致密型

【定义】

乳腺结核是由结核分枝杆菌引起的乳腺组织的一种慢性特殊性感染，细菌主要通过血行播散、淋巴道播散或直接蔓延侵入，偶尔也可经乳头或皮肤创口感染。

【诊断依据】

◇存在易患因素的生育期妇女。
◇有乳腺结核的临床表现和体征。
◇有结核实验室检查阳性指标。
◇影像学检查有结核病表现。
◇细针穿刺细胞学检查(FNAC)、活检及抗酸杆菌培养阳性可对其确诊。

【分类】

乳腺结核分为播散型、结节型、干酪型、纤维硬化型。

【病理改变】

中性粒细胞及巨噬细胞为主的炎性反应导致乳腺充血、水肿、渗出，外形肿大。随之类上皮细胞、郎格汉斯巨细胞、淋巴细胞及少量纤维母细胞吞噬细菌形成结核肉芽肿。病变内部发生干酪样坏死，导致病变破溃，相互融合，侵犯邻近组织。纤维组织增生，包裹、局限、修复病变，病变消失或钙盐沉积。

【临床特点】

1. 易患人群

◇生育期女性，尤其是哺乳期妇女，有结核病感染史。
◇存在免疫缺陷或服用激素的妇女，有与结核涂片阳性患者密切接触史。

2. 症状

◇合并其他部位结核时可有全身中毒症状，否则，多无全身症状。
◇无痛性乳腺肿块常为其首发症状，进展缓慢，甚至时大时小。
◇肿块常为多发性，其大小、质地各异，边界不清，活动差。
◇肿块增大后可融合，以后逐渐累及皮肤发生水肿、粘连。
◇肿块内如有结核性脓液积聚，并向皮肤破溃，可出现溃疡及瘘管；向乳导管破溃，则形成乳头溢液。经常规抗感染治疗效果不佳，而抗结核治疗有效。
◇肿块质韧或质硬。

3. 实验室检查

◇PPD 试验可呈阳性，但阴性时也不能排除该病。
◇细针穿刺细胞学检查(FNAC)、活检及抗酸杆菌培养可对其诊断、治疗起到指导作用。

【影像学表现】

1. 播散型乳腺结核

播散型乳腺结核又称浸润型或弥漫型乳腺结核，是病灶弥漫生长播散的表现，当结核病灶为粟粒大小时，肉眼不可见，乳腺腺体组织以充血、水肿、渗出为主要表现，部分结节可合并干酪样坏死。

在 X 线和 CT 上表现为乳腺腺体局限性密度减低或片状模糊影，密度不均，边缘模糊；病变表浅时，皮下脂肪间隙模糊，呈网格状及蜂窝状，筋膜韧带及乳晕周围皮肤常常增厚，乳头内陷（图 5－1－7）。MRI 平扫表现为单乳弥漫性体积增大，腺体结构紊乱，呈混杂性稍长 T_1、稍长 T_2 信号影。

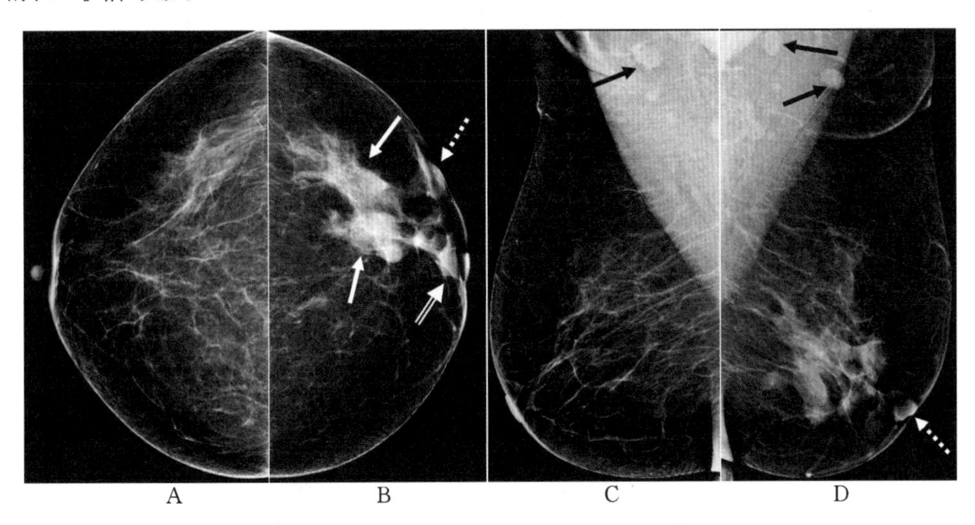

图 5－1－7　女性，45 岁，播散型乳腺结核

双乳 X 线轴位片（图 A、B），双乳腺体含量较少，呈脂肪型乳腺，左乳乳头后偏外侧象限见不规则结节及斑片状致密影（白实箭），边缘模糊，乳头（虚箭）凹陷，乳晕区皮肤增厚（空心箭），凹凸不平；双乳 X 线斜位片（图 C、D），左乳乳头（虚箭）后见斑片状高密度影，边缘模糊不清，双腋下见多发小淋巴结影（黑箭）

2. 结节型乳腺结核

结节型乳腺结核为粟粒结节的增大或融合而成，可单发，也可多发。在影像学上表现为圆形、卵圆形或分叶状的结节，边缘模糊或清晰，其内可见钙化灶，病灶周边无晕轮征，部分因病灶周围纤维组织增生而产生毛刺或纤维索条（图 5－1－8、9）。

◇当病变以增殖为主时，X 线片及 CT 片表现为均匀致密影（图 5－1－9），MRI 上呈等 T_1 等 T_2 信号，增强扫描呈团块状、斑片状明显均匀强化。

◇当病变发生干酪样坏死时，病变呈囊性或囊实性结节，由于干酪样物质密度较高，X 线片及 CT 片表现为均匀致密影，如果干酪样物质液化，X 线片及 CT 片表现为密度不均匀的致密影，内见液化区。MRI 上，干酪样物质呈等或稍高 T_1、稍高 T_2 信号，液化区呈长 T_1 长 T_2 信号。增强扫描呈环形或多房状、多环状强化，干酪样物质及液化区均不强化。

◇结节可破溃，形成窦道。

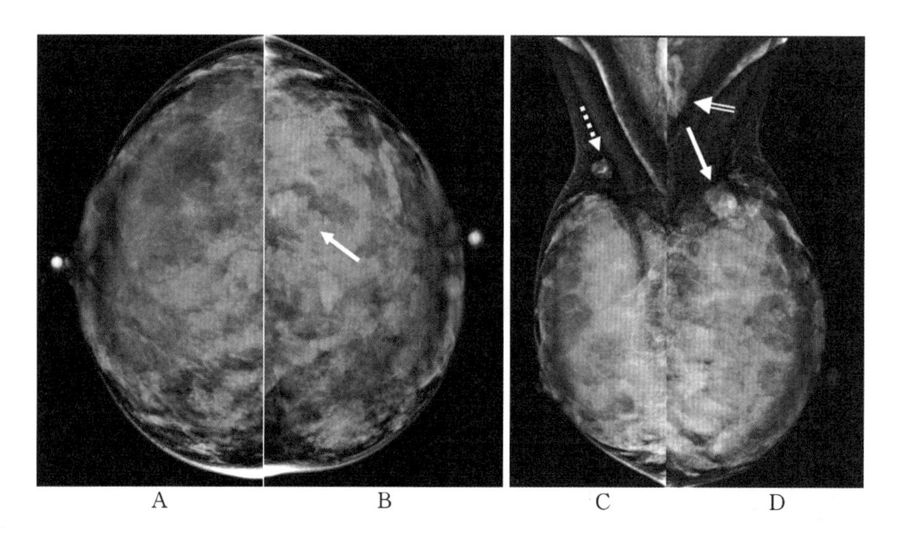

图 5-1-8　女性，31 岁，结节型乳腺结核

双乳 X 线轴位片(图 A、B)，双乳腺体含量丰富，呈致密型乳腺，左乳内见一不规则致密结节，边界欠清；双乳 X 线斜位片(图 C、D)，左乳外上象限见一大小约 15mm×20mm 的结节(实箭)，边界清楚，内见散在钙化，左腋下见多发肿大淋巴结影(空心箭)，右乳乳尾部脂肪内见一大小约 11mm×9mm 的结节(虚箭)，其内见斑点状钙化灶

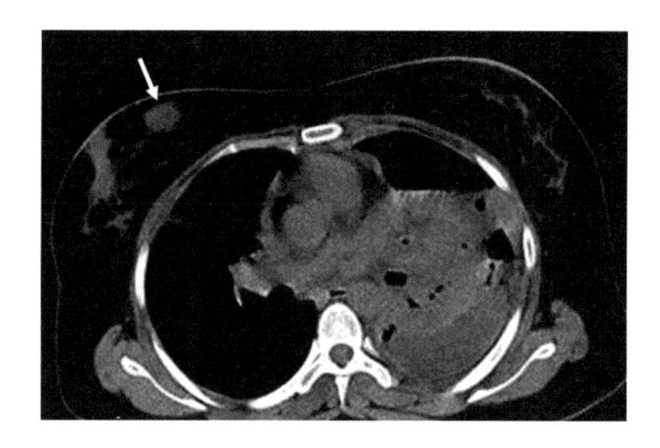

图 5-1-9　女性，22 岁，结节型乳腺结核

CT 平扫轴位示右乳内上象限类圆形结节影(箭)，边缘尚光整，左肺上叶实变伴膨胀不良，左侧胸腔积液

3. 干酪型乳腺结核

干酪型乳腺结核为结核结节发生干酪样坏死、破溃，病变相互融合。它有两种表现形式：一种是凝固性干酪样坏死；另一种是肿块内干酪样坏死发生明显液化，形成寒性脓疡。

◇干酪性炎症内发生干酪样坏死后，在 X 线和 CT 上表现为斑片状浸润灶内有多发不规则透亮坏死囊变区，也伴有钙化，形态不规则，边缘模糊不清或清楚。它与播散型结核的区别在于其内密度不均。MRI 平扫表现为不规则液化坏死囊腔，囊壁呈等 T_1、等长 T_2 信号，增强扫描呈多个环形强化，病变周围腺体强化明显，时间信号曲线为流入型。

◇寒性脓疡表现为乳腺内巨大肿块伴有液化坏死区，它与结节型结核干酪样坏死不同之处在于前者内含有液化的干酪样物质，结核分枝杆菌快速繁殖，后者为固态的干酪样坏死，结核分枝杆菌不能繁殖。在X线和CT上表现为肿块内有液体密度，周围有渗出（图5-1-10），尤其是MRI上含有典型的长T_1长T_2液体（图5-1-9）。增强扫描呈环形强化（图5-1-11E、F）。

◇这一类型结核为进展性结核，皮肤水肿增厚明显，常有乳后脂肪间隙水肿，常穿透胸壁形成内瘘（图5-1-11），也可穿破皮肤形成外瘘，并可出现乳头、乳晕下区域附近大导管、血管明显增粗，乳头内陷。同侧腋窝淋巴结肿大，边缘光滑、整齐。

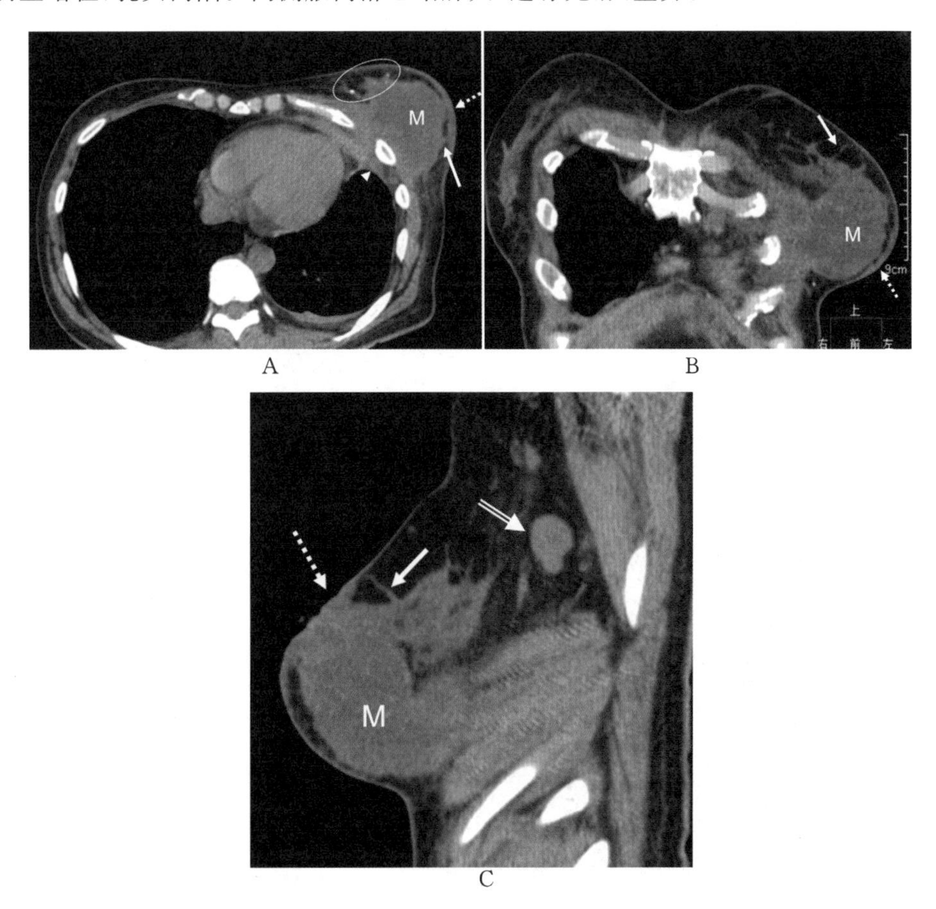

图5-1-10　女性，43岁，干酪型乳腺结核

CT轴位（图A）、冠状位（图B）及矢状位（图C）示左乳内见不规则稍低密度肿块（M），形状不规则，内缘有散在钙化点（圆圈内），左乳浅筋膜层悬吊韧带（实箭）增粗，皮肤增厚并轻度皱缩（虚箭），病变与左侧胸壁境界不清，邻近胸膜增厚（箭头），同侧腋窝淋巴结肿大（空心箭）

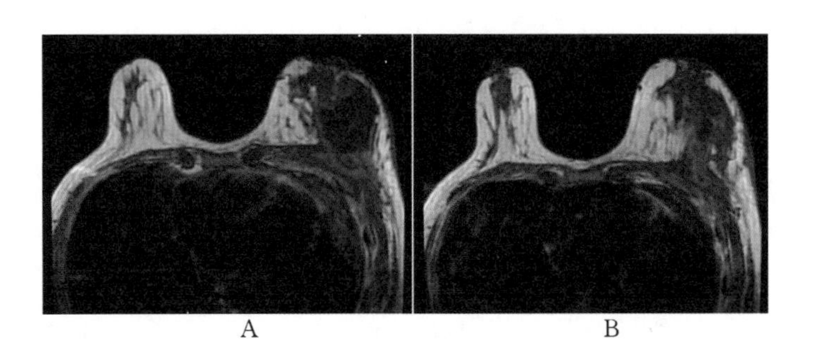

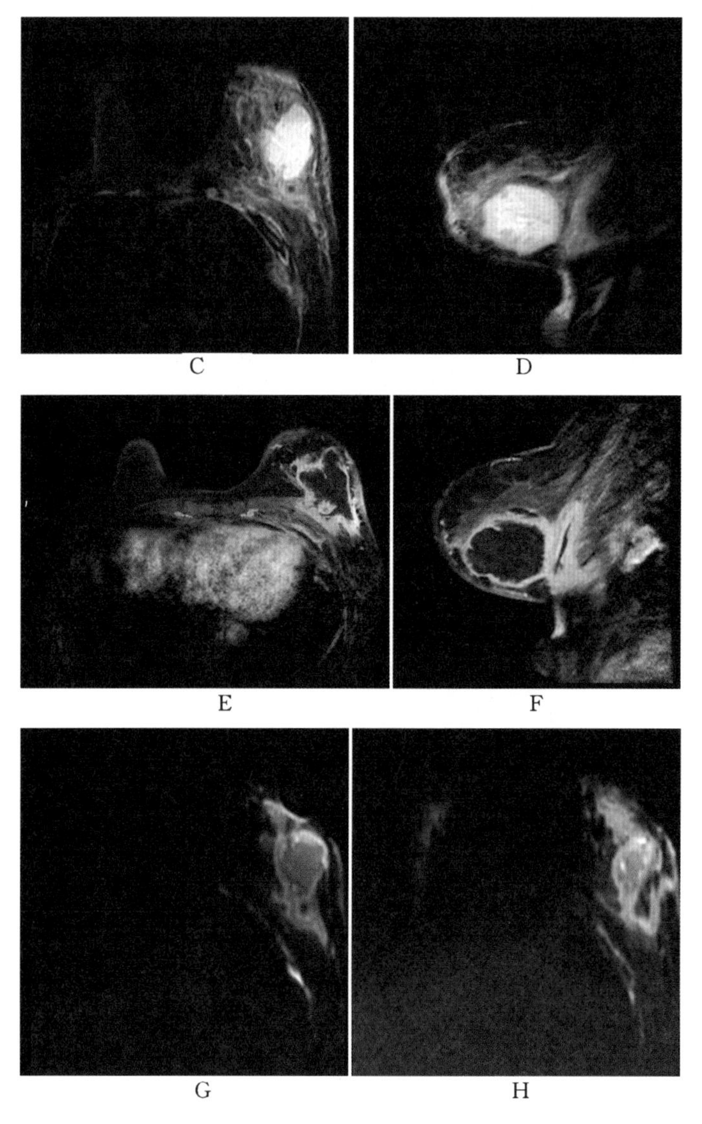

图 5-1-11　女性，43 岁，左乳结核(干酪型)

T_1WI 序列(图 A、B)，左乳较右乳增大，左乳内见大片状不均匀低信号影，病变周围乳腺组织结构紊乱，左乳晕区皮肤增厚，病变与左侧胸大肌及部分胸壁分界不清；T_2WI 抑脂序列(图 C、D)，左乳内见一类圆形囊样高信号影，其内信号尚均匀，病变周围乳腺组织结构紊乱、水肿，其与左侧胸壁结构不清，左乳皮肤增厚；MRI 增强序列(图 E、F)，左乳内见一不规则囊样信号影，囊腔内未见强化，囊壁强化，邻近胸壁强化；DWI 序列(图 G、H)，囊内液体呈低信号影，囊壁信号相对较高

4. 纤维硬化型乳腺结核

纤维硬化型乳腺结核的主要特征是组织的纤维化，由于病变组织内纤维组织大量增生，导致腺体组织收缩、变形，乳腺组织致密，皮下韧带短缩，导致乳房出现萎缩，皮肤凹陷出现酒窝征，乳头内陷。在 X 线和 CT 上表现为患侧乳房缩小，结节密度增高，相邻腺体组织收缩、变形、扭曲，其他部分腺体萎缩，病灶内可出现钙化(图 5-1-12)。在 MRI 上，纤维组织增生及钙化导致病灶 T_2 信号下降。

除以上表现，有时可发现肺部结核（图 5－1－9）、颈部淋巴结结核、胸壁结核（图 5－1－11）及肋骨结核等。MRI 扫描在乳腺结核病变的应用具有明显的优势，可更好地显示病灶数目、范围、胸壁及胸膜浸润、腋下淋巴结情况等。

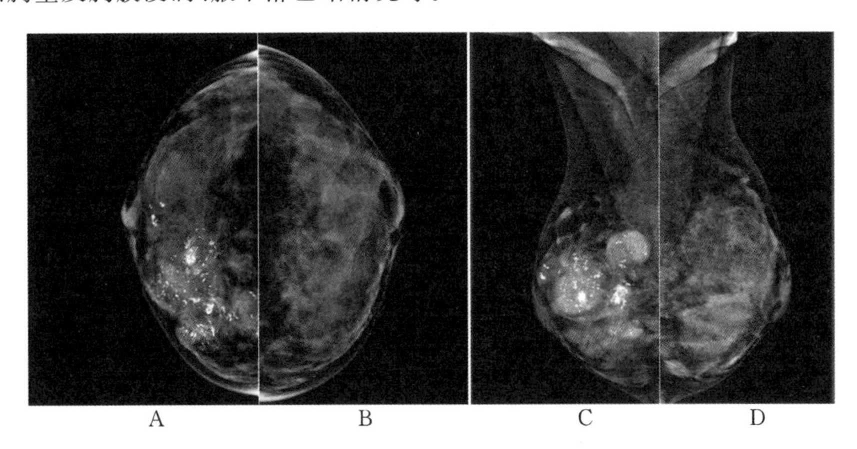

图 5－1－12　纤维硬化型乳腺结核

双乳 X 线轴位片（图 A、B），双乳腺体含量丰富，呈致密型乳腺，右乳较左乳略缩小，右乳内侧象限腺体组织结构紊乱扭曲，其内见多量沙粒样及粗大钙化灶；双乳 X 线斜位片（图 C、D），右乳头后方见多发大小不一的软组织肿块影，边界清楚锐利，乳尾腺体萎缩，病变区见多量沙粒样及粗大钙化灶

【转归】

1. 好转及痊愈

◇片状渗出影及结节边界逐渐清楚，缩小；密度逐渐增高，甚至钙化。

◇皮肤增厚、悬吊韧带增粗逐渐减轻。

◇干酪样物质逐渐减少，瘘管逐渐闭合。

2. 恶化及进展

◇片状渗出影及结节边界逐渐模糊、融合，体积增大。

◇病变内逐渐出现液化坏死。

◇皮肤增厚、悬吊韧带增粗逐渐加重。

◇乳腺内外出现新发结核灶。

【鉴别诊断】

1. 乳腺癌

◇乳腺结核病变局限，X 线片内显示乳晕周围局限性密度增高，与正常腺体间无明显界限，其间夹杂条索状影，而乳腺癌在 X 线片上常表现为边界不规则及周围有毛刺的阴影。

◇乳腺结核由于导管内凝聚的为脂肪物质，脂肪物质常不发生钙化，因此乳腺结核的钙化比较少见。当触诊到肿块，X 线片表现为边界不规则及周围有毛刺的阴影，且可以见到泥沙样钙化时，应首先考虑为乳腺癌。

◇乳腺结核腋下淋巴结肿大时，边缘常较光滑、边界清晰。乳腺癌腋下淋巴结肿大时，边缘不规则、边界不清。总之，由于乳腺结核相对于乳腺癌来说发病率极低，因此诊断时要结合临床排除肿瘤时再考虑该病，最终确诊要依靠病理诊断。

2. 乳腺炎

◇多有急性乳腺炎病史。

◇疼痛性肿块多见。

◇乳腺肿大时常伴有皮温增高、皮色泛红等改变。

◇常规抗感染治疗有效。

【拓展阅读】

[1]吴阶平，裘法祖，黄家驷. 外科学[M]. 6 版. 北京：人民卫生出版社，2000.

[2]李玉平，周艳敏. 超声诊断乳腺结核的临床价值[J]. 北京医学，2009，31(7)：414-415.

[3]曾献军，段文锋，方磊，等. 乳腺结核的临床及 MRI 特点[J]. 中华放射学杂志，2011，45(12)：1220-1222.

（张毅力　杨想春　王　君）

第二章　女性生殖系统结核

【课程目标】

※掌握：附件结核的影像学表现及其鉴别诊断。

※熟悉：附件结核的临床特点和诊断依据；子宫结核的影像学表现及其鉴别诊断。

※了解：附件结核的相关影像解剖及其病理改变；子宫结核的相关影像解剖、临床特点和诊断依据。

【相关解剖】

1. 女性生殖器官的组成

女性生殖器官由内生殖器、外生殖器两部分组成。内生殖器包括子宫、附件（包括输卵管、卵巢）、阴道三部分，位于膀胱与直肠之间（图 5－2－1）。从青春期开始发育。

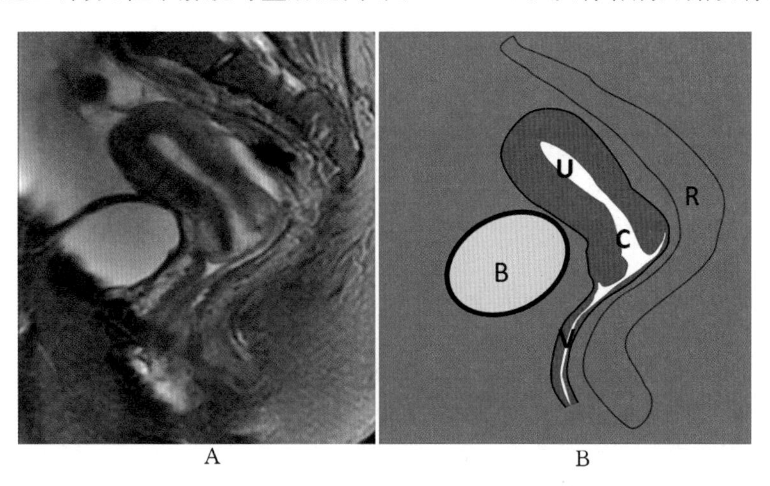

图 5－2－1　生育期女性，正常子宫（侧位观）

图 A 为 T_2WI 矢状位，图 B 为子宫矢状位示意图。矢状位子宫呈花生状，轮廓光滑，前方毗邻膀胱，后方毗邻直肠，上端游离，下端连接阴道。注：B＝膀胱；C＝子宫颈；R＝直肠；U＝子宫体；V＝阴道

2. 子宫结构

子宫是一个肌性器官，自内向外依次为黏膜层、肌层和浆膜层。根据外形和功能将子宫分为子宫体、子宫峡部和子宫颈三部分。上方膨大的梨形结构为子宫体，下方较窄的圆柱状

结构为宫颈，二者之间凹陷的部分称为宫颈峡部。子宫内部是中空的，称为宫腔，其上部为子宫腔，下部为宫颈管。

正常情况下，X 线平片不能显示女性生殖器官，子宫输卵管造影仅能显示宫腔，CT 可分辨宫腔和宫壁，MRI 能分辨宫腔、内膜、结合带/基质环、外肌层。

◇在造影片上，子宫腔呈边缘光滑的倒置“等腰三角形”(图 5-2-2A)。当子宫向左右侧倾斜，或过度前倾前屈、过度后倾后屈时，子宫腔可呈“梭形”(图 5-2-2B)或“三角形”(图 5-2-2C)，此时三角形腰可不对称。无论哪种形态，子宫腔均表现为边缘平直或轻度内凹，轮廓光滑锐利，内部密度均匀一致(图 5-2-2)。宫颈管呈长柱状、梭形或球形，边缘平直或凹凸不平，呈羽毛状或棕榈树状(图 5-2-2)。

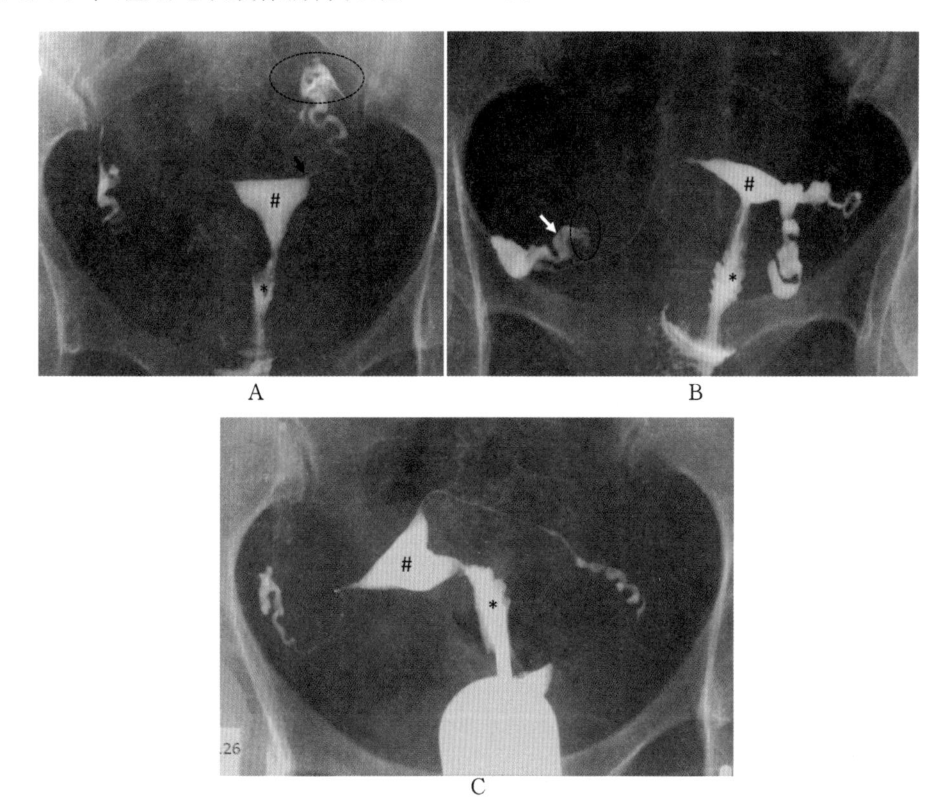

图 5-2-2 正常子宫及输卵管形态(子宫输卵管碘油造影)

中位子宫(图 A)，子宫体腔(♯)呈倒三角形，密度均匀，轮廓光滑。双侧输卵管先水平后向上，在子宫两侧迂曲走行，轮廓光滑，左侧间质部(黑箭)局限性收缩，左侧对比剂自输卵管溢出，遮盖输卵管伞。前倾前屈轻度左偏子宫(图 B)，子宫腔呈梭形，双侧输卵管先水平后向下，在子宫两侧迂曲走行，右侧输卵管壶腹部远段可见与输卵管长轴一致的黑白相间黏膜皱襞(白箭)，输卵管游离端呈指状(圆圈内)。右倾子宫(图 C)显示子宫呈三角形，两腰不对称，左侧轻度凹陷，右侧输卵管先下行后上行，左侧输卵管斜行向下

◇在 CT 上，宫腔为子宫中央裂隙状的稍低密度或等密度，宫壁表现为边界清楚、轮廓光滑的软组织密度(图 5-2-3)。子宫体的横断面呈椭圆形、梭形，宫颈呈类圆形(图 5-2-4)。

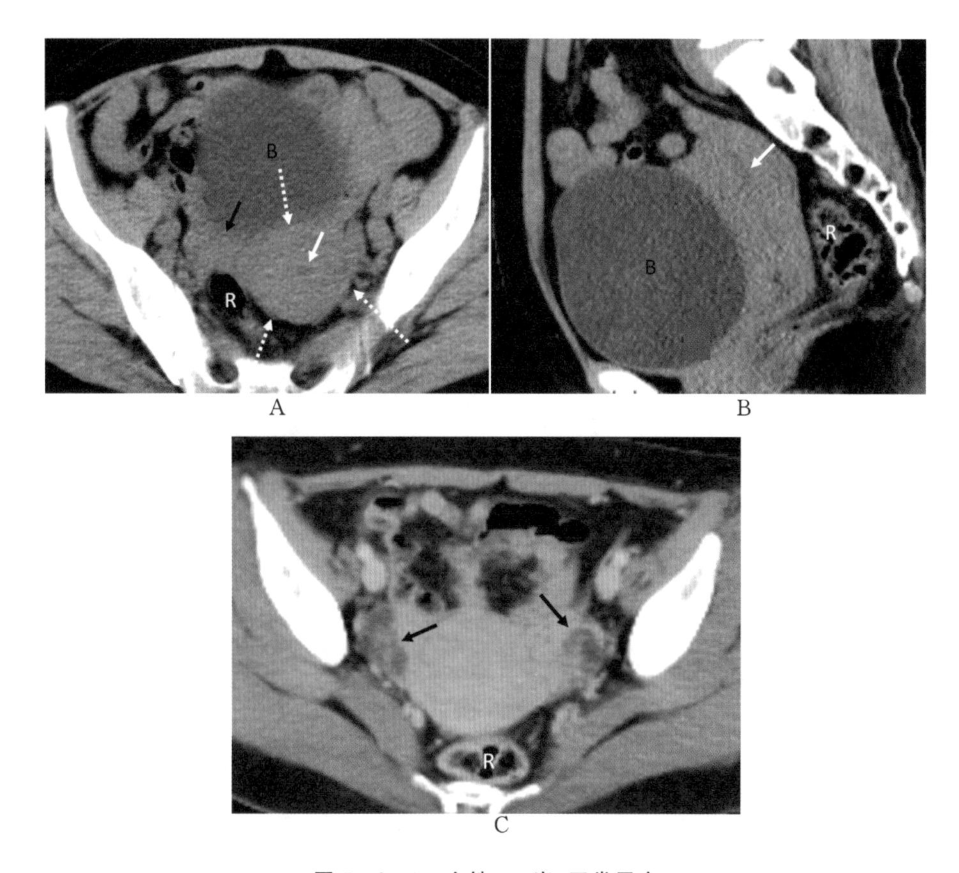

图 5-2-3　女性，33 岁，正常子宫

CT 平扫轴位（图 A）及矢状位（图 B）显示子宫（白虚箭）及宫颈肌层密度均匀，宫腔（白实箭）呈边界不清的稍低密度影，右侧宫角区附件密度与子宫肌层相仿。增强扫描静脉期（图 C），子宫肌层强化均匀，双侧附件（黑箭）密度低于子宫肌层。注：B＝膀胱；R＝直肠

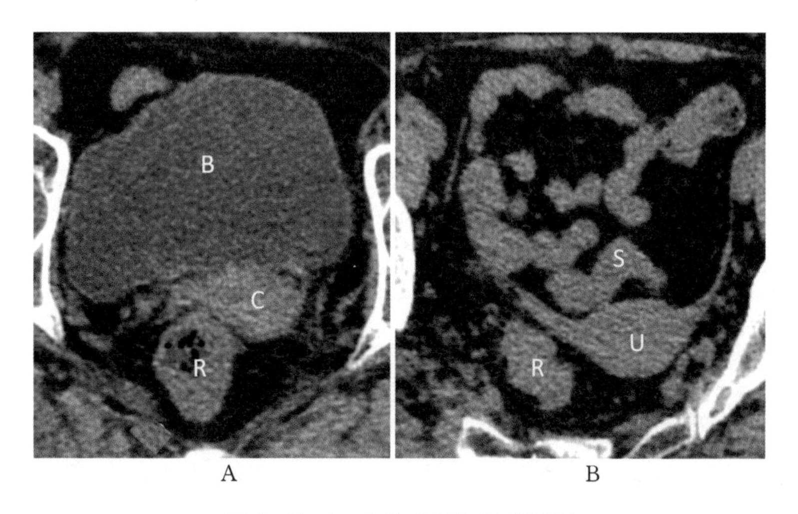

图 5-2-4　女性，56 岁，正常子宫

宫颈平面（图 A）及子宫体平面（图 B）轴位 CT 平扫显示宫颈（C）呈类圆形，宫体（U）呈梭形，二者密度均匀。注：B＝膀胱；C＝宫颈；R＝直肠；S＝小肠；U＝子宫

◇在 T_1WI 上，宫腔呈均匀稍低或等信号，宫壁呈均匀等信号。在 T_2WI 上，子宫呈分层状，从内向外分为 4 层：宫腔因液体不同信号差异较大（经期血液为低信号，黏液为高信号）；黏膜为均匀水样高信号，边缘光滑；环绕在黏膜的外周，呈低信号带，称为结合带（宫颈称基质环），宽窄一致，信号均匀，边缘光滑；外肌层为均匀的中等信号（图 5－2－5B）。各层的厚度及边缘的清晰程度因年龄、月经周期不同而异（图 5－2－6、7）。

√注：子宫的大小、形态及各部分的长度比例依年龄或生育情况而变化。

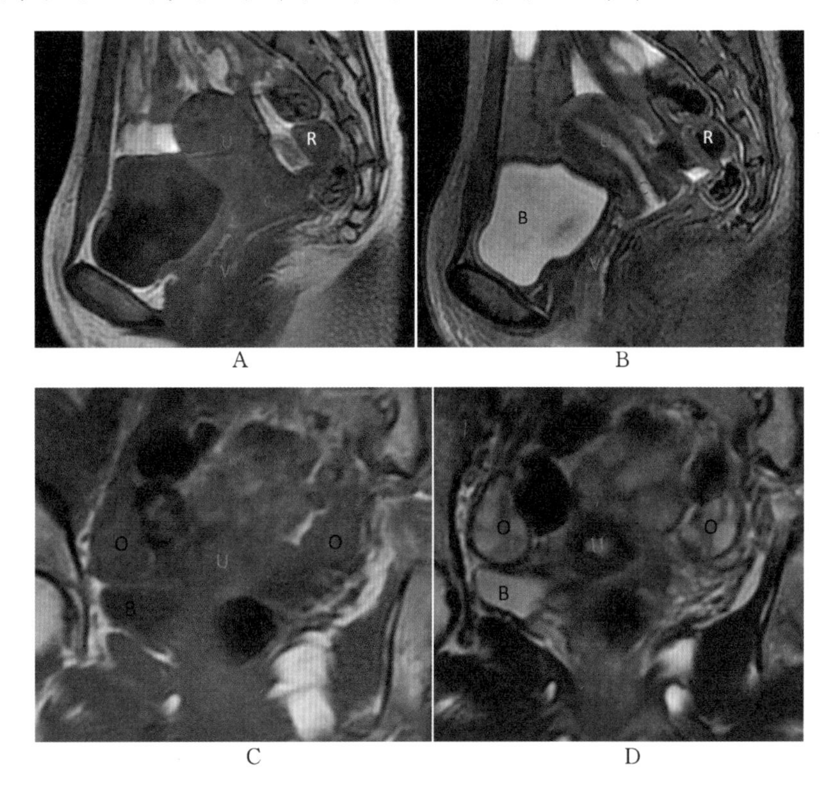

图 5－2－5　女性，23 岁，正常子宫、卵巢、阴道

图 A、图 B 分别为子宫正中矢状位 T_1WI、T_2WI；图 C、图 D 分别为经过卵巢的子宫冠状位 T_1WI、T_2WI。注：B＝膀胱；C＝子宫颈；O＝卵巢；R＝直肠；U＝子宫体；V＝阴道

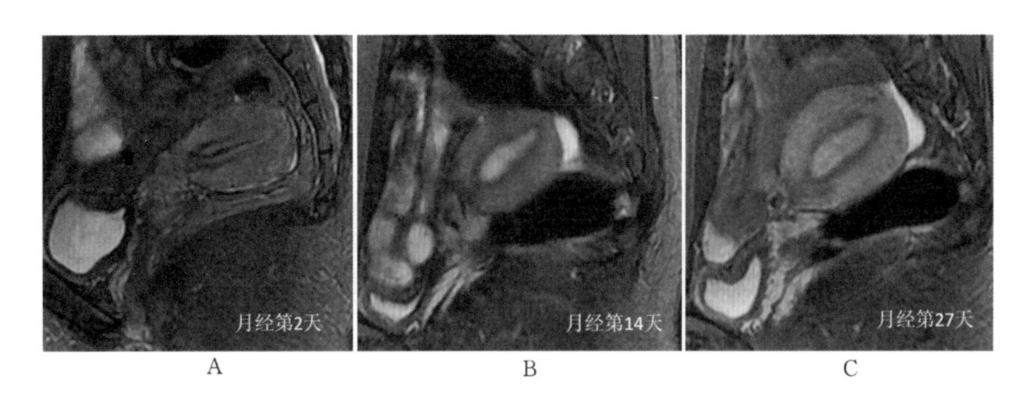

图 5－2－6　女性，23 岁，一个月经周期内正常子宫体信号的变化

图 A～C 分别为月经第 2 天、月经第 14 天、月经第 27 天的矢状位 T_2WI 图

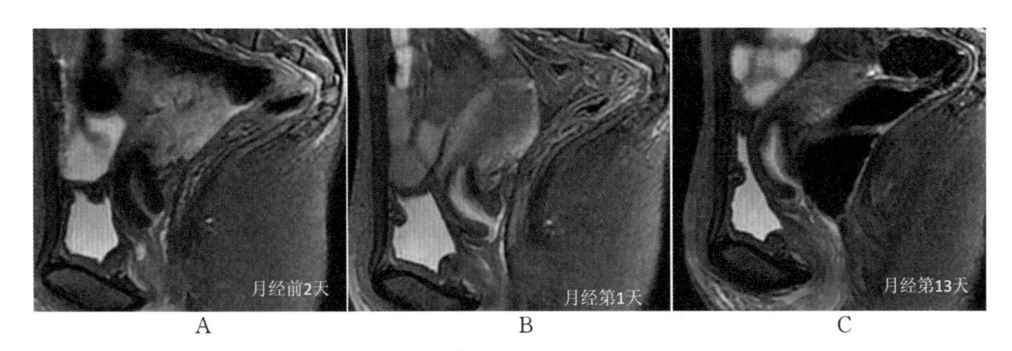

图 5-2-7 女性，26 岁，一个月经周期内正常子宫颈信号的变化

图 A～C 分别为月经前 2 天、月经当天及月经第 13 天矢状位 T_2WI 图

◇增强扫描子宫结合带最早强化，然后扩展至外肌层，5min 左右子宫均匀强化，而后黏膜逐渐强化时，结合带信号逐渐下降，10min 左右黏膜和外肌层呈均匀高信号，结合带信号降低。应该强调的是，尽管各层强化的速度不同，但各层内部强化均匀(图 5-2-8)。

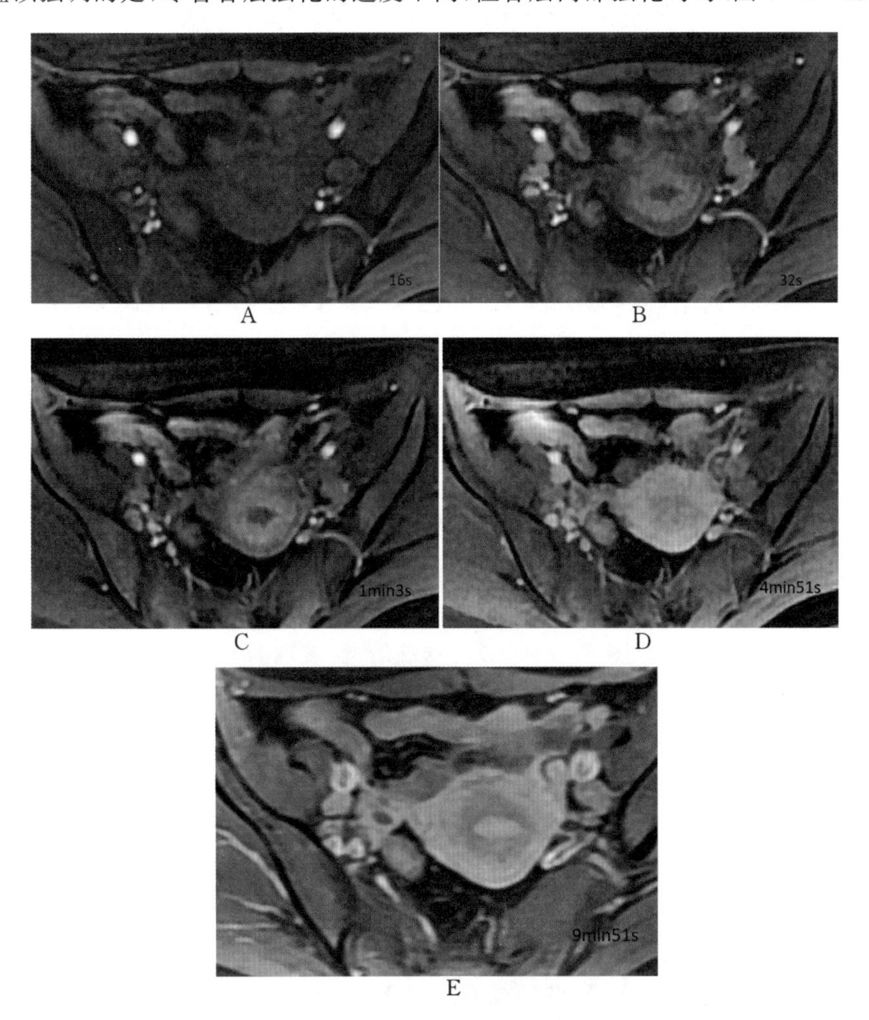

图 5-2-8 女性，42 岁，正常子宫各层信号变化特点(MRI 动态增强)

图 A～F 为注射对比剂后 16s、32s、1min3s、4min51s、9min51s 同层面增强

3. 输卵管

输卵管从子宫底两侧的子宫角出发，向两侧迂曲走行至卵巢，近端起始部被子宫肌层包裹，称间质部，长约1cm；远端开放于腹腔，外形膨大如漏斗状，称为伞端，长约1.5cm。二者之间的输卵管细长，近段纤细部分称峡部，远段粗大部分称壶腹部（图5-2-9），切面直径3～5mm。

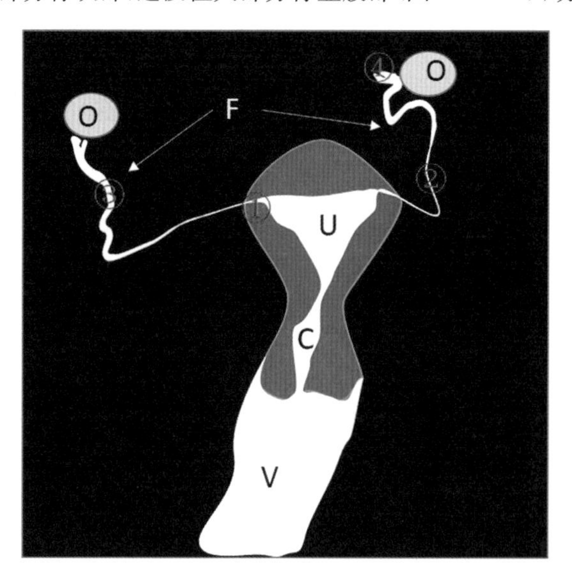

图5-2-9　生育期女性，正常子宫示意图（正位观）

冠状位子宫轮廓光滑，子宫体上端游离，称宫底，下端突入阴道腔。宫底两侧为子宫角，子宫内腔呈倒三角形，三角形的底向两侧与两侧的输卵管相通。注：①＝输卵管间质部；②＝输卵管峡部；③＝输卵管壶腹部；④＝输卵管伞端；B＝膀胱；C＝子宫颈；F＝输卵管；O＝卵巢；R＝直肠；U＝子宫体；V＝阴道

正常情况下，输卵管在X线平片、CT及MRI上不能显示。造影检查用于显示输卵管的内腔，不能直接显示输卵管管壁。

造影片上，两侧输卵管多不对称，其长短、走行不固定，其共同特点为轮廓光滑，走行连续，粗细逐渐演变，柔软如飘带状。输卵管间质部走行于子宫肌壁间，呈线状与宫角相连，当注射压力过大时，肌肉反射性收缩常导致间质部不显影（图5-2-2A）。峡部较长，呈细线状，光滑，柔软。壶腹部也较长，呈蛇形弯曲的飘带状，有时前后重叠不易显示，其内部偶可见纵行黑白相间的黏膜皱襞（图5-2-2B）。伞端最宽，表现为壶腹部远端略膨大，游离端呈指状凹凸不平（图5-2-2B），由于该段短，注入对比剂后，对比剂首先弥散在它的周围，常导致伞端不容易显示（图5-2-2A）。

4. 卵巢

卵巢为一对扁圆形的性腺，位于输卵管伞端，卵巢由里向外依次为髓质、皮质、白膜及生发上皮（图5-2-10）。皮质内含卵泡，大小、数量及形状随年龄、月经周期变化较大。

正常情况下，卵巢在X线平片及造影片不能显示；在CT上可以显示，但极易与肠袢等盆腔结构混淆，不易辨认；在MRI上可清晰辨认。

◇在CT上，卵巢多呈圆形、卵圆形或不规则形的软组织密度或等低混杂密度（图5-2-3A、C）。造成其密度、大小多变的原因是卵巢内的卵泡发生周期性生理变化。

◇在T_1WI上，卵巢为均匀的中等信号（图5-2-5C），边缘清楚，卵泡因其内成分的不

同呈现低、等或高信号；在 T_2WI 上，髓质呈中等信号，内可见血管流空信号。皮质呈低信号，充填着多发大小不等的卵泡，卵泡呈类圆形小水泡，无壁或薄壁；白膜及生发上皮表现为纤细的低信号（图 5-2-10）。

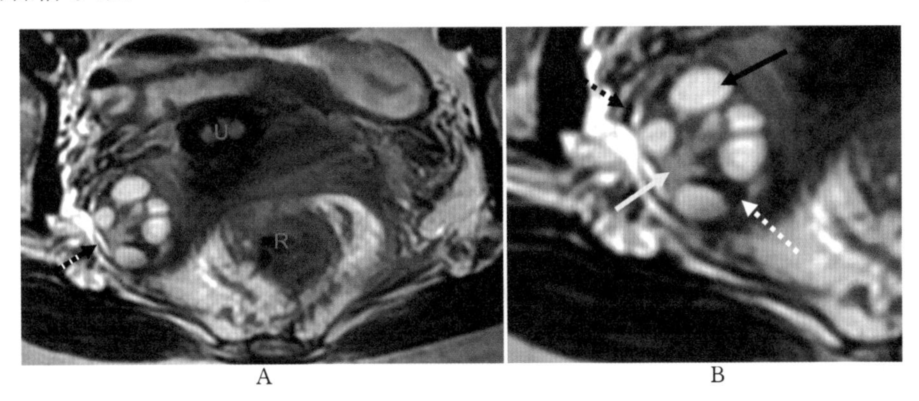

图 5-2-10　女性，22 岁，正常卵巢

图 B 是图 A 卵巢放大图，T_2WI 显示卵巢髓质（白实箭）为不规则状的稍高信号，皮质（白虚箭）为横纹肌样低信号，皮质内类圆形高信号小囊为卵泡（黑实箭），白膜及生发上皮为卵巢最外的细线状低信号环（黑虚箭）。注：R＝直肠；U＝尿道

5. 阴道

阴道前后壁紧贴，呈一狭长的裂隙，矢状位呈细带状上下走行（图 5-2-1），冠状位如长方形，上端包绕宫颈（图 5-2-9），在横断位上呈“一”字形或“U”形或“H”形。

正常情况下，阴道在 X 线平片不能显示，整个输卵管造影也很难将此充盈。在 CT 上可显示。在 MRI 上可清晰辨认。

◇阴道在 CT 上呈均匀的软组织密度。

◇阴道在 T_1WI 上呈等信号。在 T_2WI 上呈层状结构，中心的黏膜及其分泌物呈高信号，外周肌壁呈低信号，肌壁外周为高信号静脉丛。矢状位观，阴道呈纵行的细带状；轴位观，阴道呈“一”字形或“U” 字形或“H”形，各层之间分界光滑整齐（图 5-2-11）。

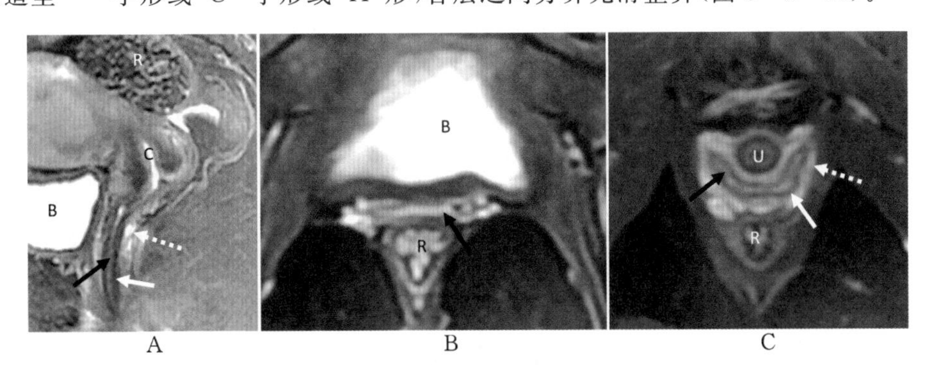

图 5-2-11　正常阴道

正中矢状位 T_2WI（图 A），阴道中心细线状高信号黏膜（黑实箭）两边为细线状低信号的阴道壁（白实箭），再向两边为线状高信号的静脉丛（白虚箭）；膀胱层面阴道轴位 T_2WI（图 B），阴道呈“一”字形；尿道层面阴道轴位 T_2WI （图 C），阴道呈“U” 字形。注：B＝膀胱；C＝子宫颈；R＝直肠；U＝尿道；黑实箭＝阴道黏膜及其分泌物；白实箭＝阴道壁；白虚箭＝阴道周围静脉丛

6.外生殖器

外生殖器包括大阴唇、小阴唇、阴蒂、阴道前庭、阴道口和处女膜。其位置表浅，一般情况下肉眼观察，必要时刮片或活检即能满足临床诊断的要求，很少采用影像学检查。

【定义】

女性生殖系统结核是由结核分枝杆菌引起女性生殖系统的一种慢性、特殊性感染。细菌主要通过血行播散和直接蔓延两种方式侵入。输卵管组织的构造最有利于结核分枝杆菌的潜伏，是女性生殖系统中最易受累和发病率最高的部位。其他部位依次为子宫内膜、卵巢、宫颈、阴道、外阴。输卵管结核常与腹膜结核并存。

【诊断依据】

◇易患人群有结核密切接触史或有结核感染史。

◇有腹膜、盆腔、生殖系统结核的临床症状和体征。

◇有盆腔、生殖系统结核的影像学表现。

◇腹水及活检物涂片或细菌培养结核杆菌阳性；腹膜活检、腹腔镜活检或手术标本证实结核肉芽肿即可以确诊。

【分类】

按部位分为输卵管结核、子宫结核、卵巢结核、阴道结核、外阴结核。

【病理改变】

1.病变早期

早期输卵管管壁炎性反应，充血水肿，炎性渗出，使输卵管内液体量增多。继而形成粟粒状结核结节，结节增大，致管腔狭窄，中央干酪样坏死，结节破溃，干酪样组织排出，形成溃疡和空洞。炎性渗出物和溃疡导致局部粘连。纤维组织增生，瘢痕挛缩导致输卵管缩窄、变短、变直、僵硬，组织钙化。

2.病变进展

子宫结核病变首先侵入子宫内膜，并持续停留于基底层，不随月经脱落而消失，常引起子宫内膜的炎症，可形成稀疏的结核结节，结节干酪样坏死，形成溃疡，干酪样物质排出，如果同时合并宫腔或宫颈粘连，可导致宫腔积脓。病变向肌层方向侵犯形成深部溃疡。纤维组织增生导致宫腔变形、钙化。

3.病变蔓延

直接蔓延，常在卵巢表面形成结核结节、干酪样坏死；血行播散，常在卵巢髓质内形成结核结节、干酪样坏死，形成脓肿。

【临床特点】

1. 易患人群

◇原发不孕的年轻女性或未婚附件包块患者，有结核患者接触史，或有结核感染史。

◇具有免疫缺陷的患者有结核患者接触史，或有结核感染史。

◇服用激素、免疫抑制剂的患者有结核患者接触史，或有结核感染史。

2. 症状

◇三大常见症状依次为原发不孕、下腹坠痛、月经失调。其中下腹坠痛，疼痛在性交、运动及经期加重，经正规抗感染治疗无效；月经失调多表现为月经量的异常，早期经量增多，晚期经量稀少，甚至闭经。

◇未婚女性，附件肿块伴腹水。

◇绝经前后的女性，腹胀、盆腔包块是常见的症状。

◇当合并盆腔或(和)腹腔结核时，常有全身中毒症状(低热、盗汗、乏力、消瘦、食欲减退等)、腹水。体格检查腹部有揉面感，腹水征阳性，在子宫两侧可触及条索样输卵管或粘连的质硬、形状不规则的肿块。

◇子宫内膜结核或宫颈结核常有白带增多伴有脓血，严重时体格检查可发现子宫固定，外形缩小，宫颈受累时可见局部有表浅溃疡或乳头样增生。

3. 实验室检查

◇结核菌素试验或 γ 干扰素释放试验对女性生殖系统结核的辅助诊断有一定的价值。

◇月经血、宫腔刮出物、腹水涂片查找抗酸杆菌，进行结核分枝杆菌培养以及 DNA 检测，虽有诊断价值，但阳性率较低。

◇血清结核抗体的检测虽对诊断有一定的价值，但假阳性率较高。

◇活检或腹腔镜可行组织学检查，有利于结核的早期诊断和治疗。

◇腹腔镜下附件结核的常见表现为：①输卵管肿胀、硬化，迂曲僵直，与周围组织粘连成块；②以输卵管为中心的广泛粘连，盆腔粟粒状结节伴干酪样坏死物、钙化灶；③术中行亚甲蓝通液试验，子宫蓝染。

◇镜下子宫内膜结核表现为宫角黏膜黄色溃疡，或内膜薄而硬，表面不光、灰白，输卵管子宫口粘连、闭塞、消失。

【影像学表现】

1. 输卵管结核

早期输卵管管壁充血水肿，管腔内渗出性液体增多，导致管壁增厚，由于管壁尚柔软，故增多的液体可导致管腔扩张。此期患者较少进行影像学检查。

◇输卵管造影表现为输卵管管腔轻度扩大，管壁柔软，轮廓光滑。CT 和 MRI 表现为自子宫角延伸的管状软组织密度/信号影，边界清楚或模糊(图 5－2－12)，增强扫描输卵管管壁强化呈环形或轨道状。

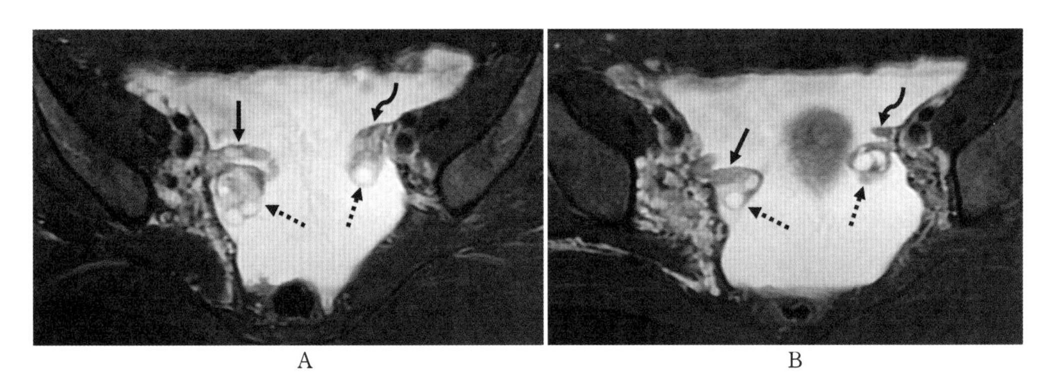

图 5-2-12 女性，31 岁，腹腔及输卵管结核

T_2WI 脂肪抑脂序列轴位（A、B）显示双侧卵巢（虚箭）有低信号线（白膜）环绕，其前方可见输卵管显影，右侧输卵管呈横行的“S”状（黑直箭），内部信号欠均匀，左侧输卵管（弯箭）远端信号欠均匀（A），盆腔内充满液体

◇如果合并远端梗阻，则管腔扩大明显（图 5-2-13），输卵管造影表现为腊肠状、杵状、高尔夫球棍、烟袋锅状、囊袋状的造影剂聚集，对比剂进入时，可呈类圆形的油滴状。CT 和 MRI 表现为囊性肿块，子宫两侧长条形或分叶状、多房状囊性肿块，边界清楚，内部密度略高于尿液，信号因液体成分不同而异。不合并炎性反应时，囊壁较薄，且强化不明显（图 5-2-14）；合并炎性反应时，囊壁增厚，囊壁显著强化（图 5-2-15）。

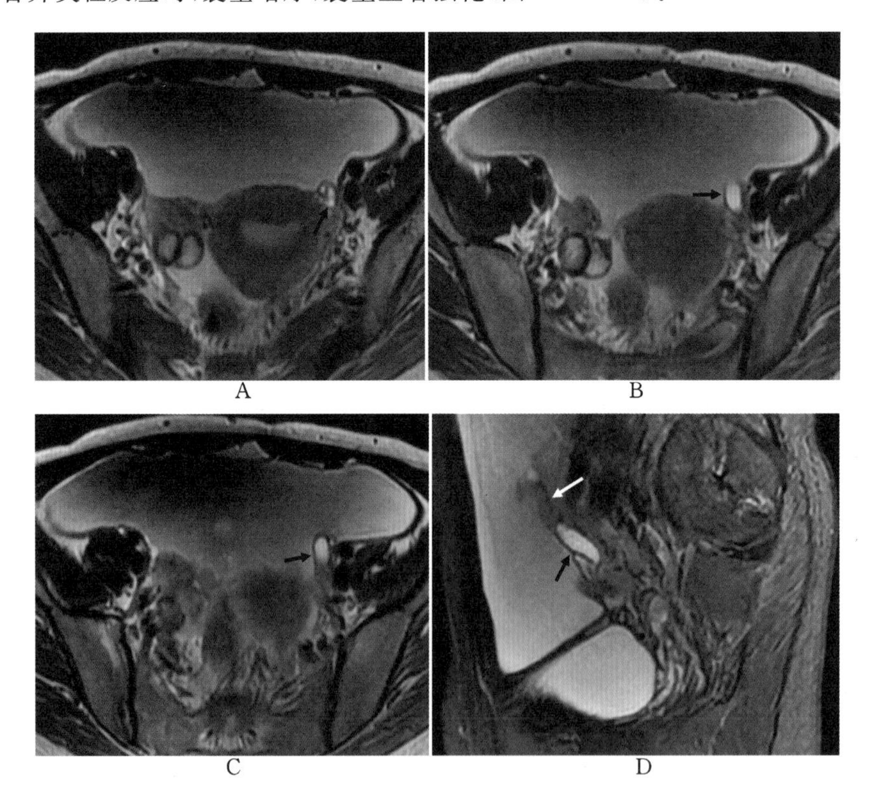

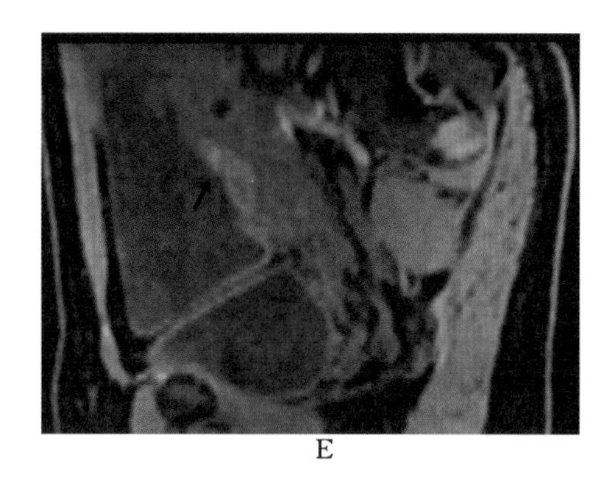

图 5-2-13　女性，48 岁，腹腔结核累及左侧输卵管

T_2WI 轴位连续断面（图 A～C）显示盆腔大量腹水，子宫左侧宫角旁输卵管扩张，直径约 9mm，内可见均匀高信号（黑箭），管壁轻度增厚，信号均匀。矢状位 T_2WI 抑脂序列（图 D）示输卵管积液（黑箭），远端管腔呈稍高信号（干酪样物质），同层 T_1WI 抑脂序列（图 E）示输卵管积液信号较腹水及尿液高（黑箭），提示其内蛋白、细胞含量高

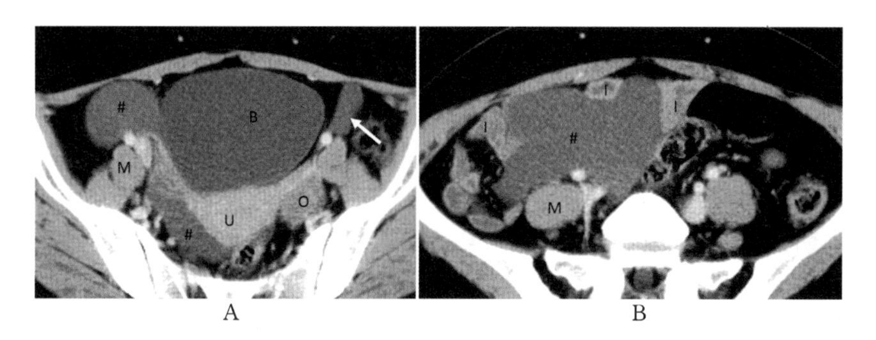

图 5-2-14　女性，28 岁，输卵管结核，单纯囊性肿块

CT 增强（图 A）示子宫双侧可见长条形囊性病变，左侧（白箭）较小，右侧沿子宫及盆壁前后走行（＃），前部膨大；骨盆入口平面（图 B）病变进一步扩大，形成分叶的不规则囊性肿块，囊壁及囊液均未见强化。注：B＝膀胱；M＝腰大肌；O＝卵巢；I＝肠管；U＝子宫

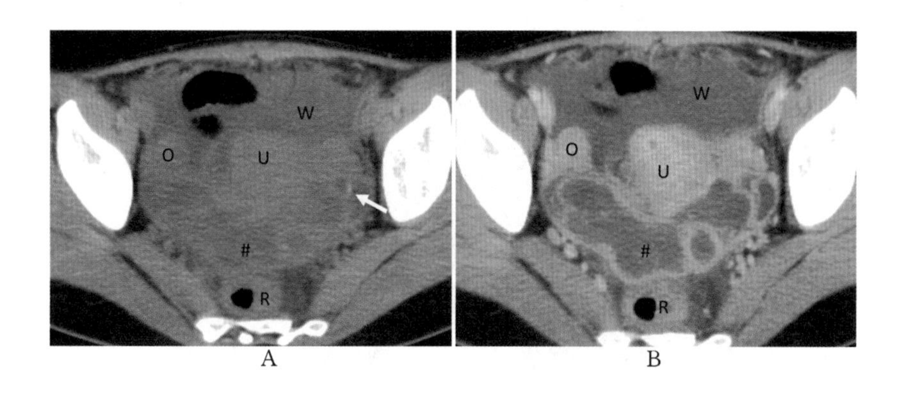

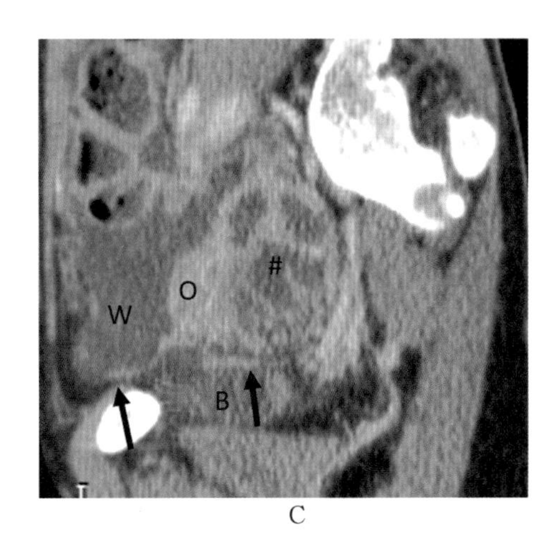

图 5-2-15　女性,28 岁,腹腔及输卵管结核,合并感染的囊性肿块

CT 平扫(图 A)示子宫后方长条形分叶状囊性病变(#),边界模糊,分隔可见钙化(白箭);同层增强扫描(图 B)示囊壁强化,囊内容无强化,密度均匀,囊壁较厚,无壁结节形成;矢状位(图 C)显示病变呈多房状,分隔及囊壁厚薄一致,膀胱上方腹膜均匀增厚(黑箭)。注:B=膀胱; O=卵巢;R=直肠;U=子宫;W=盆腔积液

结核结节增殖、增大,干酪样坏死破溃导致输卵管内膜凹凸不平,干酪样组织导致输卵管内容物进一步增多。溃疡和炎性渗出物导致输卵管粘连,内部粘连导致输卵管不通,外部粘连导致输卵管纠集、成角,失去飘带状的自然弯曲。

◇输卵管管腔间断显影,或狭窄与扩张间歇存在,外形不整(图 5-2-16、17),呈锯齿状、波浪状、憩室状或棘突状突起,形成锈铁丝征或串珠征。当输卵管内有息肉样物、粘连带或干酪样坏死物聚集时,输卵管内造影剂涂布不均匀,可出现固定的充盈缺损或晕环样外观(图 5-2-17),多发充盈缺损形成花斑豹或卵石征外观。24h 后,对比剂部分或较多地存留在输卵管内(图 5-2-17)。严重时输卵管部分(图 5-2-16)或全段不显影,对比剂不能排入盆腔。

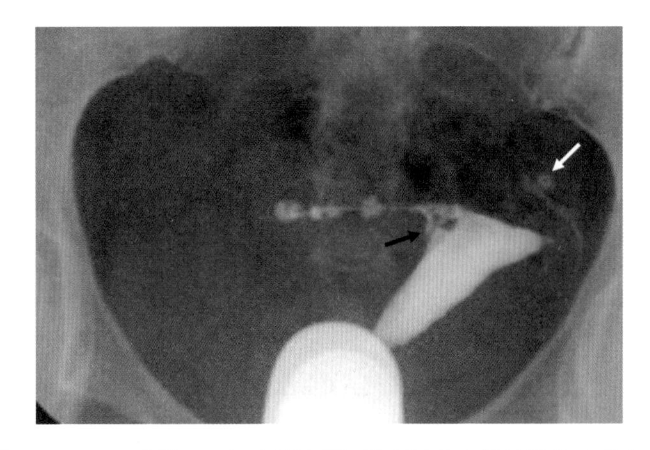

图 5-2-16　女性,25 岁,原发不孕,发现子宫内膜结核治疗后半年

子宫输卵管造影显示右侧输卵管走行僵直,外形不整,峡部管腔多发节段性膨大呈串珠状;左侧输卵管可见憩室样突起(白箭),双侧输卵管远端未见显影,子宫右角可见充盈缺损(黑箭)

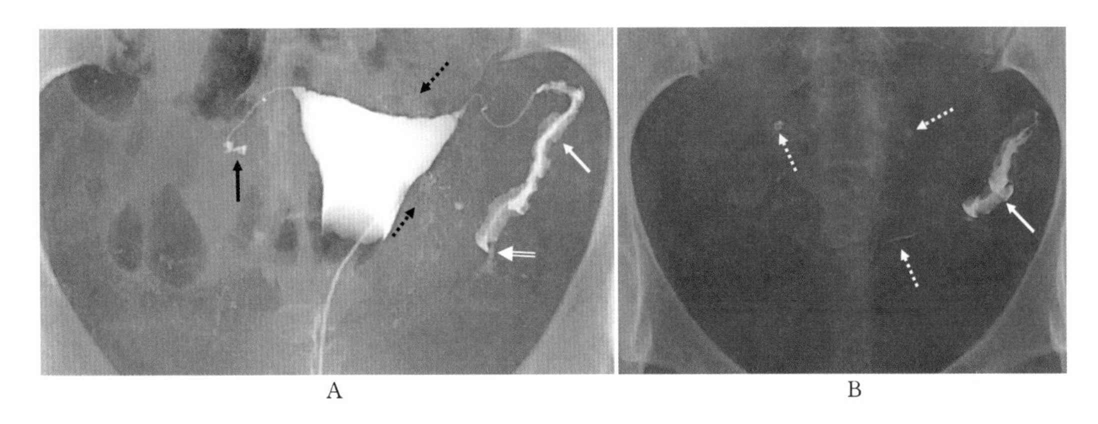

图 5-2-17　**女性，**28 **岁，原发不孕** 1 **年**

子宫输卵管造影（图 A）示右输卵管峡部远端局限性结节状膨大，外形不整，呈串珠状（黑实箭），远端输卵管未显示，左侧输卵管壶腹部自然弯曲减少，外形凹凸不平（白实箭），密度不均，中央为粗细不均致密影，两边为厚薄不一的灰色晕征，远端有少许对比剂溢出（空心箭）。左侧宫底及宫体可见短线状、网格状对比剂溢出（黑虚箭）。24h 后盆腔平片（图 B）示盆腔内仅有细线状及斑点状造影剂涂布（白虚箭），左侧输卵管壶腹部仍有较多对比剂残留，密度仍不均匀

◇输卵管管壁增厚，输卵管内壁凹凸不平，管腔形态不规则（图 5-2-17、18A），粘连形成及瘢痕挛缩导致管腔内可见分隔，外形呈串珠状（图 5-2-16、19）。当病变侵犯输卵管浆膜面时，自身可盘旋、纠集成块（图 5-2-19），或输卵管与周围组织粘连，形成囊实性肿块，肿块多呈不规则形，边缘清楚或模糊。增强扫描增厚的管壁及实性部分呈渐进性显著强化，干酪样物质及积液不强化，故有助于细小分隔的显示（图 5-2-20），也有助于实性成分与干酪样坏死的鉴别。输卵管周围及盆腔的粘连会导致输卵管造影时，经输卵管排出的造影剂聚集于盆腔一处或数处，不能弥散（图 5-2-18B）。

◇当输卵管管壁存在窦道时，表现为管壁连续性中断，液体经断裂处行走至输卵管管腔较远的部位。

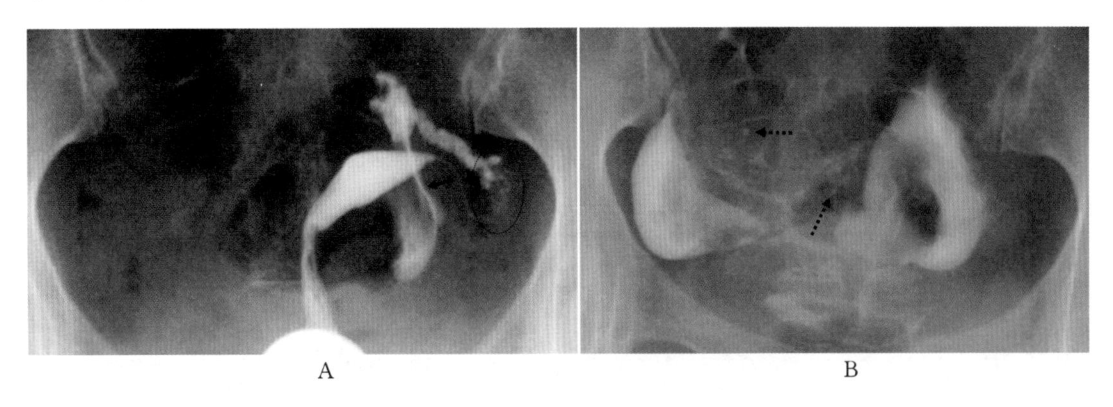

图 5-2-18　**女性，**24 **岁，盆腔粘连**

子宫输卵管造影（图 A）显示左输卵管峡部与壶腹部移行区（圆圈内）管腔界限模糊，周围多发斑点状对比剂影，壶腹部轮廓不光滑，密度略不均匀，对比剂从伞端呈线状下行，犹如沿着管道走行一样（实箭）。24h 后复查（图 B）示盆腔两个边缘尚清的三角形对比剂影团块及斑点状对比剂影，提示盆腔粘连

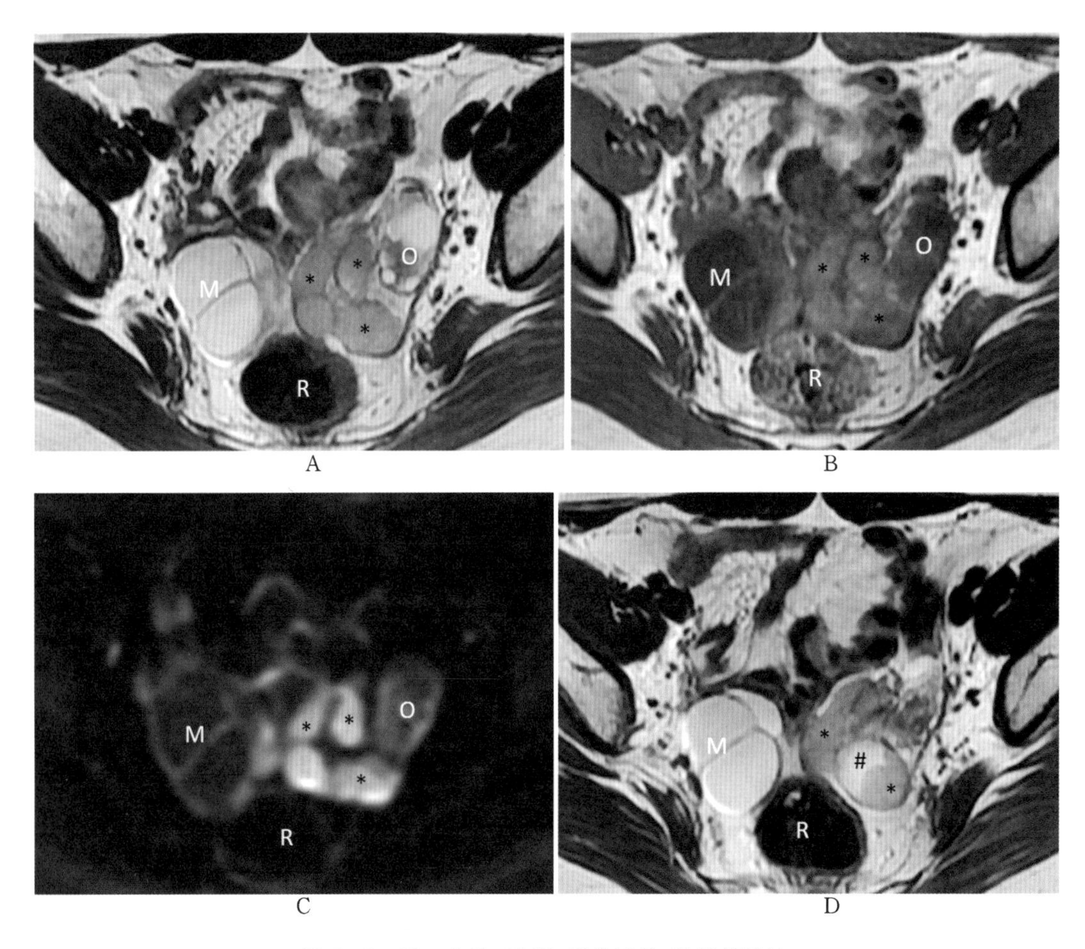

图 5-2-19　女性，27 岁，原发不孕，输卵管结核

轴位 T_2WI(图 A)、T_1WI(图 B)及 DWI(图 C)示左侧卵巢与肠管之间增粗的输卵管(＊)盘旋成团，可见横行分隔，使整个输卵管呈串珠状，除分隔外，输卵管呈均匀稍高 T_1、稍高 T_2、高 DWI 信号(与臀大肌相比)；上方层面(图 D)T_2WI 示输卵管远端积液，二者交界面光滑，呈伞状。注：M＝右附件囊性肿块；O＝左侧卵巢；R＝直肠

纤维组织增生、挛缩，导致输卵管管腔狭窄，管壁僵直，在影像学上表现为缺乏弯曲(图 5-2-17)，或走行僵直如钢丝状。

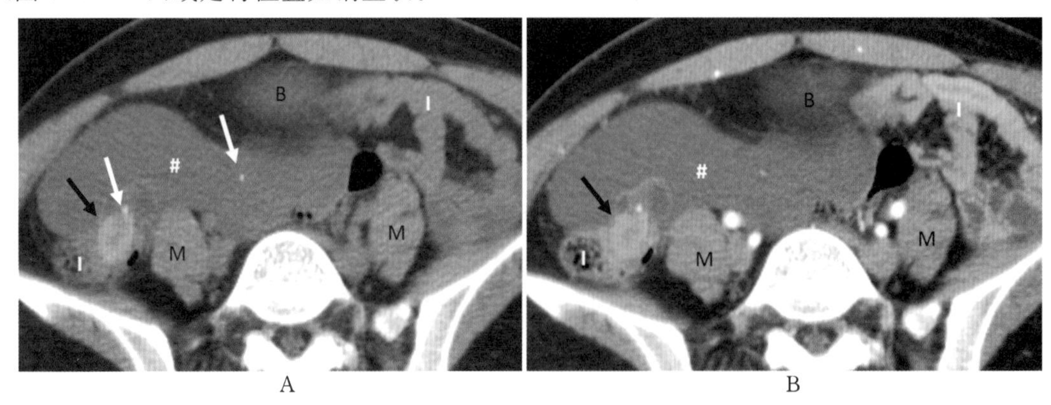

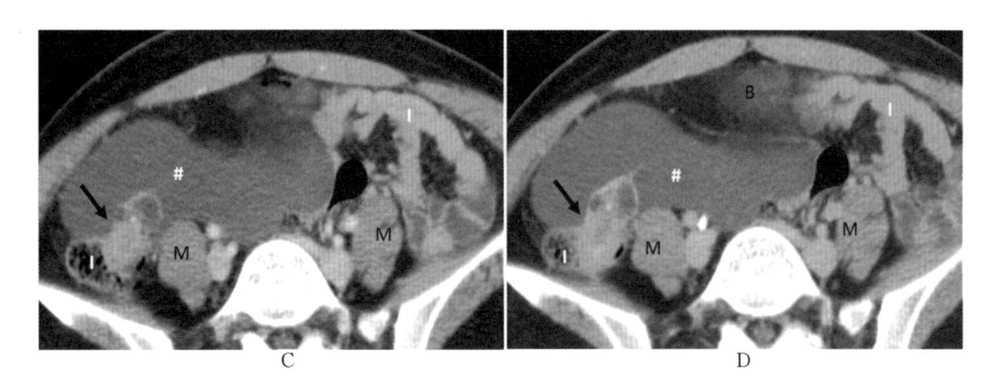

图 5-2-20　女性，31 岁，腹腔及输卵管结核

CT 平扫(图 A)示升结肠前方囊实性病变，囊性部分(#)呈横行的粗管状，边界清楚，呈水样密度，实性部分较小(黑箭)，位于病变右后缘，平均 CT 值约 72HU，病变内可见细点状钙化(白箭)；同层增强扫描动脉期(图 B)、静脉期(图 C)及平衡期(图 D)显示囊性病变无强化，实性部分呈渐进性明显强化，并有扩大的趋势，显示平扫未见的分隔。注：B=膀胱；I=肠管；M=腰大肌

输卵管的钙化常位于盆腔两侧附件区域，呈条形分布的斑点状、不规则、细线状、条纹状、短棒状、管状致密影，边缘不光滑。与平片相比，CT 对钙化的显示率高，且对钙化大小、形态、位置及毗邻关系的判定更为准确(图 5-2-21)，有助于疾病的诊断及鉴别诊断。

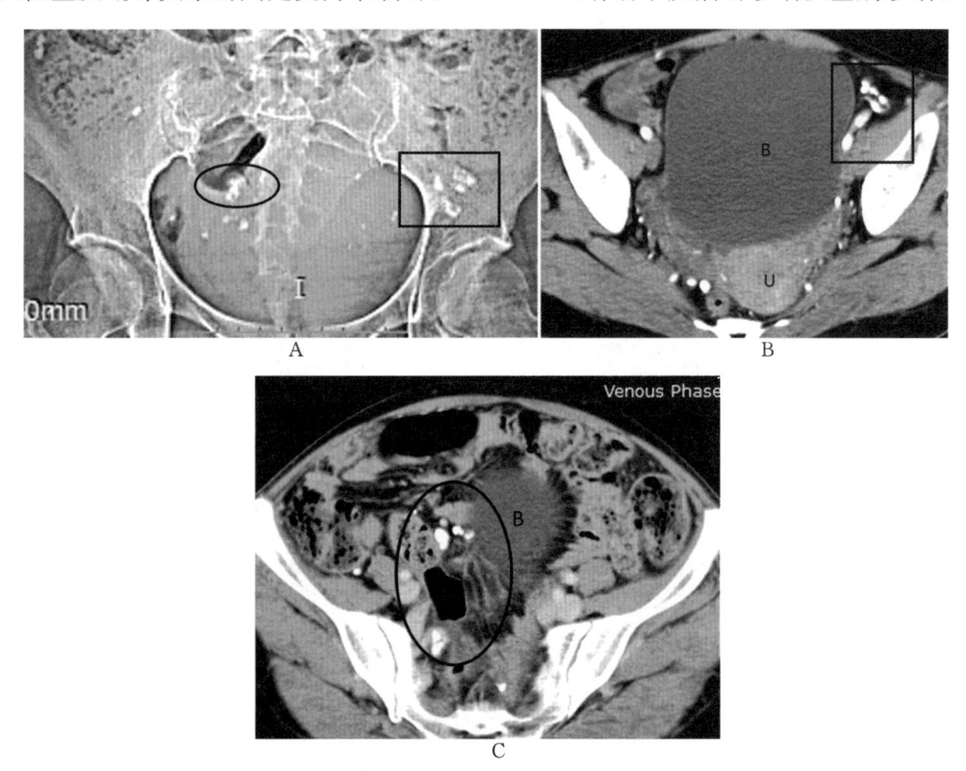

图 5-2-21　女性，45 岁，腹腔结核

CT 定位图(图 A)显示盆腔多发大小不等、形状各异的致密影；左侧髂骨重叠区钙化影(方框内)在 CT 横断面(图 B)呈扭曲的输卵管状；骶骨前钙化影(圆圈内)在 CT 横断面(图 C)位于肠系膜上，为淋巴结钙化。注：B=膀胱；U=子宫

上述这些病理变化相互掺杂，程度不一，导致输卵管改变形式多样。此外，输卵管结核常常合并肠系膜根部及腹膜后淋巴结肿大，伴发盆、腹腔结核，引起盆、腹腔积液，腹膜增厚，网膜及肠系膜增厚，密度增高(详见第四单元第二章腹腔结核)。

2. 卵巢结核

对于非钙化性单纯卵巢结核，子宫输卵管造影无阳性发现。CT 和 MRI 表现为附件区边界不清，密度/信号不均的软组织肿块，囊性或囊实性，形态不规则，增强扫描结核的周边强化或实性部分强化(图 5-2-22)。

当单纯卵巢结核引起卵巢周围炎时，可显示盆腔炎、盆腔粘连的非特异性征象；当卵巢结核形成钙化时，造影片可显示钙化位于输卵管伞端区域。

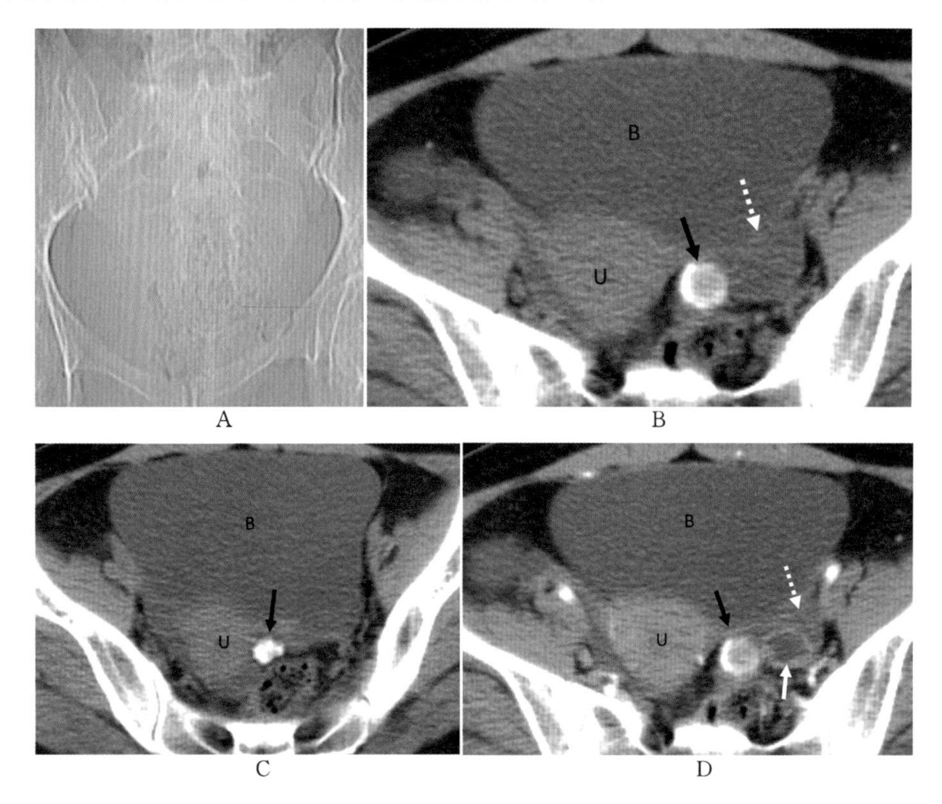

A　B　C　D

图 5-2-22　女性，31 岁，腹腔结核，左卵巢结核

CT 定位图(图 A)显示盆腔未见异常密度。宫底(图 B)及宫体下段(图 C)平面 CT 平扫示子宫左侧数个结节状钙化(黑箭)；钙化结节左侧可见增大的卵巢(白虚箭)，与图 B 同层增强扫描(图 D)示卵巢强化不均，内可见厚壁环形强化结核灶(白实箭)。注：B＝膀胱；U＝子宫

3. 子宫结核

早期(渗出期)，病变仅累及子宫内膜，此时，X 线片、子宫输卵管造影及 CT 均无异常发现，T_2WI 上表现为子宫内膜增厚，边缘模糊，T_2 信号略下降，与其他非特异炎症无法区别，仅凭 MRI 不能确诊，此时如果发现输卵管结核征象，则有助于子宫结核的诊断。炎症累及肌层后，子宫肌层弥漫性增厚，各层分界模糊，子宫轮廓欠锐利。

结核结节形成，干酪样坏死时，子宫腔内壁起伏不平，子宫腔的大小、形状、张力正常。

造影片上子宫腔形态正常，或呈现轻度的子宫腔轮廓毛糙或不光整(图 5－2－23)。CT 平扫常无异常改变。在 MRI 上子宫内膜信号略不均匀。增强扫描表现为子宫内膜形态失常，轮廓凹凸不平或呈锯齿状的管腔(图 5－2－24)。

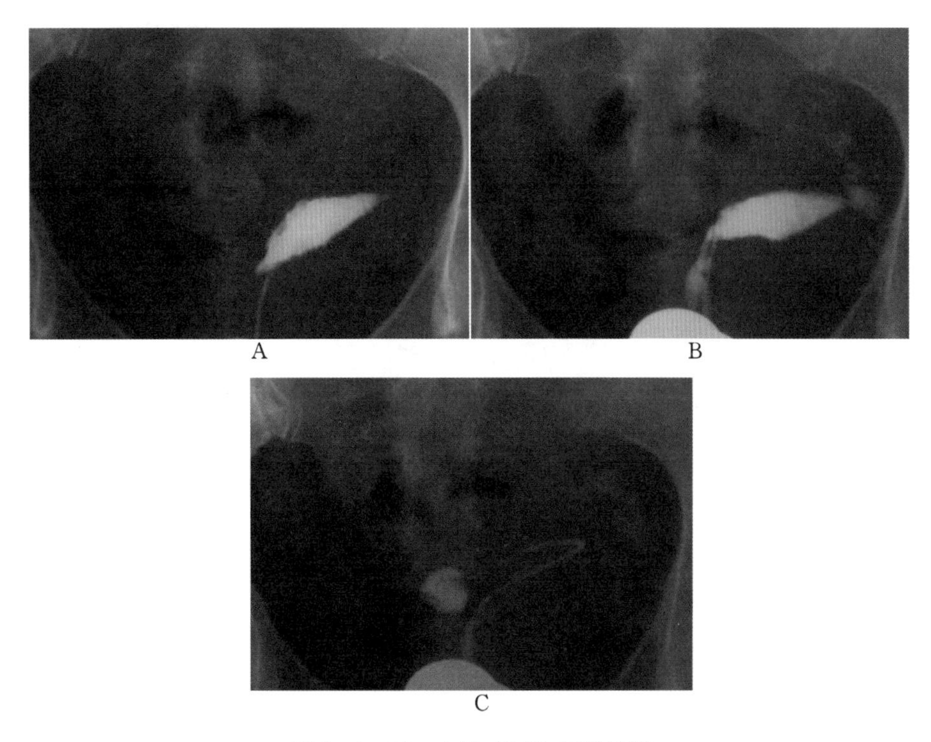

图 5－2－23　女性，27 岁，子宫结核

子宫输卵管造影(图 A)，子宫轮廓毛糙；导管插入左输卵管管口造影(图 B)，左输卵管峡部增宽，外形不整，密度欠均匀；导管插入右输卵管管口造影(图 C)，输卵管未见显示

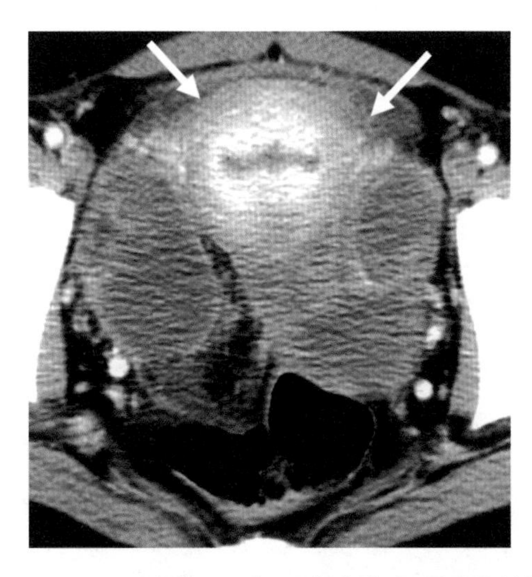

图 5－2－24　女性，27 岁，子宫内膜、双侧附件结核

CT 增强扫描示子宫轮廓模糊(白箭)，等密度的宫腔呈带状，轮廓凹凸不平，子宫两旁附件区多发囊状低密度影

病变向肌层侵犯时，在肌层内形成结核结节，结节内部也可以发生干酪样坏死，甚至液化形成寒性脓疡。在 CT 平扫上，病灶呈等密度或略低密度；在 MRI 上，结核性肉芽肿呈稍高或等 T_1、稍高 T_2 信号，与子宫外肌层信号类似；发生干酪样坏死及脓肿时，上述结节中央出现等低 T_1、高或混杂 T_2 信号；此时 DWI 中央区呈高信号，周边呈低信号环；ADC 图中央区为低信号，周边呈高信号环。当肌层病变破溃与宫腔相通时，子宫造影可见"领扣样脓肿(典型表现为一个狭窄的脖子和一个较大的基底，远离子宫内膜腔。它是由子宫内膜相邻的子宫肌层坏死破溃所致)。在 MRI 上，表现为基质环信号不均匀，内部出现与宫腔相通的高 T_2 信号影。增强扫描，病灶强化程度低于肌层，尤其以静脉期显示为佳(图 5-2-25)。

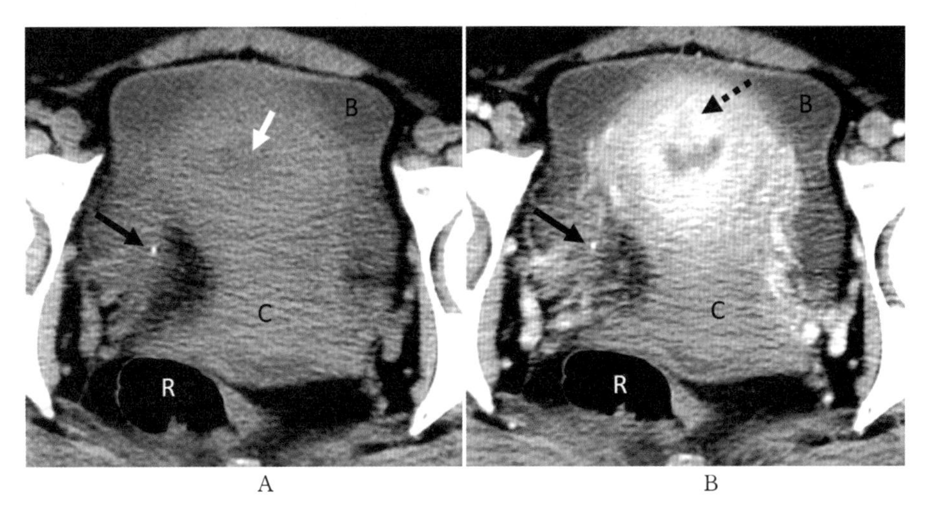

图 5-2-25 女性，27 岁，子宫内膜、双侧附件结核

CT 轴位平扫(图 A)示子宫外形大，边界欠锐利，宫腔呈稍低密度影，边缘模糊不清(白实箭)，右侧附件区细点状钙化(黑实箭)。同层增强扫描(图 B)示子宫内膜腔外形不整，边缘呈波浪状，宫底右侧肌层可见低密度影(黑虚箭)。注：B=膀胱；C=宫颈；R=直肠

◇当溃疡及炎性渗出引起宫腔粘连时，在子宫造影片上表现为宫腔内一个或多个轮廓清晰、边缘锐利、形态奇异、不规则的充盈缺损，该缺损形态不变，常呈裂隙状、星芒状或边缘成角状(图 5-2-26)。在 T_2WI 上表现为子宫内膜信号降低，厚薄不均，轮廓僵硬，连续性中断，或宫腔宽大，内可见条带状低信号影。增强扫描宫腔线消失，内膜轻度异常强化。

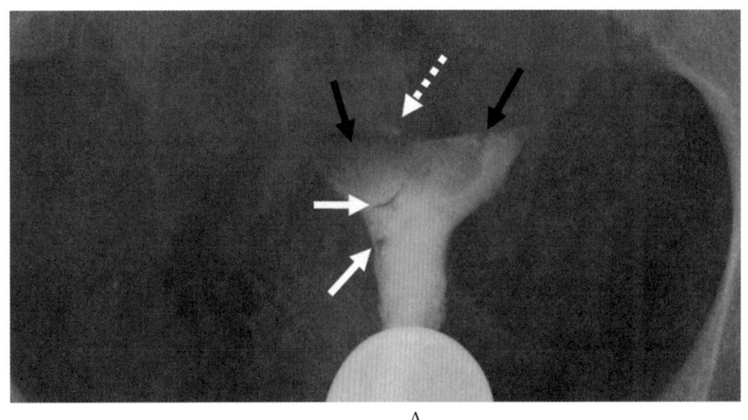

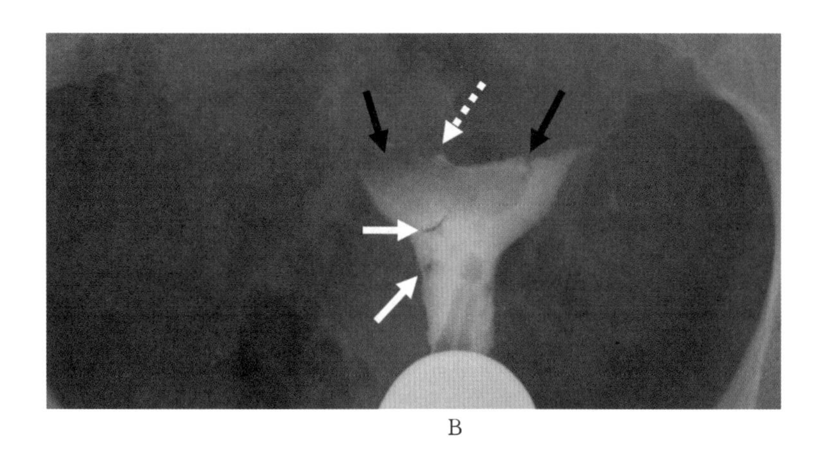

图 5-2-26　女性，37 岁，结核性宫腔粘连

子宫输卵管造影的不同时间点（图 A、B）拍片，子宫形态类似，腔内密度不均，宫底片状低密度区，相邻轮廓线部分缺失（黑箭），宫腔可见不规则细线状、星芒状低密度粘连带（白实箭），宫底棘突状突起（白虚箭），左侧输卵管峡部部分显影，断端呈杵状扩大，右输卵管未显影

◇由于子宫内膜破坏，溃疡形成，导致局部组织、血管脆性增加，血管通透性增加，对比剂易渗入静脉及淋巴管，形成逆流征象。表现为宫腔或输卵管周围云雾状、网状、乱发状、斑点状或线状影（图 5-2-27）。

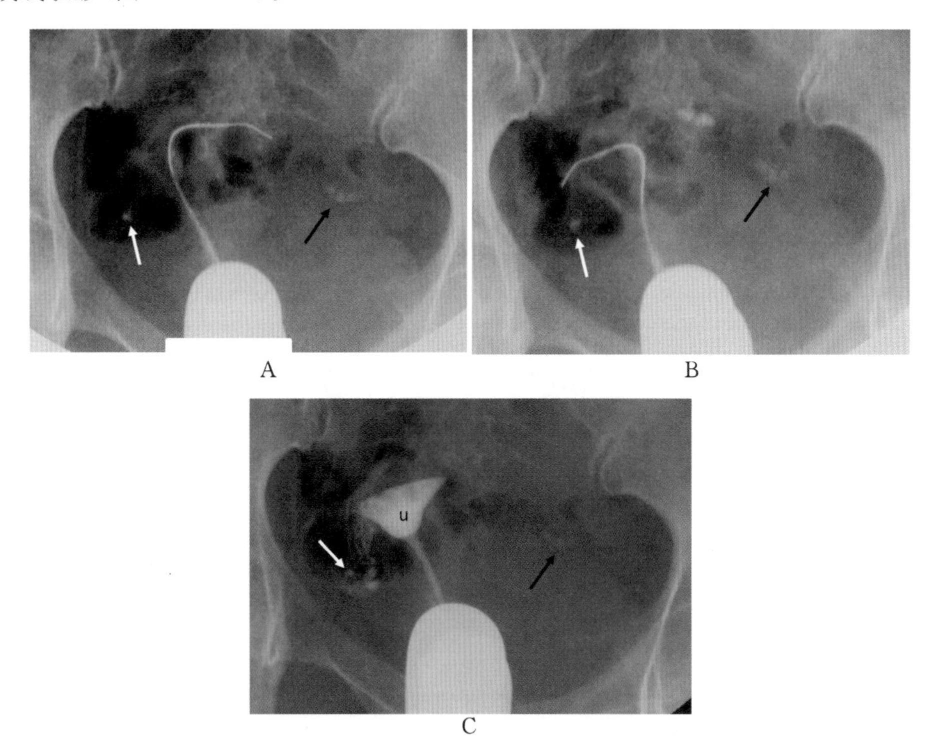

图 5-2-27　女性，25 岁，结核致子宫逆流

导管插入左输卵管管口造影（图 A），输卵管不通，输卵管走行区见 3 个钙化结节连成串珠状（黑箭）；导管插入右输卵管管口造影（图 B），输卵管不通，导管下方见 1 个钙化结节（白箭）；子宫造影片（图 C），右侧宫角轮廓欠光整，多发索条影自宫腔向下走行

晚期，子宫内膜和肌层广泛破坏、纤维化、瘢痕化，导致子宫腔缩小，挛缩变形，甚至闭锁，形成单角子宫（"假单角子宫"）（图5-2-28）、"T形"或"三叶草形"子宫，子宫几乎完全闭塞时，宫体和宫颈可融合，形成"手套征"样改变。子宫内膜钙化表现为沿内膜走行的多发点状高密度影，似满天繁星，但是，其发生率很低且密度淡薄，即便是CT检查，也常常需要通过缩小窗宽才能得以显示。

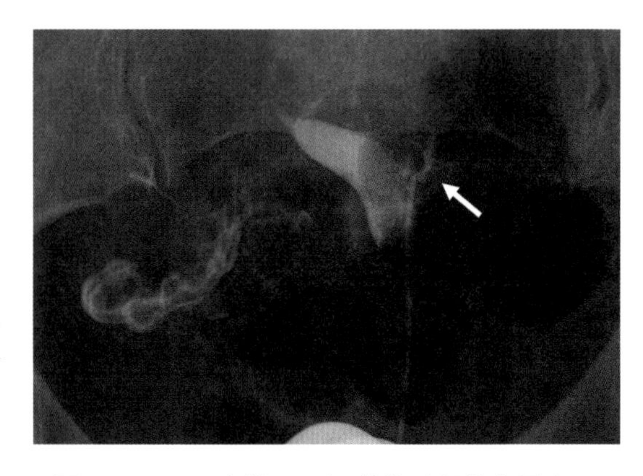

图5-2-28 女性，38岁，结核致假单角子宫

子宫输卵管造影显示子宫左半部缺失，缺失部可见不规则乱线影，右半部呈梭形，尖端与右输卵管相连

子宫结核绝大多数合并输卵管结核，而输卵管结核常常并发腹膜腔结核、腹膜后及肠系膜淋巴结肿大。

【转归】

1.好转及痊愈

◇输卵管管壁增厚程度减轻，管腔扩张程度下降或消失，管壁逐渐光滑。

◇输卵管轮廓逐渐清晰，周围渗出吸收。

◇囊性肿块或囊实性肿块逐渐缩小。

◇子宫密度及信号逐渐均匀，内膜变光滑。

◇盆腹腔积液逐渐减少、消失。

◇腹膜增厚逐渐减轻，网膜及系膜密度逐渐降低，透亮。

◇肿大淋巴结逐渐缩小、减少。

2.恶化及进展

◇输卵管管壁增厚程度加重，边界逐渐模糊，输卵管逐渐聚拢，形成团块。

◇输卵管积水程度逐渐加重，囊性或囊实性肿块逐渐增大，与周围界限不清。

◇周围肠管等结构逐渐与子宫附件纠集成团，不能分辨。

◇子宫密度、信号逐渐不均，子宫缩小，内膜逐渐不整。

◇盆腹腔积液逐渐增多，腹膜增厚逐渐加重，肿大淋巴结逐渐增多、增大。

【鉴别诊断】

1.输卵管非特异性炎、子宫非特异性炎

◇与结核相比，非特异性炎症多局限，外形也较光滑。

◇在CT上，很少引起腹膜、网膜及肠系膜的增厚，淋巴结肿大也很少累及中上腹的腹膜后。

◇在MRI上，管壁厚度较均匀，很少发生瘘及腹腔的广泛粘连，也很少引起大量腹水。

◇鉴别困难时，应及早行宫腔镜或腹腔镜活检，或抗结核试验性治疗，最大限度阻止病程进展，防止生殖功能丧失。

2.峡部结节性输卵管炎

◇峡部输卵管上皮、管腔内壁卷入肌层，上皮周围平滑肌组织结节状增生。

◇病变主要局限于输卵管峡部，常伴有输卵管的不通。结核的病变范围更广泛，憩室样突起更大，更不规则。

3.转移瘤（包括卵巢癌并腹腔转移）

◇腹膜转移时，腹膜增厚多不均匀，常伴有不规则的结节，且厚度常在 10mm；结核的腹膜增厚较均匀，一般不超过 5mm。

◇网膜、肠系膜增厚多不规则，其内夹杂较大结节，网膜饼征多见；结核的腹膜、网膜、肠系膜增厚多较均匀，其内夹杂较小的粟粒状结节。

◇转移瘤的腹水区域很少有纤维索条影，结核多见。

◇肿瘤不强化区 DWI 呈低信号；结核干酪样坏死及脓肿区，DWI 可呈高信号。

◇动态增强扫描强化曲线多为速升型（Ⅲ型）强化曲线，少部分为Ⅱ型强化曲线。

4.子宫内膜异位症

◇子宫内膜异位症的痛经为渐进性加重，经前开始，经期剧烈并持续至经后数日，无白带增多及炎症病史。

◇子宫后倾。

◇囊性病灶轮廓毛糙，与周围结构粘连，双侧卵巢向中线聚拢。

◇大囊周围出现卫星小囊，各囊密度信号不一。在 MRI 上如果发现典型出血信号（短 T_1、短 T_2 信号）伴子宫后倾，有助于二者的鉴别。

5.先天性单角子宫畸形

真正的单角子宫宫腔呈柳叶状，尖端与同侧输卵管相通，其轮廓光滑，密度均匀，与其相连的输卵管正常，而结核导致的假单角子宫，其患侧缘轮廓毛糙，密度不均。

6.创伤性宫腔粘连

◇有清宫、手术等宫腔操作史。

◇双侧输卵管通常无异常。

◇盆腹腔通常无异常。

【拓展阅读】

[1]吴孟超，吴在德．黄家驷外科学・中册[M]．7版．北京：人民卫生出版社，2008.

[2]吴凯宏，肖格林，余水全，等．MSCT 联合 MRI 对女性盆腔结核诊断分析[J]．中国CT和MRI杂志，2016，14(3)：94－95.

[3]张海霞，孙明华，朱家樑，等．子宫内膜结核的子宫输卵管造影表现[J]．中国医学影像技术，2015，31(2)：275－278.

（王秋萍　张　静　蔡曙波）

第三章　男性生殖系统结核

【课程目标】

※掌握：睾丸附睾结核、前列腺及精囊腺结核的影像学表现及其鉴别诊断。

※熟悉：输精管结核、尿道结核的影像学表现及其鉴别诊断；睾丸附睾结核、前列腺及精囊腺结核的临床特点和诊断依据。

※了解：输精管结核、尿道结核、阴茎结核的临床特点和诊断依据；男性泌尿系结核的相关影像解剖及其病理改变。

【相关解剖】

1.男性生殖器的构成

男性生殖器是由内生殖器、外生殖器两部分组成。内生殖器包括生殖腺（即睾丸）、生殖管道（包括附睾、输精管、射精管、尿道）、附属腺（包括前列腺、精囊腺和尿道球腺）三部分（图 5-3-1）。外生殖器包括阴囊和阴茎。

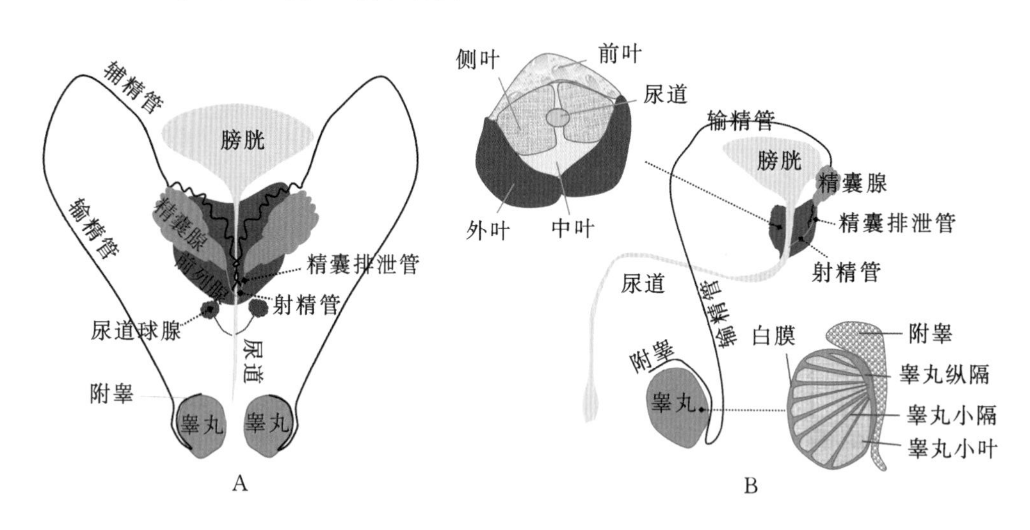

图 5-3-1　内生殖器解剖示意图

图 A：正位观；图 B：侧位观

2. 睾丸

睾丸成对位于阴囊内，在 X 线片上不能显示。在 CT 上睾丸表现为椭圆形软组织密度影，轮廓光滑，密度均匀(图 5－3－2A～C)。在 MRI 上矢状位呈椭圆形，在轴位上呈“咖啡豆样”，中部呈“肚脐”样凹陷(图 5－3－3A、B)。在 T_2WI 上，睾丸呈等于或高于脂肪的高信号，边缘光滑锐利，内可见自睾丸纵隔向四周辐射状分布的明暗间隔的细线影(暗影为睾丸小隔，亮影为曲精小管)(图 5－3－3C)。睾丸在 T_1WI 上呈均匀等信号，在 DWI 上呈明显高信号，增强扫描呈均匀中度至显著强化(图 5－3－3D～F)。睾丸表面的白膜以及睾丸纵隔在所有序列上均呈低信号，白膜纤细，厚薄均匀。

3. 附睾

附睾位于睾丸的后上端，呈新月形。附睾分为头、体和尾三部。附睾在 X 线片不显示。在 CT 上与睾丸融为一体，无法分辨。在 T_2WI 上附睾的信号低于睾丸，呈等信号(图 5－3－3A、B)。在 T_1WI 上信号与睾丸相仿。在 DWI 上呈低信号。增强扫描附睾呈均匀中度至显著强化，其强化程度较睾丸更明显(图 5－3－3F)。

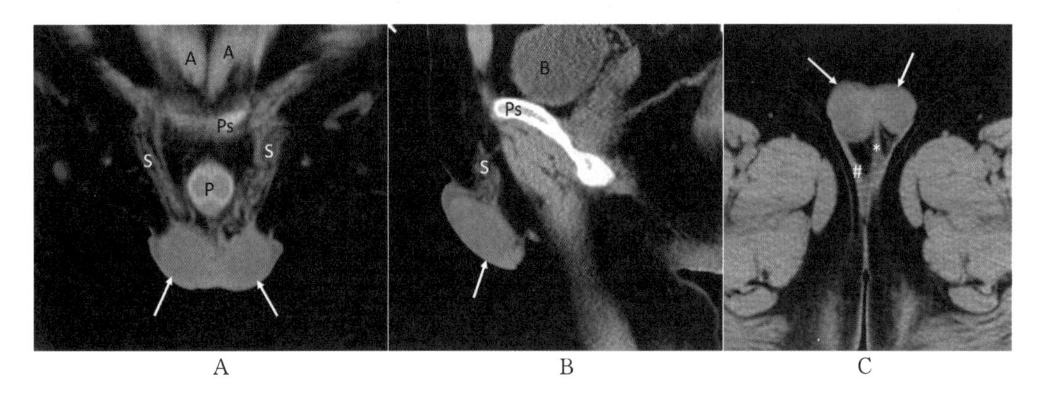

图 5－3－2　正常睾丸及附睾

图 A～C 分别为经过睾丸最大平面的轴位、矢状位及冠状位图，睾丸(箭)成对，与附睾无法区分，二者的融合体呈长椭圆形，密度均匀，轮廓光滑。注：A＝腹直肌；B＝膀胱；P＝阴茎；Ps＝耻骨联合；S＝精索；＊＝阴囊纵隔；♯＝阴囊壁

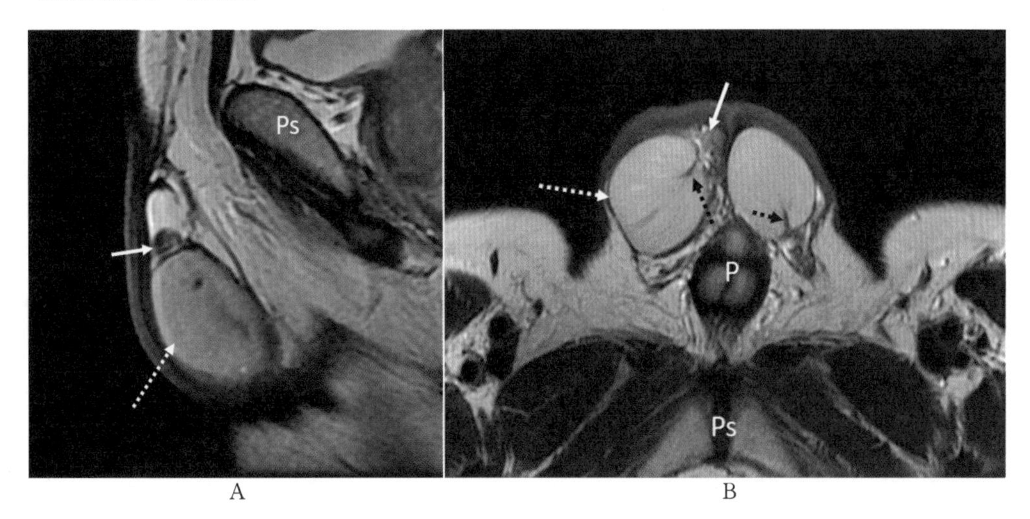

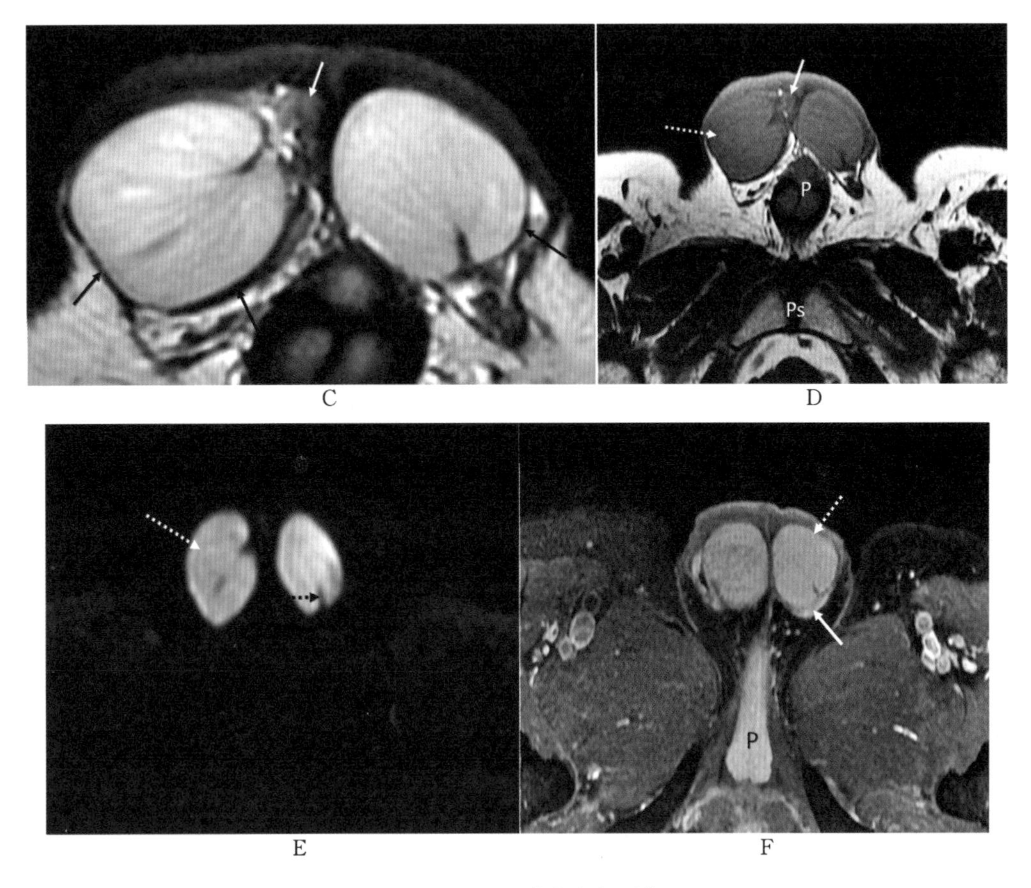

图 5-3-3 正常睾丸与附睾

T_2WI 矢状位(图 A)及横轴位(图 B)显示睾丸(白虚箭)呈椭圆形高信号,边缘光滑锐利,于睾丸纵隔处局部凹陷(黑虚箭),凹陷对面可见等信号的附睾(白实箭)。图 C 是图 B 的放大图,显示睾丸内放射状分布的明暗线条及睾丸周边纤细的白膜(黑实箭)。与图 B 同层 T_1WI(图 D)显示睾丸与附睾信号均匀,均呈中等信号。同层 DWI(图 E)显示睾丸高信号,附睾等信号。3 天后增强扫描(图 F),右侧附睾从右前转向右侧,双侧睾丸、附睾均匀明显强化,附睾(白实箭)信号高于睾丸(白虚箭)。注:P=阴茎;Ps=耻骨联合;白虚箭=睾丸;黑虚箭=睾丸纵隔;白实箭=附睾;黑实箭=白膜

4. 输精管

输精管是连接附睾和精囊腺的细长管道,全程长 35~50cm,经过阴囊、精索、腹股沟管、盆壁、膀胱,到达精囊腺与前列腺,路径长,跨度大。在输精管造影上,绝大部分呈纤细的线状影,边缘光滑锐利,内部密度均匀。当管道行至膀胱后方时,管腔逐渐膨大、迂曲,终端管腔最宽大,称为输精管壶腹(图 5-3-4)。在常规 CT、MRI 上输精管多呈点状、短线状软组织密度/信号影,边缘清楚锐利,直径 2~3mm,壶腹部直径(4±1)mm,多平面重建有助于其形态的展现(图 5-3-5A)。

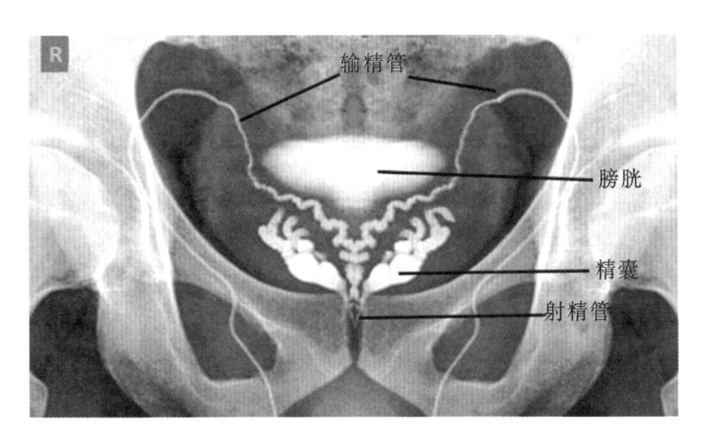

图 5-3-4　双侧正常输精管、射精管和精囊腺(输精管造影)

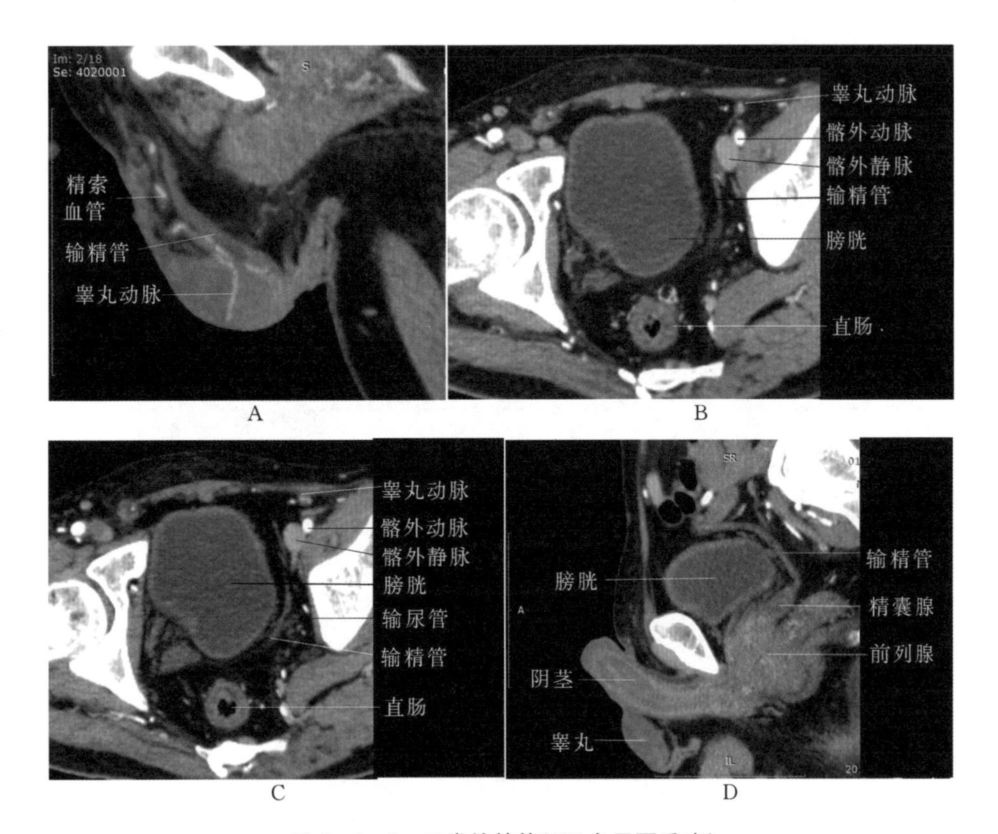

图 5-3-5　正常输精管(CT 多平面重建)

精索斜矢状位(图 A)显示输精管起源于睾丸后下部,走行于精索血管的后方;斜轴位(图 B、C)显示输精管盆腔段沿盆壁前后走行至输尿管水平,转向内行;膀胱中线斜矢状位(图 D)显示膀胱后方输精管从外上向内下走行于精囊腺内侧。全程输精管呈细管状,密度均匀,轮廓光滑

5. 精囊腺

精囊腺成对,紧贴于膀胱后壁,后方与直肠毗邻,上缘游离,下缘紧贴前列腺。在输精管造影上由数条扭曲的管道相互重叠,各管粗细及密度相似且又相互紧贴(图 5-3-4)。腺体

内下端变细形成管状的精囊腺排泄管，向下与输精管汇合成射精管。在 CT 上精囊脉呈略低于肌肉的均匀软组织密度(图 5-3-6B、C)。在 T_1WI 上呈均匀低至等信号；在 T_2WI 上，腺体呈蜂窝状，蜂房内呈均匀高信号，信号强度与水相似，分隔为厚薄均匀的等信号。增强扫描分隔均匀强化，蜂房内部无强化(图 5-3-7)。

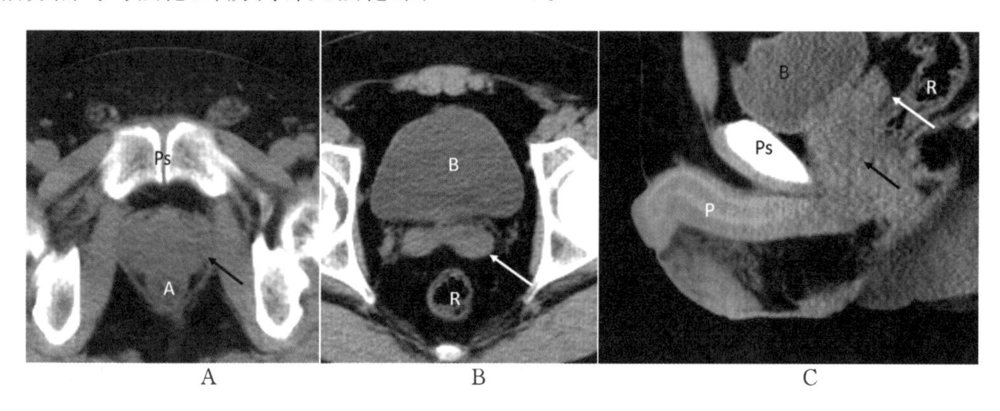

图 5-3-6 正常前列腺及精囊腺

耻骨联合平面轴位(图 A)显示前列腺(黑箭)位于耻骨联合与肛管之间，呈类圆形，密度均匀，边缘光滑。髋关节平面轴位(图 B)显示精囊腺(白箭)呈“蝴蝶结”状，密度均匀，前缘与膀胱后壁之间的夹角呈锐角(精囊三角)。正中矢状位(图 C)显示前列腺上部大，下部小，精囊下缘与前列腺分界不清。A＝肛管；B＝膀胱；P＝阴茎；Ps＝耻骨联合；R＝直肠；黑箭＝前列腺；白箭＝精囊

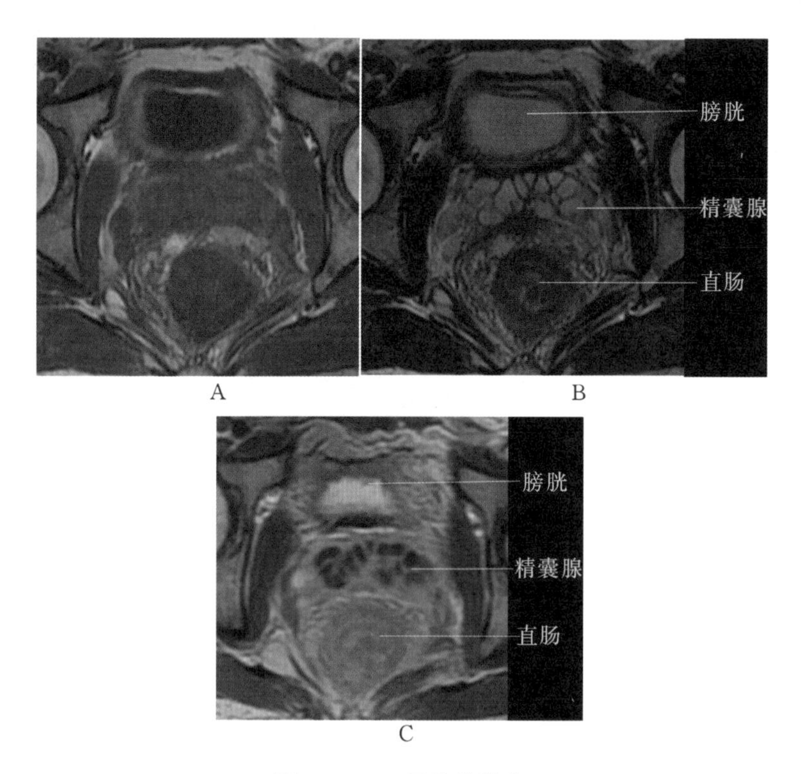

图 5-3-7 正常精囊腺

轴位 T_1WI(图 A)示精囊腺呈中等信号；同层 T_2WI(图 B)示腺体呈蜂窝状高信号，分隔粗细均匀；同层增强扫描(图 C)示分隔均匀强化，囊液无强化

6. 射精管

射精管起于输精管与精囊排泄管的汇合部，止于尿道前列腺部后壁的精阜，贯穿前列腺，全长约 2cm，纤直。在输精管造影上呈边缘锐利的直线(图 5－3－4B)。在常规 CT 和 MRI 上不能辨认。

7. 前列腺

前列腺与膀胱下缘紧贴，尖端向下，达生殖膈，前方为耻骨联合，后方紧邻直肠，尿道从中间穿过。在成年人，其上下径约 3cm，左右径约 3.1cm，前后径约 2.4cm。40 岁以后又开始逐渐增大，至 60～70 岁，其上下径约 5cm，左右径约 4.8cm，前后径(4.3±0.8)cm。前列腺在 X 线片上不能直接显示，在 CT 上呈均匀软组织密度(图 5－3－6A、C)，轮廓光滑。在 T_1WI 呈均匀等信号(图 5－3－8A)，在 T_2WI 上根据信号的差异将前列腺分成 3 个部分，即尿道前方呈盾形低信号的纤维肌肉间质，周边托盘状的均匀高信号外周带，二者之间呈现等信号的中央区(图 5－3－8)。前列腺的外缘为线状低信号的前列腺包膜(图 5－3－8B)。动态增强扫描早期外周带强化较弱，呈持续缓升型，而中央区强化明显，呈持续较快上升型。

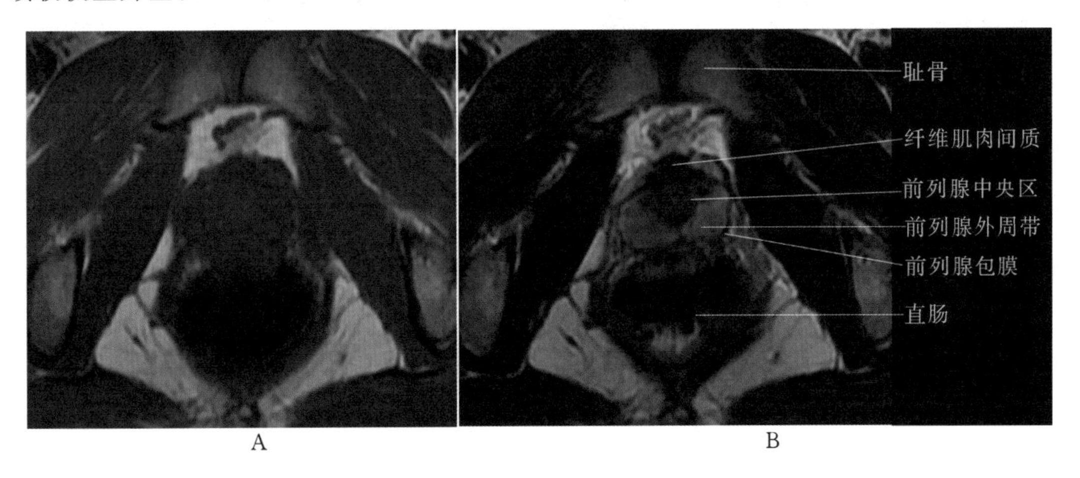

图 5－3－8　**正常前列腺**

耻骨联合平面 T_1WI(图 A)，前列腺呈均匀中等信号；同层 T_2WI(图 B)，托盘状的前列腺外周带呈高信号，中间等信号区域为前列腺的中叶和外侧叶，二者无法分辨，前列腺前缘局限突起的低信号为前叶

8. 尿道

尿道起源于尿道内口，止于阴茎头尖端，长约 18cm。尿道分为前列腺部、膜部和海绵体部三个部分。前列腺部和膜部位置固定，合称后尿道；海绵体部活动范围大，称为前尿道。造影显示尿道轮廓光滑，密度均匀，各部之间管径呈移行改变(图 5－3－9)。在 CT 及 T_1WI 上其密度及信号与海绵体相似，无法分辨(图 5－3－10A)。在 T_2WI 上，尿道黏膜呈高信号，信号强度与海绵体相似，尿道壁呈低信号，将黏膜与海绵体隔开。尿道壁呈低信号，中央尿道黏膜呈高信号(图 5－3－11)。

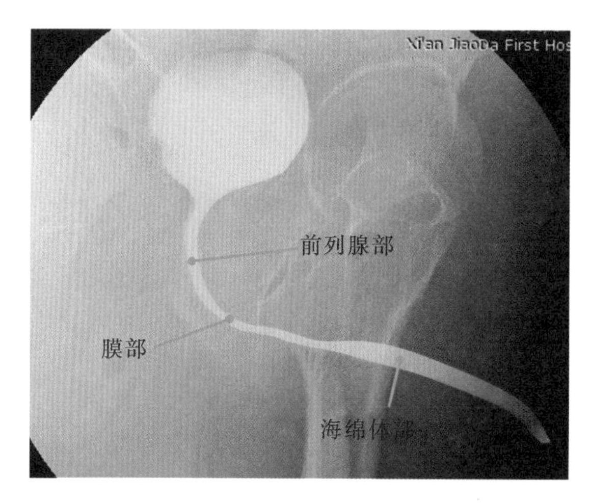

图 5-3-9　正常尿道造影及尿道分段

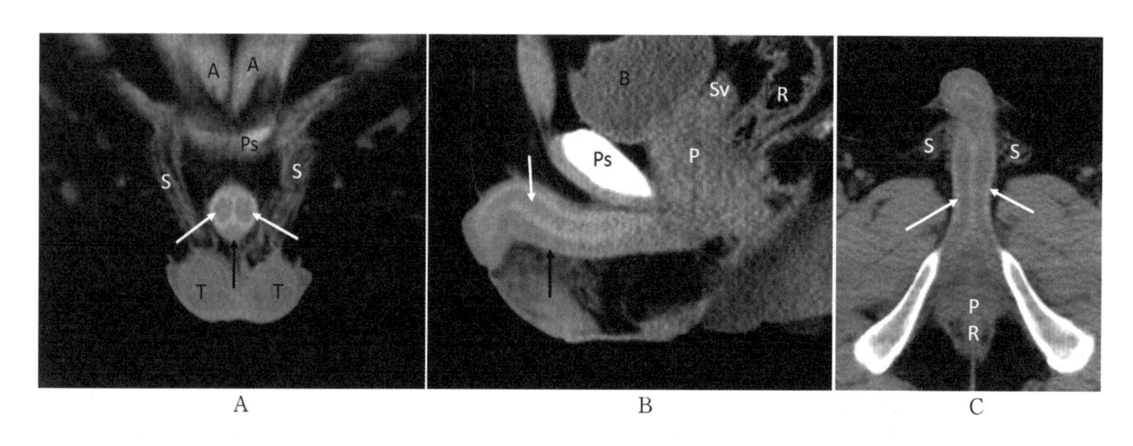

图 5-3-10　正常阴茎

图 A～C 分别为阴茎轴位、矢状位及冠状位图，阴茎腹侧为成对的阴茎海绵体，轴位呈圆形，矢状位及冠状位呈长条形，粗细均匀，密度均匀，周边环绕线状高密度的白膜；尿道海绵体位于其腹侧，略细，形态、密度、走行均与阴茎海绵体类似，但周边无高密度线影环绕。注：A＝腹直肌；B＝膀胱；P＝阴茎；Ps＝耻骨联合；R＝直肠；S＝精索；Sv＝精囊腺；T＝睾丸；白箭＝阴茎海绵体；黑箭＝尿道海绵体

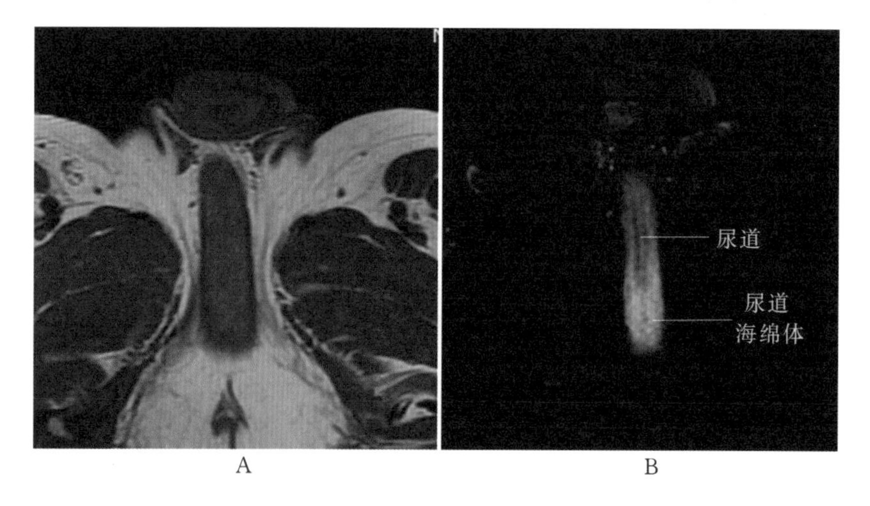

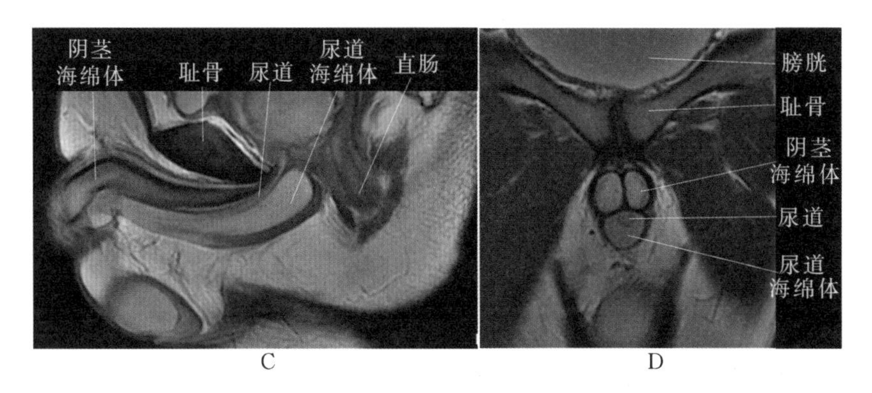

图 5-3-11 正常尿道

阴茎冠状位 T_1WI(图 A)示尿道海绵体呈均匀中等信号；同层 T_2WI(图 B)示尿道海绵体呈夹心饼状，中间等信号为尿道壁，中心和两边高信号分别为尿道黏膜及尿道海绵体；阴茎矢状位 T_2WI(图 C)示尿道位于尿道海绵体的腹侧；阴茎轴位 T_2WI(图 D)显示三个海绵体信号相仿，尿道壁低信号呈环形，将中心点状高信号黏膜与周围海绵体隔开

9. 尿道球腺

尿道球腺呈类圆形，位于会阴深横肌内，约豌豆大小，正常情况下影像学检查不能观察到。其排泄管细长，开口于尿道。

10. 阴囊

阴囊是突出于体外的囊袋状结构，位于双侧大腿根部之间的会阴区。囊壁由皮肤、肉膜及被膜(包括精索外筋膜、提睾肌、精索内筋膜)构成。肉膜与部分筋膜在阴囊中线处伸入深部，形成阴囊纵隔，将阴囊分成两个单室，每个室内容纳睾丸、附睾及精索阴囊段(图 5-3-12)。在 T_1WI 上阴囊壁信号与肌肉类似，呈均匀等信号；在 T_2WI 上信号较肌肉略高，而明显低于睾丸和海绵体，呈均匀的等信号；在 T_2 抑脂序列图上，阴囊壁信号较相邻皮肤信号略高(图 5-3-13)。

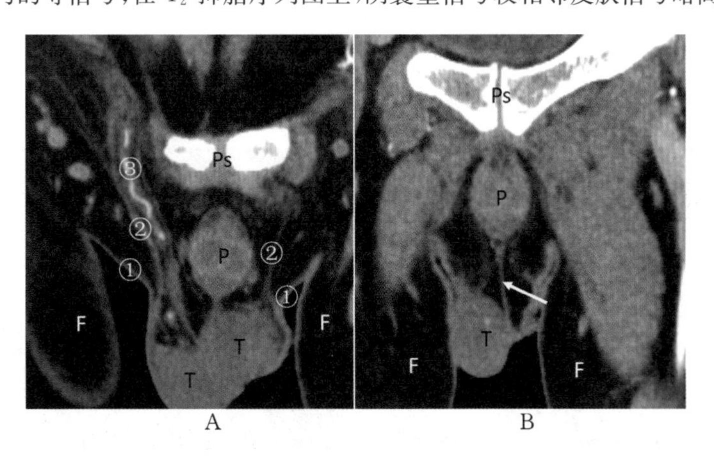

图 5-3-12 正常阴囊

耻骨联合前缘平面增强扫描斜冠状位(图 A)显示阴囊位于双侧大腿内侧，阴囊壁与大腿内侧的皮肤相延续，但厚度较厚。它包含了皮肤及其浅筋膜、精索的被膜(提睾肌及其内外侧筋膜的复合体)，耻骨联合正中平面冠状位(图 B)示阴囊纵隔呈细线状致密影(箭)，阴囊外形左右可不对称。注：①＝皮肤及其浅筋膜；②＝精索的被膜(包括提睾肌及其内外侧的筋膜)；③＝精索内血管丛；P＝阴茎；Ps＝耻骨联合；T＝睾丸；F＝大腿内侧

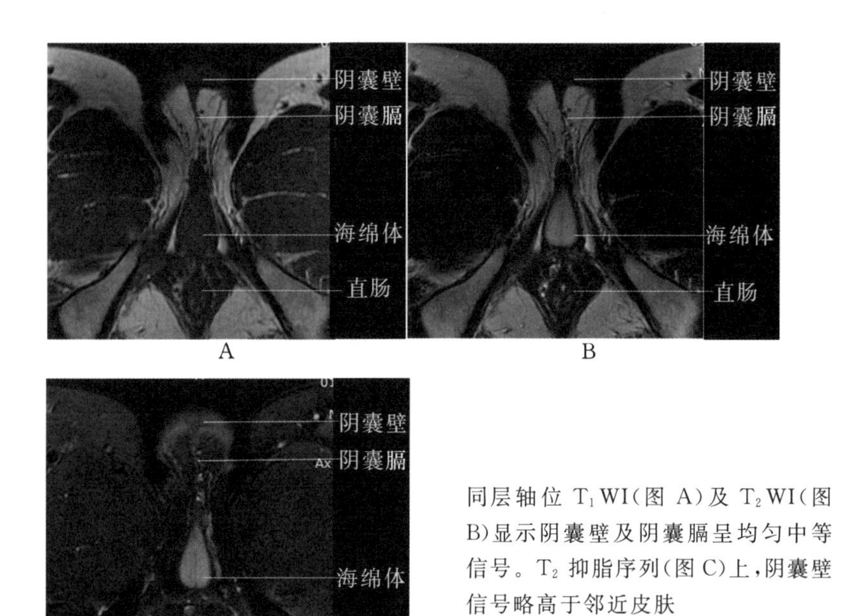

同层轴位 T_1WI(图 A)及 T_2WI(图 B)显示阴囊壁及阴囊膈呈均匀中等信号。T_2 抑脂序列(图 C)上,阴囊壁信号略高于邻近皮肤

图 5-3-13 正常阴囊

11. 阴茎

阴茎由成对的阴茎海绵体和一个尿道海绵体组成。阴茎海绵体位于尿道海绵体的背侧,并行排列,三者在 CT 和 MRI 上密度/信号相仿,其中阴茎海绵体周围可见高密度线/低信号线(白膜)环绕(图 5-3-10、11)。

12. 精索

精索是从腹股沟管深环至睾丸上端的一对柔软的圆索状结构,由精索内容物和被膜组成。精索内容物主要包括输精管、精索内动脉、蔓状静脉丛、神经丛、淋巴管。被膜从外向内分别为精索外筋膜、提睾肌和精索内筋膜。在 CT 和 MRI 上均为混杂密度/信号的卵圆形或长条状结构(图 5-3-14、15)。

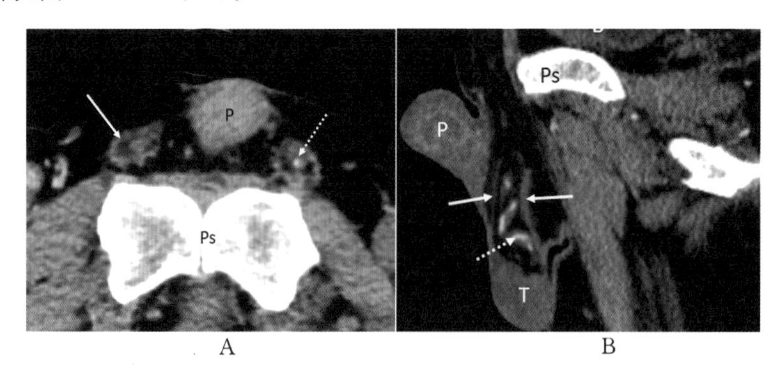

图 5-3-14 正常精索

CT 增强扫描轴位图(图 A)显示精索呈类圆形,中心点状高密度影为睾丸动脉(虚箭),相伴软组织密度影为静脉丛及精索,外周线状环形影(实箭)为精索被膜。斜矢状位(图 B)显示被膜(实箭)内血管(虚箭)迂曲走行。注:P=阴茎;Ps=耻骨联合;T=睾丸;实箭=精索被膜;虚箭=睾丸动脉

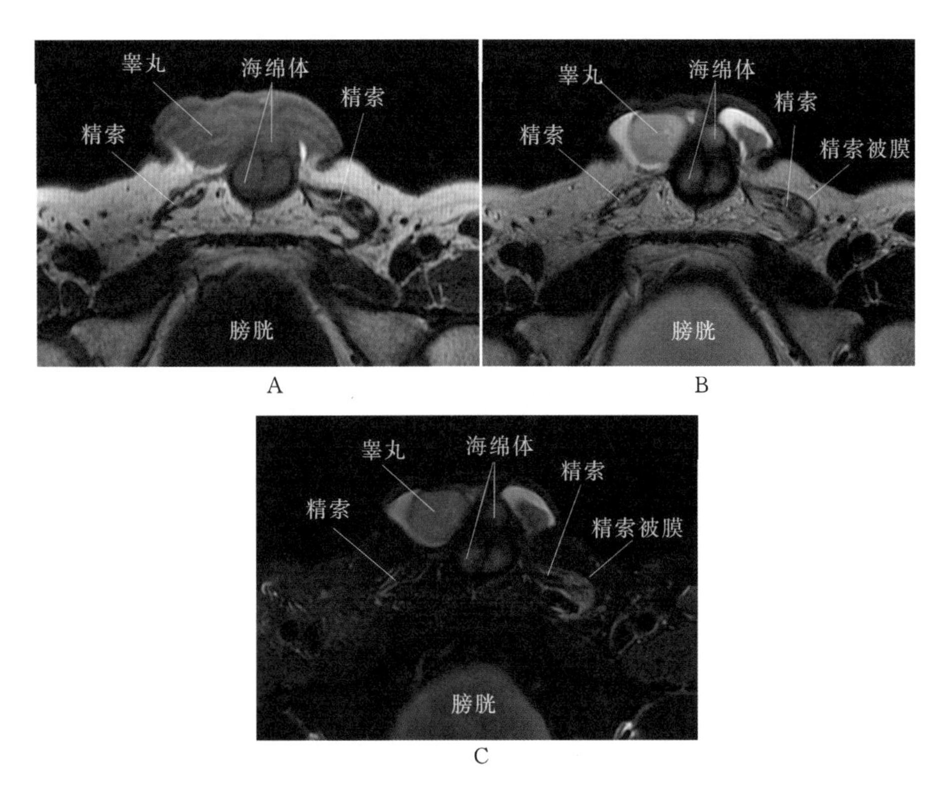

图 5-3-15　正常精索

同层轴位 T_1WI(图 A)及 T_2WI(图 B)显示精索呈卵圆形或短管状结构，被膜呈稍低信号，粗细均匀，内呈混杂信号的条索影。T_2 脂肪抑脂序列(图 C)上，精索呈不均匀高信号，被膜显示不清

【定义】

男性生殖系结核是指由结核分枝杆菌导致的男性生殖系统的慢性感染。它常常是全身结核的一部分，病变严重时可导致无精，造成患者不育。

感染途径有两种：尿路感染和血行感染。尿路感染又称逆行感染，是泌尿系结核经射精管口直接蔓延，其好发部位是前列腺。血行感染是结核分枝杆菌随血液循环侵入男性生殖系统，好发部位是附睾。

【诊断依据】

◇易患人群有结核病感染史或有与传染性的结核患者密切接触史。

◇有生殖系结核的临床症状、体征和实验室相关指标。

◇有生殖系结核的影像学表现。

◇涂片或细菌培养找到嗜酸杆菌；活检组织学证实结核肉芽肿。

【分类】

根据发病部位分为前列腺结核、精囊结核、睾丸结核、附睾结核、输精管结核、阴茎结核。附睾结核是临床最常见的类型，可单独发生，容易波及睾丸和精索，不伴有附睾结核的孤立性睾丸结核极其罕见。在尸检上，前列腺结核的检出率最高，这是因为前列腺位置深在，且缺乏显著的临床症状和影像学表现。

【病理改变】

结核杆菌进入生殖腺后，首先引起卡他性炎症，导致组织充血、水肿，炎性渗出，一般不伴有组织的明显破坏。然后在血管周围形成小而密集的结核结节，此时病变太小，肉眼不可见。结节继续增大，内部发生干酪样凝固坏死，形成结核性肉芽肿。当凝固性坏死发生液化，大量细菌繁殖，即形成寒性脓疡。最后纤维组织增生，组织挛缩，钙盐沉积。

【临床特点】

1.易患人群

◇中青年男性有结核病感染史。

◇免疫功能低下或缺乏的患者与涂菌阳性的结核病患者密切接触。

◇营养不良及抵抗力差的人群与涂菌阳性的结核病患者密切接触。

2.症状

◇阴囊无痛性肿块伴阴囊酸胀、下坠，劳累后加重，多无全身中毒症状。体格检查：附睾（或附睾睾丸）增大，质韧、硬，可摸到大小不等的硬结，压痛不明显，局部皮肤无红肿。

◇阴囊红肿胀痛，伴或不伴尿路刺激征，但在给予足量的抗生素治疗后，症状不能有效控制，可伴有或不伴有全身结核中毒症状。

√注：第三代喹诺酮类药物（如氧氟沙星、环丙沙星等）对结核治疗有效，因此如果在开始治疗的3～5天内肿块明显缩小，而以后治疗效果不明显或反复发作时，应考虑附睾结核。

◇睾丸逐渐肿大，皮肤颜色逐渐加重，最后皮肤破溃流脓，夹杂豆渣样坏死组织（合并阴囊皮肤瘘管），经久不愈。体格检查：附睾边界模糊，活动度差，与皮肤粘连，局部皮肤有揉面感。

◇长期尿频，或会阴部不适、下坠，下腰、肛门和睾丸痛，排便痛等慢性前列腺炎的症状，可伴有尿急、尿痛、尿液混浊、血尿。严重时，表现为射精痛、血精、精液减少、性功能障碍等前列腺毁损症状。直肠指诊，前列腺和（或）精囊腺体积增大，质地变硬，有结节感，压痛不明显，局部皮肤无红肿。

◇当输精管受累时，可触及精索增粗，输精管变硬并呈串珠状改变。

◇尿道结核常表现为排尿困难、尿线细、射程短、排尿无力等尿道梗阻症状，严重者可形成尿道瘘，触诊尿道增粗变硬呈索条状。

◇无痛性阴茎硬结、慢性无痛性溃疡是阴茎结核的常见表现，溃疡形状不规则，边缘清晰，潜行，周边硬，基底为肉芽组织和干酪样坏死组织，不易剥除，经久不愈并逐渐扩大。

3.实验室检查

◇尿液、精液、前列腺液内有红细胞、白细胞。

◇尿液、前列腺液或精液的抗酸杆菌涂片或细菌培养阳性率很低，对诊断价值不高。精液PCR-TB-DNA的灵敏度及特异度较尿抗酸杆菌检查阳性率高，但其灵敏度也不足50%。

◇PPD试验强阳性有意义，一般阳性对于没有接种过卡介苗的患者也有诊断价值。

◇血沉加快。

◇尿道镜检查有3种典型表现：精阜近端尿道扩张，黏膜充血增厚；前列腺管口扩张呈高尔夫球洞状；前列腺尿道黏膜呈纵行小梁样改变。这些典型表现检出率低，特异性并不强。

◇经直肠超声引导下前列腺穿刺活检并进行病理组织学检查，是诊断前列腺结核的最主要途径之一。

√注意事项：怀疑前列腺结核时，应慎重按摩前列腺，以防结核扩散，该操作应在抗结核治疗后进行。

【影像学表现】

1.附睾、睾丸结核

(1)炎性渗出期

炎性渗出性改变(常见于发病初期)，X线片不能显示。CT平扫表现为患侧附睾、睾丸阴影弥漫性增大，密度弥漫性下降，轮廓模糊。MRI表现为附睾的弥漫性肿大，结构模糊(图5-3-16A)，T_1WI呈等信号或稍低信号，T_2WI信号较正常附睾的信号略下降，与睾丸之间的低信号带消失(图5-3-16A)，此期常引起阴囊壁的弥漫性增厚(图5-3-16)，甚至出现阴囊鞘膜腔积液。当睾丸受累时，表现为睾丸内边界模糊的T_2信号降低区(图5-3-17B～D)，T_1呈等或稍高信号(图5-3-17A)。

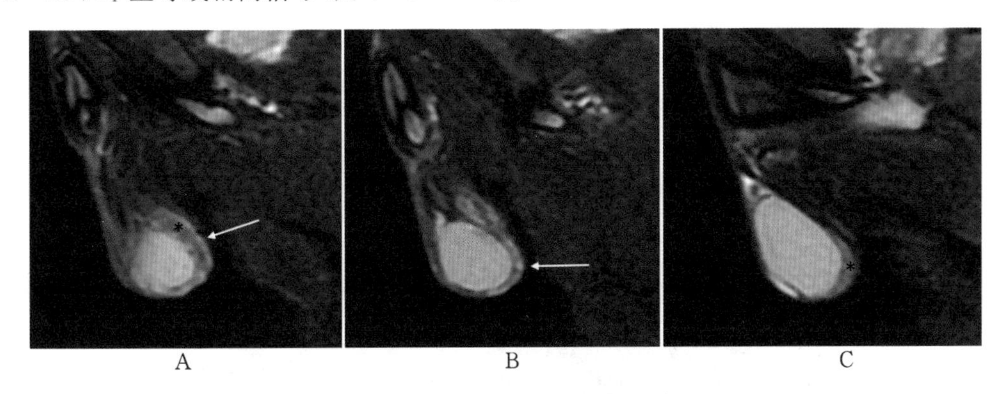

图5-3-16　男性，39岁，左侧睾丸、附睾结核，右侧正常附睾

左侧睾丸、附睾连续矢状位T_2WI抑脂序列(图A、B)及右侧睾丸、附睾T_2脂肪抑脂序列(图C)显示左侧附睾较右侧增粗(*)，T_2信号轻度下降，附睾与睾丸之间界限模糊，相邻鞘膜(箭)广泛增厚，伴水肿，与附睾分界不清

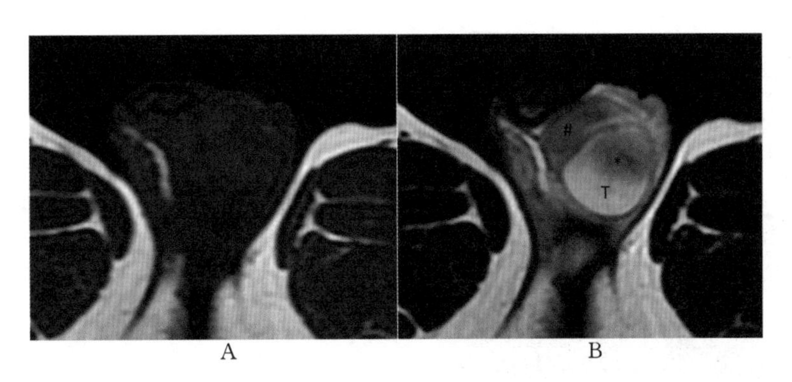

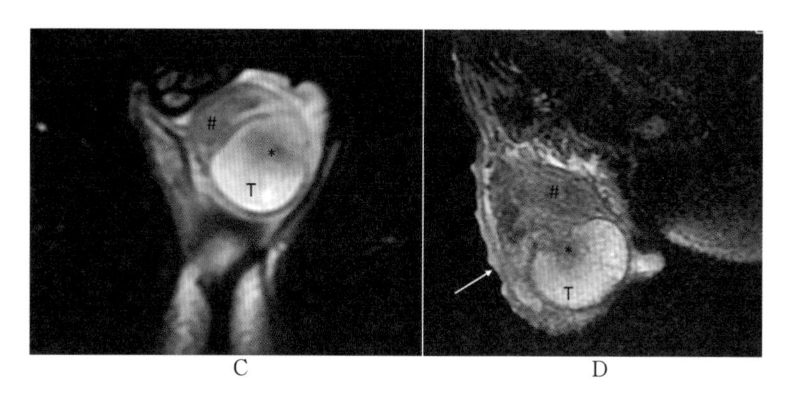

图 5-3-17　男性，37 岁，左侧结核性附睾、睾丸炎

同层面左侧睾丸、附睾轴位 T_1WI(图 A)、T_2WI(图 B)、T_2 脂肪抑脂(C)显示左侧睾丸内出现类圆形稍高 T_1、稍高 T_2 信号(与同层平滑肌相比)结节(＊)，边界模糊，附睾(♯)增大，可见类似信号改变。矢状位 T_2 脂肪抑脂序列(图 D)显示左侧睾丸上部边界模糊的稍高 T_2 信号结节(＊)，与肿大的附睾(♯)延续，二者分界不清，睾丸白膜低信号局部中断，相邻阴囊壁(箭)广泛增厚，T_2 信号增高，外缘呈波浪状。注：T＝睾丸

(2)结核结节期

结核结节期(包括非干酪性肉芽肿、干酪坏死性肉芽肿及结核性脓肿)，表现为附睾睾丸外形不规则增大，实质密度及信号均匀或不均匀。当病变以渗出为主时，病变边缘模糊，反之病变边缘清楚。病灶内可见斑点状、云絮状钙化。

◇非干酪性肉芽肿时，CT 为等密度。MRI 表现为附睾、睾丸的不规则结节，边缘清晰(图 5-3-18)。与横纹肌相比，在 T_1WI 上呈等或稍高信号(图 5-3-18A)，T_2WI 呈稍高信号(图 5-3-18B、C)，增强扫描明显均匀强化。常伴有相邻阴囊壁的局灶性增厚及粘连(图 5-3-18B)。

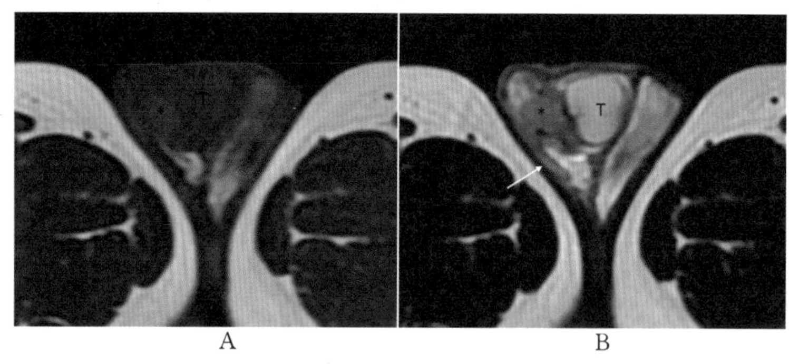

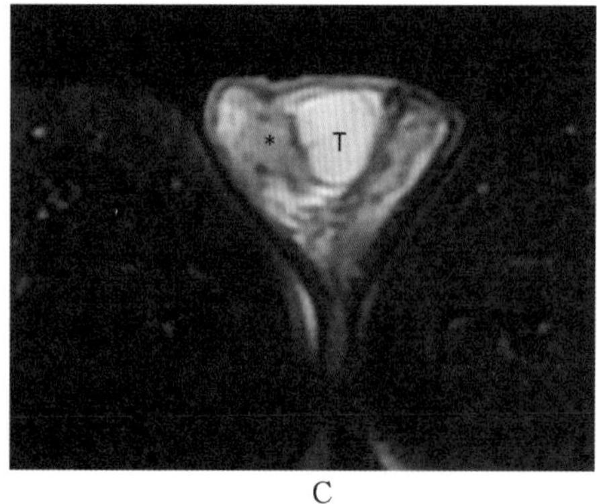

图 5-3-18　男性，27 岁，右侧结核性附睾炎并结核性肉芽肿

同层面右侧睾丸、附睾轴位 T_1WI(图 A)、T_2WI(图 B)、T_2 脂肪抑脂(图 C)显示右侧附睾结节状增大(＊)，外形不整，呈稍高 T_1、稍高 T_2 信号，附睾向外延伸与阴囊壁(箭)相延续，相应阴囊壁大范围增厚。注：T＝睾丸

◇干酪性肉芽肿时，CT 仍为等密度。在 T_1WI 上表现为病变中央区等低信号，周边环绕稍高信号环（图 5-3-19A）；在 T_2WI 上呈中央高或混杂信号，周边环以稍高信号（图 5-3-19B、C）。增强扫描呈环形强化，中央区不强化。DWI 中央区呈高信号，周边呈低信号环。ADC 图中央区为低信号，周边呈高信号环。

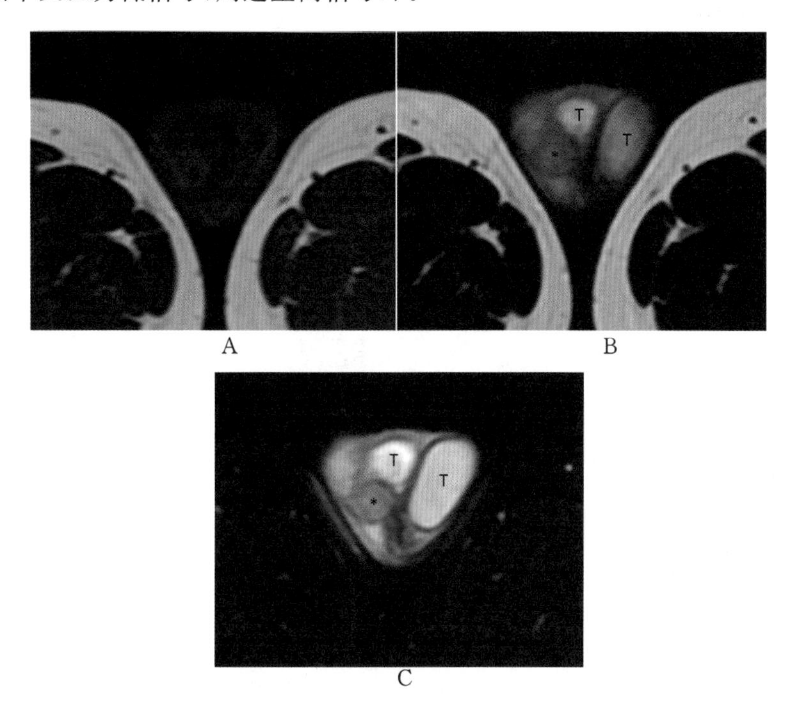

图 5-3-19　男性，27 岁，右侧结核性附睾炎并干酪性结节

右侧睾丸附睾同层轴位 T_1WI（图 A）、T_2WI（图 B）、T_2 脂肪抑脂（图 C）显示右侧附睾尾类圆形结节（*），结节周边为细带状稍高 T_1、稍高 T_2 信号，中央呈等低 T_1、更高 T_2 信号。注：T=睾丸

◇结核性脓肿时，CT 表现为低密度，与横纹肌相比，病灶中央呈均匀的低 T_1、高 T_2 信号，边缘锐利，病灶外缘为粗细均匀、光滑的稍高 T_1、稍高 T_2 信号带或线。增强扫描病变呈不规则或（和）环形强化，中央区不强化。DWI 中央区呈高信号，周边呈稍低信号环。ADC 图中央区为低信号，周边呈稍高信号环。MRS 上，脓腔内出现单一的高耸脂峰（Lip，1.3ppm）。

◇阴囊内脂肪密度增高或消失（图 5-3-20B），附睾睾丸界限模糊，常与邻近阴囊膈、阴囊壁分界不清甚至粘连，阴囊膈、阴囊壁可向患侧凹陷（图 5-3-20C、E），增强后这些征象显示更清晰。部分患者可合并阴囊鞘膜腔积液（图 5-3-20E）。

◇精索受累时，表现为精索增粗，边缘模糊，内部结构层次模糊（图 5-3-20F）。腹股沟淋巴结受累时，表现为淋巴结肿大，边缘强化。

（3）结核钙化期

钙化期，睾丸内斑点状、云絮状、花环状高密度影（图 5-3-20D），甚至出现睾丸的整体钙化。

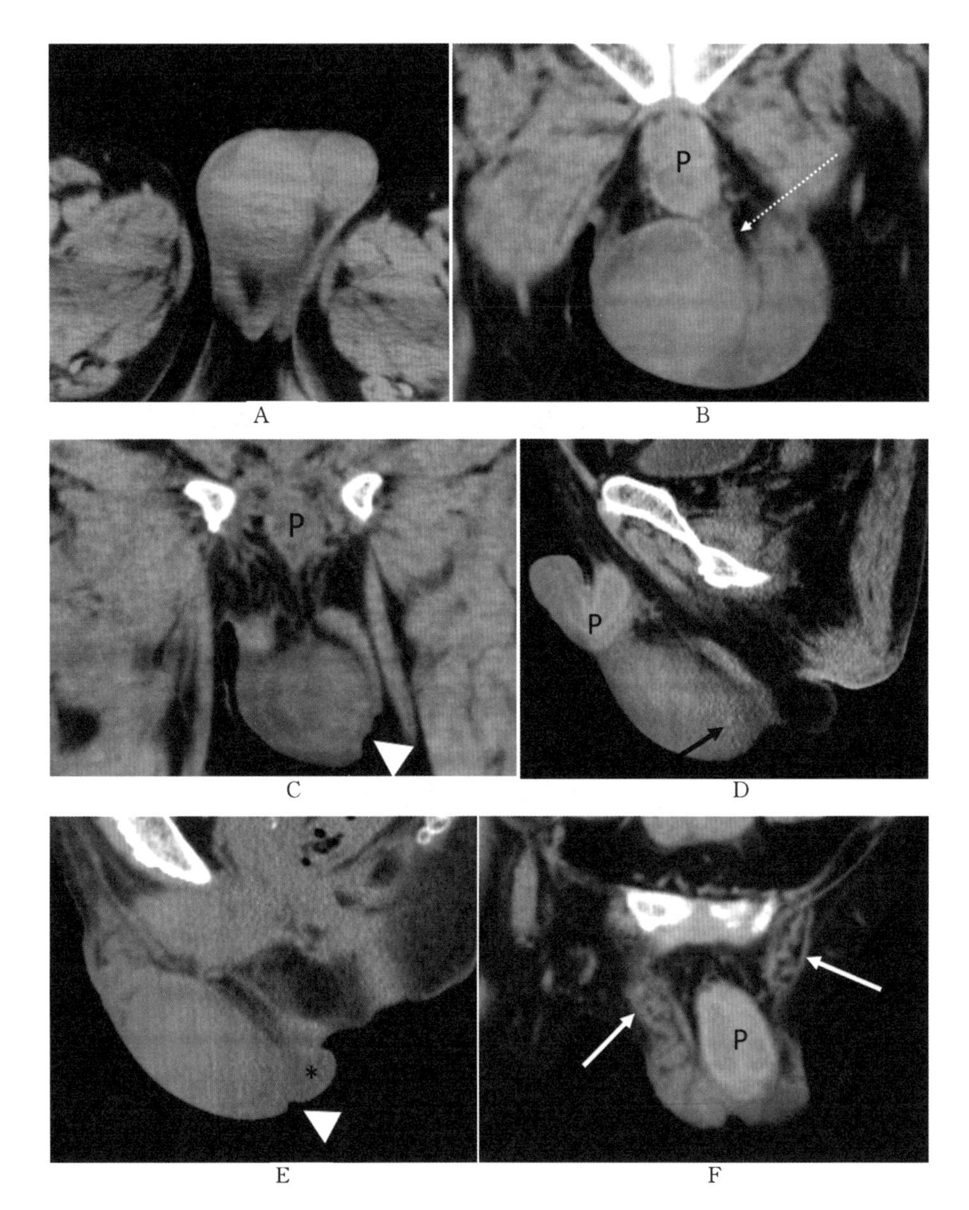

图 5-3-20 男性,64岁,糖尿病1年,手术证实睾丸附睾结核,附睾内脓肿形成

左侧睾丸最大层面(图 A)CT 显示右侧睾丸明显增大,外缘略不规整;冠状位(图 B、C)显示睾丸密度不均,内可见多发大小不等斑片状低密度影,阴囊膈(虚箭)与睾丸之间脂肪消失;矢状位(图 D、E)显示睾丸内淡薄钙化点(黑箭),下缘阴囊壁内陷(箭头),阴囊内可见少许积液(*);精索层面冠状位(图 F)显示双侧精索(白实箭)不对称,右侧精索被膜增厚,边缘模糊,内部脂肪密度增高,结构模糊

2. 前列腺精囊结核

(1)炎性渗出期

在炎性渗出期,前列腺或(和)精囊腺弥漫性肿大,CT 平扫常为等密度,边缘清晰或模糊(图 5-3-21)。T_1WI 呈等信号,T_2WI 上前列腺外周带信号略下降,边缘模糊。

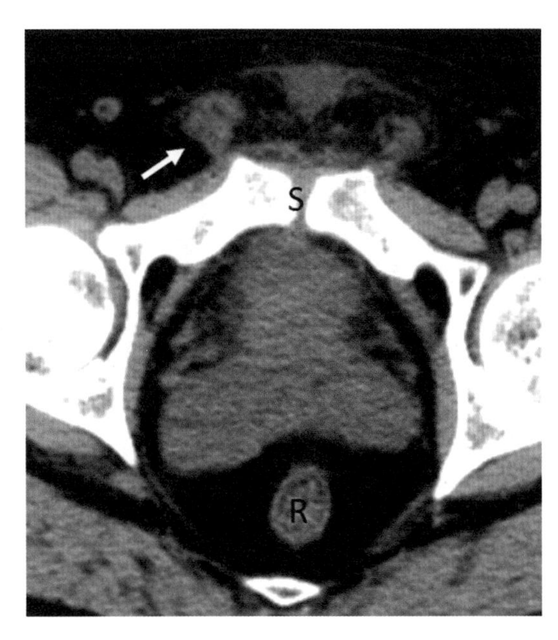

图 5-3-21　**男性，**40 **岁，精囊结核**

精囊轴位 CT 显示双侧精囊腺弥漫性增大，直径 3.1mm，右侧精索增粗（箭）。注：R＝直肠；S＝耻骨联合

（2）结核肉芽肿期

结核肉芽肿期，CT 平扫病变区密度与前列腺/精囊密度相仿，常伴有轮廓的局限性增大，精囊的滤泡状结构减少（图 5-3-22）。结核性肉芽肿的信号与横纹肌相比，T_1WI 呈等或稍高信号，T_2WI 呈稍高信号，信号强度与前列腺中央区相似，明显低于前列腺外周带（图 5-3-23），增强扫描结节呈均匀强化。

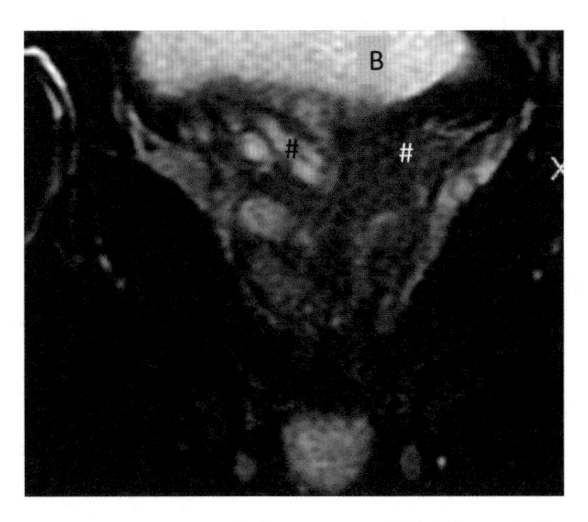

图 5-3-22　**男性，**37 **岁，左侧精囊结核**

精囊腺冠状位 T_2WI 脂肪抑脂图显示双侧精囊腺（＃）信号不对称，左侧精囊腺 T_2 信号明显降低，滤泡状结构消失。注：B＝膀胱

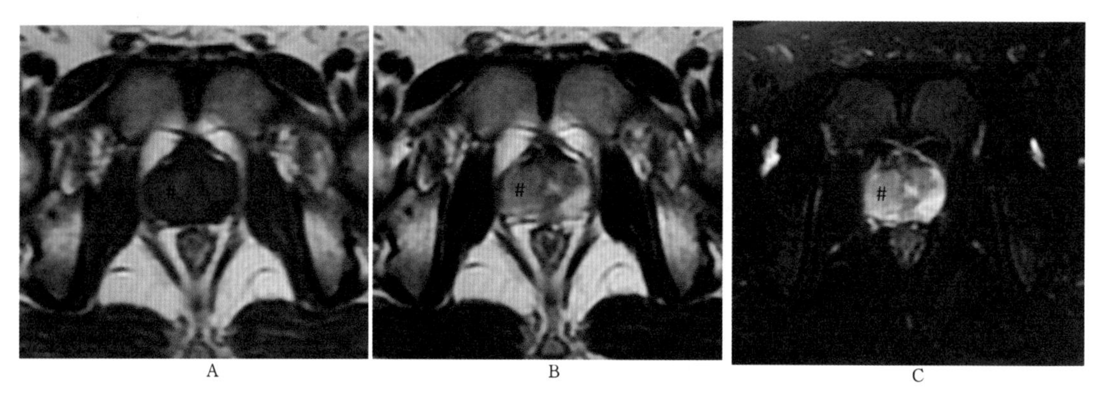

图 5-3-23 男性,27 岁,结核性前列腺炎

前列腺轴位 T_1WI(图 A)、T_2WI(图 B)、T_2 脂肪抑脂(图 C)显示右侧前列腺结节(#)致前列腺左右不对称,结节呈稍高 T_1 稍高 T_2 信号,右侧前列腺外周带的 T_2 高信号消失,前列腺包膜存在

(3)结核干酪样坏死期

当出现干酪坏死性结节时,CT 平扫可见类圆形或不规则等或稍低密度影(图 5-3-24)。在 T_1WI 上表现为等信号,在 T_2WI 上呈稍高信号。增强扫描呈不均匀或环形强化。DWI 上,液化的干酪组织呈高信号,囊壁呈低信号。ADC 图干酪组织为低信号,周边呈高信号环。非液化的干酪样组织弥散不受限。

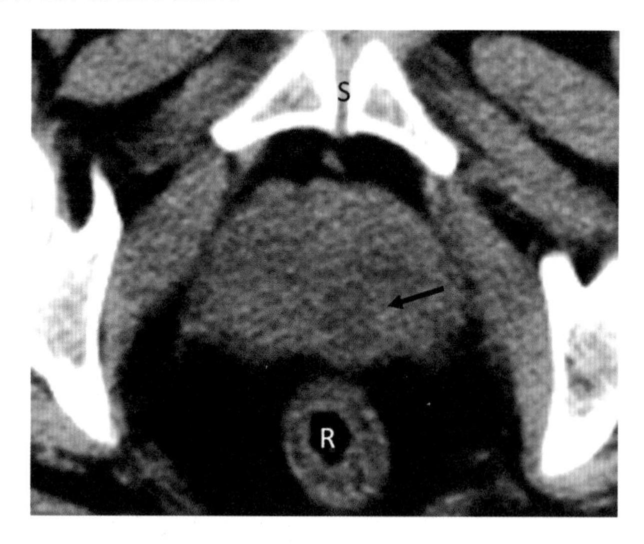

图 5-3-24 男性,40 岁,前列腺结核

前列腺轴位 CT 显示前列腺中线偏左,外周带区域有一类圆形稍低密度影(箭),周边可见一纤细稍高密度环。注:R=直肠;S=耻骨联合

(4)结核性脓肿期

当出现结核性脓肿时,其密度较干酪样坏死更低,可接近尿液,此时病变边缘锐利,病变内可见单发或多发斑点状、结节状钙化(图 5-3-25)。囊液呈低 T_1、高 T_2、高 DWI 信号。MRS 上,脓腔内出现单一的高耸 Lip 波。在增强扫描边缘呈单环或多环强化(图 5-3-26),低密度影不强化,二者密度差增大,有助于病灶的显示。

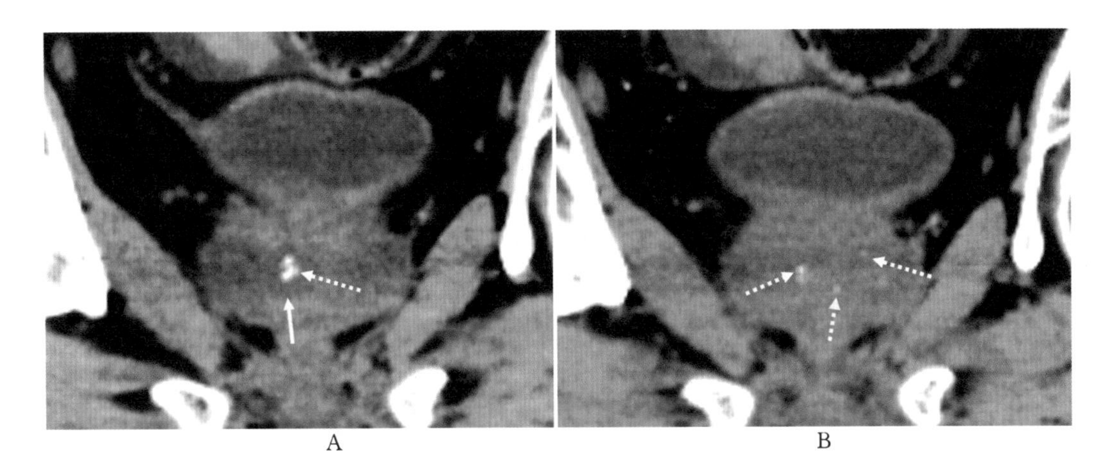

图 5-3-25 男性,64 岁,糖尿病 1 年,前列腺结核

前列腺 CT 冠状位断面(图 A)显示前列腺中线偏右类圆形低密度影(实箭),其内可见结节状钙化(虚箭);其前方层面(图 B)显示前列腺内多发散在大小不等钙化(虚箭)

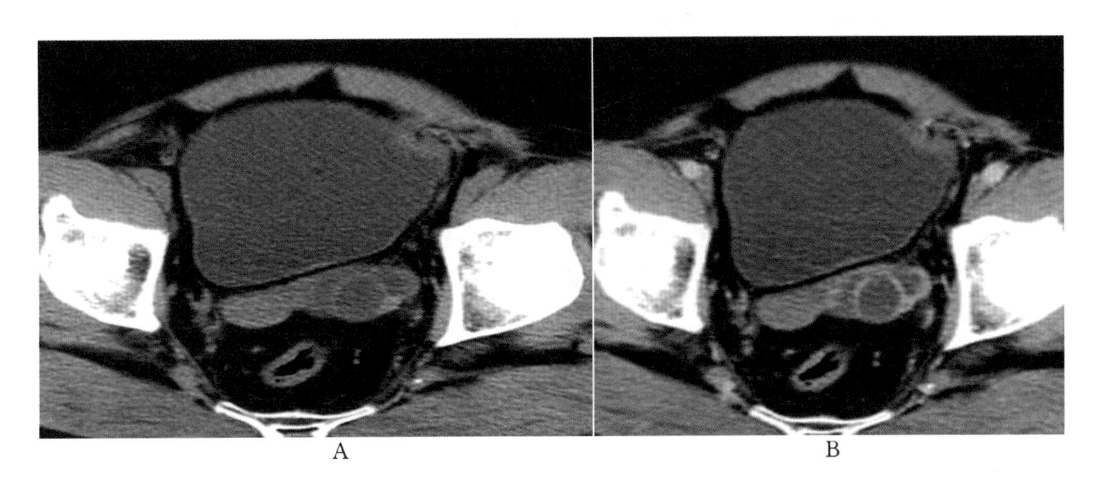

图 5-3-26 男性,24 岁,精囊结核

精囊轴位 CT 平扫(图 A),左侧精囊增大,后缘轻度分叶,精囊内可见多房状低密度影,与周围组织分界欠清;增强扫描(图 B),囊液不强化,囊壁及分隔强化

3. 输精管与尿道结核

输精管不同程度增粗,管腔粗细不等。在输精管造影上表现为输精管粗细相间,走行僵硬如钢丝状,或成角。当输精管梗阻时,表现为输精管截断,截断处可膨大。在 CT 和 MRI 上表现为输精管双侧不对称,呈弥漫性或节段性增粗;当病变以渗出为主时,输精管边缘模糊(图 5-3-27A~C);当病变呈慢性改变时,输精管边缘清晰(图 5-3-27),内部密度/信号不均,并可出现沿输精管走行的多发细小状、结节状钙化(图 5-3-27B)。

尿道结核多累及后尿道,尿道造影显示尿道弥漫性不均匀狭窄,长度 3~6cm,呈锈铁丝或串珠状。部分患者尿道局限性扩大,呈不规则空洞状,偶见瘘管形成。

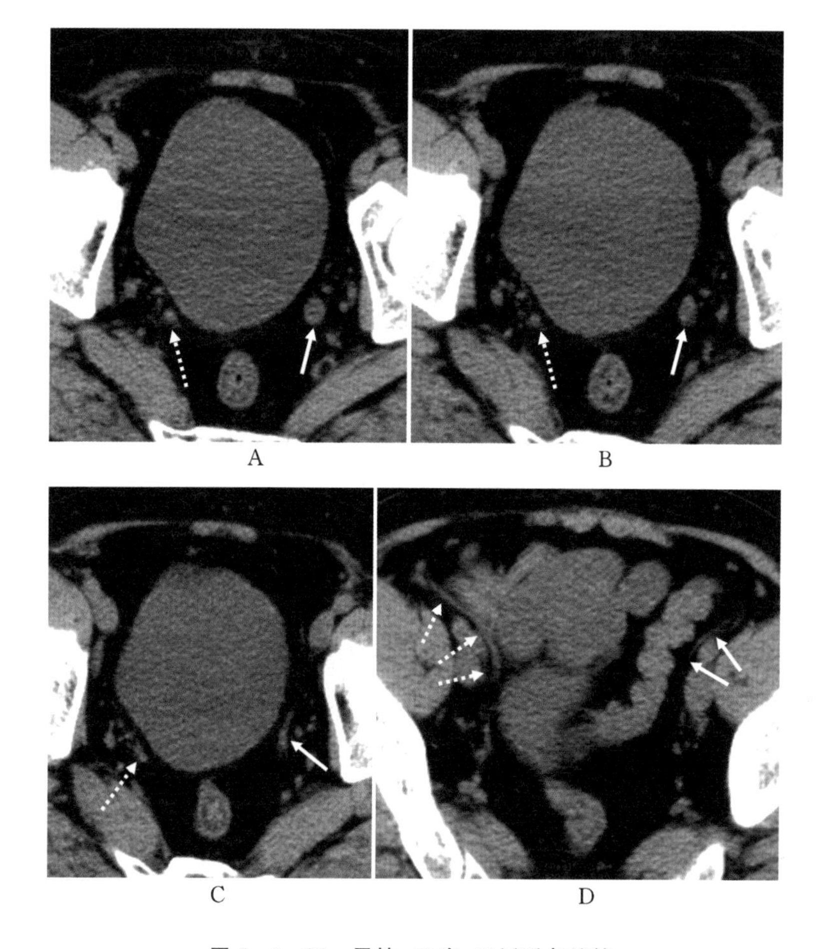

图 5-3-27　男性，40 岁，双侧附睾结核

输精管壶腹部轴位 CT 连续断面(图 A～C)及盆壁段(图 D)显示双侧输精管(箭)粗细不对称，左侧输精管(实箭)盆壁段纤细，壶腹部增宽，最宽处约 9.9mm，密度不均，可见细点状钙化，输精管轮廓锐利；右侧输精管(虚箭)盆壁段增粗，宽约 3.8mm，壶腹部边缘模糊

【转归】

1. 好转及痊愈

◇附睾、睾丸、前列腺等脏器边界逐渐清晰，局部或弥漫性增大逐渐恢复正常。

◇周围渗出逐渐吸收，边界逐渐清晰。

◇密度/信号异常范围逐渐缩小、消失。

◇病灶密度逐渐增高，直至钙化；T_2 信号逐渐下降，直至低信号。

2. 恶化及进展

◇附睾、睾丸、前列腺等脏器边界逐渐模糊，与周围组织脏器粘连。

◇其内逐渐出现低密度，或 T_2 高信号。

◇密度/信号异常范围逐渐增大、增多。

◇生殖器内外出现新发结核灶。

【鉴别诊断】

1. 慢性非特异性附睾睾丸炎

◇患者一般都有急性发作史，而结核性附睾炎起病隐匿。

◇慢性非特异性睾丸炎的睾丸光滑，压痛明显，而结核性附睾炎的附睾、睾丸呈结节状，压痛不明显。

◇CT 和 MRI 显示阴囊壁和（或）阴囊膈增厚水肿，且与附睾睾丸分界不清时，对结核性附睾睾丸炎的诊断具有价值。

◇阴囊壁和（或）阴囊膈受压向健侧移位有助于慢性非特异性睾丸炎的诊断，而阴囊壁和（或）阴囊膈增厚并向患侧皱缩有利于结核性附睾睾丸炎的诊断。

◇MRS 上，结核 1.3ppm 处出现高耸的 Lip 峰，其他感染性肉芽肿虽然也可以出现 Lip 峰，但一般增高不明显。

2. 急性非特异性附睾睾丸炎

◇急性发病，阴囊红肿胀痛。

◇给予足量的抗生素治疗后，症状显著缓解，阴囊肿大逐渐缩小，多为急性非特异性附睾睾丸炎，而治疗后症状缓解不佳，或虽然开始治疗之初肿块明显缩小，继续治疗无效或反弹时，应考虑结核。

◇影像学上，阴囊壁和（或）阴囊膈局限性增厚并向健侧移位，应考虑非特异性附睾睾丸炎，反之，向患侧皱缩应考虑结核。

3. 附睾睾丸恶性肿瘤

◇CT 上附睾睾丸肿瘤的密度略高于睾丸实质，非肿瘤区睾丸边缘清楚锐利。结核性附睾睾丸炎的病变密度略低于附睾睾丸。

◇阴囊脂肪密度不变，病变侧脂肪密度可增高。阴囊脂肪密度增高范围大于病变范围，常波及非病变缘的脂肪。

◇恶性肿瘤的阴囊壁和（或）阴囊膈向健侧移位，结核性附睾睾丸炎的阴囊壁和（或）阴囊膈向患侧皱缩。

◇血清绒毛膜促性腺激素 β 亚单位（β-HCG）、甲胎蛋白（AFP）、乳酸脱氢酶（LDH）及胎盘碱性磷酸酶（PALP）增高有助于睾丸生殖肿瘤的诊断。当二者鉴别困难时，应及早行穿刺活检或抗结核试验性治疗，最大限度阻止附睾睾丸的解剖学变形，防止其功能丧失。

4. 前列腺结石

◇前列腺结石者不伴有附睾肿大、精索结节状增粗。

◇触诊可直接扪及结石，有结石摩擦音或捻发音。

◇尿道镜检查如果直接看到结石自前列腺管口向尿道内突出或见结石阻塞尿道，可明确诊断。

5. 非特异性慢性前列腺炎

◇慢性前列腺炎常常缺乏结节感。

◇给予足量抗生素治疗后症状改善。

◇慢性前列腺炎不伴有附睾肿大、精索的结节状增粗。

6.前列腺癌

◇好发于老年患者。

◇增强扫描动脉期强化明显,结核动脉期强化不明显。

◇不强化坏死区 DWI 呈低信号,而结核呈高信号。

◇前列腺癌的 Cit(枸橼酸盐)峰明显降低,Cho(胆碱)峰明显升高,Cr(肌酸)峰不变,(Cho+Cr)/Cit>2;前列腺结核的 Cit 峰不变,Cho 下降,Cr 峰不变。

◇当二者鉴别困难时,可行穿刺活检协助诊断。

7.精囊炎

◇精囊炎患者做肛门指诊时,肿大的精囊多伴有明显的触痛,而结核的精囊多不伴疼痛或疼痛轻微。

◇MRS 上,结核性脓腔内呈现单一 Lip 峰,化脓性脓肿内可出现 AAs 峰(在 0.9ppm 处),在厌氧或兼性厌氧感染的病灶中,还可出现 Suc 峰、Ac 峰。

◇当形成混合感染时,无法鉴别,可行试验性治疗,甚至活检确定。

8.精囊囊肿

◇精囊囊肿多呈类圆形,且囊内壁边界清楚锐利;干酪性结核的囊形态不规则或呈类圆形,囊内壁边缘模糊不清。

◇增强扫描,囊肿壁不强化,结核的囊壁呈轻度渐进性强化。

◇囊肿 DWI 为低信号,结核的囊液 DWI 为高信号。

◇囊肿内部 MRS 无 Lip 峰,结核的干酪样坏死区或脓腔内可检测到高耸的 Lip 峰。

9.尿道瘢痕性狭窄

◇瘢痕性狭窄有外伤或医源性操作史。

◇狭窄通常较局限,而尿道结核范围较大,且原发尿道结核极为罕见,一般都是继发于泌尿、生殖系统结核,除尿道异常外还伴有肾脏、输尿管、睾丸附睾等处的异常。

【拓展阅读】

[1]杨海涛,吕发金,欧阳羽,等.睾丸感染性和肿瘤性病变的 CT 表现及鉴别[J].临床放射学杂志,2016,35(4):597-601.

[2]程悦,季倩,沈文.前列腺结核的 MRI 特征[J].中华放射学杂志,2014,48(4):342-343.

(蔡曙波　朱朝辉　王秋萍)

第六单元
中枢神经系统结核

第一章　中枢神经系统结核总论

【课程目标】

※掌握：中枢神经系统结核的可疑人群特点。

※熟悉：中枢神经系统结核的分类。

※了解：中枢神经系统结核的常见并发症。

【中枢神经系统结核筛查】

1.出现以下情况时，应高度怀疑中枢神经系统结核

◇具有结核中毒症状（低热、乏力、盗汗）。

◇神经系统以外有活动性结核。

◇未查明原因的烦躁、嗜睡、哭闹、失眠等中枢神经系统症状。

◇出现不明原因的神经定位症状。

◇癫痫样抽搐伴发热。

◇呕吐伴有微热查不到原因。

◇持续两周以上头痛查不到原因。

2.对于中枢神经系统结核疑似人群可进行如下检查

◇实验室检查。

√常规性检查：血沉、血常规、尿常规、肝功、肾功、脑脊液常规检查。

√诊断性检查：脑脊液内结核杆菌检出阳性。

◇影像学检查。

√对神经系统体征提示的可疑部位进行CT及MR检查。

√正侧位胸片。

【中枢神经系统结核分类】

按病变部位分为：①脑膜结核；②脑实质结核；③混合性颅内结核；④结核性脊髓炎（结核性脊膜脊髓炎）。

【中枢神经系统结核疗效的影像学评估】

根据治疗过程中前后两次同一种影像学检查所见，将结核的疗效分为：进展及恶化、稳定、好转，详见本单元各章节。

【中枢神经系统结核常见合并症】

1.神经损害、脑实质及脊髓损害

◇神经受到炎性渗出物或结核病灶的包埋、压迫、牵拉、推挤，或颅内高压均可导致颅神经、脊神经的损害。

◇结核合并血管病变时，引起脑组织缺血、缺氧，导致脑实质损害。

◇炎性渗出物压迫、牵拉、推挤脊髓，结核病灶对脊髓侵蚀，均可导致脊髓变性、坏死。

◇如果经及时治疗，病变能迅速消除，则神经、脊髓及脑实质损害可完全恢复；否则，当神经发生变性坏死，脊髓及脑实质发生软化后，即便将病灶消除，颅神经损害及脑实质损害的症状也将持续存在，不可恢复。

2.脑积水

◇脑底部渗出物发生干酪样坏死及纤维蛋白增生机化，形成结核肉芽组织；结核炎症侵及脑室内脉络丛及室管膜时，也可形成结核结节和干酪性坏死，进而阻碍脑脊液循环通路，发生脑积水。

◇脑室扩大或结核瘤压迫脑血循环，使回流受阻，或蛛网膜回吸收障碍，脑脊液不能流入蛛网膜下腔，可形成慢性脑积水。

【拓展阅读】

[1]彭卫生，王英年，肖成志.新编结核病学[M].2版.北京：中国医药科技出版社，2003.

[2]李保灿，杨岳松，结核性脑膜炎神经系统损害的MRI诊断[J].临床放射学杂志，2000，19(11)：678－680.

[3]贺伟，宁锋刚，周新华，等.脑实质结核的核磁共振影像特点及动态分析[J].中华结核和呼吸杂志，2015，38(11)：821－827.

（麻少辉　曲长君　于　勇）

第二章　颅内结核

【课程目标】

※掌握：颅内结核的影像学表现及其鉴别诊断。

※熟悉：颅内结核的临床特点和诊断依据。

※了解：颅内结核的相关影像学解剖与其病理学改变。

【相关解剖】

1.脑的划分

(1)脑分为端脑、间脑、中脑、脑桥、延髓和小脑六个部分(图 6-2-1)。

◇端脑由左、右侧大脑半球组成，大脑半球之间为大脑纵裂，裂底借胼胝体相连。

◇间脑位于大脑半球与中脑之间，外侧邻内囊，内侧面形成第三脑室的侧壁，可分为背侧丘脑、下丘脑、底丘脑、上丘脑和后丘脑。

◇通常把中脑、脑桥和延髓合称为脑干。

◇小脑位于颅后窝，由中间的蚓部和两侧的小脑半球组成，借小脑半球上、中、下脚与中脑背面、脑桥和延髓后外侧面相连。

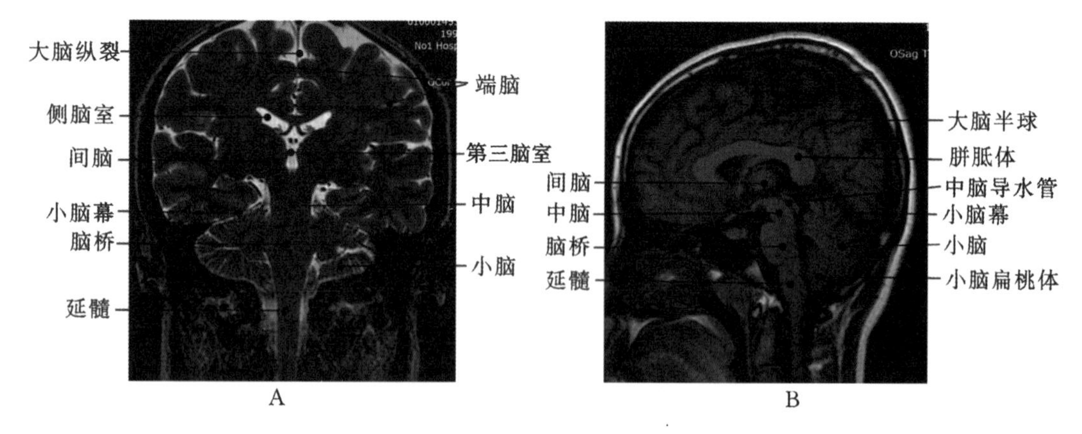

图 6-2-1　正常脑的结构

图 A 为经脑干冠状位 T_2WI，图 B 为经脑干矢状位 T_1WI

2.脑白质与脑灰质

大脑半球的表面覆盖有脑灰质称脑皮质，深部是由出入皮质的纤维构成的脑白质（又称脑髓质）。

◇脑灰质由各种神经元、神经胶质及神经纤维组成。在 CT 上，脑灰质的 CT 值为 32～40HU。在 T_1WI 上呈灰黑色的稍低信号，在 T_2WI 上则呈灰白色的稍高信号（图 6-2-2）。

◇脑白质由出入皮质的纤维构成。在 CT 上密度略低于脑灰质，CT 值为 28～32HU。在 T_1WI 上稍高于脑灰质，在 T_2WI 上略低于脑灰质（图 6-2-2）。

◇基底神经节：深埋在大脑白质内的灰质核团，简称基底节，由尾状核、豆状核、屏状核、杏仁核组成。其 CT 密度及信号与脑灰质相似（图 6-2-2）。

◇神经核：位于脑干和小脑内的灰质核团，如面神经核、听神经核、红核、齿状核等。在常规 CT 及 MRI 上，其密度及信号与脑灰质相似（图 6-2-3A～C），在高分辨 MRI 上 T_2信号低于脑灰质（图 6-2-3D）。

◇增强扫描时，由于正常的脑实质有血-脑屏障，可以阻止多数大分子（包括对比剂）从血管进入脑实质，因此正常脑实质呈轻度强化。而硬脑膜有丰富的血供且无血-脑屏障，可以发生明显的强化（图 6-2-4），蛛网膜及软脑膜不强化。

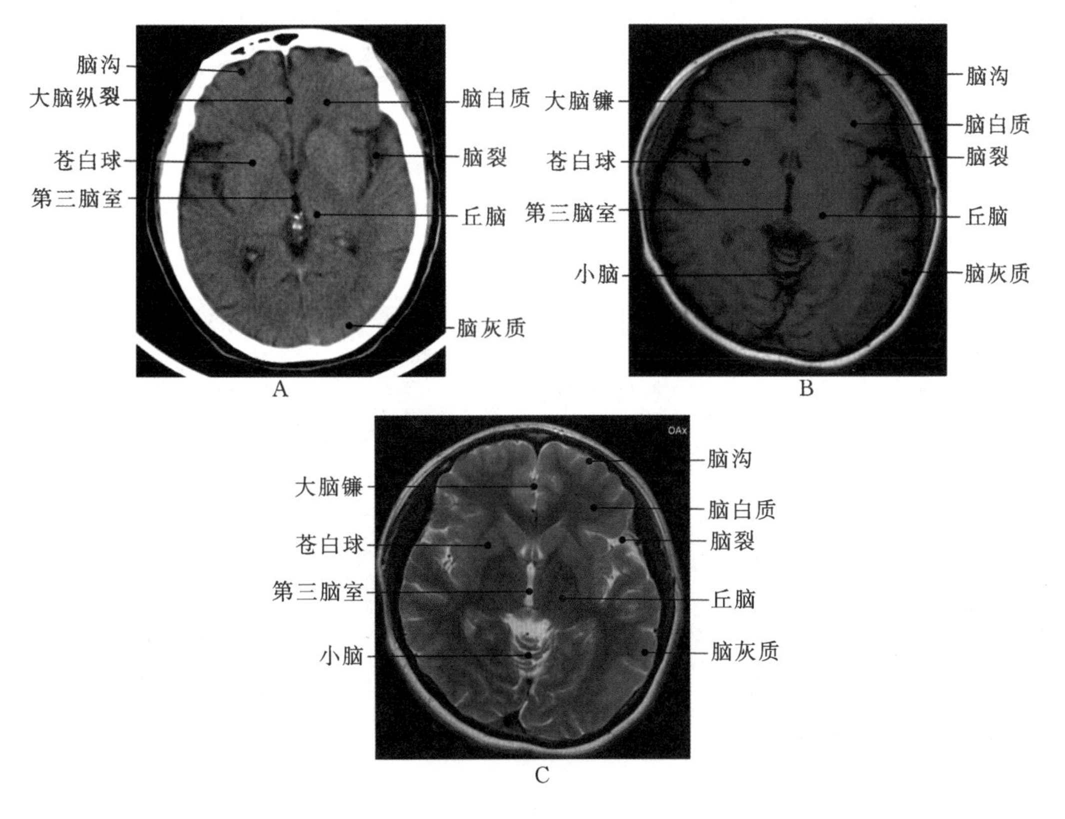

图 6-2-2　正常脑的结构

经第四脑室轴位 CT 平扫（图 A）、T_1WI（图 B）及 T_2WI（图 C）显示大脑半球表面为脑灰质，深部是脑白质，脑室内、脑沟及脑裂内为脑脊液

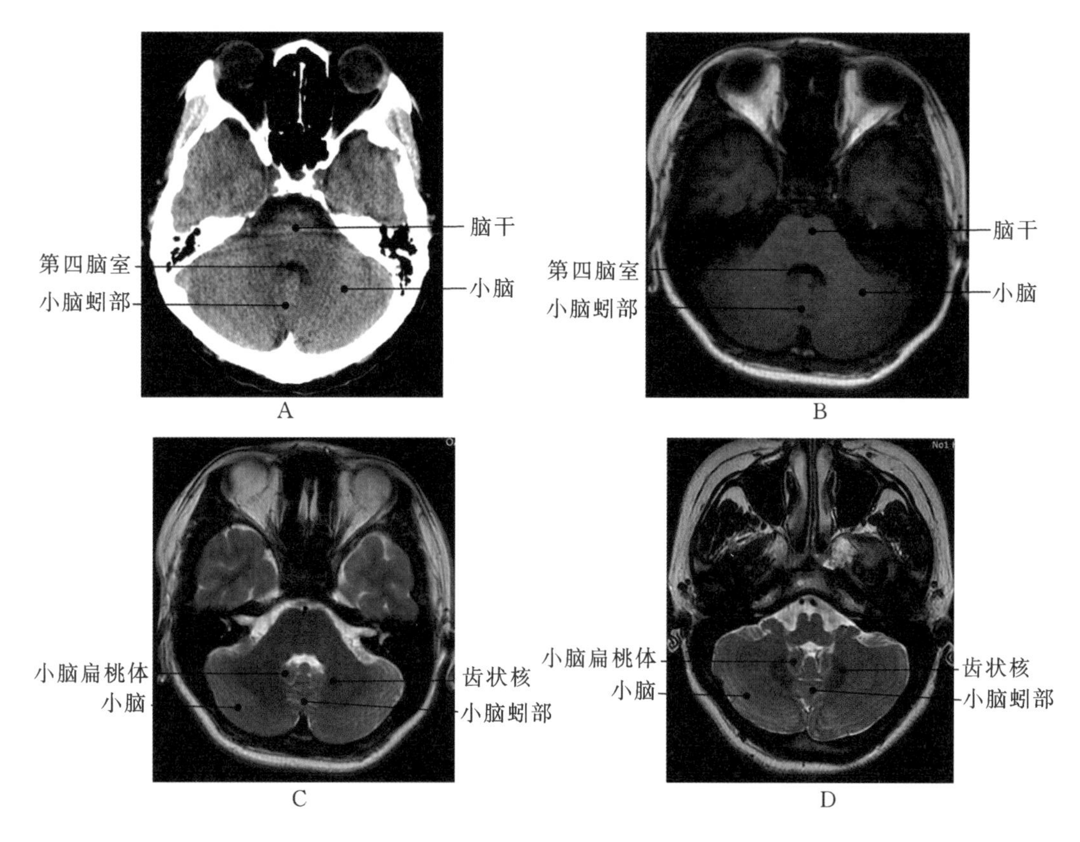

图 6-2-3　正常脑的结构

经第四脑室轴位 CT 平扫(图 A)、T_1WI(图 B)及 T_2WI(图 C)不能清晰显示齿状核，T_2WI 高分辨(图 D)显示齿状核为低信号

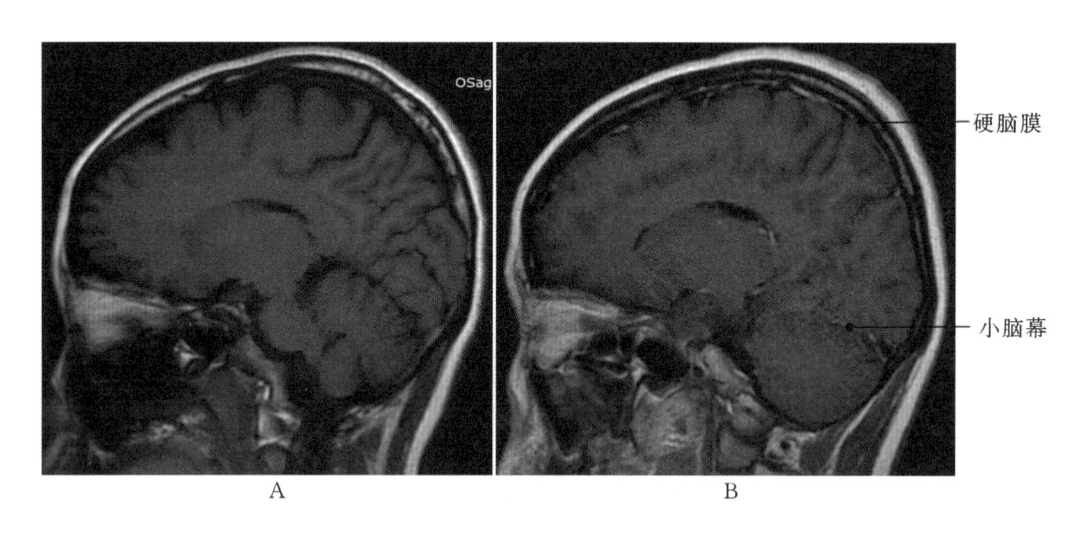

图 6-2-4　正常脑强化

经丘脑矢状位 T_1WI 平扫(图 A)及增强(图 B)显示硬脑膜及小脑幕线状强化，脑实质强化不明显

3.脑沟、脑池与脑室

◇由于脑的发育速度不同，导致发育快者向外突出，称为脑回，而发育慢者，位置深在，形成凹陷，称为脑沟，脑沟深大者称为脑裂（图 6－2－2）。

◇颅骨与脑实质之间有三层膜，从外向内分别为硬脑膜、蛛网膜和软脑膜（图 6－2－5）。正常情况下，除了大脑镰、小脑幕，这些膜在 CT 和 MRI 平扫上通常不显示，在增强扫描上，硬脑膜有丰富的血供，且无血-脑屏障，可以发生明显的强化，而蛛网膜正常不强化（图 6－2－4）。

√硬脑膜为双层，外层为颅骨内面的骨膜，内层在沿脑表面走行的同时，形成大脑镰、小脑幕。

√蛛网膜紧贴在硬膜的内面走行，并伸入脑裂内。

√软脑膜紧贴脑表面，并伸入脑沟内，产生脑脊液。

√硬脑膜与颅骨之间的间隙称为硬膜外间隙，蛛网膜与硬脑膜之间的间隙称为硬膜下间隙，软脑膜与蛛网膜之间的间隙称为蛛网膜下腔（图 6－2－5B）。

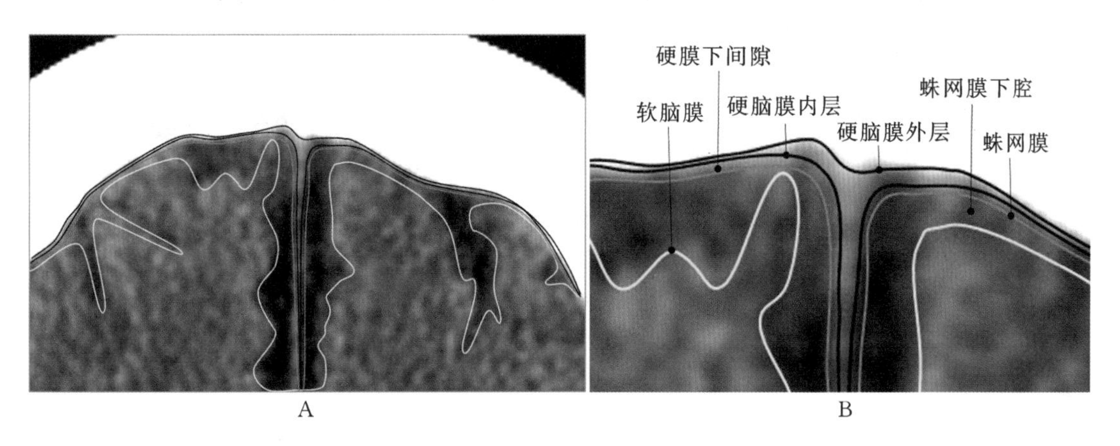

图 6－2－5　正常脑膜示意图

图 B 为图 A 的局部放大图。脑膜从外向内分别为硬脑膜外层、硬脑膜内层、蛛网膜和软脑膜

◇蛛网膜下腔在脑的沟、裂等处扩大，形成蛛网膜下池，亦称脑池。

√成对脑池：大脑纵裂池、大脑外侧窝池（又称侧裂池）、大脑脚池、环池、脑桥小脑角池。

√不成对的脑池：背侧的胼胝体周缘池、帆间池（又称第三脑室上池）、大脑大静脉池、四叠体池、小脑上池、小脑延髓池（又称枕大池）、小脑溪；腹侧的终板池、交叉池、脚间池、桥池、延池。

√鞍上池又称基底池、中脑周围池，是中脑和桥脑周围充满脑脊液的腔隙。它是 CT 和 MRI 等上的影像学术语，包含了解剖学上的大脑纵裂池、大脑外侧窝池（又称侧裂池）、环池、交叉池、脚间池、桥池。其形态因扫描层面和个体差异可以表现为六角形、五角形或四边形（图 6－2－6）。它是结核性脑膜炎极易受累的区域。

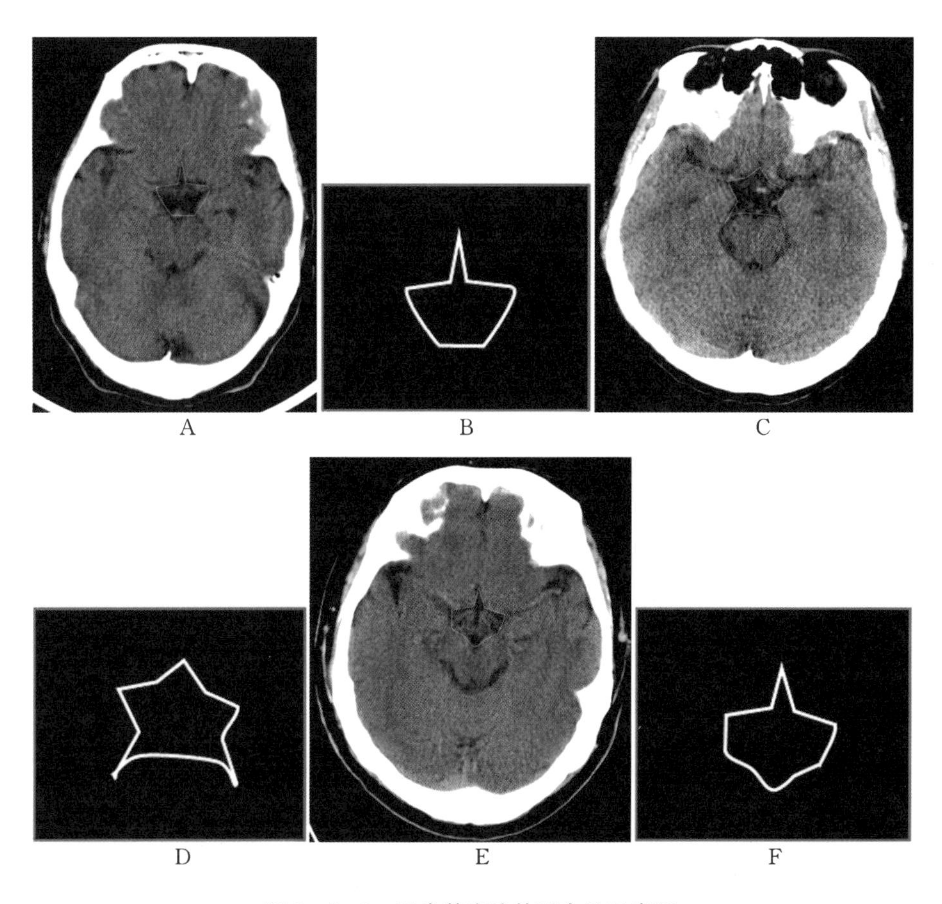

图 6-2-6　正常基底池的形态及示意图

图 A、B 为四边形基底池的 CT 及其示意图；图 C、D 为五边形基底池的 CT 及其示意图；图 E、F 为六边形基底池的 CT 及其示意图

◇脑室系统由一对侧脑室和位于中心的第三脑室、第四脑室组成(图 6-2-7)。在颅内，脑室系统、脑沟、脑裂、脑池内均含有脑脊液，脑脊液在 CT 上呈低密度；T_1WI 为低信号，T_2WI 为高信号。

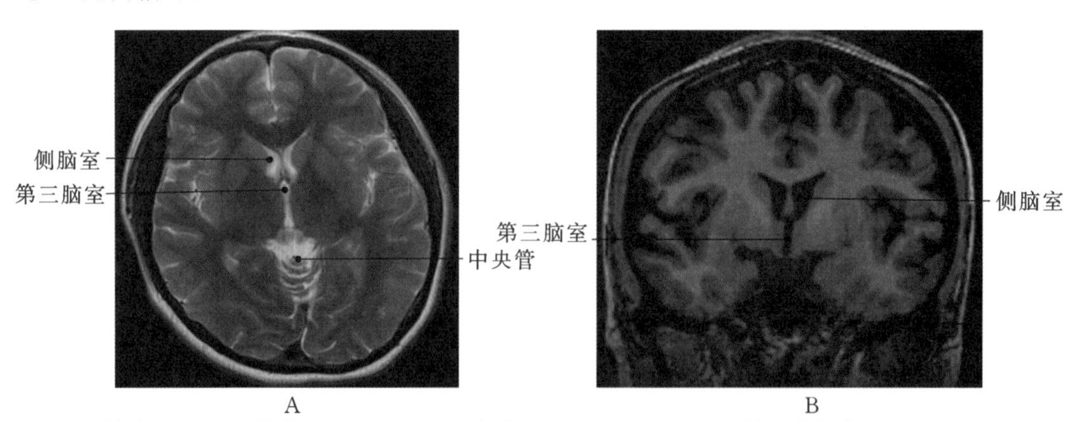

T_2WI 轴位(图 A)、冠状位 T_1WI(图 B)及矢状位 T_1WI(图 C)示脑室系统呈水样信号，边缘光滑整齐

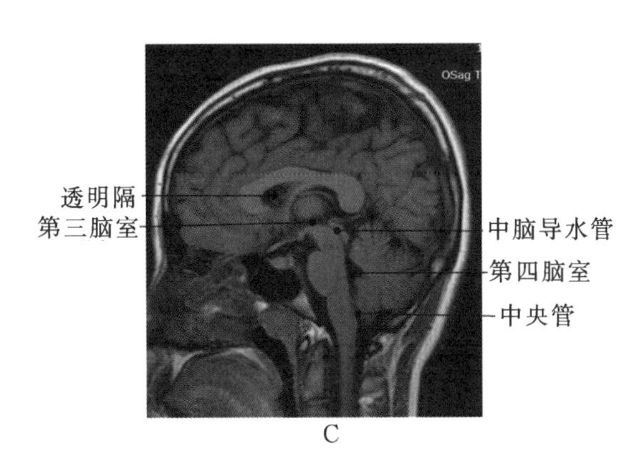

图 6-2-7　正常脑室系统

√侧脑室成对，位于大脑半球，前部以室间孔与第三脑室相通。

√第三脑室位于两个间脑之间，呈前后走行的裂隙。其后部借中央导水管与第四脑室相通。

√第四脑室位于脑干与小脑之间，呈菱形，通过中央管与脊髓蛛网膜下腔相通，通过正中孔和外侧孔与蛛网膜下腔相通。

4.非病理性钙化

◇主要有松果体、缰联合、大脑镰、侧脑室脉络丛、基底节、齿状核等部位钙化(图 6-2-8)。

◇基底节钙化易出现在高年龄人群中，如果年轻人出现，则要考虑是否有甲状旁腺功能低下。

◇齿状核钙化，若出现在老年人中，并呈对称性改变，则无明确的临床意义。

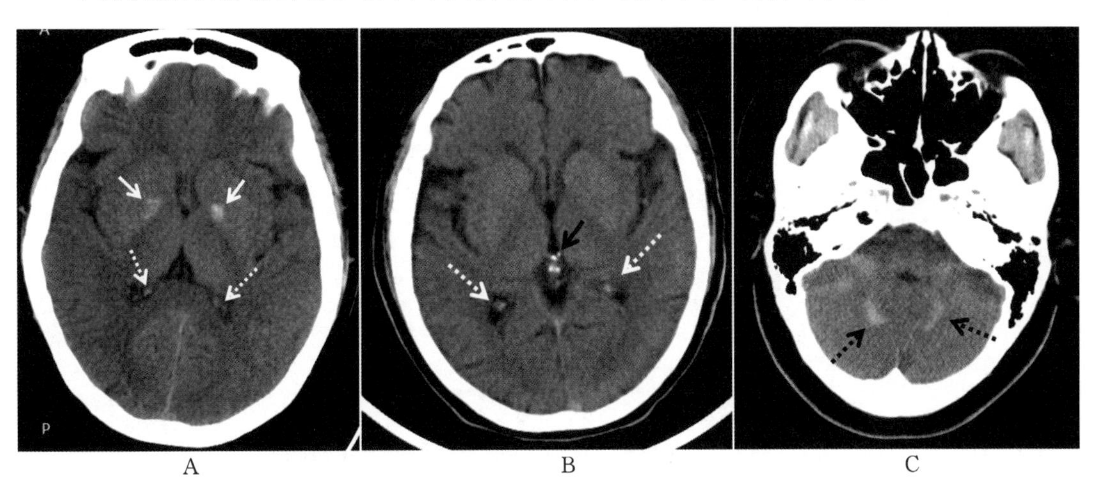

图 6-2-8　颅内常见非病理性钙化

图 A 为 59 岁女性的基底节区(白实箭)和脉络丛钙化(白虚箭)。图 B 为 66 岁男性的松果体(黑实箭)和脉络丛钙化(白虚箭)。图 C 为 69 岁女性的齿状核钙化(黑虚箭)

【定义】

◇颅内结核(intracranialtuberculosis)是结核分枝杆菌通过血行播散引起的一种严重的中枢神经系统结核病。

◇好发于免疫力低下的儿童及老年患者，是结核病中最严重的肺外结核病类型，也是小儿结核病致死的主要原因。

◇早期抗结核治疗治愈率为96%，晚期抗结核治疗治愈率仅为21%，死亡率高达73%，因此早期诊断是改善预后的关键所在。

【诊断依据】

◇易患人群有结核病史或与涂阳患者有密切接触史。

◇有典型颅内结核临床症状及体征。

◇有典型颅内结核影像学表现。

◇有结核病的实验室证据。

【分类】

颅内结核分为脑膜结核、脑实质结核和混合型颅内结核。

【病理改变】

颅内结核是在血-脑屏障受到破坏，结核杆菌经血液循环侵入脑膜的基础上发生的，以脑膜病变最突出，炎症常侵犯到脑实质或同时伴有结核瘤。结核性脑动脉炎可引起脑梗死、脑软化，也可引起脑脊液通路阻塞形成脑积水。

◇脑膜结核是由结核杆菌侵入血管，随血液循环到达脑膜动脉播散而发生的。血管的病理特点是以渗出和浸润性改变为主。渗出物主要为大量白色或灰黄色胶冻样脓液，沿脑基底等处蔓延。同时，脑膜上有多数散在的粟粒状灰黄色或灰白色小结节。镜下可见软脑膜及蛛网膜下腔弥漫单核细胞、淋巴细胞及少量中性粒细胞浸润，血管周围见单核细胞及淋巴细胞浸润。若治疗不及时，颅底渗出物粘连、增厚、机化，出现肉芽组织及干酪样坏死物。

◇脑膜结核可累及邻近浅层脑实质而出现脑炎改变，表现为脑水肿及脑肿胀。脑实质内有结核结节、结核瘤的形成。镜下见血管周围淋巴细胞炎性浸润，神经细胞有不同程度的退行性变及胶质细胞增生，也可伴有髓鞘脱失。

◇结核累及颅内血管时，可产生动脉内膜炎或全动脉炎。血管的炎症变化可发展为类纤维性坏死或干酪样化，导致血管内血栓形成，从而导致脑梗死以及脑软化。

◇脑底部的渗出物发展形成结核肉芽组织时，可以阻碍脑脊液循环，形成脑积水。此外，急性期结核炎症侵及脑室内脉络丛及室管膜时，使之充血、水肿、混浊、增厚，形成结核结节和干酪样坏死，阻塞脑脊液循环通路，形成脑积水。在慢性期，脑室扩大或结核瘤压迫脑血循环，使回流受阻，或蛛网膜回吸收障碍，脑脊液不能流入蛛网膜下腔，可形成慢性脑积水。

◇结核杆菌循血行播散进入脑实质内，可形成结核肉芽肿，称为结核结节，其中心为干酪样坏死，周围为肉芽肿包裹。直径超过5mm的结核结节称之为结核瘤，结核瘤可为多个结核结节融合而成。

◇结核性脑脓肿是由结核瘤中心干酪样物质液化坏死形成的，内有较多多形核白细胞浸润。

【临床特点】

1.易患人群

◇多为儿童及青少年。

◇其次为老年人。

◇接受过卡介苗的成年人中，具有糖尿病、肾上腺皮质功能低下、免疫缺陷的患者为易患人群。

2.症状

(1)早期

大多起病缓慢，或呈亚急性，急性发病少见。表现为间断性头痛和不规则低热(37～38℃)，不明原因呕吐，表情淡漠。此期持续1个月左右。

(2)中期

呈现典型的脑膜刺激征，颅内压增高征象(持续性头痛、喷射状呕吐、视神经乳头水肿)，伴中高热(＞38℃)，可出现病理性反射、脑神经损害症状。此期持续约2周左右。

◇脑实质幕上结核多出现头痛、癫痫、偏瘫、失语、感觉异常等，幕下结核表现为颅内高压和小脑功能失调的症状。

◇近皮质的脑实质结核灶或水肿易引起脑部神经元异常放电出现癫痫。

◇大脑皮质运动区或内囊区脑实质结核可引起偏瘫、单瘫等瘫痪症状。

◇脑实质结核可出现去大脑强直、去皮质强直、四肢手足徐动、震颤及舞蹈样运动等。

(3)晚期

意识障碍，从嗜睡发展到昏迷，肌肉松弛，深浅反射消失，可出现中枢性高热，常因脑疝导致死亡。

(4)慢性期

出现顽固性高颅压，呈间断或持续性头痛、发热或伴随长期的癫痫、肢体瘫痪、排便障碍等。

3.实验室检查

◇PPD皮肤试验可呈强阳性或一般阳性，重者多呈假阴性反应。

◇腰穿测脑压多增高〔卧位达200mmH_2O(≥1.96kPa)〕。

◇脑脊液化验检查。

√常规：外观可微混，为毛玻璃样或无色透明，病情严重者为黄色。白细胞计数增高。

√生化：蛋白增高，一般为1.0～2.0g/L，糖＜2.5mmol/L，氯化物＜120mmol/L。

√细菌学检查：涂片或培养找到结核分枝杆菌可以确诊，脑脊液抗结核抗体阳性有助于诊断。

【影像学表现】

1.脑膜结核

结核病灶累及脑膜，包括硬脑膜、软脑膜、基底池脑膜及室管膜等。

(1)早期

脑膜弥漫性充血水肿。CT 平扫或 MRI 平扫可无任何异常发现,部分病例可发现蛛网膜下腔扩大或缩小,脑沟变浅消失。增强扫描,脑膜呈线状强化,沿脑表分布(图 6-2-9)。

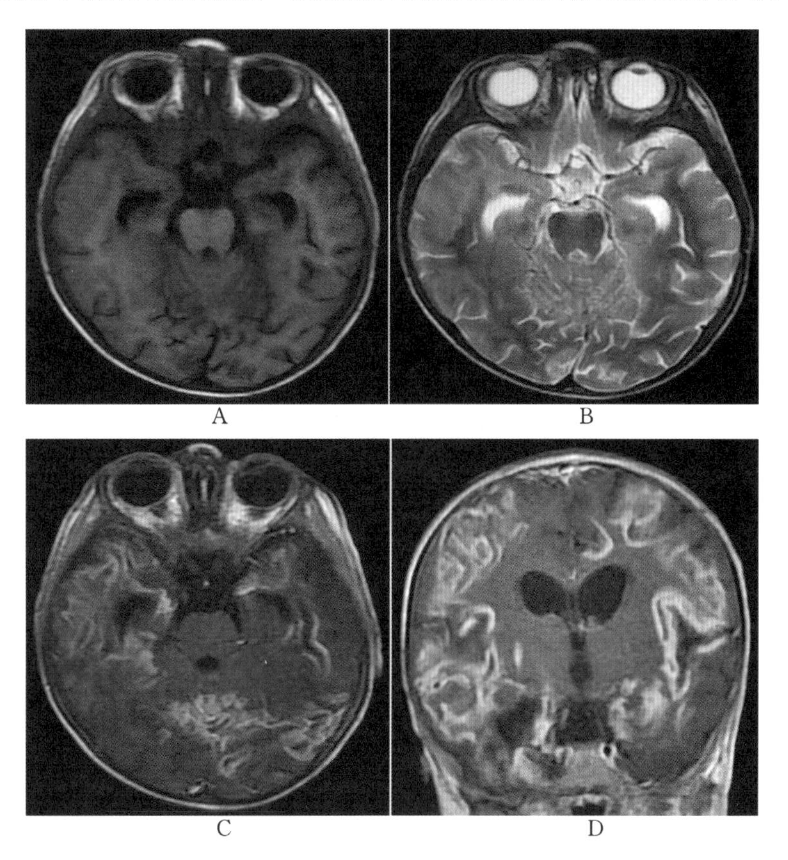

图 6-2-9 男性,3 岁,结核性脑膜炎累及软脑膜

同层 T_1WI(图 A)、T_2WI(图 B)显示双侧侧脑室颞角稍扩大,右侧额叶脑沟浅平。同层增强扫描轴位(图 C)及冠状位(图 D)显示鞍上池未见异常强化,双侧大脑、小脑半球脑表面可见弥漫线状、脑回状强化

(2)炎性渗出期

富含蛋白、纤维、炎性细胞等成分的胶冻样渗出物增多,与此同时,纤维组织及肉芽组织增生,导致脑膜增厚、粘连。这些炎性渗出物最易沉积在颅底各脑池内,以基底池最常见,导致其缩窄、变形或闭塞(图 6-2-10)。

◇CT 及 MRI 平扫显示蛛网膜下腔结构紊乱。在 CT 上表现为脑沟裂、脑池密度增高,边缘模糊不清(图 6-2-11A)。基底池脑脊液信号消失,被异常信号充填,该异常信号在 T_1WI上与脑实质信号相仿,在 T_2WI 上表现为低于脑脊液但等于或略高于脑实质的信号,表面多不光滑(图 6-2-10)。

◇增强扫描显示受累的脑池周边脑膜呈宽带状、不规则斑片状、结节状(图 6-2-11)或脑池铸型样显著强化(图 6-2-10D),内部密度/信号均匀或不均匀,边缘多不整齐,以鞍上池最为常见,外侧裂及其他蛛网膜下腔也可以见到。此表现具有特征性,可作为结核性脑膜炎的诊断依据。

◇延迟 5min 增强扫描对于观察软脑膜的增厚显示更为清楚。

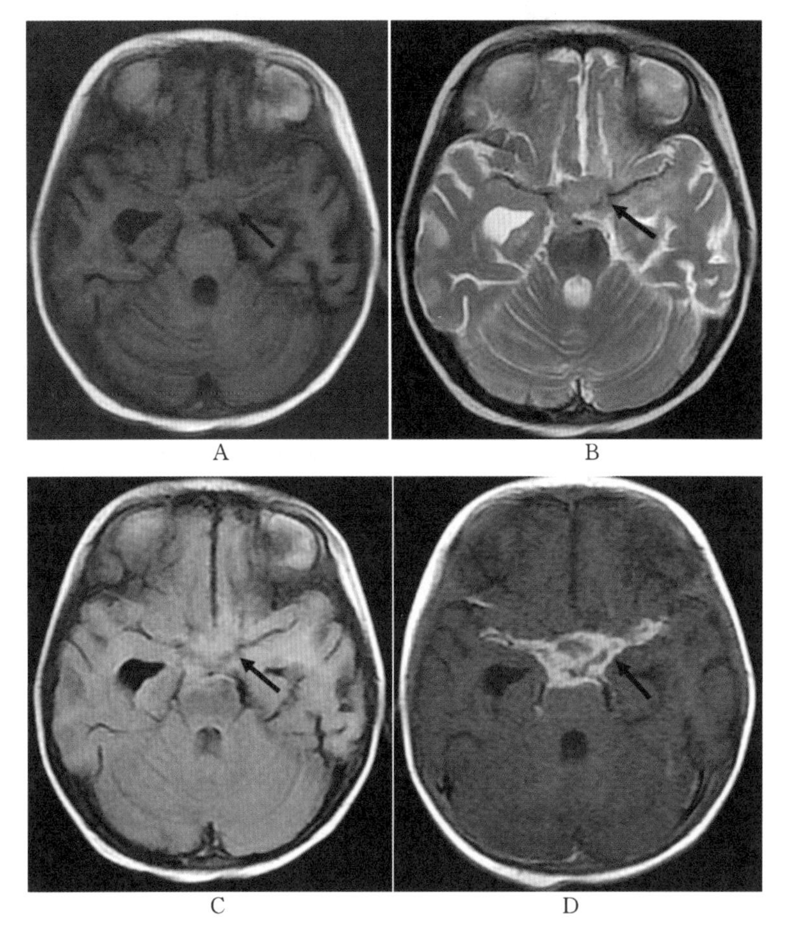

图 6-2-10　女性，19 个月，结核性脑膜炎累及颅底脑池

同层 T_1WI(图 A)、T_2WI(图 B)、T_2-Flair(图 C)显示鞍上池正常脑脊液信号消失，被稍高 T_1、稍高 T_2 信号影取代，境界模糊。同层增强扫描(图 D)显示四边形的鞍上池呈铸型样不均匀强化，边缘欠光滑

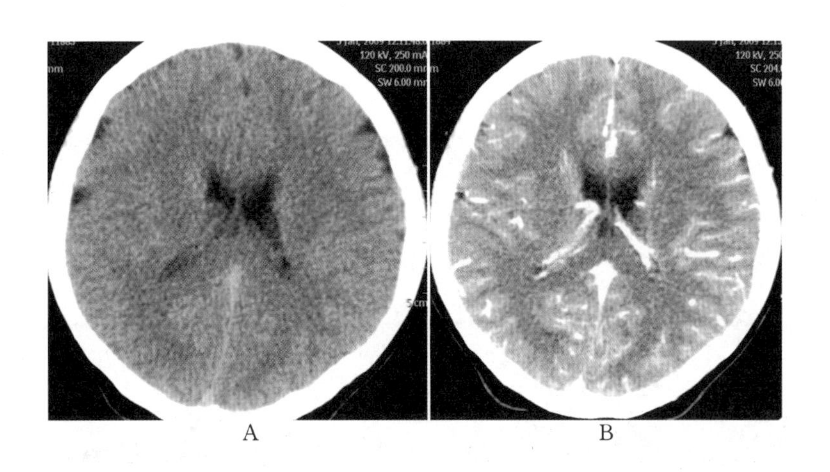

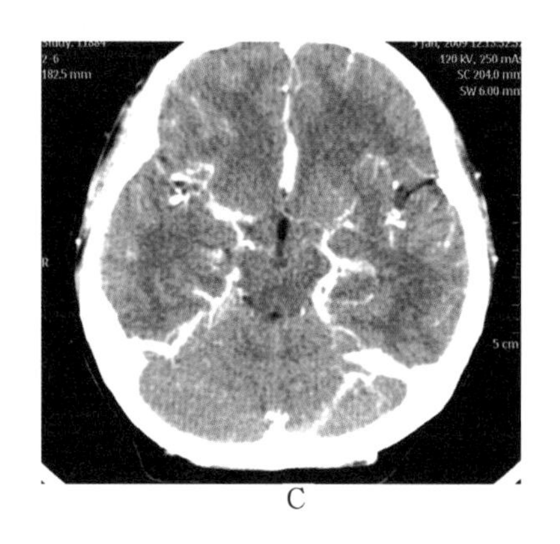
C

图 6-2-11　女性,24 岁,结核性脑膜炎

CT 平扫(图 A)显示大脑镰后部密度增高,边缘模糊,与蛛网膜下腔出血相似。同层增强扫描(图 B)显示大脑镰不规则强化。环池层面(图 C)显示环池区脑膜粗细不均,呈带状强化

(3)脑膜结核结节

结核结节多成簇分布,可融合,常与增厚的脑膜伴行,多与增厚的脑膜无法区别。发生在基底池脑膜、室管膜和软脑膜的结核结节可单发。结核结节增大、融合、形成结核瘤。

◇结核瘤由肉芽肿的环壁和干酪样坏死的中心构成。CT 平扫病灶密度均匀或不均匀,中心可出现略低密度的干酪样坏死灶。干酪样坏死物质在 T_1WI 为低信号,T_2WI 可为高信号(完全液化),或低信号(未液化),也可表现为混杂信号(部分液化)。环壁肉芽组织信号与不规则增厚的脑膜信号接近(图 6-2-12A～C),平扫难以显示。

◇增强扫描对于病变的显示更为清晰,有助于病变范围、大小的评估,是结核诊断的重要技术。结核瘤在增厚的脑膜区表现为环形强化结节,其内的干酪样组织不强化,壁呈明显强化(图 6-2-12D、E)。

◇扩散加权成像(diffusion weighted imaging,DWI)信号多样,未液化的干酪样坏死不导致水分子扩散受限,所以 DWI 呈低信号;液化的干酪样坏死扩散受限,DWI 呈高信号。

(4)结核性脓肿

结核性脓肿的脓肿壁在 CT 上呈等密度,在 T_1WI 和 T_2WI 均呈等或略高信号,增强扫描上呈明显强化。脓腔在 CT 上呈略低密度,T_1WI 呈低信号,T_2WI 呈高信号,增强扫描上不强化,脓液的水分子扩散受限,DWI 呈高信号。

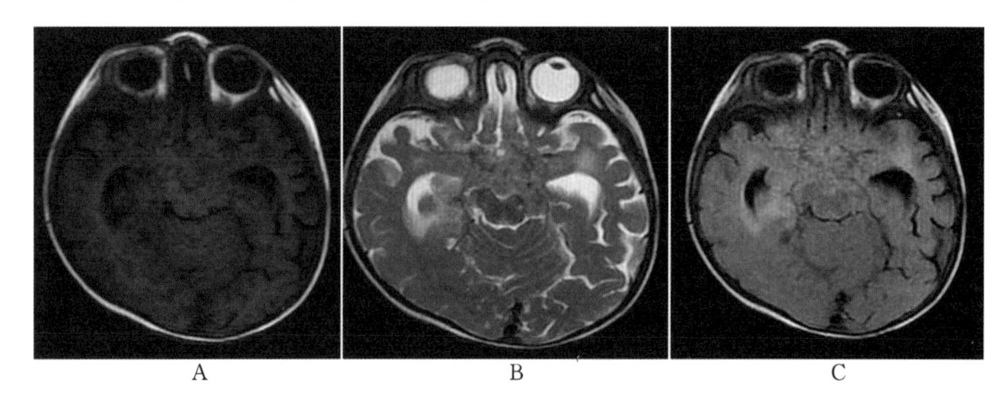
A　　B　　C

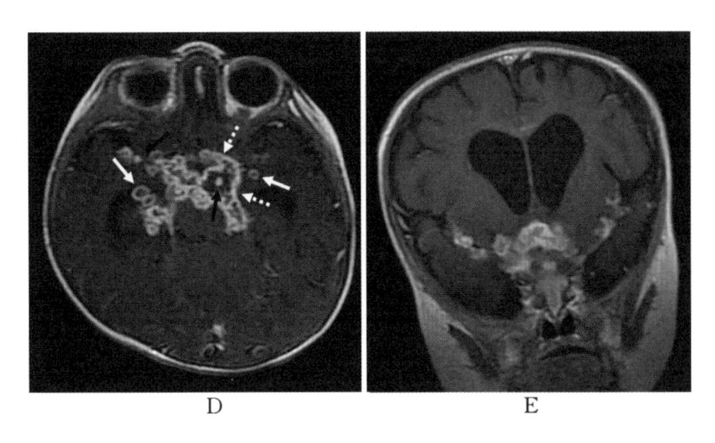

图 6-2-12　男性，14 个月，结核性脑膜炎伴脑膜结核瘤

同层 T_1WI(图 A)、T_2WI(图 B)、T_2-Flair(图 C)显示鞍上池闭塞，呈稍高 T_1、稍高 T_2 混杂信号，境界模糊。同层 T_1WI 增强扫描轴位(图 D)显示鞍上池线状(白虚箭)、结节状(黑实箭)及环形(白实箭)强化。冠状位(图 E)显示病变沿外侧裂向两侧走行

(5)慢性期及愈合期

脑膜结核瘤内，甚至整个病灶发生钙化，在 CT 平扫上表现为颅底脑池周围不规则形的结节状、斑点状高密度钙化影(图 6-2-13)。MRI 对钙化不敏感。

(6)继发性改变

◇脑积水，CT 及 MRI 表现为脑室系统对称性扩大，侧脑室的颞角和额角在扩大的同时变钝、变圆。侧脑室的枕角扩大出现较晚。严重者两侧大脑半球可变成巨大水囊，脑实质显著受压变薄，脑室旁可伴有间质性水肿，在 CT 图像上表现为脑室周围的带状低密度区(图 6-2-14)，在 T_1 呈低或等信号，T_2 呈高信号(图 6-2-15)。但由于 CT 分辨率和部分容积效应的关系，此征象常不如 MRI 明显及典型。

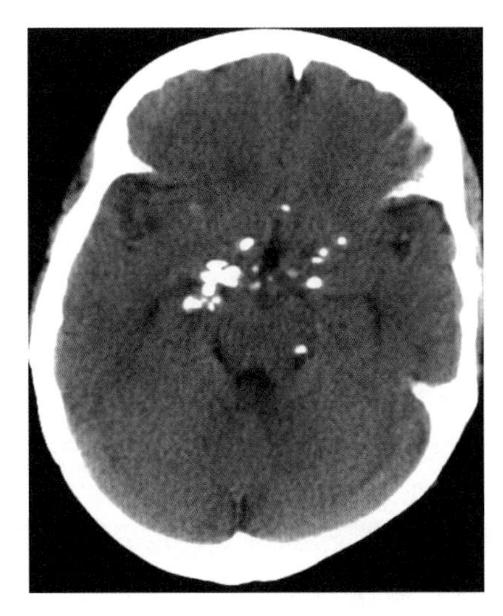

图 6-2-13　男性，65 岁，结核性脑膜炎治疗后

CT 平扫显示鞍上池、环池多个大小不等的结节状钙化

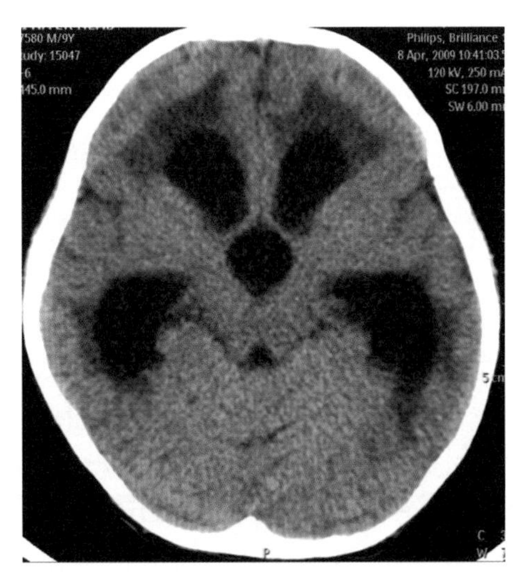

图 6-2-14　男性，9 岁，结核性脑膜炎，脑积水

CT 平扫显示第三脑室及侧脑室对称性扩张，侧脑室周围有条片状稍低密度影

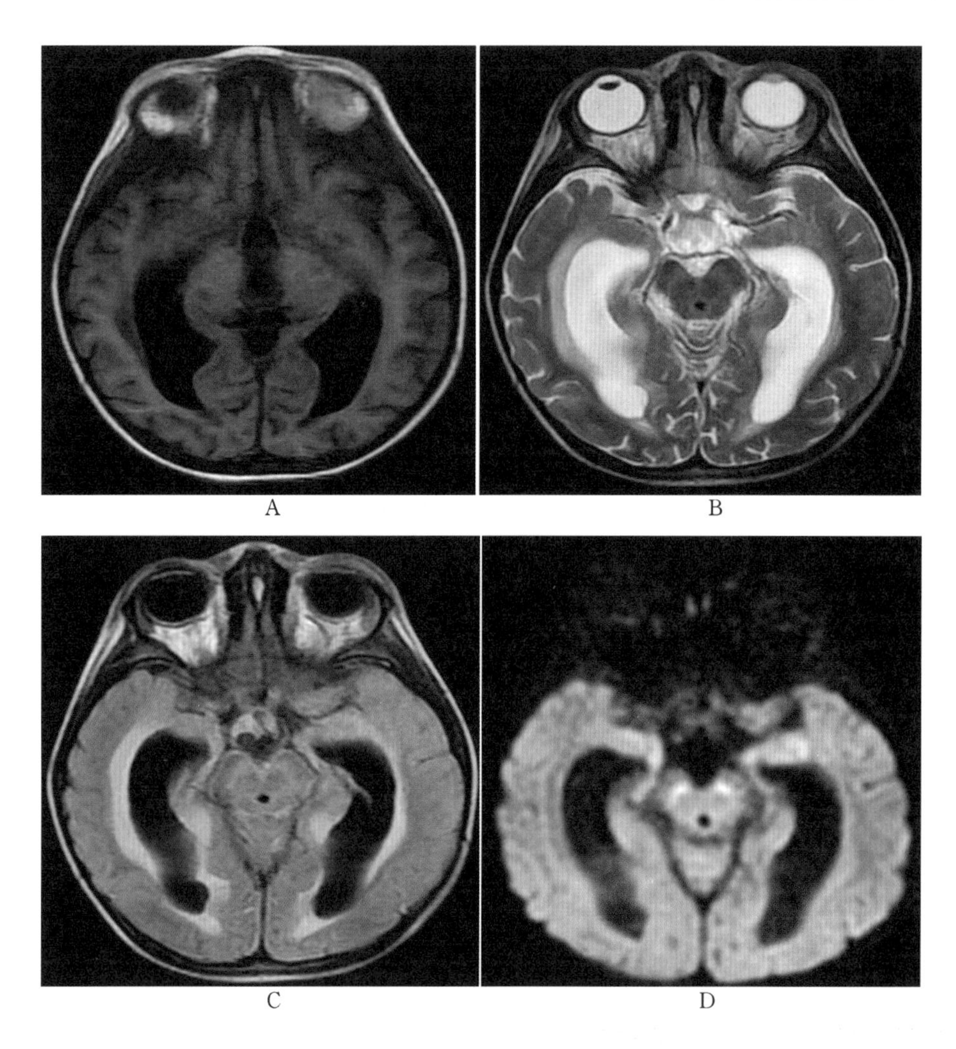

图 6-2-15　男性，3 岁，结核性脑膜炎致脑积水

同层 T_1WI(图 A)、T_2WI(图 B)显示侧脑室枕角稍扩大，周围可见带状稍长 T_1、稍长 T_2信号。同层 T_2-Flair(图 C)显示该高信号带更加清晰，提示该水肿带内的水为结合水。同层 DWI(图 D)显示该高信号带消失，提示水分子位于细胞外

◇脑梗死、脑软化，以纤细的穿支动脉最易受损，因此，基底节区梗死最为多见。CT 表现为脑实质单发或多发斑片状、大片状低密度影，边缘模糊或清楚，增强扫描无强化(图 6-2-16)或呈脑回样强化。

◇与 CT 相比，MRI 对结核性脑梗死灶的显示及分期更为清晰、准确，尤其急性期脑梗死的诊断，MRI 具有独特的诊断优势。急性脑梗死在 DWI 上呈明显高信号(图 6-2-17)，ADC 图呈明显低信号，T_1WI 增强无强化或呈脑回样强化，周围无水肿，借此能够与结核病灶加以区分。与其他原因引起的脑梗死、脑软化不同，脑实质及脑膜常有结核灶并发(图 6-2-16、18)。

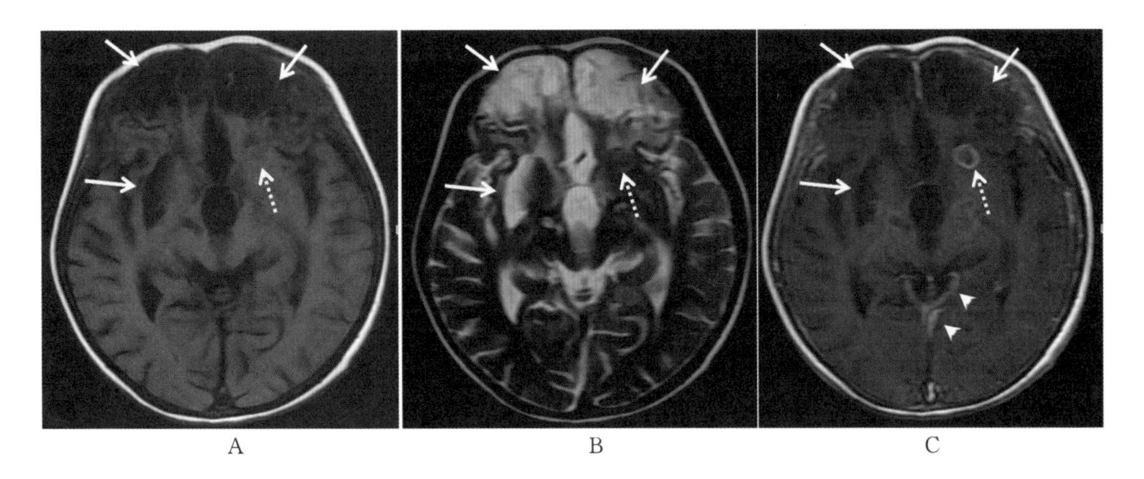

图 6-2-16　男性,8 岁,颅内结核并脑软化

同层 T_1WI(图 B)、T_2WI(图 A)显示双额叶、右侧基底节区长 T_1长 T_2脑脊液样信号(实箭)。增强扫描(图 C)显示无强化。左侧基底节区环形强化灶(虚箭)在 T_1WI 和 T_2WI 上与脑灰质信号相仿。大脑镰及小脑幕脑膜增厚(箭头)

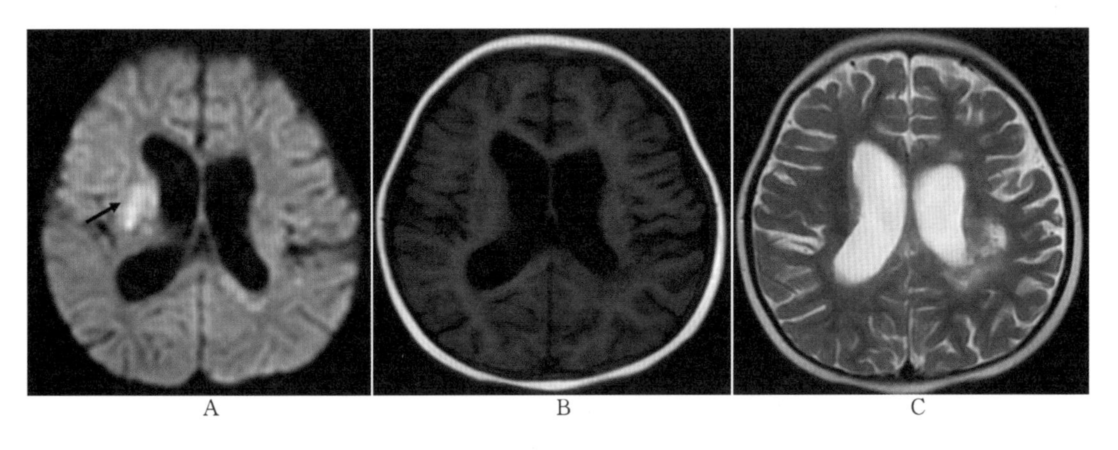

图 6-2-17　男性,2 岁,结核性脑膜炎并急性脑梗死

DWI(图 A)显示右侧侧脑室旁斑片状高信号;同层 T_1WI(图 B)、T_2WI(图 C)显示该区未见异常信号

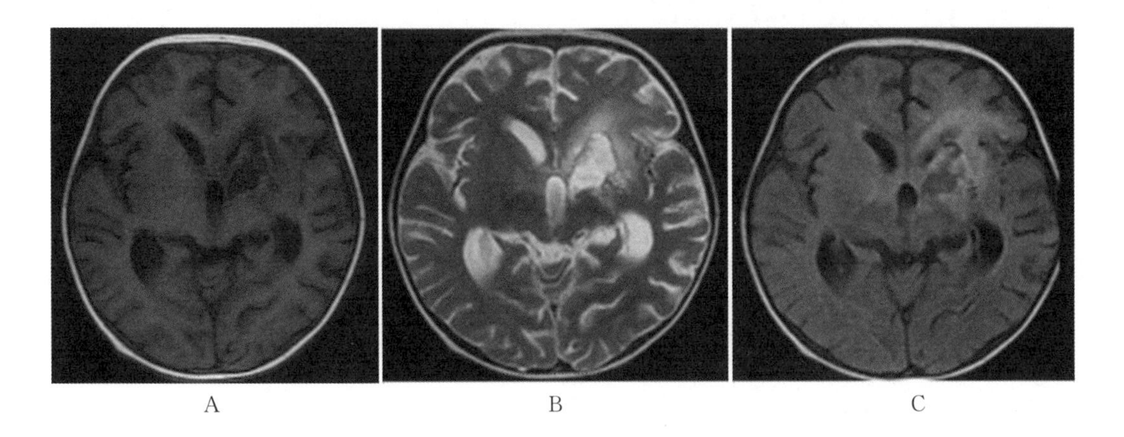

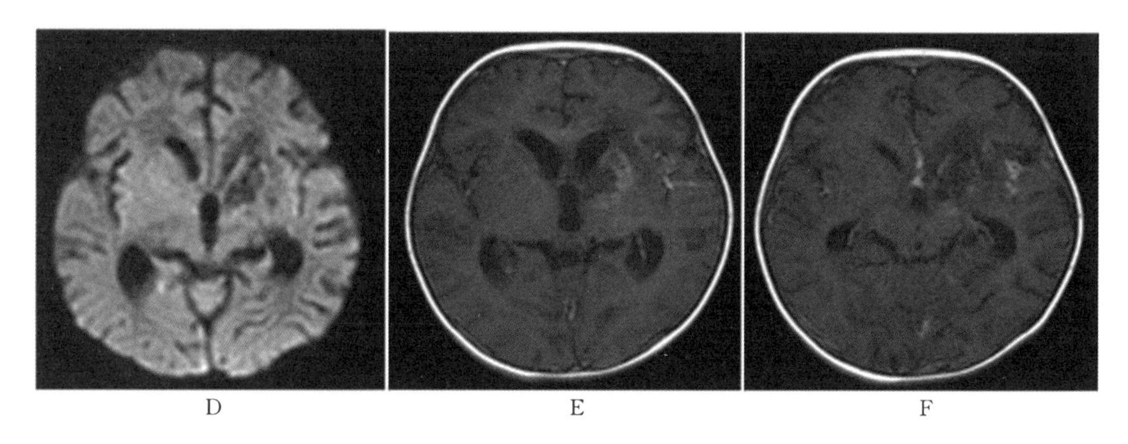

图 6-2-18　女性，19 个月，结核性脑膜炎

基底节层面轴位 T_1WI(图 A)显示左侧基底节区片状稍长 T_1 信号，中心见短 T_1 信号；T_2WI(图 B)显示片状稍长 T_2 信号中见更高信号；Flair 序列(图 C)显示中心为稍低信号，周围见片状高信号；DWI 序列(图 D)中心显示为低信号；增强扫描(图 E)低信号周围见强化影，其下一平面(图 F)显示环池、外侧裂池及前纵裂池脑膜增厚强化，左侧外侧裂池见小的环形强化的结节影

2.脑实质结核

◇结核病灶累及脑实质，可形成脑炎，脑实质内的结核结节、结核瘤和结核性脑脓肿等，这些病变可以混合存在。常位于大脑皮质、皮质下、小脑和基底节区。其中结核结节和结核瘤常为多发病灶，散在分布或成簇分布。

◇结核性脑炎时，脑白质充血、水肿、脱髓鞘改变，CT 和 MRI 平扫表现为脑沟、脑回模糊，灰、白质结构扭曲、紊乱，分界模糊，脑实质的 CT 值下降，T_1 信号下降，T_2 信号升高，异常信号呈手掌样，有占位效应，增强扫描多无明确强化，或见脑回样强化或片状强化。

◇结核性结节表现为实性结节，或大或小，CT 平扫多数病灶不可见，该区可见大片低密度水肿影，结节在 T_1WI 呈等或略低信号，T_2WI 呈等或略高信号，周围可见水肿样信号环绕，T_2-Flair 水肿区域呈高信号。增强后，病灶呈均匀强化，周围水肿区不强化(6-2-19)。

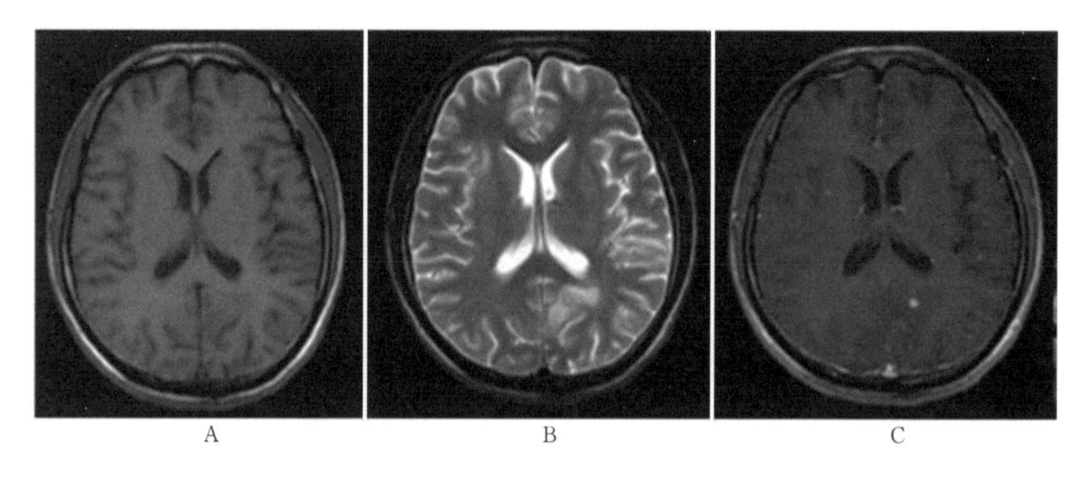

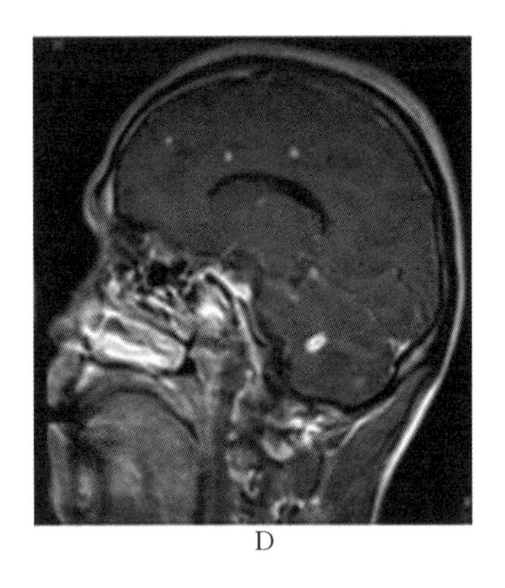

D

图 6-2-19　脑内多发结核结节

平扫 T_1WI(图 A)、T_2WI(图 B)显示左侧枕叶斑片状长 T_1长 T_2信号影;增强扫描(图 C)双侧大脑半球见多发实性结节状强化灶,左枕叶病变周围见 T_1WI 低信号水肿带环绕;冠状位增强(图 D)示幕下右侧小脑半球有实性结节灶

◇病灶内部发生干酪样坏死后形成结核瘤。结核球由肉芽肿的环壁和内部的干酪样物质组成。病变较小时,在平扫上可无异常发现或表现为斑片状的水肿影,结节密度/信号均匀;病灶较大时,结节密度/信号不均,病灶周围常见指状水肿带(图 6-2-20)。

√肉芽肿环壁在 CT 平扫上为等密度,中心干酪样物质为等或略低密度。

√肉芽组织 T_1WI 呈等或略高信号,T_2WI 为高信号。凝固的干酪样组织呈等低 T_1信号,低 T_2信号,DWI 呈低信号;液化的干酪样组织呈低 T_1信号,高 T_2信号,DWI 呈高信号;当干酪样坏死部分液化时,T_2WI 呈混杂信号。

√增强扫描,肉芽肿环壁明显强化,干酪样坏死物及病灶周围水肿带不强化。

√结核结节与结核瘤可发生钙化,表现为结节状钙化,或仅肉芽肿环壁部分出现钙化,呈断续环状或蛋壳状,CT 平扫呈高密度。当点状钙化出现在干酪样坏死中心时,再加上结节的环形强化,就构成了结核瘤的典型表现,即"靶样征",此时,结核球的邻近脑膜往往有改变,CT 增强扫描可见明显不规则条线状强化。

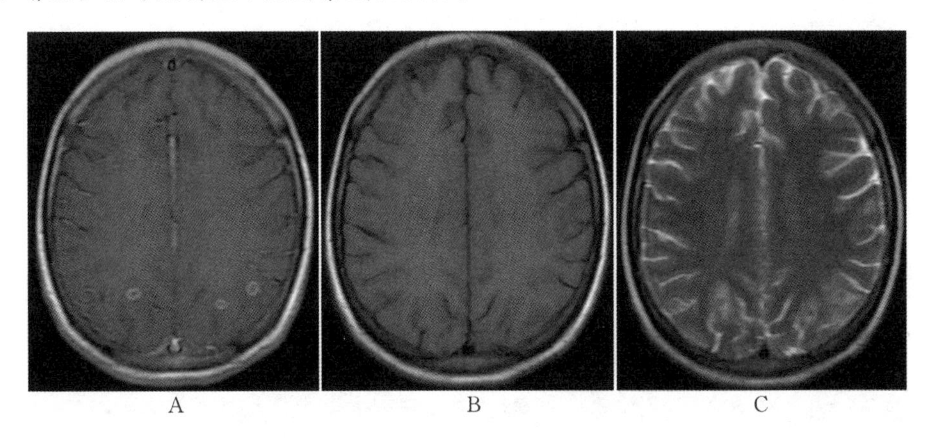

A　　B　　C

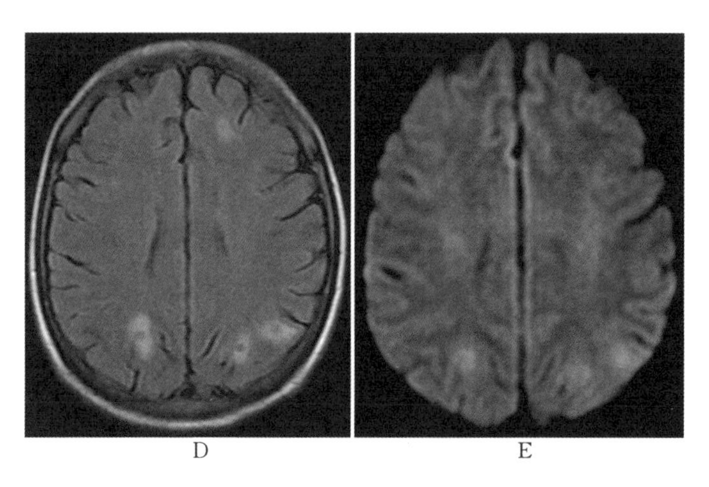

图 6-2-20　女性，34 岁，脑结核

增强扫描（图 A）显示双顶叶数个环形强化结节，T_1WI（图 B）显示不清，T_2WI（图 C）呈等信号结节，信号均匀，周围环绕片状水肿，水肿在 Flair（图 D）上呈高信号，DWI（图 D）上病灶弥散轻度受限，边缘模糊

◇当结核球内形成大量的脓液时，就形成了结核性脑脓肿。脑脓肿的 CT 表现为稍低密度结节，脓肿壁在 T_1WI 及 T_2WI 上呈等或略高信号，脓腔为低 T_1高 T_2信号；脓肿壁外缘见线状低信号环绕；再外面为大片状水肿带。因脓腔内水分子扩散受限，表现为 DWI 高信号，ADC 图低信号，有助于与结核瘤进行鉴别。

3.混合型颅内结核

脑膜结核与脑实质结核同时出现，可表现为混合型颅内结核。影像学表现可有所侧重，可以脑膜病变为主，或以脑实质病变为主（图 6-2-21）。

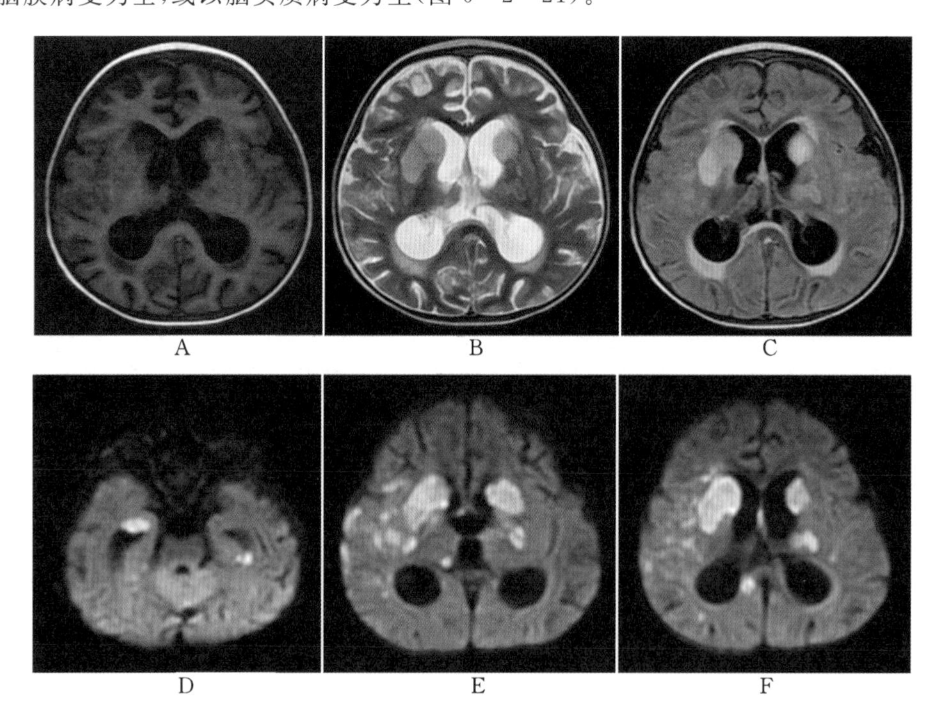

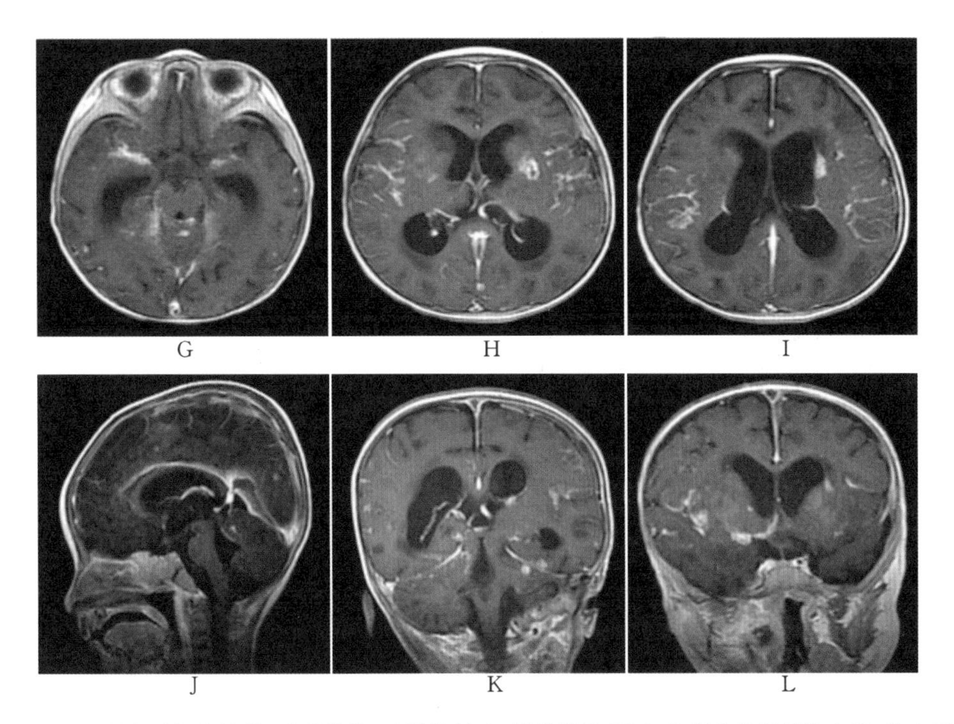

图 6-2-21　混合型颅内结核：脑膜结核，脑膜结核瘤，继发性脑梗死，脑积水并间质性水肿，脑实质结核

T_1WI(图 A)、T_2WI(图 B)示双侧基底节区、双侧侧脑室周围见多发斑点、斑片状长 T_1、长 T_2 信号；T_2-Flair(图 C)呈稍高信号，双侧侧脑室对称性扩大；DWI 序列(图 D～F)显示双侧侧脑室颞角旁、右侧侧脑室枕角旁、右侧丘脑、双侧基底节区多发结节状及斑片状高信号；T_1WI 增强扫描(图 G～L)显示环池、双侧外侧裂池及颞顶叶、小脑幕脑膜增厚强化，并见多发小结节状及点状强化灶，双侧基底节区见斑点状、斑片状强化影，脑实质内见小结节状强化灶

【转归】

1. 好转及痊愈

◇脑膜增厚程度减轻，范围缩小，轮廓逐渐变光滑。

◇脑膜及脑实质内的结节缩小、消失。

◇病灶周围水肿逐渐减轻。

◇结节密度逐渐增高、钙化。

2. 恶化及进展

◇脑膜增厚程度逐渐加重，累及范围增大，轮廓逐渐不规则，密度/信号出现进行性加重的不均匀。

◇脑膜、脑实质结节增多、增大、融合，结节内密度及信号出现不均，其内不强化的干酪样坏死区逐渐扩大。

◇病灶周围水肿区逐渐扩大。

◇新发脑梗死，或梗死范围增大、增多。

◇颅内外出现新的结核灶。

【鉴别诊断】

1. 化脓性脑膜炎

◇临床上起病急，有畏寒、发热等症状。

◇CT、MRI 扫描示脑膜受累首先发生在脑沟，然后是脑池。

◇极少出现脑梗死及脑池钙化。

◇脑积水的发生率低于脑膜结核。

2. 转移瘤

◇有原发肿瘤病史。

◇脑膜转移瘤不伴有脑池铸型样强化、钙化、脑积水及脑梗死多种病变形式。

◇脑实质内转移瘤强化程度弱，环壁厚薄不均，水肿显著。

3. 脑萎缩

◇多见于老年患者。

◇脑室扩大是被牵拉的，扩张脑室基本维持原状，侧脑室旁不伴有间质性水肿。

4. 单纯性脑梗死

◇单纯性脑梗死可单发或多发。

◇不伴有脑膜增厚、脑积水等征象。

5. 细菌性脑脓肿

◇临床上起病急，有畏寒、发热等症状。

◇可呈多发或多房状，光滑环形强化，DWI 脓腔呈高信号。

◇MRS 脓腔内可见氨基酸峰、脂质峰。

【拓展阅读】

[1]中华医学会结核病学分会，颅内结核影像学分型专家共识编写组. 颅内结核影像学分型专家共识[J]. 中华结核和呼吸杂志，2015，38(11)：805－809.

[2]彭卫生，王英年，肖成志. 新编结核病学[M]. 2 版. 北京：中国医药科技出版社，2003.

[3]过丽芳，吕岩，周新华，等. 颅内结核的 MRI 特点及抗结核治疗动态分析[J]. 中华放射学杂志，2014，48(3)：79－83.

[4]张明. 中枢神经系统磁共振波谱诊断学[M]. 西安：西安交通大学出版社，2015.

（刘　润　邬小平　杨军乐）

第三章　结核性脊髓炎

【课程目标】

※掌握：结核性脊髓炎的影像学表现及其鉴别诊断。

※熟悉：结核性脊髓炎的临床特点和诊断依据。

※了解：结核性脊髓炎的相关影像学解剖与其病理学改变。

【相关解剖】

1. 脊髓

脊髓是中枢神经的低级部分。

◇上端在平枕骨大孔处与延髓相连。

◇下端逐渐变细呈圆锥状，称为脊髓圆锥。

◇脊髓圆锥向下于约第1腰椎椎体下缘(小儿平第3腰椎)处伸出一无神经组织的细丝，称为终丝(图6-3-1)。

脊髓呈圆柱状，前后略扁。脊髓的周边为白质结构，中央为灰质结构，脊髓灰质在横断面呈"H"形。在CT图像上和常规T_1WI、T_2WI上不能分辨脊髓灰质及白质(图6-3-2)。在高分辨MRI上，脊髓白质T_1信号略低于灰质。

◇脊髓在CT上呈均匀的软组织密度，在MRI上呈中等信号强度。增强扫描呈均匀轻度强化(图6-3-3、4)。

◇在灰质的中央可见到一条上下纵行的管道称为中央管，向上通第四脑室(图6-3-5)，下端在脊髓圆锥内膨大，形成终室。正常情况下CT和MRI多不能显示。

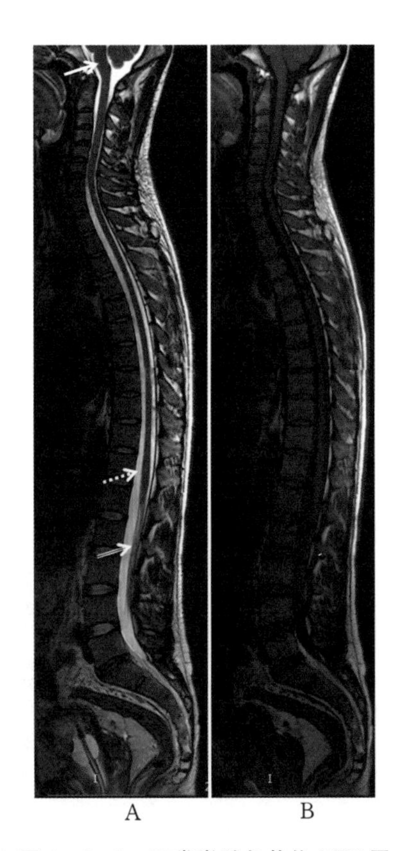

图6-3-1　正常脊髓矢状位MRI图

图A、B分别为正中矢状位T_2WI和T_1WI，脊髓呈均匀信号，上端与延髓(实箭)连接，下端膨大(虚箭)称为腰膨大，而后变细形成终丝(空心箭)。脊髓周围被长T_1长T_2脑脊液包裹

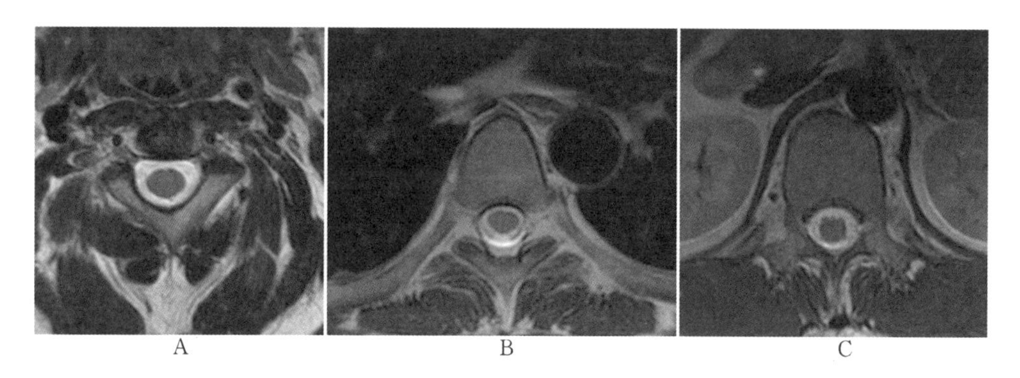

图 6-3-2　正常脊髓横断面 MRI 图

图 A、B、C 依次为颈 4、胸 6、胸 12 平面的轴位 T_2WI，脊髓呈均匀信号，脊髓与脑脊液交界面光滑，界面清晰锐利

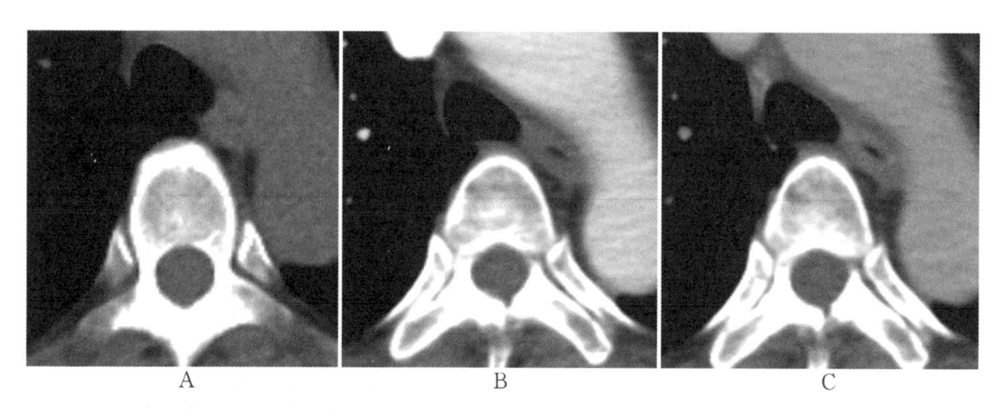

图 6-3-3　正常脊髓横断面 CT 图

图 A、B、C 分别为主动脉弓层面平扫，增强扫描动脉期、静脉期图像，脊髓与硬膜囊无法区分，呈均匀软组织密度，轻度均质强化

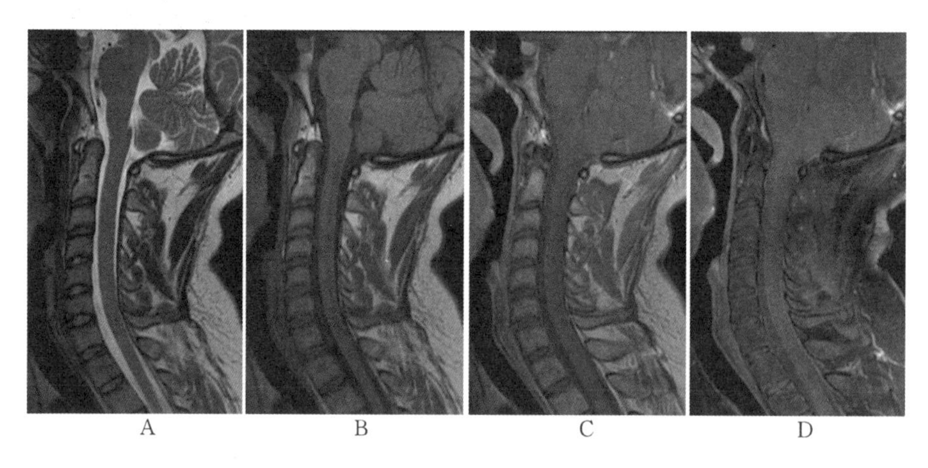

图 6-3-4　正常脊髓矢状面

图 A、B、C、D 依次为正中平面矢状位 T_2WI、T_1WI、T_1WI 增强、T_1WI 脂肪抑制序列增强图，脊髓呈均匀中等信号，轻度均质强化。脑脊液呈长 T_1 长 T_2 水样信号，向上与脑室、脑池相通，无法分辨硬脊膜、脊蛛网膜、软脊膜

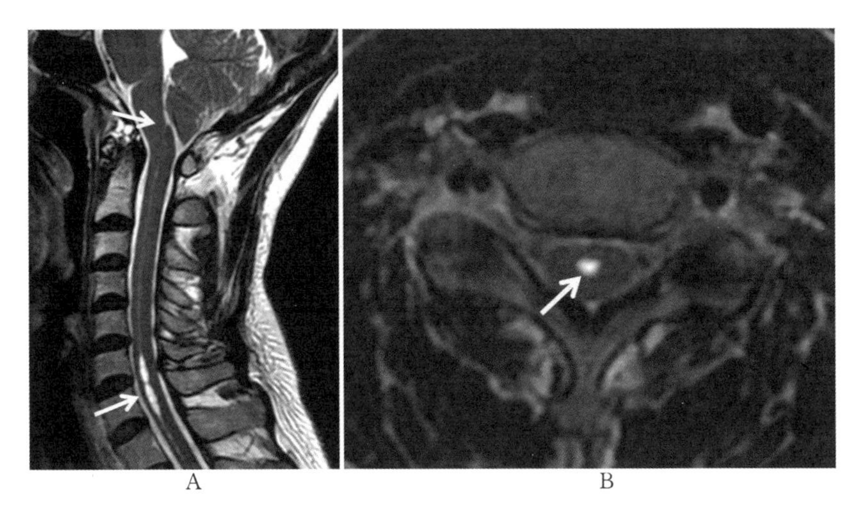

图 6－3－5　**脊髓空洞**

正中平面矢状位 T_2WI(图 A)示脊髓中央管(箭)不均匀增粗,向上通向第四脑室。颈 6 平面轴位 T_2WI(图 B)显示扩张的脊髓中央管(箭)位于脊髓中央,边缘光滑整齐

2.脊膜

脊髓外的被膜有三层,从外向内依次为硬脊膜、脊蛛网膜、软脊膜,这些膜性结构之间以脑脊液相隔。CT 既不能辨识这些膜性结构,也不能将它们与脊髓分割开来。正常情况下,这些膜非常薄,MRI 也不能辨识,但 MRI 却能清晰分辨脑脊液和脊髓、马尾、神经根。

3.神经根

椎间孔内脂肪 CT 呈低密度,T_1WI 和 T_2WI 呈高信号,其内包裹的神经根在 CT 图像上呈软组织密度,在 MRI 上相对于脂肪信号呈低信号的条索状。

【定义】

结核性脊髓炎(tuberculous myelitis)是由于身体其他部位的结核分枝杆菌经血液循环播散或脊柱结核直接浸润而形成的脊髓慢性炎性损害,因常累及脊膜,故又称结核性脊髓脊膜炎。也可继发于结核性脑膜炎的向下播散。

【诊断依据】

◇易患人群有结核病感染史,或有与涂阳结核病患者密切接触史。

◇有结核病临床症状、典型脊神经受刺激或脊髓压迫症状。

◇有典型结核性脊髓炎影像学表现。

◇有实验室数据支持结核感染。

【分类】

根据病变的发生部位将结核性脊髓炎分为脊膜结核、脊髓结核、脊膜脊髓结核。

【病理改变】

1.脊膜

脊膜炎的早期，病变以炎性渗出为主，继而发生粘连，常伴大量结核结节和干酪样坏死。

◇含有丰富血管的软脊膜和硬脊膜发生广泛炎性反应，使含有大量炎性细胞及纤维蛋白的液体渗出，导致蛛网膜下腔积液，包绕脊髓和神经根。

◇当纤维增殖、粘连带形成后，可导致蛛网膜下腔不同程度的闭塞，严重者影响脑脊液循环。

◇脊蛛网膜与硬脊膜、软脊膜或神经根粘连，可形成继发性蛛网膜囊肿。

2.脊髓

脊髓炎早期，脊髓充血、水肿，白细胞浸润，导致脊髓外形增粗；继而脊髓内出现结核结节和结核瘤(中心为干酪样坏死，周围为肉芽组织包裹)。相应部位的脊髓髓鞘脱失、神经细胞退行性变和坏死，逐渐演变为脊髓变性、坏死、软化。此外，病变累及脊髓血管，可导致脊髓缺血、梗死。

【临床特点】

1.易患人群

◇结核性脊髓炎可发生在任何年龄，多见于青壮年。

◇有结核接触史或结核病感染史。

◇糖尿病、免疫抑制或免疫功能损害、酗酒、吸毒为结核性脊髓炎的危险因素。

2.症状及体征

◇结核性脊髓炎通常缓慢起病。

◇全身表现：低热、纳差、消瘦、盗汗等。

◇脊髓损害症状多为不完全性，表现为病变水平以下的肢体瘫痪、感觉障碍和大小便功能障碍。

◇脊膜、脊蛛网膜损害主要表现为根性疼痛，并出现分散性、不对称性、节段性感觉障碍。

◇可出现高颅压综合征表现。

3.实验室检查

◇血常规一般正常，外周血白细胞计数可轻度升高；血沉增快。

◇脑脊液检查

√细胞数轻度增高，白细胞数升高；蛋白质含量轻、中度升高，氯化钠及葡萄糖多降低。

√脑脊液动力学检查可发现椎管通畅或部分阻塞。

√脑脊液外观呈毛玻璃样，细菌涂片或细菌培养可检出结核杆菌。

【影像学表现】

X线平片不用于脊髓病变的评价。除脊柱骨性病变及了解钙化情况外，CT对结核性脊髓炎诊断的作用有限。结核性脊髓炎的影像学评估主要应用MRI检查。

1.脊髓结核

病灶多位于胸段，约占脊髓结核的60%，其次为颈段、胸腰段交界部。不同的发病阶段，结核原发灶的病理形态及组织学成分差异较大，其影像学表现各异。

◇炎性渗出期，脊髓增粗、肿胀，呈 T_1 WI 等或稍低信号，T_2 WI 稍高信号，边界不清，T_1 WI增强扫描无明显强化。

◇结核增殖灶、结核结节肉芽肿形成，平扫表现为脊髓内单发或多发斑片状、结节状影，T_1 WI 呈等或稍低信号，T_2 WI 呈等或稍高信号，边缘模糊，T_1 WI 增强扫描可见不规则结节样均匀强化(图6-3-6、7)。病变散在，可以与脑结核同时存在(图6-3-6E)。

◇当结核灶中心出现干酪样坏死时，表现为病灶中心 T_1 WI 呈等或低信号，T_2 WI 信号多变，呈高或低，或混杂信号，病灶外周 T_1 WI、T_2 WI 呈等信号，T_1 WI 增强扫描，呈环形强化。

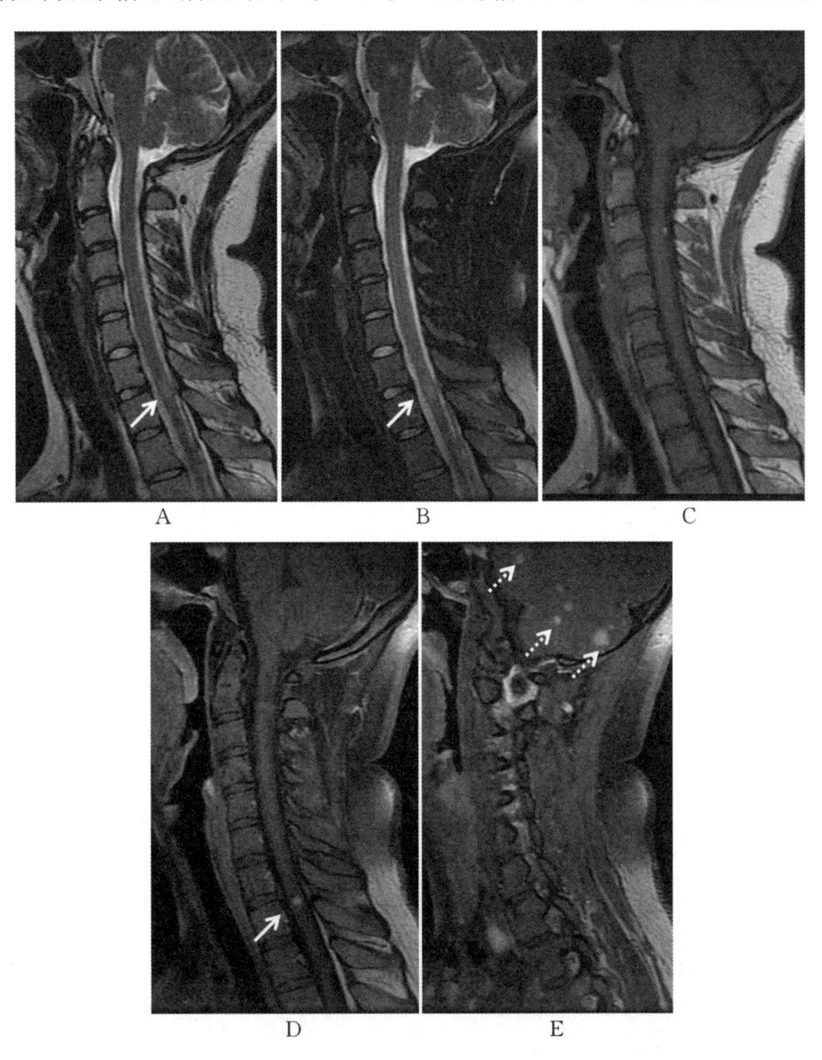

图6-3-6　女性，20岁，脊膜结核

颈髓正中矢状位 T_2 WI(图A)、T_2 WI 抑脂(图B)、T_1 WI(图C)及增强扫描(图D)显示胸1脊髓内小片状等 T_1 稍高 T_2 信号，呈结节状强化(实箭)。椎间孔层面矢状位增强扫描(图E)显示小脑、脑干多发大小不等类似强化结节(虚箭)

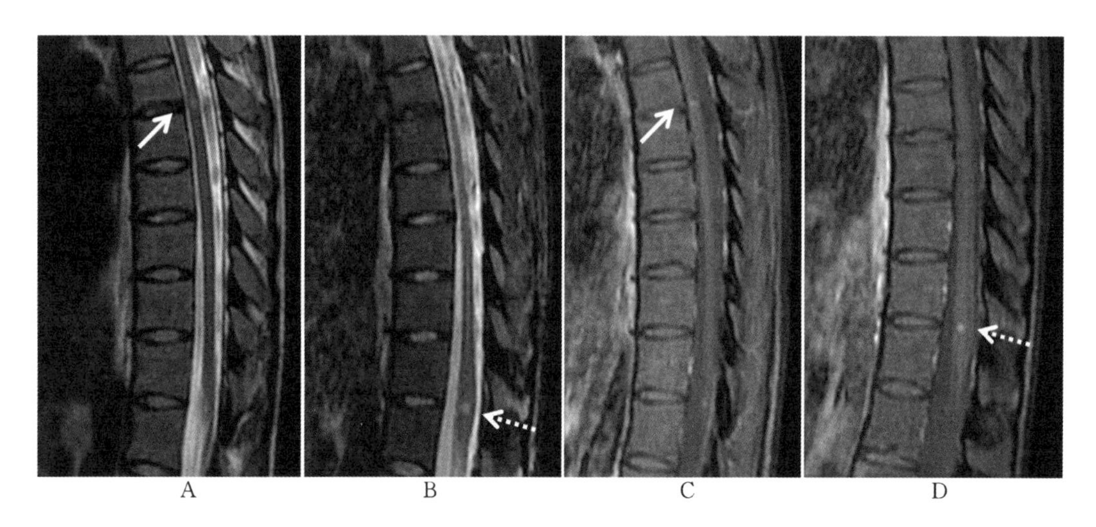

图 6-3-7　女性,23岁,脊髓结核

T_2WI矢状位连续断面(图A、B)显示胸6~7(实箭)、胸11~12椎间盘水平(虚箭)脊髓内见小结节状稍高信号;相应平面增强(图C、D)扫描,结节强化,信号高于周围脊髓

2. 脊膜结核

◇脊膜不同程度增厚,增厚范围广泛,轮廓毛糙,外形不规则,但厚度通常<5mm,可累及神经根鞘、马尾神经等,导致神经根及马尾增粗。

√增厚的脊膜在T_1WI上呈等或稍高信号,T_2WI呈等或稍高信号,T_2WI抑脂呈稍高信号。T_1WI增强扫描明显强化(图6-3-8)。

√在矢状位或冠状位表现为长带状、斑片状、结节状或管状强化(图6-3-9)。轴位观,脊膜包绕脊髓呈环形强化。

√结核结节及结核瘤形成,表现为单发或呈簇状、串珠状分布。增强扫描,结核结节呈均匀强化,结核瘤呈环形强化。

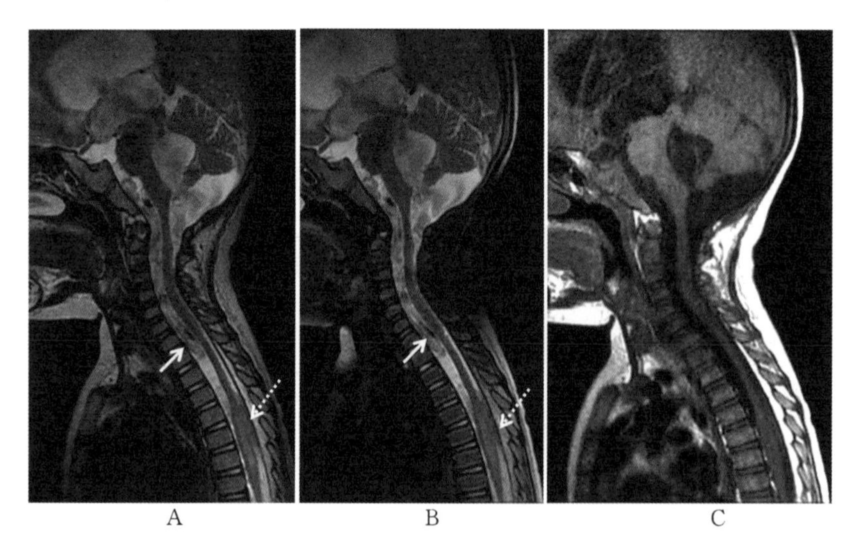

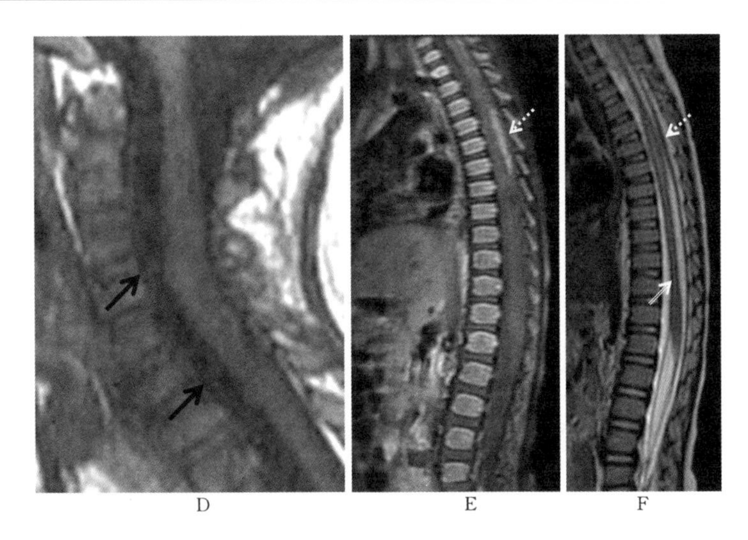

图 6-3-8　男性，20 个月，脊膜脊髓结核

颈髓正中矢状位 T_2WI(图 A)及 T_2WI 抑脂(图 B)显示颈髓前方硬膜囊增宽，其内信号不均，可见等及低 T_2信号(白实箭)，胸 4～7 胸髓后方脊膜增厚(虚箭)，硬膜囊水信号消失。同层 T_1WI(图 C)及局部放大图(图 D)示颈髓受压变形，粗细欠均匀，颈髓前方硬膜囊内信号不均，可见斑点状等信号结节(黑箭)，胸髓后方脊膜呈等信号。胸髓增强(图 E)示增厚脊膜呈条带状强化(虚箭)。胸髓 T_2WI 矢状位(图 F)示脊髓中央管(空心箭)轻度扩张

◇蛛网膜与脊膜、神经根粘连导致硬膜囊宽窄不一，形态不规则，严重者闭塞。

√增宽的硬膜囊内信号不均，可见线条状、片絮状、结节状、条索状影，其信号因组织成分不同表现各异。絮状沉淀物呈等信号，增强扫描无强化。结核结节呈等信号，增强扫描强化明显。纤维化成分呈低信号，增强扫描有延迟强化。由于结核病变常存在新老病灶并存的情况，其硬膜囊内的成分常复杂多样，如果能发现信号多样的病灶内含可强化的低信号纤维条索，对结核的诊断帮助较大(图 6-3-8、9)。

√闭塞的硬膜囊在 MRI 上为等高信号，正常脑脊液信号消失，脊膜增厚呈细带状，增强扫描明显强化(图 6-3-8E)。

◇由于软脊膜的增厚及粘连，导致脑脊液-脊髓交界区模糊不清，或毛糙不光滑(图 6-3-9A、B)。

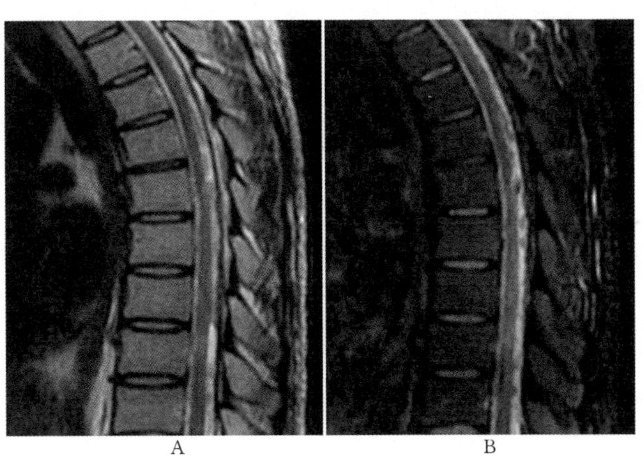

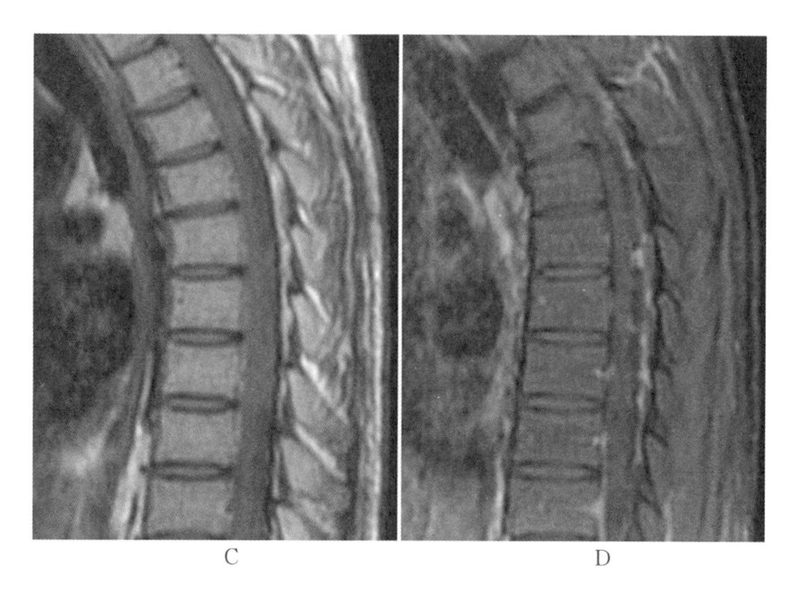

C　　　　D

图 6-3-9　男性,23 岁,脊膜结核

胸髓正中矢状位 T_2WI(图 A)、T_2WI 抑脂(图 B)、T_1WI(图 C)及增强扫描(图 D)显示脊髓边缘模糊,脊膜广泛性线样不规则增厚,相应硬膜囊粗细不均,信号不均。与脊髓相比,增厚的脊膜呈等 T_1、稍高 T_2 信号,呈线样、结节状明显强化

3.脊髓脊膜结核

脊髓结核与脊膜结核的影像学征象同时出现,每个患者的表现可有所侧重(图 6-3-10)。

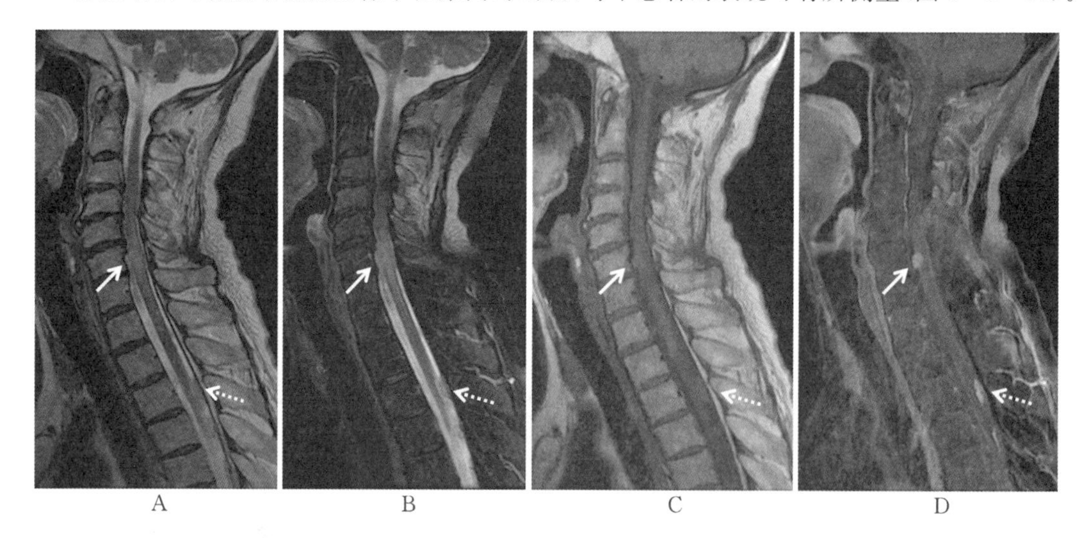

A　　　　B　　　　C　　　　D

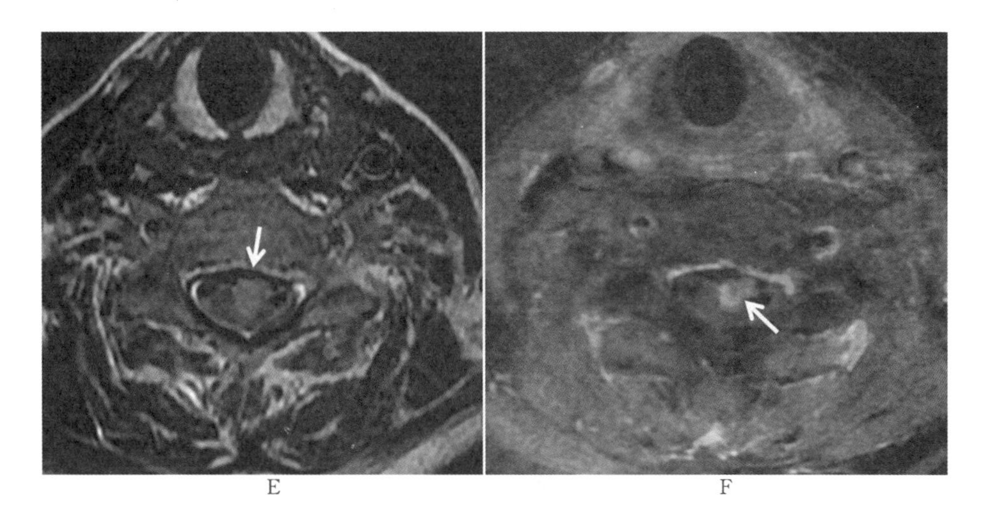

图 6-3-10 女性,60 岁,脊膜、脊髓结核

颈髓矢状位 T_2WI(图 A)、T_2WI 抑脂(图 B)、T_1WI(图 C)及增强扫描(图 D)显示颈 6 平面脊髓前缘稍高信号结节,显著强化(实箭),胸 3～4 椎体平面硬膜囊内可见类似信号结节(虚箭)。颈 6 平面轴位 T_2WI(图 E)及增强扫描(图 F)显示颈髓结节一半在颈髓内,一半在颈髓外

4.继发性改变

◇当脊髓实质或室管膜引起堵塞后,会引起继发性中央管扩张,在 T_1WI、T_2WI 上表现为中央管区纵行走行的典型脑脊液信号影,边缘锐利,信号均匀,T_1WI 增强三期无强化(图 6-3-8)。

◇累及脊髓血管或血管受压闭塞时,可造成脊髓中央部缺血、梗死、软化。在 MRI 上表现为中央灰质区 T_2信号增高,T_1信号下降,增强扫描无强化(图 6-3-11)。

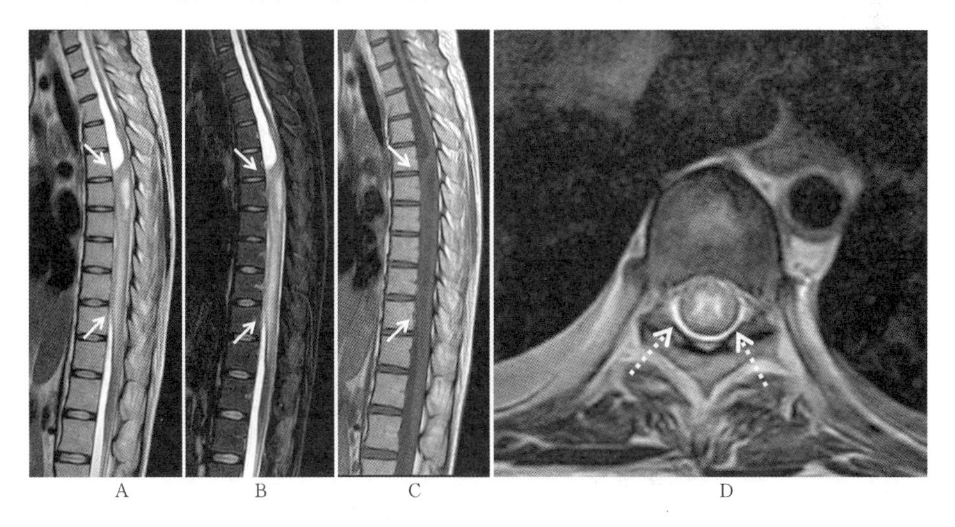

图 6-3-11 女性,22 岁,脊膜结核并脊髓梗死

胸髓矢状位 T_2WI(图 A)、T_2WI 抑脂(图 B)及 T_1WI(图 C)显示硬膜囊粗细不均,胸 6～10 平面脊髓前方硬膜囊明显狭窄,部分闭塞,相邻脊髓增粗,T_2信号增高,T_1信号下降,其上方硬膜囊扩张,致胸髓变细。胸 11 平面轴位 T_2WI(图 D)示细线状的硬膜囊(虚箭)于脊髓前方消失,脊髓灰质信号增高,梗死

◇硬膜囊粘连导致局部扩张，继发性蛛网膜囊肿形成(图 6－3－12)。在 MRI 上表现为单房或多房的长 T_1 长 T_2 水囊，内部分隔纤细，囊肿推压脊髓，使之移位、变形(图 6－3－8)，长时间的压迫可导致脊髓萎缩和(或)脊髓空洞。

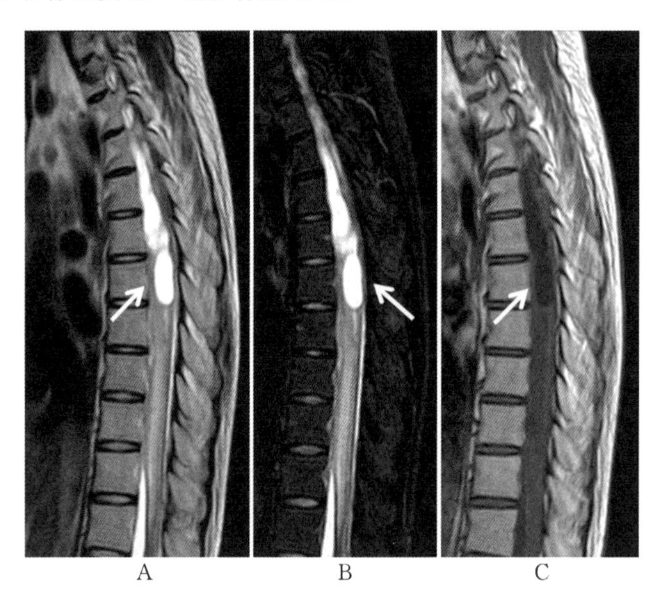

图 6－3－12　女性，22 岁，脊膜结核并蛛网膜囊肿形成

胸髓矢状位 T_2WI(图 A)、T_2WI 抑脂(图 B)及 T_1WI(图 C)显示硬膜囊局限性扩张，粗细不均，局部形成小囊(箭)，内部信号均匀，呈长 T_1 长 T_2 水样信号，边缘光滑

【转归】

1. 好转及痊愈

◇脊髓增粗程度逐渐减轻，异常信号显示趋于均匀、正常，异常强化影消失。

◇硬膜边缘逐渐光整、变薄，异常强化消失。

◇硬膜囊信号逐渐均匀，与脊髓分界逐渐清晰。

◇临床症状好转，病理反射消失。

2. 恶化及进展

◇脊髓增粗程度加重，信号不均加重，异常强化病灶增多、增大、融合。

◇硬膜增厚加重，范围增大，病灶内出现环形强化病灶。

◇硬膜囊粗细不均匀加重，压迫脊髓使其变性、坏死。

◇脊髓内外出现新发结核病变。

【鉴别诊断】

1. 化脓性脊膜炎

◇临床起病急，有畏寒、高热等症状。

◇可形成局限性硬膜外脓肿。

◇脑脊液涂片及培养可找到化脓细菌，血象白细胞、中性粒细胞明显增高，抗生素治疗有效。

2. 多发性硬化

◇女性多见，发病高峰年龄为30～40岁。

◇有病情加重与缓解交替发作史。

◇急性或亚急性起病，首发症状以视力障碍多见。

◇激素治疗有效。

◇急性期脊髓肿胀，MRI增强扫描多呈斑片状、断续状明显强化；慢性期脊髓萎缩变细，蛛网膜下腔增宽。

3. 急性散发性脊髓炎

◇表现为脊髓白质区可见静脉周围多发性炎性病灶、静脉周围及软脊膜下脱髓鞘病变同时存在。

◇病灶较易合并出血，灶周可见水肿，占位效应明显。

◇T_1WI增强一般无强化。

4. 脊髓内肿瘤

◇脊髓多呈局灶性增粗，占位效应明显。

◇病变内可出现坏死及合并脊髓空洞，T_1WI增强呈显著强化。

◇可用诊断性治疗观察疗效及判断病变性质。

【拓展阅读】

[1]彭卫生，王英年，肖成志. 新编结核病学[M]. 2版. 北京：中国医药科技出版社，2003.

[2]王东坡，吕岩，周新华，等. 脊膜脊髓结核23例核磁共振影像分析[J]. 中华结核和呼吸杂志，2015，38(11)：108－112.

[3]张明. 中枢神经系统磁共振波谱诊断学[M]. 西安：西安交通大学出版社，2015.

（刘 润 邬小平 杨军乐）

第七单元

特殊人群结核病

第一章 糖尿病合并肺结核

【课程目标】

※掌握：糖尿病合并结核的影像学表现及鉴别诊断。

※熟悉：糖尿病合并结核的临床特点和诊断依据。

※了解：糖尿病合并结核的人群特点及病理特点。

【发病特点】

糖尿病合并肺结核，是由于慢性血糖增高的累积效应，而非升高的血糖、胰岛素缺陷或链脲佐菌素(streptozotocin，STZ)作用的结果。糖尿病引起抗结核细胞免疫应答延迟，但抗结核细胞免疫应答强度并未减弱，导致细菌量的峰值更高，炎性反应更强。

◇糖尿病导致感染结核的巨噬细胞产生识别的能力和递呈的能力下降；携带结核杆菌的抗原提呈细胞到达肺引流淋巴结时间延长；糖尿病对白细胞的迁移产生屏障作用。

◇糖尿病导致外周血的糖化血红蛋白(HbA1c)水平升高，FcrRs或补体受体介导的单核细胞结合和吞噬结核杆菌的能力下降。

◇机体通过提高促炎因子反应(IFN－γ、IL－17A、IL－18、IL－1β、TNF－A等)来补充免疫应答缺失。

√T淋巴细胞介导的免疫增强和细胞毒作用可损伤正常胰岛组织和肺组织。白介素(IL)－1可导致胰岛细胞损伤，加重糖尿病患者的病情，甚至诱发酮症酸中毒。

√IL－1与结核分枝杆菌的索状因子联合作用于肺组织，直接破坏肺组织，导致干酪样坏死及空洞形成。

【定义】

1.糖尿病是肺结核发病的高危因素

糖尿病是肺结核的高危因素，同时肺结核也是糖尿病患者最常见的合并症之一，两病常同时存在，相互影响。据报道，无论种族、地域及结核病流行状况如何，糖尿病人群结核病发生率是非糖尿病患者的4～8倍。糖尿病增加了结核病发生的危险，也增加了结核病的严重程度，并加大了常规结核化疗失败的风险。

在一定浓度范围内，结核分枝杆菌的生长速度与葡萄糖浓度呈正相关，因此，血糖控制不良与结核病的严重程度密切相关。研究显示，糖尿病控制不良组的结核病发病率是糖尿病控制良好组的3倍左右，随着空腹血糖的升高，肺部发生干酪样病变的概率增大。

2.糖尿病合并肺结核的发病率

糖尿病感染结核的发病率与糖尿病的病程成正比。有研究显示，病程1～5年的糖尿病患者结核患病率约为2.4%，超过10年病程的糖尿病患者结核患病率约为5.9%。

3.抗结核药物对血糖的影响

抗结核药物可能影响降糖效果，干扰糖的代谢，如利福平是肝微粒体酶的诱导剂，可降低其降糖作用；异烟肼可干扰碳水化合物的代谢，导致血糖升高；乙硫异烟胺有降糖作用，与降糖药物合用时，有可能发生低血糖等。

【诊断依据】

1.糖尿病合并肺结核的疑似人群

◇有典型的“三多一少”(即多尿、多饮、多食及体重减轻)症状。

◇有糖尿病家族史。

◇肥胖者；常发生餐前低血糖者。

◇体重减轻而未发现其他病因者。

◇反复皮肤化脓性感染或下肢溃疡持久不愈；或双下肢胫前皮肤黑色素沉着，或皮肤发黄而不能用其他原因解释者。

◇经常四肢麻木、无力、刺痛或瘙痒，包括女性患者的外阴部瘙痒。

◇肺部病变以干酪、渗出为主，伴有明显空洞及下肺野或下叶肺结核。

◇正规抗结核药物治疗，病情不能控制，而又可排除耐药结核分枝杆菌及非结核分枝杆菌感染者。

2.糖尿病合并肺结核的诊断

◇糖尿病合并结核的疑似人群，有结核病的临床症状和体征。

◇有结核感染及糖尿病的实验室指标支持。

◇具有糖尿病合并结核的影像学特点。

◇糖尿病患者的体液涂片、细菌培养结核菌阳性者，或活检组织病理学证实结核肉芽肿者，是诊断糖尿病合并结核的可靠依据。

【病理改变】

1.糖尿病合并肺结核的免疫应答反应

在较强的细胞免疫应答条件下，可以导致肉芽肿形成。肉芽肿初期，结核杆菌的生长被抑制，但是由于活化吞噬细胞的灭菌能力下降，机体免疫力下降，加上炎症因子的作用，肉芽肿坏死、破裂，大量细菌进入呼吸道，形成空洞型肺结核。这种强烈的细胞免疫应答不能有效控制肺部感染，但可以有效阻断结核杆菌的扩散和复发，降低肺外结核发生的概率。

2.病理学表现

机体免疫力低下，结核菌菌量大、毒力强，渗出性病变多为浆液性或浆液纤维素性炎。

局部组织小血管扩张、充血，浆液、中性粒细胞及淋巴细胞向血管外渗出，渗出液中主要为浆液和纤维蛋白，之后出现中性粒细胞减少，代之以淋巴细胞和巨噬细胞为主，巨噬细胞可吞噬 MTB(结核分枝杆菌)。渗出性病变出现以坏死为主的病理变化，造成组织损伤，干酪样物质液化后经支气管排出后形成空洞，结核菌大量繁殖，导致病变播散。糖尿病合并肺结核的纤维组织增生少见，较少形成钙化。

【临床特点】

1.糖尿病合并结核疑似人群

◇凡糖尿病患者突然出现体重下降、乏力、发热、咳嗽、咳痰、咯血等症状时。

◇病情一直稳定的糖尿病患者，当发生无法解释的血糖、尿糖波动时。

◇凡起病较急，进展迅速，临床表现类似急性肺化脓、急性肺炎的患者，胸部影像显示肺部病变以炎性渗出实变为主，伴有多发空洞者。

◇对于已经确认的结核病患者，经积极抗结核药物治疗，病情仍不能控制者。经过 1～3 个月的强力抗结核治疗病灶变化不多的，甚至出现病灶范围扩大，空洞增大及支气管或血型播散肺结核，又可排除耐药菌或非结核分枝杆菌感染者。

◇当肺结核患者出现不能用药物过敏解释的皮肤病变，如皮肤瘙痒、反复的皮肤疖肿、黄色病、双下肢胫前黑色素沉着时。

◇对于老年糖尿病合并肺结核患者，即使尿糖阴性也不能排除糖尿病的诊断，此时需进行血糖的动态监测。

2.症状、体征

糖尿病症状包括多饮、多食、多尿、体重减轻。已确诊糖尿病且病情较稳定的患者，出现发热、疲乏、体重下降、血糖波动、尿糖阳性等表现。

◇起病较急、较重，呈亚急性临床经过，易被误诊为急性肺炎、肺脓肿等。

◇消瘦、乏力较明显，发热与肺部病变程度不一致，潮热、盗汗、胸痛明显。

◇咳嗽不太剧烈，少痰或无痰，咯血较多见，持续时间长，大咯血发生率高。

◇听诊病理性支气管呼吸音、支气管肺泡呼吸音和空洞音，少有湿啰音。较少出现支气管移位及胸部萎陷的体征。

3.实验室检查

(1)糖尿病的诊断

◇糖尿病：空腹血糖大于 7.0mmol/L，或餐后任意时刻血糖大于 11.1mmol/L；糖耐量损害(又称隐性糖尿病、化学性糖尿病)：口服 75g 葡萄糖后 2h，血糖在 7.8～11.0mmol/L；糖化血红蛋白增高；空腹血糖受损：空腹血糖在 5.6～6.9mmol/L。

(2)其他实验室检查

◇血常规有白细胞增高。

◇尿常规示尿糖阳性，少数患者出现尿内酮体阳性。

◇结核菌素试验阳性。

◇痰涂片及细菌培养嗜酸杆菌阳性率高。

【影像学表现】

1. 多叶分布

病变范围广，绝大多数病例表现为 2 个或 2 个以上肺段受累，病变可不按肺段分布，可跨叶、跨段分布。主要位于双肺上叶和下叶背段，常同时累及上叶前段、中叶、下叶基底段等少见部位（图 7-1-1）。

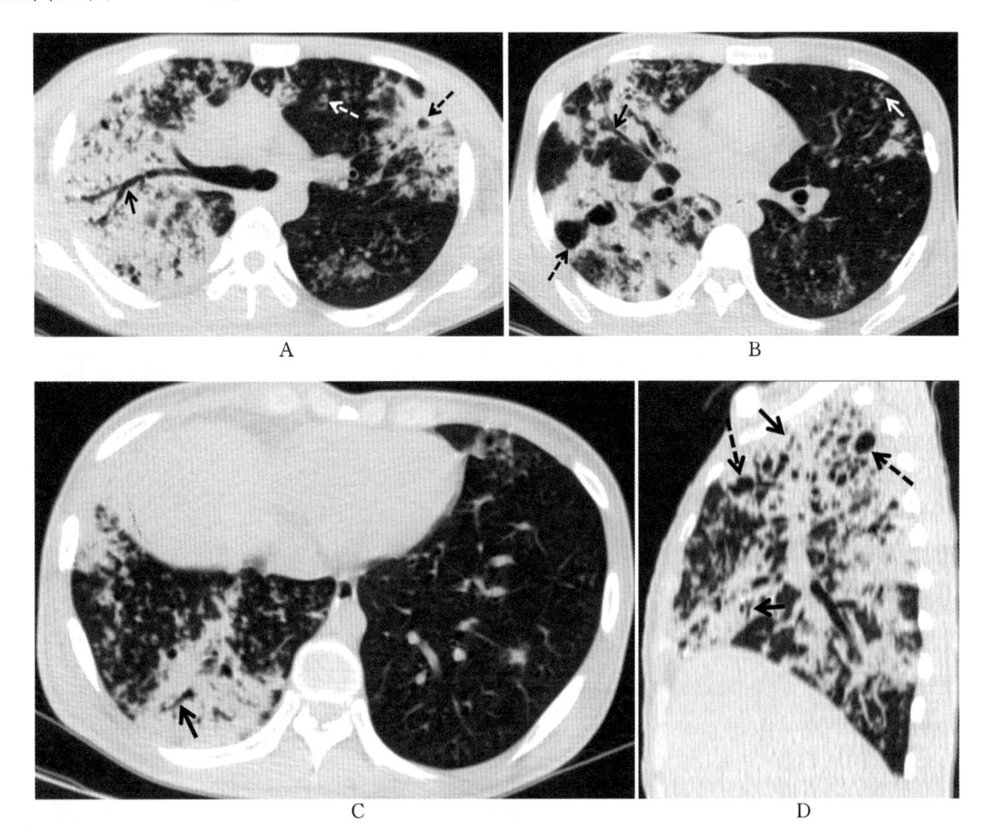

图 7-1-1　男性，23 岁，双肺继发性肺结核、1 型糖尿病

胸部 CT 肺窗上叶支气管开口平面（图 A）、中叶支气管开口平面（图 B）、右膈肌平面（图 C）轴位及右锁骨中线平面矢状位（图 D）显示右肺各叶、左肺上叶前段、舌段、下叶背段斑片状、片状密度增高影，右肺阴影内见含气支气管影（黑实箭），双肺病变内可见多发小空洞（黑虚箭），左肺上叶胸膜下可见树芽征（白实箭），支气管管壁增厚（白虚箭）

2. 多种病变共存

多种性状病灶共存，以浸润、渗出、干酪样病变为主，且易于融合，形成空洞（图 7-1-2）。

◇渗出性病灶以大片状、斑片状为主，内含丰富的含气支气管，病灶中心密度高，在纵隔窗上仍能清晰显示，边缘密度淡而模糊，在纵隔窗上部分不能显示。与一般炎症的渗出实变灶不同，糖尿病结核的渗出实变病灶内常夹杂干酪样病变，干酪样病变内容易出现小空洞（图 7-1-3、4）。

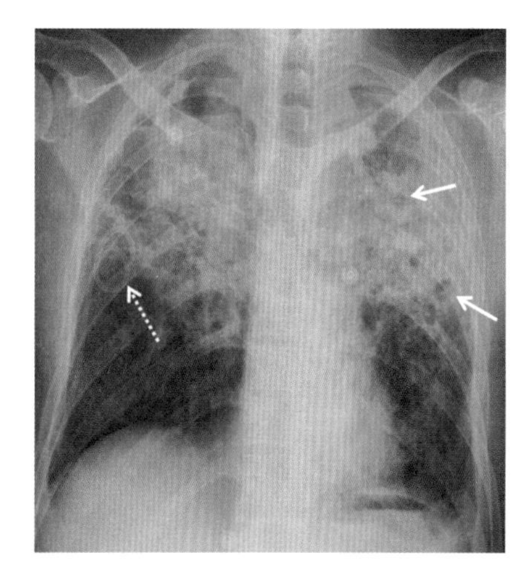

图 7-1-2　男性,23 岁,双肺继发性肺结核、2 型糖尿病

胸部正位片显示双肺上、中野可见片絮状渗出影及斑片状实变影,边缘模糊,病变内密度欠均匀,可见多发无壁小囊状透光区(实箭)及薄壁空洞(虚箭)

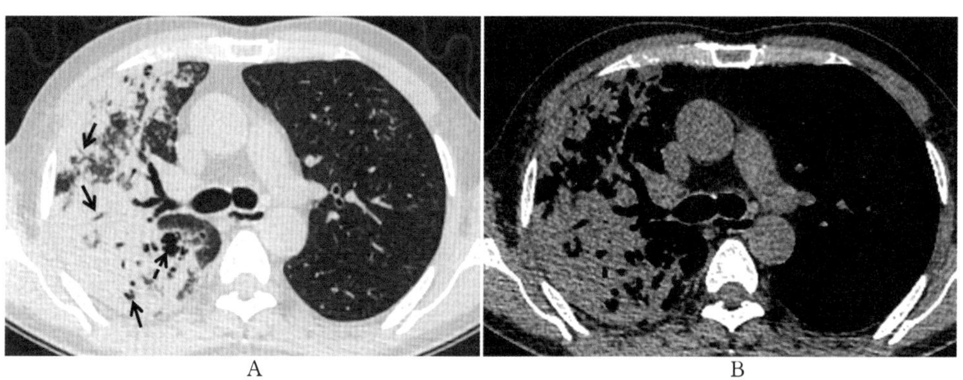

A　　　B

图 7-1-3　男性,54 岁,双肺继发性肺结核、2 型糖尿病

胸部 CT 肺窗(图 A)及纵隔窗(图 B)显示右肺上叶前段、后段、下叶背段见片状致密影,中央及肺外带较致密,边缘模糊,密度较淡薄,病灶内见含气支气管影(黑实箭)及小空洞(黑虚箭)

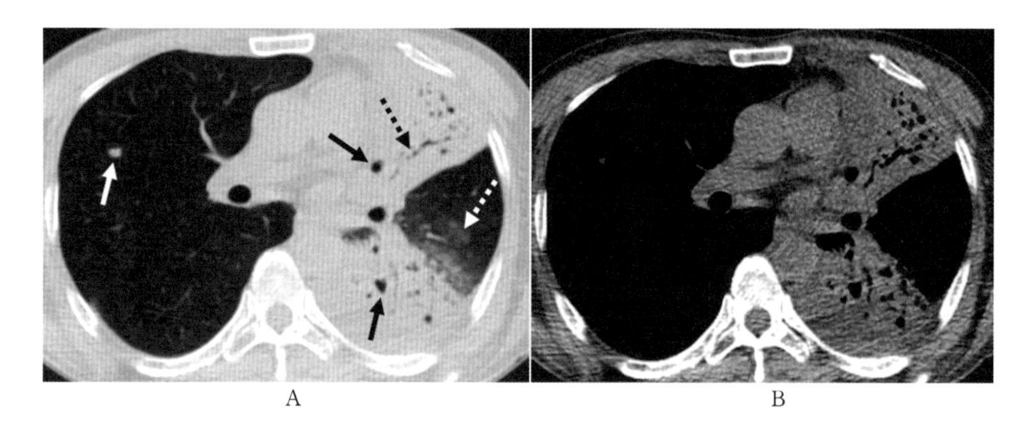

A　　　B

图 7-1-4　男性,60 岁,左肺继发性肺结核、2 型糖尿病

胸部 CT 平扫肺窗(图 A)显示左肺上叶舌段、下叶背段见大片状致密影,内见无壁小空洞(黑实箭)及含气支气管(黑虚箭),上叶病变以斜裂为界,下叶病变前缘模糊,可见淡薄渗出(白虚箭),右肺中叶小结节影(白实箭)。同层纵隔窗(图 B)显示右肺中叶小结节,左肺下叶病变前方的淡薄渗出不能显示

◇干酪性渗出灶多见，表现为团块状、片状致密影，其边界清楚或模糊不清，易向两侧蔓延，病灶内密度不均，易出现空洞（图 7－1－5）。肺内病灶几乎都是活动性的，较少出现致密的增殖性病灶及纤维索条影，病灶周围常伴有卫星灶及支气管播散灶（图 7－1－5、6）。

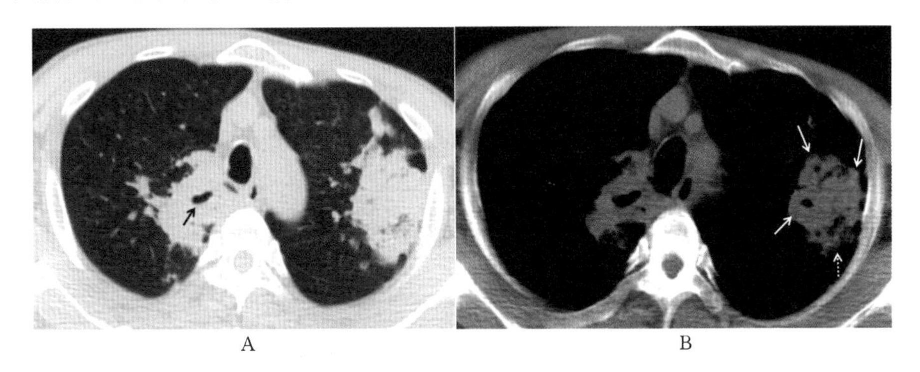

图 7－1－5　男性，60 岁，双肺继发性肺结核、2 型糖尿病

胸部 CT 平扫肺窗（图 A）显示右肺上叶后段、左肺上叶尖后段见团片状密度增高影，右肺上叶后段团片影内见空洞（黑箭），病灶周围可见斑片状卫星灶。同层纵隔窗（图 B）示病灶周围的渗出性病变显示不清，左肺病灶由数个病灶（白实箭）融合而成，其中两个病灶中心可见无壁空洞，病灶后缘为渗出与实变的混合影（白虚箭）

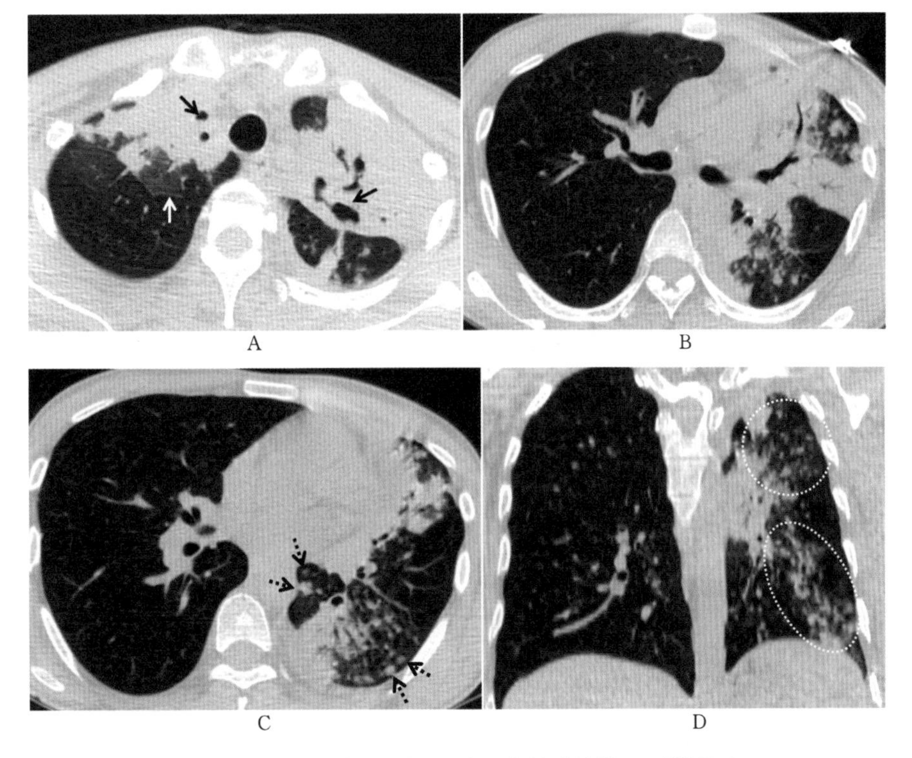

图 7－1－6　男性，34 岁，双肺继发性肺结核、2 型糖尿病

胸部上肺野 CT 平扫（图 A）显示右肺上叶前段、左肺上叶尖后段可见团块状、片状密度增高影，外形不规则，左肺病灶边缘锐利，右肺病灶后方有磨玻璃样渗出影（白实箭），双肺上叶病灶内见多个无壁空洞影（黑实箭）。肺中野（图 B）见左肺上叶前段、舌段及下叶背段大片状渗出实变影，内有较多含气支气管。下肺野（图 C）显示片状病灶周围有多发大小不等结节（即卫星灶，黑虚箭）。冠状位（图 D）显示结节沿支气管树分布

3. 空洞形态多样

糖尿病合并肺结核的空洞可以是各种各样的，如无壁空洞（图 7－1－4～6）、薄壁空洞（图 7－1－7）、厚壁空洞（图 7－1－8）、内有附壁物的空洞（图 7－1－9）、内有液平的空洞（图 7－1－10）等。其中，以多发小空洞，尤其是小的虫蚀状的无壁空洞最为多见，且糖尿病患者下肺叶空洞的发生率较非糖尿病患者高（图 7－1－8、10）。

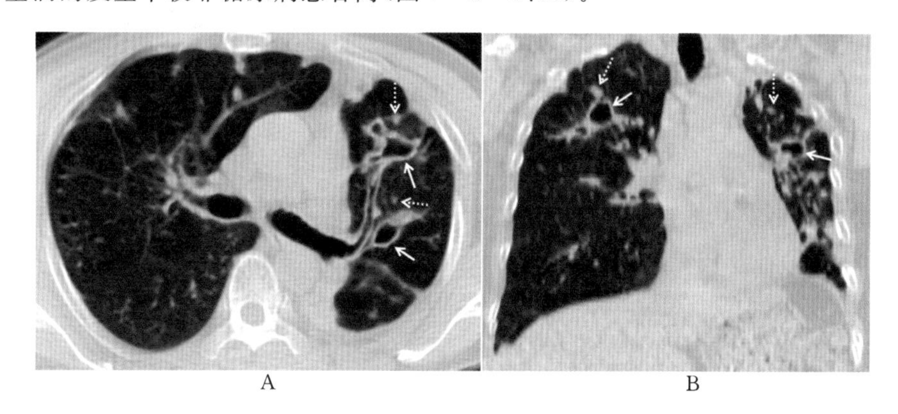

图 7－1－7　男性，55 岁，双肺继发性肺结核、2 型糖尿病

胸部 CT 轴位（图 A）及冠状位（图 B）显示左肺上叶尖后段、双肺上叶前段多个大小不等薄壁空洞（实箭），空洞形状可呈类圆形或不规则形，周围可见卫星灶（虚箭）

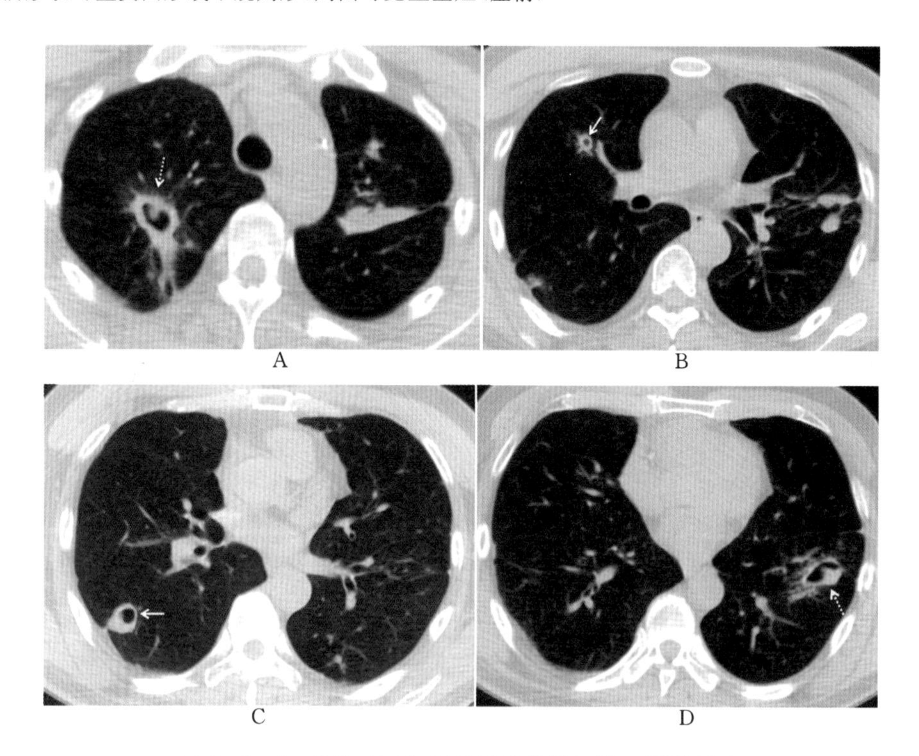

图 7－1－8　男性，49 岁，双肺继发性肺结核、2 型糖尿病

胸部 CT 平扫主动脉弓平面（图 A）、右肺动脉干水平（图 B）、左下肺静脉平面（图 C）及四心腔平面（图 D）显示右肺上叶尖段、前段、下叶背段及左肺下叶前基底段多发大小不一、形态各异的厚壁小空洞，部分内壁光整（实箭）。部分囊壁见小结节状突起（虚箭），空洞周围可见边缘模糊的粗大索条及淡薄渗出

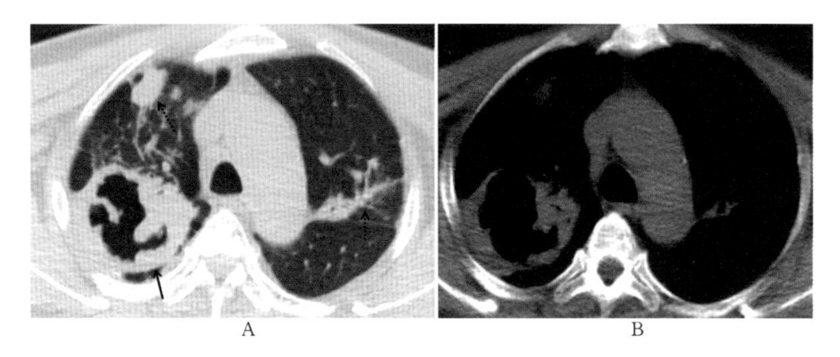

图 7-1-9　男性，50 岁，双肺继发性肺结核、2 型糖尿病

胸部 CT 肺窗（图 A）及纵隔窗（图 B）显示右肺上叶后段巨大空洞（实箭），内壁欠光整，呈不规则虫蚀样，洞壁有肉柱状物突入腔内。右肺上叶前段、左肺上叶尖后段见斑片状、条状渗出实变影（虚箭），纵隔窗病灶消失或缩小

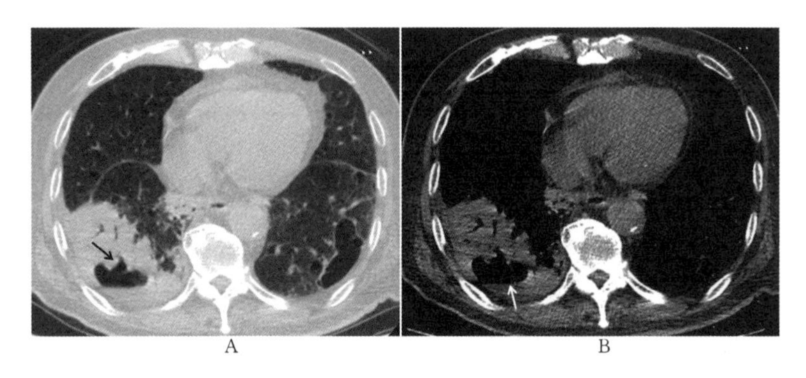

图 7-1-10　男性，84 岁，双肺继发性肺结核、2 型糖尿病

胸部 CT 平扫肺窗（图 A）及纵隔窗（图 B）显示右肺下叶后基底段可见不规则厚壁空洞，内壁欠光整（黑箭），内见液气平（白箭）

4. 播散病变

糖尿病合并肺结核时，病灶可以沿着支气管播散，表现为支气管管壁的节段性增厚（图 7-1-11），或沿支气管树分布的斑片状、结节状结节影（图 7-1-6、12），典型表现为肺外围的粟粒影（图 7-1-11）、树芽征（图 7-1-13）、线样征（图 7-1-14）。

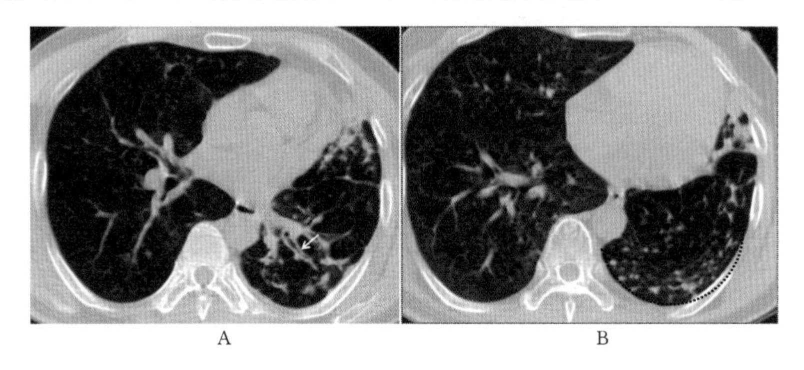

图 7-1-11　男性，55 岁，双肺继发性肺结核、2 型糖尿病

胸部 CT 平扫中叶支气管开口平面（图 A）显示左肺下叶支气管管壁增厚（箭），左肺上叶下舌段片状渗出性病变。靠近膈顶层面（图 B）显示胸膜下肺外带粟粒状、小结节状高密度影（虚线内）

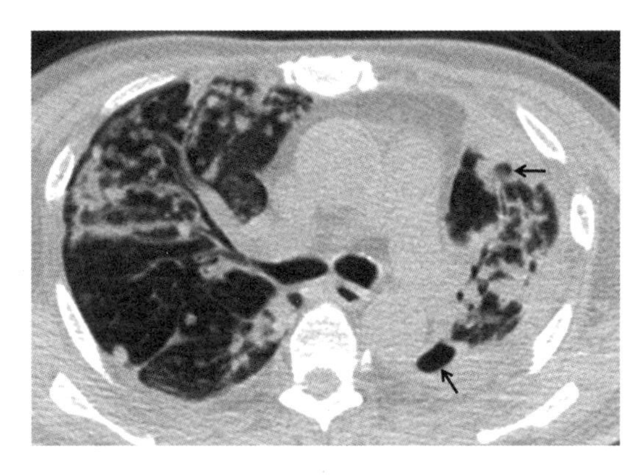

图 7-1-12 男性，58 岁，双肺继发性肺结核、2 型糖尿病

胸部 CT 平扫显示右肺上叶前段沿支气管树分布的结节状、斑点状高密度影；左肺上叶前段及下叶背段斑片影内见空洞影（黑箭）

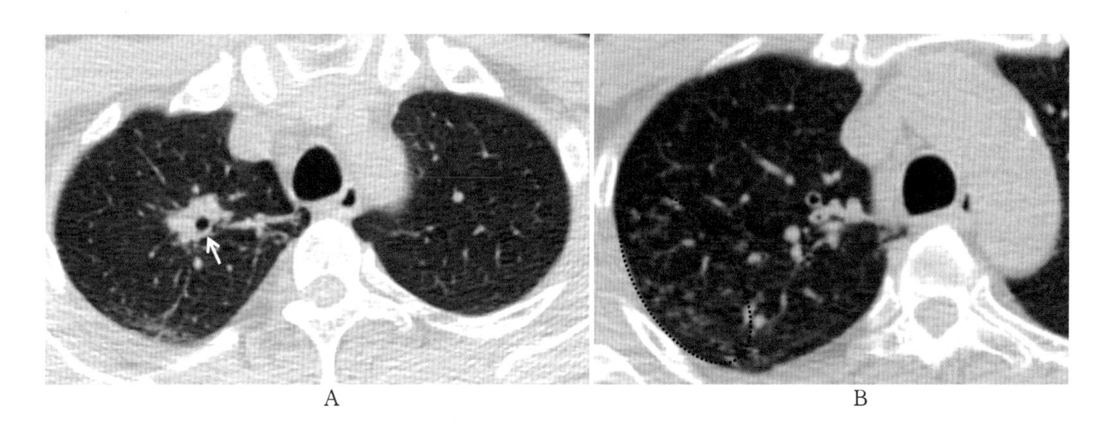

图 7-1-13 男性，54 岁，右肺继发性肺结核、2 型糖尿病

胸部 CT 平扫胸锁关节平面（图 A）示右肺上叶尖段厚壁小空洞（白箭），内壁光整；主动脉弓平面（图 B）示右肺上叶尖后段肺外周沿支气管分布的分枝状及树芽状高密度影（圆圈内），边缘模糊

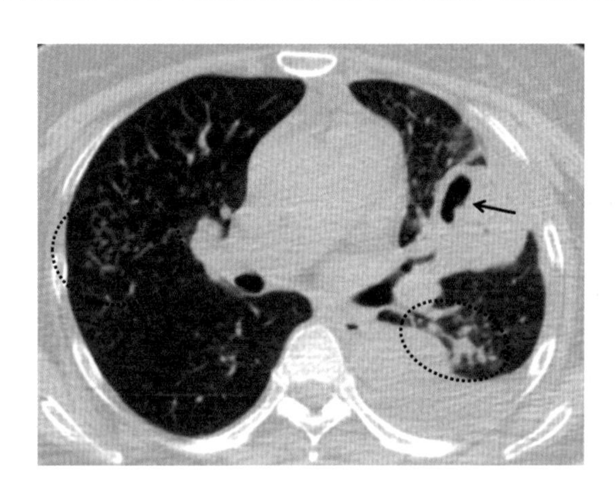

图 7-1-14 男性，52 岁，继发性肺结核、2 型糖尿病

胸部 CT 平扫显示左肺上叶舌段可见厚壁空洞影（黑箭），下叶背段及右肺上叶后段见沿支气管树分布的短线状密度增高影（圆圈内）

5.纤维增殖性病变及钙化

糖尿病合并肺结核时纤维增殖性病变及钙化较为少见,因此肺纤维化导致的牵拉型支扩,肺门、纵隔及膈肌的移位程度较慢性纤维空洞型肺结核轻,发生频率少(图 7-1-15)。

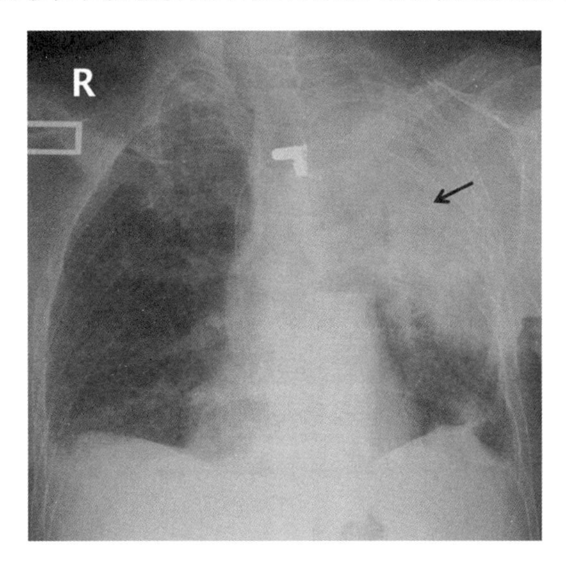

图 7-1-15　男性,69 岁,双肺继发性肺结核、2 型糖尿病

胸部正位片显示右肺上野、中野、下野见多发斑片状、小斑片状密度增高影,边缘模糊;左肺上、中野可见大片状实变影,边缘模糊(黑箭),纵隔及膈肌未见明显移位

【转归】

1.好转

◇肺内片状影吸收缩小,伴密度减低,病灶边缘的片状影吸收最容易观察。

◇病变逐渐缩小,且密度逐渐增高(纤维化或钙化),可出现条索影及钙化。

◇肺内空洞洞壁变薄,内壁逐渐变光整,洞腔缩小、闭合;空洞数量减少。

2.恶化及进展

◇肺内病变范围扩大,斑片状影增多。

◇空洞增大、增多,洞壁增厚。

◇出现胸水。

◇支气管或血行播散导致肺内或肺外出现新的结核病灶。

【鉴别诊断】

1.克雷伯杆菌肺炎

◇多见于新生儿、免疫低下、酗酒、糖尿病等患者,病情重,并发症高、死亡率高。

◇主要症状为寒战、高热,呼吸道症状为咳嗽、咳痰(砖红色、果酱色脓痰占 33.8%)、呼吸困难及胸痛。

◇影像学特点:肺外带楔形分布,相邻叶间裂不回缩反而膨隆;疾病早期即容易形成脓肿，部分患者有胸腔积液和脓胸形成。

2. 军团菌病

◇军团菌病是以散发和暴发流行为特征的，是一种以肺炎为主要表现的多系统损害急性传染病。

◇多见于男性、年迈体弱和吸烟酗酒者，及由于疾病和治疗而引起免疫抑制的人群。

◇多系统症状同时出现，肺外症状明显。其中肺部症状常见的有高热、寒战和间歇性干咳，胸痛发生率33%，呼吸困难60%；神经系统症状常表现为严重的头痛、意识丧失、定向障碍等；消化系统症状多为恶心、呕吐、腹泻腹痛等；其他还有蛋白尿、血尿、心肌炎、心内膜炎等异常。

◇白细胞及中性粒细胞百分比增高，淋巴细胞减少；血电解质检查出现低钠、低钾，尿素氮增高、肌酐升高、血尿、蛋白尿及肝功能异常。

◇影像学特点：表现为大片状实变影、斑片状模糊影、条索状影等，多种表现常合并存在，呈肺叶、肺段肺炎改变。多叶受侵犯及病变游走是本病一个重要影像学特征。

◇如果鉴别困难，应进行痰细菌培养。

3. 大叶性或小叶性肺炎

◇肺炎起病急，多表现为高热、咳嗽咳痰。

◇影像学特点：表现为相对均一的大片状、斑片状、淡薄的云絮状影，其内可见支气管充气征，一般不形成结节及空洞。

◇正规抗感染治疗，病变吸收快。

4. 急性肺脓肿

◇起病急骤，畏寒、高热，体温达39～40℃，伴有咳嗽、咳脓痰或脓血痰。

◇白细胞计数显著升高，中性粒细胞百分比增高。

◇影像学表现为大片状致密影，按叶、段呈楔形分布，尖向肺门，外侧紧贴胸廓、纵隔或叶间胸膜面，中央可见局限性低密度区，在治疗下，阴影改变很快，当脓肿与支气管相通时，其内可形成空洞，伴有液-气面或液-液面，洞壁内缘光滑。

5. 浸润性黏液腺癌(肺炎型肺癌)

◇常见于肺腺癌，临床症状随病灶增多表现为咳泡沫痰，无结核中毒症状。

◇影像学表现为片状，或亚肺段、肺段甚至肺叶形态分布，在晚期亦可跨叶分布，因有大量黏液分布，故病灶密度常低于肌肉密度，平扫即可显示血管影像，因其为附壁式生长，故其内亦可见空泡征、充气支气管影。

◇活检或痰内找到癌细胞可以确诊。

6. 肺隐球菌病

◇主要表现为咳嗽、咳痰(干咳或带有少量痰)、发热、头痛、胸痛等，罕有咯血。

◇多数隐球菌感染是一个自限性、亚急性或慢性过程，肺部原发性病变通常无症状，呈自限性。

◇影像学上孤立性肉芽肿多表现为单发或多发大小不等结节，粟粒性肉芽肿表现为两肺多发粟粒状结节，肺炎型隐球菌病则为团片状、斑片状、大叶性渗出实变影。

◇痰、胸腔积液、肺泡灌洗液、肺组织活检发现隐球菌可以诊断。

【拓展阅读】

[1]郭佑民，陈起航，王玮.呼吸系统影像学[M].2版.上海：上海科学技术出版社，2016.

[2]罗道宝，刘岩，扬芳玲等.32例糖尿病合并肺结核的X线表现[J].中国防痨杂志，2007，29(5)：445-446.

[3]赵旭，张磊，商利明.52例糖尿病合并肺结核的胸部X线及CT分析[J].糖尿病新世界，2016，19(14)：52-53.

（周　婕　徐　阳　蔡曙波）

第二章　尘肺与肺结核

【课程目标】

※掌握：尘肺合并肺结核的影像学表现及鉴别诊断。

※熟悉：尘肺合并肺结核的临床特点和诊断依据。

※了解：尘肺合并肺结核的发病特点及病理特点。

【发病特点】

尘肺是指在相关职业活动中，长期吸入生产性粉尘并在肺内存留，继发引起以肺组织弥漫性纤维化为主的全身性疾病。尘肺是我国现阶段最主要的职业病。尘肺可分为矽肺、煤工尘肺、石墨尘肺等共计13类。其中矽尘、煤尘、滑石尘、石墨尘、云母尘等粉尘为致病性粉尘，其所引起的疾病称为肺尘埃沉着症。

尘肺和肺结核不是疾病的简单相加，而是二者相互影响，相互促进，加快病变进展、恶化。

◇尘肺导致呼吸道纤毛上皮受损，运动力下降，肺自净作用减弱，导致细菌容易侵入。

◇弥漫性肺间质纤维化导致肺血管、淋巴管狭窄、扭曲，影响血液循环及淋巴循环，致细菌被阻滞于局部肺组织，加上局部肺组织处于缺血、缺氧状态，防御功能下降，有利于结核杆菌的感染。

◇粉尘的毒性导致巨噬细胞自溶，巨噬细胞数量减少，有助于潜伏的/结核菌重新活动，不利于结核菌的局限。

◇尘肺有增加结核菌毒力的作用，即使是对常人无致病能力的毒力较弱的结核菌，尘肺患者也会感染形成活动性肺结核。

◇结核感染加重肺内纤维组织的增生，促使尘肺病灶融合，形成更大面积的纤维化。

【定义】

尘肺结核是尘肺与肺结核两种疾病共同存在的一种特殊疾病类型，是由结核杆菌引起的慢性传染病，是尘肺常见的合并症。尘肺患者体内的粉尘与结核菌协同作用，引起复杂的组织反应和病理过程。临床表现和影像学表现均不同于单纯的尘肺与结核。此外，当尘肺合并肺结核时，由于尘肺结节的纤维包裹，药物较难进入病灶的内部，因此常导致抗结核治疗疗效差、疗程长。

【诊断依据】

尘肺的主要诊断依据是有相关职业史，有呼吸系统和全身的症状、体征，相关实验室检查指标证实。

◇尘肺患者有明确结核病接触史及结核病的相关临床症状。

◇尘肺患者有结核的实验室检查证据及其影像学征象。

◇尘肺患者痰涂片、细菌培养结核菌阳性，或镜检、肺活检病理证实结核肉芽肿，是诊断尘肺合并肺结核的可靠依据。

【分类】

根据病理形态学将尘肺合并肺结核分为结合型尘肺结核及分离型尘肺结核。

【病理改变】

病变早期，肺结核病变散在分布于尘肺病灶之间，各自独立存在，称为分离型尘肺结核。晚期，结核病灶与尘肺病灶合为一体，称为结合型尘肺结核。

典型的尘肺结核病理改变包括尘肺结核结节、尘肺结核团块、尘肺结核空洞及胸膜异常。其中尘肺结核结节为病理诊断尘肺结核的主要依据。

◇尘肺结核结节的直径一般大于 5mm。显微镜下表现为结节中央偏心性坏死，周围包绕纤维包膜，边缘有结核性渗出物，包括单核细胞、淋巴细胞、纤维蛋白等；亦可发生结核性肉芽肿。此时，尘肺结节和结核结节虽然融合为一大的结节，但是其周边一般无纤维包绕。此种结节多见于两肺中、上部。

◇尘肺结核团块的直径一般大于 20mm，外形不规则，在灰黑、灰白、灰黄相间或在灰黑色尘肺团块背景上，有黄色点、片状干酪样坏死灶，有时为大量的尘肺结核结节紧密排列而成。

◇尘肺结核空洞在显微镜下表现为空洞由内向外依次为坏死层、肉芽组织层、纤维包膜层三层结构。其空洞常具备如下特点。

√空洞巨大，形态不规则，一般可从几厘米到十几厘米以上。

√空洞如隧道状，由数个小空洞贯通而成，甚至一侧肺的上、中、下叶的空洞也能互相连通，形成分室状结构。空洞壁厚薄相差悬殊，致内壁凹凸不平。

√洞内常能见到肉柱状的桥梁样组织，或一端游离于洞内的息肉样物，这些组织实际上是血管或一端闭塞的血管组织。

√空洞内常残留有干酪样物质、血块或其他坏死物。

◇胸膜异常表现为胸膜肥厚。肉眼观，增厚的胸膜呈乳白色，质地坚韧，条状或斑块状，有的宛如贝壳一样将全肺包住。镜下观，为大量粗大的胶原纤维和少许纤维细胞，之间偶有少量黑色粉尘颗粒沉着。

【临床特点】

1. 尘肺合并结核疑似人群

◇尘肺患者与涂阳结核患者有密切接触史。

◇尘肺患者影像学发现原小阴影迅速增大，周边模糊；原大阴影在短期内增大、融合，融合的团块内迅速出现空洞或(和)发生支气管播散。

◇尘肺患者原肺部大小不等斑片影、结节团块影内呈现密度不均，轮廓模糊，周围出现卫星灶，出现胸腔积液者。

◇尘肺患者肺部原有小结节在短期内迅速增多，肺尖和膈角处出现病灶者。

◇原肺结核病灶区形成大团块，迅速出现空洞，甚至导致肺内病灶播散者。

◇尘肺患者肺部出现的异常阴影，经正规抗结核治疗半年以上，胸片显示病变有明显吸收好转者。

2.症状、体征

尘肺结核临床症状要比单纯肺结核或尘肺的临床症状多，而且症状严重，持续时间长，病程进展快，并随尘肺期别的递增而加重。

◇单纯的尘肺，多为干咳，痰少，伴或不伴有咯血。而两病相伴发时，咳嗽常加重，并伴有咳痰，尤其是黑痰的出现，提示尘肺结核进展和恶化，空洞即将发生。

◇单纯的尘肺一般不出现发热症状，二病同发，多午后低热，一般不超过38℃。

◇胸部钝痛，尘肺合并肺结核的患者胸痛症状较单纯肺结核显著。这是因为尘肺患者多存在胸膜肥厚和粘连，合并肺结核加剧粘连，使胸痛频率增加。

◇呼吸困难比单纯尘肺出现得早，且明显严重，在静息状态下也可发生明显的呼吸困难。

◇咯血出现得早且严重。

尘肺合并结核后，易导致肺外结核，并发肺癌。尘肺合并结核后，易发生复发性呼吸道感染以及大咯血，容易诱发支气管哮喘、气胸、呼吸功能不全等。病症出现后，症状重，难以缓解，预后差。

3.实验室检查

◇血IgG、IgA增高。玫瑰花环和总玫瑰花环试验、植物血凝素、淋巴细胞转化试验均低于正常人。

◇胶原代谢活跃，尿羟脯氨酸含量明显高于正常人，铜蓝蛋白含量增高，溶菌酶增高。

◇痰菌阳性率低于单纯肺结核。

◇PPD皮肤试验呈强阳性，腺苷脱氨酶(ADA)检测阳性。

◇ICT(醋酸纤维素膜基检测)阳性。

◇血沉快。

◇抗结核抗体阳性。

【影像学表现】

1.发病部位

尘肺合并肺结核，病变好发于两肺上叶尖后段和下叶背段(图7-2-1)。主要表现形态为结节状、团块状、斑片状、空洞、胸膜增厚。其中，Ⅰ期和Ⅱ期尘肺合并肺结核以浸润、渗出、实变多见，Ⅲ期尘肺合并肺结核以团块和毁损型最多见。空洞在各期均可发生，以Ⅱ期和Ⅲ期多见。

2. 结节

尘肺合并肺结核的结节，其密度影略大于单纯尘肺结节，直径约 5mm，边缘模糊，其内可见小空洞。与单纯尘肺不同的是，双肺结节不仅大小不一，而且分布不均匀，常呈簇状分布（图 7-2-1），在短期内会迅速增大。

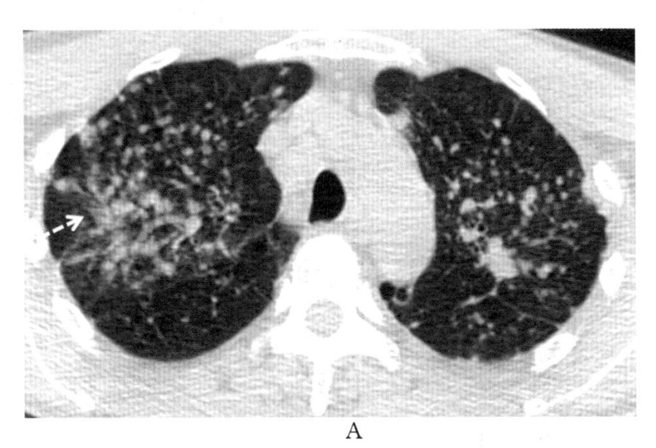

A

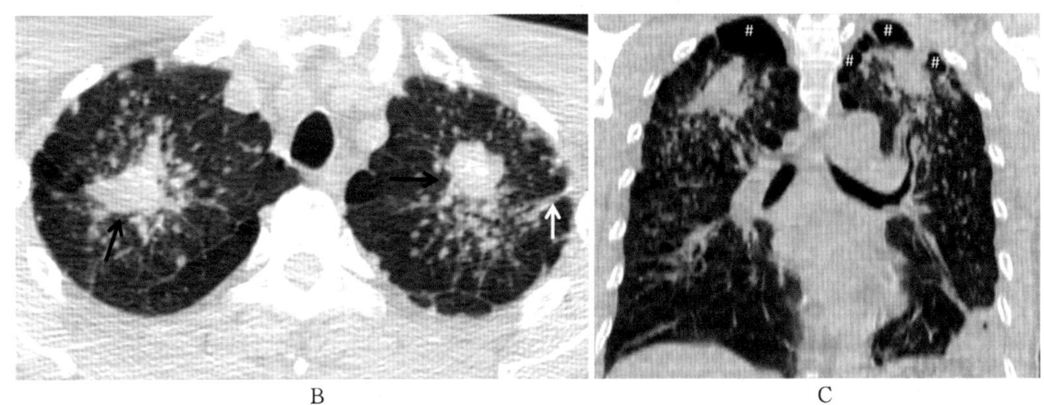

B　　　　C

图 7-2-1　男性，50 岁，双肺继发性肺结核，尘肺

胸部 CT 平扫主动脉弓平面（图 A）显示双肺上叶、左肺下叶背段不对称分布的多发结节状密度增高影（白虚箭），右侧结节成簇分布，边缘模糊，部分融合。胸锁关节平面（图 B）及冠状位重建（图 C）示双肺上叶较大的团块影（黑实箭），密度不均，内可见钙化灶，团块周围可见较多的肺大泡（#）及胸膜牵拉（白实箭）

3. 肿块

尘肺合并肺结核的团块通常较大，密度不均匀，边缘模糊，常出现大量纤维化病灶，病灶外侧壁的胸膜广泛增厚粘连（图 7-2-2），周围可见肺大泡（图 7-2-1C、3），有斑片状阴影或结节状卫星灶（图 7-2-3）。动态观察，团块以横向为主向四周发展，形态多样易变，发展快，易出现较大空洞。

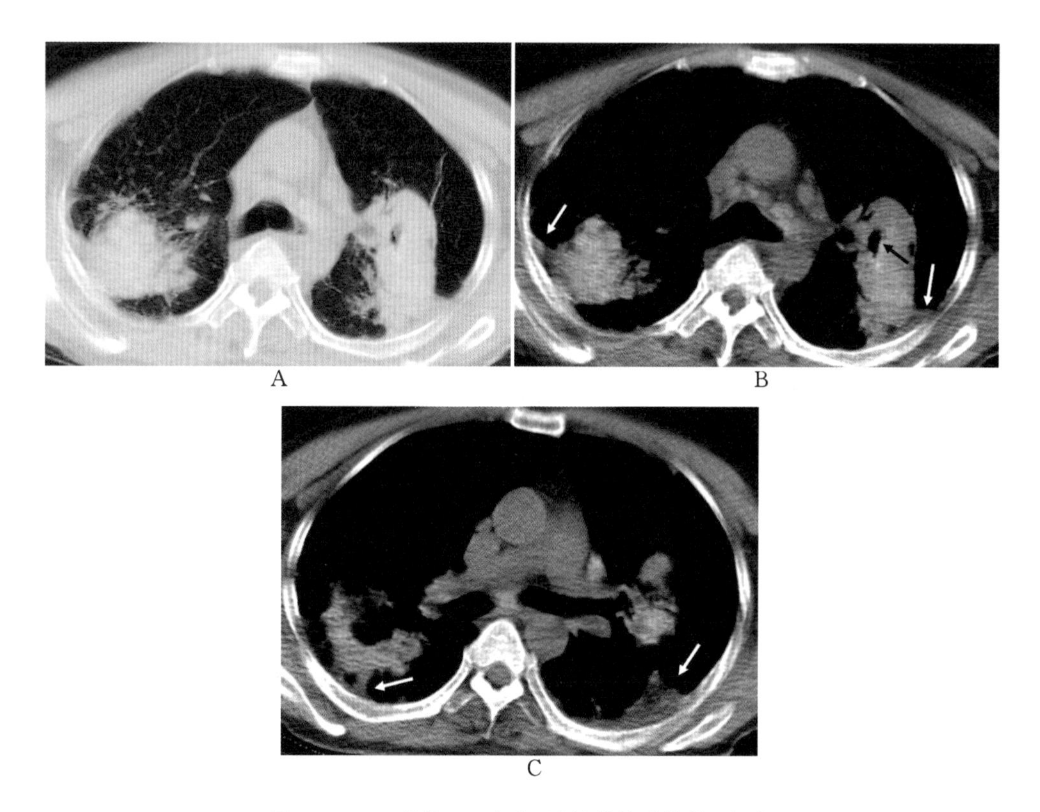

图 7-2-2　男性，40 岁，双肺继发性肺结核，尘肺

气管分叉平面 CT 肺窗(图 A)及纵隔窗(图 B)显示双肺上叶团块状影，边缘模糊，密度不均，右侧团块内可见钙化，左侧肿块肺门缘可见空洞(黑箭)，相邻胸膜明显增厚粘连(白箭)

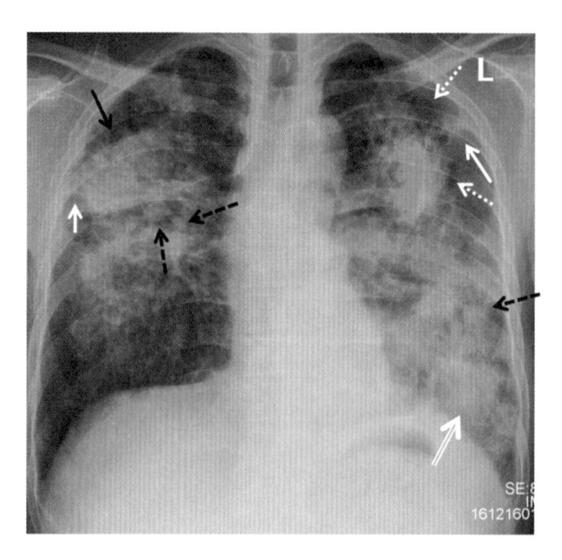

图 7-2-3　男性，39 岁，双肺继发性肺结核，尘肺

胸部正位片显示双肺可见边缘模糊的团块状影(黑实箭)，左肺团块影周围可见大小不一、泡状低密度影(白虚箭)，团块影的下方可见小结节影(黑虚箭)、片状影(空心箭)及云絮状影，轮廓欠清晰，双肺中、上野团块影的外侧壁胸膜增厚粘连(白实箭)

4.渗出性病变

尘肺合并肺结核的斑片状阴影包括小片状、大片状、云雾状渗出实变影(图 7－2－4),其特点是双肺病变不对称,密度较高,且不均匀,内可出现空洞,周边可有卫星灶。病变与肺门引流支气管索状阴影相连,同侧肺门上提,纵隔、气管移位(图 7－2－5)。

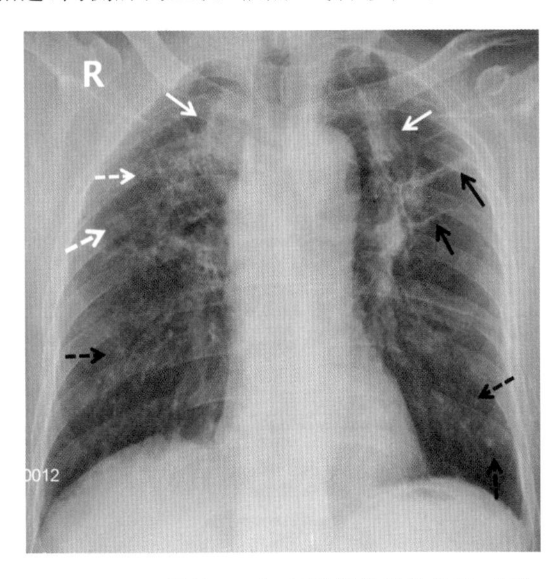

图 7－2－4　男性,60 岁,双肺继发性肺结核,尘肺

胸部正位片显示双肺锁骨下区不对称大片状(白实箭)、小片状(白虚箭)密度增高,密度不均,边缘模糊,右肺中野可见界限不清的云雾状高密度影,左肺上野可见病灶外侧有粗大的条索影(黑实箭),双肺下野可见小结节状影(黑虚箭)

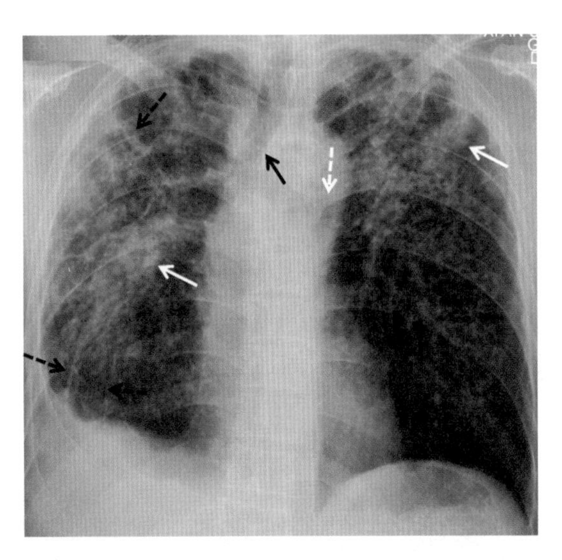

图 7－2－5　男性,37 岁,双肺继发性肺结核,尘肺,右侧结核性胸膜炎

胸部正位片显示双肺可见多发斑片状、小结节状密度增高影,右肺中野及左肺上野可见融合的片状影(白实箭),密度不均,边缘模糊,左主支气管上提(白虚箭),气管向右侧移位(黑实箭),右侧肋膈角消失,右侧膈顶欠光整,右肺可见多发条索影(黑虚箭),双肺尖及右侧侧胸膜肥厚

5. 空洞

空洞是尘肺合并肺结核最有力的指标。其特点是空洞较大，形状不规则，呈多房性或隧道样，为多发大小不等空洞相互融合穿通所致。当空洞单发时，常偏在，多偏向于病变的肺门缘(图 7-2-6)；当空洞为融合空洞时，洞壁常厚薄不均，内壁凹凸不平，有结节状凸起。空洞邻近的胸膜往往高度增厚(图 7-2-7)。空洞侧肺野或对侧肺野常有支气管播散灶(图 7-2-6、7)。

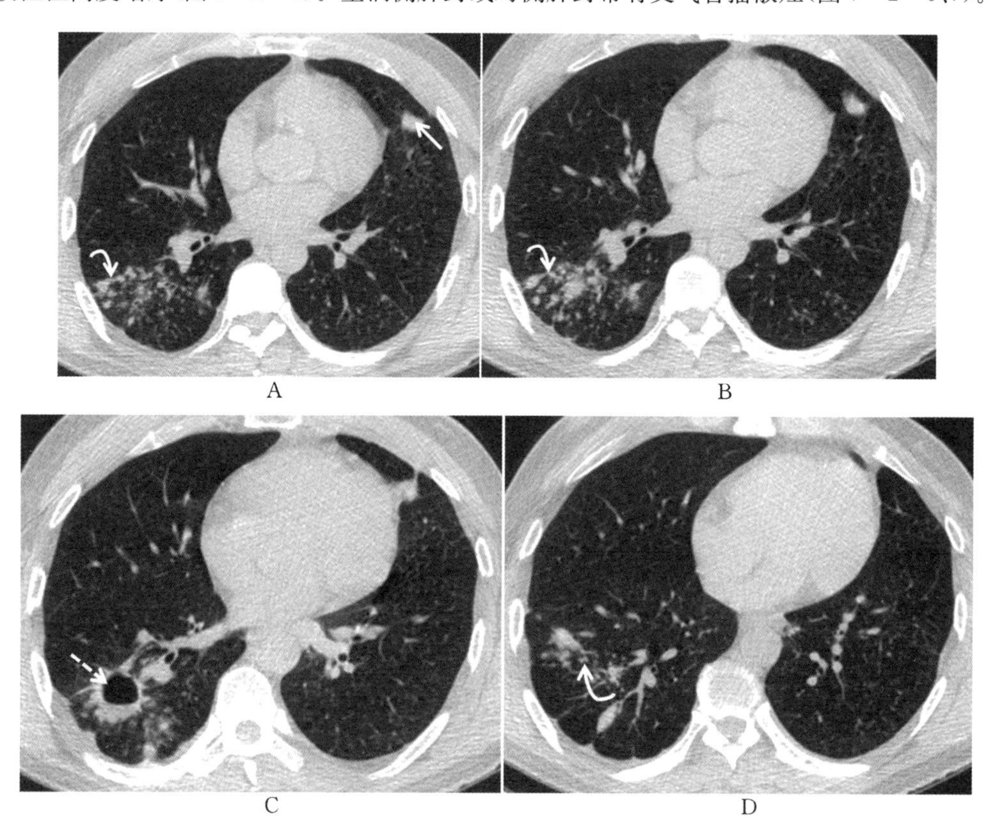

图 7-2-6　男性，50 岁，双肺继发性肺结核，尘肺

胸部 CT 平扫连续断面(图 A～D)显示左肺上叶舌段见斑片状影(白实直箭)，右肺下叶背段可见偏在的厚壁空洞(白虚箭)，周围沿支气管分布有小叶中心结节影(白弯箭)

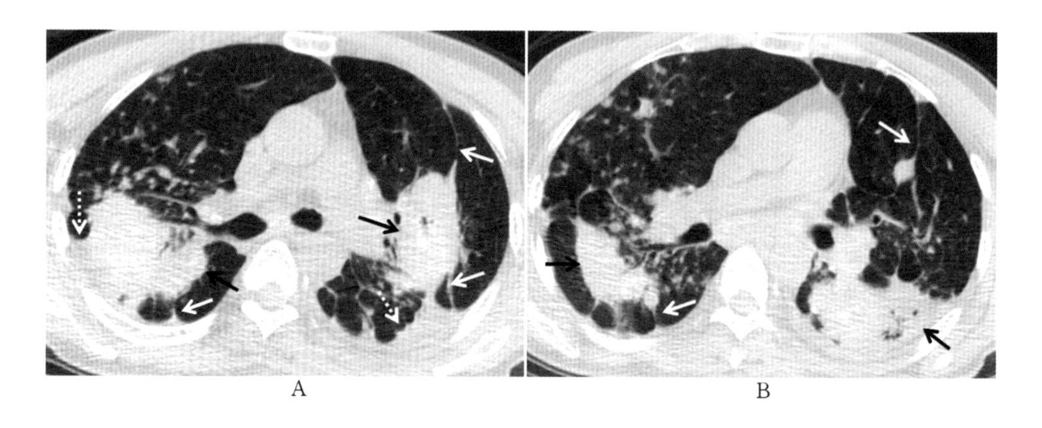

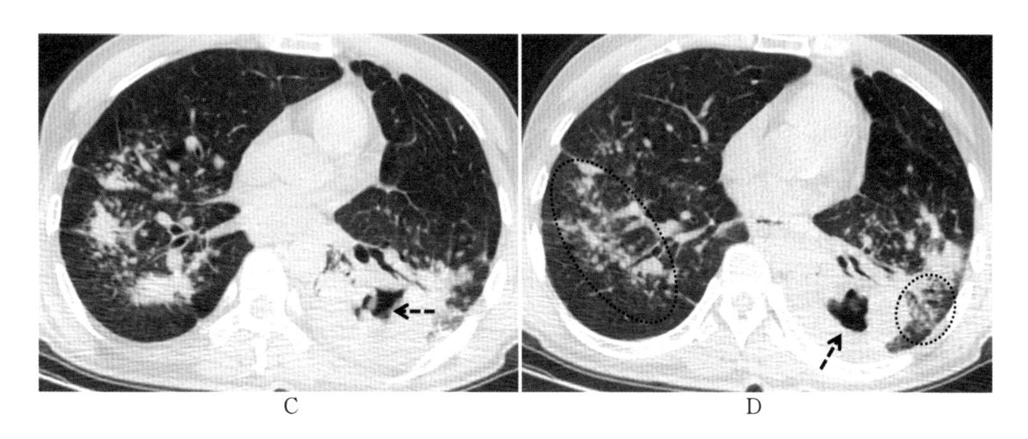

图 7-2-7　男性，39 岁，双肺继发性肺结核，尘肺

胸部 CT 平扫左肺动脉干平面(图 A)、右肺动脉干平面(图 B)、肺动脉干(图 C)及右心室上缘平面(图 D)显示双肺上叶、下叶及右肺中叶可见团片状影(黑实箭)及多发小结节状影，左肺下叶后基底段团片状影内见不规则厚壁空洞，内壁凹凸不平(黑虚箭)，病变周围可见多发索条影(白实箭)，团块影邻近胸膜明显增厚(白虚箭)，周围可见沿支气管分布的、边缘模糊的小结节播散灶(圆圈内)

6.胸膜增厚

尘肺合并肺结核的胸膜炎较为少见，在Ⅰ期和Ⅱ期尘肺患者胸膜增厚的程度只与结核病变的严重程度有关(图 7-2-8)，而与尘肺无关。一般情况之下，Ⅰ期、Ⅱ期尘肺不伴发胸膜增厚，但是胸膜斑常见。

√注：胸膜斑是指长期接触石棉粉尘后，在 X 线胸片上表现为除肺尖部和肋膈角区以外的胸膜厚度大于 5mm 的局限性胸膜增厚，或局限性胸膜钙化斑块。

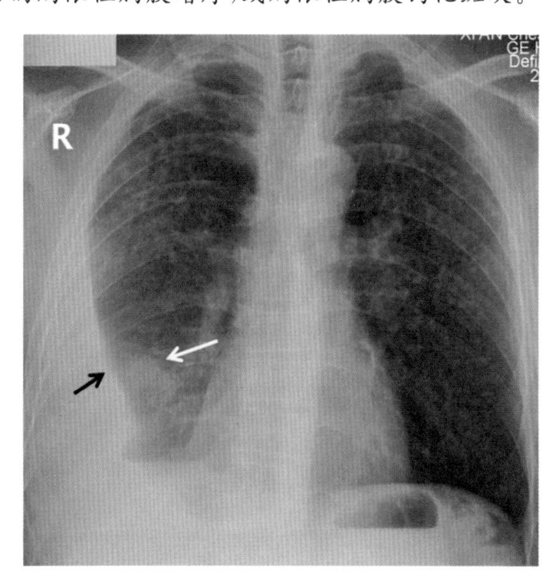

图 7-2-8　男性，47 岁，尘肺，右侧结核性胸膜炎

胸部正位片显示右肺中、下野透光度减低，双肺可见多发小结节状影，右下肺可见边缘模糊小片状稍高密度影(白箭)，右侧胸腔可见外高内低的弧线状影(黑箭)

【转归】

1. 好转

◇肺内病灶逐渐缩小,减少。

◇病变密度逐渐增高,甚至钙化。

◇病变边界逐渐清晰,密度逐渐均匀。

◇空洞逐渐缩小、闭合。

◇胸腔积液逐渐减少,吸收。

2. 恶化及进展

◇肺内病灶增多、增大,融合。

◇病灶密度逐渐不均,边缘逐渐模糊。

◇肺内病变出现空洞,空洞数目多、增大。

◇肺间质纤维化进行性加重。

◇肺内外出现新结核病灶。

【鉴别诊断】

1. 单纯尘肺团块

◇临床表现以气急为主,无发热,痰结核分枝杆菌阴性,抗结核治疗无效。

◇单纯尘肺团块是在尘肺结节密集上形成的,团块密度均匀,边缘锐利,短期内变化不大。

◇团块周围常合并肺气肿,其内的空洞为中央型厚壁小空洞。

2. 支原体肺炎

◇临床症状较轻,动态观察 2 周后炎症即可全部吸收。

◇多见于左肺下叶,但也可两肺多发,其 X 线表现为斑点状、片状渗出性炎性阴影,半数呈单叶或单段分布,也可呈游走性表现,通常不形成空洞和边缘锐利的结节。

3. 机化性肺炎

◇临床症状轻微。

◇常为局限性病变。

◇其病变阴影边缘比较清晰,伴少量纤维索条状阴影,病变形态、大小趋向稳定;由于大量纤维组织收缩,常使肺段、肺叶有萎缩现象,邻近叶间裂向患侧移位。

4. 血行播散性肺结核

◇多无粉尘职业病史。

◇常有菌血症样的中毒症状,一般无明显的呼吸困难。

◇急性血行播散性结核的粟粒状结节大小、密度及分布更均匀一致。慢性血行播散性结核的老病灶、大病灶多偏向于上肺野,而尘肺结节的老病灶、大病灶常以中、下肺野多见。

◇血行播散性肺结核双肺感染概率相近,而尘肺结核的双肺病变多数情况下很不对称。

【拓展阅读】

[1]郭佑民,陈起航,王玮.呼吸系统影像学[M].2版.上海:上海科学技术出版社,2016.
[2]中华医学会结核病学分会.中华结核和呼吸杂志[J].2017,40(6):419-425.
[3]中华人民共和国国家卫生和计划生育委员会.中华人民共和国国家职业卫生标准·职业性尘肺病的诊断 GBZ 70—2015(ICS13.100/C60)[S/OL].http://www.doc88.com/p-6711563466603.html.
[4]杨陆霞,原保利,范波胜.矽肺同时并发肺结核及真菌感染30例临床分析[J].中华劳动卫生职业病杂志,2010,28(4):302.

(周　婕　李　彤　王秋萍)

第三章　艾滋病与肺结核

【课程目标】

※掌握：艾滋病合并肺结核的影像学表现及鉴别诊断。

※熟悉：艾滋病合并肺结核的临床特点和诊断依据。

※了解：艾滋病合并肺结核的变态反应和免疫特点，病理改变，实验室相关检查的标准、结果的判定及临床意义。

【发病特点】

艾滋病（AIDS）和结核病均为传染病，也都属于细胞免疫性疾病。AIDS 患者和人类免疫缺陷病毒阳性〔HIV（＋）〕患者容易合并结核病，结核病患者有不良行为时也容易并发 HIV 感染和诱发 AIDS。

◇研究显示，当患者 $CD4^{+}$ 细胞＞200×10^{6}/L 时，菌血症的发生率约为 4％；当 $CD4^{+}$ 细胞≤100×10^{6}/L 时，菌血症的发生率高达 49％，更易患血行播散性肺结核合并脑结核；当 $CD4^{+}$ 细胞≤50×10^{6}/L 时，各种类型结核均可出现。

◇肺外结核以淋巴结患病率最高，其次为肝、脾、肾、心包、腹腔等。HIV（＋）者并发结核病有三种方式：内源性复燃、外源性再染及原发感染。

√内源性复燃是指已处于静止期的体内结核分枝杆菌重新恢复活性，进入繁殖状态。

√外源性再染是指体内原发结核病灶已经痊愈，结核分枝杆菌再次进入机体，形成新的病灶。

√原发感染是指在结核疫情较低地区生存的人群，未受过结核菌感染的 HIV 感染者和 AIDS 患者初次感染结核分枝杆菌发生的结核病。

【定义】

艾滋病（AIDS）又称获得性免疫缺陷综合征，是由人类免疫缺陷病毒（HIV）引起的慢性传染病，它有三种传播途径——血液传播、性传播和母婴传播。结核病是由结核分枝杆菌引起的慢性感染性病变，主要为呼吸道传染病，极少数经口传播。二者并发概率较高，并发后，相互影响，互相促进，导致疾病进行性加重，易产生耐药结核病例的暴发流行，加大疾病的传播和提高患者的死亡率。

HIV 感染后，人体免疫系统遭受攻击，导致机体细胞免疫功能严重缺陷，致人体发生机会性感染和肿瘤的风险增加。

结核病是 AIDS 患者最常见的机会性感染之一，也是 AIDS 患者临床发病和死亡的首要诱因。据报道，结核病约占 HIV(＋)患者死亡率的 32%，且有逐年递增的趋势。

【诊断依据】

1. HIV(＋)/AIDS 的诊断

HIV 感染：≥18 个月者，HIV 抗体确证试验阳性或血清中分离出 HIV 毒株；或有急性 HIV 感染综合征/流行病学史，且不同时间的两次 HIV 核酸检测结果均为阳性。＜18 个月者，其母为 HIV 感染者，同时 HIV 分离试验结果阳性，或不同时间的两次 HIV 核酸检测结果均为阳性(第二次检测需在出生 4 周以后进行)。

艾滋病的临床分期：原发感染期、感染中期、感染晚期(又称艾滋病期)。

(1)原发感染期

原发感染期是 HIV 初次感染，高病毒血症引起急性 HIV 感染综合征，持续 1～3 周后自愈，此阶段血液中无 HIV 抗体，但有很高的 HIV 病毒载量(核酸检测结果阳性)。随后，机体对 HIV 感染的反应从急性期转变为慢性期，血液中 HIV 抗体转阳，HIV 病毒载量下降至一相对稳定的水平，此期持续时间 6～12 个月。血 CD≥500/mm^3(＜11 月龄：CD 细胞＞35%；1～3 岁：CD 细胞＞30%；3～5 岁：CD 细胞＞25%)。

(2)感染中期

感染中期是机体免疫系统与 HIV 相持阶段，平均时间 6～7.5 年。血 CD200～500/mm^3(＜11 月龄：CD 细胞 25%～29%；1～3 岁：CD 细胞 20%～24%；3～5 岁：CD 细胞 15%～19%)。

(3)感染晚期

感染晚期的患者免疫系统严重受损，血 CD＜200/mm^3(＜11 月龄：CD 细胞＜25%；1～3 岁：CD 细胞＜20%；3～5 岁：CD 细胞＜15%)，或出现各种艾滋病的指征性疾病。

附：艾滋病指征性疾病

√≥15 岁组的艾滋病指征性疾病包括：HIV 消耗综合征；肺孢子菌肺炎；食管念珠菌感染；播散性真菌病(球孢子菌病或组织胞浆菌病)；反复发生的细菌性肺炎，近 6 个月≥2 次；慢性单纯疱疹病毒感染(口唇、生殖器或肛门直肠)超过 1 个月；任何内脏器官单纯疱疹病毒感染；巨细胞病毒感染性疾病(肝、脾、淋巴结除外)；肺外结核病；播散性非结核分枝杆菌病；反复发作的非伤寒沙门菌败血症；慢性隐孢子虫病(伴腹泻，持续＞1 个月)；慢性等孢子虫病；非典型性播散性利什曼病；卡波西肉瘤；脑或 B 细胞非霍奇金淋巴瘤；浸润性宫颈癌；弓形虫脑病；肺外隐球菌病，包括隐球菌脑膜炎；进行性多灶性脑白质病；HIV 脑病；有症状的 HIV 相关性心肌病或肾病。

√＜15 岁组的艾滋病指征性疾病包括：不明原因的严重消瘦，发育不良或营养不良；肺孢子菌肺炎；食管、气管、支气管或肺念珠菌感染；播散性真菌病(球孢子菌病或组织胞浆菌病)；反复发生的严重细菌性感染，如脑膜炎、骨或关节感染、体腔或内脏器官脓肿、脓性肌炎(肺炎除外)；肺外结核病；播散性非结核分枝杆菌感染；慢性单纯疱疹病毒感染(口唇或皮肤)超过1个月;任何内脏器官单纯疱疹病毒感染;巨细胞病毒感染,包括视网膜炎及其他器官的感染(新生儿期除外);慢性隐孢子虫病(伴腹泻);慢性等孢子虫病;卡波西肉瘤;脑或B细胞非霍奇金淋巴瘤;弓形虫脑病;肺外隐球菌病,包括隐球菌脑膜炎;进行性多灶性脑白质病;HIV脑病;有症状的HIV相关性心肌病或肾病。

2. HIV(+)/AIDS与结核病双重感染的诊断

HIV(+)/AIDS患者有不能解释的长期发热、盗汗、乏力、淋巴结肿大等结核相关临床症状和体征。

◇结核病患者有艾滋病危险因素,或免疫力低下的相关临床症状和体征。

◇艾滋病与结核病双重感染的疑似患者的胸部影像学上有结核病的“特征性的非典型改变”。

◇有免疫力低下及结核的相关实验室数据。

◇HIV(+)/AIDS患者体液或穿刺活检组织涂片、细菌培养结核杆菌阳性;活检组织学检查证实结核者;结核病患者HIV检测阳性或血清中分离出HIV毒株可以确诊。

【病理改变】

HIV感染早期,患者免疫功能较好,体内可产生典型的肉芽肿反应,病灶中含有许多CD68阳性的胞质丰富的类上皮细胞、郎格汉斯巨细胞,周围有许多$CD4^+$ T淋巴细胞,病灶内结核杆菌数量少。

当$CD4^+$ T淋巴细胞$<200\times10^6$/L时,其病理缺乏典型结核结节及郎汉斯巨细胞,可表现为较大的干酪样坏死,炎性细胞浸润或炎性肉芽肿改变,病灶内结核杆菌数量多,病理组织抗酸杆菌染色多为阳性。

当艾滋病晚期$CD4^+$ T淋巴细胞衰竭时,机体对结核分枝杆菌失去免疫应答反应——无反应性结核病,也称结核性败血症,即病灶内结核杆菌量大,甚至病灶内可见化脓性坏死,病灶周边区域缺乏增殖反应细胞,即缺乏类上皮细胞、郎格汉斯巨细胞。

【临床特点】

1. HIV(+)/AIDS与结核病双重感染的疑似人群

◇HIV(+)/AIDS患者有明确结核病接触史,结核菌素试验阳性。

◇HIV(+)/AIDS患者具有长期发热、盗汗、乏力、纳差、疼痛、嗜睡等症状。

◇HIV(+)/AIDS患者出现体内或体表淋巴结肿大。

◇HIV(+)/AIDS患者胸部影像学出现不典型阴影,且短期内变化快,或对正规抗感染治疗无效;或多发结节性病变伴有纵隔淋巴结肿大、胸腔积液及播散性病变。

◇肺结核患者出现反复的鹅口疮、全身淋巴结肿大、淋巴细胞减少及呼吸困难。

◇肺结核患者反复并发其他条件性致病菌感染。

◇多脏器、多器官结核,病变进展迅速且伴有血液、淋巴播散者。

◇结核患者伴有吸毒史及不良冶游史者,或来自HIV流行区域者。

2.症状和体征

◇其临床表现的特点取决于患者免疫抑制的程度。HIV 感染早期合并肺结核时，其症状、体征与 HIV 阴性的肺结核患者相类似，主要临床表现为发热、咳嗽、盗汗、消瘦、胸痛、呼吸困难、肺部湿啰音及皮疹等。

◇在 HIV 感染中、晚期合并结核病时，症状多变，呼吸道症状少。此期易发生血型播散性肺结核，起病比较急，病情进展快，常表现为不明原因气急、长期发热、盗汗、消瘦、全身酸痛等全身症状，部分患者也可以表现为腹痛、腹泻、头痛、嗜睡等局部症状；还可以合并重度贫血及浅表淋巴结肿大，淋巴结触痛阳性。

◇艾滋病期，免疫极度缺乏时，患者起病急，病程进展极快，迅速发展为暴发性肺炎，易死于呼吸衰竭，肺部病变经抗生素正规治疗后无效。

◇无反应性结核病表现为高热等全身中毒症状，呼吸道症状较轻或出现晚，患者迅速出现恶液质。

◇既往有肺结核病史，新发淋巴结肿大、呼吸道症状或肺部出现“非典型”阴影。

3.实验室检查

◇在 HIV 感染的早期，$CD4^+$ T 淋巴细胞无明显减少；HIV 感染的中期及后期，$CD4^+$ T 淋巴细胞明显减少。

◇无反应性结核病时，血象呈类白血病反应，或三系均受抑制，肝肾功能损害，电解质紊乱。

◇周围血白细胞及淋巴细胞总数在疾病早期下降，随着疾病的进展，淋巴细胞总数回升，并可见异性淋巴细胞。

◇结核菌素反应早期阳性率高于艾滋病期，艾滋病期常无反应性。

◇痰涂片抗酸染色阳性率很低；细菌培养阳性率低，药物敏感性试验显示大部分患者对目前使用的一线抗结核治疗药敏感，但耐药患者多为多药结核菌株。

◇T-SPOT 检测结核的敏感度随 $CD4^+$ T 淋巴细胞水平的升高而增强，高于 TB-DNA、结核菌培养及涂片阳性率。

◇支气管镜检、经皮穿刺活检、骨髓肝脏活检、淋巴结活检对结核病诊断有重要价值。

【影像学表现】

1.具有多叶、多段分布特点

艾滋病合并肺结核的病灶分布在多叶、多段，无明显的好发部位，任何部位均可发生。中下肺及上叶前段等肺结核非好发部位一样常见，多累及 2 个或 2 个以上肺段，肺叶、肺段分布差异不显著(图 7-3-1)。

艾滋病合并肺结核的影像学表现与其免疫状态相关，当其免疫功能轻度抑制时，其影像表现没有特异性，肺内表现与无免疫功能损害者的肺结核相似，多表现为典型肺结核的影像特征，即双肺上叶尖后段、下叶背段的多种形态、新老病灶并存，当有空洞形成后，同侧或对侧肺内可见播散灶(图 7-3-1)。

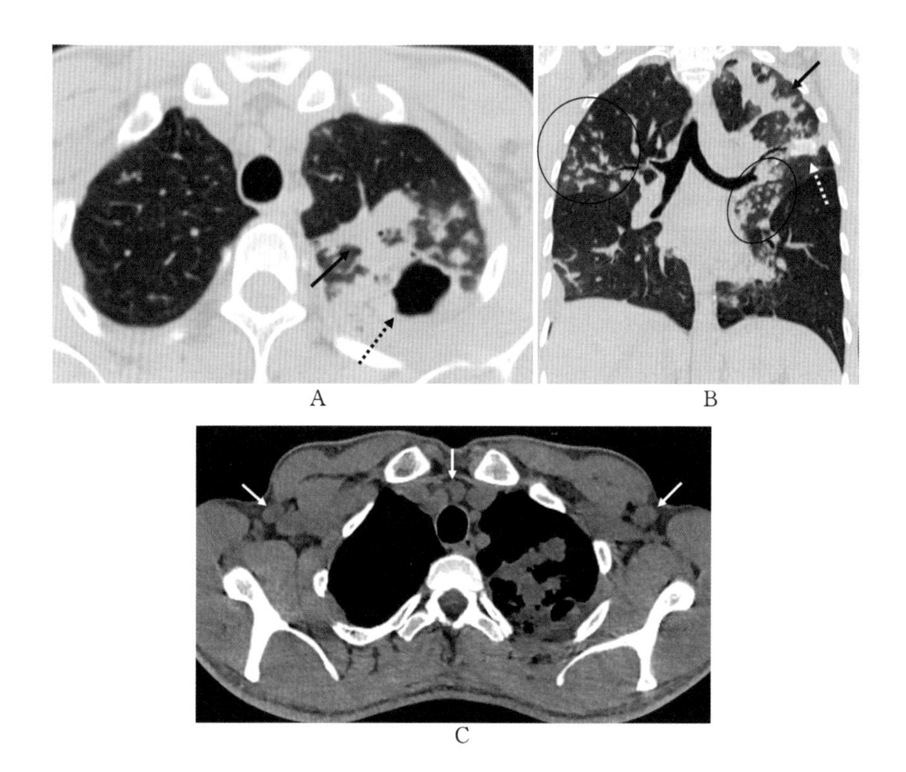

图 7-3-1 男性,35 岁,AIDS 并结核

CT 肺窗轴位(图 A)、冠状位重建(图 B)显示左肺上叶尖后段大片状高密度影(黑实箭)及空洞(黑虚箭),空洞周围可见边缘模糊的斑片状影及钙化影(白虚箭),右肺上叶后段、左肺上叶舌段内多发大小不等结节及粟粒样病变(圆圈内),呈段性分布。胸骨上窝平面纵隔窗(图 C)示纵隔及双侧腋窝多发肿大淋巴结(白实箭)

2.具有“三多三少”特点

机体处于中度免疫抑制时,肺内病灶的影像学表现具有“三多三少”特点。三多是指病变形式多样(斑片、大片、结节、粟粒等)、病变性质多样(渗出、干酪、空洞、播散等)、多部位受累。由于艾滋病可加快肺结核病情发展,从而减轻炎症反应和肺组织损伤,不易形成空洞,但是如果空洞形成,则以多发者常见(图 7-3-2)。三少是指纤维化、钙化及肿块少见。

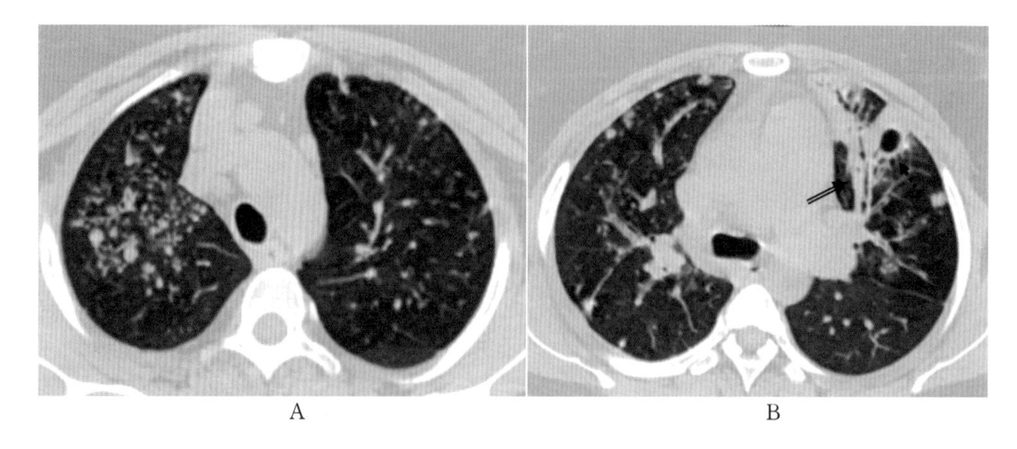

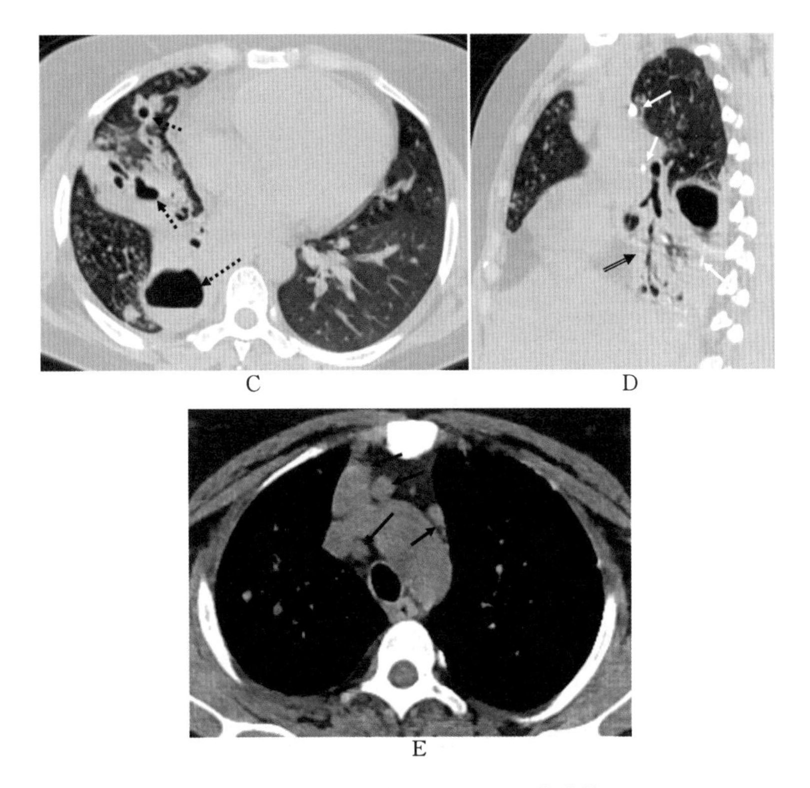

图 7-3-2　**女性**,33 **岁**,AIDS **并结核**

CT肺窗主动脉弓平面(图A)、气管分叉(图B)、心室平面(图C)及右肺矢状位重建(图D)显示右肺上叶大小不等结节成簇分布,边界略模糊,左肺上叶前段、右肺中叶及右肺下叶斑片状渗出及干酪样病变,支气管增宽(空心箭),边缘模糊,有多发大小不一、形态不同的多发空洞(黑虚箭),背段空洞内可见液平,肺内及纵隔可见散在钙化(白实箭)。图A同层纵隔窗(图E)显示纵隔内多发孤立大小不一淋巴结(黑实箭)

3.容易发生血行播散性肺结核和浸润性肺结核

重度免疫抑制状态,易导致血行播散性肺结核(即粟粒性肺结核)和浸润性肺结核。

◇血行播散性肺结核的肺内病变表现为结节边界模糊,有融合趋势,易形成小片状及斑片状影,病灶分布疏密不一,外周多见,大小3～5mm,较非HIV(+)患者大(图7-3-3)。下肺病灶的密集度高于上肺。

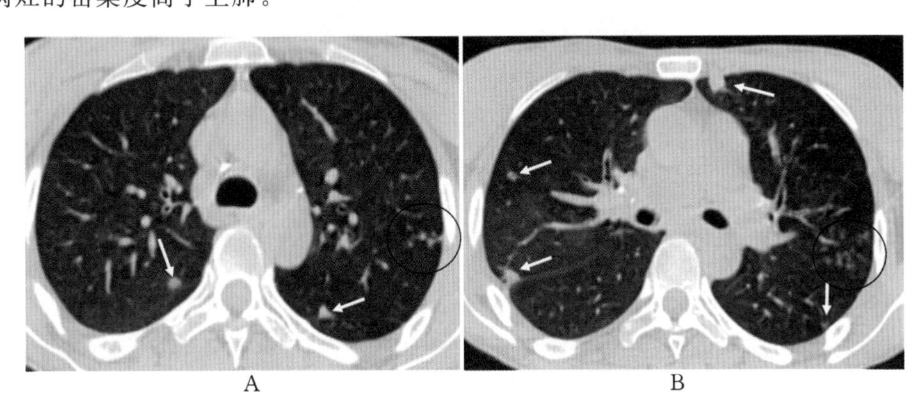

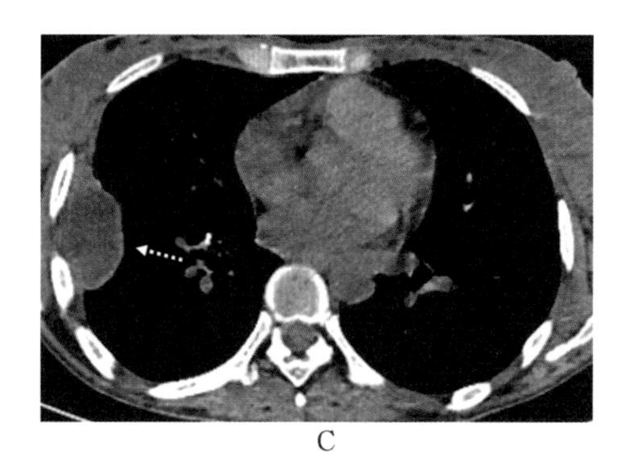

C

图 7-3-3 女性,53 岁,AIDS 并结核

CT 轴位肺窗主动脉弓下平面(图 A)、左肺动脉干平面(图 B)显示双肺胸膜下散在多发小结节(实箭)及成簇的粟粒状结节(圆圈内),形态不整,边缘模糊。心房平面纵隔窗(图 C)显示侧胸壁包裹性积液(白实箭),平均 CT 值约 8HU

◇浸润性肺结核多数呈现均匀一致的片絮状阴影,密度较淡薄,极似急性细菌性肺炎(图 7-3-4),缺乏一般肺结核渗出、增生、钙化灶混同存在的“多形态”特征性表现。

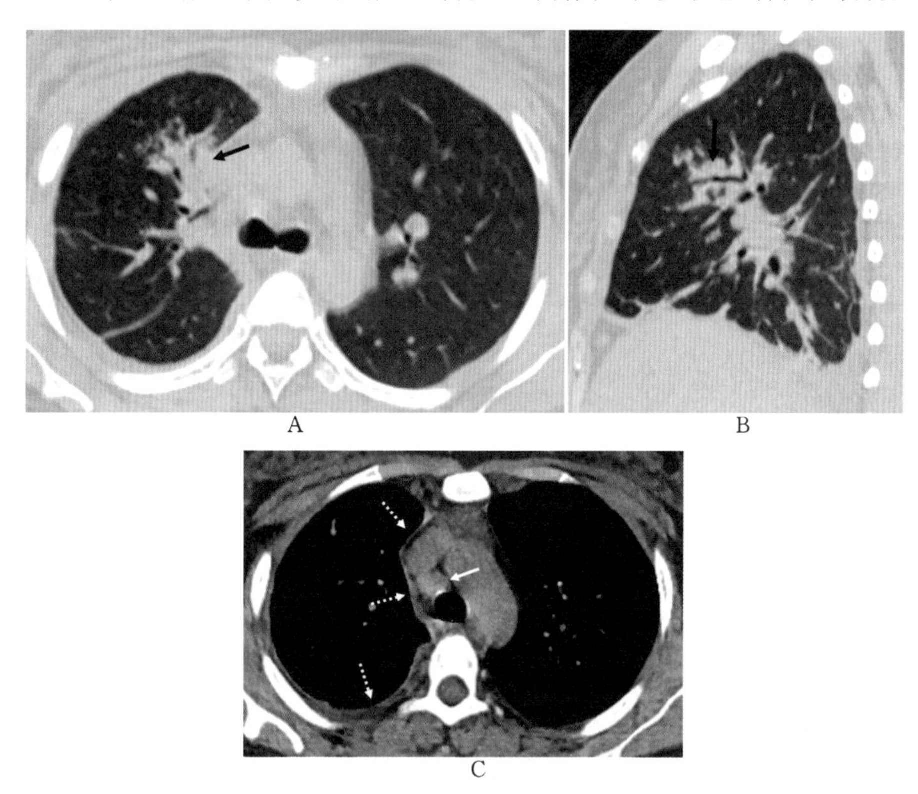

A　　B

C

图 7-3-4 女性,30 岁,AIDS 并结核

CT 轴位肺窗(图 A)、矢状位(图 B)重建显示右肺上叶前段片状高密度影(黑实箭),边缘清晰,可见含气支气管。主动脉弓平面纵隔窗(图 C)显示气管右前淋巴结肿大(白实箭),纵隔胸膜及背侧胸膜增厚(白虚箭)

◇出现原发肺结核"特征性非典型"影像学表现：中、下肺野浸润，肺门纵隔淋巴结肿大，肺间质性浸润，缺乏空洞性病变。其中，肺门纵隔淋巴结肿大发生率高，可单发或多发，多发者可融合成块，增强扫描呈边缘强化，但很少出现典型的环形强化。淋巴结压迫支气管导致阻塞性肺炎，容易误诊为中央型肺癌伴阻塞性肺炎（图 7-3-5）。

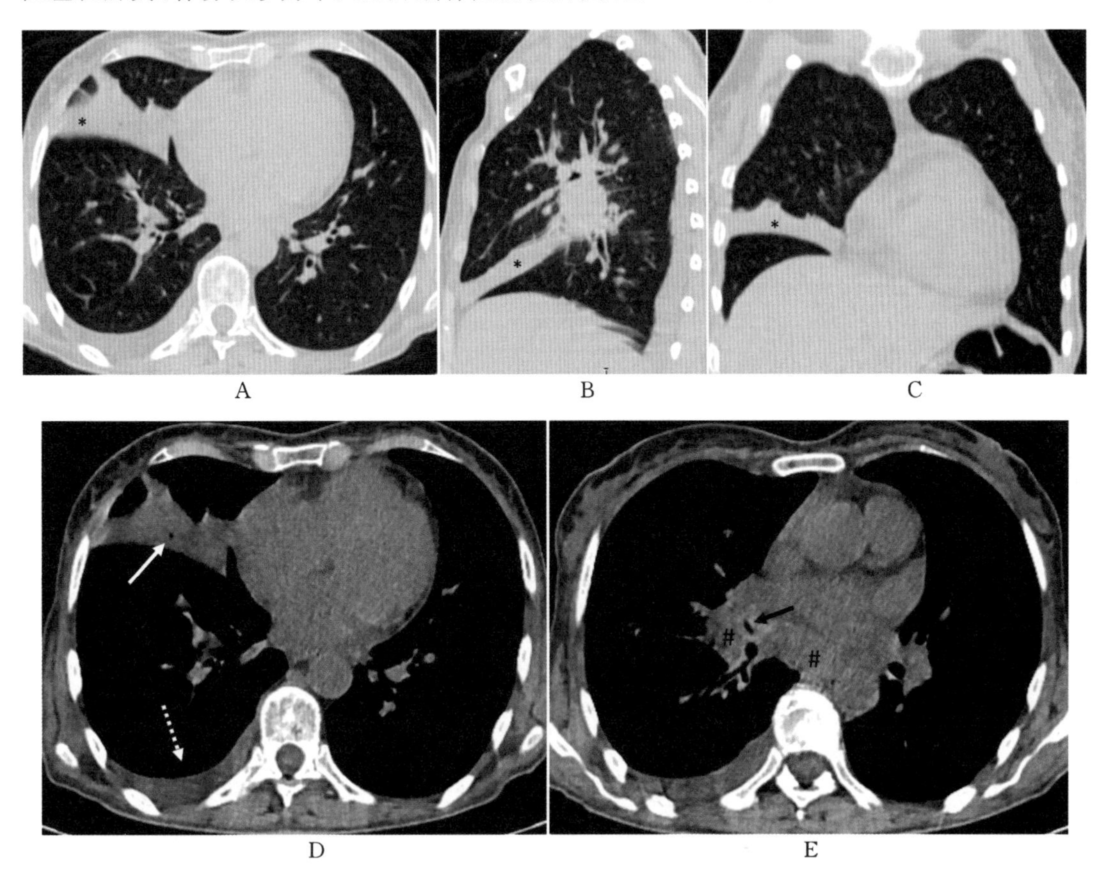

图 7-3-5　**女性，**56 **岁，**AIDS **并结核**

CT 轴位肺窗（图 A）、矢状位（图 B）及冠状位（图 C）重建显示右肺中叶外侧段片状高密度影（*），边缘不整，斜裂缘清晰整齐，斜裂向上、向前移位并轻度弧形凹陷。图 A 同层纵隔窗（图 D）显示病灶内有一点状含气影（白实箭），胸膜腔积液（白虚箭）。右肺中叶平面纵隔窗（图 E）显示纵隔内及肺门淋巴结肿大融合成块（#），右中间段支气管（黑实箭）受压变形、变窄

4. 多部位受累

◇常合并多浆膜腔炎症及积液，如胸腔积液、腹腔积液、心包积液（图 7-3-5）。

◇结核灶不局限在肺部，肺外结核常见，可在其他器官、组织乃至全身传播，以淋巴结和椎体最易受累。

◇混合感染导致影像学表现复杂多样，常弥漫分布，下肺多见，病灶边缘模糊，易于融合。

◇无反应性结核病可侵犯各器官组织，以网状内皮系统为主要的靶器官，肺部可受累，也可不受累。

【转归】

1. 好转

◇病变吸收、变少、消失。

◇病变密度增高，边缘锐利，出现钙化。

◇空洞缩小、闭塞，洞壁变薄，内壁逐渐光滑。

◇淋巴结逐渐缩小，密度增高、钙化。

◇胸腔积液、心包积液吸收，胸膜肥厚减轻。

2. 恶化及进展

◇肺内病变逐渐增大、融合，数量增多。

◇空洞扩大、增多。

◇淋巴结增多、增大，融合。

◇肺内外出现新发结核灶。

【鉴别诊断】

1. 卡氏肺孢子虫肺炎

◇主要临床表现为不规则发热、干咳、气短乃至严重呼吸困难、呼吸衰竭。病程持续数周或数月。

◇实验室检查痰、气管内分泌物或 BAL 肺活检可找到卡氏肺孢子虫包囊或滋养体。PCR 可阳性(卡氏肺孢子虫的线粒体 5s rDNA 和 16s rDNA)。肺功能为限制性通气障碍。

◇影像学表现可呈广泛或局限性磨玻璃样密度影，或小叶间隔增厚伴粟粒状或网状，或小结节状改变，病变分布以肺门周围为主向肺外周播散，肺尖和肺底较少累及，继而可出现肺实质浸润。

2. 间质性肺炎

◇临床表现为气急、发绀、咳嗽等，常继发于支气管炎。

◇病变好发于两肺下野，影像学上主要表现为肺纹理增多，网状、小结节状影，肺气肿或肺不张，且多呈对称性。

4. 肺隐球菌病

◇多数隐球菌感染是一个自限性、亚急性或慢性过程，肺部原发性病变通常无症状，呈自限性。

◇少数表现为咳嗽、咳痰(干咳或带有少量痰)、低热、头痛、胸痛等，罕有咯血。

◇影像学上孤立性肉芽肿多表现为单发或多发大小不等结节；粟粒肉芽肿型表现为两肺多发粟粒状结节；肺炎型则为团片状、斑片状、大叶性渗出实变影。

◇痰、胸腔积液、肺泡灌洗液、肺组织活检发现隐球菌可以诊断。

【拓展阅读】

[1]郭佑民，陈起航，王玮. 呼吸系统影像学[M]. 2 版. 上海：上海科学技术出版社，2016.

[2]中华人民共和国国家卫生部. 中华人民共和国卫生行业标准·艾滋病和艾滋病病毒感染诊断标准 WS 23229－2008(ICS11.020/C59)[S/OL]. http://www.360doc.com/document/16/0328/15/31922062_545900531.shtml.
[3]伍建林,路希伟. 临床结核病影像诊断[M]. 北京:人民卫生出版社,2011.
[4]张可,马大庆,吕富靖,等. 艾滋病合并结核病的诊断与治疗[J]. 中华结核和呼吸杂志,2001,24(11):682－684.

(朱朝辉　叶小军　于　楠)

第四章　儿童结核病

【课程目标】

※掌握：儿童结核病的影像学特点及鉴别诊断。

※熟悉：儿童结核病的临床特点和诊断依据。

※了解：儿童结核病的发病特点及病理特点。

【发病特点】

儿童结核病与成年人不同，儿童的形体及生理功能随着年龄的增长在不断变化。由于机体的免疫功能尚未成熟，他们对结核分枝杆菌高度敏感，极易感染而发病，感染后又易于扩散，有全身血行播散的倾向和淋巴结广泛受累的特点，容易发展为肺外结核和严重的活动性结核病。据报道，血行播散性结核占儿童结核病的30%～40%。与成人相比，急性粟粒型肺结核常在婴幼儿初次感染肺结核后6个月(尤其是3个月)内发生，且比其他型结核更易出现胸内淋巴结肿大，更容易累及肺外，同时发生2个以上脏器结核者可占80%，其中约19%的患儿伴发结核性脑膜炎。

儿童结核病的诊断存在困难，主要由于：①患儿年龄小，不能准确描述疾病的特点，影响病情的判断。②儿童结核病常常起病隐匿，临床表现个体间差异大，体征不典型，导致患病早期不易被发现。③儿童机体处于高度变态反应阶段，易导致多发浆膜炎、过敏性关节炎、结节性红斑及肺内病灶周围炎，使病灶表现不典型。④患儿不会咳痰，痰液获得困难，且痰内含菌量低，导致较难获得细胞学依据。⑤卡介苗反应导致PPD阳性，干扰儿童结核病的观察结果。

由于儿童的活动范围小，传染源主要为患肺结核的成年人或同龄儿童，尤其是家庭内部传染及幼儿园、学校内传染，易呈聚集性发作。此外，儿童依从性差，增加不规范治疗的危险。儿童结核病一旦误诊，或治疗效果不佳，后果严重，随着生长发育的进程，可出现畸形、功能障碍型结核病。

【定义】

所谓儿童结核病是指结核病发生在年龄≤14岁的人群。按年龄将儿童结核病分为两个组，即0～4岁的低年龄组和5～14岁的高年龄组。

儿童结核病是儿童感染性疾病中的常见病、多发病，它可累及全身各器官，以胸内最常见。胸内结核又以原发性结核最多见，占整个儿童结核病的半数以上，其次是血行播散性肺结核、结核性脑膜炎。其中,结核性脑膜炎是致残率、致死率最高的类型。

√注1:卡介苗接种不能预防结核感染和发病,但可以减轻感染后的病情,特别是减少重症结核病的发生。

√注2:结核病是一种传染病,呼吸道是其传播的主要通道,但不是唯一通道,肺结核是儿童结核病的主要表现形式,但不是唯一的形式,儿童结核病易发生全身播散的特点是不容忽视的。

【诊断依据】

◇有活动性结核病接触史。

◇出现结核相关临床症状,经正规抗感染治疗2周以上效果不佳或抗结核治疗有效。

◇有各型结核的影像学征象。

◇有相关实验室数据支持。

◇活检、组织病理检查证实为结核。

【分类】

与成年人结核病的分类相同,分为原发性肺结核、血行播散性肺结核、继发性肺结核、结核性胸膜炎、肺外结核。

【病理改变】

肺结核的具体病理改变详见第二单元肺结核。

偶然情况下,儿童期肺部原发病灶不能自瘉,随疾病进展,可形成干酪性肺炎、空洞(称为原发性空洞),发生血行播散。感染后4～12个月,淋巴结肿大压迫、侵蚀相邻支气管,导致支气管结核和支气管淋巴结瘘,致远端肺组织不张,多限于1～2个肺段或肺叶(称为肺段病变)。

【临床特点】

1.易患人群

◇0～4岁儿童或HIV(+)儿童,有与活动性结核患者共同生活或学习的密切接触史。

◇≥5岁儿童,有与活动性结核患者共同生活或学习的密切接触史,并有结核相关的临床症状。

2.临床表现

全身症状及体征个体差异大,在多数情况下,结核病患儿表现为慢性(≥2周)、持续性症状,对症、支持治疗疗效不佳。

◇婴幼儿感染后常起病急,高热,体温可达39～40℃,持续2～3周后转为低热,抗感染治疗无效。

◇小儿常无症状或仅表现为反复发作的呼吸道感染或肺炎。

◇儿童期常伴有结核低度中毒症状:发热,多为间断性和午后发热,体温多不超过39℃,夜间多汗,精神萎靡,食欲差,疲乏和体重不增。

局部症状则依据病变部位不同而异。

◇呼吸道症状及体征：咳嗽或带少量痰、胸痛、气急、呼吸困难。受感染的肺野上方出现湿啰音和喘鸣音，病变处呼吸音低。

◇变态反应改变：多发性、多浆膜腔积液、过敏性关节炎、结节性红斑。

◇神经系统症状及体征：头痛、呕吐、抽搐、肢体运动障碍、意识障碍。

◇消化道症状及体征：腹痛、腹胀、呕吐。查体，病变累及腹膜时，腹部按压有揉面感，存在腹水时叩诊移动性浊音阳性。

◇泌尿系症状及体征：尿急、尿频、脓尿、血尿。

◇脊椎结核常引起脊柱变形。查体时，驼背，脊柱压痛阳性。

其他表现包括：常伴有全身淋巴结肿大，以颈部、纵隔淋巴结肿大最常见；触诊，在颈部、锁骨上窝等处常可扪及肿大淋巴结，质地柔韧。

3.实验室检查

◇对于有卡介苗接种史和活动性结核患者接触史的患儿，PPD 阳性仅能证明有过结核感染，不能确定是否存在活动性结核病；PPD 阴性并不能排除结核病。

◇痰液、胃液或支气管肺泡灌洗液抗酸杆菌涂片或分枝杆菌培养阳性，可确诊。

◇痰液、胃液或支气管肺泡灌洗液 Xpert MTB/RIF 检测，阳性可以确定活动性结核的诊断，但是阴性结果不能除外活动性结核的存在。其优点是在 2h 内同时检测结核分枝杆菌和利福平耐药情况。

【影像学表现】

1.呼吸系统

(1)原发综合征

◇除了典型的“哑铃征”外，与成年人相比，肺内原发病灶的进展状态与发病年龄高度相关。3 岁以下幼儿感染后，病灶周围更容易出现炎性反应和干酪性肺炎。10 岁以上儿童的肺结核更容易向成人型结核靠拢。

◇炎性反应导致肺内原发灶较大，呈磨玻璃密度、混杂密度影或边缘模糊的实变影(图 7-4-1)，易与肺炎相混淆，有时其外形巨大，导致影像诊断困难(图 7-4-2)。当发现纵隔、肺门淋巴结肿大、钙化，或伴有支气管结核时有助于原发综合征的诊断。

◇当原发灶进一步恶化时，其内发生干酪样坏死，形成干酪性肺炎，表现为肺内大片高密度影，其内可出现无壁空洞(图 7-4-2A)。空洞形成后可引起支气管播散、淋巴播散和血行播散。

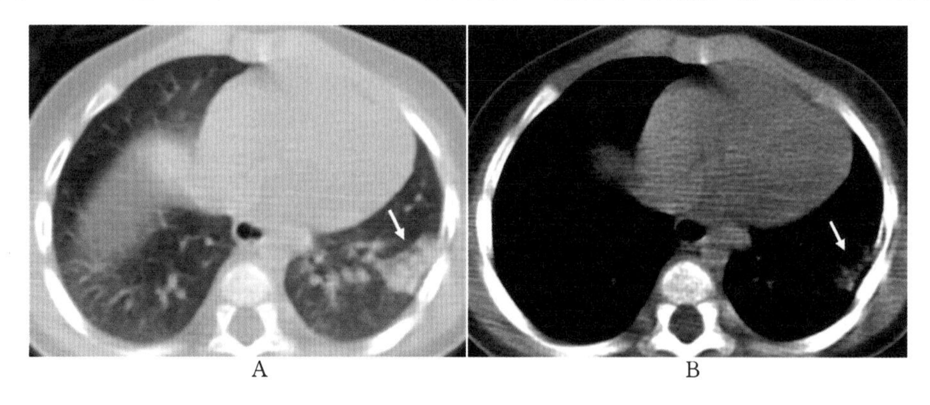

A　　B

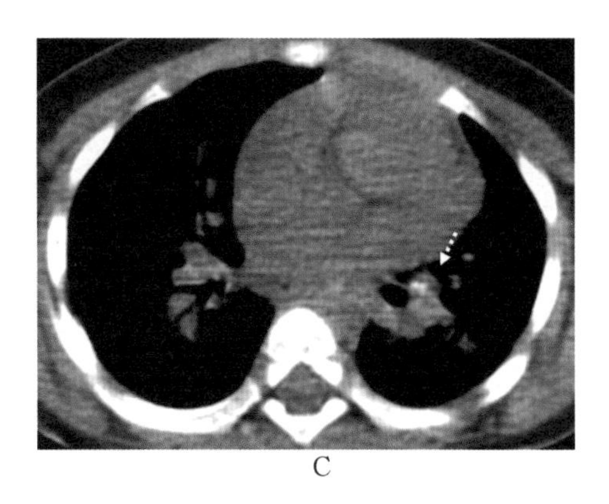

图 7-4-1　男性，1 岁，原发综合征

胸部 CT 肺窗（图 A）示左肺下叶片状高密度影（白实箭），密度不均，内可见多个更高密度结节。同层纵隔窗（图 B）示病灶明显缩小，形状不规则。肺门平面纵隔窗（图 C）示肺门淋巴结钙化

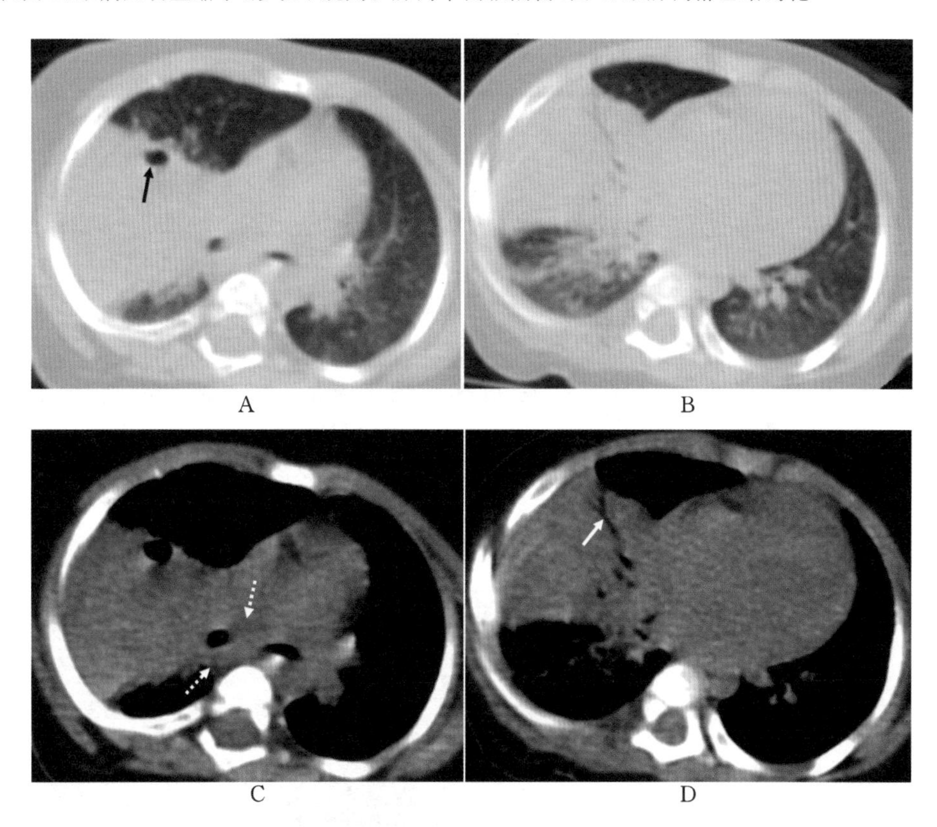

图 7-4-2　女性，7 个月，原发综合征

胸部 CT 平扫肺窗（A、B）示右肺中叶大片状高密度影，边缘模糊，前缘可见一无壁空洞（黑实箭）。相应平面纵隔窗（图 C、D）示隆突下及气管周围多发淋巴结（白虚箭），部分融合，部分病灶内可见含支气管影（白实箭）

◇胸内淋巴结结核表现为纵隔、肺门、气管旁淋巴结肿大，淋巴结周围有变态反应性炎症时，边缘模糊，有人将其称为“炎症型”（图 7-4-3），患儿越小，淋巴结周围炎性反应越明显，也越容易表现为这一类型。淋巴结周围炎症在吸收后呈球形或半球形阴影，边界清楚，有人将其称为“肿瘤型”（图 7-4-4）。淋巴结肿大压迫、侵蚀相邻支气管时，表现为支气管

管腔变窄，管壁增厚(图 7－4－5)，远端肺组织阻塞性炎症，甚至发生不张，其范围多局限在1～2个肺段或肺叶(称为肺段病变)。个别患者可发生支气管-淋巴结瘘。

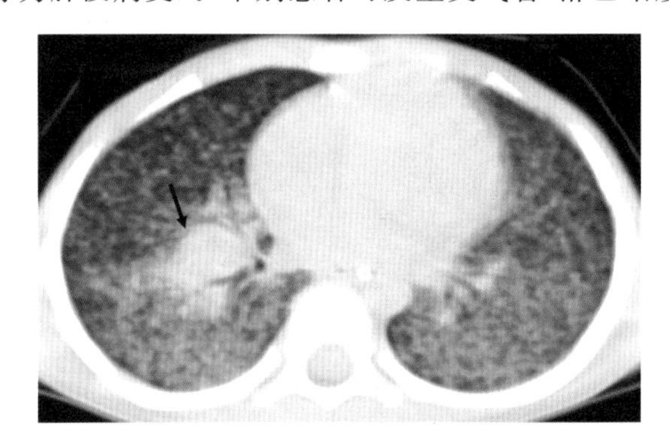

图 7－4－3　男性，3 岁，胸内淋巴结结核并急性血行播散性肺结核

CT 肺窗显示右肺门影增大，呈结节状(黑箭)，边缘模糊，双肺野内见分布均匀，大小、密度一致的粟粒状小结节

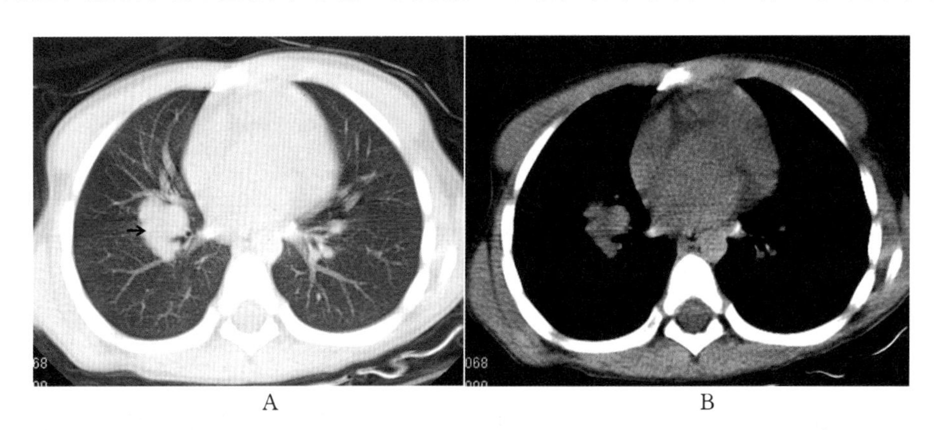

图 7－4－4　男性，5 岁，胸内淋巴结结核

胸部 CT 平扫肺窗(图 A)及纵隔窗(图 B)显示右肺门影增大，可见不规则软组织密度结节(黑箭)，边缘清晰，密度均匀

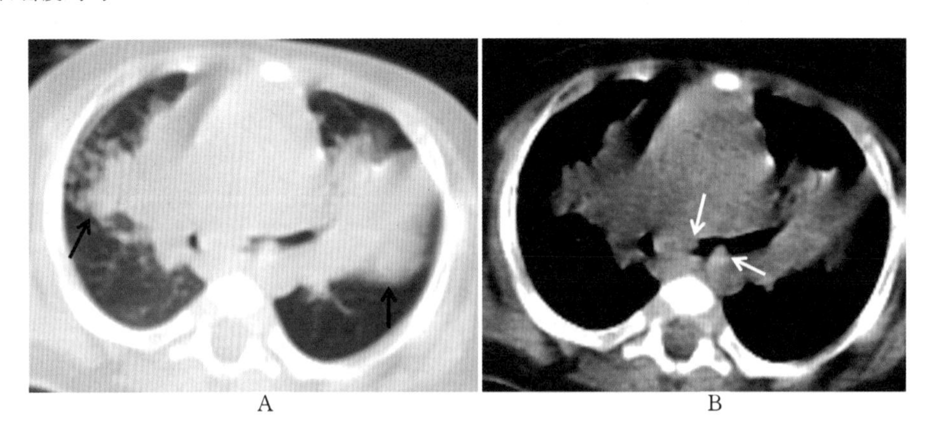

图 7－4－5　男性，4 个月，原发综合征

胸部 CT 肺窗(图 A)示双肺上叶见斑片状、片状实变影(黑箭)，左主支气管管腔狭窄。同层纵隔窗(图 B)示支气管内壁结节状突起(白箭)，相邻隆突下淋巴结肿大

(2)血行播散性肺结核

◇虽然粟粒型肺结核病变的特点与成年血行播散性肺结核相似，但儿童血行播散性肺结核多数情况下是由于原发性肺结核进展引起的，故在粟粒型病变的基础上，常常可以观察到肺内原发病灶、空洞病灶及胸内淋巴结肿大(图 7－4－6、7)。心胸比率低于正常值。

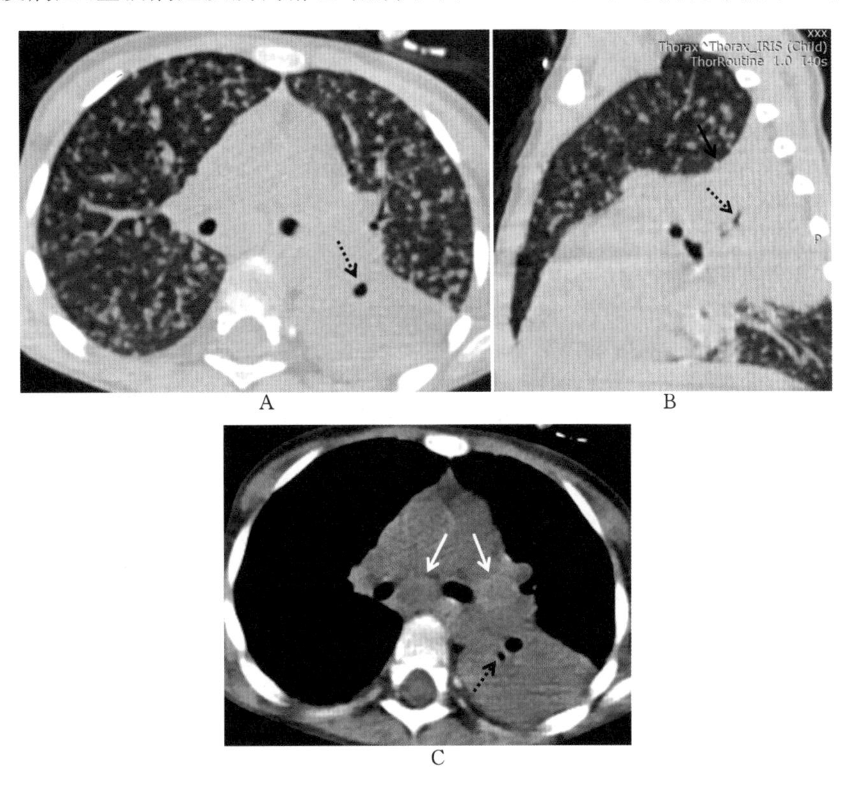

图 7－4－6　男性，3 岁，血行播散性肺结核

胸部 CT 平扫轴位(图 A)及矢状位重建(图 B)肺窗显示双肺随机分布大小不一、粟粒结节状影；左肺下叶背段大片状高密度影，内可见含气支气管影(黑虚箭)，斜裂(黑实箭)向患侧凹陷。图 A 同层纵隔窗(图 C)显示纵隔及肺门多发淋巴结增大(白实箭)

◇儿童血行播散性肺结核常累及肺外器官，同时有 2 个以上脏器患病高达 80％，其中约 19％为结核性脑膜炎。

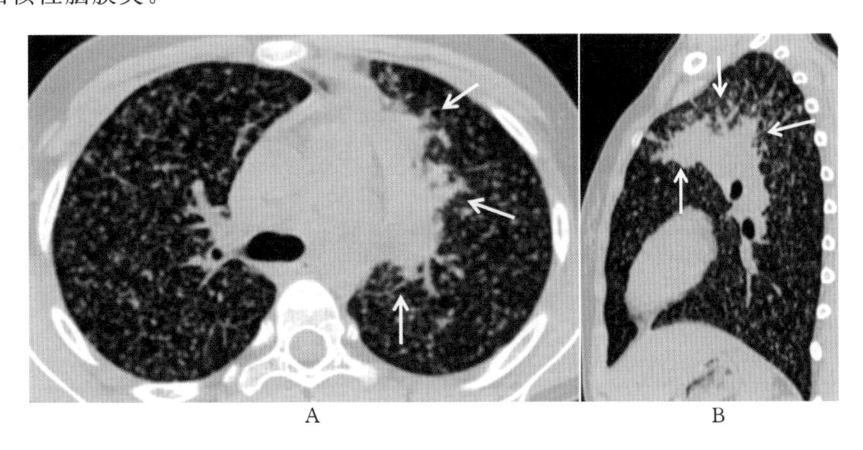

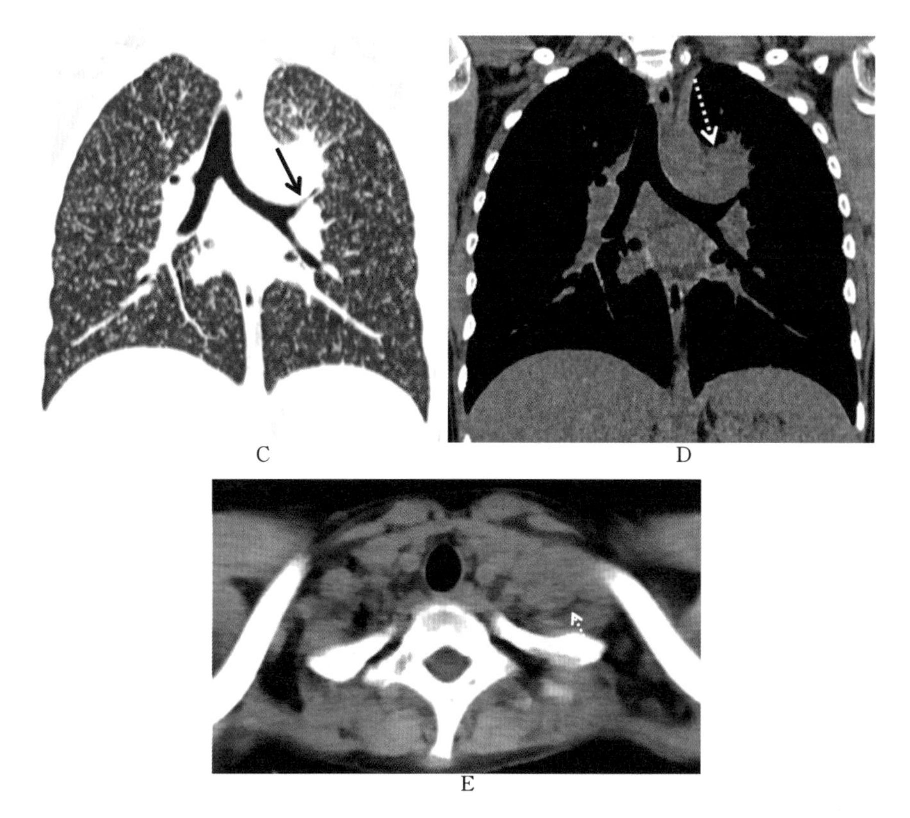

图 7-4-7　女性，12 岁，血行播散性肺结核

胸部 CT 肺窗轴位(图 A)、矢状位(图 B)及冠状位(图 C)重建显示双肺随机分布粟粒结节状影，大小相似，分布均匀；左肺上叶前段纵隔旁片状高密度影(白实箭)，边缘模糊，上叶支气管开口狭窄(黑实箭)。图 C 同层纵隔窗(图 D)显示纵隔及肺门多发淋巴结增大(白虚箭)。锁骨上窝平面纵隔窗(图 E)示左侧锁骨上窝肿大淋巴结，边缘模糊(白虚箭)

(3)继发性肺结核

◇由于儿童结核病几乎均是近期感染发展所致，因此有人称其为原发性肺内浸润性结核。与成年人的继发性肺结核相比，儿童的继发性肺结核具有一定的特点，即肺内病变常以渗出、实变、干酪样变、空洞及粟粒性病灶为主(图 7-4-8)，而硬结灶及结核球很少见。病变常累及多段或多个肺叶，并伴有纵隔、肺门淋巴结肿大及多浆膜腔积液，肿大淋巴结密度不均，常伴有液化或钙化。

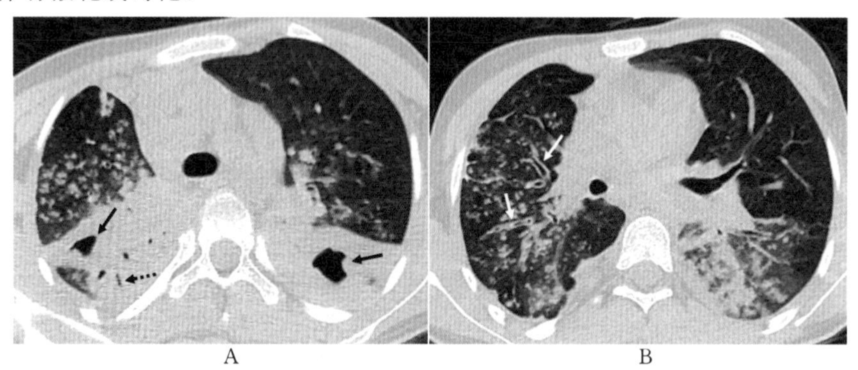

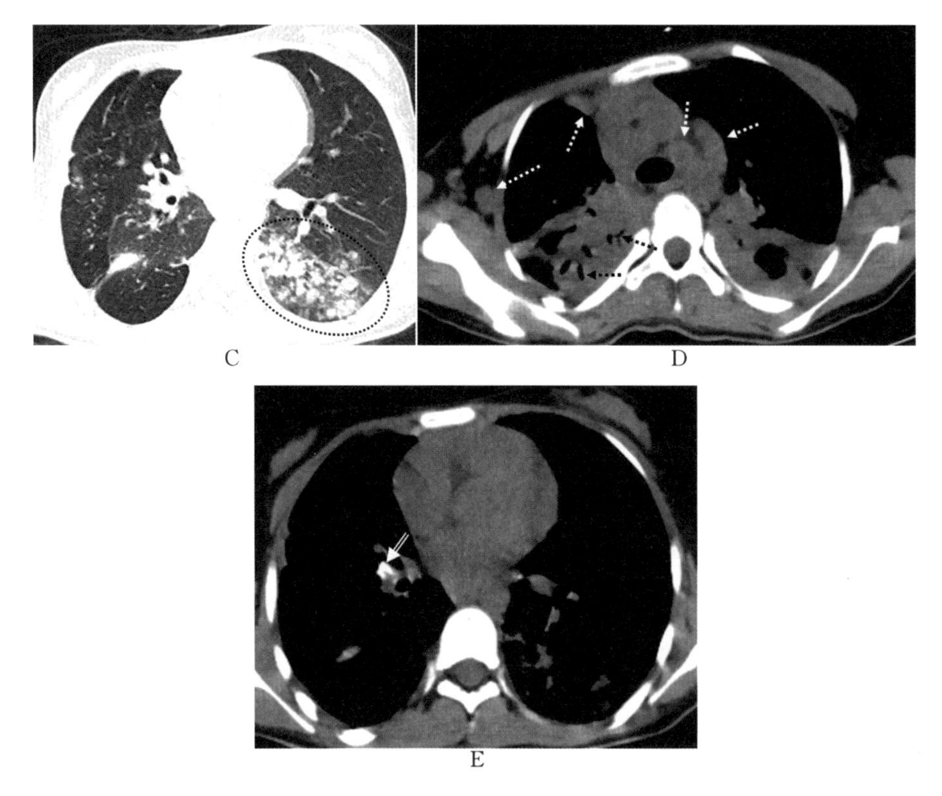

图 7-4-8　女性，13 岁，继发性肺结核

胸部 CT 肺窗主动脉弓下平面(图 A)、中间段支气管平面(图 B)、左心房平面(图 C)显示双肺上叶后段与下叶背段及左肺上叶舌段斑片状渗出影(圆圈内)、大片状实变影、干酪性病灶及粟粒状结节。渗出灶及粟粒状结节在纵隔窗(图 E)消失，实变影内可见含气支气管(黑虚箭)，干酪性病灶内可见不规则无壁空洞(黑实箭)，支气管管壁增厚(白实箭)。图 A 同层纵隔窗(图 D)显示纵隔、内乳及腋窝淋巴结肿大(白虚箭)。图 A 同层纵隔窗(图 E)示右肺门淋巴结钙化(空心箭)

√渗出性病变表现为上叶尖、后段与下叶背段边界模糊的斑片影及云絮影，部分融合，纵隔窗可消失(图 7-4-8C、E)，可与相邻胸膜粘连(图 7-4-8B)。

√实变表现为大面积的肺段、肺叶均匀高密度影，内可见空气支气管征(图 7-4-9)。

√干酪样病变内有单发或多发无壁空洞，内壁光滑，无壁结节(图 7-4-8A)。

√支气管播散灶表现为沿支气管、血管束分布的小结节，呈段性聚集，局部肺小叶间隔增厚、支气管管壁增厚(图 7-4-8B)，有的表现为“树芽征”(图 7-4-9)。

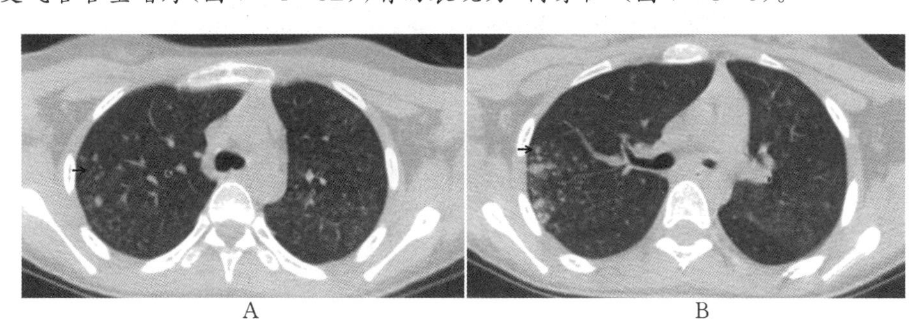

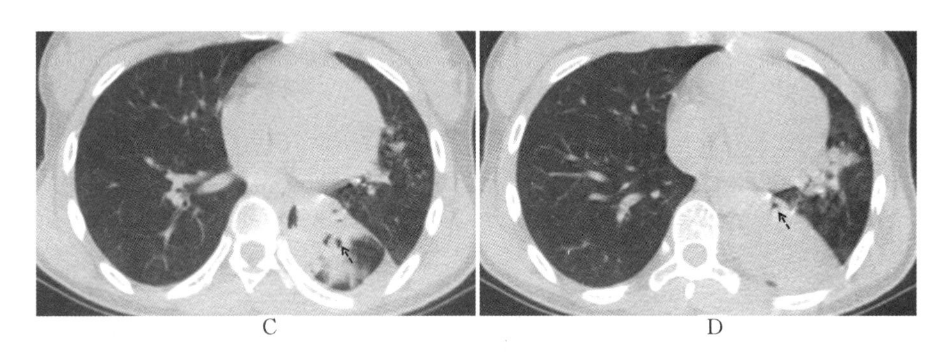

图 7-4-9 女性,13 岁,继发性肺结核

胸部 CT 平扫显示双肺上叶可见多发斑片状、片絮状密度增高影,部分融合,右肺上叶后段可见小叶中心性结节及树芽征(黑实箭);左肺下叶背段可见片状实变影及含气支气管影(黑虚箭)

(4)支气管结核

◇成年患者的支气管结核多为菌痰排泄过程中感染支气管内膜所致。儿童支气管结核多由支气管旁的淋巴结结核长期侵蚀,从管壁外向管壁内发展的结果,属于原发性肺结核的最常见并发症。因此,其影像学特点是支气管管壁增厚较明显,管腔狭窄或闭塞,管腔受压,支气管旁淋巴结增大,支气管远端肺组织阻塞性改变,以阻塞性肺炎及肺不张常见(图 7-4-10)。

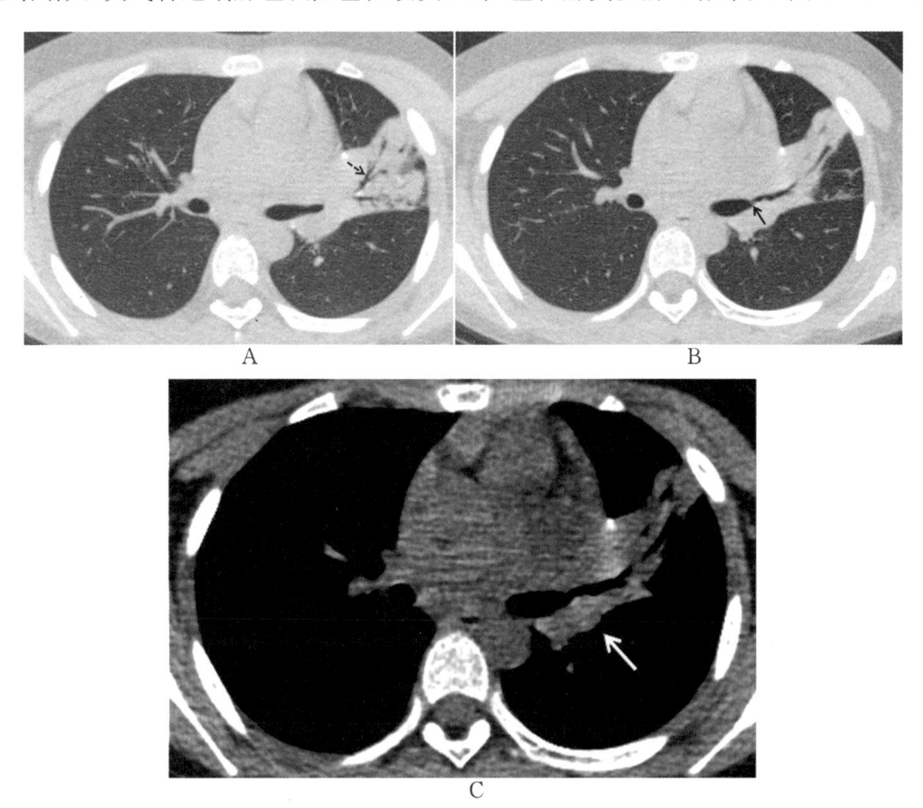

图 7-4-10 女性,9 岁,继发性肺结核

胸部 CT 平扫连续断面(图 A、B)显示左肺上叶尖后段可见片状实变影,内见含气支气管影(黑虚箭),左肺上叶支气管管腔狭窄,内壁欠光整(黑实箭)。图 B 同层纵隔窗(图 C)示支气管厚壁明显不均匀增厚(白实箭)

2.中枢神经系统

(1)结核性脑膜炎

◇多数患者有结核病接触史和脑外活动性结核病。常无卡介苗接种史。

◇最常见的临床表现是惊厥、高热。

◇病变早期常有腹泻、呼吸道症状,半数以上有瞳孔改变。

◇结核渗出物为胶状,易沉积于基底池,导致脑池脑裂正常结构形态消失。在CT、MR上可见到基底池的脑膜增厚、异常强化(图7-4-11)。脑积水是其常见并发症(图7-4-12),脑积水的程度与病程成正比,与年龄成反比。

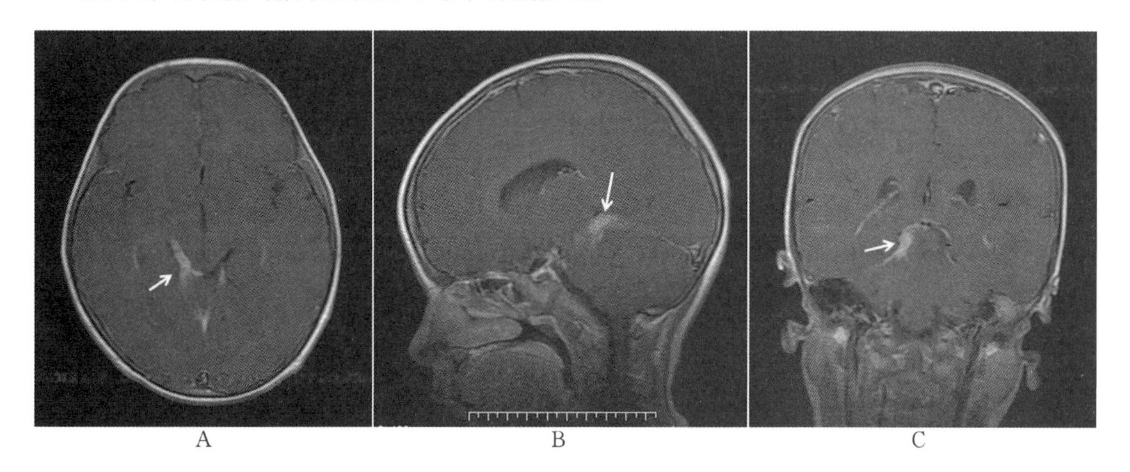

图7-4-11　女性,4岁,结核性脑膜炎

MR增强扫描轴位(图A)、矢状位(图B)及冠状位(图C)显示小脑幕(箭)局限性增厚,中度强化

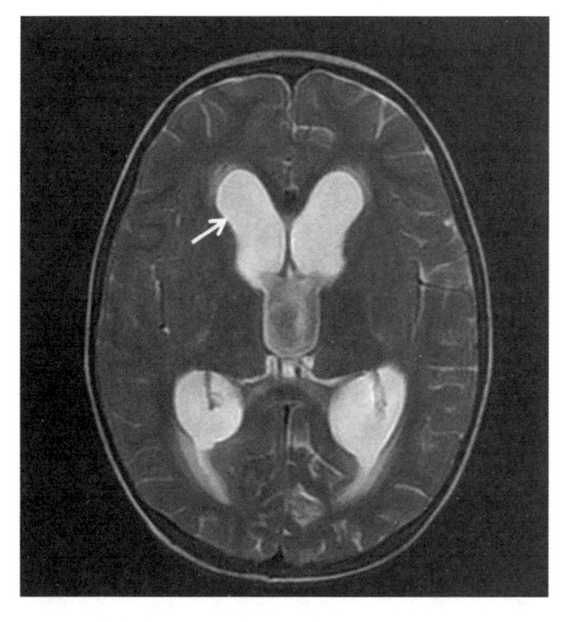

图7-4-12　男性,3岁,结核性脑膜炎

T_2WI平扫显示双侧侧脑室前后脚明显扩张积水(箭),前后角周围可见水肿带

(2)脑实质结核

◇脑实质结核常表现为结核瘤,以抽搐为最常见的表现。

◇CT 和 MRI 平扫显示颅内占位,儿童结核瘤半数以上位于小脑,若位于幕上,多见于额、顶叶的皮质区或皮质下区,多发,病灶周围可有水肿(图 7-4-13)。

◇增强扫描多呈结节或环形强化,环壁较厚,脓腔小,病灶中心可发生钙化,形成结核的典型征象——靶征。多发病灶可融合成外形不整的肿块,增强呈花环状、串珠状或蜂房状。

◇常合并基底池铸型样改变,脑积水。

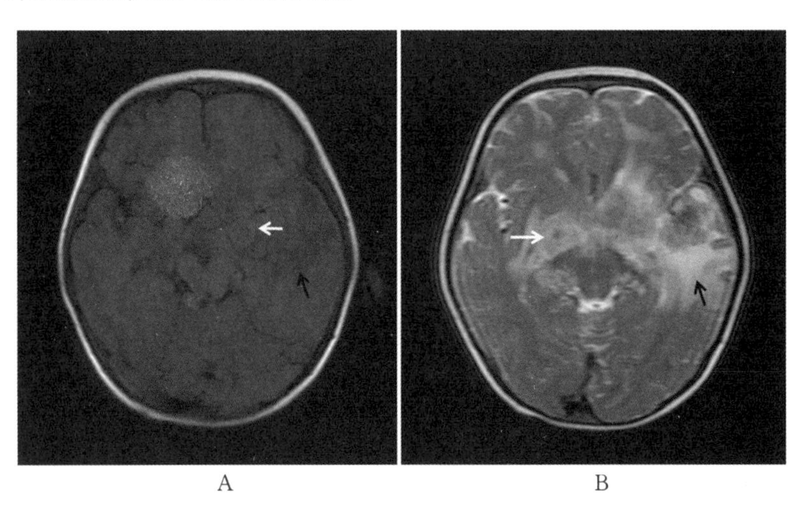

图 7-4-13 女性,3 岁,脑结核瘤

T_1WI(图 A)、T_2WI(图 B)平扫显示双侧颞叶深部可见类圆形等低 T_1、等高 T_2 信号影(白箭),双侧额叶、颞叶可见脑实质水肿(黑箭),左侧显著

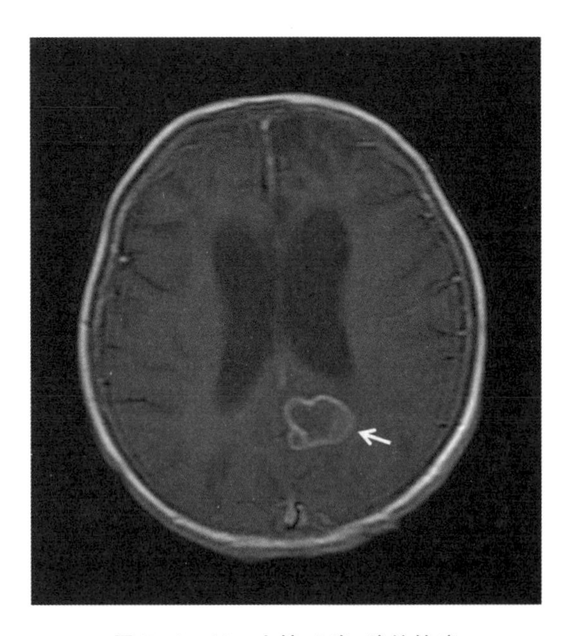

图 7-4-14 女性,8 岁,脑结核瘤

MR 增强扫描显示左侧顶枕部近中线结构处可见不规则花环形强化(箭),双侧侧脑室扩张积水

3.骨关节系统

◇成人脊柱结核多为骨膜下型和骨骺型，儿童脊柱结核多为中心型，随着年龄增长，骨膜下型和骨骺型发生比率逐渐增多，这是由于儿童期的椎体营养由中央血管供应，结核易停留于椎体中心，并向上、下方向扩散，椎体前缘生长受阻，导致椎体压缩、楔形变，脊柱后突或侧弯明显（图 7-4-15、16），此时，椎间盘可保持正常（图 7-4-16）。

◇由于儿童椎体结核是继发于血行播散的，它常可同时累及多个不相连的椎体，导致跳跃性椎体破坏（图 7-4-16）。

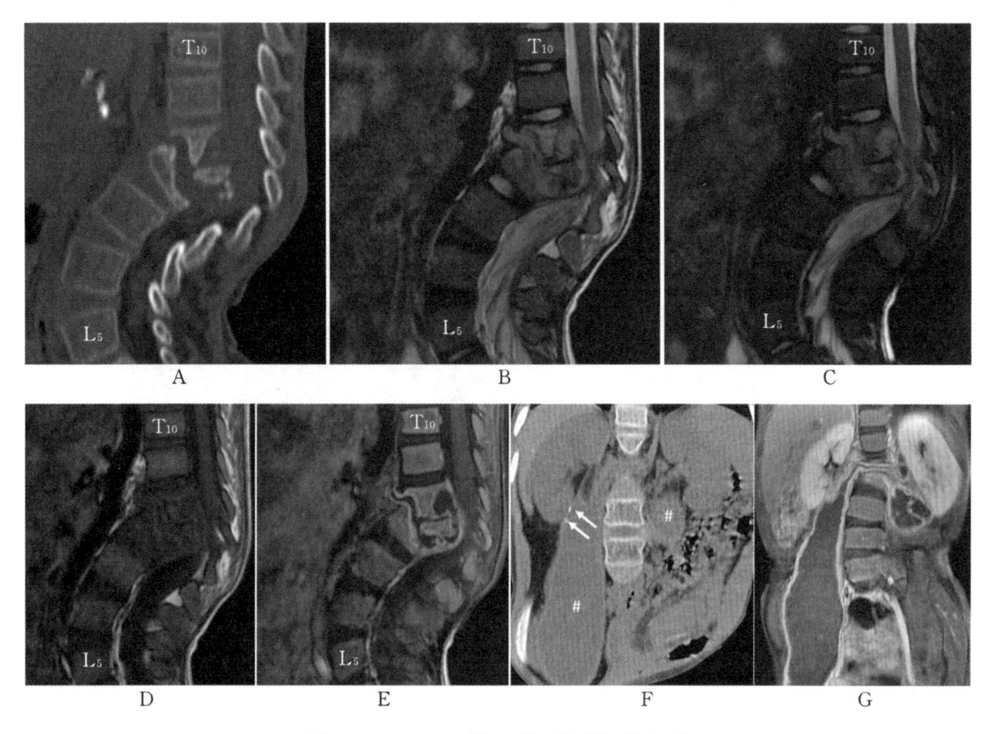

图 7-4-15　女性，8 岁，结核性脊柱炎

椎体正中矢状位 CT 骨窗（图 A）显示胸 12～腰 2 椎体变形，腰 1 椎体向后突出致脊柱后凸畸形，三个椎体呈“品”字形排列，椎体周围可见多发碎骨片。正中矢状位 T_2WI（图 B）、T_2-STIR（图 C）、T_1WI（图 D）及 T_1 增强（图 E）胸12～腰 2 信号异常，呈略长 T_1 略长 T_2 信号，增强扫描中度均质强化，硬膜囊及脊髓明显受压。冠状位 CT（图 F）及 T_1 增强（图 G）显示右侧椎旁流注形脓肿，脓肿壁细点状钙化（箭），脓液均质不强化，脓腔壁均匀显著强化；左侧椎旁类圆形脓肿，内可见分隔。注：T_{10}＝第 10 胸椎　L_5＝第 5 腰椎

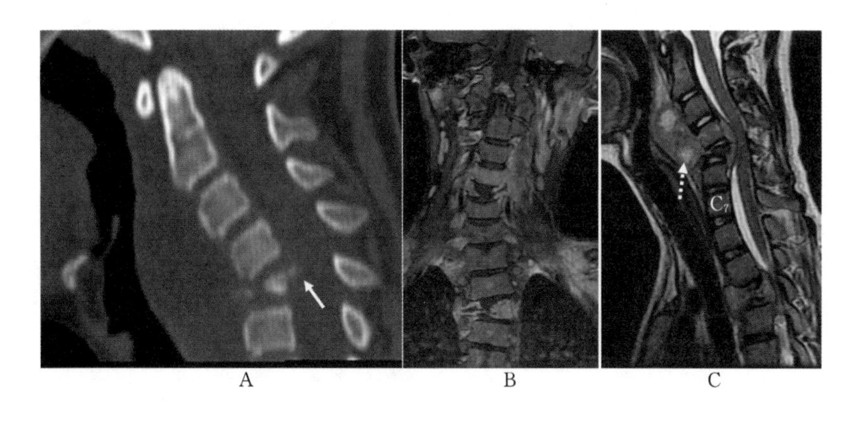

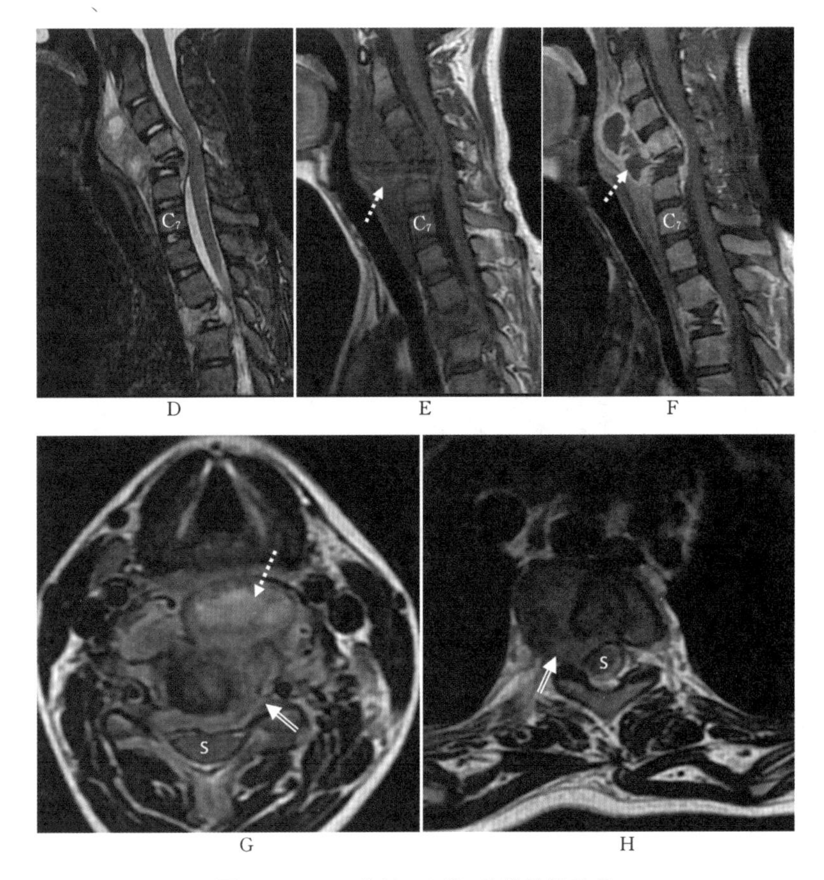

图 7-4-16　女性，12 岁，结核性脊柱炎

椎体正中矢状位 CT 骨窗(图 A)显示颈 5 椎体骨性结构大部分消失，残余骨突向椎管(白实箭)，形成后凸畸形，相邻椎间隙未见明确狭窄、增宽，椎体前方软组织增厚。T_2WI 冠状位(图 B)显示颈、胸椎轻度"S"形弯曲。椎体正中矢状位 T_2WI(图 C)、T_2-STIR(图 D)、T_1WI(图 E)及 T_1 增强(图 F)显示颈 5、胸 3 椎体变扁呈细带状，相邻椎间盘信号未见异常，椎体前缘寒性脓肿形成，脓液(虚箭)呈长 T_1 长 T_2 信号，不强化，脓腔壁均匀显著强化。颈 5 平面(图 G)及胸 3 平面(图 H)轴位 T_2WI 显示椎旁脓肿经椎间孔与椎管内硬膜外脓肿相延续(空心箭)，脊髓受压。注：C_7=第 7 颈椎；S=脊髓

◇无论哪一型结核，当椎旁脓肿形成后，极易在椎前筋膜及骨膜下间隙内扩散，累及的椎体节段数量较成年人多(图 7-4-17)。脓肿易进入硬膜外间隙，加之儿童脊髓滋养血管细，导致神经功能障碍多于成年患者。脓肿内钙化、沿脊柱向下流注是寒性脓肿的特征性征象(图 7-4-15、18)。

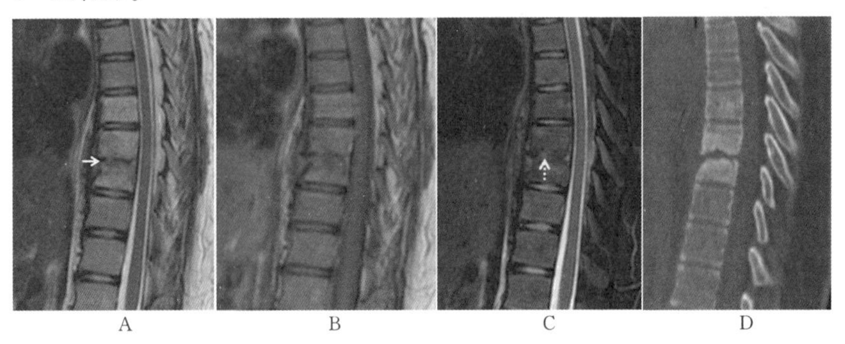

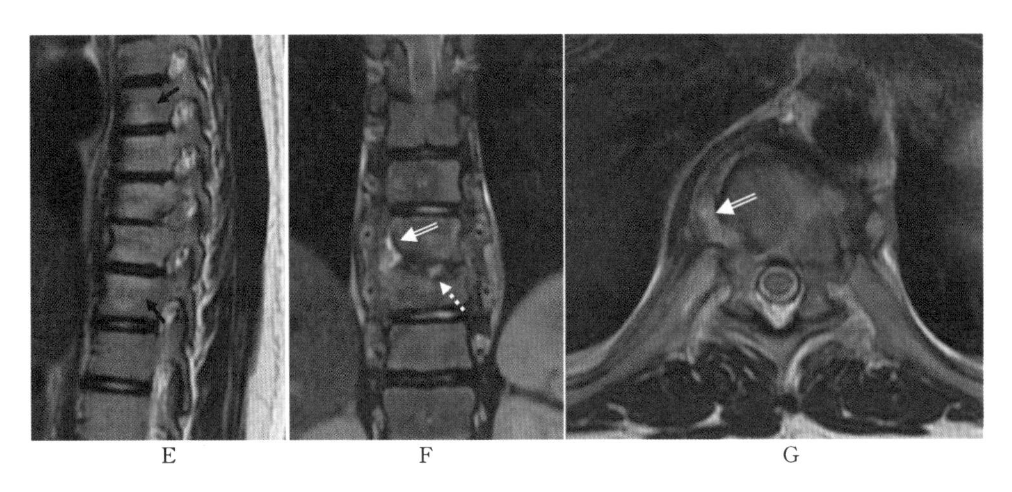

图 7-4-17　女性，13 岁，结核性脊柱炎

胸椎正中矢状位 T_2WI(图 A)、T_1WI(图 B)、T_2-STIR(图 C)及 CT(图 D)显示胸 7～9 椎体内见斑片状长 T_1 短 T_2 信号影，骨密度呈磨玻璃样增高，胸 8、9 相对缘凹凸不平，椎间隙狭窄，椎间盘信号混杂(白实箭)，内见高 T_2 信号影(白虚箭)。椎间孔平面矢状位 T_2WI(图 E)显示胸 6、胸 10 椎体内可见类似信号(黑箭)。冠状位(图 F)及横轴位(图 G)显示椎旁软组织肿胀，液体样高 T_2 信号(空心箭)连接椎间隙与椎旁软组织，并沿右侧椎间孔进入椎管

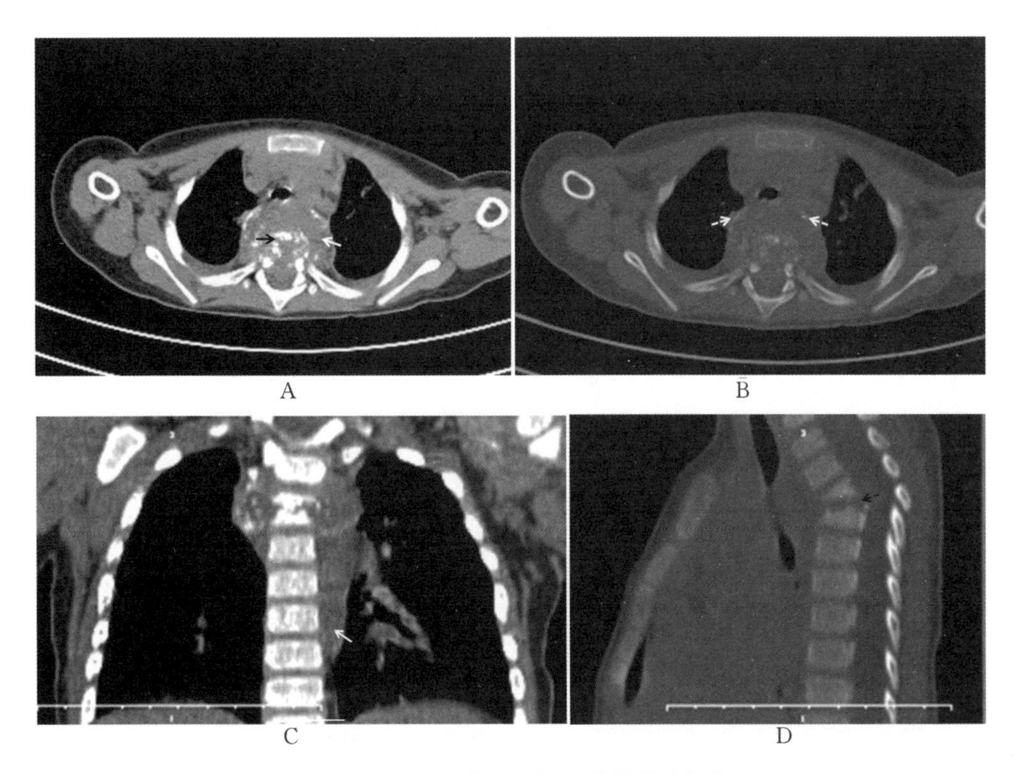

图 7-4-18　男性，21 个月，结核性脊柱炎

椎体 CT 轴位软组织窗(图 A)及骨窗(图 B)、软组织窗冠状位重建(图 C)显示胸 2、3 椎体骨质破坏，见多发碎骨片影(黑实箭)，椎旁见寒性脓肿形成(白实箭)，内见多发钙化影(白虚箭)。骨窗矢状位重建(图 D)示胸 2 椎体楔形变并后突(黑虚箭)，胸 2、3 椎间隙未见明确狭窄

4.四肢骨关节结核

◇儿童关节结核起病隐匿，病程漫长，常单关节发病，多累及大的负重关节，如髋、膝关节，早期症状不明显，晚期多出现关节畸形。

◇关节结核按照病灶首先累及的部位分为骨型和滑膜型，成人以骨型多见，儿童以滑膜型多见，关节腔积液出现率高。如果怀疑儿童关节结核时，应首选 MRI 检查。与 X 线和 CT 相比，MRI 能发现早期的滑膜水肿、增厚及少量的关节腔积液（图 7－4－19）。随着病变进展，关节软骨与骨骺分界不清，信号异常，软骨表面不规则和有缺损。

◇结核性骨髓炎好发于股骨、胫骨及手、足的短骨，其中，长管状骨的病变好发于干骺端，可同时侵犯骨骺，病灶局限，为边缘清楚的圆形或椭圆形骨质破坏区（图 7－4－20）。短管状骨病灶多发、弥漫，骨膨大，不易侵犯骨骺。

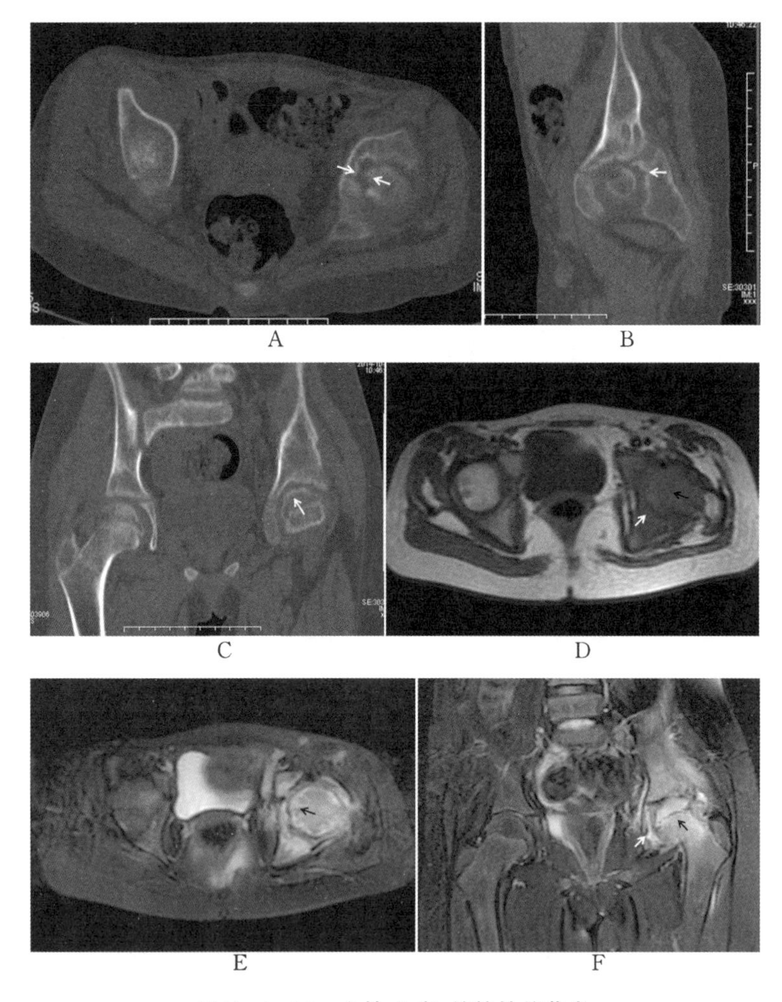

图 7－4－19　女性，7 岁，结核性关节炎

CT 骨窗左髋关节轴位（图 A）、矢状位（图 B）及冠状位（图 C）显示左侧髋关节骨质毛糙，边缘见虫蚀样骨质破坏影（箭），关节间隙稍显狭窄。髋关节 MR 平扫轴位 T_1WI（图 D）、T_2WI－FS（图 E）及冠状位 T_2WI－STIR（图 F）示左侧髋关节股骨头及髋臼内可见片状长 T_1 长 T_2 异常信号影（黑箭），关节腔内见长 T_1 长 T_2 积液影（白箭），周围软组织 T_2 信号增高（肿胀）

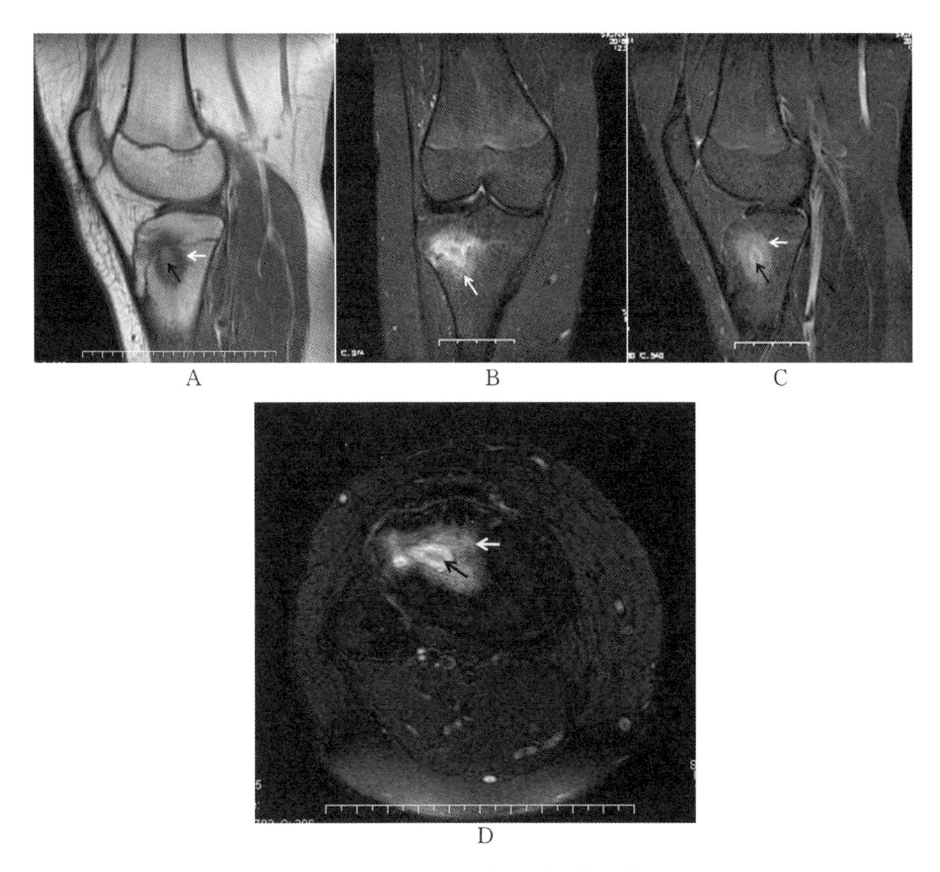

图 7－4－20　**女性，**13 **岁，骨结核**

膝关节 MR 平扫 T_1WI 矢状位（图 A）、T_2WI－STIR 矢状位（图 B）、冠状位（图 C）及轴位（图 D）显示胫骨干骺端见椭圆形骨质破坏区，边缘清楚（黑箭），侵犯骺线及骨骺，周围骨髓水肿（白箭）

【转归】

1. 好转及痊愈

◇斑片状、片状渗出实变影吸收、缩小或形成纤维索条。

◇结节性病灶、粟粒性病灶减少或钙化。

◇脓肿、空洞缩小、消失。

◇病灶周围水肿范围缩小、消失。

◇增厚的脑膜、胸膜等浆膜厚度逐渐变薄。

◇积液、积水、积脓量逐渐减少。

◇骨质破坏修复。

2. 恶化及进展

◇斑片状、片状渗出实变影逐渐增大，边缘模糊，相互融合，病变内部密度出现不均匀，发生脓肿或空洞。

◇结节性病灶、粟粒性病灶增多、增大、融合，密度不均，边缘模糊。

◇脓肿、空洞增大,侵犯周围组织器官,形成瘘及窦道。

◇脑膜、胸膜等浆膜厚度逐渐增厚,并出现积液、积水、积脓,量逐渐增多。

◇骨质破坏加重,关节间隙消失、强直,关节脱位。

【鉴别诊断】

1.肺内以渗出、实变为主的病变

(1)支原体肺炎

◇多无结核接触史,PPD(－)。

◇持续性咳嗽,咽痛,肺部体征与剧烈咳嗽的临床表现不一致。

◇发病时间较短,治疗后2周内病灶明显吸收。

◇影像学表现为肺内炎症及肺门阴影较淡,无网粒状播散病灶。

(2)急性细菌性肺炎

◇多无结核接触史,PPD(－)。

◇患儿高热不退,抗感染治疗有效。

◇血常规示白细胞计数升高,中性粒细胞百分比增多。

◇影像学表现为肺内大叶性炎症和阻塞性实变,其他肺野无网粒状播散病灶,肺门、纵隔淋巴结一般不大。

◇鉴别困难时,需做纤维支气管镜检查涂片找菌,加以鉴别。

2.肺内实变并空洞,或空洞性结节病变

(1)肺脓肿

◇多无结核接触史,PPD(－)。

◇患儿高热,咳脓臭痰。

◇血常规示白细胞计数升高,中性粒细胞百分比增多。

◇抗生素治疗有效。

◇影像学表现为肺内空洞内常有液平,周围多无卫星病灶,无网粒状播散病灶,肺门、纵隔淋巴结一般不大。

(2)合并感染的肺囊肿

◇中毒症状轻。

◇影像学上,囊肿周围炎症较轻,范围小,阴影较淡,且通常局限于1个肺叶,周围多无卫星病灶,其他肺野无播散病灶,无肺门、纵隔淋巴结肿大。

3.肺内以粟粒结节为主的病变

(1)特发性含铁血黄素沉着症

◇以反复的咯血、痰中带血为主要症状,无高热及长期低热病史。

◇实验室检查,有不同程度小细胞低色素性贫血,血清铁蛋白降低,间接胆红素增高。

◇CT表现为分布均匀的细点网状或粟粒状影,以中内带显著。在上述背景上可并存小云雾片状毛玻璃样密度增高影(为肺泡新鲜出血的征象),均伴有不同程度心脏增大。

(2)勒雪综合征

◇皮疹是最常见和最早出现的症状。

◇实验室检查常有贫血及低蛋白血症改变。

◇伴有肝、脾大。

◇影像学表现为肺内均匀分布的粟粒样结节影,以两肺中下内中带为主,有较多条束状影伴随,甚至有网状纤维化。

4.肺门纵隔淋巴结肿大

肺门纵隔淋巴结结核需与淋巴瘤鉴别,淋巴瘤的发病特点如下。

◇胸内肿大淋巴结多位于前中纵隔,合并腋窝、锁骨上淋巴结肿大时,触诊淋巴结通常无压痛。

◇淋巴瘤的肿大淋巴结通常聚集,无成串排列的特点。

◇淋巴结边界较清楚,可融合成巨大肿块,其内密度较均匀,无钙化,增强扫描均匀强化。

5.化脓性脑膜炎

结核性脑膜炎需要与化脓性脑膜炎鉴别。化脓性脑膜炎具有以下特点。

◇起病急,脑膜炎症状发生早,颅内高压持续时间短,多在1～2周(结核性脑膜炎常>3周)。

◇脑脊液呈脓性,白细胞升高明显,多>1000/mm^3,中性多核细胞占优势。

◇中耳炎、鼻副窦炎的存在有助于化脓性脑膜炎的诊断。

◇<1岁的化脓性脑膜炎易并发硬膜下积液。

◇增厚的脑膜常位于纵裂池、大脑凸面,常伴脑沟闭塞,密度增高,或脑沟虽未闭塞,双边脑回密度增高呈轨道征;增强扫描,脑膜带状强化。

6.颅内环形强化结节

(1)脑脓肿

◇与结核瘤相比,脑脓肿多呈类圆形,单发,脓腔较大,壁薄而光滑,半数以上有液-液平面,增强扫描呈延迟性强化。

(2)胶质瘤

◇无发热、盗汗等中毒症状。

◇病灶多位于脑髓质内,单发,病灶形态多不规则,厚壁,有多发壁结节,增强扫描动脉期强化明显,DWI上液化坏死区为低信号。

(3)脑囊虫

◇有疫区生活史。

◇病变好发于双侧顶叶,结节孤立存在,不发生融合。

◇囊液为水样密度,低于结核内的干酪样物质。

7.脊柱骨质破坏

(1)化脓性脊柱炎

◇起病急,多伴有寒战、高热。

◇白细胞和中性粒细胞计数明显增高。

◇多为单个椎体受累,骨修复明显,骨质破坏区周围无死骨。

◇椎旁脓肿范围小。

(2)布氏杆菌脊柱炎

◇波形热,腰背部疼痛明显。

◇骨质破坏多位于椎体边缘,多伴硬化边,无死骨。

◇椎旁脓肿很小。

(3)脊柱嗜酸性肉芽肿

◇局部疼痛、压痛明显,活动受限。

◇嗜酸性细胞增多。

◇椎体及附件溶骨性骨质破坏,椎体压缩呈扁平状,骨密度增高,左右径或(和)横径增大呈盘状,椎体周围常有软组织肿块环绕,密度较均匀,增强扫描椎体与软组织强化一致。

◇椎间盘信号多无异常。

(4)脊柱肿瘤

◇多为单椎体病变,病变无跳跃性。

◇骨质破坏周围可有软组织肿块,但很少形成大的脓肿。

◇各种肿瘤有特征性的表现,如脊索瘤好发于脊柱两旁,常伴椎旁及椎管内软组织肿块;巨细胞瘤多为膨胀性骨质破坏。

8.骨关节炎

(1)化脓性骨关节炎

◇起病急骤,常有关节红肿。

◇骨质破坏易发生在关节的持重面。

◇与结核相比,化脓性骨关节炎有广泛的骨髓水肿。

◇关节周围软组织炎性播散常没有明确的边界,呈大片状异常信号,增强扫描软组织弥漫性强化。

◇与结核相比,关节周围脓肿发生率低,且范围小,脓肿壁厚而不规则。

(2)化脓性骨髓炎

◇起病急骤,常有寒战、高热,局部红、肿、热、痛。

◇病变多位于干骺端,较少累及骨骺。

◇骨髓水肿广泛。

◇骨膜反应明显,范围大。

◇死骨大,破坏区周围可见硬化缘。

【拓展阅读】

[1]焦伟伟,孙琳,肖婧,等.国家结核病规划指南——儿童结核病管理(第2版)[J].中国循证儿科杂志,2016,11(1):65-74.

[2]吴振华,张立军.小儿骨关节临床影像学[M].北京:人民卫生出版社,2012.

(袁　晨　买热帕提·艾尔凯西　王秋萍)

第五章　老龄结核病

【课程目标】

※掌握：老龄结核病的影像学特点及鉴别诊断。

※熟悉：老龄结核病的临床特点和诊断依据。

※了解：老龄结核病的发病特点及病理特点。

【发病特点】

随着年龄的增长，T淋巴细胞的增殖及活性随着胸腺的退化而降低，导致机体对结核分枝杆菌的防御机制受到破坏，机体抵抗力下降。同时，老龄患者咀嚼功能减退，消化、吸收能力下降，使老龄人营养状况差，常伴有贫血、低蛋白血症，易导致患者整体的免疫功能下降。

老龄患者基础病多，有69.6%～87.7%的患者伴有一种以上的基础性疾病，如高血压、糖尿病、心脑血管病、癌症、尘肺、消耗性疾病、慢阻肺等，导致结核病演变的关联因素多而复杂。

老龄患者的心、肝、肾、肺等重要脏器的功能多处于代偿-失代偿的边缘，故脏器功能对疾病、药物副作用的冲击力耐受差，或不能耐受，使得患者依从性差，容易产生耐药。据报道，老龄结核治疗成功率仅有68.9%，失防及死亡率高达12.3%，其死因的前三位是心肺功能不全、多器官功能衰竭、结核病进展。

老龄结核病患者的结核症状不典型，仅有16%的患者出现低热、盗汗等全身中毒症状，症状轻微或容易与身体的其他基础病混淆，导致初次就诊时误诊率高达30%～81%。如慢阻肺患者易患肺结核，二者的共同表现为咳嗽、咳痰，患者和医师常掉以轻心，使得其就诊晚，确诊时间长。研究显示，老龄结核病的平均就诊时间约6.3个月(有症状而未予就诊的比例为53.7%)。

【定义】

◇老龄结核病是指在老年期(65岁以上)发病，或老年期以前发病但未彻底治愈并迁延至老年期的结核病。

◇2010年我国流行病调查结果显示：我国活动性肺结核患者中，60岁以上患者所占比例达48.8%；结核病患病率随年龄的增长呈上升趋势，55岁以后明显上升，至75岁达到最高峰，老年患病率比全人口平均患病率高4～8倍。且在老年肺结核患者中初治多于复治，浸润性肺结核比例增大的趋势也逐年明显。发病率随年龄增长而增加。

◇老龄结核病患者的痰菌阳性率高，结核菌耐药率高，复治率高，导致结核病难控制，病程长，费用高。此外由于基础疾病及其用药，与结核病及其用药之间的相互作用，导致抗结核治疗的毒副作用(主要表现为肝损害、耳毒性和肾毒性损害)发生率明显增高，已达

40.7%,约是其他年龄组的2倍。

【诊断依据】

◇有易患因素的老龄患者出现长期慢性咳嗽、咳痰、气短表现,经正规抗炎治疗2周以上效果不佳或抗结核治疗有效。

◇有相关实验室数据支持结核。

◇有各型结核的影像学征象。

◇活检或者组织病理检查符合结核病诊断。

【分类】

老龄结核病依发病部位可分为老龄肺结核和老龄肺外结核两大类。

【病理改变】

◇肺结核灶的具体病理改变详见第二单元。

◇老龄患者肺气肿、肺间质纤维化等基础病变的存在,影响上、下肺血流分布及氧分压变化,糖尿病致肺血管损害,使上、下肺叶血流重新分布,这些血循环的改变导致肺下部和前部容易受到结核分枝杆菌的攻击。

◇初次早期患肺结核的老龄患者,病变以渗出性病变为主,随着病情的发展可伴有不同程度的坏死病变。复发及患病时间较长的老龄患者,病变以增殖性病变为主,表现为结核结节、纤维组织增生、空洞及肺梗死等。结核病变任何阶段都可出现空洞,一旦空洞形成后,洞内的干酪物质通过引流支气管随呼吸可以得到充分的氧气,而使结核菌大量繁殖,纤维组织周围肺组织内或多或少有淋巴细胞、大单核细胞浸润,使肺泡壁发生增厚,肺组织萎陷而变硬。

【临床特点】

1.易患人群

患糖尿病、尘肺、恶性肿瘤、营养不良等体弱的人群,与涂阳患者密切接触或有过结核感染史。在有肾移植、骨髓移植、结缔组织病等患者中也容易并发结核病。

2.临床表现

老龄结核病男性多见,男∶女=2.3∶1。由于老年人病况和生理的特点,约半数的老年肺结核发病隐匿,症状不明显,或出现食欲不振、疲乏无力、消瘦等症状,而易被误认为老年性自然改变。

◇老龄结核缺乏典型的结核中毒症状,如低热、盗汗等。免疫功能极度低下者可发生无反应性结核病,全身淋巴结及肝、脾大,无肺部病变,或肺部病变出现较迟,病情发展迅速,严重时可危及生命。

◇常见呼吸道症状为咳嗽、咳痰、咯血、消瘦、胸闷、呼吸困难等,缺乏特异性表现。易合并细菌感染,使症状重叠,导致诊断困难。

◇骨关节系统常表现为关节、腰背酸痛,肢体活动度受限,局部叩击痛阳性,易与老年退行性改变混淆,不利于早期诊断,导致疾病延误,导致关节畸形、脊柱后凸,感觉运动功能障碍。

3.实验室检查

◇痰培养结核杆菌阳性率高。

◇实验室检查贫血多见，全血淋巴细胞计数常低于 $1.2\times10^9/L$，甚至三系减少。存在低蛋白血症、低钾血症、低钠血症。血沉多数增快。斑点试验检查强阳性有意义，一般阳性提示曾有过感染，PPT 检查阴性占 35%，强阳性占 6%，弱阳性至中等阳性占 59%。

◇经皮穿刺活检及纤维支气管镜检查对肺结核的诊断及鉴别诊断具有重要价值。

【影像学表现】

1.肺结核

(1)位置特点

内源性复燃患者，除双肺上叶尖后段和下叶背段有病变外，常伴有双肺基底部和前部(中叶、舌段和上叶前段)病变，且病变范围广泛容易累及双肺(图 7-5-1)。中下野病灶的出现率较青年组多。外源性再感染患者，可以仅在双肺基底部和前部(中叶、舌段和上叶前段)出现病灶(图 7-5-2)。

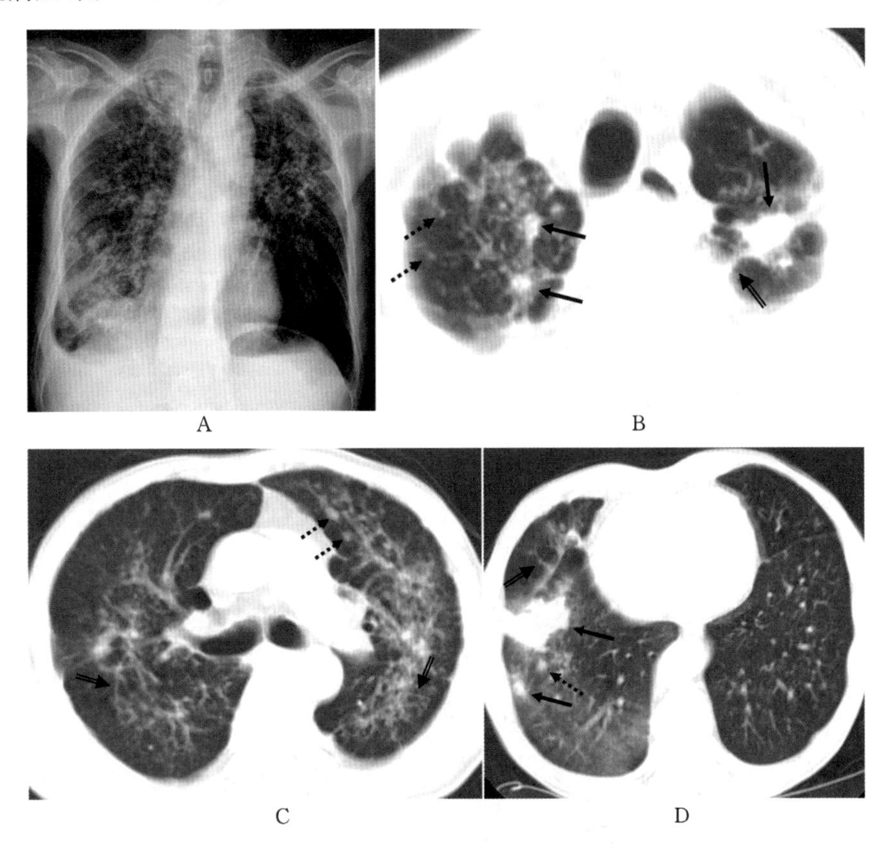

图 7-5-1　男性，64 岁，继发性肺结核

胸部后前位片(图 A)示双肺中上野、右肺下野斑片状、结节状、粟粒状结节影，右侧少量胸腔积液。胸部 CT 平扫肺窗肺尖平面(图 B)、气管分叉平面(图 C)及膈上平面(图 D)显示双肺上叶及下叶背段，右肺中叶及下叶前基底段见片状、斑片状实变影(实箭)，大小不等结节(虚箭)及线状索条状影(空心箭)，双肺中野纹理紊乱呈网格影

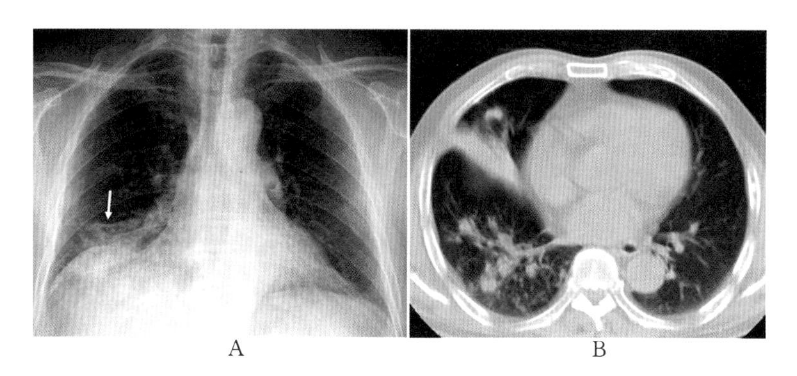

图 7-5-2 男性，71 岁，继发性肺结核

胸部后前位片（图 A）示右肺下野膈上多发斑片状密度增高影（箭）。胸部 CT 平扫肺窗（图 B）示右肺中叶外侧段片状高密度影，边缘模糊，其前缘及下叶多发斑片状渗出影（实箭），各病灶浓淡不一，病变内密度不均

（2）多病灶并存

老龄结核病几乎均为继发性肺结核，与青年组相比，老龄肺结核具有病灶分布范围广，多叶段受累，斑片状、结节、团块、空洞、索条等多种形态病灶并存，渗出、增殖、钙化、纤维化等多种性质病灶并存的特点。

◇病变形态以片状阴影为主时，阴影内密度不均，边缘不清楚，新旧病灶并存，常有多种性质不同的病灶混合存在（图 7-5-3）。在大片阴影内容易看到空洞，病变周围可见卫星灶（图 7-5-4）。同侧或（和）对侧肺野可见支气管播散灶，即沿支气管分布的腺泡结节或分支状、线状结构、树芽征（图 7-5-5）。老龄患者的特点是斑片状影边缘模糊，易融合（图 7-5-6）。

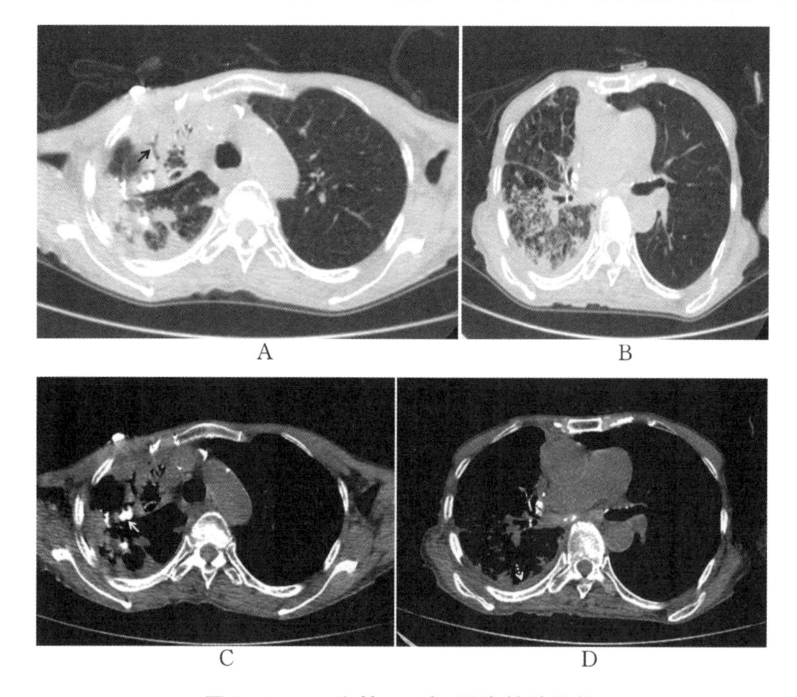

图 7-5-3 女性，79 岁，继发性肺结核

胸部 CT 平扫肺窗主动脉弓平面（图 A）及右肺中叶支气管平面（图 B）显示右肺上叶斑片状实变影，下叶背段磨玻璃密度渗出影，其内可见含气支气管影（黑箭）。同层纵隔窗（图 C、D）显示右肺病灶内多发结节状钙化影（白实箭），纵隔右移，纵隔淋巴结钙化，右侧胸腔少量积液，胸膜增厚粘连（白虚箭）

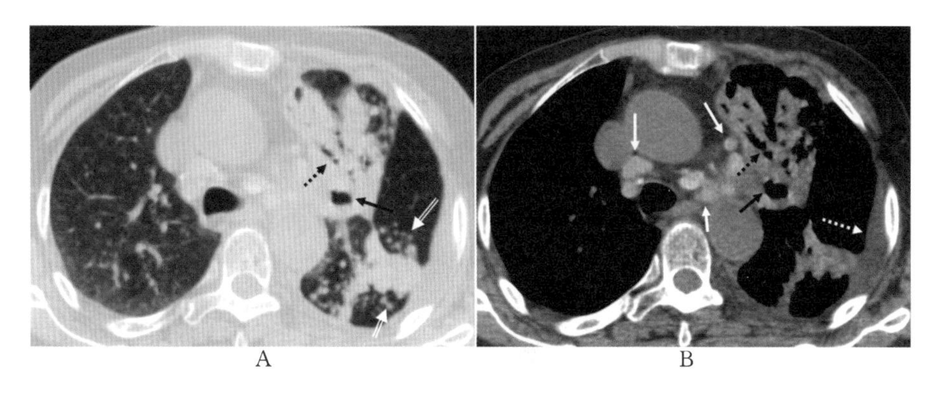

图 7-5-4　女性，84 岁，继发性肺结核

胸部 CT 肺窗（图 A）及其纵隔窗（图 B）显示左肺上叶前段及下叶背段见斑片状、片状致密影，左肺上叶前段病灶内可见不规则无壁空洞（黑实箭），其前方病灶内支气管不均匀扩张（黑虚箭），片状高密度影周围可见多发粟粒状结节（卫星灶，空心箭），相邻胸膜腔包裹性积液（白虚箭），纵隔多发大小不一、浓淡不等淋巴结（白实箭）

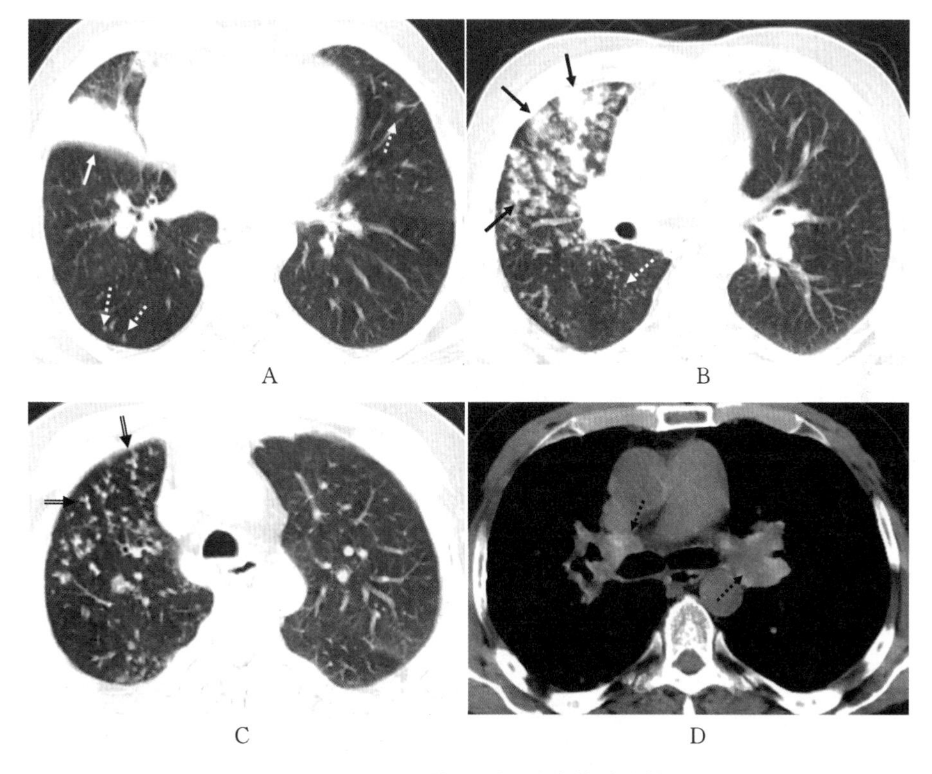

图 7-5-5　女性，79 岁，继发性肺结核

胸部 CT 平扫下叶支气管分叉平面（图 A）、中间段支气管平面（图 B）及主动脉窗平面（图 C）显示右侧中叶外侧大片实变影（白实箭），上叶前段多发斑片状密度增高影，边缘模糊（黑实箭），有融合趋势，左肺下舌段、右肺下叶多发粟粒状结节（白虚箭），右肺上叶尖前段可见树芽征（空心箭）。支气管分叉平面纵隔窗（图 D）示右主支气管前、左肺门淋巴结肿大、融合

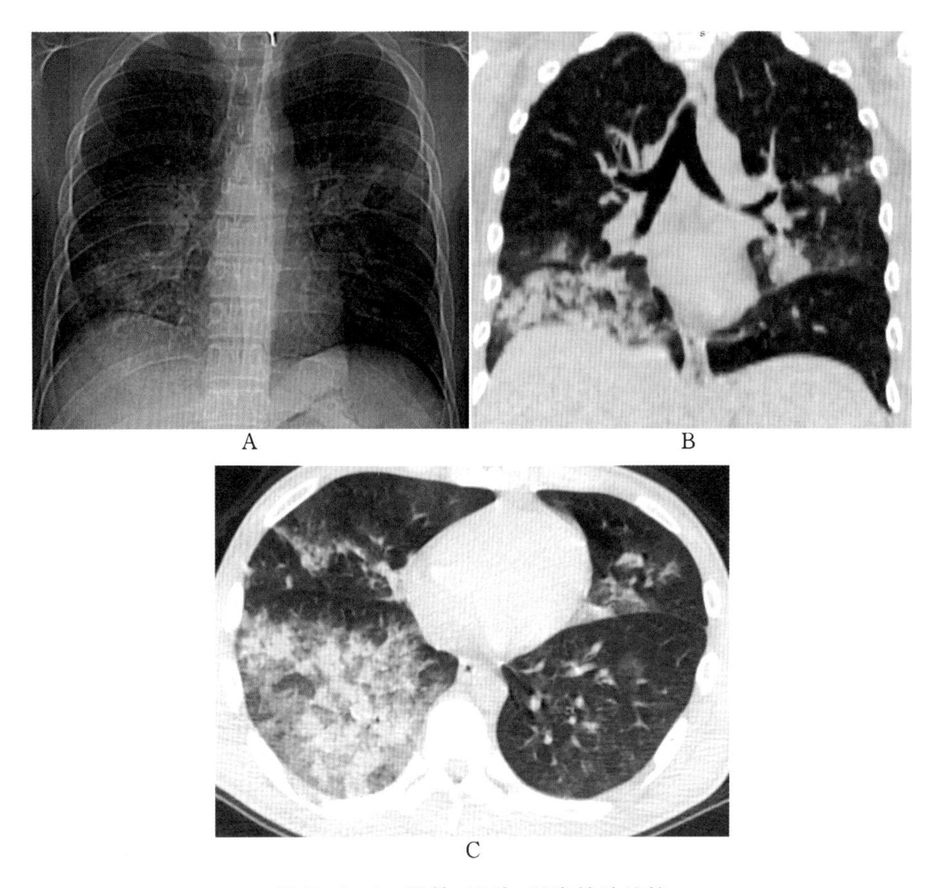

图 7-5-6　男性，65 岁，继发性肺结核

胸部正位片(图 A)示右肺中下野、左肺中野片絮状高密度影，边界模糊，密度不均。CT 冠状位重建(图 B)及下肺野轴位(图 C)显示右肺中下叶、左肺上叶舌段多发边界模糊斑片状影，周围呈磨玻璃样密度增高(白箭)，病变之间边界不清，有融合趋势

◇病变形态以粟粒型结节影为主时，以亚急性或慢性血型播散常见，其特点是双肺散在结节，大小不一，分布不均，既有边缘模糊的渗出性病变，也有边界锐利的增殖性病变，还有钙化性病变，可出现小空洞影，当患者肺部血液循环无异常改变时，病灶分布与青年组相似(图 7-5-7)，当肺部上下肺血液循环重新分布时，可表现为老龄组血行播散的特点：病灶自下向上逐渐减少、密度逐渐降低(图 7-5-8)。

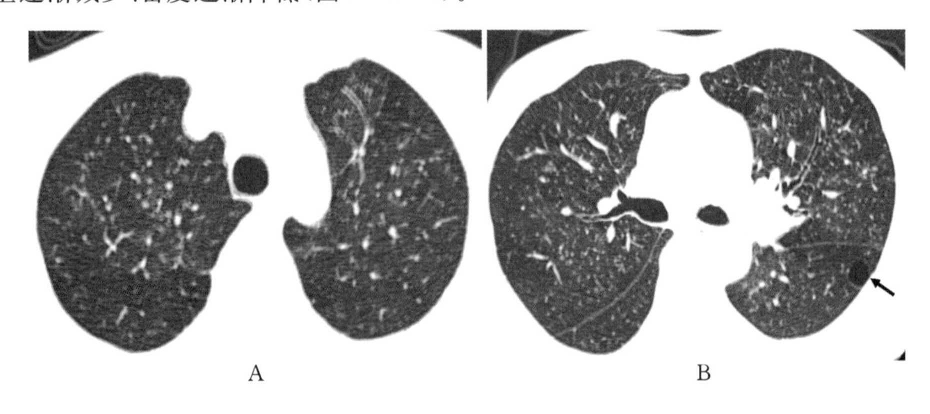

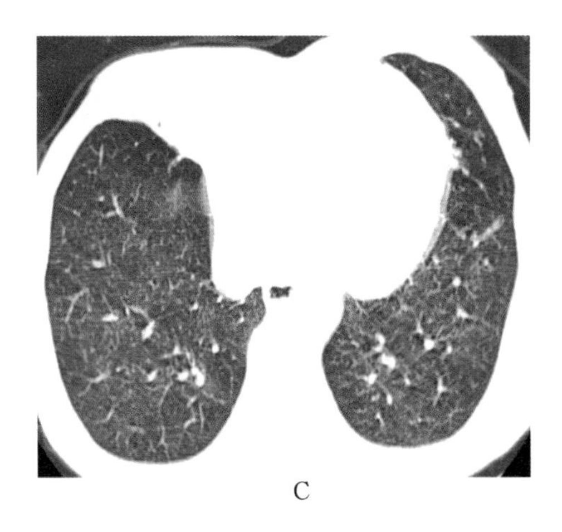

C

图 7-5-7 女性,65 岁,亚急性血行播散性肺结核

胸部 CT 平扫主动脉弓平面(图 A)、隆突平面(图 B)及膈上平面(图 C)显示双肺多发大小不一、浓淡不一粟粒结节状,分布不均匀,病灶主要分布于中上肺野、左肺上叶尖后段及下叶背段近胸膜面,见肺大泡(黑虚箭)

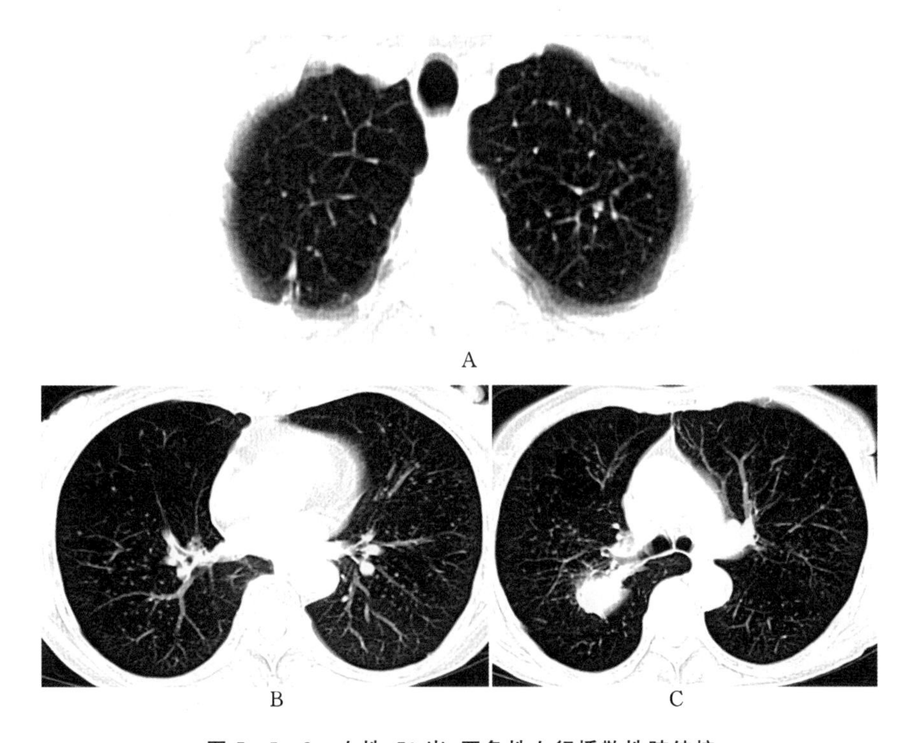

A

B C

图 7-5-8 女性,70 岁,亚急性血行播散性肺结核

胸部 CT 平扫上(图 A)、中(图 B)及下肺野(图 C)显示双肺多发大小不一粟粒结节状,分布不均匀,病灶主要分布于中下肺野,右肺尖可见结节及纤维条索影,右肺门见结节影

◇病变形态以结节肿块影为主时,老龄患者的特点是小结节边缘模糊,且易融合呈斑片状、大结节或肿块(图 7-5-9)。病灶内部密度不均,易发生空洞或密度减低区,洞壁可以见到各种形态的钙化,周围可见卫星灶(图 7-5-10)。增强扫描时,可表现为周围强化或内部分隔样强化。

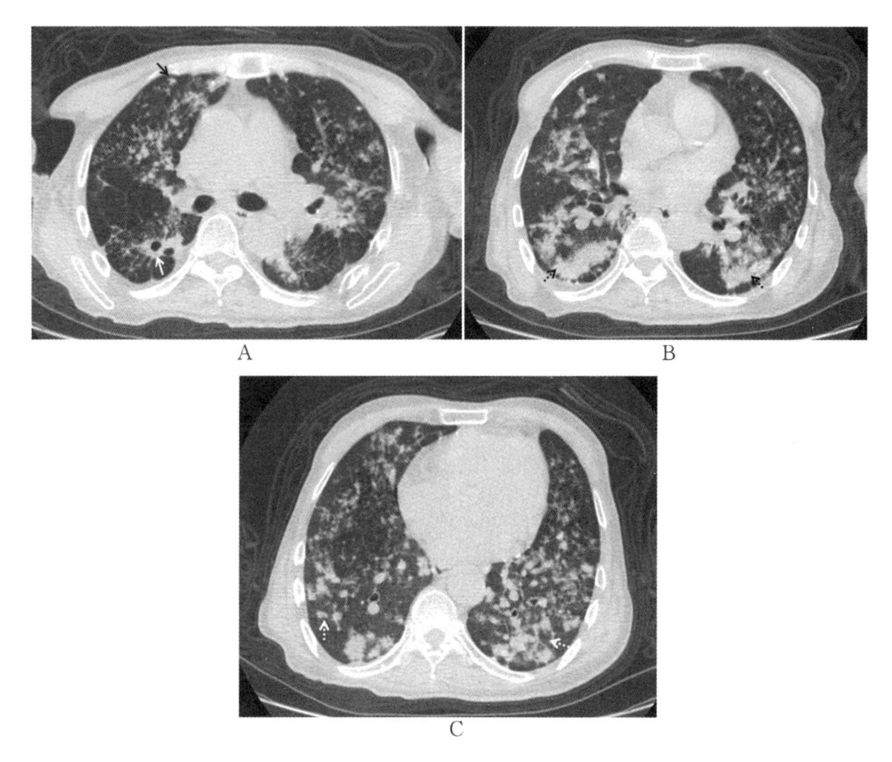

图 7-5-9　男性,68 岁,继发性肺结核

胸部 CT 平扫显示双肺多发斑片状、结节状密度增高影,右肺下叶背段可见厚壁小空洞(白实箭),边缘可见长毛刺,周围见卫星灶,相邻胸膜增厚粘连,右肺上叶前段见树芽征(黑实箭),双肺下叶背段见病灶融合(黑虚箭),双肺下叶基底段见多发结节影,部分融合(白虚箭)

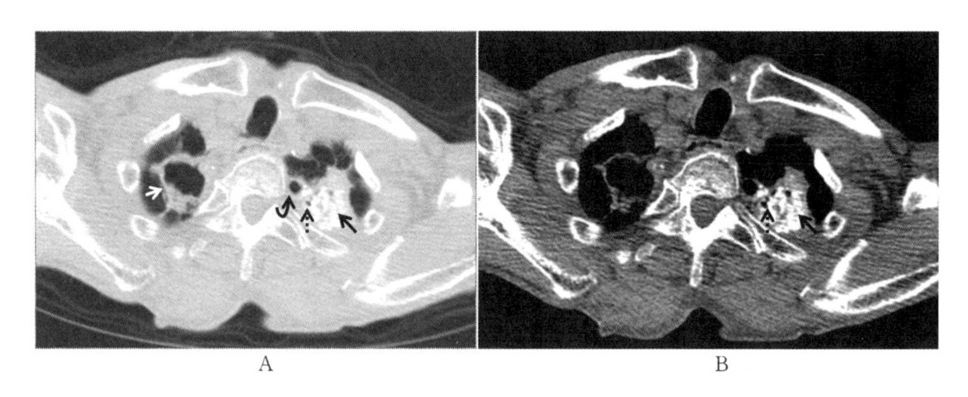

图 7-5-10　男性,67 岁,双肺继发性肺结核

胸部 CT 平扫肺窗(图 A)及纵隔窗(图 B)显示左肺尖可见不规则团片状密度增高影(黑实箭),其内大部钙化,内见小点状透光区(黑虚箭),周围可见小空洞影(黑弯箭);右肺尖可见厚壁囊状透光区(白实箭),内壁欠光整,邻近胸膜粘连

◇病变形态以空洞为主时,其特点是空洞多发(图 7-5-11),甚至可因液化出现气液平面(图 7-5-12、13)。空洞多开始于小叶中央,几个小洞可融合成较大空洞,导致其外形不整,呈多房状或隧道样(图 7-5-13)。洞壁可从光滑、无壁到结节状厚壁(图 7-5-12～15)。

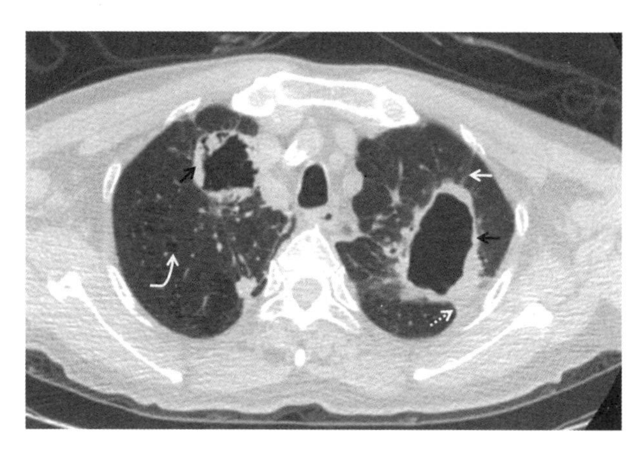

图 7-5-11　**男性，**74 **岁，继发性肺结核**

胸部CT平扫显示双肺上叶见较大空洞(黑箭)，壁薄厚不均，内壁欠光整，周围见长毛刺(白实箭)，邻近胸膜粘连(白虚箭)，右肺上叶空洞内壁可见结节状及条索状影；右肺上叶见小囊状无壁透光区(白弯箭)

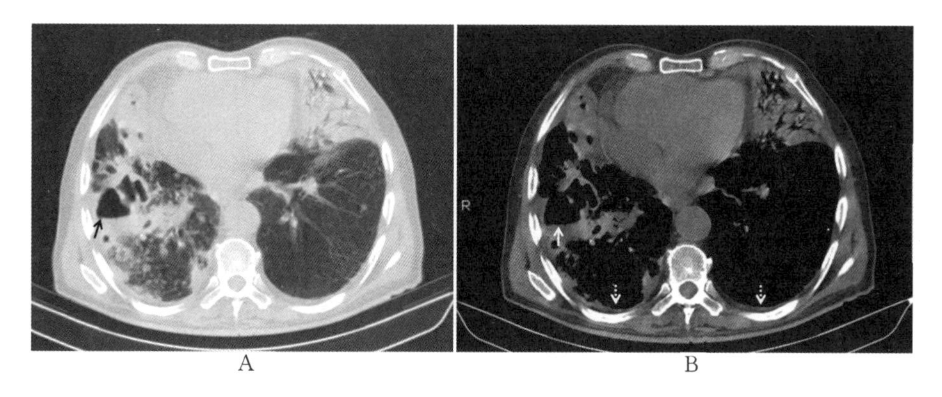

A　　B

图 7-5-12　**男性，**75 **岁，继发性肺结核**

胸部CT平扫显示右肺中叶、下叶及左肺上叶舌段片状实变影，左肺下叶前基底段见斑片状影，右肺下叶外基底段可见多个厚壁空洞(黑实箭)，部分内见气液平面(白实箭)，双侧胸腔还可见少量积液(白虚箭)

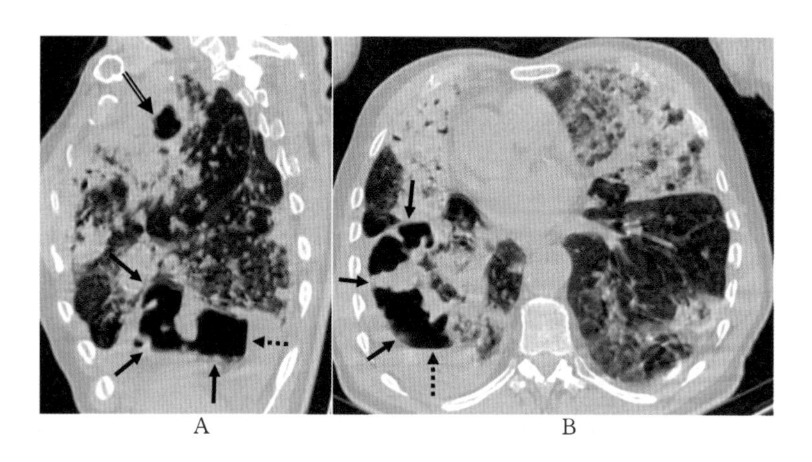

A　　B

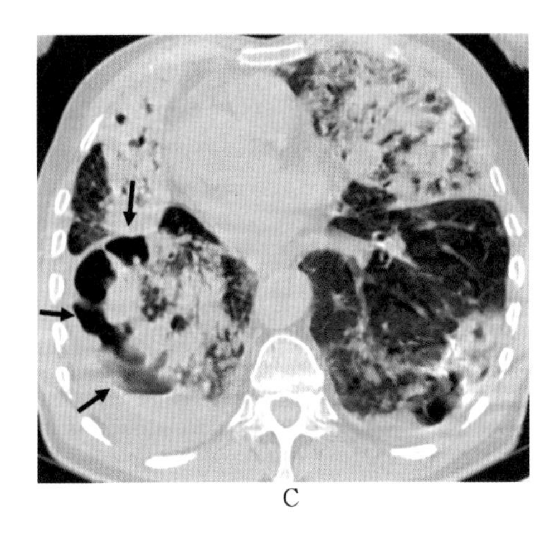
C

图 7-5-13 男性,75 岁,继发性肺结核

CT 矢状位重建(图 A)显示右肺下叶膈上“U”形空洞(实箭),背侧可见气液平面(虚箭),上叶大片状阴影内可见不规则无壁空洞(空心箭)。下肺野连续断面轴位(图 B、C)显示空洞弯曲分节呈隧道状

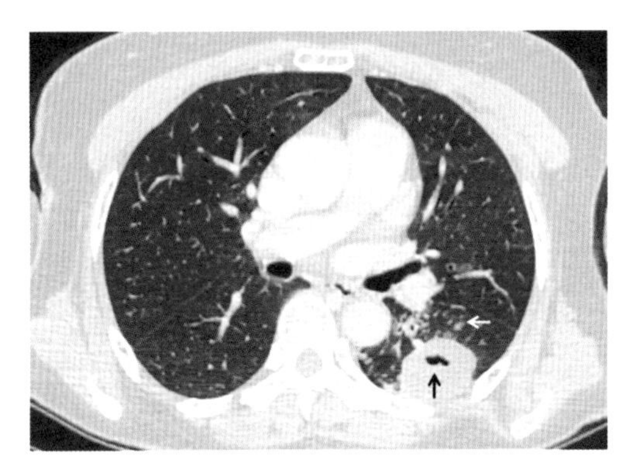

图 7-5-14 女性,66 岁,继发性肺结核

胸部 CT 平扫显示左肺下叶背段厚壁空洞(黑箭),洞壁光滑,周围见卫星病灶(白箭)

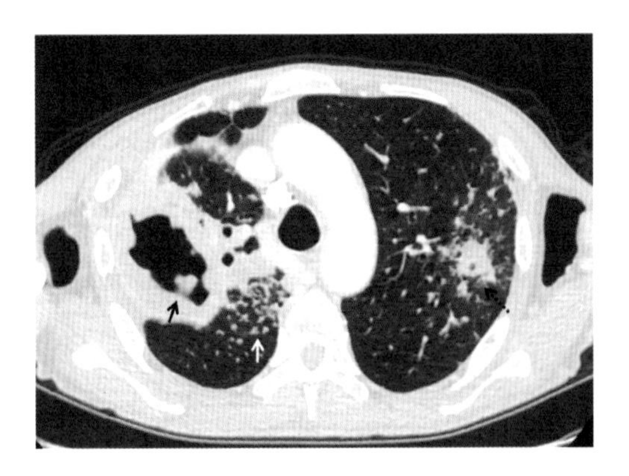

图 7-5-15 男性,69 岁,继发性肺结核

胸部 CT 平扫显示右肺上叶较大不规则厚壁空洞,内壁欠光整,可见壁结节(黑实箭),周围见斑点状卫星灶(白箭),左肺上叶尖后段斑片状影(黑虚箭)

◇常见并存征象有纤维化、胸膜异常、淋巴结肿大。

√纤维化的直接表现为肺内不规则纤维索条影、胸膜下线影、小叶间隔增厚等。间接表现为纵隔、肺门易受牵拉移位，有心影扩大或缩小、移位，肺动脉增宽，支气管牵拉性扩张（图7-5-16）等。

√胸膜异常主要表现为胸膜增厚、粘连（图7-5-16），可同时伴有或多或少的胸水（图7-5-17）。胸膜肥厚粘连常导致胸廓塌陷。

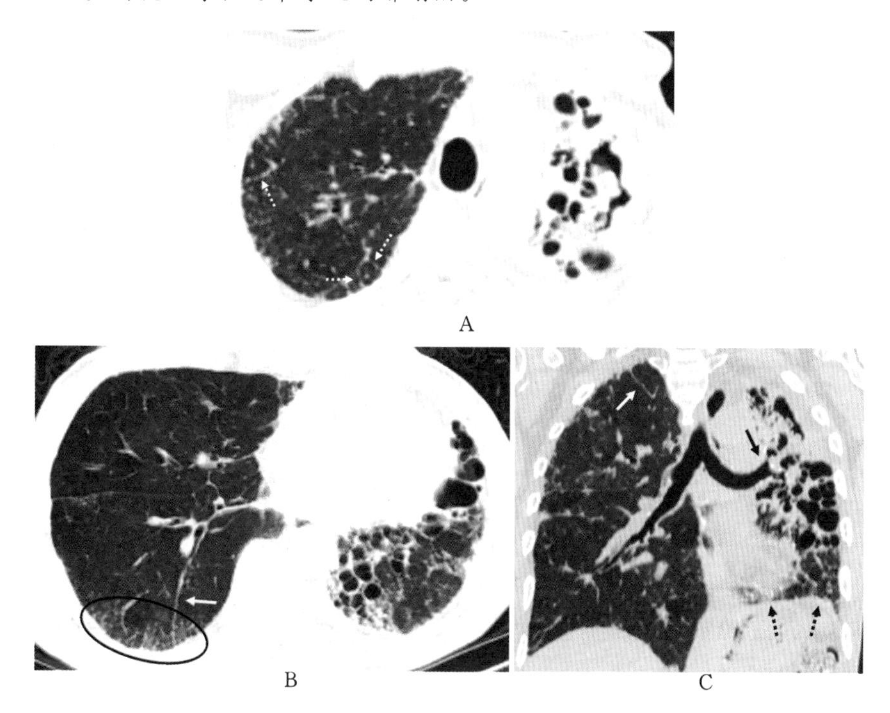

图7-5-16　男性，80岁，继发性肺结核

CT轴位主动脉弓平面（图A）、下叶基底段平面（图B）及冠状位重建（图C）示右肺多发索条影（白实箭），小叶间隔（白虚箭）及小叶内间隔线（圆圈内）增粗，纵隔左移，左肺门（黑实箭）及左膈顶（黑虚箭）上移，左侧胸廓塌陷，左肺见斑片状影及多发囊泡状影，左肺上野胸膜增厚

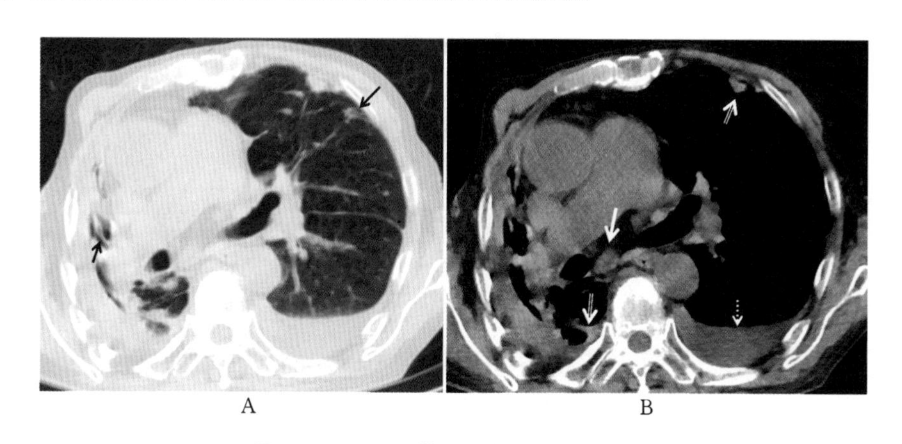

图7-5-17　男性，82岁，继发性肺结核

胸部CT平扫肺窗（图A）及纵隔窗（图B）示右侧胸廓略塌陷，纵隔明显右移，气管隆突下间隙可见淋巴结影（白实箭），肺内见斑片状、条索状影（黑实箭），左侧胸腔内见积液（白虚箭），双侧胸膜增厚粘连（空心箭）

√纵隔淋巴结肿大的特点是多发，分布广泛，可累及同侧或(和)对侧多组淋巴结，以气管右侧淋巴结肿大多见，直径多在1.5～3.0cm，增强扫描多不强化或呈环状增强，常伴有淋巴结钙化，呈斑点状或团块状钙化(图7-5-18、19)。

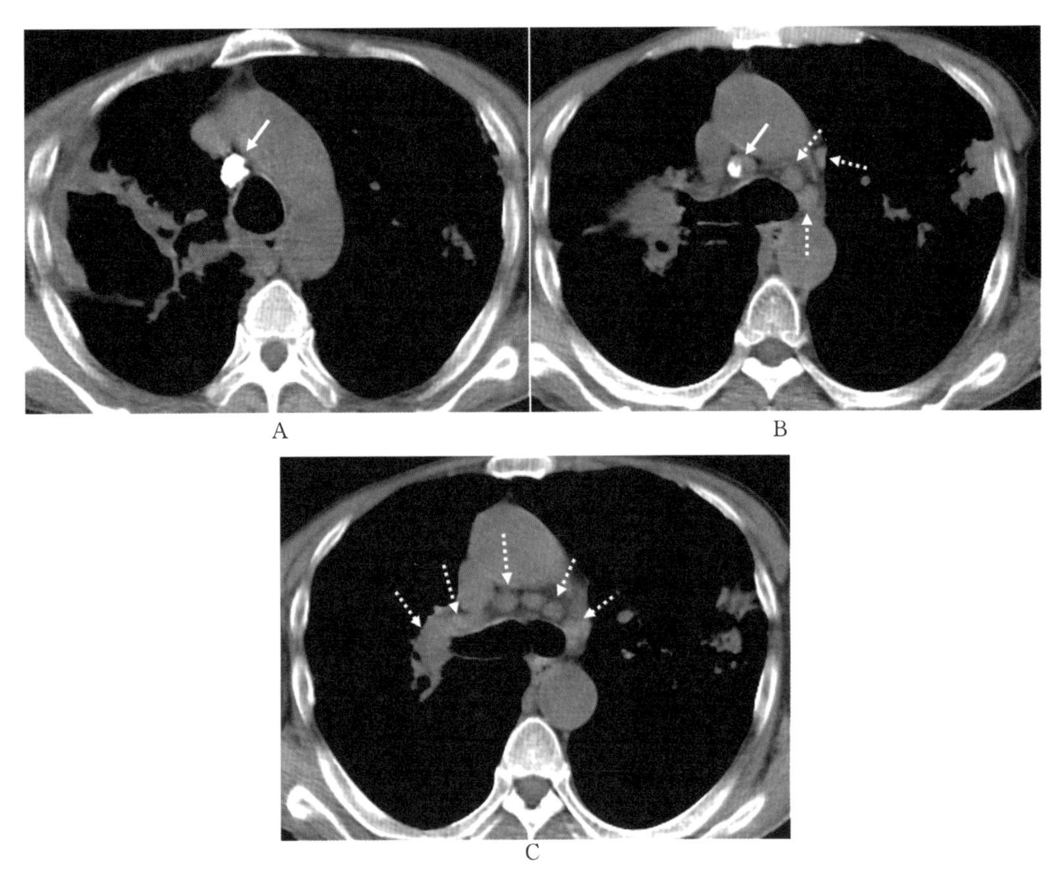

图7-5-18 男性，69岁，继发性肺结核

胸部CT平扫纵隔窗连续断面(图A～C)显示纵隔及肺门多发大小不一淋巴结(虚箭)，部分淋巴结钙化(实箭)

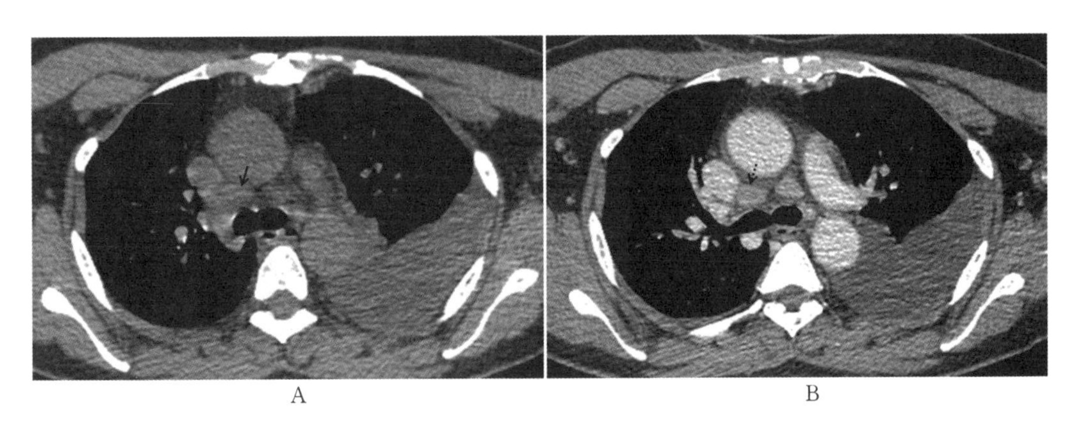

图7-5-19 女性，67岁，继发性肺结核

胸部CT平扫纵隔窗显示腔静脉后、气管前间隙内增大淋巴结(黑箭)，增强扫描呈环形强化(黑虚箭)

(3)合并支气管扩张

老龄肺结核合并症多见,常见合并症有支气管扩张症(图 7-5-20)、慢性支气管炎、肺气肿、肺心病、真菌感染、细菌感染,也可在结核病变基础上出现瘢痕癌。上述这些合并症使肺部病灶形态更为多样、复杂。

(4)合并肺结构破坏

老龄肺结核易引起肺结构破坏,当全肺和大部分肺完全破坏时被称为毁损肺。CT 表现为多发性小空洞及各种程度的斑片、云絮状肺泡实变,常见于老年性结核的终末期(图 7-5-21)。

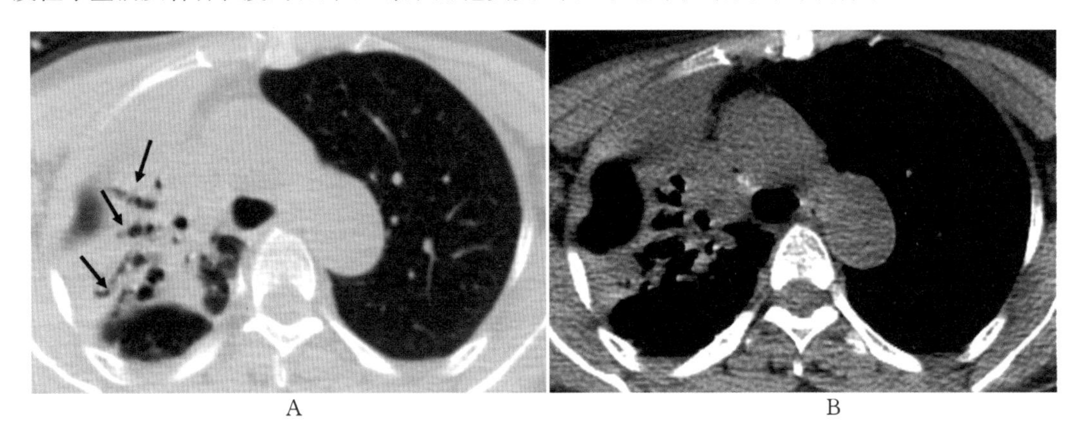

图 7-5-20　女性,66 岁,继发性肺结核

胸部 CT 肺窗(图 A)及纵隔窗(图 B)显示右侧胸廓略塌陷,右肺上叶体积缩小,见片状致密影,内见串珠状扩张的含气支气管影(黑箭)

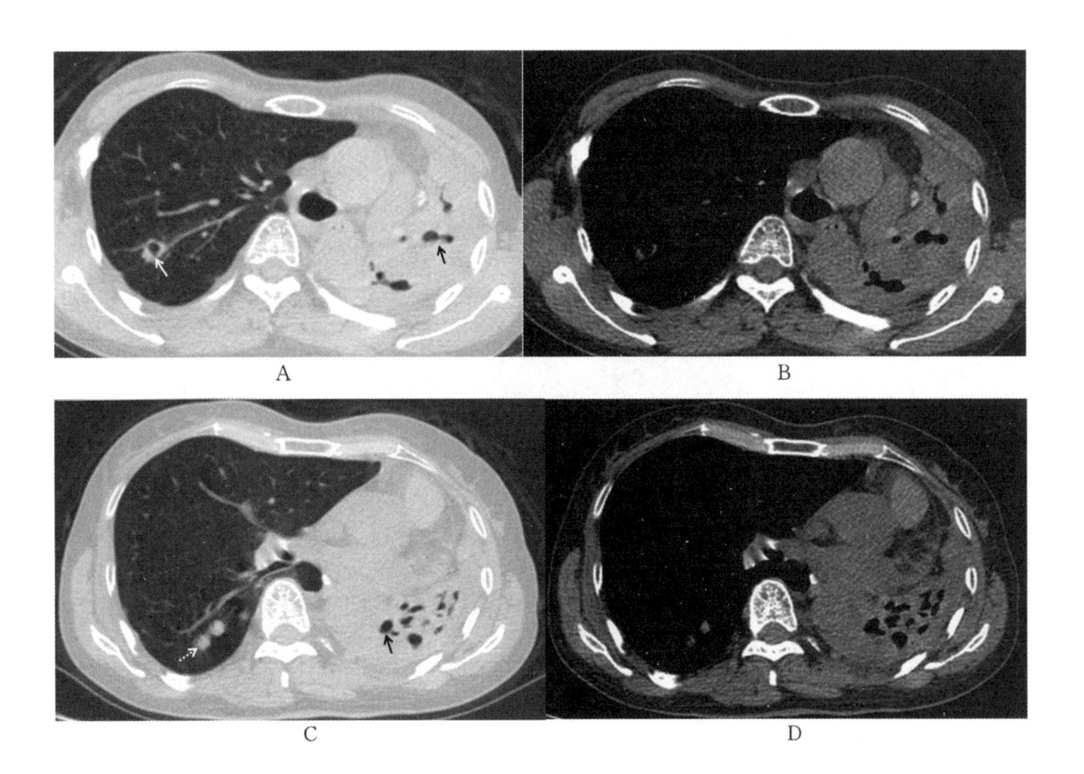

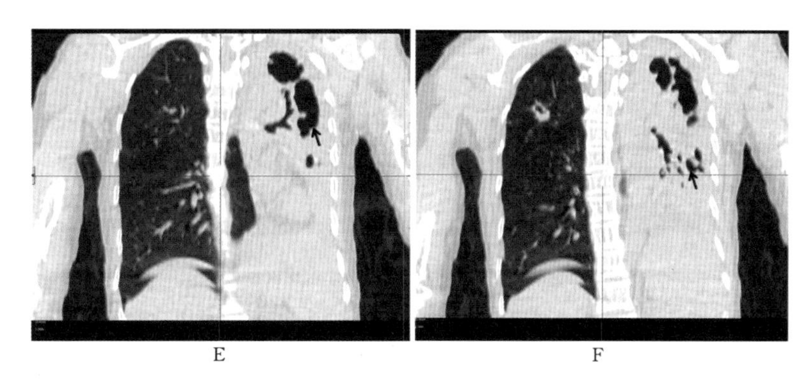

图 7-5-21　女性,75 岁,继发性肺结核、左肺毁损

胸部 CT 平扫肺窗(图 A、C)及同层纵隔窗(图 B、D)显示左侧胸廓塌陷,纵隔明显左移,左肺组织破坏,正常肺组织基本消失,右肺上叶后段见小空洞(白实箭),右肺下叶背段可见结节影(白虚箭),CT 平扫肺窗及三维重建冠状位(图 E、F)可见多发囊状透光区(黑箭)及片状实变影

2. 脊柱结核

(1)脊柱结核骨破坏特点

老龄脊柱结核好发于椎体的上下缘前方、侧方的外 1/3 带,附件受累少见(图 7-5-22)。常常引起连续 2 个及 2 个以上椎体骨质破坏,以 2 个椎体受累最为常见,相邻终板的软骨皮质线断裂,骨质破坏,椎间盘易受累,导致椎间隙变窄(图 7-5-23)。

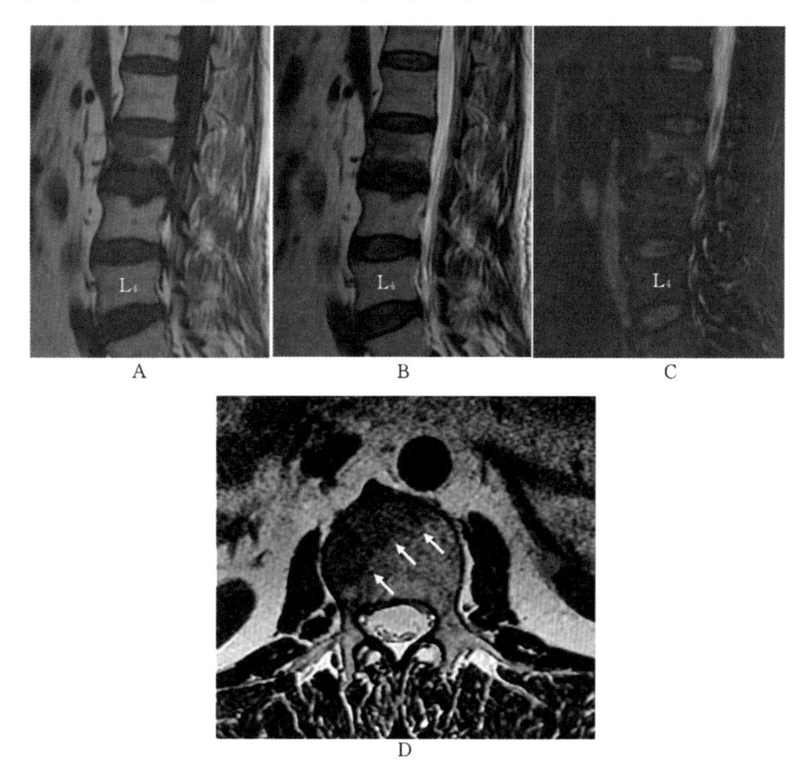

图 7-5-22　男性,63 岁,脊柱结核

腰椎矢状位 T_1WI(图 A)、T_2WI(图 B)及 T_2-STIR(图 C)显示腰 2 椎体弥漫性长 T_1、长 T_2 信号,下缘骨质破坏,椎体变扁,椎间盘信号下降。轴位 T_2WI(图 D)显示骨质破坏位于椎体前外侧(箭)

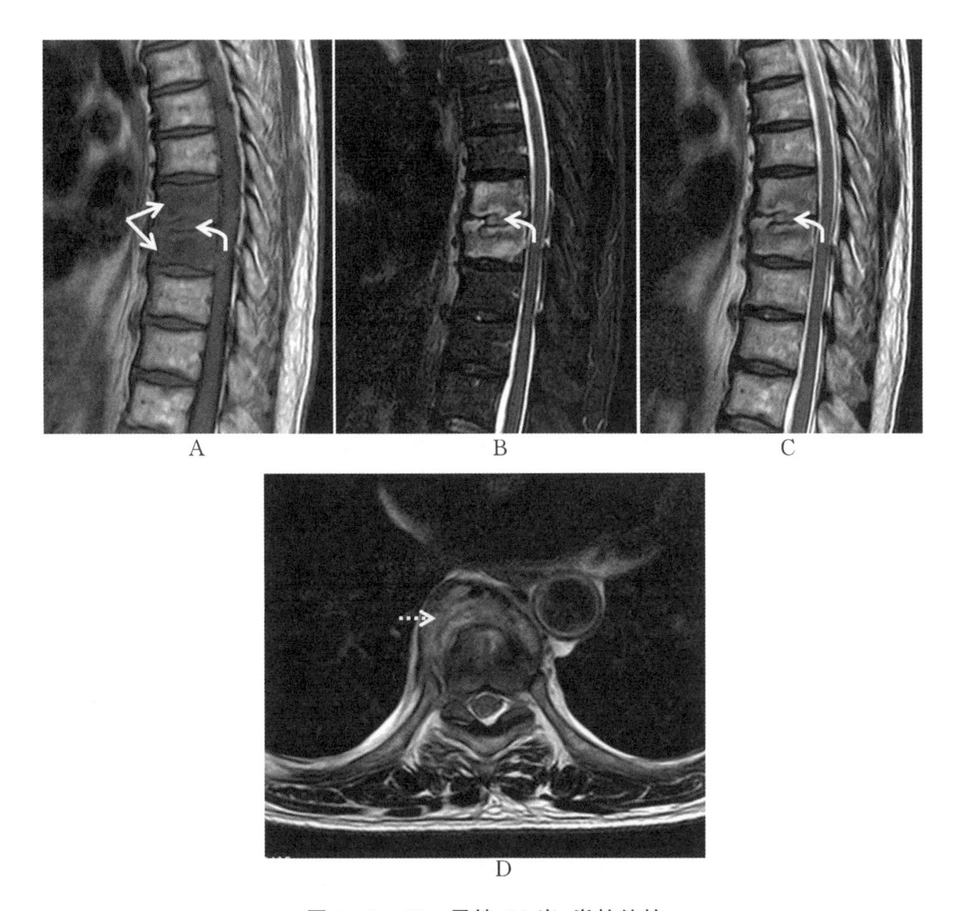

图 7－5－23　男性，66 岁，脊柱结核

胸椎矢状位 T_1WI(图 A)、T_2WI(图 B)及 T_2－STIR(图 C)显示胸 8、9 椎体骨质破坏，内见长 T_1、混杂 T_2 异常信号影(白实箭)，胸 8、9 椎间隙狭窄，椎间盘受累，内见长 T_1、长 T_2 异常信号影(白弯箭)，轴位 T_2WI(图 D)椎旁见寒性脓肿(白虚箭)

椎体破坏呈多发点状或弥漫性，以溶骨性、虫蚀样骨质破坏为主，边缘模糊不清，很少见到骨质的硬化边，椎体破坏广泛且坏死灶多，大片状死骨较为少见(图 7－5－24)。

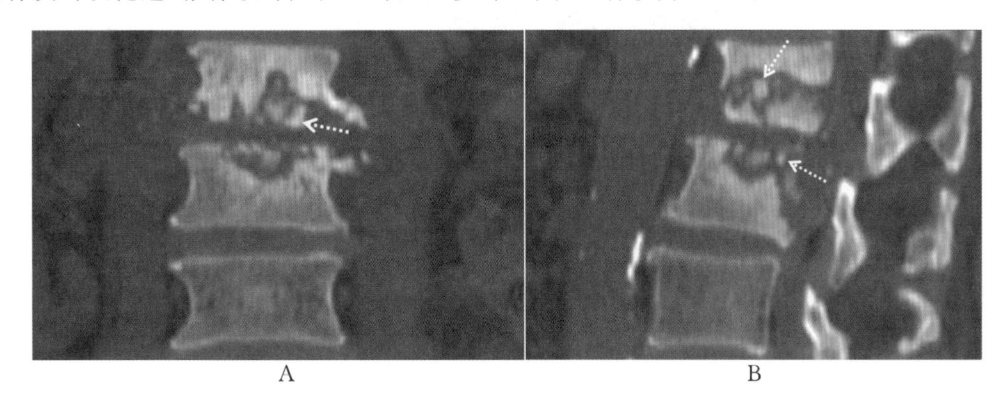

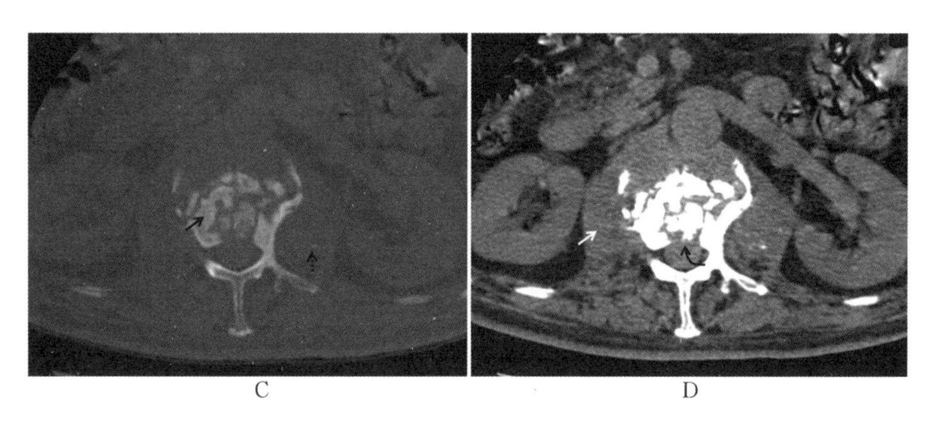

图 7-5-24　男性,68 岁,脊柱结核

腰椎 CT 冠状位(图 A)及矢状位(图 B)重建骨窗显示腰 1、2 椎体相对缘溶骨性、虫蚀样骨质破坏,内可见残骨碎片及死骨(白虚箭),椎间隙缩窄。横断面骨窗(图 C)及软组织窗(图 D)示相邻硬脊膜囊稍受压(黑弯箭),双侧腰大肌内可见寒性脓肿(白实箭),内见点状钙化(黑虚箭)

◇如果是单椎体病变,常表现为椎体广泛溶骨性改变,椎旁脓肿不明显(图 7-5-25),此点与年轻组的局限性骨质破坏不同。这一改变可能与老龄患者椎体血运分布趋于平均、血液黏稠度增加、骨质疏松、免疫力低下等有关。老龄结核导致的病灶不易局限,在椎体内呈多点及弥漫性分布。

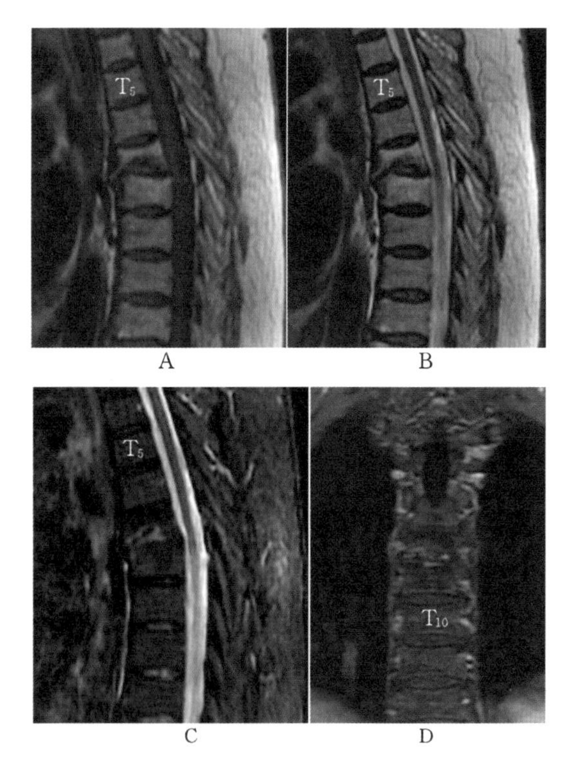

图 7-5-25　女性,67 岁,脊柱结核

胸椎矢状位 T_1WI(图 A)、T_2WI(图 B)及 T_2-STIR(图 C)显示胸 7 变扁,下缘不整,可见溶骨性、虫蚀样骨质破坏。冠状位(图 D)显示椎旁软组织无明确增厚

◇当全椎体受累时，易发生椎体塌陷变扁或楔形变，脊柱后凸成角畸形（图 7－5－26）。

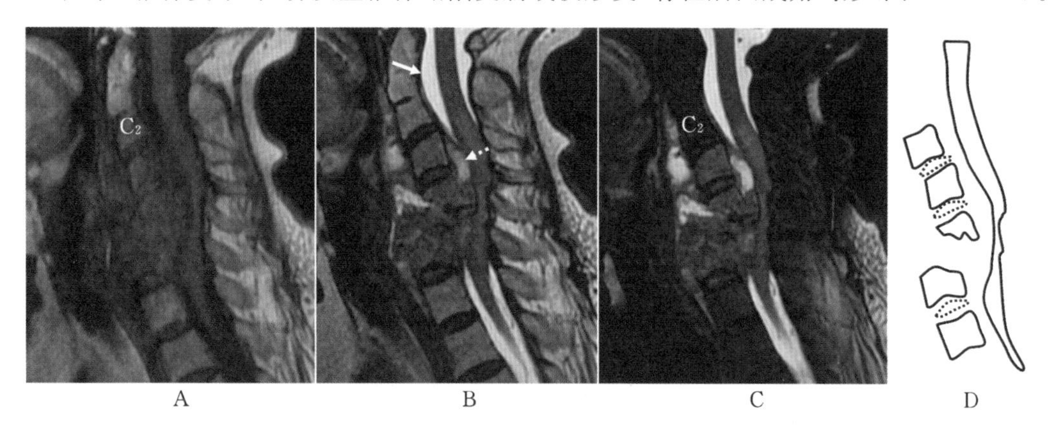

图 7－5－26　女性，66 岁，脊柱结核

椎矢状位 T_1WI（图 A）、T_2WI（图 B）、T_2－STIR（图 C）及其示意图（图 D）显示颈 3～5 信号异常，颈 4、5 椎体外形失常，后缘台阶形成，颈 4 向后突，致硬膜囊（实箭）变窄、消失，颈髓受压移位、变细、变形，颈 4、5 椎间隙及颈 3、4 椎体后缘可见混杂信号，内可见片状高 T_2 信号液化区（虚箭）

（2）椎旁脓肿形成

由于老年人肌肉松弛，机体抵抗力低，椎旁脓肿外形通常较大，且易沿肌间隙向下扩展，形成流注脓肿，范围广，远离病灶（图 7－5－27）。当脓肿向后扩散时，肿块突入椎管，位于硬膜外，脊髓脊膜受压常见（图 7－5－26）。脓肿向下可破溃至椎间隙，引起椎间盘脓肿（图 7－5－28）。

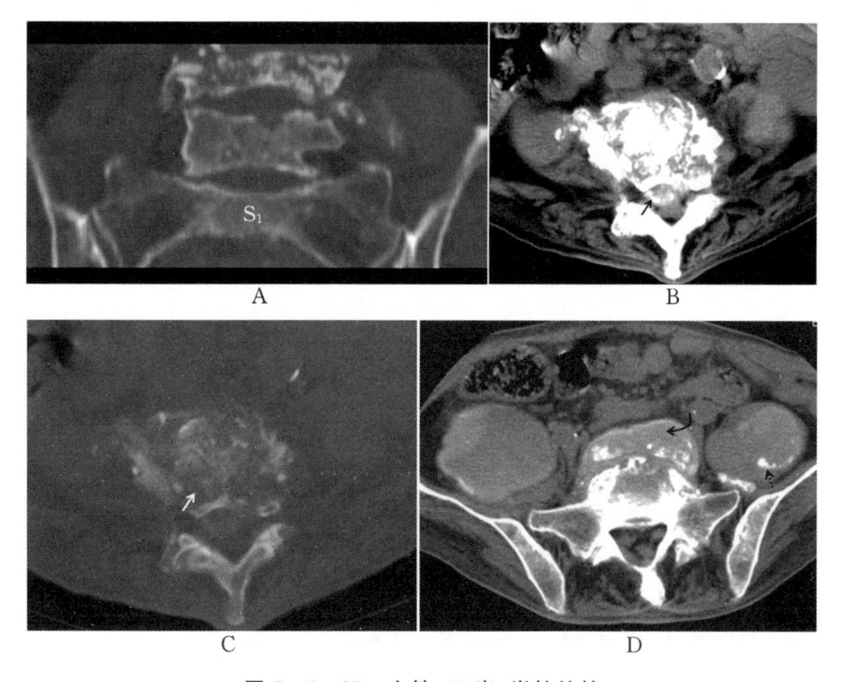

图 7－5－27　女性，66 岁，脊柱结核

腰骶椎 CT 冠状位重建（图 A）骨窗显示腰 4 椎体弥漫性骨质破坏，破坏区边缘模糊，椎体压缩变扁。腰 5 椎体斑片状虫蚀样骨质破坏。腰 4 椎体轴位软组织窗（图 B）及骨窗（图 C）显示椎体内沙粒样死骨（白实箭），腰 4、5 椎体水平硬脊膜囊受压，脊髓受压（黑实箭）。骶 1 平面轴位软组织窗（图 D）显示双侧腰大肌（黑虚箭）及椎体前缘（黑弯箭）见寒性脓肿，内见钙化影老龄患者多存在骨质疏松、骨质增生、椎间盘退变、椎间隙变窄等退行性改变，容易掩盖较小的骨质破坏及死骨。此外，老龄脊柱结核患者的脊髓神经损伤定位体征多不明显，影像学征象重，脊髓受损相对较轻，出现症征不符的特点。

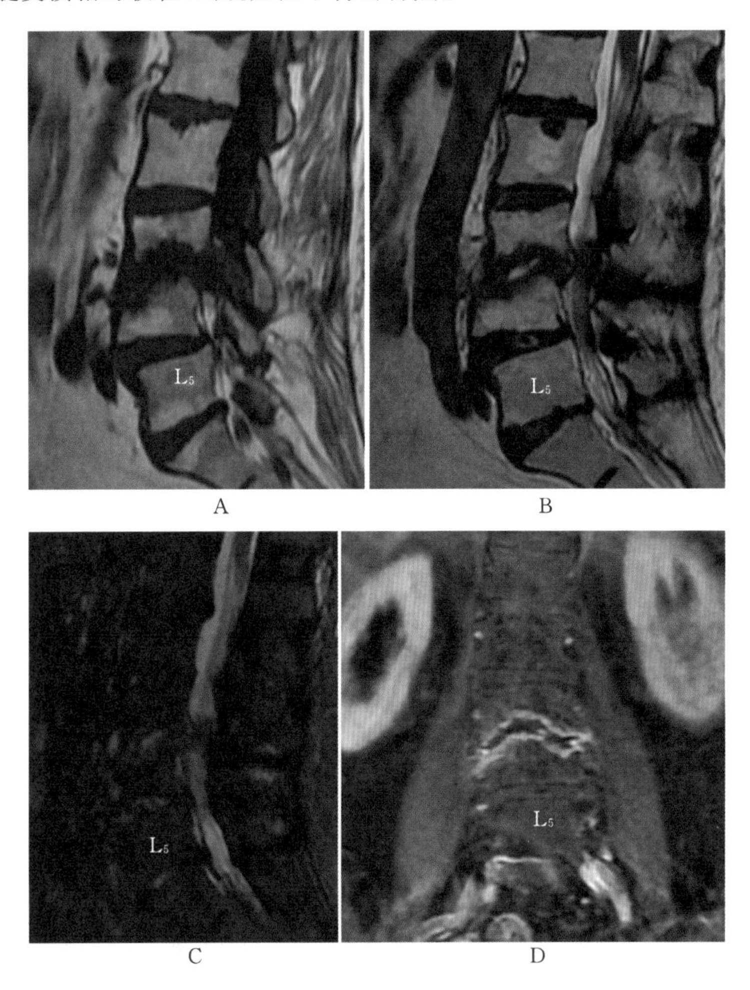

图 7-5-28　女性，70 岁，脊柱结核

腰椎矢状位 T_1WI(图 A)、T_2WI(图 B)及 T_2-STIR(图 C)显示腰 3、4 椎体相对缘外形不整，呈虫蚀状，椎间盘信号欠均匀，可见短条状高 T_2 信号。增强扫描冠状位(图 D)显示椎间盘呈环形强化

【转归】

1.好转及痊愈

◇椎体破坏范围缩小，死骨缩小、消失。

◇病灶周围出现修复硬化征象，椎间隙逐渐清晰，骨质疏松减轻。

◇椎体旁脓肿减少、消失。

2.恶化及进展

◇椎体破坏范围增大，累及椎体增多。

◇椎旁脓疡增大,形成窦道。

◇脊柱畸形出现或加重。

◇椎体外出现新发结核病灶。

【鉴别诊断】

1.周围型肺癌

◇常表现为肺内孤立结节和肿块,周围肺组织有阻塞性气肿、肺炎改变。结核球周围常有钙化、索条、斑点状卫星灶。

◇结节和肿块外形不规则,有短细毛刺征,相邻胸膜凹陷,除转移外,一般胸膜增厚不明显。结核球病灶边缘光滑,如果有毛刺,多为粗长毛刺征,相邻胸膜粘连、增厚广泛。

◇如果形成空洞,则表现为厚壁、偏在,内壁凹凸不平,一般不能见引流支气管影。结核空洞发生在近肺门端,一般可见增粗、增厚的引流支气管影。

◇钙化多呈偏心、细点状不规则钙化。结核的钙化多为中心、弥漫、结节状钙化。

◇增强扫描,CT 净增值＞25HU,灌注增强扫描,强化曲线呈慢升慢降型。结核球的CT 净增值＜20HU,强化曲线呈低平型。

2.中央型肺癌肺段、肺叶实变

◇刺激性咳嗽、咯血,一般无低热、盗汗。

◇中央型肺癌的支气管管腔常呈锥状、鼠尾状、截断状,结核常导致支气管粗细相间。

◇中央型肺癌的病变范围局限,常伴明显管壁增厚、肿块形成,肺内呈阻塞性变化。支气管内膜结核病变范围大,支气管管壁可轻度增厚,一般 2～3mm,远端支气管扩张。支气管结核特点是病变弥漫、广泛,多支受累。

3.肺炎

◇发热、咳嗽、咳痰。

◇血常规示白细胞计数增高,中性粒细胞比例增大。

◇肺内病变按段、叶分布的实变影,一般不伴有肺体积的缩小和支气管壁的增厚,一般不形成空洞,病变段以外肺野无播散灶。老年性结核肺内除渗出灶外,常伴有粟粒状播散灶,渗出灶内常发生空洞,空洞肺门端引流支气管管壁常增厚,伴有纤维化时常伴有肺体积缩小。

4.尘肺

◇有职业病史。

◇尘肺的微结节大小不一,边界清楚锐利,直径多为 2～5mm,位于小叶中心和胸膜下,上后肺分布较多,结节可融合,邻近会发生肺气肿,纵隔淋巴结弧形钙化。

5.肺转移癌

◇有原发恶性肿瘤病史。

◇结节大小更加不等,但较粟粒性肺结核大。

◇结节性质相似,一般不出现结节与渗出、实变、钙化病灶并存的状态。

6.肺脓疡

◇有发热、畏寒、咳嗽、咳大量脓臭痰。

◇血常规示白细胞计数增高,中性粒细胞比例增大。

◇肺外带空洞内多有液平,空洞外围有晕样淡薄渗出影,无卫星病灶。

7.转移性胸腔积液

◇有原发恶性肿瘤病史。

◇胸膜结节状增厚伴胸腔积液,一般不发生钙化。

◇伴其他部位转移灶。

8.脊柱转移瘤

◇有原发恶性肿瘤病史。

◇多侵犯附件,椎体破坏多为不相邻的多个椎体骨质破坏,即跳跃性骨质破坏。

◇转移瘤不侵犯椎间盘。

◇椎旁软组织肿块小而局限。

9.化脓性脊柱炎

◇临床症状明显,有发热、畏寒、腰痛。

◇血常规示白细胞计数增高,中性粒细胞比例增大。

◇椎体骨质破坏的同时常伴有骨质硬化和大片状死骨。

◇椎体塌陷,形成后突畸形少见。

◇椎旁脓肿发生率低。

【拓展阅读】

[1]王仲元,苏锐,安慧茹,等.老年肺结核643例的临床特点[J].中华结核呼吸杂志,2012,35(3):213-214.

[2]甄平,刘兴炎,李旭升,等.老年脊柱结核的临床表现及影像学特点[J].中国脊柱脊髓杂志,2008,18(8):600-604.

[3]高谦,梅建.传播才是造成我国结核病高耐药率的主要原因[J].中国防痨杂志,2015,37(11):1091-1096.

（蔡曙波　哈晓吾　郭佑民）

第六章　耐药结核病

【课程目标】

※掌握：耐药结核病的影像学特点及鉴别诊断。

※熟悉：耐药结核病的临床特点和诊断依据。

※了解：耐药结核病的发病特点及病理特点。

【发病特点】

◇获得性耐药结核病多是由于患者的不规律治疗、抗结核药物的供应、质量管理不善等因素导致的。细菌耐药尤其是广泛耐多药结核病（XDR－TB）的出现，导致患者治疗困难，甚至可能发展成为不可治愈的疾病。

◇耐药肺结核患者的肺部空洞多，痰菌的持续阳性使得耐药结核病患者成为结核病的重要传染源，他们持续传播耐药结核菌菌株，使得新感染患者也成为耐药结核患者（即原发性），加剧了结核病的流行与传播，加大了结核病控制难度。

◇由于耐药结核病的治疗时间长，病变反复，导致空洞壁常发生纤维化，形成纤维厚壁空洞，这种空洞周围血管稀少、硬化，甚至闭合，导致抗结核药物很难渗透至空洞内，加之结核分枝杆菌对抗结核药物的耐药性，使得空洞极不易关闭，空洞内极易合并细菌及真菌感染，这样导致耐药结核病的治疗效果差，并发症多，死亡率高，控制及管理困难，给个人及社会带来沉重的经济负担，成为全球关注的公共卫生和社会问题。

【定义】

◇耐药结核病是指由耐药结核分枝杆菌所引起的结核病。最终确诊则是对患者排出的结核菌进行药敏测试，发现结核分枝杆菌在一种或多种抗结核药物存在时仍能生长。

◇原发耐药患者的增多，提示应加强控制传染源，特别是耐药结核分枝杆菌的传播。获得性患者的增多，提示治疗方案、用药不当等问题严重。耐药结核病的有效管理来自预防、患者发现、患者关怀、治疗、检测、药物管理和规划效果评价等方面的通力合作，应关注、监督并协调这些环节。

【诊断依据】

◇具备耐药结核病危险因素的结核病患者，有活动性结核病的表现及体征。

◇有活动性结核病的影像学特征。

◇实验室药物敏感性试验是确诊耐药结核病的唯一方法。

√注:药物敏感性试验必须建立在全面的实验室质量保证的基础上,应具有高度的可靠性和可重复性。应首先开展异烟肼和利福平的药敏试验,再开展二线注射类药物如阿米卡星、卡那霉素、卷曲霉素和氟喹诺酮类药物的药敏试验。最后再行乙胺丁醇、链霉素和吡嗪酰胺的药敏试验。

【分类】

◇根据耐药产生的原因分为原发耐药和获得性耐药。这种分类有助于病因的分析,有利于采取切实有效的措施控制耐药结核病的产生和传播。

√没有接受过抗结核药物治疗而发生结核分枝杆菌耐药称为原发性耐药,其中,开始治疗前已经出现耐药者称为初始耐药。

√将既往有结核病治疗史(超过1个月)的耐药称为继发性耐药。

◇根据耐药种类,将耐药结核病分为以下5种。这种分类方法有助于治疗方案的制订。

√单耐药结核病:指结核分枝杆菌对一种一线抗结核药物耐药。

√多耐药结核病:结核分枝杆菌对一种以上的一线抗结核药物耐药,但不包括对异烟肼、利福平同时耐药。

√耐多药结核病:结核分枝杆菌对包括异烟肼、利福平同时耐药在内的至少两种以上的一线抗结核药物耐药。

√广泛耐药结核病:结核分枝杆菌除对一线抗结核药物异烟肼、利福平同时耐药外,还对二线抗结核药物氟喹诺酮类抗生素中至少一种产生耐药,以及三种注射药物(如卷曲霉素、卡那霉素、丁胺卡那霉素等)中的至少一种耐药。

√利福平耐药结核病:结核分枝杆菌对利福平耐药,无论对其他抗结核药物是否耐药。

【临床特点】

1.耐药结核病的易患人群

◇慢性排菌患者和(或)复治失败患者。

◇密切接触耐多药肺结核患者的涂阳肺结核患者。

◇初治失败患者。

◇治疗2个月末,痰涂片仍阳性的初治患者。

2.症状体征

◇全身症状:间断性发热、盗汗、乏力、食欲降低、体质量减轻等。重症患者可以出现恶液质状态。

◇呼吸道症状体征:慢性咳嗽、咳痰,肺功能下降,常有反复咯血、胸痛症状。部分患者肺部体征不明显,病变较为严重时可发现胸廓塌陷,肋间变窄,胸部扩张受限。叩诊可为浊音,听诊呼吸音减低或粗糙,呼吸频率增快,并可闻及干湿啰音等。

◇循环系统症状体征：胸痛、呼吸困难、气短、发绀等。叩诊心界扩大。

◇易合并细菌感染、真菌感染，可出现高热、寒战等症状。

3.实验室检查

◇对痰液采用药敏试验技术（表型或基因型）对一种或多种药物耐药进行测试，药物敏感性试验呈现对一种或多种药物耐药。

◇耐药结核病的诊断包括结核分枝杆菌培养、菌种鉴定以及药敏试验。

【影像学表现】

1.病变分布范围广

在发病部位上，耐药肺结核病变范围广，除了好发于双肺上叶尖后段及下叶背段外，还容易侵犯肺中、下叶等结核少见部位（图7-6-1）。这是因为耐药结核分枝杆菌对常规的抗结核治疗不敏感，病程长，疗效差，病灶反复恶化，反复发生肺内播散，导致病灶分布广泛，常累及3个以上肺段（图7-6-1、2）。

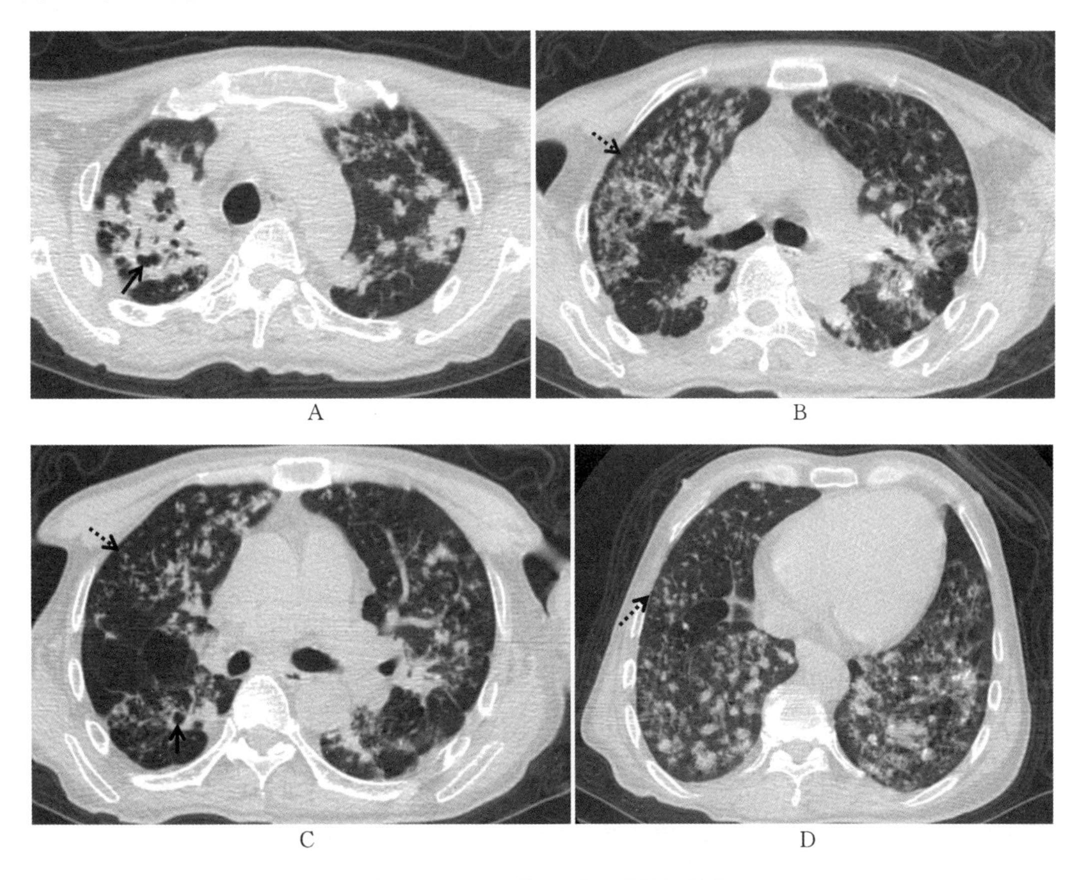

图7-6-1　男性，57岁，耐药肺结核

胸部CT肺窗主动脉弓平面（图A）、支气管分叉平面（图B）、中间段支气管平面（图C）及膈上平面（图D）显示双肺上叶、下叶、右肺中叶见多发斑片状、斑点状密度增高影，右肺上叶后段、下叶背段见小空洞（黑实箭），双肺可见多发支气管播散灶及树芽征（黑虚箭）

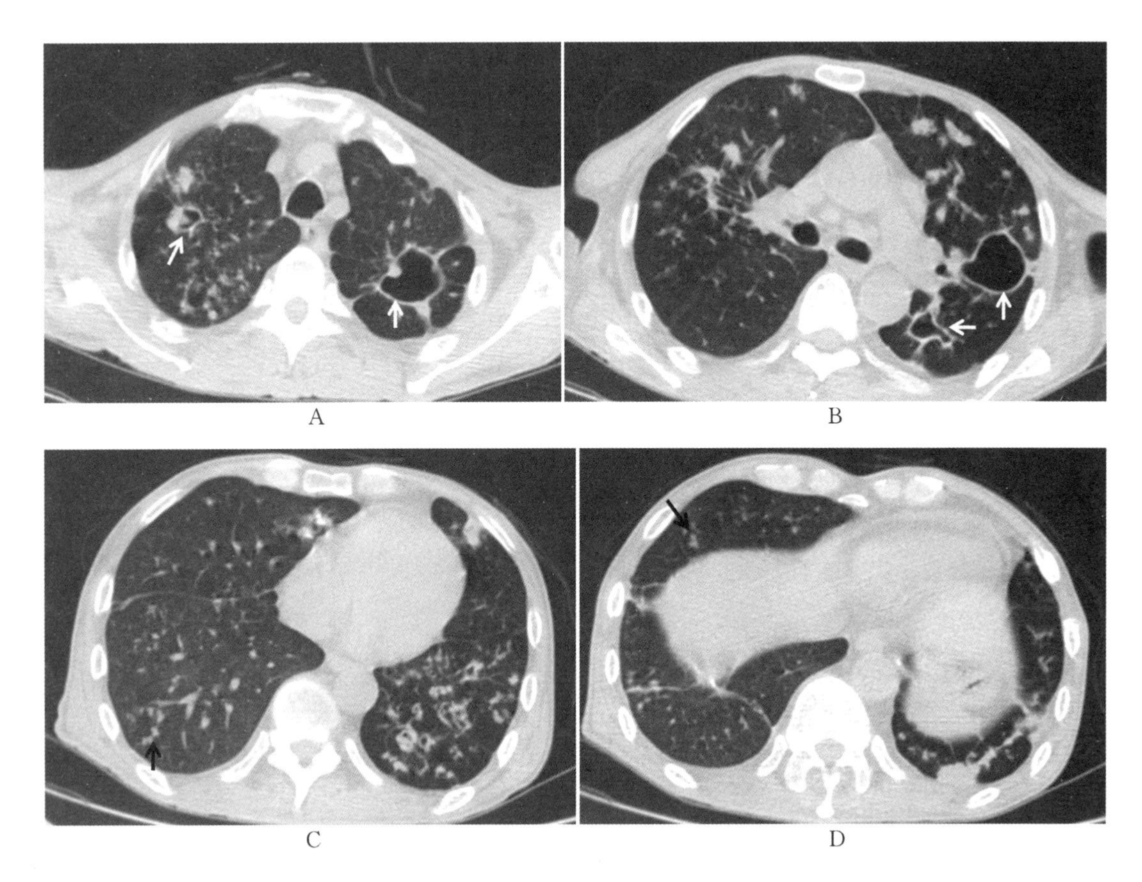

图 7-6-2　男性，44 岁，耐多药肺结核

胸部 CT 肺窗胸锁关节平面(图 A)、支气管分叉平面(图 B)、膈上平面(图 C)及膈平面(图 D)显示双肺上叶、下叶背段及各基底段、右肺中叶见多发斑片状、斑点状密度增高影，双肺上叶、左肺下叶背段及基底段见多发空洞(白实箭)，部分形态欠规则，可见壁结节，边缘见长毛刺，邻近胸膜粘连；右肺中叶外侧段及下叶后基底段见腺泡结节影(黑实箭)

2. 病变多样化

由于疾病迁延进展，导致钙化影、条索影、实变、肺内播散、多发空洞、胸膜增厚、肺损毁等多种形态病灶并存现象明显增多，一般至少有三种形态的病灶，其中，病灶内提示结核处于活动性的渗出性、空洞及播散性病变的所占比例较大(图 7-6-3～6)。

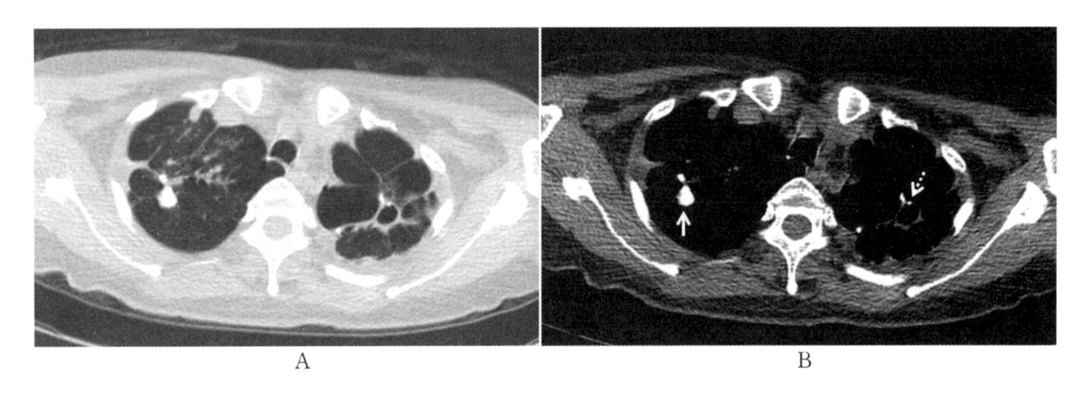

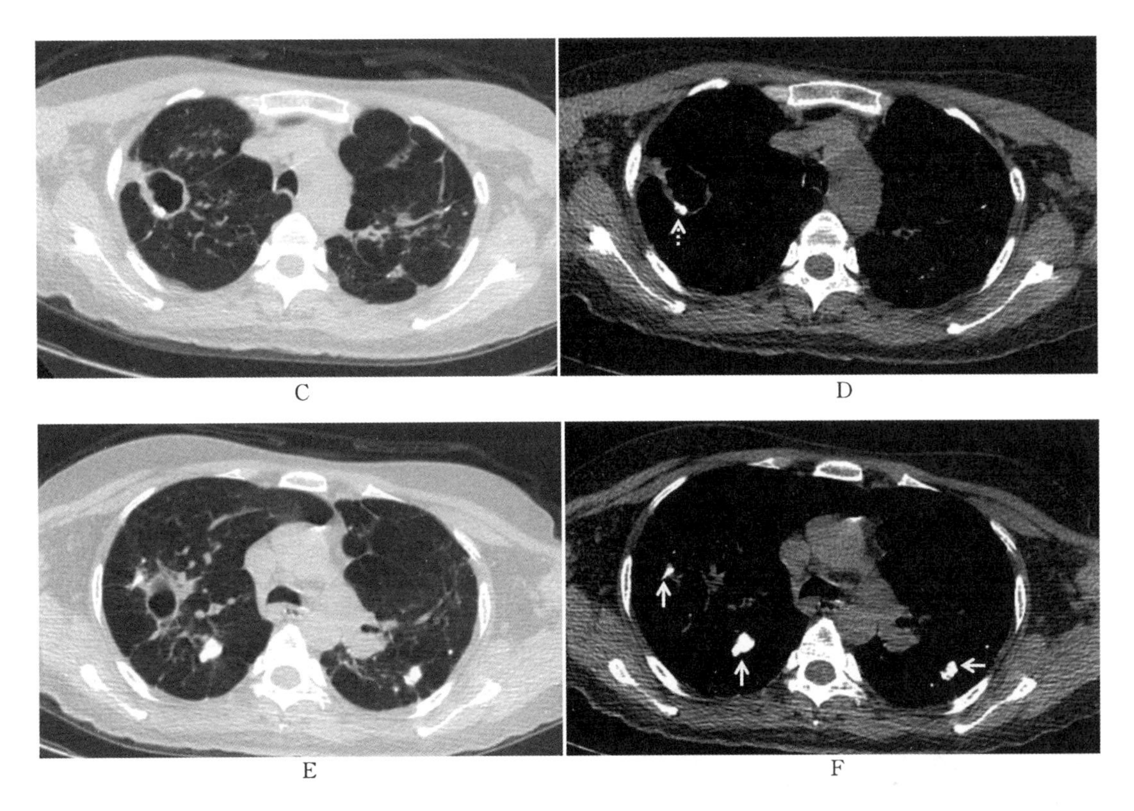

图 7-6-3　女性,38 岁,耐多药肺结核

胸部 CT 肺窗胸廓入口平面(图 A)、主动脉弓平面(图 C)、气管分叉平面(图 E)及其对应的纵隔窗(图 B、D、F)显示双肺上叶、下叶背段多发条索状、斑点状、结节状密度增高影及空洞影,右肺上叶尖段、双肺下叶背段病灶内见钙化(白实箭),双肺上叶空洞壁可见小结节状钙化(白虚箭)

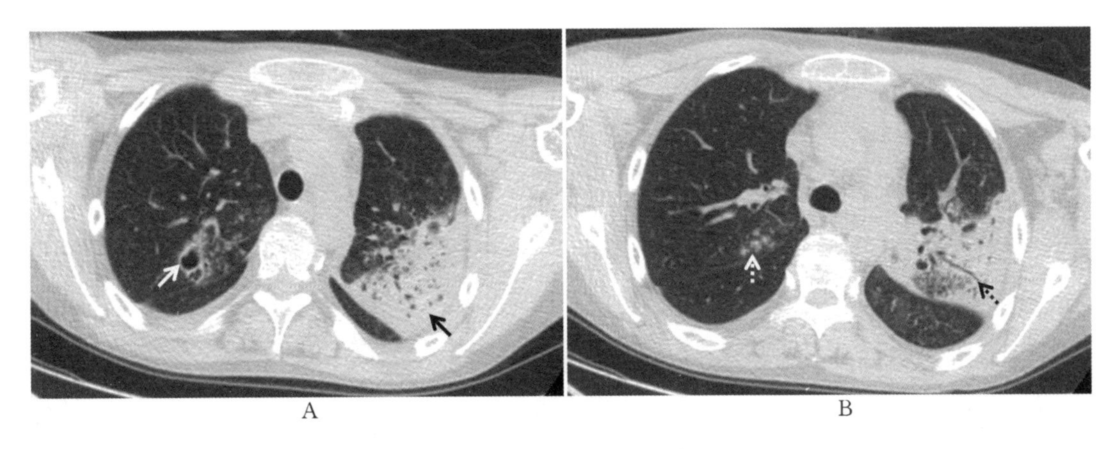

图 7-6-4　男性,28 岁,耐多药肺结核

CT 肺窗主动脉弓平面(图 A)、左肺动脉干平面(图 B)显示右肺上叶后段见空洞(白实箭),周围见腺泡结节影(白虚箭),左肺上叶尖后段见片状实变影(黑实箭),内见含气支气管影(黑虚箭)

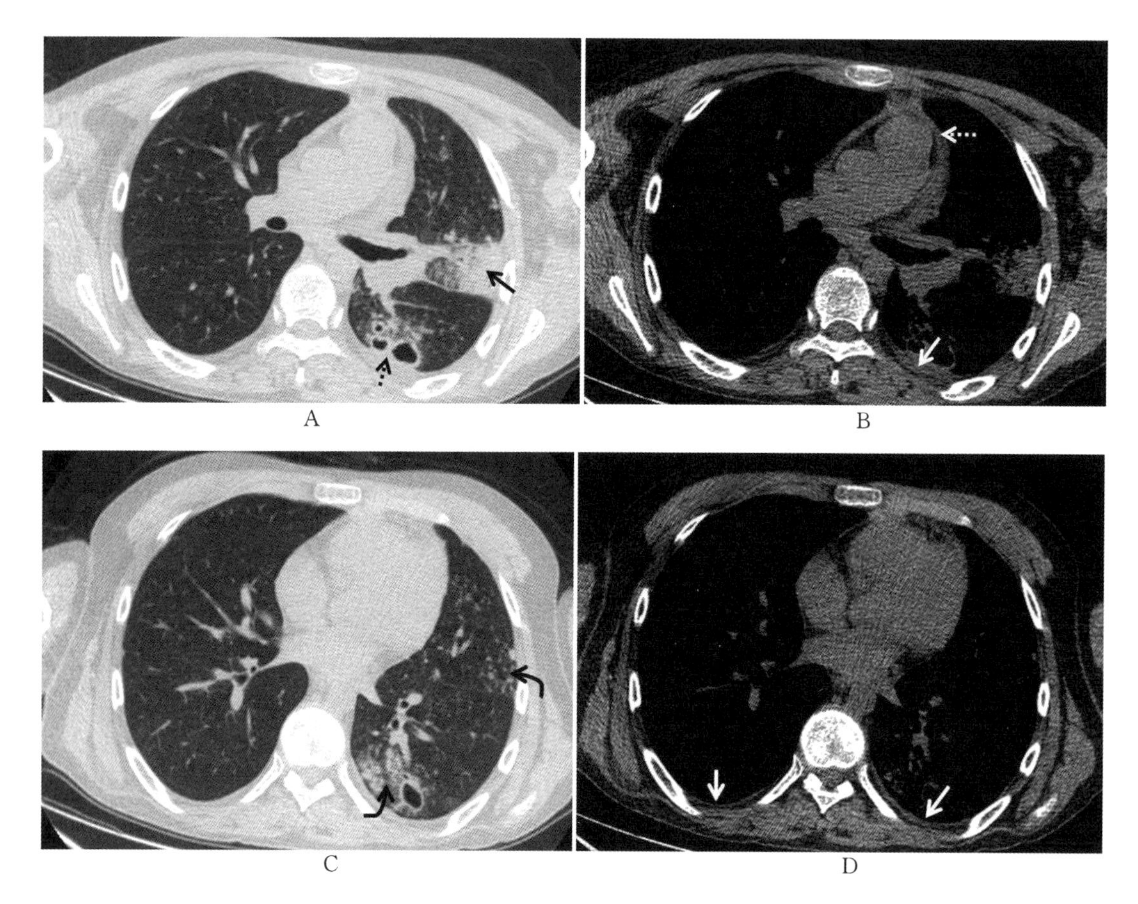

图 7-6-5　男性，28 岁，耐多药肺结核

胸部 CT 肺窗右肺动脉干(图 A)、左心房平面(图 C)及对应的纵隔窗(图 B、D)显示左肺上叶尖后段见片状实变影(黑实箭)，左肺下叶背段见多个空洞(黑虚箭)，左肺上叶舌段、下叶背段可见支气管播散灶(黑弯箭)；纵隔窗可见心包膜明显增厚(白虚箭)，双侧胸膜增厚(白实箭)

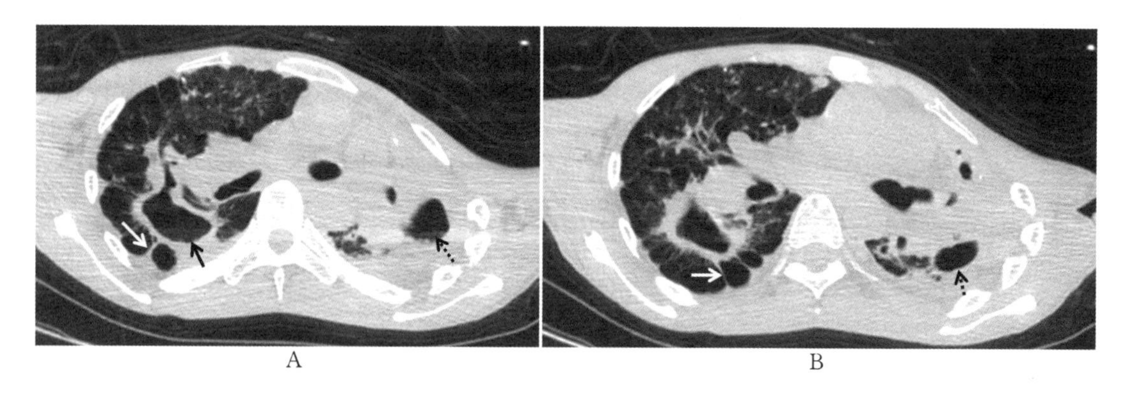

图 7-6-6　男性，27 岁，耐多药肺结核、左肺毁损

胸部 CT 肺窗左肺动脉干平面(图 A)、右肺中叶支气管平面(图 B)显示左侧胸廓塌陷，肋间隙狭窄，纵隔左移，左肺内见片状实变影及多发囊状透光区(黑虚箭)；右肺上叶见多发斑点状、条索状影，右肺下叶背段见不规则厚壁空洞(黑实箭)，边缘长毛刺，胸膜粘连(白实箭)

3. 多发空洞与纤维空洞

多发空洞、纤维空洞是耐药肺结核的特点(图 7－6－7～9)。与糖尿病合并结核的多发空洞不同,耐药结核病的空洞通常为多发的较大空洞,厚壁及薄壁空洞的发生率高于虫蚀样空洞,且洞壁常不规则,空洞周围毛刺、索条及渗出病灶较多见(图 7－6－7、8)。纤维空洞表现为空洞形态不规则,空洞周围有显著的纤维改变及散在的新老结核病灶(图 7－6－9)。

√注:纤维空洞是指空洞的壁具有典型的干酪性坏死、结核性肉芽肿和纤维组织 3 层结构。其中,纤维包膜较厚。

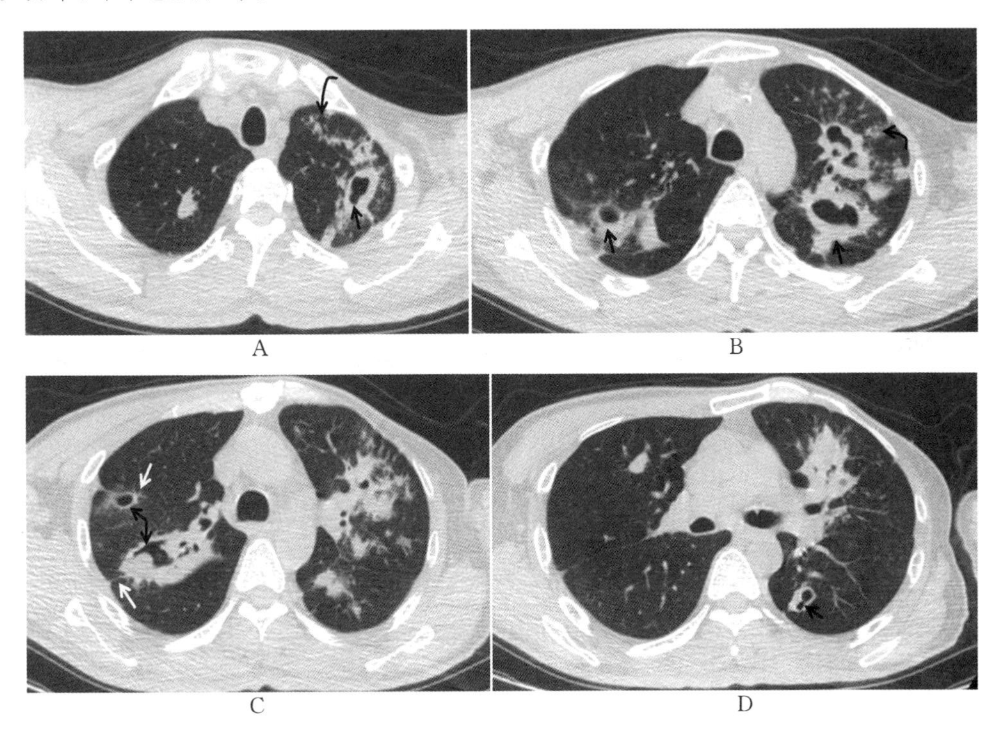

图 7－6－7　男性,46 岁,耐多药肺结核

胸部 CT 肺窗胸锁关节平面(图 A)、主动脉弓平面(图 B)、气管下端平面(图 C)及右肺动脉干平面(图 D)显示右肺上叶后段、左肺上叶尖后段、下叶背段多个大小不等空洞(黑实箭),边缘可见毛刺乃索条影(白实箭),部分空洞内壁欠光整;右肺上叶尖段、左肺上叶尖后段、舌段、下叶背段还可见斑片状、斑点状影,左肺上叶尖后段见树芽征(黑弯箭)

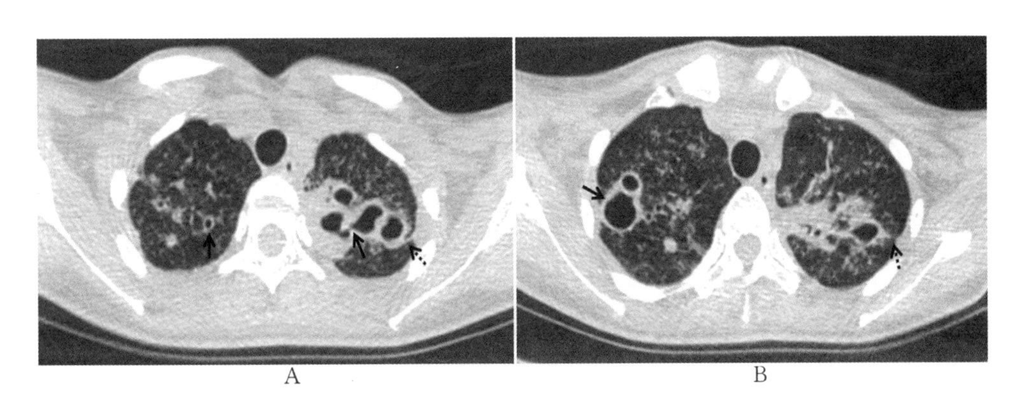

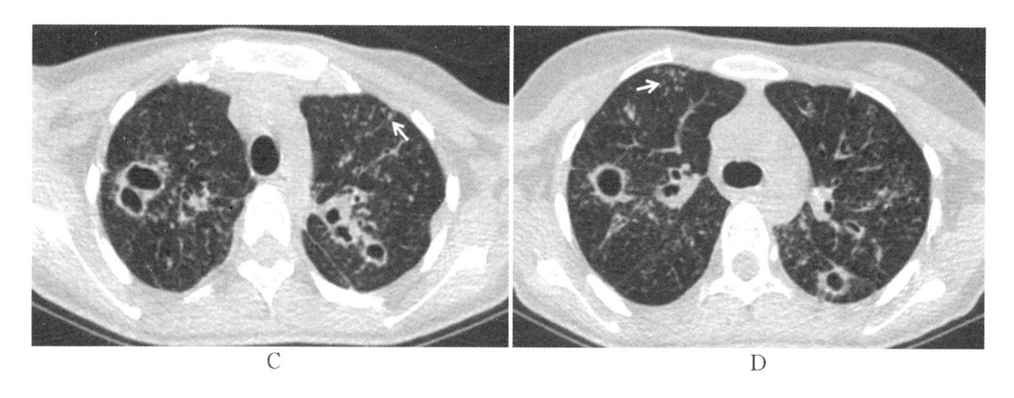

图 7－6－8 女性，23 岁，耐多药肺结核

胸部 CT 肺窗胸廓入口平面(图 A)、胸锁关节平面(图 B)、主动脉弓平面(图 C)及气管下端平面(图 D)显示双肺上叶、左肺下叶背段见多个大小不等厚壁空洞(黑实箭)，部分邻近胸膜粘连(黑虚箭)，双肺上叶及下叶背段见多发播散灶，可见树芽征(白实箭)

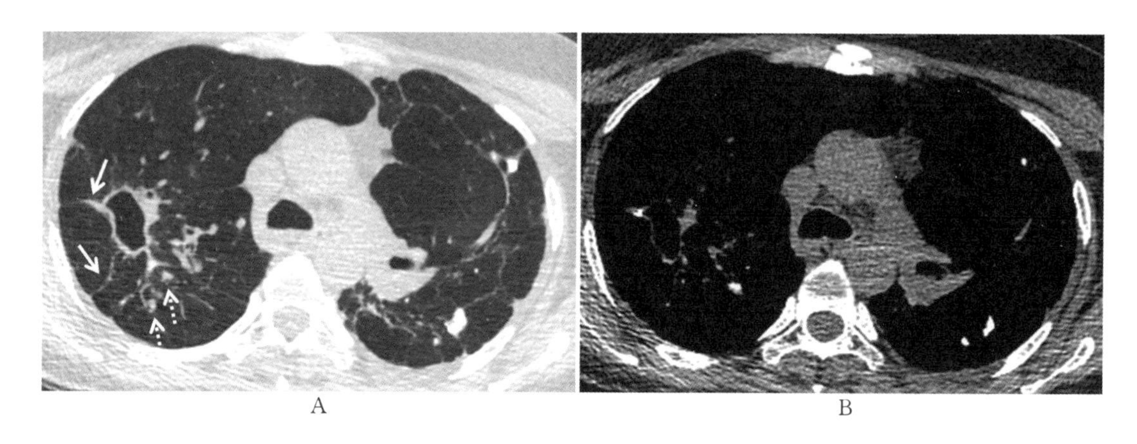

图 7－6－9 女性，38 岁，耐多药肺结核

支气管分叉层面 CT 肺窗(图 A)及纵隔窗(图 B)显示右肺上叶后段不规则空洞，内壁光滑，周围可见条索影(实箭)、边缘模糊斑点状影(虚箭)及斑点状钙化影

◇在抗结核治疗过程中肺内播散病灶不断增多，空洞增大增多，空洞缩小及空洞闭合率低等充分反映了在积极抗结核治疗下，疗效不佳，肺部病变呈不断进展、加重及恶化的特征(图 7－6－10)。

◇可伴有肋间隙变窄、肺门上提、肺纹理呈垂柳状、膈肌上升、纵隔移位、心影呈滴状等，可见肺气肿、肺大泡等改变(图 7－6－11)。

◇并发细菌、真菌感染的机会增多，导致病变表现更为复杂(图 7－6－12)。

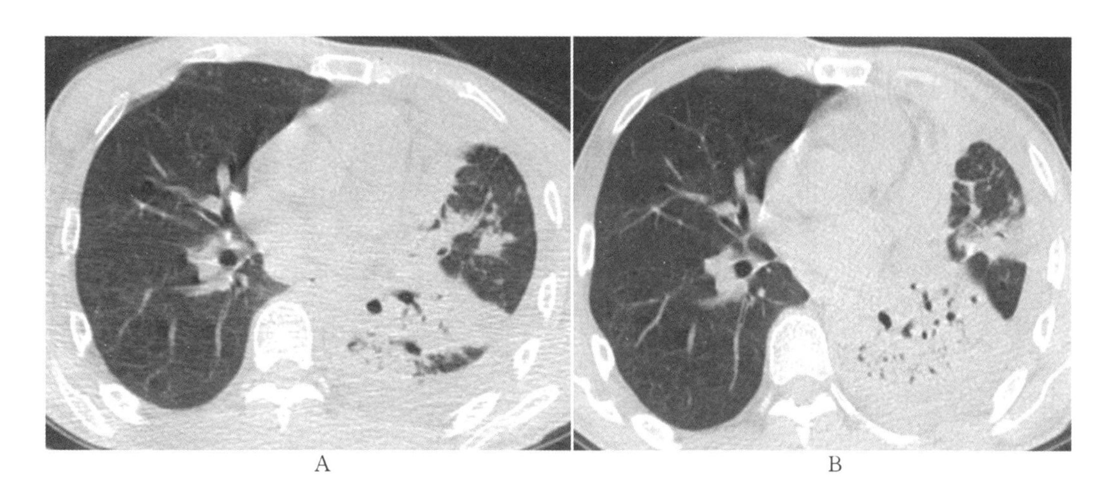

图 7-6-10　男性，46 岁，耐多药肺结核

结核病史 4 年，曾抗结核治疗 6 个月。本次治疗前(图 A)胸部 CT 肺窗显示左侧胸廓缩小，肺内多发斑片状渗出实变影，治疗后 1 个月因病情加重复查，同层 CT 片(图 B)显示病变融合，范围增大

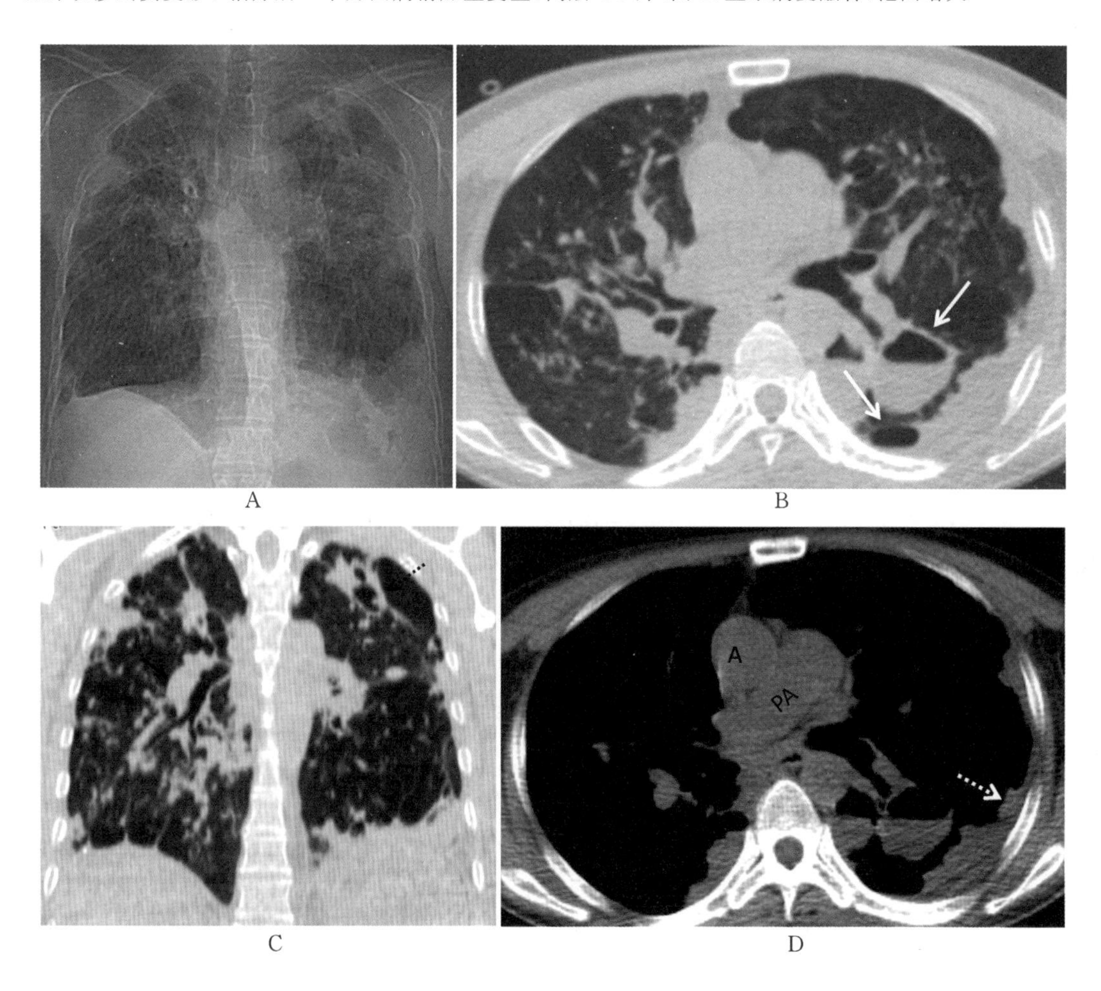

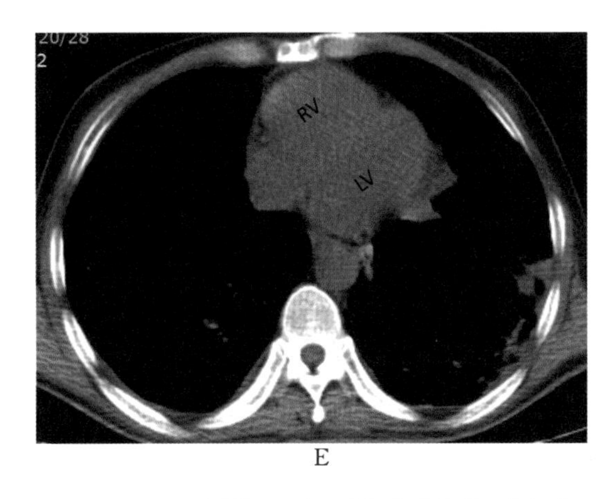

E

图 7-6-11　男性，48 岁，耐多药肺结核、肺心病

胸部平片(图 A)显示心影狭长，显示不清，双肺斑片状、结节状、索条状影，双侧膈肌不整，肋膈角不清。CT 左肺下叶背段平面肺窗(图 B)及右肺动脉干冠状位(图 C)显示，左肺上叶尖段及下叶背段多发结节，尖段空洞不规则(黑虚箭)，背段空洞内有液平(白实箭)，右下肺动脉干直径约 17mm，较相邻气管宽大(黑实箭)，图 B 的纵隔窗(图 D)显示肺动脉增宽，主干直径约 31mm，双侧胸膜不均匀增厚(白虚箭)，双室平面纵隔窗(图 E)显示右心室肥大增厚。注：A＝升主动脉；LV＝左心室；PA＝右肺动脉干；RV＝右心室

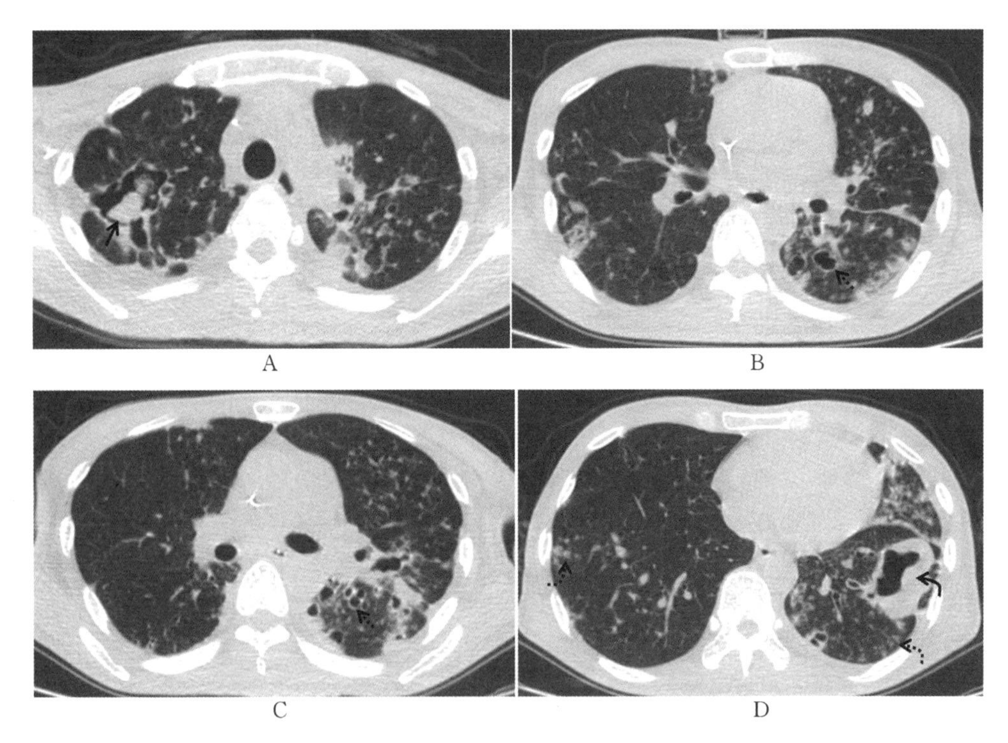

A　B

C　D

图 7-6-12　男性，47 岁，广泛耐药肺结核

胸部 CT 平扫显示右肺上叶尖段见不规则薄壁空洞，内见曲菌球形成(黑实箭)，邻近胸膜牵拉粘连；左肺下叶背段见多发薄壁小空洞影(黑虚箭)，左肺下叶外前基底段见不规则厚壁空洞(黑实弯箭)，双肺上叶、下叶还可见多发斑点状、斑片状影，双肺下叶基底段可见树芽征(黑虚弯箭)

【转归】

1. 好转及痊愈

◇肺内病灶数量减少,体积缩小。

◇渗出性病变边缘逐渐清晰、锐利,密度增高,可形成索条影及钙化。

◇空洞逐渐缩小、消失,洞壁逐渐变薄,洞周渗出性病变逐渐吸收。

◇粟粒性病灶逐渐减少、消失,结节缩小或钙化。

2. 恶化

◇肺内播散病灶不断增多、增大、融合。

◇病灶边缘由清晰变模糊,可发生融合。

◇空洞增大、增多。

◇肺内及肺外出现新发病灶。

【鉴别诊断】

1. 类赫氏反应

◇多发生在初治患者的结核病化疗初期(<3 周),化疗方案中含有强力杀菌药物异烟肼、利福平。

◇好发于痰菌阳性或血行播散性肺结核的青壮年患者。

◇影像学表现为原病灶增大,出现肺内新病灶、胸腔积液、淋巴结增大等恶化征象,病灶恶化与临床表现症状轻微,痰菌转阴等好转表现相矛盾;或肺内病灶出现部分好转、部分进展的矛盾现象。

◇影像学所见的恶化征象经激素治疗迅速好转;或继续原方案治疗 2～3 月恶化病灶消退,其中以浆膜腔积液的反应最为敏感(出现早,消退快)。

2. 糖尿病合并肺结核

◇既往有糖尿病病史或空腹血糖大于 7.0mmol/L,餐后 2h 血糖大于 11.1mmol/L。

◇糖尿病合并肺结核的病变形态以大片融合病变及实变为主,干酪性肺炎干酪性渗出灶多见,病灶几乎都是活动性的。而耐药性肺结核的病变形态更加多样化,不仅有大量的活动性病变,还有较多的钙化、增殖病灶。

◇二者病灶内空洞发生率均高,糖尿病合并结核时,以多发小空洞较为常见,以虫蚀状无壁空洞最为典型。而耐药性肺结核空洞虽然也多发,但通常较大,壁较厚,以纤维空洞最为典型。

【拓展阅读】

[1]刘扬,龚圣兵,陈严,等. 中青年人初治耐多药肺结核的胸部 CT 征象分析[J]. 临床放射学杂志,2016,35(5):719-722.

[2]胡荣剑,王妍焱,潘纪戍. 糖尿病合并肺结核的 CT 诊断[J]. 中国医学影像技术,2000,16(9):766-768.

[3]刘扬,龚圣兵,陈严,等. 初治活动性肺结核化疗期内类赫氏反应的胸部 CT 表现[J]. 临床放射学杂志,2013,32(7):959-962.

(周　婕　刘红生　郭佑民)